U0321317

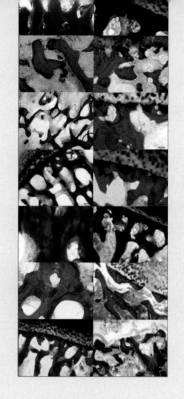

OSTEONECROSIS

骨坏死

第2版

主　编　赵德伟

副主编　王坤正　陈卫衡

　　　　刘　强　何　伟

人民卫生出版社

图书在版编目（CIP）数据

骨坏死 / 赵德伟主编 . —2 版 . —北京：人民卫
生出版社，2020

ISBN 978-7-117-29667-0

Ⅰ.①骨⋯　Ⅱ.①赵⋯　Ⅲ.①骨坏死 —诊疗　Ⅳ.
①R681

中国版本图书馆 CIP 数据核字（2020）第 035962 号

| 人卫智网 | www.ipmph.com | 医学教育、学术、考试、健康，购书智慧智能综合服务平台 |
| 人卫官网 | www.pmph.com | 人卫官方资讯发布平台 |

骨　坏　死
第 2 版

主　　编：赵德伟
出版发行：人民卫生出版社（中继线 010-59780011）
地　　址：北京市朝阳区潘家园南里 19 号
邮　　编：100021
E - mail：pmph @ pmph.com
购书热线：010-59787592　010-59787584　010-65264830
印　　刷：廊坊一二〇六印刷厂
经　　销：新华书店
开　　本：889×1194　1/16　印张：44
字　　数：1394 千字
版　　次：2004 年 5 月第 1 版　　2020 年 10 月第 2 版
　　　　　2020 年 10 月第 2 版第 1 次印刷（总第 2 次印刷）
标准书号：ISBN 978-7-117-29667-0
定　　价：458.00 元
打击盗版举报电话：010-59787491　E-mail：WQ @ pmph.com
质量问题联系电话：010-59787234　E-mail：zhiliang @ pmph.com

编　委

编委会成员　赵德伟　刘宇鹏　王本杰　刘　强　刘又文　陈卫衡　刘保一　谢　辉

秘　　　书　谢　辉

绘　　　图　赵德伟

参 编 人 员（以姓氏笔画为序）

于炜婷　马志杰　王　威　王　峰　王卫明　王子华　王木春　王本杰
王坤正　田丰德　刘　阁　刘　强　刘又文　刘宇鹏　刘保一　孙　伟
纪代红　李　璐　李军雷　杨　帆　吴　迪　邱　兴　何　伟　张　于
张　岩　张　耀　张秀智　陈卫衡　郑国爽　赵振华　赵德伟　黄诗博
曹　放　曹　孟　崔大平　康　凯　尉晓蔚　程亮亮　傅　姣　傅维民
谢　辉

主编简介

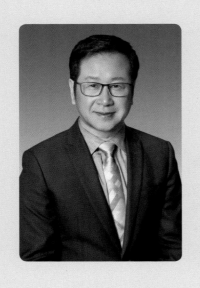

赵德伟,主任医师,教授,医学博士,博士研究生导师。曾任大连大学副校长,现任大连大学附属中山医院院长,国家临床重点专科骨外科学学科带头人,辽宁省重点学科骨外科一级学科带头人,国家发改委"骨科植入材料开发国家地方联合工程实验室"主任,大连市骨科疾病(植入材料)研究中心主任,大连大学骨科研究中心主任,享受国务院政府特殊津贴。兼任国际骨循环研究会(ARCO)副主席、中国医师协会常委、中国医师协会显微外科医师分会会长、中国医师协会骨外科医师分会副会长、中华医学会显微外科分会副主委、中华医学会骨科分会骨显微修复学组组长、中国生物材料协会常务理事;《中华显微外科杂志》《中国临床解剖学杂志》副主编,《中华医学杂志》《中华骨科杂志》、*Journal of Orthopaedic Translation*、*Microsurgery* 杂志编委。

赵德伟教授从事骨科及显微外科工作 30 余年,主攻研究方向为髋关节疾病的治疗,在股骨头缺血性坏死领域内独树一帜,在动物实验及解剖学研究基础上,独创了针对成人及儿童股骨头缺血性坏死的系列治疗方法十余种,并使用于股骨头缺血性坏死的各期病变。现已成功应用并完成股骨头保头治疗 4 000 余例,遍布全国各地,优良率达 90% 以上,极大地减轻了患者的经济负担。原创性单独或联合应用带不同血管蒂髋周骨瓣进行股骨头修复与重建,并首次应用带血管蒂骨瓣联合多孔钽金属棒植入治疗中晚期股骨头缺血性坏死,均取得良好疗效。其系列治疗方法已在全国普及并应用,为完善股骨头缺血性坏死的治疗做出了突出的贡献。该方法在骨科权威专著《现代骨科手术学》一书中被誉为"赵德伟法",相关成果在 *BONE*、*Clinical Orthopedics and Related Research*、*Microsurgery* 等国际期刊中发表,得到了国内外专家一致好评。完成了我国首次骨坏死发病率的流行病学调查,创建了世界上样本量最大的骨坏死流行病学数据库。曾先后应邀到美国、日本、韩国等地进行学术交流,受到国际著名专家的广泛关注。2005 年"股骨头缺血性坏死修复与再造的系列研究"获得辽宁省科技进步一等奖;2016 年"基于股骨头血运新发现结合生物材料临床转化预防和治疗股骨头坏死"获得辽宁省科学技术奖一等奖;2018年"股骨头坏死的基础、临床研究及转化应用"获得中华医学科技奖二等奖。并于2016年牵头制定《成人股骨头坏死临床诊疗指南(2016)》,为股骨头缺血坏死诊断、治疗及评定方法制定了规范化的治疗指南。

主持承担"十一五""十二五"和"十三五"国家科技支撑计划项目5项、卫生部公益项目2项、国家自然科学基金5项。主编出版学术专著13部,以通讯作者和第一作者发表论文400余篇,其中SCI收录论文120余篇。获得授权发明专利及实用新型专利20余项,并进行了临床转化,首次将可降解纯镁螺钉应用于股骨头坏死的治疗,并取得了良好的临床疗效,文章以论著的形式发表在国际生物材料顶级期刊*Biomaterials*中,同时明确提出了可降解纯镁金属促进骨生成的机制与信号通路,文章以论著的形式发表在*Nature*子刊*Nature Medicine*(IF=30.641)中;运用先进的化学气象沉积技术制备出具有类骨小梁结构的多孔钽金属,打破了国际专利的壁垒,实现国产多孔钽金属的自主化。作为第一完成人其主要科研成果先后获得教育部科学技术进步一等奖1项,辽宁省科学技术发明奖一等奖1项,辽宁省科学技术进步奖一等奖5项,二等奖3项,中华医学科技奖二等奖2项,日内瓦金奖1项。

荣获国之名医、辽宁省名医、大连市名医、国家优秀医院院长等荣誉称号。

第 2 版序

目前骨坏死的病因仍不很清楚,虽然有些骨坏死与用药如类固醇类药物、酒精过量及新陈代谢如 Gaucher 病有一定关系,但仍有一些骨坏死无法找到其病因。

在美国每年 30 万个髋关节置换的病例中,大约有三分之一是由骨坏死造成的,Mankin 报告每年约有 1 万~2 万人患有此病。根据临床观察,在亚洲患有骨坏死的病人是白种人的 2~3 倍。随着骨坏死发生率的不断增加,使之日益成为人们倍加关注的问题。

骨坏死的病因很多,且多发于髋关节、膝关节及肩关节等重要的活动及负重关节,发病年龄较轻,极大影响了人们的生活工作及学习,也给病人增加了巨大的经济负担。

人工关节的问世可暂时解除或改善病人的关节功能,但由于人工关节可造成一定的磨损,尤其在年轻人中,由于年轻人活动量较大,其相对的磨损率也随之增加,因此一个接受人工关节治疗的病人一生中可能需要接受 2~3 次的更换手术。

赵德伟教授集所有全国研究和治疗骨坏死的权威,共同执笔出版了《骨坏死》这本好书,在骨坏死的发生和治疗方面都有其独到的见解和建议。我想这是一个非常重要的里程碑,希望这本书能激励更多的生理学家和骨科医师对骨坏死的研究兴趣,从而寻找出骨坏死的预防方法及更好的治疗途径。

王國照

美国弗吉尼亚大学骨科教授

2020 年 4 月

第 2 版前言

　　骨坏死是影响运动系统功能继发性和原发性的疾病,几十年来,在从事骨外科专家学者的潜心研究下,尤其是在生物力学、生物材料、人工关节替代和显微外科技术研究的基础上,骨坏死的诊断治疗取得了飞跃性发展。《骨坏死》一书自 2004 年发行以来,又经历了 15 年的临床实践和科研成果的进一步积累,再版后又增加了大量的内容,如手术的新方法,治疗手段等。

　　本书以骨坏死的研究为中心综述了大量的国内外资料,总结了 30 多年的临床工作经验和科研成果,有最新研究进展意义的有以下几点:

　　第一,对股骨头骨内动脉血供全新认识。通过灌注纳米硫酸钡 Micro-CT 扫描,骨内动脉整体三维重建发现,上支持带动脉、下支持带动脉、前支持带动脉的骺血管分支和圆韧带动脉在股骨头内骺板结构的上方相互吻合,连接成网状形成骺基底部动脉网(骺网),并几乎垂直地向骺内发出 1~3 级动脉弓状结构;股骨头的动脉供血不分区域;下支持带动脉也是股骨头重要的供血动脉;上支持带动脉、下支持带动脉、前支持带动脉干骺分支在骺板结构的下方形成干骺血管网;传统的穿过骺板达软骨下的医疗操作会损伤骺网和骺内血管弓状结构。股骨头内的动脉循环由股骨头骺循环和干骺循环组成。二者的血管动脉网状吻合方式不同:骺网相对致密规则,平行于骺板并有弓状血管向骺内发出,干骺网相对松散而没有规律性。股骨头骺生长板将股骨头骺循环和干骺循环隔离分开,使两者相互独立,却又通过上支持带动脉、下支持带动脉、前支持带动脉将股骨头骺循环和干骺循环相互沟通,联系在一起。

　　第二,股骨头血液供应的研究。DSA 指导临床股骨颈骨折治疗,DSA 检查能科学地评估股骨颈骨折后股骨头血供受损及各支持带动脉存留的情况,为青壮年股骨颈骨折病人的保头手术提供血运依据。传统的三枚空芯钉置钉技术治疗股骨颈骨折需要穿过骺板,这必然破坏骺网及骺内动脉弓。减少置钉数量、置钉深度,同时保证骨折断端稳定并能正常愈合而避免损伤骺网,骺内动脉弓。因此,全新地保护股骨头内骺基底动脉网、骺内动脉弓的股骨颈骨折内固定理念将能降低股骨头坏死的风险,降低创伤性股骨头坏死的发生率。股骨颈骨折 Garden Ⅰ、Ⅱ移位不明显或者部分移位的可直接行保护血运内固定;Garden Ⅲ、Ⅳ型移位明显,应先行 DSA 评估支持带动脉,若血运存在可行复位保护血运内固定,若血运完全损伤可行内固定结合支持带血管吻合或者带血管蒂骨瓣移植术进行保头治疗。股骨头内骺基底动脉网、骺内动脉弓的存在,将彻底改变人们对于股骨头分区供血的认识。股骨颈骨折损伤后存留的支持带动脉将能通过骺基底动脉网、骺内动脉弓继续为整个股骨头供血。因此,行股骨颈骨折内固定时应保护骺基底动脉网、骺内动脉弓。这将降低股骨头坏死的风险,避免出现医源性的股骨头坏死。

　　第三,股骨头动脉研究对股骨头坏死分型的新认识。传统的股骨头坏死的分型和分期是建立在既往的股骨头血运认识的基础上的,由于技术的限制,人们对于股骨头的血运认识存在局限性。股骨头内骺基底动脉网和骺内动脉弓的客观存在,上、下、前支持带动脉和股骨头圆韧带动脉都对股骨头的供血有重要作用,各供血动脉之间可以相互代偿。因此,有必要重新根据全新的股骨头血运特点和股骨头的生物力学特点,同时结合其临床的影像学表现和临床症状体征重新认识股骨头坏死的分型、分期及临床治疗。股骨头坏死若位于骺网上方域内仅损伤骺内动脉弓,未破坏骺网,代偿能力较强,可视为早期股骨头坏死,宜及早治疗;股骨头坏死若波及股骨头内骺网,骺网血管吻合受损而导致血供差预后不佳,可视为中期股骨头坏死,此期积极干预尚能获得一定的临床疗效;股骨头坏死若波及股骨近端干骺端,说明坏死已破坏了股骨头内的网状吻合,股骨头内血供破坏大,预后极差。

第四,首次提出动脉缺血和静脉淤滞是非创伤性股骨头坏死的变化过程,早期是静脉淤滞,逐渐发展成为动脉缺血,内部压力的不同,坏死的发展方向各异。坏死股骨头内高压的形成是一个渐进性过程,时间越长,压力越高,早期干预治疗能有效终止股骨头内高压对股骨头血液供应的损害。

纵观以上,能够达到全面、系统地介绍骨坏死的诊断、治疗和康复过程,使这个过程在科学研究基础上不断发展,成为一门专业性质较强的科学。

全书共九章,首先全面地回顾了骨坏死的研究进展情况,并对骨坏死的病因学和病理学进行仔细的论述。在病理学中,结合大量的病理切片资料对不同的骨坏死的特点分别做出了描写,使其力求骨坏死病理学的全面性和权威性。在影像学一章中,作者不仅综述了国内外学者的观点,同时介绍了自己多年积累的工作经验,还结合大量影像学资料进行描述,为临床研究提供参考。在临床诊断学章节中,从临床医师实用性入手,讲述了各类骨坏死的诊断和鉴别诊断要点。临床基础学中,作者着重围绕临床的实验研究、显微解剖学和生物力学,使读者对骨坏死的基础研究有一个全面的了解。临床治疗学是本书中心章节,全面叙述了不同的治疗方法及适应证,给临床医师在针对骨坏死的治疗方面提供了参考,在护理学和康复学中,不仅重视围术期的各项工作,同时也讲述了关节康复的要点,改变临床医师重治疗、轻康复的问题。

本书收集了大量的病理学、影像学照片和绘图 580 余帧,使其图文并茂,内容深入浅出,力求对骨坏死进行全面、具体的描述。各章从不同专业角度来撰写,既有全面性也有独立性,以满足各专业医师读者的需求。

近年来,有关骨坏死的研究进展很快,限于能力,还有很多方面我们尚未认识到,所以本书编写中可能存在诸多不足之处,恳望广大读者提出宝贵意见。

2020 年 4 月　于大连

　　骨坏死是影响运动系统功能继发性和原发性的疾病,百余年,在从事骨外科专家学者的潜心研究下,尤其是在生物力学、生物材料、人工关节替代和显微外科技术研究的基础上,使骨坏死的诊断治疗取得了飞跃性发展。作者以骨坏死的研究为中心综述了大量的国内外资料,总结了 20 多年的临床工作经验和科研成果,撰写出有最新研究进展意义的《骨坏死》,并首次将无菌性骨坏死、有菌性骨坏死及化学物理性骨坏死分类进行叙述,从而达到全面、系统地介绍骨坏死的诊断、治疗和康复过程,使这个过程在科学研究基础上不断发展,成其一门专业性质较强的科学。

　　全书共九章,首先全面地回顾了骨坏死的研究进展情况,并对骨坏死的病因学和病理学进行仔细地论述。在病理学中,结合大量的病理切片资料对不同的骨坏死的特点分别做出了描写,使其力求骨坏死病理学的全面性和权威性。在影像学一章中,作者不仅综述了国内外学者的观点,同时介绍了自己多年积累的工作经验,还结合大量影像学资料进行描述,为临床研究提供参考。在临床诊断学章节中,从临床医师实用性入手,讲述了各类骨坏死的诊断和鉴别诊断要点。在临床基础学中,作者着重围绕临床的实验研究、显微解剖学和生物力学,使读者对骨坏死的基础研究有一个全面的了解。临床治疗学是本书中心章节,全面叙述了不同的治疗方法及适应证,给临床医师在针对骨坏死的治疗方面提供了参考,在护理学和康复学中,不仅重视围术期的各项工作,同时也讲述了关节康复的要点,改变临床医师重治疗、轻康复的问题。

　　本书近 100 万字,收集了大量的病理学、影像学照片和绘图 580 余帧,使其图文并茂,内容深入浅出,力求对骨坏死进行全面、具体的描述。各章从不同专业角度来撰写,既有全面性也有独立性,以满足各专业医师读者的需求。我们还邀请我国著名骨科专家朱盛修教授做本书的编审把关工作,从而增加了本书的参考价值和学术价值。

　　近年来,有关骨坏死的研究进展很快,限于能力,还有很多方面我们尚未认识到,所以本书编写中可能存在诸多不足之处,恳望广大读者提出宝贵意见。

2003 年 7 月　于大连

目 录

1

第一章

概　论

第一节　骨坏死的研究进展

一、缺血性骨坏死的病因和病理生理

1993年,国际骨循环研究协会工作组(the association research circulation osseors,ARCO)把除了创伤性、化脓性因素以及Perthes' 病、射线和减压病等继发的骨坏死外任何原因引起的股骨头缺血性坏死,且塌陷后继发骨关节炎者,包括激素和酒精引起的坏死(因为这两者的病理机制并不清楚),都统称为特发性或原发性骨坏死(idiopathic osteonecrosis)。

对高危人群进行流行病学调查可以发现许多导致骨坏死的危险因素。有研究表明系统性红斑狼疮病人应用激素治疗,总量超过28.4g,每日最大剂量超过80mg,冲击疗法及平均剂量超过16.6mg,均易导致骨坏死,日平均剂量比总量更有意义。在对系统性红斑狼疮病人中有骨坏死者进行实验室及相关疾病危险因素的研究结果表明,激素的最大用量,应用激素引起的体形变化,LgG抗心脂抗体水平,静脉血栓和血管炎的临床证据等与系统性红斑狼疮病人发生骨坏死有密切关系。Mont回顾该中心1980—1995年间47例81个肱骨头坏死的病人,表明多数(77%)病人均有激素应用史,其次与饮酒有关(9%);此外,中重度吸烟(32%)也是高危因素之一。

通过激素型股骨头坏死动物模型的组织病理、细胞超微结构、血生化检查发现皮质激素的使用引起体内脂代谢紊乱、高脂血症及肝脏脂肪变性,随后可以出现股骨头内的脂肪变性与坏死。有报道单纯应用激素可造成家兔股骨头血流量下降,骨内压升高。应用管道铸型标本观察,激素治疗4周时,骨髓血窦扩张,大小不均一,8周时更明显。故认为此为股骨内静脉淤滞所致,这说明激素造成的静脉淤滞是股骨头坏死的致病因素之一。

在激素性股骨头坏死中,多发性骨坏死较常见,但其他部位的临床症状并不严重。因此有人认为全身性血管受损是激素性骨坏死的原因。在一项用X线摄片、磁共振(MRI)和核素骨扫描对激素性股骨头坏死的髋、膝、肩、踝关节进行检查的研究中,发现多数病例是多发性骨坏死。股骨头以外最常见的部位是股骨外髁,其次是股骨远端干骺端,股骨内髁,肱骨头。有一半的病例股骨头发现塌陷,但膝、肩、踝比较少见。

Cui和Oreffo等的研究发现,地塞米松能够诱导动物及人的骨髓细胞分化成脂肪细胞,同时引起其成骨能力下降,这种现象与激素性骨坏死的病理改变相似,提示激素性骨坏死可能与激素直接诱导骨髓基质细胞分化成脂肪细胞,导致髓内脂肪细胞增多有关。薛元山、时述山等用醋酸氢化泼尼松诱导早期股骨头坏死动物模型,取股骨头标本行免疫组化染色,观察激素性股骨头坏死病程中骨形态蛋白2(BMP2)的变

1

化,表明在激素性股骨头坏死病程中,BMP2 表达受抑制,抑制程度与用药时间和用药剂量相关。股力、李月白等运用脂肪染色和分子杂交技术,观察激素对培养的骨髓基质细胞的作用,结果实验组中脂肪特异性基因 aP2mRNA 含量明显高于对照组,而其成骨基因Ⅰ型胶原 mRNA 含量明显低于对照组;以递增浓度的地塞米松处理细胞并培养细胞 21 天后,高浓度组诱导分化生成的脂肪细胞最多,对照组脂肪细胞最少,各组脂肪细胞随地塞米松浓度增大而增多,具有一定的剂量依赖性;实验组细胞经高浓度地塞米松处理并培养 12 天后,其细胞内碱性磷酸酶活性明显低于对照组,两者差异有非常显著意义。表明激素能够从基因调控水平诱导骨髓基质细胞向脂肪细胞分化,减少其向成骨细胞分化,从而使骨髓和骨细胞发生脂肪变,骨细胞脂肪化不仅增加了骨髓脂肪体积,而且影响新骨形成,伴随骨内压升高,血流灌注减少,从而造成骨缺血和骨坏死。

1960 年,Hiemann 首次在美国报告 4 例双侧激素性股骨头坏死,其中 2 例有肱骨头坏死,当时他认为激素所致的高凝状态导致骨坏死,而非骨质疏松引起的压缩性骨折。Himilton 在 1965 年首次报道了非创伤性骨坏死病人凝血异常,此后他的同事 Boettcher 又重新强调了这一事实,证明了 55 例骨坏死有凝血异常,9 例为激素性。他们认为凝血异常产生淤滞,血栓形成或易遭受损伤的血液供应区出血,从而造成非创伤性骨坏死。肾移植后接受激素治疗的病人也发现类似变化。Cosgriff(1951 年)证明激素可以引起血液高凝状态。凝血异常是应用激素后引起坏死的一个潜在原因。但他并未出示骨内或其他组织内血管堵塞的组织学证据。Ficat、Arlet 认为使用激素可导致血液高凝状态,这可能引起静脉血栓,而后者在骨坏死的发生发展中起重要作用。NagasaNa 发现凝血异常在系统性红斑狼疮应用激素治疗后形成的骨坏死中起一定作用。

近年来凝血异常和纤溶变化与骨坏死的关系已引起重视。约翰霍普金斯大学的学者报道 26 例股骨头坏死病例中有 22 例存在凝血病。其中男 9 例,女 17 例,平均年龄 41 岁,7 例伴系统性红斑狼疮,4 例有肠道炎症,19 例有激素治疗史,其中纤溶酶原激活素抑制剂(PAI)增高 12 例,组织纤溶酶激活素(t-PA)降低 13 例,抗心脂抗体增高 12 例。这些凝血异常属染色体显性遗传。早期发现这些异常,及早进行诊断并进行抗凝疗法有可能逆转病程,防止出现股骨头生物力学变化。

Jone 在 1985 年提出血管内凝血学说(intravascular coagulation,IC),他认为骨内过多脂肪栓子,高凝状态以及由于非酯化脂肪酸(NEFA)导致的血管内皮损伤可以触发局部血管内凝血,并以这一假说解释骨坏死的发病机制。认为血管内凝血这一中间机制,可能成为各种病因的最后共同通路,IC 使骨内纤维蛋白血栓形成和骨髓内出血,从而引起非创伤性骨坏死。Jone 认为脂肪栓塞(fat emboli)仅仅造成骨软化(osteopenia)不可能作为导致骨坏死的最后途径,而脂肪的过量,血流淤滞,非酯化脂肪酸对血管内皮的损伤,导致血管内栓塞,特别是毛细血管和血窦的栓塞,以及继发纤溶是骨坏死的原因。Saito 研究 24 个处于静止阶段(slient stage)的股骨头髓芯取样,发现所有样本均有新鲜和陈旧性出血,同时病理切片发现小动脉的内膜破坏,弹力层的断裂,平滑肌细胞的死亡,血管的数量、直径和脆性都有明显的改变。作者认为这是早期股骨头缺血性坏死的重要改变。反复的髓腔内出血与股骨头缺血性坏死的发病机制密切相关,小动脉的血管壁结构损害和血管组织破裂的痕迹被认为是股骨头坏死的特征表现,并且和髓腔内出血及骨小梁、骨髓坏死密切相关。Glueck 研究 5 例特发性股骨头坏死,其中 4 例有高水平的纤维蛋白溶酶原活性抑制物(plasminogen activator inhibitor,PAI)和脂蛋白 a(lipoprotein a),作者认为这是引发静脉损伤,静脉血栓,骨内静脉高压,从而导致股骨头坏死的原因。Matsui 发现血管内膜、弹力层、平滑肌细胞有明显病变,同时血管内纤维细胞明显增生,并认为血管的病变是股骨头坏死的关键。

股骨头内血栓形成,一方面,将损害动脉灌注,而且更大程度上亦损害静脉引流,后者使骨内静脉压上升,灌注下降,加重股骨头缺血以至坏死,即进行性缺血学说;另一方面,激活的凝血过程产生了炎症反应,进而加剧了局部损害。同时由于继发纤溶使部分血栓溶解,尤其动脉内皮细胞膜脂质过氧化,致使骨髓内出血,进一步加重了股骨头的损害。

有研究表明,血浆超氧化物歧化酶(SOD)活性下降,乳过氧化物酶(LPO)含量升高,说明氧自由基代谢参与骨坏死的病理过程。氧自由基一方面损害骨内微循环,造成微血栓,引起缺血;另一方面可以直接损害蛋白,引起骨内细胞变性坏死。

　　股骨头软骨下骨区域的终末动脉与迂曲拱形的毛细血管相连,使血流易于淤滞,尤其在局部血管收缩因子如内皮素等存在的情况下,有利于血栓形成。股骨头内小静脉被骨髓内肥大的脂肪细胞压迫也引起毛细血管血流淤滞。血流淤滞、血管内皮损伤和血液高凝 3 个因素造成循环内血栓形成。

　　有学者研究了 16 例 Ficat Ⅰ期股骨头坏死病人,发现股骨头内小动脉内壁损伤和骨髓内反复出血是其早期病理变化。在对肾移植接受激素治疗病人的观察中,发现股骨头内动脉有许多血栓形成,一些标本中还见到血管再通后血管腔内血栓形成的残余物。类似的研究中还观察到了股骨头骨内动脉血管壁损害和破裂的残迹。有学者观察 24 例早期股骨头坏死病人病理变化,发现股骨头内小动脉血管壁结构损害和骨髓内陈旧和新鲜出血。推测是激素的直接细胞毒性作用造成血管损伤,导致动脉血供中断和骨髓内反复出血,从而引起股骨头坏死。通过高选择性血管造影发现关节囊内小动脉部分出现堵塞现象,主要位于旋股内侧动脉,组织学观察到有血栓存在。故认为反复骨外动脉堵塞造成股骨头缺血,如果再血管化不能完全修复,加之机械应力作用,则有可能出现股骨头坏死。以往由于骨内血栓染色技术的限制未能观察到血栓存在,使血管内凝血的学说缺乏证据。Jones 在缺血 70 分钟和 18 小时的 2 例病人股骨头和肱骨头标本中应用 PATH 染色直接观察到骨内纤维蛋白血栓存在,发现血管内凝血的直接组织学证据,从而从临床上证明他倡导的血管内凝血学说。他认为传统的染色方法难以准确地显示纤维蛋白血栓的存在,而且由于加速的纤溶反应使堵塞的循环重新开放,因此并不是所有坏死的股骨头标本在取材时都能观察到堵塞的血栓存在。Arnoldi 对晚期激素性股骨头坏死的病例行 MSB 法染色,观察到坏死与正常骨之间移行的修复区血管内有大量微血栓形成,而且主要位于静脉内。Nakata 应用 PTAH 染色方法在血清病骨坏死模型中显示微动脉内微血栓的存在,为阐明血清病骨坏死模型的发病提供了形态学证据。Cheras 观察了骨性关节炎和激素性骨坏死股骨头标本,骨内血管内脂质和血栓形成,尤其在小静脉中更多见,而且骨坏死标本中比骨性关节炎明显多见。

　　随着血栓与凝血研究领域的迅速发展,尤其是许多分子标记物单抗的成功制备,使测定血栓状态的一些分子标记物成为可能,这一假说得到进一步证实。Jones 认为在局部血管内凝血中常规的凝血检查完全正常,但是血浆纤维蛋白多肽 A(FPA)是一个局部血栓形成的早期相当敏感的分子标记物,他报道 2 例 Ficat Ⅰ期股骨头坏死病人血浆中 FPA 升高。Tsai 测定 16 例 Ficat Ⅲ和Ⅳ期股骨头坏死病人股骨头标本软骨下区和松质骨内前列腺素 E2(PGE2)、6- 酮 - 前列腺素 F1α(6-Keto-PGF1α)、血栓素 B2(TXB2)等,结果坏死松质骨的修复前沿内上述因子升高。他认为由于坏死而产生的上述变化,使血小板聚集,血管收缩和血管内凝血;炎症所致的微血管通透性增高,致使骨髓水肿和骨内高压,血流下降,股骨头坏死,从而形成炎症和坏死的恶性循环。Jones 认为骨髓水肿综合征和骨坏死病因学类似,而致病机制不同。二者均有引起凝血的危险因素,导致急性血栓形成,但是在前者,血栓溶解,血流增加,骨内压升高引起暂时缺血、缺氧,细胞坏死不明显;而在后者,纤溶能力下降,虽然终末动脉、毛细血管、血窦内血栓可以溶解,但引流静脉内血栓不能溶解,血流下降,骨内压升高引起持续缺血、缺氧,造成细胞不可逆的坏死。

　　高凝和纤溶下降造成的局部血管内凝血学说为非创伤性股骨头坏死的早期诊断、早期治疗和预防提供理论根据。Arlet 认为进一步研究骨坏死和血液黏滞度、血液凝固之间的联系是十分必要的,必须了解降脂药物和作用于血管的药物是否能减轻股骨头坏死病人的痛苦。Jones 认为如果病人在骨坏死的最早期(0 和Ⅰ期)能获得确诊,那么临床上将能够采取措施减轻或避免骨坏死。纤维蛋白多肽(FDA)、D- 二聚体(D-dimmer)和抗凝血酶Ⅲ(AT-Ⅲ)是诊断局部或全身 IC 敏感的指标,目前正考虑用于早期骨坏死的诊断,探查高危骨坏死病人局部或全身 IC 的存在。他认为必须应用抗凝剂或纤溶药物治疗伴有大量血栓栓塞性坏死的局部或全身性血管内凝血,进一步研究即时的抗凝治疗对将要发生的骨坏死是否是最有效的治疗方法。Tadami 单纯给家兔应用激素 8 周,证明其血小板聚集率升高,并可为 PGE1 改善。他认为激素使血小板聚集增加造成血栓前状态,可被 PGE1 抑制,从而保护内皮细胞,改善血流,因此可以阻止骨坏死的发生。Mont 和 Hungerford 认为未来一些新的实验室检查将能够预先筛选有形成骨坏死危险的病人,需要开展广泛研究使非手术药物治疗(包括纤维蛋白溶解药、血管舒张药和降脂药)更加乐观。Glueck 根据这一学说,认为测定由于药物或疾病而有骨坏死危险的病人的易栓症和纤溶下降情况,有可能预测骨坏死的发生,尤其对有大量应用激素史的病人更为有用。以此理论为基础,他认为在塌陷前期(Ficat Ⅰ期和Ⅱ

期)治疗骨坏死病人的凝血异常,有可能阻止或逆转骨坏死进程。

骨坏死过程中存在广泛的血管损伤,可以分为静脉损伤、微循环障碍、动脉损伤三个类型。

静脉是股骨头血液循环中重要的组成部分,在血液回流中发挥了重要作用,一旦受到损伤将引起整个血液循环障碍。股骨头的静脉回流通过旋股内外侧静脉、股骨干中心静脉窦注入股静脉以及臀间静脉和股骨颈后静脉。由于股骨头静脉分布的特殊性,一旦机体受到某些因素损伤,都可能造成分布在股骨头周围的静脉回流受阻,骨内静脉呈窦状结构血流在高凝状态下易变缓慢,使血液循环受到破坏而最终系统压力增高导致动脉缺血出现骨坏死。国内外部分学者提出激素的治疗不仅会影响股骨头中动脉的分布,还会对静脉产生影响,而骨内静脉的病变也能引起股骨头缺血缺氧而坏死。Starklint 等发现在非创伤性股骨头坏死的正常区与坏死区交界处的静脉血管内有纤维团块存在,据此作者推断静脉血栓通过影响骨内的静脉回流导致股骨头坏死。Hirano 等人选取了对一些长期大剂量使用皮质类固醇治疗的病人的股骨头进行尸体解剖,然后对上支持带动脉和静脉的组织病理学改变进行组织学和形态计量学研究。激素组和非激素组上支持带动脉管腔狭窄率无显著差异。然而,类固醇组的引流静脉比非类固醇组更狭窄或闭塞。事实上,类固醇组中狭窄静脉的数目明显增多。这些发现表明引流静脉的狭窄变化可能参与激素性股骨头坏死的发生和发展。Nishimura T 等对家兔子进行每周一次醋酸甲泼尼龙注射,发现 23.3% 的家兔静脉血管内膜中可见泡沫细胞增生,免疫组化表明其来源于平滑肌细胞,提示类固醇皮质激素损伤静脉,导致引流静脉阻滞是导致股骨头缺血坏死的重要因素。以上发现可进一步解释 SANFH 骨内压增高,髓内部分氧分压降低,静脉系统血流缓慢等现象。有人通过对一位缺血性骨坏死的病例分析认为类固醇激素首先能使髓内高压,引发髓内静脉淤滞,导致骨内血流减少,骨细胞缺氧缺血坏死。上述研究表明激素能够导致静脉狭窄及阻塞来使股骨头静脉回流淤滞,引起股骨头缺血,这在促进股骨头坏死发展中具有重要作用。

微循环功能障碍主要包括三个方面:

1. 血管炎症反应 病理因素引发组织细胞及血管内皮细胞损伤和炎症反应,大量白细胞和血小板活化聚集,导致微血管内血栓形成,引起微循环功能障碍。

2. 微血管通透性增加 炎性介质破坏微血管内皮细胞和基底膜,内皮细胞收缩,间隙变大。导致血管通透性增加、组织间水肿,微血管受压狭窄;血液浓缩导致血流动力学改变。引起组织缺血缺氧。

3. 微血管内皮细胞功能障碍 致病因子破坏了内皮细胞增殖、迁移、调节血管舒缩等功能,最终导致循环血流灌注障碍。股骨头坏死病人由于受到一些病理因素的影响,就会引起微循环中血管发生炎症反应,引发微循环障碍,进一步加重股骨头缺血。如 Drescher 等人发现糖皮质激素可以导致股骨头血流量减少,进一步发现软骨下毛细血管数量减少。同时激素还可以加重原有的血管炎症。

动脉是构成股骨头血液循环中重要的血管,其发生病变将会影响到股骨头整个血液循环。股骨头坏死病人的动脉病变最容易出现在股骨头区域内的小动脉上。Saito S 等对 24 例无症状的股骨头坏死进行骨组织病理活检时发现,所有样本均有血管损伤,小动脉壁的破坏主要集中在中膜层,表现为中膜变性,内弹力层断裂及血管平滑肌细胞坏死等,而内皮层病理改变轻微。而且这种变化在坏死区和非坏死区同样存在,然而骨关节炎的病人未发现同样的病变,因而作者认为小动脉的病变和股骨头坏死的发病机制密切相关。股骨头骨内终末动脉的破坏导致供血障碍而最终引起了骨坏死的发生。Ohzono K 等发现股骨头坏死各部位的组织学改变与微血管病变密切相关。坏死面积的大小取决于累及骨内营养动脉的程度和数量。局灶性坏死为骺外侧动脉的分支血供中断所致。大范围的坏死和多发性血管损害有关,不仅是骺外侧动脉,还包括上下干骺端动脉都发生了病变。不同程度的营养动脉的组织学检查显示许多骨内病理性血管改变在股骨头缺血发作中发生。赵德伟对大剂量激素治疗病人,采用前瞻性随机双盲对照研究方法,考察抗凝联合扩血管药物,即低分子肝素钠(5 000LXU 皮下注射,每日 1 次,连续应用 2 周)及扩血管药物(丹参、川芎嗪、银杏达莫等,每日一次静滴,连续应用 2 周),早期干预能否降低骨坏死发生率。通过影像学评价股骨头坏死发病率以及病情进展,绘制随访病人股骨头生存曲线,观察干预前后病人 HHS 评分及 SF36 健康调查评分。对照组随访 24 例,随访时间为(10.65±1.61)年(7.5~13 年);预防组随访 22 例,随访时间为(11.49±0.77)年(10~13 年)。结果显示,对照组发生股骨头坏死为 10 例(41.7%),预防组发生股骨头坏死 3 例(13.6%),对照组股骨头坏死发生率显著高于对照组(P<0.01)。对照组随访后 HHS 评分和 SF36 生理职能评分均显著低于预防组。说明抗凝联合扩血管药物对激素性股骨头坏死的预防和治疗具有显著作用。该项临床实验结果从治疗学的角度验证了激素性骨坏死发生的血管内凝血学说。

实验已经证实股骨头缺血性坏死早期即可出现骨髓造血干细胞、骨祖细胞的"坏死",继之出现成骨细胞、破骨细胞、骨细胞的"坏死",但随着凋亡另一种细胞死亡形式的出现,人们开始对股骨头缺血性坏死的概念提出了质疑,即骨细胞的死亡是传统意义上的"坏死"还是现代意义上的"凋亡"?

激素作为非创伤性股骨头缺血性坏死的重要病因也已被大家广泛接受,而大量的离体及在体实验均证实激素确有促进细胞凋亡的作用。Weinstein 等给小鼠泼尼松 27d 后,小鼠骨密度及血浆中降钙素水平降低。同时观察到脊椎骨中成骨细胞凋亡增加 3 倍,干骺端皮质骨中 28% 的骨细胞出现凋亡。更重要的是,在糖皮质激素应用过量导致的骨质疏松病人中,约 5% 的骨细胞和 30% 的成骨细胞出现凋亡,而对照组无凋亡细胞出现。故 Manolagas 等认为,骨细胞凋亡增加可能是糖皮质激素过量引起"骨坏死"的机制。后来,Weinstein RS 等又统计了股骨头缺血性坏死病人行髋关节置换术时的股骨头病理标本:其中因慢性激素治疗诱发者 5 例、酒精性 3 例、外伤性 1 例、镰状红细胞贫血诱发者 5 例。经骨组织病理切片观察证实在激素性股骨头缺血性坏死后期,软骨塌陷区、松质骨区存在着大量的凋亡细胞。而在外伤性、镰状红细胞贫血所诱发的骨坏死中则缺乏凋亡细胞,酒精诱发者仅有少许凋亡细胞存在。因此他们认为激素诱发的股骨头缺血性坏死实际上是一个误称,骨细胞不是坏死而是永久的凋亡。激素诱导骨细胞凋亡、凋亡所造成的骨质缺陷的积累,可特异性地削弱骨骼网络系统的机械支撑作用而最终形成股骨头的坏死塌陷。Kabata 等也通过动物模型实验证实了激素性股骨头缺血性坏死中凋亡的存在。采用 45 只成年日本大白兔,随即分 3 组:A 组为对照组(不预处理)连续饲养 8 周,B 组连续肌注甲泼尼龙 4 周、每周 1 次、每次 4mg/kg,C 组前 4 周处理同 B 组、然后连续饲养 8 周。最后处死观察,采用 TUNEL 法监测发现:A 组没有骨坏死表现、仅检测到极少量的凋亡细胞,B 组 11/15 只出现了坏死、在坏死区周围发现了大量的 TUNEL 阳性细胞,C 组 6/10 只出现坏死、而坏死区周围 TUNEL 阳性细胞少于 B 组。从而得出结论:在激素诱发的股骨头缺血性坏死早期,细胞死亡主要是通过凋亡进行的。Eberhardt 等也通过不同的方式证明了上述观点。以上实验表明:在激素性股骨头缺血性坏死病程中,骨坏死是通过诱导成骨细胞及破骨细胞的凋亡实现的,凋亡的增加,骨质平衡受到破坏,而出现骨质疏松,造成股骨头机械支撑作用减弱,受力区出现股骨头变平、塌陷,而最终导致股骨头缺血性坏死。

高血压等动脉性疾患为股骨头缺血性坏死的特发性病因,具体发病机制不详。为了阐明该病因,Shibahara M 等研究了原发性高血压诱发的小鼠股骨头缺血性坏死中凋亡的作用,采用 TUNEL 法和电子显微镜观察发现:在原发性高血压小鼠(SHRS 鼠)中,骨坏死的发生和骨化障碍明显高于对照组(Wistar Kyoto 鼠与 Wistar 鼠),TUNEL 阳性细胞主要存在于 10~15 周的 SHRS 小鼠,SHRS 小鼠股骨头病理切片电镜观察也发现了大量的凋亡细胞。从而证实:凋亡在 SHRS 性股骨头缺血性坏死的发病机制中占有重要的地位,由于凋亡的发生、凋亡的积累而最终出现骨坏死。

创伤性股骨头缺血性坏死的发病机制已明确,由于供养股骨头的动脉血管断裂导致股骨头缺血坏死。然而最近的研究表明,在创伤性股骨头缺血性坏死病程中、特别是早期阶段,骨细胞的死亡不是通过坏死而是通过凋亡进行的。M.Sato 等通过动物模型证实了上述观点。他们采用 42 只 11 周龄、体重约 400g 的雄性鼠,利用外科技术造成股骨头缺血,并与对侧对照,采用原位杂交及 TUNEL 技术,结果显示:术后 12 小时在骨细胞和骨髓细胞中出现凋亡小体及 TUNEL 阳性反应细胞,24 小时后软骨细胞出现上述改变。这表明缺血性骨坏死中骨细胞的死亡是程序性细胞死亡(凋亡),由于软骨细胞对缺血、缺氧的耐受力强于其他骨细胞,故凋亡发生较晚。这充分说明创伤性股骨头缺血性坏死的发生主要是通过凋亡实现的。

二、骨内血供的检测方法

放射性微球技术主要是将放射性元素注入人体左心室,使其随着血液循环分布到全身,研究者可以根据自己需要取该部位的血液检测其放射性,根据公式即可算出该区域的血流量变化情况。如在检测股骨头血供方面,研究者可以取该部分骨组织及血样,测定放射性,根据公式得出股骨头的血流变化。该技术操作简便、定量准确且价格便宜,但是由于是放射性物质,对人体会产生损伤,且放射性物质无法排出体外。目前仅用于动物实验。

氢廓清技术可作为临床测定股骨头局部血流量的标准,其准确性得到了国内、外学者诸多的认可。其原理是根据 1961 年 Hyman 提出的在低阻抗的外部电路中,氢在铂黑电极表面氧化后产生的电流量与溶液中的氢浓度呈线性关系。该技术操作简便,设备简单,可以长时间重复定量检测局部血流量,但对于整个组织血流量却无法测量。

单电子发射计算机断层成像(SPECT)是当前临床检查中的高端 CT 技术,其主要通过释放 γ 射线检测 99Tcm 标记的亚甲基二磷酸盐(99Tcm-MDP)来鉴定局部的血流量,局部血流丰富或组织代谢旺盛时,99Tcm-MDP 就会大量聚集于该处,反之则较少。应用该技术可以对骨的血流及代谢进行半定量分析,从而判断股骨头坏死的预后。但是对于小动物股骨头血流检测有一定的局限性,主要原因是血流相和血池相分辨困难。

动态增强磁共振成像技术(DCE-MRI)作为一种无创性影像学检查方法已经被许多学者用来评估股骨头的血供。目前临床上,已经有学者应用该技术测定股骨颈骨折的血流灌注情况,从而预测股骨头坏死的发生。通过对这些病人进行随访发现在检测无血流灌注的 19 个病例中有 15 个发生了股骨头坏死。因此,DCE-MRI 可以作为一种辅助性手段判断股骨颈骨折的预后。

磁共振灌注成像技术(PWI)与 DCE-MRI 技术都需要借助体外磁共振对比剂,其通过多次扫描目标区域对比剂的变化情况可以评价局部血流的灌注情况。该方法可以有效地评价病变部位组织灌流情况,从而得知病变部位血管变化情况。目前该方法在股骨头的检测应用还处于动物实验研究阶段,Kawamoto 等发现 PWI 对兔股骨头缺血性坏死模型的诊断能力明显优于常规 MRI 检查。

多层螺旋 CT 灌注成像技术(MSCT)可用于股骨头坏死的早期诊断和疗效监测。它与上述所提动态增强磁共振,以及磁共振灌注成像都是通过测定体外对比剂的局部集聚与消散来间接反映组织的微循环灌注情况。对注射过造影剂的部位进行同层连续扫描,选取自己需要的部位绘制时间 - 密度曲线。

激光多普勒血流监测(LDF)技术是目前能够实时监测骨松质内血流的唯一方法,该方法原理主要是通过探头接收经红细胞反射的氦氖激光,转变为光电信号后进行分析,从而得到灌注量。其可以对局部血流进行多点连续监测。随着技术的改进,已经研究出许多配套 LDF 的多功能探头,使 LDF 的功能得到不断的加强,如新一代的 LDF 能够测定探头所及的任何范围的血供,同时也使测定的值更加准确。其在股骨头微循环的检测应用中前景广泛。

数字减影血管造影(digital substraction angiography,DSA)是将血管造影的影像数据经过数字化处理后,将靶血管周围所不需要的软组织影删除掉,从而将血管影像独立保存并形成直观的影像。该技术也称作数字化减影技术,获得的图像清晰、直观、影像分辨率高是这项技术的最大优势所在。由于该项技术可以为医师提供靶血管的真实立体影像,可以连续直观地观察血管病变,不仅可以准确定位靶血管的狭窄部位,还可以利用系统配置的软件直接测量血管管径,从而精准分析血管的狭窄程度,为介入治疗提供了十分有效的技术支持。DSA 技术的开发和成功运用,早期为心血管相关疾病的介入诊断及治疗开辟了全新的领域,其主要应用于先天性心脏病、心律失常、冠心病以及各种心脏瓣膜病的诊断和治疗,而随着对这种技术的不断认识,其应用领域也得到了延伸发展。近年来,DSA 技术已经被作为诊断及治疗股骨头坏死的最新方法之一。首先,对于股骨颈骨折的病人,在手术治疗之前行 DSA,从而分析股骨颈周围血管是否因外伤导致血供中断。其次,目前有学者将药物甚至干细胞通过 DSA 技术准确地直接注入病人股骨头及股骨颈内部,这样便实现了在微创的情况下完成对于股骨头坏死的治疗。DSA 的技术应用于股骨头坏死的诊断及治疗,是精准医疗时代的必然产物,这项技术其突出的特点是微创,皮肤创口非常小,因此可以最大程度地减轻病人的痛苦。这项技术用于股骨头坏死的诊断,其主要优势在于可以重复进行,并且可以对病变进行实时的疗效评估。股骨头 DSA 检查可见旋股外侧动脉位置恒定,升支、横支及降支走行清晰[(2.5±0.8)mm],旋股外侧动脉横支的上行支分为前支和外侧支分布于大转子前外侧部,为大转子支;下行支分布于股骨前外侧的骨膜,为骨膜支。其中前支为单支,外径为(0.9±0.2)mm,外侧支外径(0.8±0.3)mm。旋股外侧动脉升支的臀中肌支是旋股外侧动脉升支较为恒定的肌支,它入肌后分成诸多肌支,近臀中肌止点处有小动脉穿出,向下至大转子上部和外侧面。起始点外径为(1.1 ± 0.3)mm。横支入大转子点与升支臀中肌支入肌点相距约(3.9 ± 0.6)cm,两者入大转子点相距(2.1 ± 0.3)cm,两者在大转子区域供血范围部分重叠。股骨头坏死病人术前造影可发现上支持带造影的动脉期供血动脉细小、中断,失去了正常形态,有时可见短小的动脉分支,考虑为再血管化的小动脉。造影的静脉期显示静脉分支数量减少,造影剂引流缓慢,伴有造影剂淤积,提示股骨头病变为晚期,股骨头内血供基本丧失。通过数字动脉剪影血管造影技术检查坏死股骨头内血供特点,根据造影剂消退的表现和实相,分为动脉缺血型、静脉淤滞型和混合缺血型。将股骨头坏死分期与股骨头血供情况相结合,能更好地对坏死股骨头进行评价,指导临床进行个体化治疗。

三、缺血性骨坏死的动物模型及发病机制

20 世纪 90 年代日本学者成功地研制了激素性骨坏死模型,为探讨骨坏死的发病机制提供了可能性。他们详细研究了血清病骨坏死模型的发病机制。并通过免疫组化、免疫荧光及血栓特殊染色(PTAH)证明,免疫复合物介导的红细胞外渗和骨髓循环内微血栓形成是骨髓和骨坏死的原因。在给家兔注射两次马血清后测定血小板总数,血栓素 B2,血小板聚集,凝血及纤溶指标,显示血小板总数下降,血小板聚集率和血栓素上升,故认为复合物的沉积使血小板激活,引起红细胞外渗和动脉微血栓形成,这种微循环障碍进而造成骨坏死。他们还证明,血小板激活因子(PAF)联合内毒素可以产生骨髓内微循环损伤,形成骨坏死,且 PAF 的应用在内毒素诱导的骨坏死中是必须的,它可以增强两次注射 LPS 诱发的异常免疫反应。应用 PAF 抑制物可以降低微循环损伤和骨坏死的发生率。用内毒素造成家兔高凝状态,在此基础上应用激素,造成干骺端典型的骨坏死和修复变化。对早期标本行免疫组化染色,发现组织因子(TF)在骨髓脂肪细胞和单核细胞中明显表达,而组织因子在血浆中产生高凝状态。故认为高凝、纤溶下降在骨坏死中起一定作用。

用内毒素加激素造成家兔典型的骨坏死模型,测定坏死前后血中非酯化脂肪酸、甘油三酯、谷草转氨酶(GOT)、谷丙转氨酶(GPT)、纤维蛋白原、血小板、纤维蛋白活化剂抑制物(PAI-1),并于 24 小时和 4 周取标本作病理学和免疫组化研究。结果 24 小时和 4 周均见骨坏死,24 小时在所有坏死血管内观察到明显血栓,24 小时内血小板计数明显下降,血浆 PAI-1 水平暂时升高。骨髓组织中脂肪细胞和单核细胞中组织因子明显表达,以 5 小时最为明显。而单纯用内毒素者,股骨和肱骨坏死范围明显不如上述病变。单纯应用激素也只能见到一些小的坏死灶。故认为高凝和纤溶下降在此骨坏死模型中起了重要作用。有人运用类似模型,测定血栓前状态指标(血栓素 B2,6- 酮 - 前列腺素 1α,血小板颗粒膜蛋白 -140,血栓调节蛋白,t-PA 和 PAI),结果表明内毒素和激素造成血栓前状态,引起高凝、纤溶下降和内皮细胞损伤,从而形成骨内微血栓,导致缺血,引起骨髓和骨坏死。此外氧自由基也参与了骨坏死的发病过程。通过给家兔内毒素和血小板激活因子(PAF)建立了骨坏死模型,静注 LPS 10μg/kg,24 小时后静注 PAF 10μg/kg,重复 1 次。1 周后见 13% 出现骨髓坏死,40% 出现广泛的骨坏死,因此认为连续给予 LPS-PAF 能产生广泛的骨坏死,PAF 在 LPS 之间应用是必要的,它能增强 2 次 LPS 注射产生的异常免疫反应。另一项研究表明,间隔 3 周给予家兔静脉注射马血清 2 次,1 周后观察到骨髓微循环损伤,骨髓和骨坏死,而且此病变可被 PAF 抑制剂抑制。这说明血小板激活在此血清病骨坏死模型早期发病机制中起重要作用。

通过给活兔间隔 24 小时应用内毒素 2 次后继续大剂量应用激素 3 天,4 周后可以造成家兔股骨和肱骨近端典型的骨坏死,以干骺端最为显著,并出现坏死后的修复反应。该项研究还成功地应用显示血栓的特殊染色 MSR 法观察到该模型早期骨内血栓的存在,为研究激素骨坏死提供了比较理想的动物模型,并从形态学上为血管内凝血学说提供了依据。采用马血清、肾上腺糖皮质激素,共同及分别作用于日本白色家兔,制成实验性骨坏死动物模型。然后分别进行血管造影,病理组织学、透射电镜等观察。结果表明:由马血清造成血清病及此基础上加用肾上腺糖皮质激素产生了不同病理表现的骨坏死。有人认为"血清病"造成的骨坏死为免疫复合物介导产生的急性损伤。而肾上腺糖皮质激素抑制了机体的免疫反应,使得免疫复合物广泛沉积在骨小梁及小血管基膜上;同时,血脂升高,血液黏稠度增加,血流缓慢,形成了骨小梁无菌性坏死的表现。为了探讨激素性股骨头坏死组织原位免疫病理改变及其在病变中的作用,王坤正等

采用 SABC 免疫组织化学方法研究了 24 例激素性股骨头坏死病变滑膜组织 HLA-DR 抗原表达。结果发现：激素性股骨头坏死病变滑膜大量表达 DR 抗原；滑膜中 DR 抗原表达与淋巴细胞浸润程度密切相关，与浸润淋巴细胞的 DR 抗原表达相关更密切。说明活化 T 细胞能促进滑膜细胞 DR 抗原表达；激素性股骨头坏死病变组织局部细胞免疫调节失衡，活化的淋巴细胞参与了疾病的免疫损伤，对疾病发展起一定作用。一氧化氮（NO）是近年来提出的一种重要的体内生物信使分子，Farchgctt 发现血管内皮细胞可产生一种内皮源性松弛因子（EDRF），Palmar 等证明 EDRF 的化学结构即为一氧化氮，1- 精氨酸是一氧化氮的前体，一氧化氮的生成受一氧化氮合成酶的调控。内皮细胞产生的一氧化氮能松弛血管平滑肌，使血管舒张，抑制血小板凝集，改善组织灌流。李玉军、刘尚礼等学者给家兔注射大量醋酸氢化可的松后 4、8、12 周，观察其血浆一氧化氮（NO）含量变化及股骨头组织病理学改变。结果表明用药后不同时间血浆 NO 含量呈持续性明显下降，股骨头骨细胞坏死，骨内微血管变细闭塞，红细胞聚积，管壁损害。提示：NO 生成减少在激素性股骨头缺血性坏死发病过程中可能起着重要作用。

在酒精性骨坏死的基础研究方面有人经实验证实：过量饮酒可导致骨细胞脂肪变性。家兔在给予大剂量烈酒后股骨头软骨下骨细胞内出现大量脂肪物质沉积，考虑是由于高脂血症条件下进入骨细胞内脂肪物质增多，而处于缺血缺氧状态下的骨细胞代谢活动下降，甘油三酯的水解和脂肪酸的氧化均难以进行，脂肪利用减少。骨细胞脂肪变性是骨坏死早期的一个变化过程，轻则导致骨细胞功能减退，骨基质生成减少，骨小梁变细、稀疏；重则骨细胞固缩、死亡，骨陷窝空虚。过量饮酒还可导致骨质疏松。饮酒可造成维生素 D 代谢紊乱，甲状旁腺和性腺功能减退，骨细胞代谢降低，成骨能力减弱，发生骨质疏松，导致局部受力面积减少而产生高应力。饮酒导致的骨质疏松失去对这种高应力的成骨反应，骨结构破坏，出现软骨下微骨折，引起局部骨内压升高和缺血。同时，酒精可降低机体保护性疼痛反应，在应力条件下出现按应力分布的圆锥形坏死灶。

液氮冷冻模型是利用液氮的极低温效应造成局部骨组织变性坏死，血管痉挛，内皮受损，血管炎等使股骨头血运减少造成股骨头坏死，该技术成熟，造模成功率高，实验动物死亡率低，该模型坏死面积大，适用于股骨头治疗研究。该坏死模型股骨头的血管、骨软骨的变化是一个突发的过程，与临床骨坏死的病程不太一致，但其作为研究股骨头坏死病变以及修复过程有重要价值。Takaoka 用液氮冷冻法造成犬股骨头坏死，通过 18 个月的观察发现股骨头存在坏死及修复反应，但坏死区域与临床上不一致。Malizos 研究发现股骨头坏死的修复从坏死周边的正常组织开始，通过纤维爬行替代逐渐修复坏死区，随后才发生血管长入。该研究表明股骨头坏死的修复过程中血管化晚于纤维化。同时我国学者杨述华、顾晓峰等也都进行了液氮冷冻模型的研究，成功地制成了股骨头坏死的模型。赵德伟等采用手术方法液氮即刻冷冻双侧股骨头，普通饲料饲养 3、6、12 周分别处死全部动物，分别观察 X 线摄片、大体形态、光镜及电镜下形态变化。结果液氮冷冻家兔股骨头大体及组织学形态不同阶段均出现明显变化，符合股骨头缺血性坏死的病理变化特征，为股骨头缺血性坏死的动物模型制备提供了一种简便、易行的方法，可操作性强，实验中动物存活率高，因而也越来越受其他学者青睐。但此种方法也有一定弊端，此种模型只出现股骨头坏死，却很少出现股骨头塌陷，而股骨关节面是否出现塌陷是判断造模时是否成功的关键指标之一。Conzemius MG 等则使用鸸鹋（双足动物）作为研究对象，他通过手术方式打开鸸鹋一侧髋关节囊，并使用骨膜起子剥离股骨颈周围软组织，然后将一根直径 4.5mm 的钻头沿着股骨颈钻入至股骨头皮质下 3~5mm，再经一根导管将液氮引入钻孔内达股骨头内，15 秒后给予复温，反复 3 次，最后骨蜡封孔，逐层缝合。6 周后病理显示坏死区域已经出现塌陷，其中大部分股骨头内出现了新月征和股骨头外形改变，其与人类创伤性股骨头坏死的病理生理较为相似。Tang TT 等运用同样的方法复制了山羊动物模型。Xiao ZM 等也使用该方法建立了兔的股骨头坏死模型，并对坏死区域新生骨小梁进行组织形态学测量。国内学者王海涛使用了液氮冷冻的改良方法，他们通过手术逐层分离兔髋关节肌肉暴露股骨近端后但并没有打开关节囊，而直接用 2.0mm 克氏针沿着股骨颈直接钻入股骨头内，再将液氮冷冻仪针放入孔道，对股骨头进行冷冻复温 6 个循环。4 周后股骨头出现坏死，8 周后坏死面积扩大。曲春涛等也使用类似改良法建立了鸸鹋的股骨头坏死模型，有所不同的是曲春涛在复温时采取的是射频加热复温，其优点是股骨头坏死后塌陷率较高。范猛等也应用同样的方法建立了鸸鹋的骨坏死模型，同样得出具有良好塌陷率的结论。巩建宝等则应用氩氦刀冷冻系统制作犬的骨坏死模型,和液氮造模方法一样,先是使用 1.5mm 钻头经股骨颈向股骨头钻出一条孔道,再使用氩氦刀冷冻系统进行冷冻复温两个循环,结果 12 周后出现骨坏死表现和塌陷。

创伤性股骨头坏死模型主要是利用手术方法直接破坏股骨头的血供,包括切断或结扎髋关节周围的动脉和 / 或静脉,人为造成股骨颈骨折,手术破坏骨髓内的滋养动脉和骨内血管网,髋关节脱位等。Gao 等将 8 只狗的股骨颈切断,人为造成股骨颈骨折,对侧作为对照组,观察创伤性股骨头坏死的发生以及 Caspase-3 的表达情况。术后发现所有的狗都造模成功,X 线检查显示所有狗骨折部位都存在骨折不愈合或畸形愈合,组织学染色发现,髓内脂肪细胞增生,骨髓坏死和骨细胞凋亡。免疫组化染色检测表明术后 2 周时股骨头坏死部位 caspase-3 表达上调,与正常组对比有统计学差异。据此作者认为 Caspase-3 可被用来预测股骨颈骨折发生坏死的概率。Hofstaetter 等将 60 只成年雄性新西兰大白兔的髋关节囊切除,电凝股骨颈周围骨膜和血管,同时破坏小凹动脉的方法制作骨坏死模型,其塌陷率为 13.3%。Micro-CT 发现修复部位骨体积分数和骨密度增加。Peled 等通过手术切断圆韧带,关节囊及股骨头颈部的骨膜从而建立大鼠创伤性股骨头坏死模型,术后发现股骨头形状改变,但病理组织学上未发现骨坏死。Peskin 等应用手术的方法破坏未成年鼠的股骨头血运来模拟 Perthes 病,术后 1 周到 3 个月的研究表明骨坏死修复过程中贯穿骺板的骨桥形成造成了股骨头变形,但此方法所建立的模型未见关节面塌陷所致。Hofstaetter 等建立了猪的创伤性 Perthes 病模型,术后软骨下骨以及中央骨小梁先后出现矿化率障碍。此模型有效阐明儿童 Perthesdisease 的病理变化过程是由于骨修复所致,有助于研究 Perthes 病的发病机制及其预防和治疗的方法。Rowe 等手术建立兔 Perthes 病模型,实验组同时固定关节,发现股骨头缺血性坏死造成股骨头半脱位增加了幼兔股骨头畸形愈合的概率,从而有效证实髋关节半脱位是使儿童 Perthes 股骨头变形的主要原因。Kim HK 等应用手术造成幼猪股骨干骺端缺血坏死,2~4 周出现坏死,6 周在坏死区的外围出现新的骨化中心,表现为碎片状的阴影,8 周后组织学检查变化不明显。Nishino 等结扎犬的旋股内外侧动静脉,并造成髋关节脱位,术后 4 周脱位加结扎组 80% 的动物发生股骨头大面积坏死,而股骨头血流明显下降(14.7%),单纯结扎或脱位,无明显坏死。研究结果表明,只有在股骨头血流量低于 20% 时才引起骨坏死。股骨头坏死一般要在缺血坏死 4 周后才能应用 MRI 检测到。Cova M 等利用放射性微球注射栓塞犬的股骨头供血动脉,增强快速 MRI 梯度回波序列无创性监测股骨近端骨髓灌注情况。实验结果发现股骨颈部的增强峰值明显降低,表明增强快速 MRI 可以早期检测骨髓异常流量,并作为一种无创检查来评估创伤性股骨头坏死的风险。Ficat 等认为单纯结扎静脉不会造成骨坏死,但 Gourdou 等却得出相反的结论,结扎静脉 8 周后发现了股骨头坏死。但该方法耗时长,骨坏死往往不典型。

除此以外,还有多种骨坏死模型的制作方法:减压病骨坏死模型建立的机制主要是减压后在长骨的血管内 N2 气泡形成栓子,破坏了骨的血运。1990 年,Davis 等将兔暴露于 3 个大气压环境中 4 小时以建立类似减压病性骨坏死的动物模型。Lehner 等将成年羊置于 2.6~2.9 个大气压的环境中成功诱导成了羊减压性骨坏死。组织学结果显示所有羊都有减压病和广泛的骨和骨髓坏死。此外,近些年多种股骨头坏死的模型被国内外学者建立制作成功,如张开放成功建立了速发型糖尿病股骨头坏死的动物模型。彭吾训等研究了微波灭活建立兔股骨头坏死模型的可行性。该模型术后 1 周可见骨髓变性,术后 4 周时坏死与修复并存,术后 8 周可见骨小梁坏死,术后 12 周时骨修复停止,股骨头开始塌陷。这种造模方法坏死率较高,操作简单,适用于股骨头坏死的治疗研究。

亦有学者报道使用微波加热的方法来制作股骨头坏死模型。Li Y 等将 84 只成年新西兰兔随机分为 3 组,用直径 1.5mm 钻头从股骨大粗隆钻向股骨头的中心至软骨下 8mm,将微波天线置入骨隧道中加热。第 Ⅰ 组 50℃加热 10 分钟,第 Ⅱ 组 55℃加热 10 分钟,第 Ⅲ 组 60℃加热 10 分钟。结果,在术后 4~6 周时,第 Ⅰ 组中小部分兔股骨头在 X 线下密度降低,在 8~10 周时出现囊性改变,在 12 周时股骨头出现塌陷。在第 Ⅱ 组中,大多数股骨头在第 4 周时 X 线下出现密度降低,并且在 6~8 周时出现囊性变化,在 10~12 周出现塌陷并变平。在第 Ⅲ 组中,所有股骨头在 4~8 周时 X 线下表现出异常改变,并且在 10~12 周时一部分股骨头发生严重畸形和塌陷。因第 Ⅰ 组塌陷率较低,第 Ⅲ 组在 8 周时停止骨修复,骨小梁骨坏死并持续吸收,所以 Y.L.Li 推荐第 Ⅱ 组为最优模型。彭吾训、朱晓松等实验结果也显示 55℃ 10min 可以作为微波灭活制作兔股骨头坏死模型的适宜温度和时间。

徐燕等使用高强度聚焦超声(HIFU)制备兔股骨头坏死模型,因超声波具有良好的组织穿透性和可聚焦性,所以在实验过程中徐燕等直接使用超声波经皮照射兔股骨头进行造模,组织病理学显示该模型具备典型的 ONFH 病理演变特征。T.Long 等曾使用 HIFU 技术制备骨坏死模型,但因其是离体实验,且缺乏相应的组织病理结果,所以此造模方法尚需进一步验证。

综上所述:创伤性股骨头坏死造模方法有很多,可供选择的动物主要有四足动物:兔、犬、羊、猪,二足动物:鸸鹋、鸡等。四足动物虽然在解剖结构上与人相似,但它们主要是前肢负重,后肢承重较小,而且造模术后由于保护性作用,它们又将反射性地减少后肢负重,这将有利于骨坏死的修复,所以此类动物模型更加类似人类早期创伤性股骨头坏死。鸸鹋、鸡等二足在生物力学与人类相似,但在生物进化与解剖结构上与人类相差较远。一般认为骨折法和破坏血供法虽然很接近人创伤性股骨头坏死的病因模拟,但该方法对实验动物软组织损伤较多,破坏了关节的稳定性。选择性破坏血管也是破坏依照人类股骨解剖结构来命名的血管,而目前尚缺少对各类实验动物股骨解剖生理结构的公认理论,因此,这些解剖上的差异也可能导致造模不理想。例如,J.Z.Xu 等对鸡解剖发现,鸡的腹主动脉分出坐骨和髂外动脉。坐骨动脉在股骨后内侧的坐骨神经远端发出,并发出转子动脉、股动脉上营养动脉和股中营养动脉。中间的股动脉营养动脉穿透股骨并在骨髓腔内产生 2 条动脉:升支和降支。髂外动脉主要有 2 个分支:股动脉和股骨回旋动脉。他们还发现了 2 支从未被描述过的股动脉分支向髋臼(髋臼分支)和股骨头提供血液。这与人类股骨头血供有一定差异,因此笔者认为,完善对实验动物解剖生理认识有助于日后精准造模。对于液氮冷冻方法来说,不同学者、不同动物,其冷冻复温循环次数及时间也不尽相同,因此有待进一步规范化。近年来,有学者使用超声波造模,但因样本量相对较少,其效果有待进一步研究。由于创伤性 ONFH 的病理生理较为复杂,不同造模方法之间各有优缺点,因此笔者认为,应根据不同的实验目的,多因素联合考虑去选择最优的造模方法。

四、影像学和分类

应用 MRI 详细了解坏死的情况,对预测股骨头坏死后塌陷有十分重要的意义。日本学者对 42 例 53 髋 X 线摄片阴性者的股骨头坏死病人行 MRI 检查,均表现为带状型低信号区,据此低信号区上方脂肪强度区(FIA)的位置和范围分为四型。

A 型:FIA 局限在股骨头内侧前上部分。

B 型:处于 A、C 型之间。

C 型:FIA 为股骨头近端一半。

D 型:FIA 比 C 型大。

结果 A 型 21 个股骨头均无节段性塌陷,B 型 18 个中 9 个,C 型 8 个中 6 个及所有 D 型 6 个均出现塌陷。他认为坏死病变的位置和范围与节段性塌陷密切相关。有学者报道有 1 年激素应用史 69 例 95 髋病人 MRI 示股骨头坏死而 X 线平片阴性,随访 3 年,42(44%)个塌陷。41 个股骨头早期坏死范围超过负重区 2/3,29(71%)个塌陷。而且 14 个坏死位置超过负重区 2/3,坏死范围超过股骨头 1/2,86% 出现塌陷。相反坏死部位不到负重区 1/3,范围不到 1/4 者无塌陷发生,作者认为激素应用超过 1 年 MRI 影像坏死病变部位和范围可能预测塌陷,他的另一项研究表明,MRI 提示激素治疗后骨髓水肿与股骨头塌陷有关。有观察到应用激素大约 3 个月以后,MRI 就能探查到股骨头坏死的带状征,用 MRI 评价激素治疗后病人股骨头坏死的大小,结果 16 例病变大约在用药 10 个月后自发减轻,他认为激素治疗大约 1 年以内股骨头有自愈能力,因此至少必须从 1 年起用 MRI 评估坏死病变的大小。

骨坏死的基本病理变化是骨的坏死和修复。坏死阶段,骨组织和骨髓细胞坏死、溶解,修复阶段,血管肉芽组织和新骨的形成。Mihell 根据 MRI 表现判断病理进程并将股骨头缺血性坏死分为四型:

A 型脂肪信号型:病灶在 T1 加权图像上为高信号,T2 加权像上为中信号。

B 型血液信号型:病灶在 T1 和 T2 加权图像上均为高信号。

C 型水样信号型:病灶在 T1 加权图像上为低信号,T2 加权图像上为高信号。

D 型纤维组织信号型:病灶在 T1 和 T2 加权图像上均为低信号。

A、B 型表明骨组织和骨髓细胞的坏死、溶解,属于早期,而 C、D 型表明为肉芽组织生成,纤维化及新骨形成,属晚期。牟永忠结合 Catterall 及 Salter-Thompson 分型,根据 MRI 上的表现对股骨头缺血性坏死进行分型,以指导治疗。

Ⅰ型:MRI 信号为斑片、点状、带状等,少于 50% 的股骨头受累,关节面光滑,软骨无破坏,Mitchell 分型属于 A 型及 B 型,可考虑行股骨头钻孔减压,带肌蒂或血管蒂髂骨植入,也就是可考虑保留股骨头。

Ⅱ型:类同于Ⅰ型,但 Mitchell 分型属于 C 型或 D 型,可考虑卧床休息等非手术治疗。

Ⅲ型:大于 50% 至全部股骨头累及,但关节面尚光滑,关节软骨无破坏,可行全髋关节置换或股骨头钻孔减压,带肌蒂或血管蒂髂骨植入。

Ⅳ型:在Ⅲ型基础上,发生关节面毛糙,关节间隙变窄或髋臼病变,可行全髋关节置换或髋关节融合。

对股骨头坏死早期病例的 MRI 表现意见有分歧,Lang 等将 MRI 表现分为三型:

Ⅰ型是头内带状或环状低信号环绕中心高信号;

Ⅱ型 T1 为节段低信号,其远侧 T2 高信号;

Ⅲ型 T1、T2 都为节段低信号。

Kokubo 等则提出五型改变:①头内广泛低信号;②头顶区低信号;③头内横形带状低信号;④散在低信号;⑤头下部低信号。

胥少汀等对非创伤性 0~Ⅰ期股骨头坏死的 MRI 表现进行分型,在矢状位与 Kokubo 等的分型基本相同,分为:①头内散在低信号或多条低信号带;②头中部低信号带;③头顶区低信号带包绕中或高信号;④头内大部低信号;⑤头外上部低信号带,内有中信号区。

为显示前后改变全面反映头坏死的情况又对横断位的影像分六型:①头内广泛不均匀中低信号;②头前部低信号;③头前部低信号带包绕其内中信号;④头内大部低信号;⑤头外侧低信号中包绕中信号;⑥头内"X"形低信号。

作者认为矢状位影像与横断位影像大多一致,也可以不一致。相一致的影像是头内大部低信号,头内散在或广泛低信号。头顶部低信号包绕中或高信号,在横断面则是头内大部低信号,头前部低信号或包绕中信号。MRI 影像基本反映股骨头坏死的变化,由于一个头内不同区域病理改变不同,因此一个头内的影像改变也可不同,特别是头内多条低信号带或散在低信号,在横断面扫描时,不同平面即可出现不同信号表现。结合临床病例观察,股骨头坏死的近颈部常可修复,而头顶区前部常遗留有坏死后囊腔,如其顶部软骨下缺少骨小梁支持,则常塌陷,因此头顶侧及前侧的低信号区包绕中高信号区,应当认为是坏死区的重要表现。

为寻找一可靠而重复性好的测定股骨近端髓腔内容转化的指标,韩国学者在 MRI T1 加权像上设计一脂肪骨髓转化指数,以观察它与股骨头坏死的关系。测定近侧股骨干骺端(SM)与大转子(ST)的信号强度,并设定骨髓转化指数(%)=(SM/ST)×100%。结果发现,近侧干骺端骨髓含脂肪量多者比含大量造血细胞骨髓者发生股骨头坏死的危险性明显增大。对 9 例 10 髋经 MRI 检查为阴性但血管造影提示阻塞的股骨头坏死高危病例,通过髓芯活检和测压,发现髓内压增高(33~52mmHg),组织学检查显示为 Arlet 与 Durroux 分型的Ⅱ型(脂肪骨髓颗粒坏死)与Ⅲ型(完全性骨髓及骨小梁坏死)。对他们进行平均 51 个月(48~54 个月)的 MRI 随访,结果并未发现骨坏死的表现。从这个结果可以看出:可逆性骨缺氧(骨髓水肿综合征)和不可逆性骨缺氧(典型骨坏死)之间有一缺血阈值。缺血阈值的移行区所发生的边界性坏死是非进行性和可逆的。在收集了 4 所医院 21 例骨坏死Ⅰ期病例(均为长期应用激素者)定期 MRI 检查,研究发生股骨头坏死的危险期。结果表明激素应用有一个历时 9 个月的危险期。当髋关节度过这个危险期(10~12 个月),以后发生坏死的机会就会减少。

王刚等将全髋关节置换术切除的股骨头坏死标本,按照磁共振扫描线将股骨头切开,进行精确定位,连续切取股骨头的完整切片,多平面取样,得到与磁共振扫描层面位置完全一致的组织切片,用比例放大的方法将 MRI 影像放大为与病理切片轮廓一致的照片,使二者完全重叠对应,将照片中的 MRI 高低信号范围描记在组织切片上,并用图像分析仪进行了骨组织计量学分析。测量指标包括平均骨小梁宽度(MTW)和平均骨小梁板间隙(MTS)。研究发现平均骨小梁宽度和平均骨小梁板间隙无论在高信号区还是低信号区都有正常、增高和降低的表现,用传统的普通光镜观察很难区分高信号区和低信号区二者在病理特点方面本质上的差别。经多平面连续骨组织计量、配对 t 检验处理后显示二者有显著性差异,提示低信号区骨小梁之间离散程度大、机械强度低,低信号区较高信号区易发生骨折和塌陷。本实验的临床意义在于可以推测磁共振影像的不同信号所代表的不同组织的机械强度和塌陷的危险性。平均骨小梁宽度和平均骨小梁板间隙这种形态学改变则是骨组织机械强度的敏感指标。组织计量学方法使形态结构的变化得以定量表达,因而使形态与功能间的准确关系能够通过各种数学方法阐明。通过此项研究可以从功能变化的角度更深层次地了解股骨头缺血性坏死的病理改变。

五、治疗的基础研究

骨坏死的治疗以股骨头坏死的治疗研究应用较多,方法有髓芯减压术、带肌蒂的骨瓣移植、血管束植入、带血管蒂的骨(膜)瓣移位(植)术、旋转截骨术、表面置换术和全髋置换术等。保留股骨头的手术是大家一致努力的目标。

有学者报道一种研究骨移植的股骨头缺损动物模型。作者将 16 只犬通过髋关节前外侧入路于头颈交界处软骨下缘开窗,挖出头内骨质 50%,其中 8 只堵塞自体髂骨皮质骨柱和骨松质,余 8 只不作处理。结果骨移植组全部愈合,头无塌陷,软骨下骨强度为健侧的 118%,而未处理组缺损部分存在,其中 3 个股骨头凹陷,软骨下骨强度为健侧 72%,作者认为该模型可以用来研究骨移植及其他一些辅助物质如 BMP和细胞因子对股骨头愈合的影响。采用液氮冷冻法将 15 只犬制作单侧股骨头坏死模型,并通过彻底挖除死骨及纤维肉芽组织,植入足够长度和粗的人带血供骨柱至软骨下区,植入一定量的 rhBMP-2 和骨髓混合物,以加速成骨防止股骨头塌陷。结果表明,术后 3 个月大体和组织学股骨头的活力恢复,力学测试表明骨松质和软骨下骨的力学性能与对照组均无明显差别,这很可能防止股骨头后期塌陷。荷兰学者通过动物实验和临床证明堵塞骨移植对于年轻股骨头坏死病人是一种有前途的治疗方法。近年来的研究发现骨膜细胞体外培养和体内移植后均能形成骨与软骨组织;在自体骨膜细胞移植修复缺血性坏死的实验研究中,于无菌条件下切取 6 只成年犬的胫骨骨膜,分别进行骨膜细胞培养,并建立双侧缺血性髂骨坏死模型。随机选择实验侧,对侧为对照侧。将培养的骨膜细胞移植到实验侧缺血性坏死的髂骨块内,对照侧不做骨膜细胞移植。6 周后取出髂骨块进行组织病理检查发现:实验侧髂骨块内有大量新骨形成,新生骨质呈小梁状排列,小梁表面常有单层的成骨细胞覆盖,提示新骨形成活跃;而对照侧的髂骨块内无新骨形成。这说明自体骨膜细胞移植能促进骨的再生,对缺血性骨坏死具有修复作用。日本学者报告用带血管蒂髂骨移植治疗 16 例 17 髋股骨头坏死病人平均随访 2~5 年,规定股骨头下沉 2mm 为塌陷,结果 8 个股骨头(47%)无塌陷,9 个股骨头塌陷。作者分析两种结果术中植骨块的放置位置得出结论,髂骨块安放若更靠在股骨头前外侧部分则可能会阻止塌陷。

美国学者在动物实验基础上,通过股骨头软骨的活门行骨移植共 26 髋(Ⅲ期与早Ⅳ期病例)。挖去所有死骨,插入自体髂骨骨柱及碎骨,加入脱钙骨基质。随访平均 31 个月(24~40 个月)。Ⅲ期优良率 80%,Ⅳ期仅为 33%。他还用犬做实验,股骨头软骨下骨挖去 50%,植入自体髂骨或髂骨加 BMP,对照组不植骨。术后定期摄片,术后 5 个月取股骨头检查。对照组股骨塌陷,塌陷区充满纤维肉芽组织。骨移植组移植骨结合满意,开门处软骨正常,骨移植加 BMP 组骨愈合更满意。

Yoon 在美国巴尔的摩报告 12 只犬股骨头外前上方做 1cm×1.5cm 大小软骨活门,挖去软骨下骨 50%的骨质,植入自体髂骨块,其中 6 只股骨头内加入 BMP。术后 5 个月,病理检查植骨结合良好,活门软骨颜色与形状正常。加入 BMP 组更为理想。看来 BMP 的广泛临床应用,可以改变过去认为游离植骨不易成功的结论。

有学者应用带旋髂深血管的髂骨瓣、头颈部开窗设计洞槽式植入。术中彻底地清除了股骨头内硬化坏死骨组织,有效地减低了骨内及关节囊内压。认为带血管蒂髂骨瓣洞槽式植入,对病变清除区域塌陷顶起缺损区有撑顶作用,更为不完全负重区应力集中部骨小梁修复改建提供了条件。本手术方法适用于Ficat Ⅱ、Ⅲ期病人,对中青年病人可免做人工假体植入。有学者采用股骨头滑膜切除,头颈开槽减压,坏死骨刮除,同侧旋髂深血管蒂髂骨瓣植骨加新鲜胎儿软骨修复缺损关节面综合方法,治疗成人股骨头无菌坏死,作者认为旋髂深血管蒂髂骨植骨能较好改善股骨头血运,但不能修复股骨头软骨面塌陷缺损,而单纯新鲜胎儿软骨移植是较好的修复关节软骨的方法,但对于改善股骨头血运效果欠佳。采用此联合手术即改善了股骨头血液循环,又可修复关节软骨面的缺损。国内学者报道自 1984—1995 年使用不同手术方法治疗股骨头坏死 136 例 158 髋,平均随访 4.9 年,优良率达 89.9%。作者认为应正确地掌握治疗原则,针对病变各期采用相应方法。钻孔减压术和滑膜切除术对于早期病例效果较好;对于晚期坏死,则须彻底清除死骨,并行带血管蒂的骨移植术;双支撑骨柱移植术操作方便,血运好,支撑力量强大,股骨头内骨新生快,尤其对于年轻病人具有重要意义。对于Ⅳ期老年病人,宜行人工关节置换术。有学者报道利用骨基质明胶填充加股方肌骨瓣移植治疗股骨头缺血坏死 14 例,术后随访 4 年,除 1 例 X 线分期为Ⅲ期的病例,股骨头坏死加重以外,其余各例均获得不同程度的治疗效果,尤以Ⅱ期病变效果最佳;8 例中有 2 例恢复正常,6 例骨小梁再现,软骨下囊变区消失;6 例Ⅲ期病变者,其中 3 例塌陷的股骨头高度明显改善,2 例头外形维持在术前状况,但都有骨小梁再现,1 例坏死加重;14 例均消除了临床疼痛症状。

北京中日友好医院采用数字减影(DSA)高选择性旋股内动脉造影,同时行抗凝及血管扩张药(尿激酶、大蒜素及川芎嗪)并配合全身用药,然后行关节内及股骨内髓芯减压,带旋髂深动静脉蒂髂骨(或骨膜)移植治疗股骨头坏死 23 例,25 髋,其中特发性 4 例,激素性 9 例,酒精性 6 例,外伤后 4 例;按 ARCO 分期:Ⅰ期 3 例;Ⅱ期 14 例,Ⅲ期 6 例。动脉造影显示非创伤性坏死者旋股内动脉比较细,而创伤组较粗,提示除血管堵塞等因素外,尚有其先天性解剖缺陷。这就可解释为什么同样服激素或饮酒者,部分出现坏死,而部分没有。韩国 Yoo 报告自 1979 年以来行带血管腓骨移植术 200 例,85 例 95 髋随访已超过 5 年。临床评价:优 57%,良 17%,可 15%,差 11%。X 线片显示:53% 改善,24% 无变化,23% 加重。5.2% 行全髋置换术,疗效与病因无关。王坤正等观察了吻合血管腓骨移植治疗成人股骨头缺血坏死 520 例,其中有创伤史者 229 例,服用激素药物史者 228 例,酗酒史者 34 例,原因不明者 29 例。术后 315 例获得 1~15 年的随访,随访结果提示,优良率为 86.6%。作者认为手术切开髋关节囊,在彻底清除股骨头内骨坏死囊变组织的同时,植入新鲜自体骨松质和股骨头颈部前外侧植入吻合血管的腓骨,增加了股骨头血液供给,充分减轻了股骨头内压力,腓骨为坚质骨,术后不易吸收,对股骨头颈部起到了支持作用,并防止了股骨头进一步塌陷。

赵德伟等在临床实践中发现,股骨大转子的外侧隆起部,呈半弧形状,如转移到股骨头上部后,可以使股骨头恢复半球形状,为髋关节功能的恢复提供有利条件。股骨大转子有旋股外侧血管横支供血,属带血运的组织瓣,可以增加坏死股骨头部的血运,纠正其缺血状态。且大转子外侧附有骨膜、腱膜、滑囊等致密组织,能有效地防止粘连,在生物力学应力条件下,逐渐演变成软骨,可起到软骨的作用。为此赵德伟等通过对旋股外侧血管横支进行的解剖学研究认为:旋股外介动脉横支口径较粗,直接向大转子前外侧发出 2~3 个分支,血管蒂 6~9cm,有两条静脉伴行,对大转子前上侧供血范围为 3.5cm×2cm×4cm 或 3.5cm×2cm×3.5cm 大小,所以,带该血管为蒂的大转子骨瓣和联合髂骨(膜)瓣可转移到股骨头,在此基础上设计了带旋股外侧血管横支的大转子骨瓣及联合髂骨(膜)瓣转移的方法,治疗不同病变的股骨头缺血性坏死,通过动物实验研究从基础理论上阐明其可行性,并在临床中设计了三种方法七种式对 600 例不同病变的股骨头缺血性坏死进行了治疗,通过对疼痛、生活能力、关节活动、行走距离的四项指标的手术前后比较,有显著性差异($P<0.01$)。X 线片的术前术后比较,其优良率达 90%,有 1 例取病理证明有软骨样化生。该系列方法适合青壮年股骨头缺血坏死的各期病变的治疗,将保留股骨头的手术治疗带入了全新的境界。

朱盛修等报道于股骨头顶部骺板上方取扇形切开软骨,不损伤骺板,凿一骨槽,刮除病变组织后,向头内植入旋髂深血管髂骨骨膜瓣的方法治疗儿童股骨头缺血性坏死。陈振光等报道采用以旋股内侧血管深支股骨大转子骨膜瓣移位植入为主的综合方法,治疗儿童股骨头缺血性坏死 22 例,获得半年以上系统随访者 20 例,平均随访 2 年 3 个月,优良率占 85%。作者认为本手术能起到有效的减压和提供充分的血液循环,适用于 Catterall Ⅰ~Ⅲ期型病人,对 Catterall Ⅳ型亦可收到一定疗效,其残留畸形可待再次手术矫正。赵德伟通过解剖学研究,设计髂前下棘支髂骨膜瓣与升支的髂嵴支髂骨膜瓣在髋前外侧切口内同时切取,分别转移到股骨头骨骺板上下的术式治疗儿童股骨头缺血性坏死。认为该方法可以清除股骨头骺及干骺端死骨及肉芽组织,减轻骨内压及关节囊内压,促进静脉回流,同时增加股骨头骺及干骺端的血运,因而对本病的修复有利,使患儿术后的症状得到一定程度的改善,临床应用 11 例,术后疗效评价优良率达 82%。

在其他部位的骨坏死的研究方面,有人对吻合血管的第二趾骨移植替代Ⅲ期缺血性坏死的月骨进行了解剖学的研究,认为这一方法有解剖学基础,取材方便,形态合适,易于成活。设计了血管蒂头状骨移位替代晚期缺血性坏死的月骨方法,认为可以骨间掌侧动脉背侧支为蒂设计此手术,术式符合腕关节功能解剖和生物力学传导,是治疗晚期月骨缺血性坏死的一种有效方法。采用在 X 线引导下经皮自体骨髓移植治疗陈旧性腕舟骨骨折 9 例,经随访 8 例骨性愈合,作者认为一般医院均可开展。在成人下肢解剖研究的基础上设计以内踝前血管为蒂,可切取舟骨背侧 2.0cm × 1.0cm × 0.5cm 大小的骨瓣,用于距骨颈骨折修复;经临床应用证实,手术简便,效果可靠。应用月骨摘除带蒂掌长肌腱填塞术治疗月骨缺血性坏死及合并骨性关节炎病人 10 例,陈旧性月骨脱位 6 例,随访 1~10 年,疗效满意。采用带掌背动脉蒂掌骨骨膜移植治疗腕舟骨无菌坏死 12 例,均获得成功,并恢复了接近正常的腕关节功能。采用 X 线引导下经皮自体骨髓移植治疗陈旧性腕舟骨骨折获得初步成功经验。

第二节　缺血性骨坏死的治疗

一、一般性治疗

由于骨缺血性坏死有一个复杂的病理过程,如早期不能得到及时有效的治疗,就会使坏死骨塌陷,关节间隙变窄,最后导致骨关节炎,使病人关节功能障碍而致残。所以骨坏死的治疗目前仍是国内外一大难题,目前非手术治疗的主要目的是希望缺血坏死骨能够自行修复,防止坏死骨进一步加重,塌陷。

(一)避免负重

对于股骨头缺血性坏死病人长期不负重可缓解症状,对单侧髋关节病变,病变侧应严格避免持重,可扶拐,带坐骨支架,用助行器行走。如双髋同时受累,应卧床或坐轮椅,如髋部疼痛严重,可卧床同时行下肢牵引,常可缓解症状,但持续时间较长,一般需 6~24 个月或更长时间,治疗中应定期拍片检查,至病变完全愈合后才能持重,但股骨头坏死不负重,仍遭受相当大的肌肉压力,可致股骨头塌陷,有人认为负重、不负重和部分负重之间无区别,对于膝关节坏死,如果病变范围较小,发现较早,则可采用扶拐行走,避免膝关节负重,并定期观察病情的发展,常常可以治愈,对于下肢胫骨结节骨坏死、距骨坏死等避免负重均有一定疗效。避免负重治疗的主要目的是减少或避免负重关节负重,减轻关节的压力,这有利于坏死骨质自身修复,防止坏死骨的塌陷,减少畸形的发生。

(二)牵引及石膏固定

对于股骨头坏死病人采用患肢牵引可减轻肌肉所产生的压力,能预防股骨头塌陷,具有明显疗效;对于儿童股骨头缺血性坏死一般采用牵引 3~4 周,可明显地缓解疼痛和增加髋关节的活动范围,特别是对疑为本病而不能立即确诊的病例尤为重要。既要观察又要治疗,对患儿有益无害,还可采用矫形支具如 Newington 外展行支具、Toronto 支架等,在股骨头骺缺血性坏死的早期,将股骨头完全放置在没有病变的髋臼内,既能缓解疼痛,解除组织的痉挛,使髋关节获得正常范围的活动,又可起到塑造和抑制作用,防止坏死股骨头的变形和塌陷,对于儿童股骨头缺血性坏死也可采用石膏固定。其治疗的目的在于避免股骨头的机械压力,保持股骨头外形,并与髋臼形态相一致,使股骨头能深置髋臼内,以利股骨头的生物塑形,保持髋关节内和骨内压力,避免或减轻后期发生的骨关节病,使病儿日后的关节不痛,能够负重行走;赵德伟在非手术治疗中,首先强调牵引的治疗作用,对于膝关节坏死病变范围较小,发现较早,可采用短腿行走石膏管型固定 7~8 周,避免患部过度损伤;肱骨小头无菌性骨骺坏死的早期可用上肢石膏托固定,直至局部疼痛和压痛消失,通常需要 6~8 周,然后开始进行肘关节伸屈活动,但应避免如投掷等剧烈的肘关节运动,本病可自愈。急性期可暂时用颈腕吊带保护中长臂石膏固定 3~4 周,到急性滑膜炎消退,局部压痛消失为止。恢复期只要不行过度活动,允许患儿自由屈伸肘部,临床上发病数月内肘关节正常活动即可恢复,但 X 线片则要在 1~3 年后才恢复正常形态。由于肘关节不是负重关节,所以没有异常或过度应力作用于肱骨小头,因此不会导致畸形,预后较好。舟状骨缺血性坏死可采用石膏固定,2~3 年内舟状骨可获得完全性再骨化。另外对肱骨头缺血性坏死、月骨缺血性坏死、掌骨头和指骨骨坏死、胫骨结节骨骺坏死、胫骨内髁骨骺坏死、跗舟骨骨骺坏死、跟骨结节骨骺坏死,治疗上在早期应适当制动或石膏、支具固定,均有一定疗效。

(三)药物治疗

目前认为使用激素可导致脂质代谢紊乱,最终造成骨细胞损害而导致骨坏死,氯贝丁酯能活化脂蛋白分解酶,促进含丰富甘油三酯的脂蛋白的分解代谢,并减少肝脏分泌低密度的脂蛋白,使血浆中的低密度脂蛋白和甘油三酯的浓度降低,氯贝丁酯还能抑制胆固醇和甘油三酯的合成,增加固醇类的排泄,从而有效地预防了骨坏死的发生;Hydergine 能对毛细血管前动脉起作用,减少骨髓压力,对产生骨危象疼痛有明显作用,甲基磺酚妥拉明能扩张血管使血流量增加,对缺血的改善作用较强,祖国医学认为骨坏死属"骨蚀"范围,应以活血化瘀益气通络为治则,使用活血化瘀中药治疗骨坏死是一个有效尝试,有广阔前景。复方丹参作用于微循环,改善血流变,降低血黏度,使血液流动性得以改善,川芎、红花有扩张股动脉作用;通脉灵可降低血管阻力,扩张血管;赤芍能抑制血小板聚集;川芎、赤芍、丹参等能增加动物对缺氧的耐受力,这些药物的作用原理是扩张血管、抑制血小板凝集,增加骨组织的血液供应,改善骨缺血状态。另外,镇痛药物应采用非甾体类药物。但亦有长期应用消炎痛或其他止痛药物诱发骨坏死的报道。这些药物一方面可使关节疼痛减轻,以致使病人更多地使用患病关节,另一方面这些药物能抑制前列腺素产生,妨碍骨质修复。

(四)电刺激治疗

有人用电刺激治疗骨坏死取得一定疗效,这种疗法是将金属电极直接接触骨组织,故有电解反应,但关于阴极低强度直流电能促进骨生长的机制还不十分清楚,可能阴极下电解反应的结果是组织酸碱度偏碱,另外是无氧产生,又由于静电力的关系,带正电的 Ca^{2+} 吸向电极及其周围,而带负电的氧离子被排斥到离阴极较远的组织,其结果是局部可能出现氧浓度低,pH 上升和 Ca^{2+} 浓度高的局面。1960 年国外学者发现骨代谢主要为无氧代谢,20 世纪 70 年代国外另一些作者亦发现干骺端生长旺盛区的张力仅为 20mmHg,但骨干部位的则高达 110mmHg,在体外培养骨组织,低氧环境也适于骨生长。有人报道低氧张力可以刺激静止的多能细胞分化成骨母细胞和软骨母细胞,并且也有利于钙盐从软骨细胞线粒体内释放而钙化。另一些作者则发现骺板等骨生长旺盛区,肥大细胞层 pH 也相对高,因此可以推测,直流电阴极引起的低氧,高碱性和高 Ca^{2+} 浓度环境和增加膜通透性和物质交换,以及扩张局部血管改善局部循环的作用可能是促进骨生长的重要原因。

(五)脉冲电磁场

20 世纪 80 年代初,许多学者开始研究使用脉冲电磁场疗法治疗骨坏死,并取得明显疗效。Rock 等将带有电磁场的装置放于大转子处,每天 8 小时,共 2~18 个月,证明电磁场在 2~3 年内能减轻股骨头坏死的临床症状,改善 X 线表现,其治疗效果优于髓芯减压,尤其对于 Ficat Ⅱ 期病人,有效率达 87%,对于 Ficat Ⅲ 期病人电磁场治疗优于髓芯减压。Aron 等采用脉冲电磁场与髓芯减压分别治疗 Ficat Ⅱ 期和 Ficat Ⅲ 期股骨头缺血性坏死病人,并随访 24~36 个月,证明两种方法对股骨头缺血性坏死均有效,但前者效果明显优于后者。实验证明:72Hz 单脉冲电磁场可增加新骨形成速度,减少骨吸收速度,并可延缓股骨头塌陷进程,不失为一种手术前治疗的选择。Marvin E 等证明:髓芯减压和骨移植后股骨头内植入刺激液电极能降低 X 线的进展,经过平均 21 个月随访,92% 的病人 X 线有改善,更有效地改善治疗效果,临床评价满意。

最近报道 633 例病人应用脉冲电场治疗并随访 36 个月。这些病例与髓芯减压治疗的髋关节及那些保护性负重的病人进行比较,在 Ficat Ⅰ 期和 Ⅱ 期的髋关节,脉冲电磁场治疗的结果与髓芯减压基本相同,而且两者均优于保护性负重者。Ⅲ 期,应用脉冲电磁场治疗明显好于髓芯减压及保护性负重者。股骨头保存率 3 组病人分别为 53%,27% 和 10%。另外有人证明磁场对血流动力学的影响:磁场能降低血液黏度和血浆黏度,全血黏度降低非常明显,红细胞沉降率和红细胞比容等指标均有降低。

(六) 高压氧治疗

高压氧可迅速提高血氧张力,增加弥散量和弥散距离,从而增加病变区血流,使有效代谢增加,无氧代谢降低,病变部位乳酸积累减少,从而产生较高能量,为病变组织的再生及恢复功能提供物质基础,另外高压氧治疗能加速微细血管侧支循环的建立,能促使部分可逆细胞向好的方向发展,所以对于新生血管的形成和成骨细胞的生长有促进作用。高压氧也可促进成骨作用,预防股骨头进一步塌陷,有的气压病性骨坏死病人的严重疼痛,在接受高压氧舱治疗时可立即缓解。其方法是,先在加压舱内(5kg/cm^2)待 90~120 分钟后缓慢吸氧减压 30~44 小时,再行 1~2 个疗程的高压氧治疗,也可单纯用高压氧舱治疗,在 5kg/cm^2 压力下交替吸氧 30~45 分钟,吸空气 10 分钟,持续 2~3 小时,10 次为一疗程。

(七) 介入治疗

许多学者通过 DSA 介入技术,将能改善微循环,扩张血管的药物及溶栓剂,如低分子右旋糖酐、罂粟碱、尿激酶、复方丹参通过导管分别超选择插入旋股内侧动脉,旋股外侧动脉及髂内动脉注入上述药物,能充分发挥药物扩张血管,活血化淤,解除血管痉挛,继而增加侧支循环和疏通股骨头营养血管,使坏死骨质逐渐被吸收,新骨形成,股骨头得以修复,同时介入治疗也能使疼痛迅速缓解,关节活动功能改善,该方法直接将高浓度的大剂量药物直接作用于局部,疗效较明显。

(八) 股骨头缺血性坏死的保守治疗

作者保守治疗股骨头缺血性坏死的方法是:

1. 患肢避免负重,卧床,患肢皮牵引 1 个月,牵引重量 4~8kg,之后扶双拐下地,3~6 个月患肢不能负重。

2. 应用抗凝祛聚药物 静脉滴注低分子右旋糖酐注射液 500ml,复方丹参注射液 16ml,有条件的病人可使用前列地尔注射液 10~20μg,加入 250ml 生理盐水或 5% 葡萄糖溶液中静滴,上述药物连续应用 2 周。潘生丁片 25mg,每日 3 次口服,肠溶阿司匹林 40mg,每日 2 次口服,时间 3~6 个月。口服笔者所在医院自制的韦氏活骨 Ⅰ 号,每日 3 次,每次 3 粒,连续 3~6 个月。

3. 高压氧治疗 10 天为一个疗程,可连续 2~3 个疗程,治疗期间应注意氧中毒等并发症,一旦发现则立即停止。

4. 治疗期间每月复查一次 X 线片,有条件的病人可复查 CT,一旦发现坏死加重,即应放弃保守治疗,尽快手术,以防股骨头塌陷。

作者共保守治疗 Ficat X 线分期 Ⅰ 期及 Ⅱ 期病人 102 例,有效率为 60%,40% 的病人疼痛无缓解或缓解一段时间后复发,为防止股骨头软骨面塌陷,进一步采取手术治疗,根据我们的经验,病情轻,如 Ficat Ⅰ 期病人,效果理想,Ⅲ 期病人保守治疗效果普遍较差,应尽早手术治疗,早期病人因为股骨头软骨面尚未塌陷,认为自己病情很轻,往往会拒绝手术,但作为医生,应该向他们交待耽误手术治疗的不良后果,尽最大努力动员其手术。

骨坏死的治疗目前是国内外一大难题,治疗上较为困难,通常给病人带来痛苦,并留有终身残疾,只有早期诊断和早期治疗,才能使坏死骨自行修复,更好地预防骨坏死的发展,尽早恢复关节功能。

二、中医治疗现状

祖国医学把骨坏死称为"骨蚀"证,也有的学者称之为"骨痿""骨痹",即四肢枯萎不能运动的意思。各种原因导致的骨坏死的病理特点都是因为气血不通,而产生"瘀血"。气血对骨的滋养是骨骼能保持正常形态和正常功能的关键,而一旦瘀血阻滞,脉络不通,气血失去滋养,骨则必然会枯朽、塌陷、坏死。"脉络不通,不通则痛",综合骨坏死病人骨痛、功能障碍等症状,莫不与此符合。这与中医的"气血不行,气滞血瘀"的观点是一致的。

人体脏腑虽各有不同的生理功能,但它们彼此之间既互相依赖,又相互制约,形成脏腑生理活动的对立统一关系。五脏的生理功能与病理变化和肢体是密切相连的。在骨坏死的发病过程中存在骨内压的异常增高,骨内微循环系统呈普遍扩张状态,酸性代谢产物堆积,骨组织缺氧,毛细血管充血,管壁通透性显著增高,血浆外渗,使血液浓缩,加重微循环淤血,且使骨髓内容物增多,压力增高,造成骨内压的恶性循环。上述的血流动力学异常、血液动力学异常及微循环障碍等三方面改变均与中医学瘀血阻滞、血行不畅的概念相吻合,因此可通过活血化瘀的方法来纠正之。中医学中活血化瘀的方法很多,其中既有内治法又有外治法。内治法主要指使用活血化瘀中药,活血化瘀中药是指具有疏通血脉、祛除瘀血而使血行通畅的药物,如丹参、川芎、红花等,现代药理研究它们普遍具有改善血流动力学、血液动力学及微循环指标的功能,使用这些药物后可使血液黏滞度降低,血流顺畅,代谢废物及时清除,缺氧状态得以矫正,由骨内压升高而引起的疼痛等症状减轻,这完全符合中医"痛则不通、通则不痛"的理论。外治法主要采取药物敷贴、手法推拿按摩等,中医学认为这些方法可由肌表透达深部,同样能起到活血化瘀的目的。因本病的病因病机复杂,目前临床上辨证分型多样,治疗以自拟方为主。但不外乎活血化瘀,补益肝肾,另辅以补益气血、通经活络、温经止痛等。创伤性以祛瘀血为治标,激素性以祛痰湿为治标,最终皆补肾复骨收功。在骨坏死早期,骨关节面尚未塌陷之前采用中药治疗,活血化瘀、补益气填髓壮骨,亦能收到良好的效果。中药治疗骨坏死亦有采用髋关节内注射及中西医结合治疗者。

(一)分型论治

开翔采用中医辨证综合治疗股骨头坏死,将其分为创伤型,治疗在补肝肾的基础上,配以补血,活血,理气止痛,方用三痹汤化裁;寒湿型,治疗在补肝肾的基础上偏寒者加祛瘀散寒,温经之品,偏湿者加行气活血,利湿之品,方用独活寄生汤化裁;内损型,治疗在补肝肾的基础上加补中益气活血之品,方用二仙汤加味;肝肾两虚型,治疗重补肝肾,用培元固肾药物以达骨,方用滋阴复骨汤加减;再配合牵引法,导引法,避重法,综合治疗。马素英用马氏骨片治疗股骨头坏死,并将其分为气滞血瘀型,治以行气通络,活血化瘀,药用马氏2号骨片;肾虚血瘀型治以补肾强骨,活血化瘀,药用马氏1号骨片;气血两虚型治以补气养血,舒筋通络,药用马氏3号骨片。

1. 马素英将激素性股骨头缺血坏死分为五型。

(1)肾虚血瘀:治用补肾强骨、活血化瘀,方用马氏1号骨片。

(2)肝肾两虚:治用滋补肝肾、养血和血,方用马氏1号骨片和六味地黄丸。

(3)脾肾阳虚:治用健脾益气、和血补肾,方用马氏3号骨丸。

(4)气血两虚:治用补气养血、益气和营,方用马氏1号骨片加马氏3号骨丸。

(5)气滞血瘀:治用行气活血化瘀,方用马氏2号骨片。

2. 梁洪波等把本病分为三型。

(1)肝肾阴虚:用生地、熟地、龙骨、牡蛎、龟板、当归、红花、丹参、巴戟天、枸杞子。

(2)湿热浸淫型:用丹皮、防己、茯苓、陈皮、薏仁、龟板、鳖甲、黄芩、黄柏、知母。

(3)络脉瘀阻型:药用丹参、当归、红花、川芎、陈皮、郁金、元胡、枸杞子、熟地、龟板。

上述各型均服再生散,外敷膏药,五加皮汤外洗。

3. 腾义和辨证分三型,自拟"补肾健骨髋汤"加减治之。

(1)肾阳虚型:治疗宜补肾壮骨,活血通络。

(2)血瘀型:治宜活血化瘀、强筋壮骨。

(3)气血两虚型:治宜益气血、补肝肾、通经活络。

4. 王凤仪治疗酒精性股骨头坏死分为二型。

(1)气虚血瘀:方用马氏骨片加骨丸3号,兼湿热者加二妙丸。

(2)肾虚瘀毒证:方用马氏骨片。

5. 许文亮将本病分为二型。

(1)肝脾肾虚、气血两衰型:内治以脾肾双固、气血兼补佐以温经活络,方用复原1号内服。外治宜温经通络、活血行滞,方用复原外洗方煎水热敷。

(2)跌打劳损型:内治宜活血行滞、补肾壮骨,方用复原2号片,外治法及方药同上。

6.袁浩根据X线、ECT表现和手术所见又将主型"瘀血型"分为四型。

(1)缺血型:X线表现为大块或全头密度增高,ECT呈现大块"冷区",是缺血坏死的早期表现,手术所见死骨坚硬,机械强度好,呈"干性"坏死。

(2)瘀血型:X线中密度减低或呈囊性变,ECT呈现核素浓集"热区",死骨如豆腐渣样,呈"湿性"坏死。

(3)混合型:介于两者之间,ECT呈现大片"热区"中含有相对"冷区",可以是中期坏死表现。

(4)增生硬化型:X线为股骨头增生硬化,畸形发展,ECT呈现在头负重区及关节间隙区浓集"热区",但比瘀血型核素浓度要低,此型为晚期表现。这四型都存在"瘀血内阻、脉络不通"的共同生理特点,但"血瘀"程度各异,其中缺血型最重,死骨坚硬,显示瘀血积聚,已成瘤瘕,硬如坚石。混合型次之。瘀血型为最轻,该型髓内压高,静脉回流不良,死骨与肉芽同在,状如豆腐渣样,说明气滞与血瘀并重。治疗上以活血化淤,行气通络为原则,治疗前期选逐瘀通络丸加活骨丸。血瘀为主,再加鳖虫、蜈蚣、穿山甲、田七等攻逐血瘀,消瘤散结通络;气滞为主,可加上香附、郁金、石菖蒲等以辛散消滞,疏通经脉,中后期改用活骨丸配伍强骨丸以行气活血,补肾壮骨。

(二) 分期治疗

1.张安祯等将此病分为三期。

(1)急性期:理气止痛,方用理气化瘀汤和活血镇痛汤。

(2)坏死期:和营扶正,方用跌打养营汤、参茸大补汤。

(3)恢复期:强筋壮骨,方用跌打补骨汤,配合外敷贴膏,涂擦按摩,熏洗。

2.诸福度亦将此病分为三期。

(1)急性期:化瘀浊,利湿热,加味三妙丸,外敷消肿散。

(2)坏死期:活血化淤为先方,用林氏理气化瘀汤,瘀化后,和营扶正、大补骨髓,肖氏活血补髓汤。

(3)恢复期:补肾壮骨,六味地黄丸、健步虎潜丸,外以四肢洗方、活络药水洗擦配合按摩。

(三) 分期分型相结合治疗

1.陈卫衡提出了股骨头坏死"因瘀致痹"的病机　并采用早、中、晚三期四型辨证论治,用药重在活血,又因其早、中、晚期各有侧重,活血亦有所侧重。早期多见气滞血瘀证,重在活血行气;中期分为二型,多见痰瘀阻络证和经脉痹阻证,祛痰化瘀、蠲痹健骨,兼活血通络;病至晚期多见肝肾亏虚证,重在补益肝肾,补血而不忘活血。三期四型辨证具体为:

(1)气滞血瘀证:治宜活血行气,化瘀止痛,方用桃红四物汤加减。

(2)痰瘀阻络证:治宜活血通络,祛痰化瘀,方用桃红四物汤合五苓散加减。

(3)经脉痹阻证:治宜活血通络,蠲痹健骨,方用补阳还五汤加减。

(4)肝肾亏虚证:治宜补肝益肾,强筋健骨,方用独活寄生汤加减。

2.罗元方把分期与辨证相结合分为二期四型

(1)早期

1)外伤劳损型:补气养血、活络通痹,八珍汤加味配劳损片。

2)淤血化热型:补肾活血、解毒止痛,补肾活血解毒汤主之。

(2)中后期

1)气虚血瘀型:益气活血、健脾补肾,补阳还五汤加味。

2)肾虚寒凝型:补肾活血、散寒除湿,补肾活血通痹汤为主配合骨科活络片、劳损片再配合外治法。

(四) 内服法专方治疗

中医主要通过中药、食疗、康复理疗三个方面进行治疗。康复理疗主要是嘱病人不要长时间卧床,注意加强锻炼,活动下肢关节,锻炼股四头肌的收缩,指导病人运用捏法、揉法进行反复的自我按摩;加强病人的自主运动,并辅助被动运动;指导病人进行锻炼时,要根据病人的情况规定不同的活动时间及活动量,要循序渐进,给予中药外敷,改善血供,促使新骨再生,并配合牵引、拔罐、熏洗、针灸等外治法。中药和食疗是依据中医辨证进行治疗,具体如下:

1. 中药

(1)单味中药:随着现代科技的发展,治疗手段不断丰富,研究者已经通过提取中药有效成分而达到治疗作用。现代研究表明,多种中药对股骨头坏死的治疗具有一定的疗效,用于治疗股骨头坏死的核心中药有牛膝、骨碎补、淫羊藿、红花等。商震等研究显示,牛膝作为一种引经药在股骨头坏死的治疗中发挥了重要作用,它可通过提高血清中胰岛素生长因子-1含量及血管内皮生长因子(VEGF)表达水平来促进股骨头坏死的修复。亦有研究发现,骨碎补总黄酮有改善激素性股骨头坏死病人血磷、血钙的变化,改善空骨陷窝率,促进体外成骨细胞增殖及分化成熟,抑制破骨细胞活性,促进股骨头再生的作用,这为其治疗激素性股骨头坏死提供了初步依据。李磊研究发现,淫羊藿苷可通过诱导骨髓间充质干细胞增殖及成熟以治疗股骨头坏死。鲍远等的研究结果类似,同时指出淫羊藿苷能促进成骨分化相关基因的表达,显著增加钙结节沉积,促进骨小梁的生成。李新建等研究显示,羟基红花黄色素 A 能改善激素性股骨头坏死模兔血液动力学指标,促进 VEGF 高表达及血管内皮细胞新生,从而促进股骨头内微循环的建立,进而改善股骨头坏死病人临床症状,此外,还能显著降低股骨头内压力。

(2)中药复方:陈雷雷等认为,量化评估坏死区的骨微结构及环境是评价药物疗效的重要依据,通过联合高分辨率 MRI 和 Micro-CT 技术扫描家兔模型的股骨头,评价桃红四物汤对于股骨头坏死微观骨性结构破坏的修复作用。结果提示桃红四物汤能修复力学失衡,有效改善骨微结构状态,促进坏死区骨组织的再生和修复。宫云昭等发现,补肾壮骨通络汤可改善肝肾亏虚型早期股骨头坏死病人血液指标,调节血液黏滞状态、改善微循环及脂质代谢异常,从而修复坏死股骨头;李盛华等将陇中损伤散应用于激素性股骨头坏死中得出类似结论。曹玉举等探讨了骨蚀再造丸和丹郁骨康丸治疗股骨头坏死的疗效,结果显示二者疗效相似,均无明显的不良反应,复发率低,但远期疗效骨蚀再造丸明显优于丹郁骨康丸。周志玲观察加味青娥丸治疗早期股骨头坏死的临床效果,结果表明,病人 VAS 评分、Harris 评分及脂联素、一氧化氮、肿瘤坏死因子 α、C 反应蛋白水平均得到明显改善,优良率达 84.62%,说明加味青娥丸治疗早期股骨头坏死疗效显著。任维龙等认为中医药能有效改善病人临床症状,对治疗股骨头坏死有积极作用。中药复方讲求整体观念,辨证论治;使用中药复方治疗股骨头坏死时,如能兼顾病人自身具体情况针对不同证型病人进行辨证施治,方可在体现中医药治疗特色的同时取得满意的疗效。

2. 中医药临床经验方研究

(1)经验方疗效:在对股骨头坏死辨证论治的基础上,临床经验方在多年的治疗实践中已取得了一定的疗效。如魏峰等应用具有活血化瘀、补益肝肾作用的补肾活血汤治疗早期股骨头坏死病人 38 例,其疗效显著。王丽冬等拟补肾活血止痛散治疗股骨头坏死 180 例,杨春梅等用参茸花香胶囊治疗股骨头坏死 129 例都取得了满意的疗效。

(2)经验方辨证加减:一些医家在选药组方上还进行了辨证加减。茆军等应用补肾通络汤加减用药,热重加黄柏、知母,阴虚加枸杞子、生地,湿重加苍术、白术,气滞加陈皮、炒枳壳,治疗早期非创伤性股骨头坏死 40 例取得满意疗效。卢艳丽应用生骨再造汤加减用药治疗股骨头坏死,气滞血瘀者宜行气活血用基本方,风寒湿痹者宜祛风散寒除湿通痹加独活、桑寄生等,痰湿阻滞者宜化痰除湿加陈皮、半夏等,疗效显著。

赵德伟研制的中成药制剂韦氏活骨Ⅰ号胶囊治疗早期病变并配合手术促进晚期病例股骨头血运重建。通过动物实验研究证实实验组动物坏死骨重建明显加速,血 AKP 活性增加。在"韦氏活骨1号胶囊"组方中有麝香等活血化瘀药物,可以促进局部血液循环,改善骨血供、舒通经络化瘀生新,镜下所见实验组动物的病灶区内有大量的新生血管,使病灶区域血供丰富,故加速了坏死骨的修复重建过程。

王衍全等用二仙汤加减治疗股骨头坏死;阎贵旺用活络化骨丸制丸内服,外敷骨康膏治疗;郭金铭用补骨汤内服,外敷神效散;顾铁城用缀骨散内服治疗;周林宽等用骨通治疗特发性股骨头坏死;崔茂月用活血涌络健骨法治疗 1 例痊愈;李仪垣用阳和汤合当日四逆汤治疗 1 例痊愈;徐传毅给兔肌注糖皮质激素制备激素性股骨头坏死模型,测定其血液动力学、血脂、血栓素 B2 和 6-酮前列腺素 F1α,以此作为血瘀证的观察指标。证实用健骨活血汤治疗能降血脂、降血黏度、保护血管内皮,恢复 TXA2-PGI2 的平衡,通过活血化瘀来防治骨坏死的发生。其对激素性股骨头坏死以"血瘀"为定论,以"活血化痰"为治疗大法,根据

"内治之法,必须以活血化淤为先,血不活则瘀不去。瘀不去则骨不能接"的理论为指导,以四物汤为基础,自拟出健骨活血汤单独应用或配合术后治疗,可改善和重建股骨头血运,防止骨坏死,并有利于新骨形成。范明对股骨头早期坏死有疗效的中药汤剂股骨头1号方药的作用机制进行了动物实验研究,证实1号药有良好的镇痛、抗炎消肿和提高体能的效应;有降低血清 GOT、TG 和提高骨密度的作用;1号药可以逆转激素诱发的股骨头骨质和骨髓早期的破坏、吸收和坏死等病理组织学变化,使其恢复近于正常股骨头的结构。袁浩采用以南方热带草药为主要成分的生脉成骨胶囊,证实该药具有活血化淤、消肿止痛、补肾健骨、扶正固本的作用,能有效地治疗与预防股骨头坏死。袁浩在生脉成骨胶囊的基础上又进一步研制了活骨丸、强骨丸、通络丸等多种系列方药、临床取得了很好的疗效。卢文志采用骨坏死康丸治疗股骨头缺血性坏死,他认为骨坏死康丸可以协调体内外环境,使其达到巩固阴阳平和。以重补微温肝肾为主,兼搜风通络止痛、和脾胃,达到驱邪扶正,平衡阴阳的目的。

刘新认为应以补肝肾益气血,活血化淤为治则,健骨生丸主要以三七、当归等活血化淤,温经通络,营养生骨的中药所生成,各方使得瘀血化、气血足、寒湿祛、肝肾健,精髓生。刘柏龄选用独活寄生汤化裁,治宜补肝益肾,除痹经活血之剂,旨在散瘀止痛,改善局部循环,以为对本病早期,股骨头坏死轻者疗效尚好。赵德伟研制的中成药制剂韦氏活骨Ⅰ号胶囊治疗早期病变并配合手术促进晚期病例股骨头血运重建。通过动物实验研究证实实验组动物坏死骨重建明显加速,血 AKP 活性增加。在"韦氏活骨1号胶囊"组方中有麝香等活血化淤药物,可以促进局部血液循环,改善骨血供、舒通经络化瘀生新,镜下所见实验组动物的病灶区内有大量的新生血管,使病灶区域血供丰富,故加速了坏死骨的修复重建过程。

此外,郑培就用活血化淤汤,贾全章用骨蚀灵、健骨灵胶囊治疗股骨头缺血性坏死,收到满意效果。刘育才自拟"滋骨丸"治疗。高辉等采用补蚀散治疗早期股骨头缺血性坏死。袁兆昌等用复骨汤治疗股骨头缺血性坏死。诸福度采用中医治疗股骨头缺血性坏死,审其标本缓急,提出内、外治八法,在内治八法中根据骨坏死的发病机制不同区别对待提出以补肾(壮阳)复骨为主,因创伤致骨坏死者配以祛瘀血治标、因激素性骨坏死者配以祛痰湿为治标。其方剂复骨丸是祛湿长骨片与阴长胶囊合并运用,祛湿化痰通络,补肾养阴壮骨,达到防治股骨头缺血性坏死的目的。

(五) 各家中医临床治疗经验

中医治疗方法、方药各不相同,各家中医都具有各自独特的治疗观点,在治疗股骨头坏死中均有显著的效果。钟自辉采用针灸配合自拟中药方治疗48例病人,1个疗程为3个月,观察2个疗程后,总有效率为91.6%。魏峰等应用补肾活血汤治疗38例早期股骨头坏死病人,其活血化淤、补益肝肾的疗效显著。陈卫衡等将股骨头坏死分为三期进行治疗,早期为痰瘀阻络型和气滞血瘀型,治疗时以活血通络、祛瘀化痰、通络止痛为主;中期为经脉痹阻型,治疗时注重化痰通络、补气活血;后期为肝肾亏虚型,治疗当滋补肝肾为主,活血化淤为辅。

运用治疗瘀血证的的方剂来治疗股骨头坏死也取得了较好的进展。梁伯进等运用加味身痛逐瘀汤治疗了44例 GANFH 取得了较好的临床疗效,治疗44例,37例有效,明显优于对照组。胡心愿等亦认为瘀血是导致本病的一个重要因素。李复耀运用活血通瘀汤治疗18例无菌性股骨头坏死,也取得较好的效果。一般认为,王清任所创立的活血化淤方剂具有较好的活血化淤的疗效,具有去瘀生新,活血通脉的疗效。实验研究和临床观察均证明这类方剂能够很好地达到加快血流速度,改善血液黏稠度,加快酸性代谢产物排泄的效果。而正好印证了中医关于瘀血的定义和治疗效果的期望。一般采用在逐瘀汤类方剂中再配伍适量的活血化淤药物,如桃仁、红花、丹参等,使得活血化淤效果更为加强。实验验证活血化淤药当中所含的有效成分能够明显地改善外周血流量和改善血液黏度。因此,中医在从瘀血论治股骨头坏死时总体具有较好的疗效。

中医认为肾主骨,肝主筋,而涂扬茂等认为股骨头坏死对病人造成的主要影响即是髋部及膝部疼痛,关节活动受限,跛行,畏寒肢冷,腰背酸痛,精神不振,不耐劳累等,因此认为临床治疗当从肝肾不足论治。而其代表方剂为独活寄生汤,补益肝肾,强筋健骨。其能增加股骨头部的钙沉积,骨密度,同时止痛效果较好。而有学者认为,有效的消炎镇痛,减少局部炎症反应,是治疗无菌性股骨头坏死的重要方法。而独活寄生汤的补益肝肾与其消炎镇痛作用有何联系,原文并未提到。由于从无菌性股骨头坏死的致病因素(包括应用激素、酗酒、高脂饮食等)看来多属实证,故临床当中补益肝肾的方法也较少应用。但是,通过补益肝肾来给骨细胞营造一个良好的内环境,确实有利于延缓股骨头坏死的发生和发展。

由于长期使用激素和激素导致的后续效应以及酗酒、高脂饮食常常导致血脂等血生化指标升高,从而导致股骨头部的毛细血管发生不可逆的阻塞。而这些生化指标所对应的中医意义,大致是痰湿。痰湿停滞于身体某处的络脉,阻塞局部气机的运行,营卫不能周荣身体则会导致废而不举的现象,不通则痛则会有强烈的疼痛想象出现。在这方面的治疗方法中医主要以清利湿热、消瘀化痰的治法为主,方剂以苓桂术甘汤合桃红四物汤加减为主,苓桂术甘汤能够健脾利湿,温通经络,而桃红四物仍以活血化淤为主。因而可以看出,瘀血理论在整个辨证施治中的地位。同时通过实验和临床均可以证明清利湿热,消瘀化痰在实践当中还是有确切疗效的。范春兰运用苓桂术甘汤治疗骨伤类疾病取得了较好的临床疗效,包括椎间盘突出症和髋关节置换术等,其在辨证上均属于痰湿阻络证。

结合中医对股骨头坏死的认识和各医家对股骨头治疗的经验认识到,补肾可以推动气血在脉中畅通运行,改善缺血状态,提高股骨头坏死恢复的生长动力。活血瘀药物的使用促进了股骨头坏死部位及其周围的血液循坏,加快了骨质的吸收,促进了新骨质的生长。肾的激发和滋养有助于骨质的修复与再生。治疗时注重补肾与活血,有效地降低了血液血栓素和内皮素的含量,降低血液黏稠度,使微循环得以改善,血小板聚集和血管收缩得以抑制,提高坏死组织修复的速度。

温补肾阳:肾主骨,可以生髓长骨。当骨因外伤或者因疾病导致骨受到损伤,此时促进骨自我修复的能力就来自于肾气。肾阳不足就会使精髓难以得到温养,肾气不足将导致气血运行迟缓,经脉阻塞,从而导致股骨头供血不足而导致股骨头坏死。

在中医治疗股骨头坏死时,首先必须固本求源,温补肾阳。温补肾阳的中医药有很多,常用的有淫羊藿、枸杞子、狗脊、骨碎补等。这些药物虽然都能温补肾阳,但是他们的功能也各不相同。

淫羊藿:补肾壮阳,强筋壮骨,祛除风湿。主要用于阳痿、遗精,筋骨疲软,风湿痹痛,手足麻木、四肢拘挛等。

枸杞子:滋肾养肝、润肺消渴。主要用于肝肾阴亏、腰膝酸软、头晕目眩、健忘遗精、虚劳咳嗽等。

狗脊:补肝益肾、强腰壮膝、祛风除湿。主要用于风寒湿痹、腰僵背痛、四肢无力、小便失禁、白带过多等。

骨碎补:壮骨补肾、续伤祛痛。主要用于肾亏腰痛,双耳蜂鸣,牙齿摇动,跌打损伤等。

通筋活络中药治疗股骨头坏死,在固本求源的基础上,还应该打通经络,通过活血化淤,直攻瘀滞。只要疏通了经络,就能够给股骨头保持正常供血,起到治疗效果。常用的药物很多,其中功效比较强的有地龙、炮山甲、蜈蚣、全蝎、土元等。

地龙:祛热平肝、通络止喘。主要用于通络除痹、熄风止痉、平喘、利尿。

炮山甲:化脓消肿、活血散瘀、通络镇痛。主要用于风寒湿痹、痈疽疮肿、症瘕积聚。

蜈蚣:祛毒抗癌、祛风散痉、消炎治疮。主要用于抗痉挛、抗真菌、抗肿瘤。

全蝎:祛风通络、解毒止痛。主要用于风寒湿痹、半身不遂,手足拘挛、抗癌等。

土元:破瘀血、续筋骨。主要用于筋伤骨折,跌打损伤,活血祛痰等。

股骨头坏死的中药成方分析:通过温补肾阳和通筋活络的中药相搭配,可以组成治疗股骨头坏死的优良成方。有学者以下面的温补活络汤和仙灵骨葆胶囊相配合可以达到理想的效果。

温补活络汤:狗脊 10g、独活 12g、仙灵脾 15g、骨碎补 10g、生草 5g、川芎 10g、桑枝 12g、地龙 10g、土元 10g、鹿衔草 10g、川续断 10g,蜈蚣 1 条。

在药物配合的过程中,仙灵骨葆中君药是仙灵脾,仙灵脾在补肾壮阳上药力迅猛,臣药则有补骨脂和川续断进行配合,可以起到补肝益肾,强筋壮骨的功效,使药则使用地黄和知母,可以防止在君臣药物互相作用下是肝肾阴虚的病人相火旺盛。温补活络汤以川芎、川续断为君药,不但可以起到活血化淤,祛风止痛的作用,而且还可以起到补肝益肾,强筋壮骨的功效,臣药则有狗脊、鹿衔草等进行辅助,同时还有地龙、土元、蜈蚣等药物,可以起到疏通筋络的作用,使药则使用剩余其他药物进行调和,同时也起到了活血化淤,滋补肝肾的功效。

(六) 股骨头坏死的中医康复

股骨头坏死病人由于血管闭塞，血流不畅，因此常常会出现肌肉萎缩的现象，因此，使用重要辨证治疗的基础上，必须辅助进行康复锻炼。在锻炼的过程中，主要采用床上锻炼康复法，水中锻炼康复法，骑车锻炼康复法等。其目的主要是减少患肢受到压迫，从而导致病情加重。

即使在股骨头坏死早期积极治疗，仍有一部分病人病程会逐渐进展，最终导致关节功能障碍，甚至残疾。如能在股骨头坏死发生之前采取治疗措施，防止骨坏死的发生有着更为重要的意义。激素性股骨头坏死占非创伤性股骨头坏死的比例最高，治疗效果也最不理想，开发预防激素性股骨头坏死的有效药物已经成为临床的迫切需要。目前尚没有能够预防激素性股骨头坏死的有效药物，处于临床观察阶段的中成药仙灵骨葆胶囊，经前期研究证实该药具有提高体内钙、磷水平，提高骨密度，降低血液黏度，扩张血管，改善微循环，还具有增加雌激素样作用，抗骨吸收、促进骨形成等药理作用。全国预计纳入经激素治疗病人600例，在激素治疗同时给予仙灵骨葆胶囊治疗，从中医滋补肝肾，活血通络，强筋壮骨角度出发，期望该药对预防激素性股骨头坏死能够取得令人满意的效果。

中医药在股骨头缺血性坏死的治疗中具有很大的优势。中医辨证论治从整体观念出发，在股骨头缺血性坏死早期阶段采取及时的治疗措施，可阻止骨质继续坏死，具有确切疗效，并且无痛苦、无损伤。中医药治疗对股骨头坏死的预防作用尚待临床研究的进一步支持。

近年来，结合现代科研方法，中医药在治疗股骨头坏死的研究方面做了大量工作，也取得了一定的成果；而随着精准医疗模式的引入，与其核心个体化精准治疗高度辨证统一的中医学整体观和辨证论治等理论特色及中药作用多系统、多靶点等特点，使中医药在治疗日益高发的股骨头坏死方面体现出疗效确切、治法多样、不良反应小、应用广泛等明显优势。但与此同时，也应正视中医药防治股骨头坏死亟待解决的问题：中医药对于早中期股骨头坏死疗效较好，而对于中晚期股骨头坏死治疗相关报道甚少；目前尚未形成权威公认的辨证分型，其诊断、治疗及疗效判定尚未标准化；中药治疗股骨头坏死的作用机制尚未完全阐明，目前对于中药及复方有效成分的研究不甚全面；中医研究股骨头坏死相关循证医学的统计与分析较少且病例观察数及随访时间存在不足，其科学性及说服力受到一定程度的限制。

因此，今后应加强基础理论、实验研究与临床探索相结合，注重对股骨头坏死病因病机的认识，完善规范化、标准化的辨证分型研究，制定统一的疗效判定标准；其次，要加强中药配伍规律、方药量效关系的研究，重点挖掘治疗股骨头坏死经典方中君臣佐使药的作用机制，为临床指导和规范用药提供理论依据；再者，应充分利用我国丰富的中药资源、现代药理学实验和现代技术手段，寻找具有多靶点、多效应、成本低、疗效好、易于被广大病人接受的新药及最佳治疗方案；此外，还应加大多中心、大样本循证医学的研究及科学合理的临床试验设计，增强中医药治疗股骨头坏死临床疗效的说服力。

随着分子生物学的发展，股骨头坏死相关 microRNA 等基因的表达逐渐成为研究热点，为中医研究者提供了新思路。应充分把握机遇，深入探索中医药对股骨头坏死相关基因表达的影响，以期为中医药治疗股骨头坏死提供更多理论支持。

(七) 其他

杨声强认为，艾灸通过对经络穴位的温热刺激，加强机体气血运行，起到行气化瘀通络作用，与针灸同用具有协同作用，疗效确切。唐伟伟等根据银质针导热及臭氧疗法作用机制及股骨头坏死的发病原因，推测并证实联合应用能提高疗效。此外，推拿疗法联合中药（口服护骨胶囊，外用中药热敷）治疗中晚期股骨头坏死病人，结果表明，病人髋关节疼痛、关节活动、行走及生活能力得到较好改善。需要注意的是，目前关于艾灸、推拿等疗法，多联合针刺、中药等其他疗法治疗，对于其单独应用是否具有良好疗效尚不明确；上述疗法用于股骨头坏死治疗相关文献报道较少，样本量及随访时间尚不足，其中远期疗效有待进一步观察分析。

可以看出中医药治疗股骨头坏死有确切疗效，但目前仍强调治疗应在股骨头缺血的早期阶段。不同病人症状表现有所不同，股骨头坏死因其发展阶段不同，其证候特点也各异，治疗既要及时又要有所侧重，需准确辨证，处方用药也要灵活加减，才能取得满意的治疗效果。

三、手术治疗现状

近十年来我国学者在股骨头坏死领域做了大量的研究和临床工作,也多次制定和修订了股骨头坏死治疗专家共识及指南,包括《成人股骨头坏死诊疗标准专家共识(2012 年版)》《股骨头坏死临床诊疗规范》《股骨头坏死保髋治疗指南(2016 版)》《成人股骨头坏死临床诊疗指南(2016)》,在一定程度上规范了股骨头坏死的诊断与治疗。但股骨头坏死手术治疗方法繁多,其应用方案尚未统一,迫切需要多中心大样本病例研究进行探讨。我们认为总的治疗原则应该是在保证疗效的前提下,尽可能选择手术创伤小、方法简单、对髋关节骨结构损伤不大的手术方式。

(一) 成人股骨头缺血性坏死的手术治疗

1. 髓芯减压术在治疗骨坏死中的应用 髓芯减压术是一种已广泛应用但目前仍存在争议的治疗股骨头缺血性坏死的手术方法。在研究 X 线表现正常的青年病人髋关节疼痛原因时,提出了一个股骨头髓芯活检的诊断方法,包括:①用套管针刺入股骨近端干骺端测定骨髓压(BMP);②骨内静脉造影;③股骨头髓芯活检:活检取材使用一种直径 8mm 或 10mm 的中空环锯。在其中大多数病人,病理检查确立了骨坏死的诊断。出人意料的是,一些病人的髋痛都戏剧性地减轻了。此后在大多数病人中,没有出现疼痛反复或病情进一步发展。

为了进一步研究这种方法的治疗作用,人们把这种技术应用于有 X 线改变的病人,研究发现,在大部分进行活检时尚没有股骨头塌陷的病人,疗效是肯定的。即使是那些股骨头已有早期塌陷和具有骨坏死特征性 X 线改变的病人,大部分仍取得了近期临床效果。于是便引伸出应用髓芯活检作为一种治疗方法。通过测定髓内压发现在几乎所有股骨头坏死的病人当中,股骨头髓内压高于正常,所以手术名称定为髓芯减压术。

髓芯减压术作为一种避免或延缓人工全髋关节置换的方法曾得到广泛的应用,但各家报道对它的评价存在分歧,有人认为它是一种无效而且有明显缺陷的方法;有人认为它对骨坏死早期尚未出现股骨头塌陷的病人有效;也有人认为髓芯减压术不仅对骨坏死各期病人有预防病情发展的作用,甚至对一些病情较重的病人也有疗效。

(1)髓芯减压术的原理:股骨头坏死总是伴有髓内压升高,但髓内压升高到底是继发于骨坏死,还是骨坏死的发病因素,还存在争议。髓内压的升高必然引起骨血流的减少,在长期的随访中,髓内压正常者没有一例经临床或活检证明发展为骨坏死。反之骨髓压升高者中,半数以上从临床和病理上发展为骨坏死。

有证据表明髓内压升高和症状的发生有密切关系,在临床前期髓内压增高可以作为骨坏死的标志之一。接受髓芯减压术治疗的病人骨内血流可因髓内压下降而增加,髓压下降是临床症状立即消失的原因。此外,骨的微血管在减压时被切割,也作为一种刺激有利于血管新生。

在磁共振成像问世之后,发现髓芯减压成功的病人,磁共振成像发现的病灶区很少出现活跃的血管新生现象。然而病灶区相邻的组织水肿减轻了。临床症状改善的病人,磁共振成像证实的坏死病灶不再发展。而临床症状又加重的病人,磁共振成像显示病变加重,股骨头最终发生塌陷。

(2)髓芯减压术的适应证:早期股骨头缺血性坏死的治疗方法很多,国内外学者为此做了大量的临床研究和探讨,新的术式和方法不断问世,最终达到延长病变的股骨头寿命,推迟人工假体置换时间的目的。德国学者评价钻孔术的疗效,分析 38 髋术后随访 32 个月的 MRI 信号变化。结果认为钻孔适用于Ⅰ、Ⅱ期病例,且疗效取决于股骨头坏死范围。当坏死 <30% 时,预后好;>30% 时,大部分病例将继续恶化。故对病变范围大者应定期做 MRI 监测。钻孔术不适合Ⅲ、Ⅳ期病人。美国学者等对 209 髋(Ⅰ、Ⅱ期病例)做髓芯减压并植骨术。术前除 41 例外均有疼痛。随访 2~14 年结果分析,疗效与术前是否疼痛无关,却与病变范围密切相关,31% 需改作全髋置换术。病变小者,中度及大者,其全髋置换术的比例分别为 22%、41% 和 43%。作者强调对早期病例,即使无症状,也应积极治疗。法国学者对 20 髋Ⅱ期病例做髓芯减压术后 2 年复查结果,10 例无效,10 例 X 线征象稳定,其中 7 例无症状。研究认为手术预后与年龄、病理类型及病因无关,但与坏死范围有关,坏死区 >23% 者疗效均不佳。除疾病的分期与髓芯减压疗效有关以外,病变范围的大小也是与疗效十分相关的因素。

对 Ficat 0~Ⅰ期病例,因为有部分病人病变是可逆的,应在定期复查中严密观察,每月检查一次。Ⅱ期或前两期症状进行很快的均应积极采用手术创伤小又有退路的手术,髓芯减压植骨术是较为理想的手术方法之一。有研究表明,塌陷前期(Ⅰ、Ⅱ期)行髓芯减压术后长期随访,需行全髋关节置换术的病例明显少于塌陷后期(Ⅲ期),因此认为髓芯减压对早期病变治疗有效。髓芯减压术总体的临床满意率各家报道虽有差异,但大体在 30%~60% 之间,髓芯减压和全髋关节置换术之间的时间明显推迟,这在早期骨坏死病例中表现更为突出。有报道表明病变的范围和程度与髓芯减压术的预后密切相关。对大多数晚期病人(Ficat Ⅲ、Ⅳ期),髓芯减压术不起作用,其中少数病人,如病损小,髋关节负重较轻,髓芯减压术能一定程度地减轻症状,延缓全髋关节置换的时间。对于塌陷前期的病人,髓芯减压术是目前阻止股骨头塌陷、延缓全髋关节置换时间、创伤小、危险性低的方法之一。

(3)髓芯减压方法的选择:目前可分为细针钻孔减压术和粗通道髓芯减压术。其区别主要在于减压通道的直径,细针钻孔减压术的孔道直径为 3mm、3.5mm 或 4mm,粗通道髓芯减压术为 6mm 以上。传统的髓芯减压为粗通道减压术,会降低股骨头、颈力学强度,易发生股骨颈骨折、股骨头塌陷。采用小孔径多通道髓芯钻孔减压技术,手术创伤小,并发症发生率低,手术时间短,出血量小,在对股骨头、颈骨结构影响较小的情况下,可以到达坏死区不同部位,比用单一大直径髓芯钻孔减压到达更多的区域,股骨头内减压更彻底,引流出更多的坏死组织,减轻骨髓水肿,有利于股骨头内血液循环恢复和组织修复。但小孔径多通道髓芯钻孔减压治疗股骨头坏死的适应证有限。其适于治疗早中期、轻中度股骨头坏死。Kim 等比较了多枚小直径(3mm)环钻钻孔减压和传统减压治疗股骨头坏死的疗效,平均随访 38 个月,发现细通道减压后股骨头塌陷率为 14.3%,而传统减压法为 45%。作者认为小直径多通道钻孔减压对股骨头、颈骨结构破坏小,力学性能影响小,股骨颈骨折等并发症发生率低。Mont 等采用经皮多枚小直径斯氏针钻孔减压治疗早期股骨头坏死,平均随访 2 年,其临床成功率为 71%(32/45 髋),无并发症发生。其中Ⅰ期成功率为 80%(24/30 髋)、Ⅱ期成功率为 57%(8/15 髋),因而小孔径多通道减压治疗早期股骨头坏死的年轻病人,能有效延迟全髋关节置换术的时间。康鹏德等应用小孔径多通道髓芯减压联合阿仑膦酸钠治疗 Ficat Ⅱ、Ⅲ期的病例,经过至少 4 年的随访,Ⅱ、Ⅲ期的成功率分别为 91%(40/44)、62%(8/13);而单纯的小孔径多通道髓芯减压组Ⅱ、Ⅲ期的成功率为 79%(31/39)、46%(6/13)。因此,作者认为此方法可以减轻疼痛并延缓早期股骨头坏死的进展。

(4)髓芯减压加植骨或自体骨髓细胞移植:1949 年 Dallas Phemister 首先描述了将取自胫骨的皮质骨通过大转子基底部和股骨颈,插入股骨头治疗外伤性股骨头缺血性坏死的技术。1958—1970 年之间 Bonfiglio 和他的同事们扩展了该技术的适应证,治疗了包括所有病期的非创伤性股骨头缺血性坏死。1998 年赵德伟在髓芯减压的同时进行自体骨髓细胞移植,经过临床观察病灶区域再骨化充分,股骨头轮廓光滑。最后他们一致的结论是这种技术只有在早期病例才能取得优良结果。2012 年 Zhao 等采取体外培养扩增自体 BMSC 回植,联合髓芯减压术治疗 ARCO Ⅰ~Ⅱ期 ONFH 病人,术后 Harris 髋关节评分明显高于单纯髓芯减压者。李涛等对自体 BMSC 移植术治疗早期 ONFH 的相关文章进行了 Meta 分析,共纳入 8 篇研究 391 髋。结果证实自体 BMSC 能够显著提高病人术后 Harris 髋关节评分、减缓影像学上的进展,是治疗 ONFH 的有效方法。Cai 等利用自体骨髓单细胞以及异体脐带间充质干细胞对 49 髋 30 例病人进行治疗,通过 CT 及 X 线以及关节功能评分进行了为期 12 个月的随访,病人疼痛及关节功能明显改善,术后 3、6、9、12 个月疼痛缓解率为 93.3%、86.7%、86.7%、89.7%。此外,影像学有效率为 89.7%(44/49)。但是 MSCs 在实际应用中仍然存在许多有争议的问题,如成骨活性、细胞增殖与再生、分化方向等,这些问题限制了 MSCs 的应用。

在髓芯减压的操作中,从转子间取下的骨质实际上是正常的,这些骨质可保留用做骨移植用,完成髓芯减压后,可将这些松质骨用咬骨钳咬碎,植入病损区。转子间以松质骨为主,在完成减压的同时,还可以抽取该部位的骨髓细胞,将其植入股骨头死骨清除后的区域,利用骨髓基质细胞的成骨特性促进病灶的再骨化过程。

股骨头缺血性坏死的基本病理改变为髓内压增高,头内血供受阻,微循环障碍。在坏死骨与活骨的邻近部位通过爬行替代作用,可有新骨形成,但如果坏死骨过多,此过程将受阻而不能将坏死骨完全吸收。

因此外科手术将坏死骨清除,植以新骨或自体骨髓细胞对治疗股骨头缺血性坏死是一种积极的方法。在清除坏死骨的同时,降低了头内压,改善了血液循环,给头内的再血管化及再骨化创造了条件。经转子髓芯减压植骨术或自体骨髓细胞移植术具有手术简单、不破坏关节囊从而不损害股骨头残余血供、不妨碍日后进行其他股骨头修复术式及人工关节置换术等优点。本术式主要适用于 Ficat Ⅰ、Ⅱ 期青壮年病人,彻底清除坏死组织后充分植骨可防止股骨头继续塌陷。何伟等报道了钻孔减压,自体腓骨和异体腓骨行支撑植骨治疗股骨头坏死 ARCO Ⅱ期、Ⅲ期的中期疗效。自体腓骨组 20 例(27 髋),异体腓骨组 20 例(31 髋)。随访时间 36~40 个月,平均 37.5 个月。自体腓骨组与异体腓骨组股骨头保存率分别为 92.6%、90.3%。末次随访 Harris 评分自体腓骨组由术前 70.82 分提高至 86.36 分,异体腓骨组由术前 69.94 分提高至 87.45 分。影像学评估显示,自体腓骨组和异体腓骨组术后塌陷纠正或未加重分别为 17 髋(63.0%)和 21 髋(67.8%),获得良好修复的病人分别为 74.1% 和 71%。Shehadeh A M 等应用改良髓芯减压植骨术治疗股骨头缺血性坏死的病人 26 髋,随访 4 年,临床症状明显改善,其中 20 髋疼痛完全缓解,平均 Harris 评分从术前的 41 分提高到术后的 85 分,同时所有病人获得了稳定的影像学效果。

临床确定为股骨头缺血性坏死的病例如果不接受治疗,大多数病情将会进展,最终导致髋关节功能的严重丧失。因此,对于早期诊断股骨头缺血性坏死的病人应用某些预防性治疗是有积极意义的。在不同的治疗选择中,髓芯减压是最普遍应用的手术之一。髓芯减压结合植骨或自体骨髓细胞移植对治疗早期骨坏死是一简单、安全和相对有效的方法。

2. 粗隆间旋转截骨术 1973 年日本 Sugioka 报告了他设计的一种新型手术,称之为粗隆间旋转截骨术(transtrochanteric rotation osteotomy)。1985 年 Borden 和 Gearen 对这一手术进行了改进,简化了手术操作。1986 年赵德伟进一步改进了该术式,在粗隆间旋转截骨的同时,将带血管蒂的髂骨瓣转移至股骨头颈部。股骨头缺血性坏死的病变,常位于股骨头的前上部负重区,而股骨头的后部或前部常常仍保留有完整的外形、正常的软骨面及带有血液供给的软骨下骨。粗隆间旋转截骨术是在粗隆间嵴稍远侧,垂直于股骨颈纵轴做截骨,并使股骨头沿股骨纵轴向前旋转,从而使股骨头的后方正常软骨转到负重区并承受压力。反之,如果坏死病灶集中于股骨头后方,则股骨头向后方旋转。截骨断端用长螺钉或加压钢板固定牢靠。

粗隆间旋转截骨术对于股骨头缺血性坏死可以起到减轻疼痛、增加关节间隙、防止进一步塌陷及脱位等作用,但其只适用于不太严重的病例。对股骨头缺血性坏死范围过于大者不宜采用此手术。日本学者复习 24 例创伤性股骨头坏死旋转截骨治疗的结果,平均随访 10 年,其中 2 例再次手术行全髋关节置换术,余 22 例按日本骨科学会评分标准分别为 9 例(41%)优,8 例(30%)良,2 例(9%)可,3 例(14%)差,4 例(19%)股骨头再次塌陷。作者认为若有可能应尽量保留股骨头,尤其对年轻病人,经转子间旋转截骨术治疗股骨头坏死是有益的。有的学者复习 98 例股骨头坏死行旋转截骨术 10 年以上的随访结果,优 26%,良 31%,可 15%,差 28%,71% 髋关节无骨性关节炎或仅程度很轻不影响日常活动。作者认为,为预防继发性关节炎发生,手术宜在塌陷前进行。Hamanishi M 等应用股骨粗隆间内翻截骨术治疗股骨头坏死,在治疗的 51 名病人(53 髋)随访中发现只有 2 髋发生了塌陷,其中 1 髋最后行髋关节置换术,因而作者认为只要选择合适的适应证,粗隆间内翻截骨术治疗股骨头坏死完全可以取得良好的疗效。史振满等报告采用转子间外展截骨治疗 ONFH 96 例,病人平均年龄 18.7 岁,平均随访 11.9 年,优良率达 98.96%。

股骨头坏死的自然病程主要包括两个方面:一是渐进性头塌陷,二是由于头臼不相称而导致的继发性骨关节炎。因为病人通常是活动多的中青年人,应尽量保全原关节。

治疗上应该考虑到三个重要因素:一是消除集中在坏死区的剪切力,它的存在阻碍了坏死区的再生过程,二是恢复头臼关节面之间相对正常的解剖学关系,三是重建坏死区域的血液供应。通过转移坏死区以免受机械压力的股骨转子间截骨术是一种有效防止股骨头塌陷的手术方法,但传统的手术操作不可避免地进一步削弱股骨头的血液供应,将带血管蒂的髂骨瓣转移至股骨头颈部不但可重建股骨头的血供,而且可以避免出现截骨处的骨不连,使该术式的治疗效果更加可靠。即使在股骨头坏死晚期病人,股骨头后方仍保留有正常的软骨和骨的轮廓,将股骨头向前或向后旋转,使受累区移出关节的负重面,以促进其修复,而使非受累区移到新的负重区,使该手术成为治疗股骨头坏死的有效方法之一。

手术适应证是:髋关节疼痛和髋关节平片、磁共振及骨闪烁图都有股骨头坏死表现。摄髋关节侧位片,股骨头后方或前方的未坏死区面积大于股骨头总面积的1/3。术前放射学分期和术后临床结果有着密切关系。头坏死分期越靠前其术后满意度就越高。在长期随访中,发现晚期病人的临床疗效最差。随分期的靠后,需再次行全髋关节成形术的比率也逐渐增大。

　　股骨头坏死是一个渐进性疾病,通常可导致青壮年病人髋关节的破坏。尽管最近应用的骨水泥或无骨水泥全髋成形术的材料和技术方面的改善可降低青年病人手术的失败率,但长期随访中全髋或半髋成形术治疗股骨头坏死的失败率仍很高。正是这些原因,选择保留股骨头的手术方式,尽可能延迟或避免髋关节置换术,应是临床医生努力的方向。转子间旋转截骨术使股骨头向前或向后旋转使坏死面从负重区移开,而使前方或后方未坏死区移到新的负重区,从而达到促进坏死区骨修复过程的目的。当坏死区的机械应力被清除后,坏死区能被正常骨组织所修复。然而坏死骨的存在一定程度上将阻碍其修复过程,因此于头颈部开窗,清除死骨,转移带旋股外侧血管升支髂骨瓣于病灶区域,更从内部着手治疗股骨头的继发性病理变化,重建股骨头血液供应,修复股骨头的坏死及囊性变,恢复股骨头的有效承重功能,极大地扩大了转子间旋转截骨术的适应证。负重区下的股骨头未坏死区保留越大,越能使转移后的股骨头较长时间承担体重,从而避免坏死区关节面的塌陷。越是早期的病人,其术后临床结果越满意。术前分期与临床结果有着明显的相关性。因此,在早期仅有微小塌陷时,就应当做截骨术,可长期防止骨关节炎改变。

　　虽然截骨术可取得一定的疗效,但目前并没有被广泛接受。截骨术手术创伤大,破坏股骨头血运较多,预后存在不确定性。另外,截骨术破坏了大、小转子的正常解剖结构,植入的内固定物需二次取出,如果手术失败再转人工关节置换术比较困难,因此近十年来截骨术在国内应用较少。

　　3. 髋关节融合术　选用髋关节融合术治疗股骨头缺血性坏死应非常慎重。因为融合术后发生不愈合或延迟愈合机会较多,常需要再次手术。全身疾患所致股骨头缺血性坏死双侧受累者可达60%。对于双侧髋关节病变者,至少要保留一侧髋关节的活动。现代生活中由于交通工具的发达,对身高175cm以上的病人,做髋关节融合术后乘坐轿车非常不方便,故不宜施行这种手术。如髋关节融合手术成功,则可解除髋关节疼痛,使关节稳定,适于长时间站立或经常走动的工作。

　　髋关节融合术是一种破坏髋关节面的手术,在目前手术治疗方法较多的情况下一般已很少采用,建议慎用。

　　4. 带血管蒂游离腓骨移植治疗股骨头坏死　该术式是把腓骨游离移植于股骨头颈部前外侧,腓动、静脉与旋股外侧动静脉进行吻合。以带血管蒂游离腓骨移植治疗股骨头坏死的理论依据是:①股骨头髓芯减压,可中断髓内高压的恶性循环;②去除阻碍股骨头再血管化的坏死骨;③以新鲜骨松质充填缺损,起到骨诱导作用;④填入有活力的皮质骨柱以支撑软骨下骨面和加速再血管化进程,同时术后一段时间内限制负重以保护正在愈合的结构。该术式通过植入带血管的腓骨可改善股骨头的血运,同时,由于腓骨坚硬,对股骨头部可起到良好的支撑作用,对防止股骨头进一步塌陷有一定作用。实验证明,带血供的腓骨植入后,完全缺血的股骨头血运得以重建,成骨细胞代谢旺盛,有效地促进了对坏死股骨头的爬行替代过程。

　　1979年Urbaniak与Brunelli开始应用带血管蒂的腓骨移植治疗股骨头坏死,从此以后世界上的若干医学研究中心应用这种小血管吻合技术取得了不错的效果。杜克大学认为带血管蒂腓骨移植治疗骨坏死的首要适应证是年轻、活动较多、病变早期的病人,最好在软骨下骨折发生之前施行。在这种情况下,带血管蒂腓骨移植的效果好,不宜选择全髋置换。1979—1995年,该中心以游离血管蒂腓骨移植治疗股骨头坏死共769例。随访平均4.5年(1~16年)。17%的病人后来改行全髋关节置换,因带血管蒂腓骨移植失败而转为全髋置换前的平均时间为2.3年。1979年以来,Yoo等采用吻合血管的腓骨移植治疗股骨头缺血性坏死121例,其中81例获随访3~10年,优良率达91%。1981—2000年西安医科大学附属第二医院的王坤正采用吻合血管的腓骨移植治疗股骨头缺血性坏死共620例(683侧),随访平均6年(1~19年),总优良率达86.7%。他认为在股骨头缺血性坏死的治疗中,疗效是与临床分期明显相关的,在Ficat Ⅲ、Ⅳ期的病人疗效不能令人满意,该术式的适应证为髓芯减压无效,有进展倾向或已开始出现Ⅱ期征象的病例。张长青等对吻合腓骨移植治疗股骨头缺血性坏死的手术方法进行了改良,运用"切取游离腓骨三步法"进行手术,大大缩短了手术时间。建立髋前入路腓骨植入技术,改变了切口位置,减少了手术创伤,简化清理坏死灶步骤,减少了髋部并发症的可能。其应用该方法治疗Steinberg Ⅱ~Ⅳ期股骨头坏死的病人,术后随访

6~44个月,其中随访1年以上65例(78髋)病人的X线片显示:62髋(79.5%)的股骨头坏死有不同程度改善,14髋(17.9%)无明显变化,2髋(2.6%)恶化。Harris评分平均为:Ⅱ期94.4分,Ⅲ期86.0分,Ⅳ期74.1分;2014年薛峰、张长青等对吻合血管游离腓骨移植治疗股骨头坏死相关文献进行循证医学分析共纳入病人553例(656髋),加权平均年龄(37.08±5.10)岁,加权平均随访时间(7.91±4.20)年,术后加权平均髋关节功能Harris评分较术前62.69分提高到82.57分,差异有统计学意义。加权平均进展至髋关节置换时间为术后(5.96±2.51)年,术后髋关节幸存率为79%。该术式的主要并发症的发生率为深静脉血栓(6.60%)、拇趾趾间关节伸直功能受限(6.51%)、腓神经麻痹(3.76%)、术后感染(3.74%)、异位骨化(1.54%)、股骨粗隆部滑囊炎(1.00%)。因而作者认为吻合血管游离腓骨移植是一种治疗股骨头坏死安全有效的手术方法,但需要重视术后并发症问题。

尽管遵循相同的手术原则,不同作者在病例选择、操作技术方面仍有差异。Koman等强调在手术中直视下观察关节软骨的重要性,然而尽管有几例因关节软骨受损而放弃施行带血管蒂腓骨游离移植,他们的手术效果并未因此改善。Richard强调术前应对病人进行临床评估,并提议对关节活动明显受限,关节感受性增强及持久疼挛的病人不应施行带血管蒂腓骨游离移植。各作者在技术上也有差异。Koman小组不仅切开关节囊,而且在股骨颈前方开槽,认为这样既可缩短所需骨及蒂的长度,又可减少蒂受压的可能,然而,它降低了股骨颈强度,可能增加了股骨近端骨折的发生率,延长病人术后卧床时间。Richard亦采用相似技术,但他在股骨颈前方开槽时没有切开髋关节。王坤正则强调了切开关节囊的重要性,他认为关节囊切开可以有效地进行减压并清除囊性变区域的硬化带。受区血管的选择也存有争议,Brunelli和Shaffer主张不用旋股外侧动脉的升支,因他们考虑分离此血管将进一步损害股骨头血供。Urbaniak小组则认为,只要旋股外侧血管升支吻合处靠近近端,还是有充足的侧支循环血液供应的。除Richards外,所有的作者都施以至少部分死骨切除及骨松质移植;Richards术中深入坏死区供腓骨填入的通道相对较窄,而且也没有填入松质骨。多中心研究结果证实,带血管蒂腓骨游离移植治疗股骨头坏死的效果是肯定的。它可有效缓解疼痛,改善髋Harris评分。所有的作者均认为,若病变处于软骨下骨折前期,大多数病人的病变可被控制住,且坏死区范围小的病例效果更好。部分学者认为,即使在更重的股骨头坏死,包括关节表面塌陷的病例,带血管蒂腓骨移植有可能长期减轻症状,延迟病人采用THA的时间。该术式适用于Ficat Ⅰ、Ⅱ、Ⅲ期的病例,不适用于Ⅳ期有股骨头严重畸形、关节腔狭窄或股骨头已大部分碎裂的病例,酗酒不仅会进一步破坏股骨头的血供和移植骨的愈合,而且会因限制负重、依从性差而增加转子下骨折的可能,为相对禁忌证。但是该技术需要掌握显微吻合技术,不能在同一切口内完成全部手术,手术损伤相对较大为其缺点。

5. 股骨头坏死的髋关节成形术

(1)半关节成形术

1)表面置换:表面匹配型半关节成形术是一种能最大限度保留组织并便于翻修的手术。这种治疗利用钛合金、钴铬合金或陶瓷材料的定制假体,以骨水泥固定于股骨近端,保留了股骨近端部分,并且通过髋臼软骨与半球状假体的最优化接触,使软骨达到最大程度的耐用性。由于骨坏死早期髋臼仍能保持相对正常,因此半关节成形术以延迟全髋关节成形术的想法有一定吸引力。髋关节单杯成形术是一种已有很长历史的手术方法,而双杯型髋关节表面置换术的概念是由Charnleg于1961年提出的。这种手术仅切除髋臼与股骨头的关节面,而以两个杯状假体进行置换。1971年Paltrimi首先报告6例,此后双杯型髋关节表面置换术曾引起学者们的广泛兴趣。其优点为手术切除的骨骼少,髋关节的解剖关系和应力分布均接近正常状态,置入的异物量少,且可为二期补救手术包括再次表面置换、全髋置换、关节固定术等留下余地。戴尅戎于1982年研制成形状记忆合金双杯髋假体,假体超过半球,6根锚固脚可藉形状记忆合金效应于安装后收拢,可牢固握持股骨头,且无需过多修整股骨头,从而有利于防止上述并发症。Tooke(1987)以及其他一些作者也相继发现只要注意保护股骨头血供,髋关节表面置换术的并发症有望减少而仍有应用价值,可谨慎采用,其远期疗效有可能不断改善。美国Amstuz报告27髋(均为Ⅲ期与早Ⅳ期),平均年龄32岁。行紧压匹配型半关节表面置换术,平均随访6年(1~15年)。5年关节完好率为85%,10年为62%,15年为42%。他将该组病例与52髋全关节表面(高分子髋臼)置换术的结果相比,前者疗效显著优于后者。

他还对 9 例Ⅳ期病例(其中 2 例做过半关节表面置换)行金属 / 金属全关节表面置换,术后最长随访 4 年。用 UCLA 评分法,术前平均 23 分增至术后 31 分;关节总活动度从术前 132° 增至术后 218°。其疗效令人鼓舞。约翰霍普金斯大学 Yoon 报告 1992—1994 年行股骨头表面置换治疗 35 髋,Steinberg 分期:ⅡC,3 髋;ⅢB 和ⅢC,17 髋;ⅣB 和ⅣC,15 髋。平均年龄 36 岁(22~63 岁)。平均随访 34 个月(24~51 个月),平均 Harris 评分从术前 50 分增至 91 分。仅 2 例需改做全髋置换术。其中 1 例术前髋臼已经受累,1 例体重为 147kg。上述结果表明,对年轻病人进行髋关节表面置换术不失为一种较为理想的治疗方法,至少可以推迟进行全髋置换术的时间。

一项研究表明,所有翻修术的失败均与髋臼软骨磨损所致的疼痛有关。所有假体固定良好,未发现骨质溶解。由于没有肉芽组织、骨床的保留及完整的骨髓腔,使翻修术变得十分容易。在Ⅲ期骨坏死中,髋臼保持着其外形,并仍有些正常软骨存在。对于髋臼窝的保护,半关节成形术是一种很有吸引力的方法。Moore 和 Thompson 假体等半关节成形术已被广泛应用,该型假体的优点是操作方便,手术时间短,费用低,即使术后脱位也容易在闭合条件下重新整复,尤其适用于体弱的老年病人。但寿命仍然有限。通过改进柄部的设计,试图解决寿命的局限性,并为了减少假体与软骨界面间的剪切力,而使用双极假体。另外,所使用的有 1mm 递增梯度的假体头,可使假体与髋臼达到更准确的配合。匹配型表面半关节成形术对股骨头Ⅲ期和早Ⅳ期骨坏死的病人,提供了一个保留骨质和赢得时间的选择方法。对年轻病人而言,手术技术正确,适应证选择得当,可望取得良好的效果,推迟进行全髋关节置换术的时间。双杯关节置换是一种表面型人工关节。理论上具有切除骨质少,保留了股骨头颈,更符合髋关节生理状态等优点。但实践证明:手术中对股骨头的血液供给干扰大,术中常发现整个股骨头没有血运。将头杯放置在没有血液供应的股骨头上,成为术后出现某些并发症的根源。临床常见在术后 2 年左右出现头杯松动,股骨头、颈折断等合并症导致失败。对股骨头缺血性坏死选用双杯全髋关节置换术,应慎之又慎。

2)单极假体:普通单极假体因其满意率极差,而只短暂地应用于治疗骨坏死,髋臼软骨磨损是失败的原因,因此在骨坏死的治疗中单极假体是不予考虑的。人工股骨头置换术适用于病期较短、股骨头已有塌陷,但髋臼尚未发生继发性骨关节炎者。部分病人术后由于病情发展,或出现人工关节合并症(如松动)而改做其他手术。

3)双极假体:20 世纪 70 年代早期,双极假体的出现为股骨头坏死而髋臼相对完整的病例带来了希望。其原理是关节的活动可发生在人工股骨头与塑料内衬之间和髋臼金属杯与髋臼之间两具界面,因此可以减少其对髋臼的剪切力、髋臼软骨的冲击负荷和脱位的机会。因此,双极假体最初积极地应用于骨坏死达Ⅲ期的病人。但是,有关在人工股骨头与塑料内衬和髋臼金属杯与髋臼软骨之间的活动量一直存在争议,此外由于高分子聚乙烯内衬及髋臼软骨的进行性磨损,使不满意率上升。不同的中心对用骨水泥固定或无骨水泥固定双极假体的病例进行了随访,优良率 48%~59%,约有 20% 的病人存在股部疼痛,经单极假体改进而来的双极假体,还存在相当高的不满意率,这些结果大多数与髋臼软骨的进行性磨损有关。

(2)全髋关节成形术:保留股骨头被公认为是早期股骨头坏死的治疗原则。而对中晚期病损,采用何种方法治疗仍有争论。全髋关节置换术,可缓解髋关节疼痛,恢复髋关节功能。对于骨坏死的病人,全髋关节成形术寿命的满意率不如其他诊断组。另外,对于年轻活动量大的病人,任何假体置换的寿命都不可能等于病人本身寿命,因此翻修是必要的。股骨头坏死采用全髋关节置换术治疗存在高失败率的风险,致使骨科医生面临严峻的挑战。以下因素被认为与高失败率有关,首先股骨头坏死病人的年龄较轻,全髋关节置换术常不能满足他们的生存需要。其次,年轻病人活动量大,对全髋关节置换术的手术质量要求相对较高。而另一方面股骨头坏死者疾病的性质,决定了骨的质量必然较差,后者将直接影响假体的稳定性,英国 Calder 仔细观察 5 例股骨头坏死病人与 4 例骨关节炎病人取自股骨颈、转子和骨髓腔的松质骨。发现前组从股骨颈直至股骨中段均呈现骨细胞广泛坏死,而骨关节炎组则无此现象。因而认为骨坏死者股骨近段髓腔不利于假体的固定。某些原发性疾病以及双髋受累,均是易产生高并发症的重要原因。例如某些可产生骨质疏松和出血的全身性疾病,易影响骨与骨水泥界面的固定,导致早期假体松动。由于股骨头坏死的固有特征,增加了骨科医生施行全髋关节置换术的难度,因此,股骨头坏死施行全髋关节置换术 10 年后的失败率为 12.5%~45%。

通常认为 Ficat 和 Arlet 分类的第Ⅳ期或 Steinberg 的第Ⅳ期和第Ⅴ期或大于 60 岁的老年病人,全髋关节置换术被认为是合理的治疗选择之一。当决定对股骨头坏死病人采用全髋关节置换术治疗时,必须考虑其原发病因。对由血红蛋白病或镰状细胞性贫血引起者,全髋关节置换术的指征应较其他病因引起者更严格。血红蛋白症者的疗效较差,可能与血红蛋白症者的基因型有关。故对此类病人必须进一步分类,以严格手术指征。由于全髋关节置换后髋关节疼痛立即消失,髋关节可获得 90° 左右屈曲、30° 左右外展,因而近期疗效满意。同时也适于治疗双髋均有病变者。然而,全髋关节置换术后有许多重要合并症,长期疗效尚待进一步观察。

6. 开窗病灶清除植骨术治疗股骨头缺血性坏死 多数学者认为对股骨头缺血性坏死的治疗应早期手术,以中止或逆转病变,达到保留股骨头和髋关节功能。因此对 Marcus Ⅰ~Ⅱ期病人,多选择保留股骨头的姑息性手术治疗。股骨头颈处开窗病灶清除植骨术,目的是通过病灶清除,达到降低骨内压、促进静脉回流和改善股骨头供血条件;在病灶区空腔内植骨,是为骨修复提供骨材料、重建骨小梁、支撑关节面、防止股骨头塌陷。

股骨头缺血坏死的主要病理改变,是受累部位病灶周围的微血管栓塞,而导致病灶中央的骨组织坏死,其周边组织出现修复性的骨质硬化,从而影响骨质的进一步吸收代谢,以导致骨组织坏死的进行性加重。因此,病灶清除时,不但要去除病灶中心部位的坏死骨组织,对病灶周围的硬化骨也须彻底清除,直至出现有渗血的正常骨组织,只有这样才能为重建血运修复骨质创造有利条件。

股骨头病灶清除后,其头内空腔必须填充大量的骨松质,一方面为骨修复提供成骨条件,另一方面对空腔起到充填支撑作用。强调将骨松质紧密填入空腔,并要求将塌陷的软骨顶起,以恢复其股骨头的正常球面形状。彻底地清除病灶,尤其是将病灶区的硬化骨质去除直至渗血,这不仅消除了血供障碍因素,同时为头内空腔提供了一部分有成骨潜能的骨髓血,在此基础上植入自体骨松质,使其成骨效好。对股骨头坏死较大病人慎用。

7. 带肌蒂骨瓣转移治疗骨坏死 带肌蒂植骨理论上属自身活骨移植,受区与供骨间不需爬行替代过程,还可增加股骨头的血供。Paul 和 Ficat 在 1977 年首次报告了用股直肌骨瓣移位治疗股骨头缺血性坏死,用此方法治疗 18 例均获得良好效果。Baksi 用阔筋膜张肌、缝匠肌、臀中肌及肌方肌为蒂植骨治疗 Marcus Ⅰ~Ⅱ期 61 例 68 髋,随访 3~12 年,优良率为 84%,并认为不同肌蒂骨瓣有各自适用范围。股骨头前上方病变宜用阔筋膜张肌或缝匠肌蒂骨瓣植骨,而股骨头后方病变则宜用臀中肌或股方肌为蒂进行植骨。1987 年任颂扬报道该术式适用于Ⅰ~Ⅱ期病人,对于Ⅲ、Ⅳ期的病人其有效率仅为 35%。治疗效果的不同可能和肌蒂中血供是否充分有关,带肌蒂的骨瓣转移主要适用于 Ficat 分期Ⅰ~Ⅱ期中青年病人,以推迟人工假体置换。2015 年张弛等报道了采用带股方肌蒂的骨瓣移植术治疗成人股骨头缺血性坏死的临床效果。在 355 例股骨头坏死病人中 ARCO Ⅰ C 期 41 例、ARCO Ⅱ A 期 126 例、ARCO Ⅱ B 期 115 例、ARCO Ⅱ C 期 62 例、ARCO Ⅲ A 期 6 例、ARCO Ⅲ B 期 5 例,平均随访 4.3 年,与手术前相比,术后关节疼痛、关节功能、关节活动度及 X 线表现较术前均有显著改善,总体优良率为 93.8%。Ⅰ C 期、Ⅱ A 期、Ⅱ B 期、Ⅱ C 期、Ⅲ A 期、Ⅲ B 期的优良率分别为 98.5%、98.0%、92.3%、89.7%、83.5%、81.3%。因而作者认为带股方肌蒂的骨瓣移植术是治疗成人股骨头坏死的一种有效方法。但没有可靠的供血系统在推广应用上要慎重的。

8. 多条血管束植入治疗成人股骨头坏死的远期疗效观察 1979 年 Hori 和 Tamai 首次报道将血管束植入股骨头坏死区,并在动物实验上证实植入血管蒂周围有少量新骨形成。1992 年国内袁浩、何伟等报告采用股骨头缺血性坏死区病灶清除,用自体髂骨骨松质充填坏死区,使塌陷的股骨头复形,并用旋股外侧动静脉的三个分支组成的多条血管束,经 V 形或单骨隧道植入股骨头的方法,治疗成人股骨头缺血性坏死。作者认为这一手术措施可达到三个目的:①重建或增加股骨头的血供;②降低骨内压;③改善静脉回流,从而实现其疗效。他们认为单纯多条血管束植入术适用于中青年股骨头缺血性坏死Ⅱ期,Ⅲ、Ⅳ期病例大部分或全头坏死头外侧壁要完整,能保持其支撑力不会发生塌陷,否则要移植肌骨瓣或带血管蒂的大转子骨瓣加固外侧壁防止或纠正塌陷。但是,该术式往往由于血管蒂的长度限制了髋关节的活动,术后需长期卧床,临床上有时也难证实血管植入的成活效果,其他学者未有报道有如此高的疗效。植入的血管是否具有真正疗效,仍存在许多争议。

9.带血管蒂的骨(膜)瓣转移术治疗股骨头缺血性坏死　股骨头缺血性坏死发展至晚期,全髋关节置换术是最常应用也是最后的治疗选择。但许多文献报道表明,全髋关节置换并不适用于从事重体力劳动的年轻病人,据报道在40岁以下行髋关节置换术的病人中,5年失败率可达15%~20%,且股骨头缺血性坏死全髋置换术的假体失败率为骨关节炎(OA)的4倍。而股骨头缺血性坏死恰好发生于30~50岁年龄组。Ranawat等曾报告103例接受全髋关节置换术的病人,12髋手术失败,其中11髋为股骨头缺血性坏死。Saito等也曾报告,股骨头缺血性坏死病人全髋关节置换的手术疗效比同年龄组的骨关节炎差。他还对股骨头缺血性坏死全髋置换术后松动的股骨柄假体进行了组织学检查,发现点状、分散的骨坏死区已达股骨颈、股骨距,可能已蔓延到干骺端,甚至达股骨干。Salvati等指出,既往长期使用激素及酗酒的股骨头缺血性坏死病人,全髋关节置换术后可能仍存在进行性骨坏死,造成持续性骨丢失。由于酒精及激素具有抑制成骨活性作用,从而产生相对的骨质疏松区,这是造成股骨头缺血性坏死假体松动的致病因素。因此保留股骨头的手术为目前许多学者追求的目标。保利喜英(1979)报告以血管束植入增加股骨头部的血供取得一定效果。从此,如何应用更有效的显微外科组织移植方法增加股骨头血供,成为国内外学者积极探讨的热点。由于带血管蒂的骨(膜)瓣转移既能增加股骨头血运,又取材方便,并有成活率高的特点。越来越被广大学者普遍接受。

Taylor(1979)发表的在10具尸体上进行解剖学研究的临床手术与动脉造影中对旋髂深血管观察的实验资料,在此基础上,陈中伟(1986)介绍用带旋髂深髂骨移植治疗成人股骨头坏死的初步研究结果,认为该手术可以清除头部的坏死骨组织。带血运的髂骨块可以起到机械性支撑作用,防止塌陷,并提供了新的血供来源,改善了头部血液循环。头部开窗起到了减压作用,适宜于Ficat分期Ⅱ、Ⅲ期病人。陈振光、徐达传(1985)对旋股外侧血管升支髂嵴支、臀中肌支走行、分布及供应髂骨范围进行详细观测,并于1987年成功地应用于临床治疗陈旧性股骨颈骨折合并股骨头坏死。刘仁寿(1991)应用带旋股外侧血管升支的髂骨瓣修复股骨头坏死。强调了术前术后牵引,术中彻底清除病灶及全层切除病变软骨的必要性,指出当合并有髂臼发育不全等因素时,应附加骨盆斜向截骨术或髋臼造盖术。朱盛修(1991)进行了带血管蒂髂骨移植修复股骨头缺血性坏死的实验研究,证实带血管蒂髂骨移植为缺血坏死股骨头提供了新的成骨和血运重建的来源。对股骨头缺血坏死的修复有着积极的促进作用。朱盛修(1992)进行了相关的动物实验研究。证实了带血管蒂骨膜移位能够在坏死股骨头内良好成骨及重建血管。其成骨不需应力刺激,也有较强成骨能力,带血管蒂骨膜移位的成骨和重建血管作用优于带血管蒂髂骨移位。赵德伟(1998和1992)介绍带旋髂深血管的髂骨膜植入法治疗股骨头缺血性坏死的临床成功经验。认为骨膜植入,血运更加丰富,骨膜的化骨能力强。陈振光(1994)又在解剖学研究的基础上,应用旋股内侧血管深支大转子骨瓣移位修复股骨头坏死,取得良好疗效。

Johnson(1976)经动物实验发现,股骨头缺血坏死后生物力学的改变是导致塌陷的基本因素;Kevbaul(1974)采用粗隆间内翻,外翻截骨,Sugioka(1984)采用粗隆间旋转截骨术,试图通过改变负重部位以减轻坏死区的应力水平,但其疗效尚未得到公认,因此,如何在恢复股骨头活力同时又重建其力学性能的稳定性,是治疗股骨头坏死的发展方向,赵德伟等1992年首次报告了他们在32例尸体标本上对旋股外侧血管横支走行、分布及大转子供血范围的观测,首次提出带血管蒂的大转子骨瓣转移到股骨头上端进行股骨头重建术,治疗晚期(Ⅲ、Ⅳ期)股骨头坏死。他认为带血管蒂的大转子骨瓣转移重建其供血系统,又可使股骨头恢复半球形态,较好地恢复力的传导,改善关节功能;大转子表面组织在压力摩擦下可化生成软骨,进一步恢复髋关节功能,避免了人工关节置换。陈振光(1995)则采用臀下血管吻合支大转子骨瓣转位重建股骨头,认为此手术将为中青年晚期股骨头缺血坏死病人提供一个很有前途的治疗方法。1996年1月,陈振光等进行了切取大转子骨瓣后及骨近端的骨力学研究,结果发现切取大转子骨瓣后缺损区能逐渐修复,并在负重过程中得到改进和加强,对股骨近端的力学性能无明显影响。赵德伟(1998)在应用带血管蒂骨瓣转移治疗股骨头缺血性坏死的基础上成功地结合应用关节镜技术,使损伤降低到最小程度,并指导手术,使病变清除更彻底。

针对股骨头缺血性坏死的病因及病理变化,所采用的治疗方法需要解决的问题为:

（1）改善股骨头的血液循环。

（2）去除妨碍修复的死骨。

（3）植入物能带进丰富的具有成骨效应的细胞和诱导成骨因素,促进新骨成骨。

（4）植入物具有支撑作用,可支撑起塌陷的股骨头关节软骨面或防止股骨头塌陷。传统的骨科治疗方法只能部分解决这些困难,应用显微外科技术转移血管蒂的骨(膜)瓣,不仅达到上述目的,而且能大大提高治疗效果。

目前应用的这类方法有两类:一是带血管蒂的骨(膜)瓣股骨头修复术;二是带血管蒂的大转子骨瓣股骨头重建术。属于第一类的方法有:①带旋髂深血管蒂的髂骨(膜)瓣转移术;②带旋股外侧血管升支髂骨瓣转移术;③带臀上血管深上支髂骨瓣转移术;④带旋股外侧血管升支臀中肌支大转子骨瓣转移术;⑤带旋股外侧血管降支股骨骨膜瓣转移术;⑥髋外侧入路带旋股外侧血管横支大转子骨瓣转移术。属于第二类的方法有:①带旋股内侧血管深支或臀下血管吻合支大转子骨瓣转移术;②带旋股外侧血管横支大转子骨瓣联合髂骨(膜)瓣转移股骨头修复与再造。

带血管蒂的骨瓣或骨膜瓣移位术由于带有血管蒂,移位后的骨膜或骨瓣仍保持其活力,移入的血管能较快地与受区相应的血管交通,而传统的骨移植骨质移位后均为死骨。带血管蒂骨膜瓣具有良好的血供及成骨作用,且易于塑形为其优点,不足的欠缺骨瓣所具有的支撑作用。这一类术式虽然入路及取材部位有别,但都是从股骨头内植入进行修复,故适用于成人股骨头缺血性坏死早中期病例,即Ⅰ~Ⅲ期。当股骨头缺血性坏死已达 Ficat Ⅳ期,股骨头缺血性坏死负重区软骨面破坏严重,表面凸凹不平,已无法采用骨瓣或骨膜瓣从头内植入修复时,赵德伟采用切除已塌陷破坏的股骨头,以带不同血管蒂的大转子半球形骨瓣转移覆盖于股骨头创面,重建股骨头的手术方式,经临床应用取得了满意的效果。大转子外侧隆起部的半弧形态及其表面附着的致密组织,转移后对治疗股骨头缺血性坏死有独特功能。赵德伟经动物实验研究证实转移的大转子表面有明显的软骨化生,软骨样细胞形态和正常的透明软骨相似。陈振光经实验也证明其表面的骨膜可转化为透明软骨。赵德伟在大转子骨瓣转移的基础上联合带血管蒂的髂骨(膜)瓣,对晚期股骨头缺血性坏死股骨头已全部破坏甚至已累及股骨颈的病人进行股骨头的修复与重建,进一步扩展了显微外科手术治疗股骨头缺血性坏死的应用范围,提供了一个新的手术方法,使股骨头缺血性坏死的治疗进入了新的应用阶段。带血管蒂骨瓣移植手术需根据骨坏死的部位和范围、术前 DSA 造影取骨区的血运及骨量、术者的经验来决定具体术式。赵德伟和王本杰等在 2007 年报告了几种不同的骨瓣移植术治疗 Ficat Ⅱ~Ⅳ期 ONFH 232 例,术后 Harris 髋关节评分由术前平均 57 分提高至 87.8 分。王义生等报告采用单纯股方肌蒂骨瓣移植术治疗 ONFH 82 例 94 髋,ARCO 分期ⅡB 期 36 髋、ⅡC 期 30 髋、ⅢA 期 28 髋,平均随访 3.2 年时不同分期病人的优良率分别为 94.4%、93.3% 和 89.3%。既往骨瓣均通过打压的方法植入股骨头内,通过挤压起到固定作用,但术后搬动病人或麻醉失效后的肌肉收缩均可导致骨瓣脱落。目前我们采用可降解镁钉固定骨瓣,术后骨瓣不易发生移位口。目前普遍认为带血运骨移植术适用于 ARCO Ⅰ~ⅢB 期、有症状的、年龄小于 50 岁的病人。对 50 岁以上、已发生股骨头软骨面破裂或缺损、股骨头严重塌陷、伴或不伴骨关节炎的 ARCO ⅢC~Ⅳ期病人不推荐采用。但对部分年轻又不能接受人工关节置换术的病人,也可选择带血运骨移植术或多骨瓣联合进行股骨头再造。赵德伟等报告了 3 例联合骨瓣移植重建股骨头的病例,随访 20~24 年 Harris 髋关节评分从术前 46、38、49 分提高至 84、65、86 分。

10. 骨形态发生蛋白(bone morphogenetic proteins,BMP)与股骨头缺血性坏死的治疗　BMP 的生物学特性决定了其在股骨头缺血性坏死治疗方面的巨大潜力,近十几年随着基因工程技术的广泛应用,对 BMP 的生物学特性及其在骨骼系统中的作用有了广泛深入的了解,为引入 BMP 治疗股骨头缺血性坏死奠定了坚实的理论基础。

（1）单纯 BMP 植入治疗股骨头缺血性坏死:BMP 促进骨缺损的修复已被多家实验证实,但其在股骨头缺血性坏死治疗中的研究并不多见。薛元锁等在研究由醋酸氢化泼尼松诱发的早期股骨头缺血性坏死病程中 BMP-2 的变化时发现:在激素诱导的股骨头坏死病例中 BMP-2 表达受抑制,抑制程度与用药时间与用药剂量成正相关。本实验表明外源性 BMP 在激素性股骨头坏死的治疗方面将有独特价值。另外在外源性 BMP 诱导成骨的过程中,植入的 BMP 仅能存在 5d,此后成骨作用需 BMP 诱导的其他间充质细胞分泌的 BMP 来维持,这说明 BMP 在股骨头缺血性坏死早期病例中效果将更可靠。Simank HG 等利用人重组骨形态发生蛋白 -2 与可吸收载体复合物植入治疗酒精诱发的股骨头坏死,证明 rhBMP-2 可使坏死骨修复显著增强。在临床应用方面,张开放等应用牛骨形态发生蛋白(bBMP)植入治疗儿童股骨头坏死 38 例,其中根据邸建德 X 线分型:Ⅰ° 5 例、Ⅱ° 14 例、Ⅲ° 19 例,手术采用 Smith-Peterson 切口,股骨头前外侧头颈交界处开窗坏死硬化骨清除后,每侧植入 bBMP60~80mg,术后随访半年至 3 年半,结果按髋关节功能和 X 线评价:优 24 例、良 12 例,优良率 94.74%。Schedel H 等在对 ARCO Ⅰ期与 ARCO Ⅱ期股骨头缺血性坏死病例行单纯股骨头中心减压与同时加入 rhBMP-2 治疗对比观察,发现后者骨修复明显强于前者。分析其产生疗效机制为:①坏死骨清除有利于新骨形成,同时起到头内减压作用有利于股骨头血液循环重建;② BMP 的高效生物活性。

(2)自体骨移植加 BMP 治疗股骨头缺血性坏死:手术清除股骨头内坏死骨后植入自体骨可起到减压,机械支撑防止塌陷的作用,带血管蒂骨瓣植入后,为股骨头内血液循环的重建和骨再生提供新的组织来源,在股骨头内形成一个新的、正常的血液循环途径,促使股骨头再血管化。而 BMP 的加入可使该过程得到明显增强。国内外学者们研究表明,rhBMP-2 对骨和软骨的形成有着重要的作用。1994 年 Mazieres 等用猪做实验,表明 rhBMP-2 能加速股骨头的修复过程。近年有学者将 rhBMP-2 用于股骨头缺血性坏死的治疗,其中 Urbaniak 等在行吻合血管腓骨移植的同时,置入软骨下区的腓骨端放置一定量的 rhBMP-2,结果软骨下区成骨明显增加,但未测定其生物力学强度。他们推测这有可能阻止塌陷的发生,但未见用于临床的报道。Mont MA 等通过对狗股骨头前外侧开窗软骨下移除直径约 2cm 骨块,制造骨缺损、软骨塌陷模型。并分组对照:单纯自体骨移植、BMP 与自体骨联合植入、对照组(不予治疗)。术后通过 X 线与病理切片观察发现对照组骨缺损与软骨塌陷情况无改善,而治疗组骨缺损、软骨塌陷则显著改善,且 BMP 与骨移植联合应用在速度与质量方面均明显好于单纯自体骨移植。郑召民、董天华等应用带血供骨移植加 BMP 治疗股骨头坏死塌陷 7 例,其中 Ficat Ⅱ期 1 例、Ⅲ期 3 例、Ⅳ早期 3 例。术中 5 例合用带旋髂深血管蒂髂骨瓣,2 例合用带股方肌蒂骨瓣,随访 24、38 个月,6 例疼痛消失、1 例明显减轻。X 线显示股骨头塌陷停止发展,坏死骨修复。根据骨坏死学组推荐的 100 分评分法评价:优 3 例、良 4 例,取得了明显疗效。自体骨移植治疗股骨头缺血性坏死方法很多:有骨松质移植、游离骨瓣移植、带血管蒂骨瓣移植等,与 BMP 的联合应用也均取得了较好疗效,但现在仍缺乏各种方法间的对比实验,所以在这方面的研究值得探索。

(3)自体骨替代品与 BMP 联合应用治疗股骨头缺血性坏死:自体骨移植在治疗股骨头缺血性坏死方面虽然有其确定的疗效,但是这种方法必定给机体带来一定程度的损伤。而且 BMP 在骨中的含量少,提取量有限,使用高度纯化的可溶性人工重组 BMP 又有被局部体液稀释带走的危险,且单独使用的诱导成骨量仅为与载体合用时的十几分之一。脱钙骨基质(DBM)、多孔磷酸三钙(TCP)、羟基磷灰石(HAP)、生物活性玻璃陶瓷、羧甲基纤维素、羟丙基甲基纤维素、氢氧化铝等均可作为 rhBMP 的载体。上述要求激励着人们努力寻求一种既能起到载体作用,又能部分或全部代替自体骨移植的代用品。Friedlaender GE 等在研究 OP-1 在胫骨不愈合中的作用时证明,OP-1 与 Ⅰ型胶原结合同自体骨移植相比,可取得在放射学与临床改善方面相似的效果。冻干骨 PGLA/HA/rhBMP 复合物作为自体骨替代品也取得了较好的疗效。在股骨头治疗方面徐晓良等进行了 bBMP/ 胶原 / 珊瑚复合人工骨修复股骨头骨缺损的实验研究。实验建立双则股骨头内骨缺损模型,随即分组对照:bBMP/ 胶原 / 珊瑚复合人工骨组(6 侧)、肌骨瓣组(6 侧)、单纯珊瑚组(2 侧)、对照组 14 侧(为以上各组的对侧)。植入术后 3 周,16 周对股骨头行病理学检查、计量组织学分析及四环素、荧光标记。结果显示 16 周后,复合人工骨组骨缺损大小、缺损荧光带宽度均与对照组有统计学显著性差异,但 5 例中有 1 例出现继发性骨关节炎。该实验表明,该复合人工骨有较强的传导成骨及诱导成骨的作用,是修复股骨头缺损的良好移植材料,但它不能改善缺血坏死股骨头的血供。作为自体骨移植替代品的人工骨,既能起到 BMP 载体作用又能全部或部分代替自体骨移植,为治疗股骨头缺血性坏死提供一个有深入研究价值的发展方向。

(4)BMP 与其他分子制剂的联合应用:生长因子联合应用可促进彼此的作用,已被多家实验证实。在股骨头坏死方面 Simank HG 等应用酒精注入诱导羊股骨头坏死模型,证明 GDF-5 与 BMP-2 在促进坏死骨修复方面起着同样重要的作用。Hungerford MW 等指出 BMP、生血管因子、细胞素等分子制剂作为潜在的骨坏死治疗的辅助成分,随着股骨头缺血性坏死发病机制与坏死损害再修复机制研究的进展,这种分子制剂的联合应用在股骨头缺血性坏死治疗中将发挥越来越重要的作用。而这方面的动物实验也期待进一步深入。崔大平等报道将血管内皮细胞生长因子及骨形态发生蛋白二者联合修复兔股骨头缺血性坏死模型,在保持种子细胞成骨表型的同时,又能持续高效地分泌血管内皮细胞生长因子及骨形态发生蛋白2,从而有效促进血管再生,促进组织工程化骨组织的形成和再血管化。组织形态学检测发现,髓芯减压＋血管内皮细胞生长因子 165/ 骨形态发生蛋白 2 转染骨髓间充质干细胞组移植后不同时间点血管数量及修复区新骨面积比显著高于单纯髓芯减压组、髓芯减压＋骨髓间充质干细胞组。从而证实血管内皮细胞生长因子 165/ 骨形态发生蛋白 2 基因转染加强了骨髓间充质干细胞成骨作用,提高了新生骨的数量与质量,加快了股骨头缺血性坏死的修复。

(二) 儿童股骨头缺血性坏死的手术治疗

手术治疗是为了增加股骨头的包容,利用其具有继续发育及生物塑形的潜力,使愈合的股骨头保持正常或接近正常的形态。有人将增加股骨头的包容,防止股骨头早期塌陷,减轻晚期的畸形程度,称为抑制治疗。虽然通过非手术治疗,也能实现抑制治疗的目标;但治疗周期较长,患儿难以坚持,而手术治疗则可明显缩短疗程,且效果更为确实。某些手术疗法诸如滑膜切除和血管束植入股骨头等,能够改善股骨头的血运,促进坏死股骨头的血管再生,进而达到防止股骨头继发畸形的目的。近年来我国学者应用带血管蒂的骨瓣转移治疗儿童股骨缺血性坏死取得了满意的临床疗效,为该病的治疗开辟了一个新的方向。应该强调的是,在选择任何手术治疗之前,均应尽量使患髋关节达到正常范围的活动,并维持数周,方可考虑应用手术治疗。

1. 股骨上端内翻截骨术(股骨转子间或转子下截骨术) 1965 年首先应用股骨上端内翻截骨术治疗本病,目的是把具有塑造潜力的股骨头骨骺完全置入髋臼内,恢复股骨头与髋臼的同心圆关系,增加股骨头的包容,同时还可纠正过大前倾角。并允许患儿早日下床活动,使关节内应力重新分布,利用髋臼对股骨头骨骺的抑制作用,塑造出一个正常或接近正常的关节。同时还可纠正过大的前倾角。手术指征包括:① Catterral Ⅲ 型和Ⅳ型病变;② 8~10 岁儿童因精神或其他因素,不能采用支具或石膏实现股骨头包容的Ⅱ型病变;③关节造影显示股骨头包容不好有半脱位,或伴有前倾角过大和 CE 角较小者。术前应常规摄双下肢内旋或双下肢外展内旋位 X 线片,估计和计算内翻角度。在内旋位 X 线片上,髋臼完全覆盖股骨头,只需作股骨上端旋转截骨。如内旋受限,卧床休息或牵引 4 周仍然不能恢复,则应行股骨上端内翻截骨术。本术式可能产生臀中肌无力、肢体短缩和髋内翻畸形等,因此近年来临床应用有逐渐减少的趋势。

2. 骨盆截骨术

(1) Canale 骨盆截骨术:此手术现被用于较大儿童有大而扁平的股骨头,而股骨头有半脱位及疼痛症状者,作为挽救性手术。

(2) Salter 骨盆截骨术:具有增加髋臼对股骨头外侧的包容,增长肢体优点。手术适应证是 Salter 分型 B 型 1/2 骨骺受累的 6 岁以上儿童。前提是髋关节活动无明显受限,股骨头在外展、内旋、屈曲时能中心性复位。当然,对 5 岁以下或髋关节运动明显受限者则不应行 Salter 骨盆截骨术。但这一手术有产生患侧肢体相对延长等缺点。另外,对病变严重者可行股骨上端内翻截骨和 Salter 截骨联合截骨术,仍不失为一个好的补救式式。

骨盆截骨术将易受伤害的股骨头置于髋臼的包容之中,这可限制脆弱的骨骺向外突出,并保护它不受髋臼的压缩,其基本原理是预防畸形。适应于 6 岁以上儿童伴有中度和重度股骨头受累及丧失包容,由关节造影证明股骨头无畸形或只有极少量畸形,无明显活动受限,无髋关节受刺激症状者。

3. 滑膜切除术 系我国学者邸建德于 1981 年创用,以后国内许多医院也采用此法。邸氏认为髋关节滑膜切除能增加股骨头血运,利用其生长发育的自然现象,自行矫正变形的股骨头,恢复髋关节功能。手术指征:①Ⅱ型和Ⅲ型病变;② 12 岁以下的儿童;③早期的Ⅳ型病例。对合并有股骨头扁平畸形或半脱位的病例,除作滑膜切除外,他主张同时作骨盆截骨术,使股骨头完全容纳在髋臼内,以利于股骨头与髋臼相互塑型。但对下列情况不宜行滑膜切除:Ⅱ型病变可经非手术疗法治愈;12 岁以上儿童病变较轻者;

Ⅳ型病变骨骺已闭合并有蘑菇状畸形者,滑膜切除无效。关于行髋关节滑膜切除治疗儿童股骨头缺血性坏死,国内外已有很多临床实践,对此方法的疗效存有争议。近年来通过动物实验研究发现,滑膜切除后并未增加股骨头的血运,采用滑膜切除治疗本病值得商榷。

4. 带血管蒂的骨(膜)瓣转移治疗儿童股骨头缺血性坏死 目前大多数学者认为该病的发生与儿童股骨头的血供特点有关。4~8岁儿童只有一条外骺动脉供应股骨头,8岁以后,则由两条外骺动脉和圆韧带血管供应,所以本病多见于4~8岁儿童。儿童股骨头缺血性坏死的治疗,目前多趋向采用带血管蒂的骨膜瓣植入为主的综合疗法。手术同时清除死骨及肉芽组织,以促进新骨再生及新生血管长入,从而消除影响骺板发育和塑形的不利因素,减少股骨头畸形的发生。赵德伟通过实验研究证明,带血管蒂的骨膜成骨效果最好,其次为带血管蒂的骨瓣,血管束植入移植骨松质成骨的疗效较差,单纯骨松质移植效果最差。所以临床上多采用带血管蒂的髂骨膜瓣移植治疗Perthes病。

陈振光报道的方法系采用旋股内侧血管深支大转子骨膜瓣从头颈处凿洞植入头内,置放于骺板远侧。同时在股骨头骺上方以薄骨刀三面切开呈活页状长方形软骨骨瓣(宽7mm、高5mm)。以小刮匙刮取病变组织,后填入新鲜骨松质,将软骨瓣完全复平。术后取外展内旋位石膏固定。作者认为本手术适用于儿童股骨头缺血性坏死的各个病期,但以Catterall Ⅰ~Ⅱ期为佳。年龄在6岁以下者效果最好,可能因幼龄儿童自身负荷轻,再塑形能力强,并有充裕的再塑形时间之故。因此作者认为病情一旦明确,宜尽早手术,以利挽救关节。对Catterall Ⅳ型病人亦可收到一定疗效,其残留畸形可待再次手术矫正。本手术的关键在于手术中要确定股骨头骺板的位置。只有对骺板解剖有所认识,才能确定在股骨颈开槽时向头部挖入的深度和在骺板上方开窗的部位,以免误伤骺板。由于股骨头骺板的形状时有变异,为此作者认为,术中如有条件最好能行X线骺板定位,以便准确调整凿槽和开窗位置。Ⅰ期患儿可不必施行头骺开窗。由于儿童股骨头的特殊解剖结构,为改善骺板上方的缺血状态作者从颈部向头骺方向以0.8~1mm的克氏针钻穿骺板2~3个小孔,是为了增加从干骺向头骺的血供通道,以促进骨骺部血液循环重建。作者认为本手术能达到骨内、外有效的减压和提供充分血供同时使头、臼之间有良好的包容。另具有操作简便、手术创伤小等特点。同时对本手术中存在问题的评价,尚有待于更多的病例和更长时间随访。

国内朱盛修报道了于股骨头顶部骺板上方取扇形切开软骨,不损伤骺板,凿一2.0cm×0.8cm的骨槽,刮除病变组织后,向头内植入旋髂深血管髂骨骨膜瓣的方法治疗儿童股骨头缺血性坏死。

关活茂对Catterall Ⅱ~Ⅲ期病例,采用滑膜切除加股骨头颈下部钻孔减压及带血管蒂髂骨瓣移植联合手术治疗儿童股骨头缺血性坏死;作者认为采用带血管蒂髂骨瓣移植直接植入股骨头颈下部,使其建立血运,改善头颈的血供,同时骨瓣上还带上骨膜,由于骨膜又具有成骨作用,从而加速了股骨头的修复。作者除了把带血管蒂髂骨瓣移植于股骨头颈下部之外,还作髋关节滑膜切除加头颈下部钻孔减压术。滑膜切除术的主要作用在于去除炎症性病灶,使局部变成一个较为新的组织创面,促进其侧支循环增加,从而增加股骨头的血流量,有利于病变部位得到修复和血供重建。头颈下部钻孔减压可以降低股骨头内压力,从而达到改善血运的目的。作者认为带血管蒂髂骨瓣移植加滑膜切除和股骨头颈下部钻孔减压联合的手术,比单一手术疗效更为优越。

Catterall Ⅱ~Ⅳ期患儿股骨颈干骺端亦受累及。对于头骺部及干骺端两处病变,需切取两种骨膜瓣。临床上髋关节周围常用的骨膜瓣有旋股外血管升支髂骨膜瓣,旋髂深血管蒂的髂骨膜瓣,旋股外血管横支的大转子骨膜瓣,旋股内血管深上支大转子骨膜瓣。联合切取上述任何两种骨膜瓣,损伤都较大。赵德伟通过解剖学研究,发现旋股外侧血管升支髂前下棘支为蒂的髂前下棘骨膜瓣,该血管蒂解剖位置恒定,易于解剖分离,可用来转移到股骨头部及颈部。采用髂前下棘支髂骨膜瓣,与髂前上棘骨膜瓣血管蒂共干,可以与升支的髂嵴支髂骨膜瓣在髋前外侧切口内同时切取,手术操作简单,损伤小,是一种很好的治疗Perthes病的方法。对Catterall Ⅳ期病人,由于骺板已受累及,股骨颈的发育受到影响,扁平髋的结局再所难免,所以手术疗效不佳。但手术毕竟可以清除股骨头骺及干骺端死骨及肉芽组织,减轻骨内压及关节囊内压,促进静脉回流,同时增加股骨头骺及干骺端的血运,因而对本病的修复有利,使患儿术后的症状得到一定程度的改善,本组术后疗效评价优良率达82%。

因为Perthes病的修复期较长,过早地活动会使新生骨小梁受压,导致骨质塌陷,所以患儿卧床时间要长。患髋关节应外展内旋位牵引固定,使股骨头完全包容,在髋臼内依靠正常髋臼的塑形和抑制作用,防止或减轻股骨头的继发畸形。患肢避免负重一般应在 3 个月以上,术后可以皮牵引 45~60d,每月复查 X 线片,根据 X 线片决定是否负重。

(三) 其他部位骨坏死的手术治疗

1. 月骨缺血性坏死(Kienböck 病)　Persson 曾对年龄小于 20 岁的 16 例病人,做尺骨延长术,经数年随诊观察,其中 15 例均获得了满意的效果,并恢复了体力劳动。其后 Armistead 等对 20 例病人进行尺骨延长术,也取得了疼痛消失、保留功能的效果。因此他提出即使月骨已塌陷,但无继发性骨关节病,也是尺骨延长的手术指征。对于月骨已塌陷变形,关节间隙狭窄,骨赘形成,并有严重腕部疼痛者,可考虑作近排腕骨切除和腕关节融合术。国内解放军济南医学高等专科学校对吻合血管的第二趾骨移植替代Ⅲ期缺血性坏死的月骨进行了解剖学的研究,认为这一方法有解剖学基础,取材方便,形态合适,易于成活。吉林大学白求恩医学部第一临床医院设计了血管蒂头状骨移位替代晚期缺血性坏死的月骨方法,认为可以骨间掌侧动脉背侧支为蒂设计此手术,术式符合腕关节功能解剖和生物力学传导,是治疗晚期月骨缺血性坏死的一种有效方法。宜宾市第二人民医院采用骨间前、后神经腕关节支切断联合假体置换治疗月骨缺血性坏死,并改进了骨水泥假体的制作方法,通过切断骨间前、后神经腕关节支,即可获得一个无痛的关节,对患手的感觉和运动无不良影响。由于腕关节的感觉神经纤维有一部分伴随小血管分布到腕关节,该术式不会完全破坏腕关节的神经支配,不会造成夏科氏关节,术后获得一个无痛的关节,握力明显增加。该术式主要优点是缓解疼痛及增加握力,改善总体功能。对腕关节活动改善不多。但病例较少,随访时间且短,有待进一步临床验证。陈秀清、刘方刚等设计以骨间前血管主干为蒂,从掌侧入路切取尺、桡骨骨膜瓣。洪光祥以骨间背血管为蒂切取尺骨骨膜瓣均获得成功。骨间前血管腕背支蒂的尺、桡骨膜(骨)瓣,从背侧入路逆行移位修复舟骨、月骨骨坏死,骨膜(骨)瓣血管蒂为非主干血管,切取后对前臂血供影响小。舒正华等以腕背侧第 4、5 间室内动脉为蒂的桡骨骨瓣移植术治疗Ⅱ期以及Ⅲa 期月骨坏死共 8 例病例,经过 5~28 个月随访,取得满意效果。本术式优点在于:

(1) 重建了月骨血运:本术式以腕背侧第 4、5 间室内动脉为蒂并携带部分骨膜,血运丰富,改善了月骨的血运,并刺激成骨,利于植骨骨瓣愈合。与单纯的血管束植入相比,本术式对坏死的月骨进行了植骨,且骨瓣含有皮质骨,可迅速提高坏死月骨的应力支撑能力,在月骨愈合前可以更好地维持月骨的解剖形态,对后期的恢复有优势。

(2) 对坏死的月骨开窗减压,明显减轻月骨内的压力,有利于动脉对月骨供血。

(3) 与传统的以骨间前动脉背侧支为蒂的桡骨瓣相比,本术式切断第 4、5 间室动脉汇合点近端,以第五间室内动脉远端为供血,在第 4 间室内动脉远端切取骨瓣,血管蒂的长度是前者的 2 倍,旋转覆盖范围更广。

(4) 本术式的供骨瓣区的破坏小,不影响桡骨的强度及外形;不破坏主要血管,不影响肢体远端血运。本术式的缺点:适用范围较小,对于早期月骨坏死尚未囊变以及月骨已明显塌陷变形的病例不适用。于晓光等以桡动脉桡骨茎突反支为蒂切取相应大小的桡骨茎突骨瓣治疗月骨坏死 28 例,取得了满意的临床疗效,同时影像学表现明显改善。

2. 腕舟骨缺血性坏死　对早期舟骨骨坏死,一般行长期制动,保持腕关节轻度尺偏 3 个月以上,可配合生骨支持及活血化淤等治疗,如无效则行手术治疗。骨折不愈合者,将坏死骨块切除,或全舟骨切除。采用人工假体置换,配合桡骨茎突切除,可解除疼痛,减轻创伤性关节炎。也可采用桡动脉腕背支血管束骨内移植或行带血管蒂骨移植。对有较重的创伤关节炎,头状骨关节面已破坏的病例,应做桡腕关节融合术。对轻体力工作者可做近排腕骨切除,效果也较满意。

目前采用显微外科技术治疗舟骨骨折不愈合及缺血性坏死效果满意。

(1) 带血管筋膜蒂的桡骨块植入治疗舟骨骨不连:通过对筋膜骨血液循环的显微解剖研究,发现进行骨移植时如带上一个有一定宽度及厚度的筋膜蒂,就可使移植骨获得丰富的血液供应及静脉回路。这使传统骨移植的爬行替代转变为直接愈合过程,这样既不过多地增加手术难度,又可以加速骨折愈合过程。桡骨茎突对腕舟骨骨折部位的应力是造成骨坏死的重要原因之一,又是引起腕关节疼痛、功能障碍及创伤性关节炎等晚期并发症的重要原因。切除桡骨茎突不但有利于骨愈合，又可以消除或减少晚期并发症及后遗症的发生，所以这种方法已经得到肯定。但是，单独采用这种方法往往不易达到满意的效果，将这两种手术方法有机地结合起来则可收到事半功倍的效果。利用桡动、静脉与桡骨茎突之间的血管、筋膜为蒂，切取带血运的桡骨茎突上方处的骨块，将骨块植入舟骨骨槽内。因骨块带血运，使舟骨建立了新的血液供应渠道，有利于改善病灶区的血液循环。移植的骨块所带的骨膜大于骨块，利用骨膜内生骨作用使死骨尽快重建。韩花强采用桡动脉茎突骨瓣转移治疗腕舟骨坏死及骨不连 8 例，疗效评定组优 4 例，良 3 例，可 1 例，差 0 例，优良率达 87.5%。

(2) 带血管蒂掌骨瓣移位治疗舟骨骨折：以第 2 掌背动脉为蒂切取掌骨头骨瓣，向近侧转移治疗舟骨骨不连及缺血性坏死。

(3) 以骨间前动脉腕背支为蒂骨膜瓣移位治疗手舟骨骨坏死：骨间前动脉腕背支是骨间前动脉远端的终支之一，在旋前方肌上缘穿骨间膜到前臂远端背侧，以内侧终支和外侧终支与尺动脉腕背支、桡动脉的腕背支相吻合，解剖位置恒定，这是构成骨膜（骨）瓣逆行转位的解剖学基础。腕背支起始两侧恒定分出桡侧骨皮支和尺侧骨皮支，二者的降支分出骨膜支，分布于桡、尺骨远段背侧。以骨间前动脉腕背支的外侧终支或桡侧骨皮支为蒂，在桡骨远端背侧切取骨膜（骨）瓣，由桡动脉腕背支供血，血运可靠，血管蒂长，转位灵活。前臂背侧肌在腕部已形成腱性结构，位置浅表，解剖容易。以腕背支外侧终支或以其桡侧骨皮支为蒂的骨膜（骨）瓣，主要用于逆行转位修复舟骨骨折、骨不连、舟骨及月骨缺血性坏死。

3. 肱骨小头骨骺无菌性坏死（Panner 病） 若发现肘关节有游离体，则应及时手术取出，并要在产生游离体的基床上钻孔，促进关节软骨缺损的修复。术后用上肢石膏制动 6 周，几年后运动范围可增加，最后肘关节功能基本上能恢复正常。

4. 掌骨头和指骨骨骺坏死 掌骨头和指骨骨骺坏死晚期则依据骨骺变形程度、是否有继发性骨关节炎，选择关节固定或关节成形等矫形手术予以治疗。

5. 胫骨结节骨骺坏死 胫骨结节骨骺坏死若非手术治疗无效，症状反复出现者，可手术切除胫骨结节，消除畸形，缓解疼痛恢复快且危险很小。另外有人用胫骨结节骨骺融合术治疗本病，也能缓解症状，但缺点是遗留永久性突出的胫骨结节，影响外观，下蹲时局部不适。偶尔胫骨结节和胫骨上端骨骺前半部提早融合，胫骨上端后半部骨骺继续生长而产生膝反屈，严重的膝反屈病例需行截骨矫正术。本病的另一并发症是髌骨上移，异常高位的髌骨可发生复发性髌骨外侧脱位，髌后关节面受压，日后可发生髌骨软化以及髌股关节退行性关节炎，上移严重的病例，需要行连髌韧带一起的髌骨下移固定术。髌韧带后侧存在游离体并发周围滑囊炎者，则无自愈的可能，称为不能自愈的 Osgood-Schlatter 病，需手术取出游离体。钻骨法已很少有人应用。如胫骨结节过大，待骨骺完全闭合后，再考虑切除。为消除残余畸形及伸膝生理性的后遗症状，采用胫骨结节移位手术。

6. 扁平椎（Scheuermann 病） 扁平椎病例若出现脊髓神经受压症状，且有进行性加重者，应及时做脊柱病椎探查和骨组织病理检查，局部可同时做病灶刮除植骨。对少数严重脊柱后凸畸形的 Scheuermann 病成人病人，角度超过 70º 以上，并有剧烈疼痛者，经保守治疗无效，可先用颅骨牵引作准备，待背大体纠正，然后应用哈氏棒器械矫正，或同时做脊柱后路或前路融合术。

7. 髋臼骨软骨缺血性坏死 髋臼骨软骨的缺血性坏死一旦出现，髋关节的异常结构半脱位将长期存在，若严重的髋关节半脱位不尽早恢复髋关节头臼包容的正常解剖状态，骨关节炎将难以避免，采用 Chiari 骨盆内移术治疗可获得良好结果。

8. 胫骨内髁骨骺坏死 如病人年龄已超过 4 岁，胫骨 - 股骨角 >15º，胫骨上髁端 - 胫骨干角 >14º 和胫骨上端骨骺 - 髁端角 >30º 时，可选择手术治疗。一般认为胫骨内侧平台凹陷，内侧骺板闭合及膝关节外侧副韧带松弛，是手术治疗的绝对适应证。常用手术方法包括胫骨上端开放楔形截骨术，Ilizarov 架矫形延长术和胫骨髁垫高术。前两种方法适用于年龄较小，胫骨内侧平台凹陷不重者。胫骨内髁垫高术适用于年长儿童，其胫骨内髁有明显的压迹及内侧骺板已闭合者。

9. 跖骨头骨骺坏死 某些病例因症状持续不退，可手术刮除跖骨头的坏死组织，另作切口从骰骨或第三楔骨刮取骨松质，填入跖骨头刮除病变所残存的空腔内。术后用小腿行走石膏固定 6 周。术中既要彻底刮除病变,又要防止误入跖趾关节。当病人骨骼已发育成熟,其症状和功能障碍均严重的病例,可采取跖骨头及相邻的一段跖骨干切除。为防止其足趾向近端退缩,将足趾与相邻足相对应的侧方皮肤切开,再分别于背侧和跖侧,把两足趾的皮肤切缘间断缝合,人为地形成并趾。在成年后如保守治疗无效,并出现跖骨头膨大,关节面不整,骨赘增生而压迫趾神经,引起持续顽固性疼痛,可将骨赘或游离体切除,消除疼痛。术后足的力量将减弱,故病人需长期用前足弓垫。当邻近侧趾骨也受累时,可行近侧趾骨的近端部分切除术。对前缘型及中间型病变轻微者,不宜手术。如跖骨头过于增大或经非手术治疗无效者,可行关节修整或跖骨头切除术。有人认为跖骨头切除有削弱足力的缺点。将跖骨头切除后,置换硅胶人工趾关节,疗效满意。应用显微外科技术以带血管蒂跖骨瓣逆行移位植骨或行跖骨头坏死骨清除血管束植入骨松质植骨可为缺血坏死跖骨头带入可靠的血供和各种成骨因素,加速坏死跖骨头的修复,并可达到清理关节腔,骨内减压和凿除骨赘,修整跖骨头等目的。

10. **肱骨头缺血性坏死**　对肱骨上端移位骨折,尽量采用手法整复,但应避免多次及粗暴的手法操作,尤其对老年病人。发生于青、中年的多块骨折或严重移位的骨折可考虑行开放整复内固定,术中应保护附着的软组织,必要时可行人工肱骨头置换。肱骨头坏死症状不重者不需特殊治疗,若破坏明显,影响功能较大者,对肱骨头关节面无明显塌陷的病人可选用钻孔及血管束植入术;对晚期出现关节面塌陷者,可考虑骨松质移植、骨松质屑充填加血管束植入及带血管蒂的骨瓣移植。近年来有使用胎儿异体骨移植来修复坏死的关节面的报道。对于肱骨头缺血性坏死伴有关节痛和关节不稳定时,可以考虑假体置换术,而肩关节融合术目前已极少使用。各种术式的选择都应结合病人的生活习惯和工作性质。

11. **距骨缺血性坏死**　距骨缺血性坏死以往多采用保守治疗,此法长期踝关节外固定,且距骨缺血性坏死多易诱发胫距关节及距下关节的创伤性关节炎,造成永久性功能障碍,以致不少学者主张采用四关节融合术、胫跟融合术或称 Blair 手术,丧失踝关节运动功能,尤其对儿童病人造成足发育畸形。重新建立缺血性坏死的距骨血供是治疗此病的关键。采用以跗内侧血管或内踝前动脉为蒂的第 1 楔骨瓣及以跗外侧动脉为蒂的骰骨瓣转移术可为缺血性坏死的距骨提供新的血供来源,逆转距骨坏死,加速坏死骨质的修复,促进骨质愈合,减少胫距关节及距下关节创伤性关节炎的发生,保留踝关节的功能。陈振光等先后报道以跗外侧血管为蒂的骰骨瓣移位术及以内踝前血管为蒂的第 1 楔骨瓣移位术,应用于临床收到良好效果。赵德伟采用距骨坏死骨清除骨松质移植血管束植入的方法治疗距骨缺血性坏死,收到了满意的临床效果,该方法可以降低骨内压,有效清除死骨,重建距骨血液循环,加速骨重建。

四、创伤物理因素引起四肢骨坏死治疗

(一)创伤性骨不连及骨坏死的治疗

创伤性骨不连及骨坏死的治疗一直是骨科临床上一个十分棘手的问题。传统的方法是自体骨移植加内固定,但是疗效不甚理想,直到近年来,由于各种治疗方法的出现,尤其是生物工程技术的发展,使得骨不连的治疗取得了巨大的进步。传统的手术疗法在固定器械及手术方法上有了明显的进步,在临床上仍起着不可替代的作用,显微外科技术的发展提高了植骨的手段和成活率,有效地解决了血供不足的问题。骨移植材料的不断创新,特别是胎儿骨、异体骨、人工骨、自体骨髓移植的广泛应用,使得骨移植不再受来源的限制。各种依据压电效应原理设计的加压疗法临床应用前景广阔。生物工程技术的应用,是近年来骨科领域的最新突破,多种 BMP 及其他生长因子的发现及临床应用,为骨不连的治疗开辟了一条崭新的道路。中药对骨不连的治疗机制的研究表明它具有其他治疗方法所不可比拟的优点,在临床治疗中,须充分发挥中国传统医学特长,准确辨证,合理配伍才能使骨不连的治疗效果得到进一步的提高,其他一些药物如金葡液、左旋多巴等临床证实效果较好。我们在临床治疗骨不连时所用的方法都不是单一的,必须首先去除病因,综合运用各种手段,才能取得满意的疗效。

(二)烧伤性骨坏死的治疗

最初人们对于骨烧伤创面的处理多采用早期清创,彻底去除死骨,再二期修复的方法,或在死骨上钻孔、凿槽,待肉芽组织生长后,行自体刀厚游离植皮术。

随着科技的进步,尤其是显微外科技术进步,有人主张烧伤死骨如用皮瓣及血液循环丰富的组织覆

盖,在不发生感染的情况下,死骨可长期保留下来,并由骨的爬行替代来修复,特别是对颅骨等扁平骨有较好的效果。Vsd 的发明及使用也可以使创面产生新鲜肉芽,减少感染的风险,为二期植皮或皮瓣修复带来良好的基础。近年来,有人报道用皮瓣、肌皮瓣、骨膜瓣、大网膜移植等覆盖烧伤死骨可有效地保留肢体的长度,手术成功的关键是防止感染,故手术应在烧伤后尽早施行。但也有人发现,大块死骨特别是管状死骨,靠"爬行替代"修复极慢,在此期间死骨易被排出体外。从理论上讲,将死骨覆盖以血运丰富的组织并不能使其成活,而是利用其支架作用。关键在其本身已失去诱导成骨作用。一般认为骨烧伤后 BMP 失活,失去诱导能力,血运循环越丰富,破骨活动越活跃(因成骨破骨活动同时进行)。这一点骨烧伤与冷冻,酒精,硫柳汞等处理过的骨组织不同。因此,对烧伤死骨是否一律保留及如何保留尚应进一步研究。

有人对比骨烧伤游离植皮与皮瓣移植的效果后认为:

1. 传统方法虽不失为治疗骨烧伤的有效方法之一,但因疗程长,对并发的骨感染不易有效扼制,肉芽组织生长慢,而有待改进。

2. 对于死骨的处理,如坏死骨较局限,感染轻微,且位于完好功能部位及周围组织血运良好时,如软骨板、指骨等,则可予以保留,待周围肉芽组织爬行覆盖骨面后植皮或用皮瓣覆盖骨创面。如坏死骨范围大,感染较重时,则尽量去除,骨缺损有碍功能时,可二期手术行植骨等处理。

陈锦河等通过临床研究认为皮瓣覆盖下死骨的转归如下:死骨作为新生骨生长支架保留,然后被吸收或整块排出。骨烧伤后小范围的骨外露可能通过肉芽组织生长覆盖以肉芽组织上皮化而愈合,或者切除坏死组织后直接闭合创面。较大范围的骨外露则需经手术钻孔,去除全部或部分死骨,肉芽组织生长后植皮或皮瓣转移覆盖,但长时间的骨外露,分泌物浸渍,易发生骨感染,骨髓炎,加重骨坏死的发生,全部切除又易遗留骨缺损。早期切除,保留全部或大部死骨,皮瓣转移覆盖,能迅速而有效地封闭创面,缩短病程,避免骨感染,骨髓炎和死骨切除后造成的骨缺损。

(三) 冻伤性骨坏死的治疗

冻伤组织的坏死是一个渐进的过程,早期治疗包括:复温、扩血管抗凝、扩溶等治疗,能有效防止骨组织的坏死,达到满意疗效。局部小范围的冻伤性骨坏死可以采用清除死骨,各种皮瓣覆盖的方法来治疗其效果满意。但是大多数四肢冻伤的骨坏死晚期则采取截肢治疗。

第三节　有菌性骨坏死的治疗

有菌性骨坏死,又称感染性骨坏死,其发病原因是相对于无菌性骨坏死而言的,病理改变上以骨坏死为主要特征之一,同时伴有有菌性炎症的表现。所以有菌性骨坏死是指由细菌、真菌等病原微生物引起的局部或全身有菌性炎症反应,在局部骨组织中有骨坏死现象发生。

有菌性骨坏死在临床上有以下主要特征可以作为与无菌性骨坏死鉴别之处:①发病原因明确,有病原微生物入侵;②病理过程上,有菌性骨坏死只是各种骨关节感染性疾病在发生发展过程中的一个阶段或局部表现之一,还伴有局部或全身有菌性炎症反应;③病理形态上,以有菌性炎症反应为主,并有典型的骨坏死表现;④发生部位广泛,全身各处骨质均有可能发生,血源性骨髓炎主要以长骨干骺端为主;⑤针对致病菌的抗炎措施治疗有效。

一、非手术治疗

(一) 积极治疗原发性疾病

骨与关节感染一经诊断,即刻针对病因,应用有效抗生素。要足量、充分,建议作分泌物细菌培养,用敏感、广谱抗生素,结核病要用三联抗结核,为预防混合感染的存在定期复查,调整抗生素的类型和剂量。

在选择抗生素的时候,主要应根据感染病原微生物种类,及其对药物的敏感性和耐药性、抗生素对组织的渗透性及在组织中的有效浓度,维持时间和毒副作用等综合考虑。

1. 致病菌明确前的抗生素治疗 任何一种感染,不可能初诊时就明确致病菌的种类,更谈不上针对致病菌采用敏感的抗生素,往往要根据病人的症状、体征,做出初步估计,针对可能性最大的致病菌给予抗生素治疗,这种治疗是临床医师的经验总结,所以叫做经验性抗生素治疗。这种治疗可以说是带有抢救性的,在骨与关节感染性疾病的诊疗过程中,为争取抢救时间,抢救肢体功能起了积极作用。盲目地等待病因学诊断,会失去治疗的最佳时间,给最后的治疗带来困难。

应根据下列情况选择抗生素:

(1)根据感染可能性最大的致病菌种:在急性骨科感染性疾病中,革兰氏阳性金黄色葡萄球菌最常见,在初步诊断为骨与关节感染性疾病,计划采用抗生素治疗时,首先应选择对金黄色葡萄球菌敏感的抗生素。急性血源性骨髓炎的抗生素治疗,应用有效、足量、广谱的抗生素,至少3周,中断骨髓炎由急性期转向慢性期,早期诊断和治疗是关键。治疗原则上,开始先选用两种以上的抗生素,并给足够大的剂量,这样便可以大大提高杀灭致病菌的疗效。不能等待血培养和药敏结果,以免延误治疗时间。而后根据培养结果再调整抗生素的种类。如果没有条件做血培养及药敏试验,则给药观察3天,若体温不降、症状不减,应调整抗生素。

外伤性化脓性骨髓炎要解决两个问题,治疗骨的感染和处理骨折不愈合及假关节。其中控制感染最重要,处理骨折不愈合及假关节只有在感染控制的基础上才能成功。急性期,敞开伤口引流,以免脓液进入骨髓腔。一旦确诊或可疑激发感染时,即应大量应用广谱抗生素,致病菌多见于铜绿假单胞菌及其他革兰氏阴性杆菌,如大肠杆菌等,因此在细菌培养及药物敏感试验结果报告之前,应选择对革兰氏阴性杆菌最有效的广谱抗生素。待找到敏感抗生素后,再予以调整。慢性外伤性化脓性骨髓炎的治疗方法与慢性血源性化脓性骨髓炎基本相同。前者在考虑抗生素的选择上,注意铜绿假单胞菌及其他革兰氏阴性杆菌是常见的致病菌。

近几年,开放性损伤引起的骨与关节感染和医源性感染有明显上升趋势,病人中金黄色葡萄球菌的感染约占50%左右,革兰氏阴性细菌约占30%。因此,要选择广谱青霉素,头孢菌素类和氨基糖苷类抗生素联合应用。

(2)骨与关节感染性疾病的病人:要求全身应用抗生素后药物能渗透到骨、软骨、关节液、肌肉和脓液中,以达到有效的抗菌浓度,药物的疗效与感染部位局部药物浓度有直接关系,青霉素和头孢菌素类渗透到滑液中的能力是很强的,尤其是第三代头孢菌素类对革兰氏阴性细菌非常敏感。

2. 致病菌明确后的抗生素治疗 一般来讲,致病菌的种类一经确定,抗生素的应用就有了依据,应该会得到一个满意的疗效。但应该注意以下几个问题:

(1)选择敏感抗生素:在同时存在几种敏感抗生素时,选择杀菌性抗生素,能在较短的时间里控制感染病情,较抑菌性抗生素为优,同时还应考虑到在骨与关节内渗透力较强的抗生素。近年来药物治疗棘球蚴病取得进展,WHO选定甲苯达唑和阿苯达唑为治疗棘球蚴病的主要药物,但对骨棘球蚴病病的治疗研究尚少。据第13届国际包虫病学大会交流资料,用阿苯达唑治疗骨包虫囊肿,每日剂量为5~7mg/kg,分2次服,30天为1个疗程,间隔15天再进行1个疗程,用甲苯达唑3.0~4.9g/d,3个月以上,骨、腹膜等的包虫囊肿治疗成功率占6.9%。骨梅毒及骨雅司病一经确诊即应用青霉素油剂或砷、铋剂联合治疗。

(2)足量:足够的有效杀菌浓度是杀灭细菌的保证,尤其对于抗生素难以渗透进去的骨组织、关节、关节液等更是如此。为了保证血液中抗生素有足够的杀菌浓度,发病最初1~2周内给药途径应采用静脉滴注。单纯使用口服药物,可能产生血药浓度不足,治疗不完全而且有很大的危险性。

急性化脓性关节炎和急性血源性骨髓炎的抗生素治疗时间一般为3周。经典的全量抗生素治疗4~8周的作法已被许多学者否定。而对于慢性骨与关节感染,疗程可以延长至2~3个月不等,骨与关节结核抗结核治疗最少也在6个月以上。

(3)联合应用:从理论上讲,应该针对一种敏感的细菌使用一种抗生素,这样效果好,毒性低,产生耐药性的可能性也小。但对金黄色葡萄球菌或其他菌株引起的骨与关节感染,抗生素联合应用常可获得更好的疗效。

（4）局部应用：对于病灶已经局限的骨与关节感染，抗生素局部应用与全身治疗相比，前者明显优于后者。其原因是病灶内抗生素的浓度前者高于后者数倍，甚至数十倍。骨与关节发生感染后，由于骨质的破坏和增生，使局部血液循环发生障碍，通过全身给予的抗生素很难或很少渗透到病灶内，病灶部位的抗生素含量达不到有效的杀菌浓度，因此，治疗效果很不满意，采取病灶内用药的办法，治疗效果可明显提高。其具体方法是将已局限的骨与关节病灶作穿刺吸引术，脓液抽吸干净后注入敏感的抗生素，反复多次进行；慢性骨髓炎病灶清除术后放入敏感的抗生素、庆大霉素链或闭合滴入抗生素。骨关节结核有明显压迫症状的大的脓肿，可先行穿刺吸脓减压。局部注射抗结核药物可以提高局部药物浓度和减少全身反应，适用于脓肿穿刺以后，早期单纯滑膜结核抽取关节腔内渗液后以及手、足短骨结核。常用药物有异烟肼，也可与链霉素合用，每周 1~2 次，3 个月为一个疗程。

（二）全身治疗

急性骨髓炎高热时给予降温，补充能量，补液，纠正酸中毒，静脉滴注大量维生素 C，改善营养，供给高蛋白饮食。严重感染时常伴有贫血，可少量、多次输血，以增加病人抵抗力。慢性化脓性骨髓炎由于长期反复发作，病人常常出现慢性消耗性损伤，合并有贫血和低蛋白血症，降低了机体和局部的抵抗力造成恶性循环，因此应改善全身状况，提高机体抵抗力。治疗中要加强营养，给予高蛋白饮食，必要时静脉给予人体白蛋白或氨基酸制剂，补充 B 族、C 族维生素，贫血要给予纠正，可少量多次输血。最大限度地提高病人的身体素质，增强病人的免疫功能和对手术的耐受能力。这是治疗慢性化脓性骨髓炎的基础。

（三）局部辅助治疗

肢体可做皮肤牵引或石膏托固定，有利于患肢休息，缓解肌肉痉挛，防止关节挛缩畸形，避免病理性骨折，还有止痛作用。也可以用管型石膏固定 2~3 个月，同时开窗换药。化脓性关节炎急性期应用石膏、夹板或皮肤牵引等方法，将患肢固定于功能位，以减轻患肢肌肉痉挛而引起疼痛，防止感染扩散，防止畸形及病理性脱位，减轻对关节软骨面的压力及软骨破坏。一旦急性炎症消退或伤口愈合，即开始关节的自动或轻度被动活动，以恢复关节的活动度。后期 X 线片显示，关节软骨面已有破坏及骨质增生，关节强直已不可避免时，应保持关节于功能位，使其强直于功能位。骨关节结核发展阶段疼痛和肌痉挛比较严重的病例，可根据患病部位和病情轻重，分别采用石膏绷带，夹板、牵引等制动方法。局部制动可使受累关节活动减少，减免负重。既能防止病变扩散，又能减少疼痛和肿胀，有利于组织修复。但制动过久可引起骨质疏松，肌萎缩和关节僵直，故肿胀和疼痛减轻后即应解除。骨梅毒及骨雅司在全身治疗的同时，患肢局部可行对症治疗，如患肢制动，功能位外固定，以达到减轻疼痛的目的，对溃疡创面可用清洁换药或病灶清洗。

（四）治疗上的其他进展

1. 高压氧　可单独进行也可配合手术治疗，于术前或术后应用，一般为 2.8 个绝对大气压，每天 1 次，每次 1 小时，连续 30 天为一个疗程，休息 1 周后可再进行一个疗程。动物实验证明，高压氧吸入可明显改善病灶局部的低氧分压状况，促进机体对感染的抵抗力。

2. 硝酸银离子电透入　据报道有治愈窦道的良好效果，主要应用于无死骨者，以 1~10mA 的直流电导入银离子有杀菌作用。

（五）康复锻炼

康复医学治疗要贯穿在疾病治疗的全过程，不仅靠康复医学专业人员，也是临床医师的职责。我国有丰富的祖国医学，如针灸、按摩和中药，这些都是医治各种疾病和康复治疗的有效方法；临床医师，特别是骨科医师与康复医师相结合，发展我国的康复医学，对提高疾病治愈率，有着积极的促进作用。

骨与关节感染，特别是慢性化脓性骨髓炎、化脓性关节炎、创伤后骨关节感染、骨关节结核等，由于治疗不及时，方法不得当或病情严重，有部分病人留下不同程度的运动功能障碍。这就更需要用康复治疗手段，最大限度地恢复肢体功能，减轻废残。

骨关节感染后康复治疗的目的是：

（1）增强病人体质和改善健康状况，防止关节局部畸形和强直的出现。

（2）减轻或消除疼痛。

（3）晚期可增加关节活动范围和恢复关节功能，纠正不良姿势。

（4）改善病态心理。

为了康复治疗，必须对骨、关节感染后遗症病人进行全面、细致、认真的检查，详细了解病人的病史，全身状况，病变局部功能状况，包括对关节肢体望、触、动、量及辅助检查后，作出正确的判断，选择正确的康复治疗方法，制定康复治疗方案。

二、手术治疗

（一）清除坏死骨

无论是何种原因引起的骨坏死，由于死骨本身是一种无结构的，正常代谢完全停止的组织，浸泡在脓液中，受到细菌毒素的长期侵蚀作用，已经成为钙盐沉积为主的无活性的钙化灶，大小不一。而且死骨完全游离、没有血运，抗生素在局部的浓度低，灭菌作用很弱。周围炎性肉芽组织难以到达。比较小的死骨可经窦道或骨瘘管排除，也有一部分被周围有活性的组织依靠爬行替代作用所取代，但经历时间较长，是骨关节感染病人长期不愈合的主要原因之一。

一旦发现有死骨的存在，即应采取积极的态度，因部位而异，因原发病而异，通过各种手段，清除死骨，可以采用穿刺灌洗、切开病灶清除等办法，其目的是通过彻底清除阻止修复的坏死骨，硬化骨及纤维瘢痕组织，达到降低骨内压及关节内压，促进静脉回流和改善股骨头供血条件，有利于骨的再生，缩短病程。

清除坏死骨要注意与骨质破坏区别对待，后者在临床上更多见。局部骨质为病理组织所取代而造成的骨组织缺失。它是由病理组织本身直接使骨组织溶解吸收，或者由病理组织引起的破骨细胞生成及活动亢进所致，表现形式也较多，是由于炎症、代谢性疾病、结核、肿瘤等原因，造成其他的组织取代了骨组织，仍是有血运结构，不一定急于处理。急性血源性骨髓炎以骨质吸收、破坏为主。急性血源性骨髓炎如脓液早期穿入骨膜下，再穿破皮肤，则骨质破坏较少；但脓肿常在髓腔蔓延，张力大，使骨营养血管闭塞或栓塞。如穿出骨皮质形成骨膜下脓肿后使大片骨膜剥离，使该部骨皮质失去来自骨膜的血液供应，严重影响骨的循环，造成骨坏死。其数量和大小视缺血范围而定，甚至造成整个骨干坏死。急性血源性骨髓炎手术治疗大都在早期进行，一旦发现，死骨较小时，在开窗减压的同时，即行死骨摘除术，当死骨较大时，为保证病骨连续性的完整，防止发生大块骨缺损，需待周围新生的骨壳形成后，二期摘除。

急性血源性骨髓炎手术治疗的目的：引流脓液，减少毒血症症状，避免形成死骨，防止慢性骨髓炎的发生。手术治疗宜早进行。适应证：经穿刺引流证实有脓液存在，X线显示骨膜有局限性增厚，或两侧不对称，经应用抗生素48~72小时仍未见好转时，局部压痛及肿胀明显或加重时，在全身条件允许的情况下，及时手术。延迟的手术只能达到引流的目的，不能阻止急性骨髓炎向慢性阶段发展。手术方式有钻孔引流或开窗减压两种。

慢性化脓性骨髓炎以死骨形成和新生骨形成为主。由于骨膜剥离，骨膜深层成骨细胞受炎症刺激而生成大量新骨包于死骨之外，形成包壳，代替病骨的支持作用，包壳上可有许多孔洞，通向伤口形成窦道，伤口长期不愈，成为慢性骨髓炎。慢性化脓性骨髓炎的现代治疗必须解决两个问题，病灶的彻底清除和伤口的闭合。治疗的原则为以手术为主尽可能地彻底清除病灶，摘除死骨，清除增生的瘢痕和肉芽组织，消灭无效腔，改善局部的血液循环，为愈合创造条件。手术的方法很多，要根据病人的年龄，病变部位，不同病理变化选择不同的手术方式。此外，手术时机的选择也不可忽视，急性发作时只能引流，不宜行病灶清除术，而在大块死骨形成，骨性包壳尚未充分形成之前，也不宜手术摘除死骨。对于局部死骨较大，摘除后将形成较大的骨缺损的病例，可考虑行局部带血管蒂的骨瓣转移或吻合血管的骨移植，此种骨移植方法，由于是活骨移植，对感染的抵抗力强，骨愈合率较高且愈合时间大大缩短。

慢性化脓性骨髓炎的手术指征为死骨形成，有无效腔及窦道流脓者，均应手术治疗。慢性化脓性骨髓炎的治疗方法如下：

1. 病灶清除术

（1）切口长度应以能完全显露死骨及感染骨为度，注意切勿损伤主要神经及血管。但是慢性骨髓炎急性发作时，不宜做病灶清除术，应以抗生素治疗为主，积脓时宜切开引流。

(2) 骨膜切开及剥离范围应按病骨及死骨大小和多少而定,不可剥离过多。

(3) 彻底切除坏死组织、肉芽组织、窦道及瘢痕组织,摘除所有死骨,引流不畅的无效腔应予打开,但不可过多切除正常骨质。但是大块死骨形成而包壳尚未充分形成者,为防止造成大段骨缺损,不宜手术去除死骨,须待包壳生成后再手术。最近也有在感染环境中植骨缺损及抗感染治疗,也取得了良好的临床效果。

(4) 如手术未遗留较大或较深的无效腔,软组织条件好,可行一期缝合,并在髓腔内上下各放一根有侧孔的塑料管,分别作为冲洗和负压吸引用,术后用生理盐水或抗生素溶液冲洗 7~10 天,先后拔除冲洗管和引流管。如清除后有较大或较深的无效腔遗留或软组织无法修补者,尚应同时进行消灭无效腔或修复创面的手术,才能收到较好的效果。

2. 肌瓣或肌皮瓣填塞术　适用于病灶清除后残留较大无效腔者。应尽量选择邻近肌肉,但应避免采用肢体的主要屈伸肌,所用肌瓣不应过长,张力不宜过大。邻近无肌瓣可取时,可行吻合血管的游离肌瓣或肌皮瓣移植。

3. 骨松质填塞术　在彻底清除病灶后,用髂骨片或其他骨松质填充无效腔。此法易引起感染,须慎重采用。一般多使用于局限性骨脓肿病灶清除后,或在病灶清除后局部骨质缺损多不植骨难以支持体重时。

4. 含抗生素骨水泥充填术　清除病灶后将含抗生素的骨水泥珠充填,水泥珠可逐个拔出,也可在数月后一并取出后再进行植骨。

5. 病骨切除术　身体某些部位(如腓骨中上部、髂骨翼、肋骨、尺骨远端等)的慢性骨髓炎,可将病变部分完全切除。

6. 截肢术　创面经久不愈,肢体产生严重畸形、已发生癌变、肢体功能已大部丧失者可考虑作截肢术。

化脓性关节炎可行关节穿刺冲洗、灌洗或关节切开引流术。

对已经形成死骨和窦道的残端化脓性骨髓炎,治疗方法主要是彻底手术清除病灶,进行闭合性冲洗和负压吸引治疗。对局部的大块瘢痕组织可行皮瓣移植加以修复。有时也可行再截肢,即在更高的平面截除病变,一期缝合,此时应考虑到安装假肢的要求。

对骨与关节结核的手术疗法,主要是病灶清除术,即在抗结核药物及其他支持治疗的配合下,进入病灶清除坏死骨,脓肿及干酪样物,凿除硬化的骨空洞,切除纤维化的瘘管。此手术可以治愈单纯非手术疗法不能治愈的病变,保留全部或部分关节功能,使疗程大为缩短,减少并发症,提高治愈率。此外,在病灶清除的同时,还可进行关节畸形矫正,关节内融合或椎体间植骨,对脊髓压迫进行减压,达到综合治疗的目的。

手术目的:①清除所有结核病变组织,除去隐藏在其中的结核菌;②改善病灶区域的血液供应;③增强局部组织修复力;④提高病灶内抗结核药物的浓度,增强抗结核效果;⑤防止病灶内的毒素吸收。

术前准备:进行病灶清除术时,应做好术前准备。

(1) 抗结核药物至少要在术前应用 2 周,要观察一般情况和血沉是否好转,如果 2 周仍未好转,可能是药物不敏感,还要推迟手术,以防止术后病变扩散。

(2) 积极增强体质,鼓励截瘫或脊柱不稳定的病人抬头、扩胸、深呼吸和上肢运动。增加心肺的适应能力和上肢肌力,贫血病人还应将 HB 提高到 10g/dl 以上,营养不良者应积极补充,纠正低蛋白血症。

(3) 对凝血功能较差的病人,应在术前给予 V-K 和安络血等药物。

(4) 做好详细的影像学检查,明确坏死骨的数目、大小、界限,术者做到心中有数。

(5) 因混合感染而体温升高的病人,不宜较大范围的病灶清除手术,应先引流脓液,控制混合感染,等急性炎症消退,病人体力恢复后,再做病灶清除手术,术前做药物敏感试验,术前 7 天开始给予敏感抗生素。

(6) 对患肢肌肉痉挛,关节屈曲挛缩严重者,需先行皮肤牵引。

(二) 预防并发症和防止复发

直接起源于骨坏死的并发症有病理性骨折,骨缺损和骨不连,假关节的形成等。

对于病理性骨折的治疗,在治疗原发病的基础上,仍遵循骨折治疗的原则,即复位、固定、功能锻炼。

骨缺损的治疗,多采用分期处理病灶和植骨治疗。

骨不连是由于骨质断端的骨缺损距离较远,或骨外膜丧失较重,影响骨外膜及骨髓腔中有关细胞的成骨功能,即骨外膜的成骨细胞转变为骨母细胞和软骨细胞数量不足;同时骨内膜的成骨细胞及骨髓中间叶细胞的成骨作用也受阻;或因各种细胞(纤维母细胞、骨母细胞及软骨母细胞)出现规律的失常,杂乱无章地出现在各种不同的骨痂中,尤其是纤维母细胞不能化生为骨细胞和骨组织,而是变为纤维细胞,在骨折断端处形成瘢痕,同时,纤维母细胞产生胶原及骨母细胞产生骨基质的功能也受阻,导致影响成骨作用。加之,破骨细胞在骨折愈合的全过程中始终处于活跃状态,吞噬功能旺盛,往往将新形成的少量骨组织即使未达到多余程度就被其吞噬、破坏,致骨性骨痂无法形成,而是由最易生长的纤维瘢痕将骨折断端衔接起来,十分脆弱,因而无法适应力学和机体功能的需要。骨不连的治疗应包括改善局部生物学行为和/或加强其机械稳定性。常用的改善局部生物性状的治疗方法包括:去除感染灶,骨移植,骨髓移植和应用 Ilizarov 方法。提高机械稳定性的方法包括钢板螺钉内固定术,髓内钉内固定和外固定架。

断端硬化之后可形成假关节,假关节或骨折端再吸收、萎缩,使骨折间隙加大,不经进一步处理就不会愈合的病症。X 线照片显示骨折端互相分离,间隙较大,骨端硬化,萎缩疏松,髓腔封闭。不论如何长久地固定也无法使它连接。假关节分接触型与缺损型两种。接触型假关节有可能在控制感染后发生延迟愈合,但是,大多数病例需要再次手术治疗。缺损型假关节则必须再次进行手术治疗。正确地选择手术时机甚为重要,是保证手术成功的重要组成部分之一。原则上要求在控制感染后 3~6 个月进行手术较为稳妥。

应用显微外科技术治疗慢性化脓性骨髓炎,通过带血管蒂的或吻合血管的组织移植,可以改善病灶周围局部的血液供应,有效地提高抗生素的杀菌作用。不仅可以解决慢性化脓性骨髓炎,合并软组织缺损的覆盖问题,还可行骨移植治疗骨不连和骨缺损。进行复合组织移植能解决骨骼和皮肤同时缺损的问题。大网膜移植治疗慢性化脓性骨髓炎,也是一种较好的疗法。

手术目的主要是消除假关节达到骨性连接,减少再骨折。为此提出了很多的手术方式,然而仍未完全解决再骨折,感染和稳定骨折断端等全部问题。一般成功的病例中,有大部分都是经过两次以上的手术。手术后均需有坚强的外固定 3~6 个月左右。

(三) 晚期矫正畸形治疗

骨关节感染由于延误治疗或治疗不当,将产生骨关节强直、畸形、肢体短缩等严重后遗症,致使关节疼痛、跛行、功能障碍,失去正常生理功能,严重地影响了病人的身心健康。矫形外科手术给骨关节感染后遗症病人带来了希望。通过矫形外科手术治疗,使机体尽可能地恢复正常生理功能,病人重新获得工作能力。新的抗生素的不断出现,更增加了这类手术的成功机会,大大提高了治愈率。严重畸形有功能障碍者,须行手术治疗,采用截骨术、关节成形术、甚至人工关节置换术:

1. 对关节强直于功能位,无明显疼痛者,一般无须特殊治疗。

2. 关节强直于非功能位,或陈旧性病理性脱位未能复位,对功能有严重影响者须行矫正术,但手术必须在炎症控制一年以上方可进行。否则将招致炎症的复发。即使手术在炎症控制一年以上进行仍有诱发局部感染的可能,不过是感染的可能较小而已。

对髋关节畸形或脱位可做股骨转子间或转子下截骨术矫正畸形,术后石膏固定,不用内固定。对膝关节畸形可做胫骨高位截骨术,或关节切除加压融合术。

对肩关节畸形可做肱骨上端截骨术或关节融合术,使肩关节处于功能位。对肘关节畸形可做肘关节切除术或关节成形术。

3. 两侧关节畸形,即使两侧均强直于功能位,对工作和生活造成不便,可选一侧做成形术,使之能活动;另一侧不做任何手术,保留其稳定性,便于负重。

4. 关节纤维性强直伴有疼痛者,应根据病人的年龄、性别、职业、强直部位、畸形程度等,选用关节成形术或关节融合术。

参考文献

[1] 朱盛修,周谋望.带血管蒂髂骨骨膜移位治疗股骨头缺血性坏死的实验研究.中华骨科杂志,1993,13:60-63.

[2] 朱盛修,张伯勋,周谋望.带血管蒂的髂骨骨膜移植治疗股骨头缺血坏死.中华医学杂志,1992,72:501-502.

[3] 朱盛修.现代显微外科学.长沙:湖南科学技术出版社,1994:419-420.

[4] 刘树清,胥少汀,俞眉耀,等.X线平片彩色化技术在缺血性股骨头坏死诊断中的价值.中华外科杂志,1988,26:260-263.

[5] 张新,孙磊,谷贵山,等.非创伤性股骨头坏死磁共振影像与病理组织对照分析.中国骨伤,1995,(增刊):15-16.

[6] 张新,胡春明,赵国库,等.磁共振成像在非创伤性股骨头缺血性坏死早期诊断中的价值.中华外科杂志,1994,32:523-525.

[7] 胥少汀,刘树清,张立仁,等.股骨颈骨折股骨头坏死病理过程的实验研究与临床观察.中华外科杂志,1994,32:723-724.

[8] 胥少汀,刘树清.股骨头坏死图像分析的类型和转归.中华骨科杂志,1995,15:165-167.

[9] 高凤相.放射性核素动态显像因子分析成人股骨头缺血性坏死的诊断.中华核医学杂志,1994,4(4):203-204.

[10] 侯仲军.股骨头坏死的MRI成像.国外医学临床放射学分册,1994,17(4):199-200.

[11] 薛元山,时述山,李亚非,等.激素性股骨头坏死病程中骨形态发生蛋白-2的改变及其意义.中华实验外科杂志,2000,17(5):455-456.

[12] 李玉军,刘尚礼,卢世璧.一氧化氮在乙酰胆碱调节股骨头血流量中的介导作用.中华实验外科杂志,2000,17(2):130-131.

[13] 殷力,李月白,许建中,等.地塞米松调节骨髓基质细胞成脂及成骨分化的研究.中华实验外科杂志,2000,17(6):557-558.

[14] 李月白,殷力,王义生,等.激素诱导骨髓基质细胞成脂分的实验研究.中华骨科杂志,1999,19(11)687-689.

[15] 马素英.马氏骨片治疗激素性股骨头坏死1323例.中国骨伤,1993,6(3):32.

[16] 马素英.创伤性股骨头坏死510例治疗报道.中国医药学报,1993,8(3):20.

[17] 马素英.马氏骨片治疗股骨头坏死128例X线变化.中国骨伤,1996,9(4):23.

[18] 滕义和,庞正,滕进,等.成人股骨头缺血坏死辨证分型与治疗.中医药学报,1992,(1):31.

[19] 王风仪.长期过量饮酒致股骨头坏死67例中医分析.中国医药学报,1992,7(6):35.

[20] 王衍全,赵承健.二仙汤加减治疗成人股骨头缺血性坏死.中国骨伤,1994,7(5):36.

[21] 张安桢,王和鸣,林子顺,等.活血化淤治疗股骨头无菌性坏死.福建中医药,1981,(3):26.

[22] 诸福度.股骨头坏死的辨证论治.上海中医药杂志,1986,(1):19.

[23] 罗元方,赵邦友.中医治疗股骨头骨软骨炎14例疗效分析.中国骨伤,1992,5(1):12.

[24] 许书亮.股骨头无菌性坏死的辨证分型与治疗.中国中医骨伤科杂志,1991,7(3):1.

[25] 阎贵旺.活骨丸治股骨头无菌性坏死27例.辽宁中医杂志,1990,(3):21.

[26] 郭金铭,郭万英,马林风,等.补骨汤合神效散治疗股骨头缺血坏死50例临床观察.中医正骨,1991,8(4):17.

[27] 顾铁城.缀骨散对股骨头缺血性坏死的疗效观察.中国骨伤,1993,6(5):27.

[28] 周林宽,高根德,许林薇,等.骨通治疗特发性股骨头坏死20例近期疗效观察.浙江中医学院学报,1992,16(6):9.

[29] 崔茂月.股骨头无菌性坏死治疗1例.云南中医药杂志,1990,(4):4.

[30] 李仪垣.中药治疗股骨头骨骺无菌性坏死1例报告.北京中医学院学报,1989,12(5):39.

[31] 耿民,王胜利,李同生,等.健骨生丸治疗股骨头坏死近期临床研究.中国中医骨伤科,1998,6(1):16.

[32] 高辉,路焕光.补蚀散治疗早期股骨头缺血性坏死62例疗效观察.中医正骨,1998,10(2):50.

[33] 袁兆昌,燕春茂.复骨汤治疗股骨头缺血性坏死19例疗效观察.河北中医,1997,19(2):3.

[34] 梁洪波.中药治疗354例成人股骨头无菌性坏死.山东中医学院学报,1993,17(2):46.

[35] 开翔.中医辨证综合治疗股骨头坏死230例报告.中医正骨,1996,8(5):24.

[36] 张秀华,滕雨红,曲红伟,等.中药促髋汤离子透入治疗股骨头缺血性坏死104例.中国骨伤,1998,11(2):27.

[37] 赵德春,吴文光,韩光普,等.中西医结合治疗少年股骨头缺血性坏死.中国骨伤,1996,9(2):14.

[38] 高书图,闫占民,韩卢丽,等.髋关节双减压术配合中药治疗早期股骨头缺血性坏死.中国骨伤,1998,11(4):24.

[39] 章莹,陈立龙,谢小定,等.儿童股骨头缺血性坏死232例治疗体会.中国骨伤,1996,(2):48.

［40］ 唐坚民.结合治疗外伤性股骨头缺血性坏死临床体会.中医正骨,1997,9(增刊):188.

［41］ 闫业军,闫业龙.中西医结合治疗股骨头缺血性坏死,中医正骨,1997,9(赠刊):213.

［42］ 童培建,肖鲁伟,高很德.经粗隆下股骨头倒V形钻孔加丹参灌注治疗股骨头坏死.骨与关节损伤杂志,1998,13(3):154.

［43］ 眭承志.股骨头缺血性坏死的中医治疗.四川中医,1995,13(9):15-17.

［44］ 卢文志.综合疗法治疗股骨头缺血性坏死230例.中国骨伤,2000,13(2):98.

［45］ 刘新.健骨生药丸辅以周林谱仪治疗股骨头缺血性坏死.中医正骨,1999,11(8):44.

［46］ 郑培就.益气化瘀汤治疗股骨头缺血性坏死156例疗效观察.中医正骨,1999,11(1):17-18.

［47］ 贾全章.中药治疗早期股骨头缺血性坏死的临床疗效观察.中医正骨,1999,11(1):11-12.

［48］ 王子健.中西医结合治疗股骨头缺血性坏死.中国骨伤,1997,10(1):21.

［49］ 袁浩.生脉成骨胶囊治疗股骨头缺血性坏死的临床疗效观察:附193例236髋疗效分析.中医正骨,1999,11(1)6-8.

［50］ 徐传毅,黄涛,邹季,等.从血瘀证论治激素性股骨头坏死的实验研究.中国中医骨伤科杂志,2000,8(4):10-13.

［51］ 高书图,闫占民,韩卢丽.髋关节双减压术配合中药治疗早期股骨头缺血性坏死.中国骨伤,1998,11(4):24-25.

［52］ 范明,程爱华,王晶.股骨头Ⅰ号方药作用机理的实验研究.中国骨伤,1999,12(1):17-18.

［53］ 陈振光,张发惠,余国荣,等.以跗外侧血管为蒂的骰骨瓣转位术.中国修复重建外科杂志,1992;6(2):88-89.

［54］ 陈振光,张发惠,余国荣,等.以内踝前血管为蒂的第1楔骨瓣转位术.中国修复重建外科杂志,1994;8(3):139-140.

［55］ 陈振光,余国荣,喻爱喜.臀下血管吻合支大转子骨瓣移位重建股骨头——介绍一种治疗成人晚期股骨头坏死的新手术.中华实验外科杂志,1995,12(4):205-206.

［56］ 陆裕朴,胥少汀,葛宝丰,等.实用骨科学.北京:人民军医出版社,1991:723-724.

［57］ 戴平均,王彬,罗香国,等.带血管蒂的髂骨骨膜移植治疗股骨头缺血坏死14例.中华医学杂志,1994,74:572-573.

［58］ 韩祖斌,李承球,孙贤敏,等.骨形态形成蛋白与羟基磷灰石.中华骨科杂志,1988,8(4):300-301.

［59］ 吉士俊,潘少川,王继孟.小儿骨科学.济南:山东科学技术出版社,2000.

［60］ 李世民,党耕町.临床骨科学.天津:天津科学技术出版社,1998.

［61］ 吴永培,杨立民,张发惠,等.缝匠肌骨瓣修复股骨颈骨折及头坏死——解剖学研究及临床观察.骨与关节损伤杂志,1998(1):5-6.

［62］ 袁加斌,刘仲前,计汉华,等.Brodie's骨脓肿.中华矫形外科杂志,1998,5(3):220-221.

［63］ 赵建华,蒋祖言,卓光富.成人股骨头缺血性坏死的诊断与治疗.中国修复重建外科杂志,1996,10(3):193-194.

［64］ 张伯勋,陶笙,卢世璧,等.自体骨膜碎片血肿内植入修复骨缺损的实验研究与临床应用.中华外科杂志,1996,34(3):182.

［65］ 王岩,朱盛修,赵德伟.带旋髂深血管蒂髂骨骨膜移植治疗股骨头缺血坏死及疗效评价.中华骨科杂志,1995,15(9):567-568.

［66］ 王岩.成人股骨头缺血性坏死的治疗与疗效评价法.解放军医学杂志,1997,22:281-284.

［67］ 金岩.骨形成蛋白(BMP)复合材料的研究进展.国外医学.口腔医学分册,1990,17(4):193.

［68］ 中华外科杂志编辑部整理.股骨头缺血坏死专题讨论会纪要.中华外科杂志,1994,32(9):54-55.

［69］ 孙捷,汤志刚,毛权,等.以血管束植入为主的复合手术治疗股骨头缺血性坏死.中国修复重建外科杂志,1996,10(2):122.

［70］ 李淑臣.血管植入术治疗小儿股骨头无菌坏死26例临床分析.实用外科杂志,1982,2(1):27-28.

［71］ 侍德,刘番.带血管束骨内植入后骨组织变化的实验研究.中华外科杂志,1986,24:271-273.

［72］ 袁浩,陈基长,何振辉,等.多条血管束植入治疗成人股骨头缺血性坏死.中华骨科杂志,1992,12(5):357-358.

［73］ 门保忠,马承宣,李占功,等.血管束骨内移植重建离断骨血液循环的实验研究.中华外科杂志,1997,35:307-309.

［74］ 王岩,朱盛修,袁浩等.成人股骨头缺血性坏死疗效评价(百分比)草案.骨与关节损伤杂志,1994,9(2):142-143.

［75］ 陈中伟,张光建,仇红定.带旋髂深血管髂骨移植治疗成人股骨头坏死的初步报告.中华显微外科杂志,1986,9(2):74-75.

［76］ 王勃生,孙福玉,孟庆恩,等.骨形成蛋白(BMP)复合材料的研究与应用.生物医学工程学杂志,1992,9(1):97-98.

［77］ 毛履真,王坤正.吻合血管腓骨移植治疗股骨头缺血性坏死.中华显微外科杂志,1989,1:20-21.

［78］ 袁浩,陈基长,何振辉,等.一例人体坏死股骨头血管束植入后的形态学观察.骨与关节损伤杂志,1989,4:85.

［79］ 袁浩,何伟,蔡振基,等.股骨颈重建术治疗股骨颈骨不连、颈吸收伴头缺血性坏死.骨与关节损伤杂志,1991,6:5.

［80］ 吴阶平,裘法祖.黄家驷外科学.第5版.北京:人民卫生出版社,1992:2215-2216.

［81］ 朱通伯,戴尅戎.骨科手术学.第2版.北京:人民卫生出版社,1982.

［82］ 丁自海,裴国献.手外科解剖与临床.济南:山东科学技术出版社,1993:113-203.

［83］ 谢文龙,邵宣,张军,等.应用掌长肌腱填塞治疗月骨缺血性坏死.中华手外科杂志,1994,10(3):190-191.

［84］　裴福兴,杨志明,黄富国,等.腕骨间融合联合带蒂豌豆骨移位治疗月骨缺血性坏死.中华手外科杂志,1995,11(3):131-132.

［85］　裴福兴,杨志明,饶书诚,等.近排腕骨切除术的远期疗效.中华骨科杂志,1994,14(7):407-408.

［86］　裴福兴,杨志明,黄富国,等.带蒂豌豆骨移位替代月骨治疗缺血性坏死.中华外科杂志,1996,16(1):28-29.

［87］　邵新中,凌彤,张径岐,等.软骨膜包裹骨水泥假体替代月骨治疗 Kienbock's 病.中华骨科杂志,1994,14(7):405-406.

［88］　李涛,杨志明.月骨摘除及豆状骨植入腕骨的应力研究.中华手外科杂志,1996,12(2):103-104.

［89］　朱丽华,韩祖斌,李承球,等.第二跖骨头坏死.中华骨科杂志,1991,11(5):357-358.

［90］　过邦辅.坎贝尔骨科手术大全.上海:商务印书馆,1991:478-479.

［91］　吴晋宝,秦月琴,程心恒,等.第一跖背动脉的分布及吻合.临床应用解剖学杂志,1984,2(1):6-7.

［92］　钟世镇.显微外科解剖学基础.北京:科技出版社,1995:133-135.

［93］　高庆国,付忠国,王玉发,等.逆行筋膜骨瓣移植加桡骨茎突切除治疗舟骨骨折骨不连.手外科杂志,1988,4:8-10.

［94］　王鹏建,龚文汇,屈玉深,等.桡动脉腕背支掌骨瓣移植治疗腕舟骨陈旧性骨折骨不连.中华显微外科杂志,1996,19:265-266.

［95］　路来金,王首夫,尹维田,等.带血管筋膜蒂桡骨瓣移植治疗腕骨不连、骨坏死和骨缺损.手外科杂志,1991,7:121-124.

［96］　钟桂午,匡勇,张广林,等.带血管蒂旋前方肌骨膜骨瓣移位术.中国临床解剖学杂志,1988,6:235-237.

［97］　郭涛,孔凡锦,何尚宽,等.带血管蒂桡骨茎突骨瓣移位治疗手舟骨骨折.中国临床解剖学杂志,1990,8:100-102.

［98］　周长满,张国胜,王书良,等.带血管掌骨片移位重建舟骨血运的外科解剖.临床解剖学杂志,1985,3:169-171.

［99］　张发惠,钟桂午.带血管蒂骨膜瓣移位修复舟骨骨折的解剖与临床.中华显微外科杂志,2000,23:58-60.

［100］　邓爱民,郭永昌.骨髓炎.郑州:河南医科大学出版社,1998.

［101］　胡广州,邵振海.慢性骨髓炎的临床类型及手术要点.中国矫形外科杂志,1998,5(3):222.

［102］　秦书俭,赵宝东,周桂芬,等.骨形成蛋白与骨基质明胶复合修复骨缺损实验研究.中国临床解剖学杂志,1994,12(1):48-49.

［103］　赵炬才,张铁良.骨与关节感染外科学.北京:中国医药科技出版社,1991.

［104］　张双喜,付志新,刘秀芳,等,感染性骨不愈合的治疗.中华骨科杂志,1999,19(8):474.

［105］　赵德田,王捷,刘瑞波.慢性骨髓炎骨缺损的治疗.中华骨科杂志,1986,6:447-448.

［106］　郭世绂.骨科感染.中华骨科杂志,1987,7(1):75-77.

［107］　于凤章,陈幼容,潘少川,等.新生儿小婴儿急性化脓性髋关节炎与晚期病理性髋脱位的治疗.中华小儿外科杂志,1993,14(1):30-31.

［108］　朱葆伦,李青华.新生儿化脓性关节炎.中华小儿外科杂志,1995,16(2):107-108.

［109］　刘卫东,吉士俊,周永德.小儿急性骨髓炎的远期改变.中华小儿外科杂志,1990,11(3):162-163.

［110］　纪树荣.婴儿急性骨骺骨髓炎.中华小儿外科杂志,1985,1:38-40.

［111］　覃佳强,忘衷众,刘正全.小儿化脓性髂骨骨髓炎24例分析.中华小儿外科杂志,1998,19(4):229-230.

［112］　徐兆英.小儿急性化脓性骨髓炎误诊教训.中华小儿外科杂志,1993,14:276-277.

［113］　王金城.血源性髂骨骨髓炎的临床分析.中华骨科杂志,1995,15:98-99.

［114］　胡月光,蒋映兰,彭素华,等.小儿急性化脓性股骨颈骨髓炎的早期诊断.中华小儿外科杂志,1996,17(6):347-348.

［115］　任得胜,刘方俊,刘宏.影响小儿急性血源性股骨颈骨髓炎疗效因素的分析及合理治疗方法的探讨.中华骨科杂志,1986,6:444-445.

［116］　王卫明,赵德伟.液氮冷冻制备股骨头缺血性坏死动物模型研究探讨.骨与关节损伤杂志,2001,16(6):444-445.

［117］　赵德伟.股骨头缺血性坏死的修复与重建.北京:人民卫生出版社,1998:115.

［118］　赵德伟,隋广智,杜国君,等.带血管蒂大转子骨瓣转移对股骨头不同病变的治疗.中华骨科杂志,1995,15(9):591-592.

［119］　赵德伟,杜国君,郭林,等.带旋股外侧血管横支大转子转移在股骨头修复与重建中的应用.骨与关节损伤杂志,1994,9:74-75.

［120］　赵德伟,王卫明,王铁男,等.髋关节发育不良晚期病变的联合手术治疗.骨与关节损伤杂志,2001,16(6):427-428.

［121］　赵德伟,王玉德.带旋股外侧血管横支大转子转移在股骨头修复与重建中的应用.骨与关节损伤杂志,1994,9(2),74-76.

［122］　赵德伟,隋广智.旋股外侧血管横支大转子骨瓣修复股骨头的应用解剖.中国临床解剖学杂志,1994,12(2),92-94.

［123］　赵德伟,刘大辉.关节镜监视下带血管蒂髂骨瓣转移治疗股骨头缺血性坏死.中华显微外科杂志,1998(增),60-61.

［124］　赵德伟,王卫明,崔旭,等.髋前入路带血管蒂骨(膜)瓣转移治疗股骨头缺血性坏死.中华显微外科杂志,2000,23:257-259.

［125］ 李金松,邵光汀.国外近 10 年股骨头缺血性坏死研究进展.中医正骨,1993,5(4):34.

［126］ Arlet J:Nontraumatic avascular necrosis of the femoral head:Past,Present,and frture.Clin Orthop 1992,277 :12-21.

［127］ Alexander AH,Turner MA,Alexander CE,et al.Lunatesilicon replacement arthroplasty in Kienbock's disease:A long-term follow-up.J Hand Surg(Am),1990,15(4):401.

［128］ Sato M,Sugano N,Ohzono K.Apkptosis and expression of stress protein during development of ischemic osteonecrosis in the rat.J Bone Jonint Surg Br,2001,83(5):751-759.

［129］ Brown TD,Pedersen DR,BaKer KJ,et al.Mechanical consequences of core drilling and bone—grafting on osteonecrosis of the femoral head.J Bone Joint Surg(Am),1993,75 :1358-1367.

［130］ Beltran J,Herman LJ,Burk JM,et al.Femoral head avascular necrosis:MR imaging with clinical-pathologic and radionuclide cor-relation.Radiology,1988,166 :215-220.

［131］ Belal MA,Reichelt A.Clinical results of rotational osteotomy for treatment of avascular necrosis of the femoral head.Arch Orthop Trauma Surg,1996,115 :80-84.

［132］ Chan TW,Dalinka MK,Steinberg ME,et al.MRI appearance of femoral head osteonecrosis following core decompression and bone grafting.Skeletal Radiol,1991,20 :103-107.

［133］ Ficat RP.Idiopathic bone necrosis of the femoral head:early diagnosis and treatment.J Bone Joint Surg(Br),1985,67 :3-9.

［134］ Fordyce MJ,Solomon L.Early detection of avascular necrosis of the femoral headby MRI.J Bone Joint Surg(Br),1993,75 :365-367.

［135］ Garino JP,Steinberg ME.Total hip arthroplasty in patients with avascular necrosis of the femoral head:a 2-to 10-year follow-up.Clin Orthop,1997,(334):108-115.

［136］ Hori Y.Revitalisterung des Osteonekrotischen Huftkopfes durch gefa Bbundel Transplantatiopn.Orthopadic,1978,9 :255.

［137］ Hori Y,Willert,HG.Segmental idiopathic necrosis of the femoral head.Spring-Verlag,1981.47-54.

［138］ Hungerford Ds,Zizic Tm.Alooholism associabed ischemic necrosis of the femoral head:Early diagnosis and treatment.Clin Ortho,1978,130 :144-153.

［139］ Jones JP Jr,Sakovich L,Anderson CE.Enprimentally produced osteonecrosis as a result of fat embolism,in Beckman El,Elliott Drl,Smith EM(eds):Dysbarism-Related Osteonecrosis.HEW Publ(NIOSH)75-153,Washington,DC,U.S.Government Printing Office,1974 :pp117-132.

［140］ Jergesen HE,Lang P,Moseley ME,et al.Histologic correlation in magnetic resonance imaging of femoral head osteonecrosis.Clin Orthop,1990,253 :150-163.

［141］ Kokubo T,Takatori Y,Ninomiya S,et al.Magnetic resonance imaging and scintigraphy of avascular necrosis of the femoral head:prediction of the subseguent segmental collapse.Clin Orthop,1992,(277):54-60.

［142］ Kabata T,Kubo T,Matsumoto T,et al,Apwptotic cell death in steroid induced osteonecrosis and experimental study in rabbits.J Rheumatol,2000,27(9):2166-2171.

［143］ Lang P,Genant HK,Jergesen HE,et al.Imaging of the hip joint:computed tomography versus magnetic resonance imaging.Clin Or-thop,1992,(274):135-153.

［144］ Lang P,Jergesen HE,Moseley ME,et al.Avascular necrosis of the femoral head:high-field-strength MR imaging with histologic correlation.Radiolgy,1988,169 :517-524.

［145］ Lifeso RM,Al-saati F.The treatment of infected and uninfected non union.J Bore Joint Surg(Br),1984,66 :573-579.

［146］ Mitchell DG.Using MRimaging to probe the pathophysiology ofos-teonecrosis.Radiology,1989,171 :25-26.

［147］ Mitchell DG,Steinberg ME,Dalinka MK,et al.Magnetic resonance imaging of the ischemic hip:alteration within the osteonecrotic,vi-able,and reactive zones.Clin Orthop,1989(244):60-77.

［148］ Mont MA,Jones LC,Einhorn TA,et al.Osteonecrosis of the femoral head:potential treatment with growth and differentiation factors.Clin Orthop,1998,355 Suppl:314-335.

［149］ Marcus ND,Enneking WF,Massam RA.The silent hip in idiopathic aseptic necrosis:Treatment by bone-grafting.J Bone Joint Surg(Am),1973,55(7):1-351.

［150］ Mazierea B,Chiron PH,Aziza R,et al.Bone morphogenetic protein(BMP)used in core decompression surgical technique in hip in pig model,pathological findings.ARCO News Letter,1994,19 :105-106.

［151］ Mont MA,Hungerford DS.Non-traumatic avascular necrosis of the femoral head.J Bone Joint Surg,1995,77A:459-474.

［152］ Neinstotn RS,Nicholas RW,Manokegas SC.Apoptosis of osteocytes in glueocorticoid-induced osteonecrosis of the hip.J Clin Endoerinol Metab,2000,85(8):2907-2912.

［153］ Oreffo RO,Virdi AS,Triffitt JT.Modulation of osteogenesis and adipogenesis by human serum in human bone marrow culture.Eur J Cell Biol,1997,74 :251-261.

［154］ Powell ET,Lanzer WL,Mankey MG.Core decompression for early osteonecrosis of the hip in high risk patients.Clin Orthop,1997,335：181.

［155］ Pontn B.The faciocutaneous flap,it's use in soft tissue defects of the lower leg.Br J Plast Surg,1981,34：215-220.

［156］ Ranawat CS,Atkinson RE,Salvati EA,et al.Conventional total hip arthroplasty for degenerative joint disease in patients between the ages of forty and sixty years.J Bone Joint Surg（Am）,1984,66：745-752.

［157］ Roy Auron.The conservation treatment of osteonecrosis of the femoral head,Clin Orthop RD Reach,1989,249：209-219.

［158］ Saito S,Saito M,Nishina T,et al.Long term results of total hip arthroplasty for osteonecrosis of the femoral head：a comparison with osteoarthritis.Clin Orthop,1989（244）：198-207.

［159］ Sugioka Y,Hotokebuchi T,Tsutsui H.Transtrochanteric anterior rotational osteotomy for idiopathic and steroid-induced necrosis of the femoral head：indications and long-term results.Clin Orthop,1992（277）：111-120.

［160］ Saito S.inframedullary haimorrhage as apossible cause of amasculau necrosis of the femoral head.J Bone Joint Surg（BR）,1987,69：346-351.

［161］ Saito S,Ohzono K,Ono K.Joint-prserving operations for idiopathic avascular necrosis of the femoral head：Results of core decompression,grafting and osteotomy.J Bone Joint Surg,1988,70B：78-84.

［162］ Solomon L.Clinical and therapeutic concepts in ischemic femur head necrosis.Orthopadic,1990,19（4）：200.

［163］ Salvati EA,Cornell CN.Long term follow up of total hip replacement in patients with avascular necrosis.Instr Course Lect,1988,37：67-73.

［164］ Sugio ka Y.Transtrochanteric anaterior rotational osteotomy of the femoral head in the treatment of osteonecrosis affecting the hip：A new osteotomy operation.The Impact of the Context Interpretation Error on the Context Prediction Accuracy.2006.

［165］ Shibahara M,Nishida K,Asabara H,et al.Increased osteocyte apoptosis during the development of femoral head osteonecrosis in spontaneously hypertensive rats.Acta Med Kayama,2000,54（2）：67-74.

［166］ Told V,Soanson MD,Tmothy J,et al.Fractures of the talar neck.A mechanical study of fixation.J Bone Joint Surg（Am）,1992,74（4）：544.

［167］ Tolhurst DE,Haeseker B,Zeem RJ.The development of the faciocutaneous flap and it's clinical application.Plast Reconstr Surg,1983,71：597-605.

［168］ Urbaniak JR,Coogan PG,Gunneson EB,et al,Treatment of osteonecrosis of the femoral head with free vascularized fibular grafting：A long-term follow-up study of one hundred and three hips.J Bone Joint Surg,1995,77A：681-694.

［169］ Wang Y,Zhu S,Zhao D.Vascularized iliac periosteal transfer for treatment of avascular necrosis of the femoral head and a new evaluation grading system.Chin Med J（Engl）,1996,109：441-445.

［170］ Weinstein RS,Jilka RL,Parjitt AM,et al.Inhibition of osteoblastogenesis and promotion of apoptosis of osteoblasts and osteocytes by glucocortocoids.Potential mechamisms of their deleterious effects on bone.J Clin Invest,1998,15：102（2）：274-282.

［171］ Yoo MC,Chung DW,Hahn CS.Free vascularized fibula grafting for the treatment of osteonecrsis of the femoral head.Clin Orthop,1992,277：128.

［172］ Zizic TM,Lewis CG,Marcoux C,et al.The predictive value of hemodynamic studies in preclinical ischemic necrosis of bone.J Rheumatol,1989,16：1559-1564.

［173］ 大圆健二,高冈邦夫.特发性大腿骨头坏死症的MRI诊断.整形灾害外科,1989,32：789-797.

［174］ 小久保宇,高取吉雄,鸭川盛秀,等.大腿骨头坏死症的MR画像——T$_1$强调画像とT$_2$强调画像との差异について.临床放射线,1990,35：83-88.

［175］ 中华医学会骨科分会显微修复学组.成人股骨头坏死诊疗标准专家共识(2012年版).中华骨与关节外科杂志,2012,4（2）：51-56.

［176］ 李子荣.股骨头坏死临床诊疗规范.中华骨与关节外科杂志,2015,v.24；No.387（1）：1-6.

［177］ 股骨头坏死保髋治疗指南(2016版).中华老年骨科与康复电子杂志,2016,2（2）：65-70.

［178］ 中国医师协会骨科医师分会显微修复工作委员会.成人股骨头坏死临床诊疗指南(2016)［J］.中华骨科杂志,2016,36（15）：945-954.

［179］ 李涛,翁习生,彭慧明,等.髓心减压并自体骨髓干细胞移植术治疗早期股骨头坏死疗效与安全性的系统评价.中国矫形外科杂志,2013,21（22）：2241-2248.

［180］ 何伟,李勇,张庆文,等.自体或同种异体腓骨联合打压植骨治疗股骨头坏死的初步研究［J］.中国修复重建外科杂志,2009（5）：530-533.

［181］ 史振满,史疆,王鑫,等.转子间外展截骨治疗股骨头坏死塌陷的长期观察.创伤外科杂志,2010,12（2）：143-145.

［182］ 张长青,曾炳芳,眭述平,等.改良吻合血管游离腓骨移植治疗股骨头缺血性坏死的手术技术.中国修复重建外科杂志,2005,19(9):692-696.

［183］ 薛锋,张长青,柴雷子,等.吻合血管游离腓骨移植治疗股骨头坏死的系统回顾.中国骨与关节损伤杂志,2014,29(4):18-20..

［184］ 李子荣,孙伟,史振才,等.加入和未加骨形态发生蛋白2的打压植骨术治疗股骨头坏死.中国骨与关节外科,2012,5(5):10-14.

［185］ 张弛,孙俊魁,王秀利,等.带股方肌蒂的骨瓣移植术治疗成人股骨头缺血性坏死的疗效[J].中华显微外科杂志,2015,38(3):237.

［186］ 张颖,冯立志,刘又文,等.缝匠肌骨瓣和旋髂深骨瓣治疗青壮年早期非创伤性股骨头坏死的疗效对比.中国矫形外科杂志,2016,24(1):24-29.

［187］ 崔大平,赵德伟.血管内皮细胞生长因子/骨形态发生蛋白2联合修饰骨髓间充质干细胞修复股骨头坏死.中国组织工程研究与1临床康复,2011,15(1):37-40.

［188］ 舒正华,周柳娇,丁潮琪,等.腕背侧第4、5间室内动脉为蒂骨瓣移植治疗月骨坏死.浙江临床医学,2016,18(8):1461-1463.

［189］ 于晓光,赵德伟.带血管蒂骨(膜)瓣转移术治疗月骨坏死28例疗效观察.中国误诊学杂志,2005,5(1):82-83.

［190］ 韩花强.桡动脉茎突骨瓣转移治疗腕舟骨坏死及骨不连8例.山东医药,2007,47(29):3.

［191］ Kim SY,Kim DH,Park IH,et al.Multiple drilling compared with core decompression for the treatment of osteoneerosis of the femoral head.J Bone Joint Surg(Br),2004,86 Suppl 2：S149.

［192］ Mont M A,Ragland P S,Etienne G.Core Decompression of the Femoral Head for Osteonecrosis Using Percutaneous Multiple Small-Diameter Drilling.Clinical Orthopaedics and Related Research,2005,429(429):131-138.

［193］ Kang P,Pei F,Shen B,et al.Are the results of multiple drilling and alendronate for osteoneerosis of the femoral head better than those of multiple drilling？ A pilot study.Joint Bone Spine,2012,79(1):67-72.

［194］ Zhao D,Cui D,Wang B,et al.Treatment of early stage osteonecrosis of the femoral head with autologous implantation of bone marrow derived and cultured mesenehymal stem cells.Bone,2012,50(1):325-330.

［195］ Cai J,Wu Z,Huang L.Cotransplantation of bone marrow mononuclear cells and umbilical cord mesenchymal stem cells in avascular necrosis of the femoral head.Transplant Proc,2014,46(1):151-155.

［196］ Shehadeh A M,Shehadeh,Sammer,et al.A modified decompression and bone graft technique for the treatment of avascular necrosis of the femoral head.Journal of Musculoskeletal Research,2016,19(01):1650005.

［197］ Hamanishi M,Yasunaga Y,Yamasaki T,et al.The clinical and radiographic results of intertrochanteric curved varus osteotomy for idiopathic osteonecrosis of the femoral head.Arch Orthop Trauma Surg,2014,134(3):305-310.

［198］ Zhao D,Huang S,Lu F,et al.Vascularized bone grafting fixed by biodegradable magnesium screw for treating osteonecrosis of thefemoral head.Biomaterials,2016,81：84-89.

［199］ Zhao D,Cui D,LuF,et al.Combined vascutafized iliac and greater troehanter graftings for reconstruction of the osteonecrosis femoral head with collapse：reports of three cases with 20 years follow-up.Microsurgery,2012,32(7):546-551.

［200］ Zhao D,Xiaobing Y,Wang T,et al.Diotal subtraction angiography in selection of the vaseularized greater trochanter bone grafting for treatment of osteoneerosis of femoral head.Microsurgery,2013,33(8):656-659.

［201］ 刘雷,王建伟.股骨头坏死的中医辨证及治疗现状.湖北中医药大学学报,2012,14(3):74.

［202］ 胡少川,刘群英.早期股骨头坏死中医治疗体会.实用中医药杂志,2012,9(28):790.

［203］ 李刚,王均玉.股骨头坏死的中医认识与研究现状.山西中医,2010,26(5):52-54

［204］ 毛宾尧.足外科.北京:人民卫生出版社,1992：270-271.

［205］ 中国医师协会骨科医师分会显微修复工作委员会,中国修复重建外科专业委员会骨缺损及骨坏死学组,中华医学会骨科分会显微修复学组.成人股骨头坏死临床诊疗指南(2016).中华骨科杂志,2016,36(15):945-954.

2

第二章

骨坏死的病因学

第一节　缺血性骨坏死的病因学

　　骨坏死多发于中轴骨及四肢骨,与多种疾病及创伤有关,目前虽已清楚骨坏死不同阶段的病理改变,但对发病的原始机制知道的甚少。从各种文献资料统计看与骨坏死有关因素大约有 60 多种,但也仅有创伤为已知特异性原因,而其他非创伤病例的病因尚未明确,可能是机械因素和生物因素的综合作用所致。

　　由于骨坏死起动的基础机制不清,为了阐述这些因素与骨坏死之间的关系出现了许多学说,如激素与骨坏死关系就有五种以上的学说,但目前尚无一种学说能够比较圆满地解释清楚两者的关系。如有的学者推测血液凝固和黏滞度增加是引起股骨头前上方承重部位血供机械性阻断,导致股骨头缺血性坏死的原因,但血液凝固性变化是全身性的,难以解释为什么只发生股骨头的坏死;也有的学者推测骨髓和脂肪变性坏死,继而引起反复脂肪栓塞,导致股骨头坏死,但难以解释脂肪栓塞,既可堵塞股骨头承重部位血管,却为什么不堵塞股骨头其他区段或别的骨骼血管等。Arlet 和 Ficat 提出股骨头坏死的主要原因是股骨近端骨内压升高,其机制类似于四肢的骨筋膜室综合征,然而有许多情况如骨关节炎,也有骨内压升高,却并不是所有病人都发展为缺血性骨坏死。另外,如果股骨头坏死是由于骨内压升高,则应出现整个股骨头坏死,而不是特定部位的区段坏死,所以目前的各种学说都有局限性和不完善的地方,尚待进一步完善。

一、病因学的分类

　　骨坏死发病原因较多,但绝大部分原因及发病机制并不十分清楚,目前临床研究也仅以成人股骨头缺血性坏死及儿童股骨头缺血性坏死发病机制研究较为系统完备,而对于其他部位骨坏死的病因学研究少之又少。虽近年来,国内外学者对骨坏死研究做了大量工作,但骨坏死的发生为多种因素共同作用的结果,本章主要从这些方面对骨坏死做一个大概的叙述,目的是为各位临床医生今后对此种疾病的预防、诊断治疗提供帮助。

　　目前对骨坏死病因分类较多,与引起骨坏死原因多,发病机制不清有关,综合文献研究,大致有以下几种分类方法。

(一) 按病因的性质分类

1. 疾病

(1)髋部疾病:①髋部创伤:包括股骨颈骨折、髋关节脱位、髋臼骨折、转子间骨折、轻微损伤;②髋关节发育畸形:先天性髋脱位、先天性髋内翻、髋臼发育不良;③脊髓灰质炎(小儿麻痹症)后遗症;④炎症:化脓性髋关节炎、髋关节结核;⑤非化脓性炎症:髋关节骨关节炎、髋关节暂时性滑膜炎、色素沉着绒毛结节性滑膜炎。

(2)血液系统疾病:镰状细胞性贫血、海洋性贫血、戈谢病、血友病、急性白血病、DIC、铁中毒(血色病)、血小板减少性紫癜。

(3)循环系统疾病:①动脉源性疾患:动脉粥样硬化、闭塞性动脉硬化、狭窄性动脉炎;②静脉源性疾患:血栓性静脉炎(包括血栓性浅静脉炎和深部静脉血栓形成)。

(4)呼吸系统疾病:支气管哮喘等。

(5)消化系统疾病:脂肪肝、溃疡性结肠炎和克罗恩病、Whipple 病,志贺菌、沙门第菌、幽门螺杆菌及耶尔森菌感染后的肠炎。

(6)泌尿系统疾病:肾病综合征、慢性肾功能不全。

(7)内分泌系统疾病:皮质醇增多症(库欣病)、甲状腺功能减退和黏液性水肿、骨软化症。

(8)营养与代谢性疾病:糖尿病、痛风、高脂血症和高脂蛋白血症、黏多糖代谢病、肥胖症、骨质疏松、脂肪绝对过量、脂肪相对过量。

(9)结缔组织病:类风湿关节炎、系统性红斑狼疮、血管炎(包括结节性动脉炎、过敏性血管炎、白塞病)、肠病性关节炎。

(10)理化因素所致疾病:辐射病、潜水病、热损伤、四氯化碳中毒、氟中毒。

2. 医源性因素

(1)治疗因素:①先天性髋关节脱位术后;② 脊髓灰质炎(小儿麻痹症)后遗症;③肢体石膏固定过久;④术后下肢水肿。

(2)药物:①激素;②酒精中毒;③抗肿瘤药物:如天门冬酰胺酸等;④非甾体类药物;⑤过载铁(高血铁)。

(3)其他:①妊娠:可能与妊娠时雌二醇和孕酮增多所致的血液高凝、静脉栓塞有关,任何晚期妊娠 DIC 的其他原因,尤其是脂肪肝,子痫及羊水栓塞可能是骨坏死的潜在原因;②避孕药;③脑膜炎球菌血症:引起 DIC、内毒素;④静脉注射麻醉药伴艾滋病病毒感染:可能因其继发抗磷脂类抗体综合征后并发骨坏死;⑤过敏反应:导致 DIC 而引发骨坏死;⑥烧伤:导致血液高凝状态;⑦糖原累积病;⑧异常球蛋白血症;⑨抗磷脂类抗体综合征。

(二) 根据骨坏死病因导致病理生理改变部位不同分类(图 2-1)。

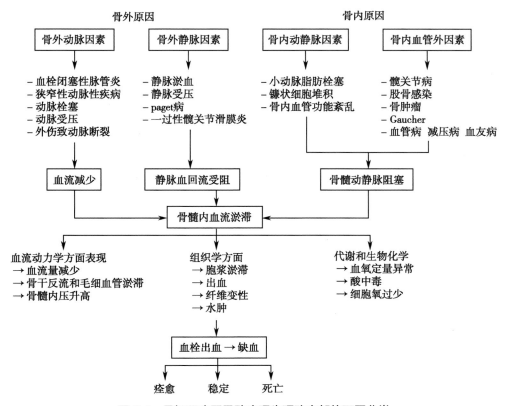

图 2-1　骨坏死病因导致病理生理改变部位不同分类

（三）按照是否有创伤史分类

1. 创伤性骨缺血性坏死其发病机制已明确,由于供养骨的动脉血管断裂导致骨缺血坏死,如股骨颈骨折、髋关节脱位、腕舟骨骨折、月骨脱位等。

2. 非创伤性骨缺血性坏死与许多疾病和药物等有关,但其发病机制不如创伤性骨缺血坏死那样明确,由于这些疾病或药物等引起的骨坏死,并不能完全排除,诸如日积月累的生理性机械因素,对骨坏死病理过程中的作用,所以称非创伤性并不十分妥当。目前各种文献多称其为特发性骨缺血性坏死。病因包括除严重创伤外的所有因素。

（四）Ficat 与 Arlet 的病因分类

1. 明确的病因　病因关系是清楚的和被大家广泛所接受的。包括严重创伤（股骨颈骨折、髋脱位、髋臼骨折）、潜水病、镰状细胞贫血、放射病、动脉源性骨坏死、戈谢病等。

2. 可能有关的病因　这些病因可能与以后骨坏死有短暂联系或在具有个别特征的一组病人中增加发病率,这些常见联系已被多数人所接受,但尚未得到证实。在这些情况中,有许多病因所导致的骨坏死的病理生理改变与以后骨坏死之间的关系,尚不太清楚或仍在争论之中。包括轻微损伤、激素、酒精中毒、痛风和高尿酸血症、静脉疾患、妊娠、发育不良、脂代谢失调、结缔组织疾病、骨质疏松和骨软化等。

二、股骨头缺血性坏死

（一）成人股骨头缺血性坏死

近年来国内外学者对股骨头缺血性坏死（ANFH）进行了大量研究,但到目前为止,除了创伤性的股骨头缺血性坏死病因及发病机制比较清楚外,其余的非创伤性 ANFH 的发病机制仍不清楚,并在诊断和治疗方法的选择及评价产生了较大的争议。

对于 ANFH 病因的分类方法较多,主要有上面章节所述的四种方法,在这四种分类方法中以创伤和非创伤性分类方法应用较多。非创伤性 ANFH 原因十分复杂,相关因素有:①激素治疗后;②酒精;③脂肪代谢紊乱;④结缔组织疾病;⑤髋关节发育不良;⑥痛风和高尿酸血症;⑦轻微损伤;⑧铁中毒;⑨静脉源性疾病;⑩糖尿病;⑪ 支气管哮喘;⑫ 黏多糖代谢病;⑬ 骨质疏松;⑭ 嗜色性绒毛结节性骨膜炎等。据日本大规模统计调查中显示皮质激素治疗后和酗酒是两个最主要的危险因素。

当然,这些原因的共同特点是均损害了股骨头的血运,因此,许多国内外学者对股骨头血液循环进行了研究,发现股骨头在解剖上的独特构造,决定了其相对于其他骨更易发生骨缺血性坏死。

1. 特殊的结构（形态学）　首先股骨头为表面覆盖球形关节面,表面积约占 2/3,仅以股骨颈这一狭窄通道与股骨干相连,头颈内为疏松的骨松质及造血组织,三面包裹着致密的骨皮质,关节软骨腔内任一组织成分的增加,均会占据有效的储腔空间,导致髓腔压力升高,而穿越骨皮质提供减压功能的血管出口少,这就造成股骨头内,髓腔压力易升高,也就是非创伤性缺血性坏死的基础因素。

2. 血液供应　股骨头、颈的血液循环主要来自旋股内外侧动脉和闭孔动脉三个动脉,它们向股骨头供应血液的主要分支是股骨头凹韧带动脉,前支持带动脉,后上支持带动脉和后下支持带动脉等五组血管丛,另外,股骨滋养动脉,从股骨干中部进入亦为头颈部提供部分血供,这些血管为头颈部供血比例差异较大,其中 70% 为支持带动脉血供,因而支持带动脉位于骨外段行程较长,穿行于髂腰肌、耻骨肌、长收肌且部分终末支位于闭孔外肌腱与关节囊之间,绕经股骨颈,故头颈部的外伤及髋关节周围软组织挛缩均易导致支持带血管破坏,影响头部血供造成股骨头坏死。

3. 股骨头的负重区　股骨头的上外（前）侧为主要的负重区,而此处正是缺血坏死的高发区,考虑此部位在负重过程中骨小梁出现不同程度的变形或损伤,由于受损骨小梁的增厚,骨痂瘢痕形成以及相应的局部组织学反应,引起骨腔内容物增加,导致髓腔内压升高,血运障碍,进而导致功能性缺氧区乃至骨坏死形成。

（二）激素与股骨头缺血性坏死的关系

激素与骨坏死的关系最早于 1957 年报道,以后大量的实验和临床研究充分证实了服用激素和骨坏死发生之间的因果关系,其病例数约占全部骨坏死病例数的 1/3,随着激素类药物在临床的广泛应用,激素性骨坏死的病例也日益增多,逐渐引起了人们的重视。

长期超生理剂量阶段性应用激素总剂量过大,或短期过大剂量使用类固醇皮质激素,能引起骨缺血坏死。但对于敏感个体,似乎短期适中剂量的激素治疗就能引起骨坏死,但其发病机制迄今还不十分明了,在病情、类固醇治疗和骨坏死之间的缺少环节有待查明,国外此类文献报道很多,国内近年来亦明显增多,发病率各家报道不一致,原根栋报告为 43%,日本学者报告为 34.9%,也有报道 18%~36%,Clin 及 ADV 统计 19.8%~27.8% 的骨坏死病人有糖皮质激素使用史,约 42% 的病人累及双侧。王安吉统计为 17.4%。男女之比为 4.13∶1,左右肢体之比为 1∶1.39。国外以器官移植后接受大剂量激素治疗的病人多见,国内报道多是在治疗某种原发病中诱发。这与国内器官移植开展得较少和较晚有关。

激素性骨坏死的特点是:多发病灶,病情较重,预后较差,双髋关节受累的概率在 50% 左右,多需手术治疗。

发病机制的有关学说:

1. 脂肪栓塞学说　血管内脂肪栓塞作为骨坏死的可能原因,由 Phemistor 等首先提出,目前这种学说被多数人所接受。国内贺西京等对其进行了较详细的实验研究。其学说认为:大量摄入激素后,血清内脂类含量明显增高,总胆固醇、甘油三酯、磷脂、非酯化脂肪酸均升高,形成高脂血症。正常情况下,肝内脂肪含量占肝总重量的 5%,血中的非酯化脂肪酸被肝脏吸收后,在肝细胞内转化成甘油三酯与特殊蛋白结合以 VLDL(very low density lipoprotein)形式释放入血液,经活性脂蛋白脂酶的作用后被组织利用。如果进入到肝细胞内的非酯化脂肪酸超过肝脏将甘油三酯转化为 VLDL 的能力时,肝脏吸收非酯化脂肪酸转化的甘油三酯必将堆积在肝细胞内,最终形成脂肪肝。血内 VLDL 乳化不全,脂蛋白球相互联合,在周围血管中构成脂肪栓子,脂肪栓子位于股骨头内终末动脉,也可以因为血管内压力通过毛细血管而进入小静脉一侧,经血管造影发现许多终末动脉有造影剂中断现象。由于骨内血管通道恒定,血管舒缩性受骨组织的限制而失去代偿功能,导致这些血管阻塞,从而引起血管供应区域的骨组织缺血坏死。同时脂肪栓子水解产生的非酯化脂肪酸方面伤害了毛细血管内皮细胞出现弥漫性血管炎。另一方面触发血管内凝血,加重骨组织的缺血坏死。但也有学者否认此观点,Arlet 不相信坏死是继发于股骨头软骨下区域终末动脉栓塞,有人指出脂肪栓塞既可堵塞股骨头承重部位血管,却为什么不堵塞股骨头其他区段或者别的骨骼血管,同一病人使用激素为什么只发生一侧股骨头缺血坏死,为什么儿童服用大剂量激素很少发生股骨头缺血坏死。对于脂类代谢紊乱的生化过程,也还有些环节未清。

2. 骨内高压及静脉淤滞学说　Larson 等早在 1938 年就报道了骨内高压与骨坏死有较密切的关系。一些学者发现坏死股骨头经减压后有明显头坏死停止或好转,认为骨内高压在激素性股骨头坏死中起重要作用。其学说认为:激素导致高脂血症后,骨髓内出现脂肪细胞肥大,脂肪组织增生,逐渐压迫和取代红骨髓,使髓内有限空间缩小,一方面造成髓内压力增高,另一方面髓内血窦、毛细血管、小静脉受挤压,造成静脉血流受阻。髓内造影可见造影剂回流明显延迟或淤滞现象。引起髓内组织肿胀、渗液、出血,加重髓内高压并形成恶性循环。髓内静脉压升高,使动静脉压差缩小,直接影响骨组织内动脉血供,导致股骨头缺血坏死。

3. 骨细胞脂肪沉积学说(骨细胞脂肪变性坏死学说)　激素摄入后,股骨头内骨细胞胞质会出现脂质沉积,随着激素应用时间的延长,脂质沉积物逐渐增多并融合成脂肪滴,脂滴是由饱和脂肪酸组成的甘油三酯,多个脂滴逐渐融合成大的脂滴,引起骨细胞内的"占位性病变",将细胞核挤向陷窝一侧,细胞器功能受到干扰,进而引起核固缩、裂解,直至骨细胞死亡。国内外许多学者观察到了这种变化。但在高脂血症情况下,这种骨细胞内脂肪堆积的机制不甚清楚。有几种推测:①脂肪在骨细胞表面分解成细小的脂肪酸及甘油分子,小分子直接穿过细胞膜而进入胞质,再聚合成脂滴;②大分子脂肪直接由细胞膜包裹、吞噬入胞质;③细胞内进行脂质代谢的细胞器功能及脂质清除系统功能障碍而引起胞质内脂肪堆积;④细小脂滴通过微小饮液细胞囊或小泡的吸收,或通过所谓细胞突的联合,而形成较大的脂滴。这种骨细胞中脂肪堆积的现象,只局限于软骨下区,说明激素并非直接作用于骨细胞,而是间接地继发作用于骨细胞。一些学者认为骨细胞的脂肪坏死,可能是股骨头坏死早期的十分有意义的病理变化。Moran 认为骨细胞的脂肪变性是股骨头坏死的首要因素。

4. **微血管损伤学说**　激素作为一种免疫抑制剂用于治疗疾病,有抑制免疫功能的作用,尤其是吞噬细胞(大单核细胞、中性粒细胞)功能被抑制,使得免疫复合物清除受阻,大量沉积在微血管基膜,特别是基膜暴露相对较广、血液流速较慢的小静脉。之后,随着激素被机体代谢其免疫抑制作用消失,在免疫复合物沉积的部位产生由免疫复合物介导,激活补体,产生生物活性物质如前列腺素 E2、血栓素 B 及白三烯增多。引起大量白细胞浸润,受损伤的毛细血管内皮细胞增生肿胀,弹性胶原纤维损伤后增生,导致血管壁增厚,管腔狭窄,循环血流量下降,触发血管内凝血,其开始于易损伤的软骨下微循环的毛细血管窦状隙床,伴有远端静脉纤维蛋白血小板栓塞,并逆行蔓延而累及终末动脉特别是当有血管缩窄和继发的纤维蛋白溶解减少时,则有外周的骨髓出血,另外血管本身的炎症加上皮质激素对血管壁的影响,可引起头内小动脉炎,病变血管壁脆性增加,导致头内多灶性,多阶段髓内和骨内出血,血供中断,同时坏死细胞释放的氧自由基对血管内皮细胞膜的损害等导致恶性循环,从而引起骨缺血性坏死。

5. **骨质疏松学说(累积性细胞应力学说)**　长期使用激素后,最突出的副作用之一,就是引起骨质疏松症,骨生成速度减慢,骨吸收增加。研究表明,激素使血中皮质醇增高而出现类肾上腺皮质功能亢进综合征,抑制成骨细胞的活动,减少蛋白质及黏多糖的合成,阻碍前成骨细胞向成骨细胞转变,使骨样组织形成减少,骨基质生成障碍,骨髓软骨增殖及新骨生成受阻,使成骨细胞数减少,活动下降。同时激素直接刺激破骨细胞活动,间接地使甲状旁腺素分泌增多,影响肠道内钙的运送,从肠道吸收的钙减少,增加肾对钙磷的排泄,使骨吸收增加,X 线上显示骨质疏松,骨小梁纤细和消失。当负重时,股骨头前外上区域易于受负重的机械性压力影响,一方面引起已有骨质缺失的骨小梁疲劳骨折,骨小梁骨折的累积能导致股骨头部分塌陷;另一方面,塌陷的骨小梁压迫骨内已变脆的部分动脉及微血管,最终导致骨缺血坏死。但该学说不能解释为什么骨坏死在老年骨质疏松症病人中并不更多见。

6. **微骨折学说**　Frost 认为股骨头负重区反复发生的微骨折可引起该处微血管的损害,造成骨的缺血,尤其是在原有病变的基础上,骨质较脆弱而不易修复更易发生。Lanrent 等对 35 例股骨头缺血性坏死病人的髂骨进行了病理检查,结果支持 Frost 的学说,Kenzora 等通过在髋关节模拟器上反复测试,证实含有大区域软骨下死骨的股骨头,其生物力学特性与正常股骨头无明显差异,而且 X 线检查也正常,因而得出结论:股骨头负重区的坏死发生在前,骨折发生在后;骨折的原因是因为活组织对死骨的修复过程中,骨吸收多个新骨形成,而又不断受到剪切应力作用的结果。

应用激素治疗常常是在机体发病的高峰,此时机体已形成大量的免疫复合物,已开始进行排异反应。通过免疫组织化学的实验结果亦可看出,机体的免疫组织强度愈高,由体液免疫和细胞免疫所造成的循环系统的损害愈重,骨组织细胞的坏死性病变反应愈重。许多类似的研究亦证实了这一点。

以下疾病使用激素易引起股骨头缺血坏死:

(1)胶原性疾病:系统性红斑狼疮、类风湿关节炎、皮肌炎、结节性动脉周围炎、硬皮病、风湿性关节炎。

(2)皮肤疾病:天疱疮、湿疹、荨麻疹、严重药疹、手足癣、剥脱性皮炎、多形性红斑症。

(3)血液疾病:血红蛋白增多症、粒细胞减少症、紫癜症。

(4)代谢性疾病:痛风或高尿酸血症。

(5)呼吸系统疾病:支气管哮喘、支气管肺炎、慢性气管炎、肺纤维化、结核性胸膜炎。

(6)泌尿系统疾病:肾小球性肾炎、肾移植术后、肾病。

(7)神经系统疾病:急性传染性多发神经炎、周围神经炎、流脑、视神经炎、视网膜疾病、头部损伤。

(8)内分泌系统疾病:垂体功能减退、肾上腺皮质功能减退症。

(9)网状内皮系统疾病:恶性网状内皮系统增生症、恶性淋巴瘤。

(10)运动系统疾病:颈、肩、腰、腿痛,髋关节滑膜炎、股四头肌成形术后恢复期。

(11)其他:肝炎、结核、急性病毒感染。

大剂量激素应用已经是目前非创伤性股骨头坏死的首要原因,占非创伤性 ONFH 的 25%~50%。然而,全世界目前并没有统一的标准来归类激素相关股骨头坏死(GA-ONFH)。在 2015 年,国际骨循环协会(ARCO)开始着手制定标准。在 2017 年 6 月,ARCO 邀请了来自 8 个国家的 28 个专家组成工作小组,其中包括 Mont MA、Hernigou P、Jones LC 等世界权威专家。进行了包括问卷、回复分析、专家反馈在内的三轮的 Delphi 调查,回复率:第一轮 100%、第二轮 96%、第三轮 100%,最终对归类标准达成了一致。

最终专家组得出 GA-ONFH 的统一归类标准为:①病人在 3 个月内需有大于 2g 泼尼松龙的使用史或者与其等量的激素使用史;②病人在激素使用后的 2 年内被诊断出 ONFH;③病人不应该有除了激素应用外的其他危险因素。ARCO 推荐应用该标准来进行 ONFH 的相关研究。

(三)酒精与股骨头缺血性坏死的关系

Ahausen G 于 1922 年最先提出酒精中毒与骨坏死有关,并在后来的研究中受到骨科医师广泛重视,日本疑难病流行病学研究会报道了 1977—1982 年 794 例骨坏死病因中酒精中毒为 33%,大宗文献报道亦为 10%~42%。日本疑难病研究会指导协作下的两项有关这个问题的对照性研究的结果,证明酒精摄入量与患病危险性有密切关系,见表 2-1、表 2-2。

表 2-1　引起特发性骨坏死因素的调节指数均有 95% 可信区间

特性	水平	全国研究	日本西都研究
饮酒	从来没有	1.0	1.0
	曾经有过	1.0(0.2~6.2)	4.0(0.6~26.0)
	偶尔	3.2(1.1~9.2)	5.1(1.4~17.5)
	经常	13.1(4.1~42.5)	7.8(2.6~23.6)
		趋势($P<0.001$)	(趋势未详细说明)

表 2-2　特发性骨坏死饮酒和吸烟的可调节均数均有 95% 的可信区间

特性	水平	全国研究	日本西部研究
每周酒精	不饮酒	1.0	1.0
	<400ml	2.8(1.0~7.8)	3.3(1.2~8.7)
摄入量(ml/周)	400+	9.4(3.0~29.0)	7.8(3.2~30.6)
	1 000+	14.8(3.8~57.2)	17.9(3.4~95.4)
		(趋势 $P<0.001$)	(趋势 $P<0.001$)
饮酒年数	从未饮酒	1.0	1.0
(每周摄入量 × 饮酒年数)	<4 000	2.2(0.7~6.9)	3.2($P<0.05$)
	4 000+	9.7(2.6~36.1)	8.3($P<0.001$)
	1 000+	12.9(3.8~43.4)	31.3($P<0.001$)
		(趋势 $P<0.001$)	(趋势 $P<0.001$)

大剂量酒精服用是股骨头坏死(ONFH)的主要原因,占非创伤性 ONFH 的 25%~45%。然而,全世界目前并没有统一的标准来归类酒精相关股骨头坏死(alcohol-ONFH)。在 2015 年,国际骨循环协会(ARCO)开始着手制定标准。

在 2017 年 6 月,ARCO 邀请了来自 8 个国家的 28 个专家组成工作小组,其中包括 Mont MA、Hernigou P、Jones LC 等世界权威专家。进行了包括问卷、回复分析、专家反馈在内的三轮的 Delphi 调查,回复率:第一轮 100%、第二轮 96%、第三轮 100%,最终对归类标准达成了一致。

最终专家组得出酒精性股骨头坏死的统一归类标准为:①病人有超过 6 个月每周纯酒精摄入量大于400ml(或任何酒精性饮料,每周大于 320g)的情况;②病人在酒精使用后的 1 年内被诊断出股骨头坏死;③病人不应该有除了酒精应用外的其他危险因素。ARCO 推荐应用该标准来进行酒精性股骨头坏死的相关研究。

酒精性骨坏死发生机制目前不十分清楚,考虑有以下几种:

1. 脂肪栓塞学说 因为脂肪肝是酒精中毒的常见并发症。

2. 酒精的代谢产物在血内增多,聚积于股骨头微循环内,引起细胞毒性作用及微循环障碍。

3. 酒精中毒后,血中游离脂酸(FFA)及前列腺素均升高,这两种物质可发生局部血管炎,当发生于股骨头内时引起血管壁通透性改变,血栓形成,导致骨缺血性坏死。

4. 长期饮酒者会产生一种类似夏科关节病的作用,使正常的保护疼痛反应减弱,当有骨质疏松时,则造成负重关节的塌陷坏死。酒精性骨坏死也可能是上述几种机制综合作用的结果。

5. 氧自由基(OFR)代谢异常 乙醇在体内代谢过程中可使 OFR 代谢增加,而 OFR 可使超氧化物歧化酶(SOD)大量消耗,导致 OFR 在体内堆积,从而引发强烈的脂质过氧化反应,使内皮细胞受损,激活凝血机制,导致 ONFH。此外,相关研究表明,骨质疏松学说、髓内高压学说、骨细胞凋亡学说、ON 代谢异常学说等在酒精性 ONFH 发病机制研究中也起重要作用。

另外,使用激素同时大量饮酒是易引起骨坏死的合并因素。Gold 认为,酒精中毒时,血中非酯化脂肪酸升高,前列腺素亦升高,易发生局部血管炎而缺血。也有人认为,酒精中毒可消耗过多的 NAD 使脂酸氧化障碍,甘油三酯积累,易引起脂肪肝或高脂血症,发生骨坏死的机会更多,而且双侧坏死率比较高,其原因可能与酒精和激素引起的全身性脂肪代谢紊乱有关。

(四) 髋臼异常发育与股骨头缺血性坏死

此种疾病所致股骨头坏死病因并不十分清楚,目前国内外对其病因多有争议,以往的文献报道多数是将股骨头坏死作为先天性髋脱位治疗的并发症之一加以研究,研究重点也在婴幼儿期,但 Ficat(1977)通过髓芯组织检查证明了发育不良可引起骨坏死。1986 年以来,赵德伟手术治疗的单纯髋发育不良的病例中病理证实骨坏死 40 例,虽然发育性髋关节发育不良有骨细胞的坏死,但并未见到有血运的改变。

虽然目前病因不十分清楚,笔者认为主要因素有以下三个方面:

1. 由于髋臼不能完全覆盖股骨头,髋臼包容占正常位置 2/3,股骨头因不能与髋臼形成同心圆,出现受力不均,局部应力过大,即髋臼上缘与股骨头接触处为着力点。由于长期负重摩擦,导致股骨头着力点下方骨小梁反复骨折塌陷,软骨下骨骨质密度增加,变硬,骨小梁增粗呈象牙质改变,引起股骨头内局部血液循环障碍,缺血,坏死。

2. 因股骨头包容不佳部分股骨头和关节囊摩擦、牵拉,致滑膜增厚骨化,关节囊损伤,这样一方面使滑膜分泌物减少,导致关节软骨营养障碍;另一方面使支持带血运减少头凹动脉退变闭塞,而加重了股骨头软骨下骨小梁的骨质疏松和缺血坏死。

3. 髋关节发育不良,引起关节压力增高,导致软骨软化,骨组织出血水肿,缺血,从而引起骨坏死。

(五) 发育性髋脱位同股骨头缺血性坏死

未经治疗的成人发育性髋脱位合并股骨头缺血性坏死的病例,临床上极为少见,而经过治疗后发生股骨头缺血坏死的成年人则多见,无论是手法复位,还是手术复位,股骨头缺血性坏死均是常见的并发症之一。故目前一些学者称之为医源性骨坏死,发生率各家报告差异很大(10%~92.4%),多数报告超过30%。

目前对此种股骨头坏死发生的病因主要有两种学说:机械压力学说和血供障碍学说。Salter 通过小猪实验证实发育性髋脱位复位后,股骨头遭受髋臼的机械性压迫,导致骨化前的骨骺软骨内血管阻塞,从而引起股骨头坏死。Ogden 还证实复位后蛙式位,股深动脉的内侧支在髂腰肌和内收肌之间受压,影响股骨头外侧的血运供应。Nichdsor(1974)对婴儿尸体血管造影证明髋关节蛙式位使股骨头血运受阻。

发育性髋脱位整复后的极度外展,外旋位制动的蛙式位,使股骨头的血供受阻,当髋脱位时,髋关节周围各肌群发生变化,出现相应肌群萎缩,变短或拉长,而挛缩变短的是髋关节周围的多数主要肌群,当复位或手术治疗后,这些挛缩变短的肌肉被拉长,肌力远大于治疗前,必然造成股骨头对髋臼的机械性压迫,这些原因与病人治疗时的年龄、治疗前是否牵引、复位时是否应用麻醉、治疗时是否行内收肌切断、选用的制动体位、手术的方式、复位是否满意等都有一定的关系。

（六）辐射病与股骨头缺血性坏死

辐射对组织的损伤可引起即刻或延迟的细胞坏死,细胞分裂停止,后代细胞畸形,异常的修复机制和新生物,辐射病也称放射性骨损害,曾被称为放射性骨炎（Ewing,1926）或放射性骨发育不良（Vaughan,1956）。

辐射损伤分类主要见图2-2。

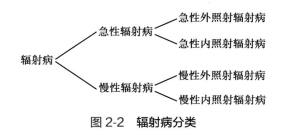

图2-2　辐射病分类

外照射辐射病是由穿透力强的X线、丙种（γ）射线及中子流电离辐射所致。成人常压放射（200~250kV）,在2 000r以下的不致造成骨损害,3 000~4 000r可造成肯定的骨损害,5 000r以上很少能将骨细胞杀死。内照射辐射病即放射性核素损伤取决于进入体内的放射性物质——粒子的电离密度,主要危害来自α粒子和贝塔射线。辐射对人体的损伤有直接作用和间接作用。直接作用是照射的能量使细胞、组织的蛋白质、酶等有机化合物分子发生电离、激发和化学键断裂,引起分子的变性和结构的破坏。间接作用是照射作用于水分子,发生电离和激发大量具有强氧化能力的OH、HO_2自由基和H_2O_2、O_2分子,同细胞内有机化合物作用而引起变性,导致人体一系列病变。机体内膜系统可能是细胞辐射损伤比较敏感的部位。

亲骨性放射性核素的危险主要来自原子反应堆的意外性钚释放,但由于预防措施得力,此类事故已极为少见,故钚对骨的影响不详。镭在20世纪20年代曾被作为治疗目的或意外地被吞服。目前关于镭在体内对骨的影响的知识主要来自对这些病例的随访观察。

骨坏死是放射治疗的重要并发症,但其发病机制尚未搞清,从其作用看,考虑为放射损害骨内各种细胞,包括造血细胞、脂肪细胞、成骨细胞、破骨细胞等引起的直接损害,以及骨内血管受损,包括血管内膜水肿、肥厚、管腔狭窄、血管壁硬化或钙化、血管壁通透性、脆性增加、血栓形成,引起骨微循环障碍照射率、机体的健康和生理状况、个体敏感程度以及照射部位。放射检查所引起的生物效应除受上述因素影响外,尚有持续性损伤和选择性损伤的特点。

临床上外照射引起的股骨头缺血坏死最常见于女性生殖系癌的放射治疗中,因其放射治疗通常包括骨盆淋巴结,骨盆周围骨组织,这些组织是最常见的放射标靶的一部分。因骨内有高原子量的集合,如钙和磷,对X线吸收有高度的系数,比软组织高2倍,特别容易受损害,接受总剂量越大,放射性坏死的危险性越多。Baclesse研究100例子宫颈癌放射治疗的病例,其中8例发生股骨颈骨折,治疗总剂量为39 004 300rad。1960年改用^{60}钴治疗后,骨坏死并发症明显减少,Delouche统计为2.3%。放射性核素进入人体主要途径是经呼吸道、消化道和伤口进入体内,在临床治疗时,可经手术植入,经静脉、肌内、皮下或空腔等注射进入体内,引起骨坏死的放射物质以碱土元素Ca、Sr、Ba、Ra等多见,因碱土元素主要沉积在骨骼系统,尤其是Ra和Sr,它们对骨组织有特别的亲和力,并参与骨组织内成分,排出率很低,易积蓄于骨内,造成股骨头缺血性坏死。

（七）脂肪代谢与股骨头缺血性坏死

脂肪代谢紊乱是引起股骨头缺血性坏死的原因之一,从文献来看,1961年Lehuesnet等的报道,David Chansse（1969）、Lougoterml（1971）、Tavauy Rersounds（1973）报道,证明了脂蛋白异常与股骨头缺血性坏死有密切关系,其发病机制目前不清,并且人体内脂蛋白异常达到什么程度可引起股骨头缺血性坏死,尚待进一步研究。

国外学者提出了有关脂质升高与骨坏死关系的假说（图2-3）。认为脂质异常能促进纤维血栓形成,引起受累关节微血管阻塞,从而导致骨坏死。

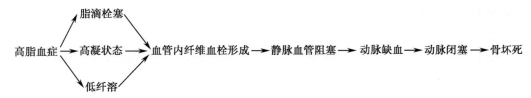

图 2-3 脂肪代谢紊乱引起骨坏死机制

另外，许多关于非创伤性股骨头缺血性坏死的文献均提示病人合并有脂肪肝，Hartman、Simon、Ganth 等均研究证实脂肪肝与股骨头坏死有密切关系，其机制不清。多数学者认为脂肪肝是骨坏死原发病因（如激素、酒精等）和骨坏死之间的中间病变。对于脂肪肝是中间病变还是与其他病因共同作用造成骨坏死，尚需进一步研究。

研究表明，所有骨坏死的病例都有骨髓脂肪的坏死，这是确定的，但若从组织上区分这些脂肪的来源较困难，因为骨的物理特性和骨髓内已存在的脂肪与外源性脂肪难以鉴别，是否有外源性脂肪栓子，众说不一。

脂肪栓子与坏死的关系综合各种文献来看，存在着矛盾，目前有以下几种假说：①外源性栓子进入股骨头内血管，阻塞微血管，同时栓子水解产生非酯化脂肪酸，非酯化脂肪酸一方面毒害了毛细血管内皮细胞和产生弥漫性血管炎；另一方面触发血管内凝血。其开始于易损伤的软骨下微循环的毛细血管窦状隙，伴有远端静脉纤维蛋白血小板栓塞，并逆行蔓延而累及终末动脉，加重栓塞，当有血管狭窄和继发纤维蛋白溶解减少时，则有外周髓出血，引起股骨头缺血性坏死。②脂肪栓塞是脂代谢失调和骨坏死的主要病理生理，血浆内脂异常可能是结果而不是骨髓脂肪坏死的原因。

（八）减压病与股骨头缺血性坏死

减压病是潜水员、沉箱工人、隧道工人、飞行人员等，由于环境压力改变，减压不当，即减压速度过快，幅度太大，以致减压前已溶解于体内的气体（主要是惰性气体氮）脱离溶解状态，形成气泡而栓塞脉管和/或压迫组织所引起。骨坏死是潜水病在骨关节系统中的晚期并发症之一，以股骨头、股骨远、近端、胫骨上端、肱骨头及肱骨上端多见，也有报道发生在骨盆、肱骨下端、腓骨、半月状骨等处。Twynham 于 1888 年在英国医学杂志上首先对潜水病人骨损伤进行了明确的描述，Bassoe 及 Bomstein 在 1911 年以正式的科学论文对此病进行了报道。此病在 20 世纪 30 年代前少见，随着社会的进步，特别是近 20 年来，人类向内层空间（海洋深处）、外层空间（航空、航天事业）的发展，减压性骨坏死的发病率剧增。对于骨坏死的发病率，各家报道不一，Herget（1948）检查了 90 例患减压病致股骨头坏死发病率为 32%。Kiuoshita（1964）检查了 400 例，发病率高达 60%。Rthisty 检查 604 例发病率仅在 30%，薛汉林（1948）检查了 821 例，发病率在 11.3%。2010 年赵德伟等组织所有大连市注册在职的 855 名潜水员进行统一体检，均为男性，年龄 18~55 岁，平均（32.6±5.5）岁；工龄 1~25 年，平均（6.7±3.5）年，21 例行 MRI 检查，确诊股骨头坏死病例 68 例，发病率 7.95%（68/855）。其中 Ficat Ⅰ 期 12 例 12 髋、Ⅱ 期 40 例 47 髋、Ⅲ 期 3 例 3 髋、Ⅳ 期 13 例 15 髋。这一结果较 Edmonds 于 1972 年报告的 50%、McCallum 于 1966 年报告的 19% 均低。考虑与现代诊断技术有关。因为目前采用的 X 线机为先进的数字 DR 机，图像更清晰，能够对图片进行处理，例如调整对比度、亮度、图像缩放等，使诊断更精确，减少误诊率。另外考虑也与潜水防护设备的改进及潜水员防范意识增强有关。但与我国海军潜水员 2.1% 发病率比较略高，这与海军潜水制度要求严格，军潜人员能够严格遵照制度要求作业、科学减压有关。2009 年 1 至 12 月我院收治股骨头坏死潜水员 42 例，对影像学及病理学检查结果进行回顾性分析。结合本次流行病调查结果，我们发现减压病性股骨头坏死病人的 X 线表现与其病理变化有一定的联系。减压病性股骨头坏死早期病理表现为骨缺血坏死，骨陷窝空虚，肉芽组织自坏死区长入，新生骨不断向坏死的骨小梁上堆积，X 线上表现出高密度带。缺血后 6 个月，X 线表现最为明显，由于氮气气泡进入股骨头血管堵塞骨髓血管造成股骨头软骨下骨坏死，软骨下层血窦腔被气泡扩大，X 线上可有类新月征出现。如病情进展或过早负重导致软骨下骨微骨折时，X 线上可有真正的新月征出现，即皮质骨下半透明带。如果在股骨头坏死修复过程中过度负重，会阻止再生过程，导致软骨面坏死、塌陷，X 线上可出现股骨头变扁、塌陷、塌陷区边缘有明显的"台阶状"征象。晚期发展成骨关节炎时，髋臼及股骨头骨赘形成,髋臼内囊性变。此病名较多,可称为减压性骨坏死、高气压性骨坏死、气压损伤性骨关节病、无菌性气压损伤性骨坏死、潜涵病性骨病、减压病等,目前国内多数学者定名为减压性骨坏死。

有些文献报道低气压环境下也可发生骨坏死,美国 Alen 报道飞行员或从事低压舱实验人员骨坏死发病率为 0.31%~2.2%。单纯减压也可发生骨坏死,Janes 报告一次潜艇事故 5 名艇员自 36.5m 深,暴露于高压环境 2.5~3h 后脱险,均患减压病,12 年后发现其中 3 人有减压性骨坏死。

压性骨坏死与减压病有密切关系,重度急性减压病后期出现的骨坏死灶多,关节面破坏重;中、轻度减压病骨坏死灶出现较少。但也有学者提出异议,如 Walder 指出一种现象:有些潜水员多次罹患减压病,却没有患减压性骨坏死,有些潜水员从无减压病,却发生减压性骨坏死,这可能与机体本身因素有关。另外多数学者认为骨坏死与年龄、工龄、潜水次数、压力的高低,水底停留时间的长短,低温等有相关性。倪为民调查报道了工龄小于 2 年,本病检出率为 3.03%,大于 25 年占 24.32%,深度小于 10m 者未见骨质病变,大于 41m 者为 26%,按正规减压者为 1.36%,不减压或不正规减压者则为 30%。另外张辉、李家颂等的研究亦证实了以上观点。

关于减压性骨坏死的发病机制,目前尚不清楚,有以下几种学说:①气泡致病学说,引起减压病的气体是惰性气体(主要是氮),因其不参与机体的物质代谢,是以物理形式溶解在体液和组织中,这是公认的。气体在一定温度下溶于血液及各组织多少与其溶解度和该气体的分压成正比。各种组织的溶解度不同(氮在脂肪中的溶解度是血液的 5 倍),当在加压条件下或在一定高压环境中,高分压的氮气被吸入肺内,顺压差梯度扩散而溶入肺毛细血管血液中,直至压差梯度消失,达到动态平衡,血液进入组织后,血液中氮气的张力较组织中高,氮气从血液向组织扩散,直至张力相等,也达到动态平衡,此时氮气在血液及组织内达到该气压下的饱和状态,当外界气压降低时,氮气再按相反方向排出体外,直到内外压差梯度消失,再达到动态平衡,此过程称脱饱和。氮气在体内的张力与外界总气压的比值有一极限,此极限比称安全系数,若低于此系数,体内氮气以溶解的形式顺次排出体外,若高于此系数,即外界总气压下降过快,氮气就在体内达到过饱和状态而逸出,形成气泡,血管丰富的组织,气泡往往出现在血管内而形成气栓,而脂肪较多的地方,往往在血管外形成气泡,压迫周围血管等组织,在骨组织内,气泡引起广泛骨髓小动脉血管的梗死和受压,由于骨组织是一较密闭的硬腔室,没有气体膨胀的余地,很容易发生急性骨缺血,同时压迫髓内静脉,造成静脉回流障碍,导致髓内循环淤滞而缺血坏死。②在高气压暴露后,骨髓血流减少,由于脂肪细胞的钠泵功能受到影响,脂肪细胞肿胀,肿胀的脂肪细胞在一个固定的骨性组织中,就会损害骨组织和影响自身的血供,造成骨细胞和脂肪细胞坏死,脂肪分解的产物可刺激新骨生成,因而出现典型的减压性骨坏死病灶。③减压过速,人骨髓窦状隙的气泡,被脂肪和纤维蛋白原所包被,血小板在血氧泡界面聚集或因气泡的脂类和纤维蛋白原包膜刺激引起血小板的聚集,形成纤维蛋白血小板栓塞,阻断血流,引起骨缺血坏死。有的文献尚在股骨头软骨下毛细血管中看到了变形的脂肪栓子。

(九) 结缔组织疾病与股骨头缺血性坏死

1. 全身性红斑狼疮(SLE) SLE 是否能引起骨坏死,目前尚未确定,虽然许多的 SLE 病人都合并骨坏死,但在骨坏死前一般都有激素用药史,不接受激素治疗而合并骨坏死的病例罕见。Dabis 等在 1960 年首次报告 SLE 伴有股骨头坏死,在其 400 例 SLE 中有 11 例伴有股骨头坏死,其中未接受激素治疗的仅 1 例,Bensasson 通过对以往文献分析,总结了 SLE 合并股骨头坏死的特点:①有强烈的女性倾向(90%SLE 病人是女性);②病人年轻(平均 36.5 岁);③双侧发病率高(87%);④许多病人累及关节。

尽管如此,许多学者从 SLE 本身角度对骨坏死病理生理进行研究。Siemsin 等认为炎症性动脉炎是疾病的病理生理基础,因在 SLE 合并股骨头坏死的病人股骨头中有血和损害,包括内膜增生,血管周围细胞浸润和栓塞,在坏死带邻近的骨内区域这些情况特别明显。Bouie 等假设是由于凝血激酶产生导致高凝血症,或血小板减少症,引起栓塞性微血管病变导致骨坏死。

有学者指出,在骨坏死附近可发现栓塞的血管,SLE 中的凝血病可能导致骨坏死。SLE 中引起血管内凝血有几个危险因素,其中包括伴发感染、高脂血症、抗磷脂抗体、高血压,伴有库欣病样表现和低糖耐量的皮质醇增多症。

2. 类风湿关节炎 至今股骨头缺血性坏死和类风湿关节炎之间的关联无确切证据,因类风湿关节炎常伴随应用皮质类固醇,所以股骨头坏死是激素引起的,还是类风湿关节炎引起的,还是双重作的结果,目前不清。另外类风湿关节炎本身也可引起股骨头的破坏,但与股骨头本身缺血性坏死破坏特点不同,是类风湿关节炎引起股骨头缺血,再导致股骨头坏死,还是二者同时有,目前不清。有人认为类风湿关节炎引起局灶性血管炎或血管周围炎,导致内膜增殖,从而造成缺血性坏死。而 Arlet 等表示怀疑,强调骨坏死必须有组织学证据,总之二者之间的关联需进一步研究。

3. 强直性脊柱炎(AS)　AS 病人较常侵犯髋关节(多发生在 5 年内),有报道称 156 例 AS 病人有 31.4% 发生 ONFH。AS 并发 ONFH 的机制尚不清,不同于 SLE 病人长期应用激素及血管炎的发生等危险因素。AS 外周病理改变:滑膜炎是 AS 受累关节最早出现的病理改变,炎症改变可以释放炎症介质、多种酶类,导致关节疼痛及关节软骨和骨组织的破坏;在 AS 中,韧带、肌腱及关节囊附着部位常发生无菌性炎症,早期炎症过程中的肉芽组织可破坏骨松质引起髋关节的病变。所以,发病年龄早、病程短、病情进展快、以外周关节起病伴全身症状者易发生髋关节破坏。

(十) 痛风和高尿酸血症与股骨头缺血性坏死

1955 年 Mauviosim 等首先报告 1 例痛风关节炎病人患股骨头缺血性坏死。而 1960 年 De'seze 和 lequesne 等发表的文章被认为是最早认识到这两种疾病的关系。据统计,痛风时股骨头坏死率为 4%~25%,高尿酸血症时股骨头坏死率为 16%~39%,导致股骨头坏死的痛风类型 Ficat 统计有:①慢性关节痛风;②急性痛风性关节炎;③潜伏性痛风。Rotesqueral 等按 X 线标准将其分为三种类型:Ⅰ 型相当于急性痛风性关节炎,症状侧股骨头有明显的弥漫的骨质疏松,这种骨质疏松是完全可逆的;Ⅱ 型存在髋关节活动疼痛性限制,临床类似关节病,X 线可正常或接近正常;Ⅲ 型股骨头和髋臼突出部分有进行性破坏。

目前痛风和高尿酸血症与骨坏死之间的联系尚未确定,痛风是骨坏死直接原因或只是作为伴随的病理变化,有待于进一步研究,目前有两种学说:①高尿酸血症引起异常脂肪代谢导致动脉粥样硬化发病率增高,累及滋养股骨上端的血管;② Jones 认为股骨头骨坏死可能由于从肝脏内脂肪沉积而来的脂肪细微栓塞造成,特别是伴有肥胖的痛风病人。高尿酸血症可导致体内异常脂肪水平,从而引起骨脂肪栓塞。

另外,痛风性关节炎本身尿酸盐结晶沉积,也可侵蚀破坏关节软骨及软骨下骨质。在早期尿酸盐结晶可在急性发作后吸收不留痕迹,数年后,尿酸盐结晶沉积于关节面,侵蚀并取代关节软骨及软骨下骨质,形成界限清晰的穿凿样骨质缺损区,其中充满沉积的结晶体。

(十一) 轻微损伤与股骨头缺血性坏死

骨折和脱位的较大损伤可继发骨坏死,这无可争议。还有许多文献报道了轻微损伤,即初期 X 线上无任何异常发现的损伤作为骨坏死的可能原因,Arlet 将其分为两个损伤类型:

1. 直接损伤　间接经大转子,或创伤经过屈曲膝(汽车挡板损伤)或是(垂直摔下)传递至腹股沟区。

2. 阻力损伤　通常是被迫极度髋外展或内旋所致。从各种文献统计来看,发病率在 6%~36%,轻微损伤与骨坏死的关系目前尚不清,Arlet 认为骨坏死可能是比较轻微的损害所致,这种损害可能在初期的 X 线中完全正常,当损伤轻时,通常认为不会引起以后的坏死,而仅是诱发坏死症状,坏死与损伤只不过为同时发生的关系。当创伤严重时,很可能发生骨小梁显微骨折,而 X 线不可能显示出来,有时损伤为单侧而坏死为双侧性,应怀疑有易患病素质,或因创伤后反射性交感神经营养不良,而导致双侧骨坏死。由于骨坏死在发病的前驱期和诊断坏死之间潜伏期可长达几个月甚至几年,也就是说轻微损伤与后来坏死之间有相当长的延续时间,所以确定二者之间的因果关系较困难,尚需要进一步研究。

(十二) 铁中毒与股骨头缺血性坏死

铁中毒又称血色病。血色病分为原发性的血色病与继发性血色病两种,原发性血色病的病因未明,有人认为本病系常染色体显性遗传,代谢缺陷的本质尚未确定,可作为肠黏膜吸收,铁的调节失常——吸收过多的铁。继发性者因地中海贫血,骨髓造血活跃,反复输血,富含铁食物摄入过多,饮酒,药物,营养缺乏等引起肠上皮细胞的损害,铁易吸收,储存在组织内。体内正常铁约为 1g,当铁质积蓄 15~50g,才能出现症状。过多的铁主要贮存在肝、胰、心肌和肾上腺的组织细胞中,其次为皮肤,关节的滑膜、肾等。铁中毒引起骨坏死国内未见报道,国外统计关累及为 47%,Solomon 统计南非班图人 29 例股骨头缺血性坏死者,有大量饮用自酿的放置在铁容器内的啤酒史,因酒中含大量无机铁,长期饮用引起铁中毒,但其是由于铁中毒或是酒精引起,还是二者兼而有之,尚不清楚,铁中毒引起骨坏死机制不清,有人认为铁中毒引起肝大、肝硬化,导致脂代谢紊乱所致,也有人认为是铁中毒引起骨质疏松的结果,另外过多铁沉积在关节的滑膜,是否可继发引起骨坏死尚需进一步研究。

(十三) 静脉源性疾病与股骨头缺血性坏死

从文献资料统计看,以下静脉源性疾病或处置与骨坏死有密切关系:栓塞性静脉炎,下肢溃疡,肢体石膏固定过久,术后下肢水肿、下肢静脉炎,尤其是同一肢体反复发作的静脉炎,大隐静脉曲张行大隐静脉结扎术后等。这类股骨头坏死的病人深静脉造影发现股总静脉,耻骨静脉和隐静脉等有完全或部分梗死,骨内静脉造影有骨内静脉淤滞或骨干反流,骨内压增高。Serre 和 Ruffif 认为静脉病因机制为原发性骨坏死的起源,提出病变的程序是淤滞,骨内压增高,血窦和小动脉压迫,缺血和坏死。Starklint 等研究表明,骨髓内静脉阻塞而非静脉系统阻塞,静脉内可见新生或陈旧纤维块堆积和血管周围向心性纤维化现象。Arlet 通过临床资料也支持这一观点,但 Arlet 同时指出髓内淤滞不总是导致坏死,如反射性交感神经营养不良和畸形骨炎,Pehets 病等骨内压均增高。骨内静脉淤滞骨干反流,但无骨坏死,关于静脉病变与骨坏死之间关系,有待进一步研究。

(十四) 骨质疏松与股骨头缺血性坏死的关系

骨质疏松分原发性和继发性两种:原发性骨质疏松指绝经后骨质疏松和老年性骨质疏松,继发性骨质疏松是指因肝脏疾病、肾脏疾病、多发性骨髓瘤、骨转移癌、急性白血病、吸收不良综合征、甲状腺功能亢进症、甲状旁腺功能亢进症、骨软化症、库欣综合征、酒精中毒以及药物(如类固醇激素、抗癫痫药物、肝素)等引起的疾患。骨质疏松易伴发病理性骨折,当骨折发生于股骨颈处时,则易出现股骨头缺血性坏死,这属于创造性股骨头坏死范围。对于骨质疏松本身是否会引起股骨头坏死,统计学上不明显,机制不清。Fost Vignon 和 Meuniex 认为股骨头坏死可能起源于软骨以下疲劳骨折或结合连续微小骨折,同时微小骨折引起骨内毛细微血管创伤性破坏,引起局部缺血和坏死。上述因素综合引起骨坏死,也就是说许多学者支持的累积性细胞应力学说。

但 Kenzora 通过实验测定得出结论,股骨头负重区坏死发生在前,骨折发生在后。骨折的原因是因为活组织对死骨的修复过程中,骨吸收多于新骨形成,而又不断受到剪切应力作用的结果。

(十五) 糖尿病与股骨头缺血性坏死

糖尿病是全身性疾病,也可导致骨关节病变,其发生率为 0.1%,主要引起夏科氏关节病和骨质溶解,其次也可引起脊柱增生,关节周围炎,骨性关节炎和关节挛缩等。糖尿病引起股骨头坏死报道极少,发病率不清,糖尿病引起骨坏死的机制不清,可能与以下因素有关:①糖尿病可引起蛋白及脂肪代谢紊乱;②长期控制不良的病人由于长期负钙平衡,可引起骨质疏松,加以末梢神经病变而出现深浅感觉消失,关节运动反射调节障碍,关节和韧带负荷不平衡,出现骨内骨小梁的微小骨折,继而引发骨坏死;③糖尿病可引起动脉粥样硬化,出现骨微循环变化,导致骨坏死。

(十六) 支气管哮喘病与股骨头缺血性坏死

支气管哮喘病合并股骨头坏死,多数属于长期大量使用激素的结果,但也有些病例并未用过激素,也发生了股骨头坏死。二者之间是否有因果关系,目前未见有详细的深入研究报道。赵矩才认为可能是严重支气管哮喘引起肺气肿,使通气 / 血流(V/Q)比例失调,动脉血的氧饱和度低,全身组织和骨组织缺氧,动脉血 CO_2 分压增加,血液循环内酸碱平衡失调,使骨内微循环动力学发生变化,血流淤滞,骨缺血坏死。也可能是病人本人交感神经 β 受体兴奋性低下,α- 受体兴奋性增强的缘故。

(十七) 黏多糖代谢病与股骨头缺血性坏死

系指黏多糖代谢病中的Ⅳ型(morquio),遗传性骨软骨营养障碍,为常染色体隐性遗传病,该病可引起髋部严重病变,全身骨质疏松,关节松弛而不僵硬,引起股骨头坏死的原因不清,可能因股骨头与髋臼的严重发育畸形,髋臼浅,髋臼角增大,股骨头因关节松弛而易与发育不良的髋臼相撞击,轻者引起如 Perthes 病样变化,重者引起骨缺血坏死。

(十八) 绒毛结节性滑膜炎与股骨头缺血性坏死

该病又称黄色瘤、黄色肉芽肿、绒毛性关节炎、出血性绒毛滑膜炎、关节黄色瘤样肿瘤、腱鞘白细胞瘤、巨细胞纤维血管瘤以及滑膜瘤等。发病机制不清。绒毛结节性滑膜炎引起的骨关节的病理改变,多为侵蚀性骨缺损,为边缘锐利的表浅缺损,常有线状硬化边缘。引起骨质改变的原因,一是由于滑膜增生及其血管翳的爬行生长,使关节软骨面上覆盖一层充血肿胀,增厚的黄褐色滑膜组织,可使软骨破坏,软骨下骨质坏死,因而关节面呈锯齿状缺损,关节间隙狭窄。另一原因是由于滑膜过度增殖,绒毛聚集成结节状,形成关节内占位性病变,引起关节内压力增加,使结节状病变附近的疏松骨质发生穿凿样或锯齿状缺损,或出现大小不等的囊状透明区,其周围有硬化缘,界限清楚,然后病变滑膜组织通过缺损区进入骨松质,但SCott却认为病变的滑膜组织是通过m管孔到达骨质的,结节性滑膜炎与骨坏死的关系目前不清,骨坏死是出现在结节性滑膜炎引起的骨质改变之前,还是结节性滑膜炎本身直接侵蚀骨质引起的坏死,尚待进一步认识。

(十九) 镰状细胞贫血(SCD)及地中海贫血与股骨头缺血性坏死

SCD及地中海贫血引起的ONFH在我国较少见,在地中海沿岸国家,如法国,其发病率超过激素性、酒精性ONFH。其发病机制尚不明确,据推测是由于异形细胞引起动脉栓塞而引起ONFN。

三、肱骨头缺血性坏死

由于其解剖学结构上同股骨头有相似之处,而其发病率却远少于股骨头坏死,故临床上对其研究报道较少,引起肱骨头坏死的原因较多,其中外伤性骨坏死最常见,其次为激素、酒精、减压病及医源性肱骨头坏死。

从解剖方面看:肩关节两关节面显著不对称,关节盂的关节面浅,关节韧带装置弱,对关节稳定作用小。肱骨头大部包在关节囊内,肱骨头血流供应动脉是旋肱前动脉发出的前外侧动脉进入肱骨头,比较恒定,还有旋肱后动脉的内侧动脉,故可以看出肱骨头在关节腔内无软组织附着,所有供应血管皆在肱骨颈以远进入,因此在较大的外伤可引起外科颈骨折及关节脱位,尤其是Ⅳ型肱骨上端骨折合并脱位时,极易导致肱骨头动静脉直接损伤断裂或压力性阻塞,严重损伤肱骨头骨质血供,引起肱骨头缺血性坏死。在肱骨解剖颈骨折及肱骨外科颈骨折时偶有发生,如暴力过大,软组织损伤严重,或曾经多次手法整复,也可引起肱骨头坏死。气压病性骨坏死往往发生于邻近关节软骨或干骺端之骨松质,以股骨干下端及胫骨上端为好发部位,肱骨头缺血性坏死也较常见,在激素性骨坏死中,肱骨头的发病率仅次于股骨头而居第二位。放射性骨坏死与单纯骨缺血性坏死有相似之处,亦可通过损伤血管壁导致骨坏死。此外,肱骨头缺血性坏死亦见于某些疾病或作为并发症出现,如酗酒、胰腺炎、痛风、戈谢病(高雪病)、镰刀形红细胞贫血病、红斑狼疮等。

四、腕骨缺血性坏死

(一) 月状骨缺血性坏死

月状骨缺血性坏死也称为Kienbock病,临床少见,病因不清楚,临床上所见的月骨坏死54.5%同外伤有关,这可能同其独特的解剖学位置有关。

1. 月骨位于舟骨、三角骨之间,仅以韧带相连,共同组成弧状关节面与桡骨远端关节面构成桡腕关节,它四面为关节软骨,其血运主要依靠覆盖在掌背侧韧带中的血管供应。而腕部为运动栓链式活动方式,月骨为腕部运动中的关键性腕骨,承受巨大压力,腕部外伤极易造成月骨的骨折脱位,进而导致韧带损伤,破坏血液供应,引起月骨缺血性坏死。

2. 近年来的研究证明,就月骨外源性血供而言,月骨掌背侧滋养血管较多,损伤后难以发生完全的血运障碍。1928年,Hulten提出了尺骨负变异学说,近年来的生物力学研究结果也证明了尺骨负变异时导致月骨应力的相对集中而损伤月骨,但月骨坏死的病例中并不都出现尺骨负变异,尤其在亚洲人系中只有1/3,而正常人中尺骨负变异亦超过30%,故对病因的解说,至今仍缺乏一种合理的解释。

3. 骨内静脉淤滞,静脉窦扩张,间质水肿,骨内压力增高,使毛细血管血液减少,导致骨缺血坏死。

(二) 舟状骨缺血性坏死

舟骨的血液供应主要来自桡动脉,桡动脉在解剖学鼻烟窝外分出2~4支恒定的小动脉,由外上向内下,穿过桡腕背侧韧带,经手舟骨腰部背侧嵴的远侧部及结节部进入骨内,供应该骨 70%~80% 的血液,此外尚有腕背网发出的分支也从该骨的背侧进入骨内。从手舟骨掌侧进入的血管较少,仅有掌浅支的鱼际支分出的小支通过腕掌侧韧带进入骨质。舟骨近 1/3 段血液供应由远侧经腰部而来,约有 30% 供血很差,因而骨折后愈合亦差,此部骨折有 14%~39% 不愈合,腰部骨折时,骨折线可为横形(稳定型),也可为斜形或垂直形(不稳定型)。此为关节内骨折。腰部骨折后,近侧骨块血运差,坏死机会多。不稳定型骨折坏死率高达 20%~30%。舟骨近侧骨折的发生率为 20% 左右,由于近侧骨折块小且血运差,很容易发生缺血性坏死。总体而言,舟骨的坏死率占舟骨骨折的 15%,在经舟 - 月骨周围骨折脱位时,舟骨骨折的不愈合率及坏死率更高,如舟骨骨折的近侧骨块与头状骨,三角骨一起脱向背侧或掌侧时,脱位骨块的坏死率可达 55%,舟骨坏死可发生塌陷,逐渐发展为创伤性关节炎。

五、膝关节及周围骨缺血性坏死

(一)膝关节缺血性坏死

膝关节缺血性坏死的病因及发病机制尚未清楚,目前主要观点为血液供给障碍造成的骨梗死。膝关节受到创伤,可导致其软骨下骨板的微小骨折,使附着其上的骨与软骨塌陷,进而造成髓内压力增高和疼痛。另外也有人提出,在特发性骨坏死的致病因素中,半月板创伤也有相当重要的作用。有作者认为半月板的撕裂与此病有关,在活动中,碎裂的半月板挤压关节面有可能引起股骨内髁的局部缺血性坏死。膝关节特发性骨坏死的病例,出现突然发作的疼痛,可能与急性半月板的撕裂有关。一些膝关节骨坏死的病人关节造影所显示的半月板撕裂也可能是骨坏死的结果,而不是它的原因。由于病人多为 60 岁以上的妇女,故绝经后骨质疏松,软骨退行性改变也是可能的发病因素。膝关节骨坏死手术中,可以发现在负重区局部关节塌陷,仍保留在原位的关节软骨和骨性碎片,而这些碎片可能有轻度的移位或脱落,游离于关节腔中或是包埋在远隔部位的骨膜中,片状坏死区软骨表面皱褶和塌陷,周围可有反应性新生骨的形成及囊性变。滑膜常较肥厚,骨性碎片周围的滑膜可纤维化。

(二)股骨内侧髁骨坏死

股骨内髁骨坏死是膝部骨坏死中最常见的类型,尽管近年来对特发性股骨内髁骨坏死病理机制和发病因素进行了研究,但其疾病过程仍不清楚。因病人多为 60 岁以上的女性,且病人多会有些心血管疾病或其他疾病,故引起本病可能是多方面的原因造成的。另外,大多数病人都有明确的突发疼痛史,通常还伴有其他的与疼痛无关的小"意外"事件,有人认为此病可能是由创伤所致,创伤造成了微骨折,继而导致骨坏死或早期血供不足。另有人认为骨坏死及半月板撕裂或是严重的软骨软化后遗症。因病人多为 60 岁以上的妇女,故绝经后骨质疏松,软骨退行性变及轻度外伤均可能发生。

(三)股骨外侧髁骨坏死

特发性股骨外侧髁骨坏死十分罕见。因为膝关节活动时大部分应力作用于膝关节内侧部,故膝关节外侧部不存在发生微骨折的危险因素故外伤因素可能不为此部骨坏死的致病因素。以目前临床资料统计,膝关节局部放射治疗膝部肿瘤及使用激素治疗退行性骨关节炎为股骨外髁骨坏死最常见原因。

(四)髌骨坏死

髌骨骨坏死极其罕见,其发病机制争议颇多,一般认为创伤后、使用激素后、全膝置换术后、Q 角增大、髌骨高位等为其致病因素,但很多病例找不到明确原因。

此病多见于 10~14 岁爱好剧烈运动的少年,男多于女,以右侧较多,偶见于双侧,发病部位多位于髌骨上端,但亦可累及髌骨下极,这可能与该部位血供差,外伤原因使髌骨上、下极受到过度牵张力或压力有关。但目前尚有人认为该病同内分泌紊乱或遗传有关。

(五)膝关节自发性骨坏死

膝关节自发性骨坏死(spontaneous osteonecrosis of the knee,SONK)是一种特殊类型的膝关节骨坏死,发病率较低,可继发骨关节炎。目前关于该病的病因及发病机制尚不明确,主要有两种理论:创伤源性理论和血管源性理论。

创伤源性理论认为多种原因导致的膝关节异常应力负荷或长期、反复、微小的创伤作用于已骨质疏松的软骨下骨可引起该部位的微骨折,关节液由微骨折间隙进入软骨下骨,同时骨髓水肿会导致骨内压增高,由此而引起的局部血供障碍会进一步加重骨髓水肿,如此循环反复,最终导致骨坏死。目前研究发现膝关节自发性骨坏死与膝关节软骨下骨微骨折、半月板损伤、膝关节镜手术、骨质疏松等多种因素有关,围绕这些因素进行的研究可支持创伤源性理论。

研究表明股骨内侧髁由膝上内侧动脉以及少量腘动脉分支供血,内侧髁骨内仅由单一滋养动脉为软骨下骨供血,而且伴有明显的缺血区,因此股骨内侧髁更易因血管源性因素而导致骨坏死。同时 Bjorkman 等发现 32 例膝关节自发性骨坏死病人中有 2 例病人凝血酶原 20210A 基因和凝血因子 V 莱顿突变(Factor V Leiden),9 例病人有凝血因子 V 莱顿突变,与正常人群相比,膝关节自发性骨坏死病人血栓形成相关的基因突变率较高。以上研究可支持血管源性理论。

虽然膝关节自发性骨坏死的病因仍不明确,但是近年关于血管源性理论的研究并未见报道,目前的研究更倾向于创伤源性理论,即反复的撞击或异常应力导致软骨下骨微骨折,从而继发骨坏死。由于该病是一种少见疾病,大多数研究为横断面研究且样本量较小,因此尚需要大样本量、设计严密的研究探讨其发病机制。

六、足部骨缺血性坏死

(一)足舟骨缺血性坏死

发病年龄常为 4~10 岁,平均 5 岁,男孩比较多见,男:女约等于 3:1。成年病人则多见于女性。病变常为单侧性,约 20% 为双侧性,外伤可能为最常见的致病原因。

由于足舟骨最后骨化,若进入舟状骨的中心动脉形成延缓或受创伤,致血供中断,便形成此病。另外,女性下肢肌力较弱,患平足者较多,足弓塌陷后,跗舟骨所承受的压力增大,可引起骨髓内压力增高,阻断舟骨血供,导致足舟骨缺血性坏死发生。

(二)距骨缺血性坏死

距骨缺血性坏死较为少见,对于病因学研究目前尚未见系统报道,目前仅以外伤后导致距骨缺血性坏死为大家所公认。

距骨的血液供应十分丰富,其血液供应有三个来源:①胫后动脉;②胫前动脉;③腓动脉。按部位归纳为:①距骨头的血液供应是由足背动脉分支至内上半,跗骨窦动脉供应外下半部。②距骨体的血液供应为跗骨管动脉供应中、外 1/3;三角支供应内 1/3,跗骨窦动脉分支供应外下一小部分。③距骨后结节由胫后动脉的跟骨支供应。

距骨血供如此丰富,但为什么会发生缺血性坏死,主要因素有三:① 2/5 的关节软骨覆盖距骨表面,血管进入距骨内部的入口集中,极易因外伤而损伤血管;②距骨为骨松质,单纯骨折对血供影响小,不会引起坏死,但受伤造成压扁性骨折后,会形成距骨局部缺血性坏死;③当距骨颈骨折同时合并距骨后脱位时,将发生坏死。

(三)跖骨头缺血性坏死

跖骨头缺血性坏死多见于 13~18 岁女性青年,发病部位有时发生于第 3 跖骨头,并可双侧发病。

真正的病因尚不清楚,一般认为是慢性损伤造成局部供血不足,进而导致跖骨头缺血性坏死。由于第 2 跖骨长于其他跖骨,而且第 2 跖骨近端又被三块楔骨所包绕,活动度最小,负重时该跖骨头承受应力最大,故可导致缺血性坏死。另外女孩足部肌肉力量较弱,足弓较低,特别是横弓较低,造成第 2、3 跖骨头骨骺负重更多,这可能为本病多见于 8~17 岁女孩的原因。有学者用核素扫描发现 2、3 跖骨头局部有核素浓缩现象,亦支持了应力性骨折学说。

七、儿童骨缺血性坏死

(一)股骨头骨骺骨软骨病

股骨头骨骺骨软骨病又称为佩尔特斯病(Perthes disease),发病机制至今仍不十分清楚,国内外学者经过多年研究,考虑 Perthes 病发病因素可能同外伤,关节内压升高,动脉缺血,静脉回流受阻等因素有关。

Trveta（1957）在这方面作了大量工作,虽不能完全解释 Perthes 病发病机制,但亦为各位学者研究提供了思路。

他将 Perthes 病血供分为五个阶段:

新生儿阶段:股骨上端的软骨血供来源于三个方面,即外骺动脉,干骺动脉,内骺动脉。

4 个月~4 岁:圆韧带的内骺动脉逐渐消失。

4~7 岁:股骨头骨骺的骨化中心和骺板发育完成,骨骺血供主要依靠外骺动脉,此时股骨头血供最差,临床上此时正是骨骺坏死好发时期。

7~12 岁:干骺动脉因骨骺板的阻挡仍不能到达股骨头骨骺,但通过圆韧带的内骺动脉逐渐增加其供血量。

成年后:因骨骺板已闭合,干骺动脉也已进入股骨头,此时血供充分。

在国内,闫登顺、吴永沐在此方面做了大量工作,他们认为:

股骨头骨骺血运受阻是产生股骨头缺血性坏死的重要原因之一。儿童血运受阻部位最可能发生在关节囊内,由于生长板构成了骺与干骺间血供的屏障,并随着生长发育逐渐从关节囊外移入囊内,将股骨头骺变成一个被包在关节内的"孤岛",骨外囊内血供途径成为其血液循环必经之路。若有某种原因引起囊内高压,即使其压力未超过小动脉血压,也可因静脉回流受阻而继发性地形成血供障碍,这一点在 Perthes 病中起着不可忽视的作用。其次,旋股内侧动脉是股骨头骺血供的主要来源,但其行程长,穿行于肌肉间,在髋关节周围软组织挛缩时,使其容易受到压迫而影响股骨头血供。

骨内动脉分布特点对股骨头缺血性坏死的影响,从胎儿晚期到 1 岁婴儿,来自旋股外侧动脉的前骺动脉在股骨头内的分布范围趋于缩小,而主要来自旋股内侧动脉的上骺动脉则趋于扩大,这样旋股内侧动脉对股骨头的血液供应越来越重要,其损伤或受阻的后果也将越来越严重。有内骺动脉出现者,股骨头韧带动脉将对股骨头起营养作用。外伤后其对于股骨头的血管重建可起到补偿的作用,而那些无内骺动脉者则起不到上述作用,而易发生股骨头缺血性坏死。

目前国内外文献上对 Perthes 病的发病因素,争论较多,主要有以下几点:

1. 传统观点认为外伤及外伤后动脉缺血为 Perthes 病主要原因,但 Glmcher、Kengora、Doughs 的研究表明,外伤后软骨面下新月形骨折为病理性骨折,即坏死在前、骨折在后。另外刘尚礼通过核素动态扫描发现,该病无明显动脉血供障碍,并且国外 Mckibbin 指出,去血管或单纯动脉阻塞所致的骨硬化在 3 个月内很快自行修复,而临床上的 Legg-Calie-Perthes 病至少要 1~2 年以上。故外伤及外伤后动脉缺血继发 Perthes 病难为人们接受。

2. Perthes 病同关节内压升高的关系,1964 年 Woodhous 及 1968 年 Tuchekom 做了相关试验,并建立所谓"关节腔填塞学说"。实验者们相信,一过性滑膜炎会引起关节腔内压升高,导致了关节腔填塞,阻断了股骨头的血供,最终形成了股骨头去血管性坏死。但他们并不能解释,血友病病人常有关节腔填塞现象而未见有股骨头坏死的发生及临床所见,一过性滑膜炎患儿极少产生 LDP 的现象。

3. Perthes 病同静脉阻塞的关系,1941 年 Burrow 猜想静脉阻塞可能是 Perthes 病存在着髋关节静脉回流障碍,而且国内刘尚礼利用加成型硅胶制成了狗模型亦证实了静脉回流,内压升高为 Perthes 病发病的关键。但值得注意的是,LDP 的增高及静脉回流障碍与 Catteral 分级有明显关系,并且晚期 LDP 回流障碍要好于早期病例。

（二）髋臼骨软骨坏死

髋臼骨软骨坏死病因迄今未明,从临床资料中看病因可能是多因素共同作用,导致髋臼骨骺血液循环障碍,髋臼骨软骨坏死。外伤、感染、内分泌紊乱、饮食以及运动等都可能为其致病因素。国内有学者认为:本病发病基础可能首先是髋臼发育不良,因胚胎时期软骨发育障碍所致,而非单纯性髋臼软骨的骨坏死,二者是相辅进行而不可分的。

（三）胫骨结节骨骺坏死

胫骨结节骨骺坏死多见于 10~15 岁男孩,多因外伤所致。

胫骨结节骨骺是胫骨上端骨骺向前下方延长的部分,一般有 2 个骨化中心,16 岁时结节的骨化中心与胫骨上端骨骺的骨化中心融合,18 岁是胫骨结节与胫骨上端融合。在 18 岁以前该结节与主骨之间有一层增殖的软骨相联系,在软骨下方新骨比较薄弱,故易受伤害。胫骨结节骨骺上有全身最强大的肌肉(股四头肌)覆盖。容易被股四头肌的强大牵引力所损伤,即使是轻微的撕脱,也足以阻断胫骨结节骨骺血运,故此病多发生于骨骺未闭合前青年生长期,病情常持续 2~3 年,至骨骺完全骨化时才停止进行。

(四) 胫骨内髁骨骺坏死

胫骨内踝骨骺坏死系发生在幼儿和青少年的少见骨病,主要是因为代谢障碍(如佝偻病)、创伤、感染或其他疾病所致胫骨上端内侧的生长发育障碍,使两侧骨骺生长不相称,在骨骺与干骺端引起内翻畸形。

此病的病因及发病机制不十分清楚。早年 Erlacher 认为胫骨内髁的病变属于软骨病的一种特殊类型。Blount 认为是胫骨内髁软骨发育不良的结果。Golding 认为本病系继发于胫骨上端内半侧骨骺生长发育受到抑制的缘故。

(五) 髌骨骨骺坏死

髌骨骨骺坏死又称髌骨软骨病,Johansson 于 1922 年及 Sinding-larson 于 1921 年分别报道过本病,认为此病是一种张力性骨软骨病。多见 10~14 岁男孩,多见右侧,有明确的外伤史,常累及髌骨下极,但亦可累及髌骨上极,发病于髌骨韧带的近端和股四头肌在髌骨的附着处。除外伤原因使髌骨上下极受到过度牵引力或压力造成本病外,内分泌紊乱及遗传同本病亦可能有一定关系。

(六) 跟骨骨骺坏死

跟骨骨骺坏死好发于 8~14 岁的儿童,男性居多,常双侧同时发病,跟骨结节骨骺的骨化中心在 6~10 岁时出现,青春期后即与跟骨融合,由于长期反复的跟腱拉力集中作用以及鞋帮的挤压和摩擦,可使跟骨结节骨骺发生慢性劳损,从而导致缺血性坏死。

(七) 肱骨小头骨骺坏死

肱骨小头骨骺坏死为 Panner(1929)首先报道,故又称为 Panner 病或剥脱性骨软骨炎,也称无力肘。通常限于肱骨小头和桡骨头,其病因尚不清楚。Canale 认为它不仅限于棒球投掷手,而且骨软骨病与肱骨小头的剥脱性骨软骨炎之间可能无关。该病好发于 4~10 岁儿童,较多见于 8 岁儿童,以右肘最常见。外伤不是主要发病因素,有人认为是内分泌紊乱而弓起的血供障碍导致此病。

(八) 肱骨内上髁骨软骨病

肱骨内上髁骨软骨病与外伤有密切关系,又称棒球手肘或 Adams 病。好发于爱好剧烈运动的少年,9~15 岁男孩多见。肱骨内上髁骨骺于 6~9 岁出现 14~15 岁融合,该处有前臂屈肌、旋前圆肌和尺侧副韧带附着,上臂持臂肘,肩肘受到反复牵拉,腱附着点的肱骨内上髁骨骺以及肱骨近端的肱骨头骨骺或桡骨头骨骺为受力集中点,易遭损伤,局部出现缺血性坏死或发生肌腱炎,腱鞘炎改变。

(九) 掌指骨骨骺坏死

掌指骨骨骺坏死又称 Thiemann 病,比较少见,偶可见于中指或示指。发病原因及发病机制不详。

(十) 耻骨骨软骨病

耻骨骨软骨病目前确切病因尚不清楚,有以下五种学说:

1. 外伤学说　在耻骨手术中有 3% 发病率,少数病例可直接外伤后发病。
2. 感染学说　此病继发于化脓性感染或低毒性骨髓炎。
3. 血管操作损伤学说　与外伤学说相似。
4. 神经血管学说　因用皮质激素治疗有显著疗效。
5. 多因素作用说　认为本病病因是多因素综合作用的结果。

(十一) 耻骨联合骨骺坏死

耻骨联合骨骺坏死又名 Vom Heck 病,发病原因一般认为是外伤所致。多发于体重较大的小儿,当在骨骺骨化过程中受外界的强烈生物力学作用,造成该部位损伤,进而导致耻骨联合骨骺坏死。

(十二) 扁平椎

扁平椎又名 Calve 病,好发于 3~10 岁儿童,男多于女,多见于胸椎下段,也可见于腰椎。病因为多因素所造成的,可能因不同程度的外伤,造成椎体骨骺血运障碍,引起缺血性坏死。不过也有报道称嗜酸性粒细胞肉芽肿、成骨不全甲状腺功能亢进、淋巴网状细胞瘤、黄色瘤病等同此病发生有关。

（十三）少年期骺板骨软骨病

少年期骺板骨软骨病又称舒尔曼病（Scheuermann disease），好发于12~16岁，多见于过早负荷体力劳动的少年，男性比女性高4~5倍，常见于胸椎中段，其次为胸腰段，通常累及3~5个相邻椎体。本病为多种因素作用结果。与先天性解剖缺陷，骨营养不良，体质异常，遗传因素等有关。外伤，特别是反复轻微损伤，是直接发病的原因。

第二节　有菌性骨坏死

有菌性骨坏死多见于化脓性骨髓炎、骨结核、骨缺血性坏死和外伤骨折后，恶性肿瘤中的残留骨有时也为死骨。当骨感染时，骨组织血液供应发生部分障碍或全部断绝，即可发生骨坏死，形成死骨。最常见的是化脓性骨髓炎，由于脓液进入感染骨的Haversion管和Volkmann管压迫营养长管骨的细小血管分支和脓液进入骨膜下将骨膜掀起，严重破坏了感染骨的血液供应而发生骨坏死。

骨内仅有细菌的存在并不足以造成感染。在实验动物体内要造成与人所患同样的骨髓炎甚为困难，即使把致病菌直接接种在动物骨髓内也不易获得成功。所以血管阻塞和细菌侵入是发生有菌性骨坏死的两个必要条件。

一、骨与关节感染的病因学

（一）骨与关节感染的致病菌

骨科感染最常见的致病菌是金黄色葡萄球菌，占76%~91%，其中37.8%为耐甲氧西林金葡菌（MRSA），其次是链球菌，约占4%~14%，表皮葡萄球菌约占10%左右，再其次是肺炎链球菌、大肠杆菌、流感嗜血杆菌、变形杆菌、铜绿假单胞菌及沙门菌株等。近年来由于抗生素的广泛应用，虽然金黄色葡萄球菌在骨科感染中仍占重要地位，革兰阴性细菌的感染也在增加。由于一些对抗生素敏感的致病菌被抑制或被杀灭，原来致病力弱或非致病的革兰阴性杆菌，条件致病菌如流感嗜血杆菌、变形杆菌、铜绿假单胞菌等，因对一般抗生素具有抗药性而生长繁殖，逐渐转变为较为严重的致病菌。一些厌氧菌（如梭形芽孢杆菌）和真菌，也能在应用大量抗生素后继发严重感染。

1. 葡萄球菌　是最常见的化脓性球菌之一，80%以上的化脓性疾病由他引起。分布广泛，在自然界，如空气、土壤、水及人和动物的皮肤上或与外界相通的腔道中都可携带致病性葡萄球菌，鼻咽部带菌率达20%~50%，这些带菌者是重要的传染源。

葡萄球菌呈球形，细菌繁殖时呈多个平面的不规律分裂，堆积呈葡萄串状排列，革兰氏染色呈阳性。根据葡萄球菌的生化、性状和色素不同，将葡萄球菌分为金黄色葡萄球菌、表皮葡萄球菌、腐生性葡萄球菌三种。葡萄球菌致病力取决于细菌产生的毒素和酶的能力。葡萄球菌产生的毒素和酶主要有溶血毒素、杀白细胞毒素、血凝酶固酶三种。

溶血毒素是一种外毒素，以α-溶血毒素为主。溶血毒素能损伤血小板，破坏细胞的溶酶体，可引起平滑肌痉挛。另外α-溶血毒素还能使小血管收缩，导致局部缺血、坏死。杀白细胞毒素能破坏人体白细胞和巨噬细胞，使其脱颗粒。葡萄球菌能被吞噬细胞吞噬。但非致病株在白细胞内很快被杀灭，而致病株则能在白细胞中生长繁殖。血浆凝固酶与葡萄球菌的致病力有密切关系。产生凝固酶的菌株进入机体后，使血液或血浆中纤维蛋白沉积于菌体表面，从而阻碍了吞噬细胞的吞噬，即使吞噬后也不易被杀死。葡萄球菌引起的感染易于局限化和形成血栓与次酶有关。

本菌的抵抗力较强，为不形成芽孢的细菌中最强者，在干燥情况下能存活数月，加热80℃30min才被杀死。

传统的概念认为凝固酶阳性的葡萄球菌能致病,而凝固酶阴性的葡萄球菌则无致病性,即金黄色葡萄球菌是致病菌株,而表皮葡萄球菌腐生葡萄球菌为非致病菌。表皮葡萄球菌长期以来被认为系对人类无害的共栖菌,近来研究报道,该菌皮肤检出率为85%~100%,鼻、口腔、鼻咽部为90%,阴道和宫颈中为35%~80%。在全髋关节置换后导致脓毒血症的病因中,表皮葡萄球菌仅次于金黄色葡萄球菌。有时还可以引起肝、脑等脏器的感染及脓毒败血症。由此可见,凝固酶阴性的葡萄球菌也可引起各种感染性疾病,且耐药性较凝固酶阳性菌株更高。

葡萄球菌侵入机体后,可刺激 T 淋巴细胞产生致敏淋巴细胞,当致敏淋巴细胞再次接触葡萄球菌或其抗原成分后,释放出巨噬细胞趋化因子、巨噬细胞激活因子及巨噬细胞移动抑制因子,激活巨噬细胞,从而明显增强巨噬细胞吞噬功能。同时,在血清中可出现微量抗体,主要为 α- 溶血毒素抗体与杀白细胞毒素抗体。

耐甲氧西林金黄色葡萄球菌(MRSA)已成为全球范围内院内感染的重要病原菌。2002 年发现对万古霉素耐药的 MRSA,其广泛耐药给临床治疗带来较大困难。与青霉素相似,甲氧西林通过干扰细菌细胞壁的合成,造成细胞壁缺损,使细菌失去细胞壁的渗透屏障,从而杀灭细菌。MRSA 携带有 mec 基因,通过特异性表达低亲和力的青霉素结合蛋白 -2a,替代因抗生素失活的其他 PBP,参与合成细菌细胞壁的相关酶,维持细胞壁的合成功能,是 MRSA 的主要耐药因子。此外,mecA 可以通过质粒介导结合,从而在葡萄球菌属间传递;辅助基因如 fem、mur 等和主动外排系统与 MRSA 的耐药也相关。

2. 链球菌　链球菌是骨科感染疾病中仅次于金黄色葡萄球菌的另一大类常见细菌,为链状排列的革兰氏阳性球菌。本菌可分为致病性与非致病性两大类。该菌广泛分布于自然界,如水、尘埃、粪便及健康人的鼻咽部。本菌抵抗力不强,在 60℃ 30 分钟即被杀死。D 族链球菌抵抗力特别强,加热 60℃ 30 分钟也杀不死。

链球菌根据其溶血能力可分为三类:

(1)甲型溶血性链球菌亦称草绿色链球菌,此菌致病力较低。

(2)乙型溶血性链球菌亦称溶血性链球菌,能产生溶血毒素,使菌落周围形成 2~4mm 宽的透明溶血环,毒素可使红细胞完全溶解,致病力强,是外科感染的常见化脓性细菌。

(3)丙型溶血性链球菌又称非溶血性链球菌,不产生溶血素,不能溶解红细胞,菌落周围无变化,此型链球菌无致病性或偶可引起疾病。

致病性链球菌可产生多种酶和毒素,如透明质酸酶(又称扩散因子),可溶解组织间质的透明质酸,使细菌在组织中容易扩散。链激酶(又称溶纤维蛋白酶)能使血液中的血浆蛋白酶原变成血浆蛋白酶,可溶解血块或阻止血浆凝固,有利于细菌在组织中扩散。溶血毒素由溶血性链球菌产生,此毒素能抑制趋化作用和吞噬作用,并对各种细胞(包括白细胞)有毒性作用,能直接和靶细胞膜上的磷脂结合,如果与白细胞接触后,能将白细胞杀死,与红细胞接触后,能将红细胞溶解。链道酶(又称脱氧核糖核酸酶),能分解黏稠脓液中具有高黏性的 DNA,增强细菌在体内扩散的能力。

链球菌感染后所形成的脓液为稀薄量多的淡红色液体。链球菌侵袭力强,感染后比葡萄球菌更易扩散和蔓延,经常沿淋巴管或血液扩散而引起败血症。

3. 大肠杆菌　大肠杆菌是肠道正常菌群。正常情况下,大肠杆菌能合成维生素 B 和维生素 K,能产生大肠菌素,对机体是有利的。大肠杆菌广泛存在于土壤、水、空气中,自然界分布极广,在人体皮肤、病房、手术室及病人和医务人员的衣物中也普遍存在。本菌为需氧或兼性厌氧菌,革兰氏染色阴性。

大肠杆菌单独存在一般不致病,当机体受到外伤或机体抵抗力下降时,大肠杆菌入侵肠外组织或器官可引起化脓感染。大肠杆菌是条件致病菌,大肠杆菌常和其他致病菌造成混合感染。

大肠杆菌具有 K 抗原和菌毛,K 抗原具有抗吞噬作用,有抵抗抗体和补体的作用。菌毛能帮助细菌黏附于黏膜表面。大肠杆菌细胞壁具有内毒素的活性。肠毒素刺激小肠上皮细胞的腺苷环化酶,使 ATP 转变为 cAMP,促进肠黏膜细胞的分泌功能,使肠液大量分泌,引起腹泻。

单独因大肠杆菌引起感染时,脓液并没有恶臭,如与厌氧菌株和其他产气杆菌时,脓液黏稠,有粪便恶臭。

4. 铜绿假单胞菌　铜绿假单胞菌为革兰氏阴性无芽孢杆菌,为假单胞菌属的代表菌种,能产生蓝绿色水溶性色素,创口感染时可形成绿色脓液。在自然界广泛分布,空气、水、土壤,正常人体皮肤、肠道、呼吸道都有存在。尤其在潮湿环境中,如手术室的洗手间。也常见于医院病房中的各种用品上。

铜绿假单胞菌为条件致病菌,本菌几乎可以感染人体任何组织和部位。本菌感染多见于免疫力低下的病人,如烧伤、代谢病或恶性肿瘤病人以及长期使用免疫制剂、放射治疗的病人。在医院烧伤病房中,铜绿假单胞菌引起的感染最为多见,烧伤面积大于 30% 者,若不经治疗,70% 可感染铜绿假单胞菌。同时铜绿假单胞菌又是重要的交叉感染源,约占医院内感染的 10%~20%。近年来在骨与关节感染疾病中发病率有明显增加趋势。

铜绿假单胞菌能产生内毒素、外毒素、致病毒素、肠毒素、溶血素及胞外酶。这些毒素和酶大部分与铜绿假单胞菌的致病性有关。由于铜绿假单胞菌对多数抗生素有耐药性,所以,铜绿假单胞菌感染已成为临床治疗上棘手的问题。在治疗时可选用多黏菌素 B、庆大霉素、羧苄西林、磺苄西林和阿米卡星。

铜绿假单胞菌在自然界及人体广泛存在,可由多种途径传播,但主要为接触传播,更重要的是污染医疗器械、敷料、空气等应进行严格消毒以控制传染。

5. 结核分枝杆菌　俗称结核杆菌,以人型结核杆菌感染发病率最高,占结核病人的 90% 左右,其次是牛型结核杆菌,占 3%~16%。

结核杆菌抵抗力较强。主要通过呼吸道、消化道和受损处皮肤侵入易感机体。人型结核杆菌能引起多脏器组织的结核病,其中以肺结核占多数。含菌的飞沫或尘埃经呼吸道侵入肺泡,先被巨噬细胞吞噬,菌体的脂类等成分能对抗溶酶体酶,使细菌在吞噬细胞内顽强繁殖,最终导致巨噬细胞裂解死亡,释放出的结核杆菌能在胞外繁殖或再被吞噬,重复上述过程。结核炎性病变能扩散到邻近淋巴结,形成原发感染灶。当机体抵抗力下降,抗感染能力减弱时,原发感染灶恶化,结核杆菌经淋巴管或血行传播,侵犯其他脏器,骨与关节也可受累。

结核杆菌具有一层厚的脂质壁,具有双重作用,即能使细菌在吞噬细胞中或含有药物、抗体的组织中生存,且可诱发一些活性作用使宿主受损害。结核杆菌脂质的大多数成分具有佐剂活性、致肉芽肿、激活巨噬细胞和增加宿主的抵抗力。使结核杆菌逃避宿主防御作用的有三种因子:①硫脂能使溶酶体功能受到障碍,阻止溶酶体酶释放进入吞噬体;②C 分枝菌酸苷脂可在菌体周围形成一屏障;③毒性索状因子能破坏机体细胞的线粒体膜,毒害微粒体酶类,且能抑制粒细胞的游走和引起慢性肉芽肿。

初次感染结核时,中性粒细胞出现早,然后释放趋化因子吸引大量单核细胞。巨噬细胞与抗结核关系密切。有毒株则增殖不显著。有毒株的增殖,主要是引起硫脂能使巨噬细胞溶酶体功能发生障碍,不能形成吞噬溶酶体所致。免疫巨噬细胞不但对有毒的吞噬功能增强,且由于溶酶体含量丰富,酸性水解酶活性增强,还能一直有毒株的增殖。免疫巨噬细胞对有毒株结核菌除有抑制作用外,具有杀菌作用,更重要的是能启动免疫应答。结核杆菌被吞噬细胞吞噬后,被转运到局部淋巴结、脾等处对抗原进行处理,大多数胸腺依赖抗原提呈给 T 细胞,产生细胞免疫,而多糖及脂多糖可直接提呈给 B 细胞,诱导抗体产生。T 细胞在抗结核免疫中起重要作用。参与细胞免疫的主要为 TH 细胞,免疫 TH 细胞可诱导 T 细胞增殖,使之释放具有多种活性的淋巴因子,从而提高杀伤结核杆菌的活性。

(二)骨与关节感染的途径

1. 血源性感染　骨与关节感染多来自血液,即血行性感染。细菌从体内其他部位的感染病灶经血液或淋巴液到达骨组织或关节内。这类感染是最多见的类型,如急性化脓性骨髓炎、急性化脓性关节炎、骨与关节结核感染等。

2. 潜在性感染　目前,开放性骨折与关节损伤所引起的感染亦成为骨科的常见疾病,应引起足够重视。开放性骨折与关节损伤中感染率可高达 5%~25%。近年来革兰氏阴性杆菌有明显上升的趋势。可能是因为有效抗生素的广泛应用,致使革兰氏阳性细菌减少,革兰氏阴性杆菌增多,菌群发生变化的缘故。同时不要忽视厌氧菌感染发生的可能。

3. 医源性感染　关节镜、骨水泥、内固定物及矫正器材的普遍使用,在各类并发症中,感染仍然是较为突出的。感染原因如下：

（1）术中污染：70%的伤口污染见于无菌操作不严格，细菌可通过手术器械、衣物、手套等污染伤口。手术室空气是感染的重要途径，可占创口细菌污染的30%。

（2）血源性感染：手术部位局部抵抗力低下，机体其他部位的感染灶均可成为感染源。主要有三个部位的感染灶易引起手术感染，皮肤、肺和泌尿生殖道，这些部位有感染灶的病人手术感染率是正常人的3倍。

（3）人工假体原因：人工假体通过物理因素，化学因素，免疫学反应损害了局部的正常防御机制。由于组织相容性差，引起局部组织受损伤，有利于致病菌生存。另外，人工假体所形成的无效腔也有利于致病菌的繁殖。

（4）骨水泥：骨水泥的存在破坏了机体局部免疫防御机制，有削弱白细胞趋化及吞噬作用。因此，骨水泥可能增加感染机会。

（5）术后处理不当，也是医源性感染的原因之一。病房的治疗，包括输液，引流管的处理，换药，甚至周围环境都有可能成为感染源。

医源性感染细菌以凝固酶阳性的金黄色葡萄球菌最常见，占50%。革兰氏阴性细菌约占30%。链球菌占15%，其他占5%。这些病人感染后造成的后果，轻者再次手术，重者长期不愈，关节功能障碍，甚至残疾。

二、常见细菌感染性骨坏死

（一）急性血源性骨髓炎

急性血源性骨髓炎中最常见的致病菌为金黄色葡萄球菌，约占76%~91%，链球菌约占4%~14%，表皮葡萄球菌约占10%，其他占2%~7%。在化脓性关节炎中，金黄色葡萄球菌约占58%~74%，链球菌约占10%~13%，流感嗜血杆菌约占7%~23%，其他占4%~5%。可见在急性骨科感染性疾病中，革兰氏阳性球菌金黄色葡萄球菌最常见。

化脓性骨髓炎是指所有骨组成部分受到细菌感染后引起的炎症反应。外伤性、血源性、医源性骨感染均可引起骨髓炎。近年来，虽然开放性骨折或骨关节手术引起的直接感染大有增加，但仍以急性血源性骨髓炎最常见，且最严重，应引起骨科医师的足够重视。

血源性感染是急性血源性骨髓炎的主要原因，常见的病灶多位于体表，如疖、痈、创面感染、上呼吸道感染等，少数病例由邻近软组织感染扩散而来，或继发于开放性骨折。致病菌常为金黄色葡萄球菌，约占80%以上，其次为溶血性链球菌和表皮葡萄球菌。

急性血源性骨髓炎是婴幼儿的常见疾病，发病高峰年龄为0~10岁，据《黄家驷外科学》记载，2~12岁的小儿约占80%左右。Winters（1960）报道，15岁以下的小儿占92.4%，男孩多于女孩，为(2~4)：1。细菌栓塞理论是目前经典的发病机制假说。小儿骨骺和干骺端骨生长最活跃，有丰富的血管网，但多为终末动脉，末端折成小袢状，再注入窦内较大的静脉，血流缓慢，细菌栓子容易停留、沉积。感染是否发生及发生的程度，受病人抵抗力，致病菌毒力和治疗措施三方面的影响。

儿童时期的急性血源性骨髓炎好发于长骨的干骺端，这与儿童时期长管状骨干骺端的解剖学特征有密切关系。

（1）在长管骨干骺端，干骺动脉与滋养动脉的分支有密切的吻合，二者共同担负着干骺端的血液供应，而干骺动脉与骺动脉却没有血管吻合。干骺端的滋养动脉末梢形成直而窄的毛细血管，在骺板处折回（与骺动脉没有吻合）。形成与动脉侧毛细血管平行的静脉侧毛细血管，最后形成管腔较大的静脉，这些静脉又回流到骨髓内静脉室中。此处静脉管腔变大使该处血流速度大大减慢，如若血液中有细菌栓子，则易附着在血管壁上导致静脉栓塞，继之发生逆行毛细血管栓塞、血浆渗出，为细菌生长和繁殖提供有利条件。

（2）生长期儿童的骨骺板位于受到最大机械应力作用的部位，经常受到过度的外力作用，这些外力可以导致反复的微小损伤，产生干骺端的出血和组织坏死，但无临床表现，一旦有细菌侵入则容易发生骨感染。

（二）慢性化脓性骨髓炎

慢性化脓性骨髓炎致病菌其种类、来源及感染途径都与急性血源性骨髓炎相同,金黄色葡萄球菌是最常见的致病菌。其次是溶血性链球菌和表皮葡萄球菌。急性血源性骨髓炎转为慢性的原因:①急性感染期未能彻底控制,反复发作演变为慢性骨髓炎;②致病菌为低毒性细菌,在发病时即表现为慢性骨髓炎。

慢性骨髓炎是由能形成生物膜的病原菌引起的骨膜、骨质和骨髓的慢性炎症,根据其发病原因主要分为创伤性慢性骨髓炎和血源性慢性骨髓炎。慢性骨髓炎主要以骨组织的坏死、硬化、瘘管和窦道的形成以及长期流脓为特征,常反复发作。近年来由于抗生素的广泛应用,血源性骨髓炎的发生已经相对少见,而相应由于外伤以及植入物所引起的创伤后骨髓炎的发生率则在逐年增加。据统计,创伤后或术后骨髓炎占骨髓炎发病率的80%,其中有10%~30%的病人由急性骨髓炎转为慢性骨髓炎。

慢性骨髓炎的诊治对于临床医生来说依然存在难点与挑战,尤其是如何有效控制感染及复发。清创不彻底、细菌生物膜的形成是本病感染难以控制的重要原因。另外,细菌谱的变化和细菌耐药性的增加、细菌 L 型的存在、抗生素应用缺乏科学统一的标准都是慢性骨髓炎迁延不愈的重要因素。

（三）化脓性关节炎

关节感染的途径多为体内其他部位的化脓性感染病灶,经血液循环传播到关节腔,即血源性播散,也有的原发感染灶找不到。有时为关节附近的化脓性骨髓炎直接蔓延而来,多见于髋关节,由股骨上段和髂骨的化脓性骨髓炎蔓延而来,也可由外伤或医源性直接进入关节腔,最常见的致病菌为金黄色葡萄球菌,约占 85% 以上,其次为链球菌、脑膜炎双球菌、肺炎链球菌等。

附:化脓性髋关节炎

化脓性髋关节炎最常见的病原菌为金黄色葡萄球菌,约占75%以上;其次为溶血性链球菌、大肠杆菌、肺炎链球菌等。感染途径多数为血源性播散,少数为感染直接蔓延。

1. 血源性感染　细菌经血液循环侵入髋关节引起感染。

(1)病人本身存在败血症或脓毒血症,身体内有多处迁延病灶,化脓性髋关节炎最为常见。

(2)身体其他部位有化脓性病灶,如疖、痈等,当身体抵抗力低下时,细菌经血液循环侵入到髋关节引起感染。

2. 直接蔓延

(1)股骨上端及髂骨的化脓性骨髓炎直接蔓延到髋关节。

(2)髋关节开放性损伤,细菌由伤口直接侵入髋关节引起的感染。

(3)髋关节手术引起的感染。

（四）外伤性化脓性骨髓炎

外伤性化脓性骨髓炎继发于开放性骨折者最为常见。开放性骨折一般属高能量骨折,多为粉碎性骨折。合并严重软组织损伤。肌腱、血管、神经损伤者也并不少见。有些病例还同时合并有皮肤及骨缺损。多数病例创伤污染严重。由于各种条件的限制,或延误治疗,或在不具备必要条件的医院进行了不正规的清创术和内固定手术,常常导致创伤部位感染,继而发生化脓性骨髓炎。常见的发病部位依次为胫骨、股骨、肱骨。其他外伤,如火器伤、烧伤、四肢软组织损伤、动物咬伤等所继发的外伤性化脓性骨髓炎则较为少见。

近年来,从外伤性化脓性骨髓炎的脓液或炎性肉芽组织取样,所作的细菌培养结果来看,铜绿假单胞菌及革兰氏阴性杆菌,如大肠杆菌等,检出率明显增高,尤其是有窦道形成者更多。据川岛真人等(1986)的材料,铜绿假单胞菌的检出率占63.2%。而在血源性骨髓炎中占首位的金黄色葡萄球菌只占31.6%。因此,在治疗外伤性化脓性骨髓炎时,选择抗生素有必要充分考虑到这一点。

从发病年龄来看,外伤性化脓性骨髓炎多见于青壮年,这显然与该年龄组的人群社会活动最多,因而致伤的机会也最多有关。从发病部位看,以小腿的胫、腓骨为最多,其次为股骨、肋骨。小腿最易致伤,而且开放性骨折多见。从解剖学特点看,小腿中下 1/3 血液循环差,同时缺少软组织覆盖,开放性骨折后更易导致感染。创伤后局部血肿和组织液渗出以及因清创不彻底,坏死组织及异物的存留为致病菌生长繁殖提供了一个良好的培养基。又因创伤导致局部血液循环障碍,使机体全身和局部抵抗力下降,这是导致感染的重要因素。致病菌在这种环境中很容易生长繁殖。

外伤性骨感染在感染初期时是在骨折端周围形成一个感染部位,然后出现创面脓肿,并且感染随着病情发展以骨折为中心向周围区域浸润,骨断端以及内固定物由于内脏性分泌物浸泡所污染,容易导致病人出现骨质、骨膜、骨髓感染等并发症状。外伤性骨感染导致创面部位组织坏死,且脓肿分泌物的增加导致压力升高形成窦道。病人出现骨感染则严重影响预后,骨膜、骨质感染等使骨出现大段坏死,病人自体骨质愈合停止,因此,病人出现骨感染影响骨折愈合,粉碎性骨折病人可能由于骨折断片缺血合并感染形成死骨。

(五)截肢残端化脓性骨髓炎

截肢残端化脓性骨髓炎一般由残端软组织感染发展而来。发生残端感染的原因有下面几种:

1. 创伤初期清创不彻底,对坏死界限缺乏准确判断,姑息残肢长度,伤口缝合张力过大或因软组织血管继发性栓塞,皮瓣坏死,伤口感染进而累及骨骼。

2. 严重创伤,开放性骨折,软组织挫灭,污染重或就诊晚,伤口已经感染者,截肢时选择截断平面过低,又一期闭合了伤口,常致术后感染,招致残端骨髓炎。

3. 手术操作不规范。一是残端止血不彻底或血管结扎不牢脱落,血肿形成而引起感染;二是截肢皮瓣分离太广泛,残端骨膜剥离过多,产生局部缺血,继发感染而侵犯骨骼。

4. 血栓闭塞性脉管炎、动脉硬化闭塞症而截肢者,可因血运障碍,残端皮瓣坏死,致骨残端感染而发病。

5. 糖尿病足坏死截肢者,若截肢平面过低,因血液循环不良,可致再度坏死、感染,形成难治的骨髓炎。

6. 神经源性疾病如腰椎裂截肢者,神经功能障碍,下肢生物力学结构和功能均有不同程度的减弱,抗压与负重能力降低,若残端长期受压,血运不良,局部愈合能力下降,伤口有可能裂开,若伤口感染,就有可能引起骨髓炎。

7. 截肢后义肢安装不当或义肢质量低劣,残肢深部受压与长期磨损。久之,局部感染,极易累及受压而又血运不良的骨残端,产生骨髓炎。

8. 直接感染,多见于肢体损伤截肢或再次以及多次截肢者。骨髓腔内有致病菌存在,即使手术是在严格无菌操作下施行,过程规范,也难以完全避免骨髓炎的发生。若手术中无菌操作不当,器械消毒不彻底,细菌可趁机而入,再次手术的激惹,局部抵抗力下降,致病菌伺机而动,从而引起直接感染。

(六)火器伤后化脓性骨髓炎

火气伤后化脓性骨髓炎是火器伤开放骨折的常见并发症。火器引起的组织损伤远较一般开放骨折严重得多。弹丸或弹片以极高的速度射入人体后,其前冲力在万分之十几秒的瞬间,以高达几千个大气压的冲击波压力,直接损伤组织,形成原发伤道。同时,其侧冲力迫使原发伤道的周围组织向四周压缩,扩展。在一瞬间形成一个比原发伤道直径大数倍至数十倍的暂时性空腔,产生爆炸效应。另外,火器伤除高速外还有高热。弹片、弹丸所穿过的组织伤道造成的烧伤加重局部组织坏死,降低了局部抵抗能力,容易继发感染。弹丸和弹片进入人体时,可将污物带入伤道。特别是暂时性空腔形成,内部产生的负压,也可以将污物吸入伤道内。在战时的非常条件下,伤口也常常在搬运、紧急救护中再度被污染,因此,所有火器伤都是污染的。弹丸或弹片具有很高的速度,其巨大的动能,在瞬间穿入被击中的骨中,继而以骨折的形式再释放出来,这种骨折属于高能量骨折,常常是严重损伤和污染。同时,骨折部位的血液供应也遭破坏。因此,火器伤所造成的开放性骨折,极易继发化脓性骨髓炎。

(七)特殊部位的化脓性骨髓炎

1. 髂骨化脓性骨髓炎　髂骨化脓性骨髓炎多见于15岁以下儿童。致病菌多为金黄色葡萄球菌。其感染途径多为血源性。发病率约占化脓性骨髓炎的6%。髂骨化脓性骨髓炎和长管状骨化脓性骨髓炎一样,常发生在相当于长管状骨的干骺端。髋臼上缘有丰富的血运,相当于长管状骨的干骺端。因此在儿童感染的特点是,病变大多数发生在髋臼上缘,随病情的进展可以扩散到整个髂骨,也可以进入髋关节、骶髂关节。青春期以后髋臼骨化,病变主要发生在髂骨边缘,该部位相当于长管状骨的骨端。

2. 指(趾)骨化脓性骨髓炎 手部骨与关节化脓性感染,大多数发生于邻近软组织的感染。如脓性指头炎、化脓性腱鞘炎、手部间隙感染及皮下感染等。而血源性化脓性感染极为少见。随工业外伤的不断增多,尤其是严重的手部开放性损伤多见。外伤后感染指化脓性骨髓炎的病例也在逐年增加。目前在抗生素广泛应用的情况下,手指外伤后化脓性骨髓炎的发病率远远高于手部感染引起的指骨化脓性骨髓炎。指(趾)骨化脓性骨髓炎的致病菌仍以金黄色葡萄球菌占大多数。其次为链球菌、表皮葡萄球菌及大肠杆菌。外伤后所感染的化脓性指骨化脓性骨髓炎则以革兰氏阴性杆菌占多数如铜绿假单胞菌、大肠杆菌。

3. 颅骨化脓性骨髓炎 可发病于任何年龄,但以20~30岁者多见。最常见的原因为直接感染,如开放性颅骨骨折、开颅术及颅骨牵引术后感染。其次为来自邻近组织的感染病灶(如副鼻窦炎、中耳炎、头皮感染等)和血源性感染(如败血症、身体其他部位的化脓性感染)。

4. 下颌骨化脓性感染 下颌骨化脓性骨髓炎最常见的病原菌是金黄色葡萄球菌、溶血性链球菌,有时可见肺炎链球菌和大肠杆菌,临床上经常是混合菌种感染、物理因素(放射线)、外伤和化学因素(磷、汞),亦可促成下颌骨化脓性骨髓炎。

下颌骨化脓性骨髓炎的感染途径有三种:

(1)牙源性感染:临床上最多见,为牙源性炎症如跟尖周围炎、智齿冠周炎等感染扩散所致。

(2)外伤性下颌骨感染:较少见,如下颌骨开放性骨折,颜面部火器伤所指的下颌骨化脓性骨髓炎,又称外伤性下颌骨化脓性骨髓炎。

(3)血源性感染:少见,多见于儿童,可继发于麻疹、猩红热等传染病后和其他器官或组织有化脓性感染病灶,经血行至下颌骨。临床上最多见的是牙龈感染的下颌骨化脓性骨髓炎。

5. 髌骨骨髓炎 髌骨骨髓炎少见,发病率为0.14%。致病菌多见金黄色葡萄球菌,其次为链球菌;感染初期在髌骨中央,脓液在髌骨前方。髌骨是全身最大的籽骨,位于膝前皮下,容易受到直接暴力损伤,这就为外源性或内源性的病原微生物提供了入侵的机会。髌骨骨髓炎多为局部损伤所致,少见血源性感染。相邻的软组织肿胀范围较轻且局限,不像化脓性或结核性关节炎呈弥漫性肿胀且浸润的程度和范围十分严重。因髌骨无大血管供血又有关节软骨的屏障作用,相邻的骨质少有浸润。

6. 化脓性脊椎炎 致病菌一般是金黄色葡萄球菌,而小儿由链球菌,白色葡萄球菌致病者并不少见,也有大肠杆菌和铜绿假单胞菌所致感染的报道。传播途径一般通过血液,传播源有多方面,如软组织感染、泌尿系感染、外伤感染、脊柱手术感染等。脊柱化脓性骨髓炎的发生取决于致病菌与病人的关系,即细菌的致病力,感染发生部位和细菌进入人体内的部位以及机体的免疫力,除老人儿童以外,糖尿病病人和长期应用类固醇激素者以及酗酒、吸毒者发病率相对较高。

7. 椎间隙感染 致病菌以金黄色葡萄球菌和白色葡萄球菌最常见。细菌可经手术器械,污染直接带进椎间隙,如椎间盘手术后感染。皮肤黏膜和泌尿道感染都可经血液播散到椎间盘,以泌尿道感染最常见,细菌被认为是来自脊椎静脉丛的反流。

腰椎间盘突出症术后椎间隙感染的原因包括细菌感染、无菌性炎症、人体自身免疫性反应,但是目前普遍倾向于细菌感染。文献报道最常见的是葡萄球菌,其中MRSA的阳性率达到了34%,其次是革兰氏阴性杆菌,其他的罕见致病菌有产气荚膜梭菌、流感嗜血杆菌、烟曲霉菌等。常见的病人相关危险因素包括糖尿病、肥胖、吸烟、营养不良、免疫力低下和术后椎间隙感染密切相关,其中合并糖尿病和肥胖的相关性最为显著。肥胖病人术区脂肪层厚,术后容易形成无效腔;吸烟和糖尿病病人常伴有组织缺血和微血管损伤;高龄病人往往合并其他相关内科疾病和免疫功能低下。这些因素使得病人无法在术后产生有效的炎性反应,从而易导致感染的发生。免疫力低下的病人既往多存在放化疗史,或长期使用激素治疗,影响了病人自身的免疫力,术后容易感染。

三、特殊致病菌感染性骨坏死

特殊细菌感染导致的化脓性骨髓炎随着抗生素的飞速发展而发生了迅速变化。20世纪70年代以前,骨与关节感染的致病菌是以金黄色葡萄球菌为主的革兰氏阳性球菌,以后革兰氏阴性杆菌感染所占比例开始增加,这种趋势在化脓性骨髓炎中尤为明显。并且革兰氏阴性杆菌所致的化脓性骨髓炎中,大约1/3

的病例是与革兰氏阳性球菌(以金黄色葡萄球菌为主)的混合感染。特殊细菌感染导致的慢性化脓性骨髓炎,包括铜绿假单胞菌、厌氧菌、伤寒杆菌、沙门菌、布鲁氏菌。大多数为慢性化脓性骨髓炎的形式,可在外伤或外伤痊愈后数月、数年甚至数十年后发生。由于人们习惯上认为化脓性骨髓炎常是金黄色葡萄球菌感染,加之还存在一些混合感染的病例,所以常常忽视了这些特殊细菌感染的存在与危害,从而贻误治疗,导致并发症的发生,影响预后,故应引起足够注意。

(一)铜绿假单胞菌性骨髓炎

铜绿假单胞菌是 1882 年由 Gessard 发现,存在于土壤、空气、污水、正常人体表面以及与外界相通的腔道中,为条件致病菌。细菌分类学上为假单胞菌属的革兰氏阴性杆菌。近年来,铜绿假单胞菌已成为一种重要的致病源。同时又是重要的交叉感染源,约占医院内感染的 10%~20%。美国疾病控制中心发现10% 的尿路感染,9% 的外科伤口感染,17% 的下呼吸道感染和 11% 的菌血症系由铜绿假单胞菌引起。有人发现中性粒细胞 $1 \times 10^9/L$ 的病人中,铜绿假单胞菌败血症的发病率可高达 42%。吉田(1978)报告,铜绿假单胞菌引起化脓性骨髓炎中,血源性化脓性骨髓炎占 10.5%,外伤骨折后化脓性骨髓炎占 26.4%,后者常见于开放性骨折手术整复固定术后。有时压疮发生铜绿假单胞菌感染时,可导致坐骨、骶骨的铜绿假单胞菌骨髓炎。

(二)厌氧菌性骨髓炎

厌氧菌的发现虽已有百余年的历史,但过去未获重视。近二十余年来,随着厌氧菌培养技术的改进与发展,厌氧菌感染的重要性逐渐引起临床医师的注意。据 Finegold(1977)的资料,厌氧菌性骨髓炎的发病率为 40%,细菌培养单纯得到厌氧菌的比例为 1/10。Hall(1983)报告一组 182 例骨髓炎中有 40 例的标本中分离出厌氧菌,40 例中有 9 例为单纯厌氧菌感染,另 31 例为厌氧菌与需氧菌的混合感染。厌氧菌的定义为:需要在氧张力降低的条件下才能生长的细菌;在含二氧化碳 10%(含氧 18%)的空气中,它不能在固体培养基表面生长。其简单分类为:革兰氏阴性杆菌、革兰氏阳性球菌、革兰氏阳性芽孢杆菌和革兰氏阳性无芽孢杆菌四大类。临床感染中最常见者为革兰氏阴性厌氧杆菌,其次为厌氧球菌及链球菌,再其次为革兰氏阳性厌氧芽孢杆菌,其危害在于产生强有力的毒素,造成极为严重的后果。外科厌氧菌感染中,以革兰氏阴性杆菌为最常见,特别是脆弱类杆菌,其次是消化球菌和消化链球菌。据 Hall(1983)报道,40 例厌氧菌性骨髓炎发现 15 种不同的厌氧菌,最常见者为巨大消化球菌和脆弱类杆菌。

厌氧菌通常作为正常菌丛而存在于身体各部。所有的黏膜面均布满就地生长的厌氧菌丛和非厌氧菌丛。良好的外科技术可减少正常菌丛进入丧失活力的组织而导致感染的机会减少。在某些情况下,就地生长的厌氧菌丛乘机侵入组织,引起感染,如血供不足及组织坏死均能降低组织的氧化 - 还原能力,因而有利于厌氧菌生长。与需氧菌或兼性菌感染中一样,凡是引起机体抵抗力降低的因素以及应用厌氧菌对其具有抗菌性的药物(例如氨基糖苷类抗生素),均有利于造成厌氧菌感染。所以,厌氧菌感染的发生与否,与这些细菌对机体正常防御机制的抵抗力有关。

(三)伤寒菌性骨髓炎

伤寒菌性骨髓炎是伤寒杆菌或副伤寒杆菌所致的骨感染,为严重伤寒或副伤寒病后的并发症。其发病率约为伤寒病人的 0.8%。大都发生于伤寒病痊愈后数周或数月,也有在病后 1.5~2 年,甚至数年后才发现骨感染。在患镰状细胞性贫血的病儿中较为常见。

伤寒或副伤寒杆菌进入肠道后,在小肠黏膜上皮细胞和黏膜下吞噬细胞中繁殖,经淋巴管道进入回肠集合淋巴结、孤立淋巴滤泡及肠系膜淋巴结中生长繁殖,由胸导管侵入血流,产生菌血症。此后,伤寒杆菌随血流进入全身脏器,如肝、脾、胆囊、肾和骨髓等组织中继续大量繁殖,再次进入血液,引起第二次严重菌血症。骨髓网状内皮细胞摄取病菌较多,存在时间较长,可能在后期形成骨髓炎。致病菌以伤寒杆菌最多见。

发病部位在脊柱者约占 25%,以腰椎上段和胸椎下段为多;其他四肢长骨也可发病,好发于胫骨、股骨、肋软骨等处,多位于骨干或干骺端的骨皮质内,通常单发,也可多发。

(四)沙门菌性骨髓炎

沙门菌感染为常见的内科疾患,临床上可分为胃肠型、伤寒型和败血症型,在其病程中或恢复期可出现多种并发症,其中以并发骨关节感染者较多。在各种沙门菌中以伤寒杆菌、副伤寒杆菌以及猪霍乱沙门菌所引起的败血症型病人最易并发骨关节感染。本节叙述猪霍乱沙门菌性骨髓炎。

20世纪50年代,猪火炼沙门菌在国内有相当高的发病率,占所有沙门菌属感染的22.6%~42.6%。Seligmann统计40%发生于10岁以下儿童,刘永盛报告2岁以下者占75.9%。男性多于女性。骨髓炎的发病率有不同报道,Goulder报道11例,Jones报道18例中无1例骨髓炎发现,Harvey统计骨关节感染的发病率为20%。陆颂慈等统计近于50%,刘永盛统计小儿组发病率高达68.8%。近年来发病率降低。

从1925年以后屡有沙门菌性骨髓炎伴有镰状细胞贫血的个案报道。1915年Hoder等首先注意到这两个病的关系,但至今仍不清楚。贫血所致周身抵抗力的减退、骨髓内潜伏的细菌都可能是导致骨髓炎的原因。

(五) 布鲁氏菌性脊椎炎

布鲁氏菌病(Brucellos)又称波浪热,是一种人畜共患的地区流行病,世界各地广泛存在。主要发生于牧民、屠宰场。皮革厂、毛纺厂、牛奶厂等工人,农民中散在发生。

布鲁氏菌首先感染家畜,如羊、牛、猪,然后传染给人。近年国际上根据不同传染源和不同型菌种,将布鲁氏菌分为6个型和19个生物型:牛型有9个生物型、羊型有3个生物型,猪型有4个生物型,此外还有绵阳睾丸型、森林鼠型和犬型,可有型与型之间转移。我国主要流行的是羊型,其次为牛型,少数地区有猪型。羊型传染源分布广,数量多,与人接触密切,病菌毒力强。临床症状较重,易暴发流行;牛型菌毒力较弱,临床症状较轻,多为散发病例。

(六) 骨关节梅毒

梅毒是由梅毒螺旋体引起的一种性病,分为先天性梅毒和后天性梅毒,先天性梅毒螺旋体从孕妇身体进入胎盘中,再沿脐带静脉侵入胎盘产生的。后天性梅毒多因皮肤、黏膜的破口接触感染,少数通过输血传染。骨科梅毒感染包括骨、关节、肌肉、腱鞘和滑囊梅毒,以骨梅毒比较常见,其中又以头颅骨居多,其次为胫骨,关节梅毒好发于膝关节,其次为踝关节和腕关节,其他关节较少受累。

(七) 骨放线菌病

放线菌病是一种放射状排列的丝状真菌,生活于土壤中,绝大多数为非致病菌。该菌种类很多,引起的疾病培养、染色特征都不相同。引起人类放线菌病的主因为内源性,于正常人体内亦可见放射丝,如口腔、龋齿及扁桃体的隐窝内,其形态和染色特征与致病的放线菌相同。感染放线菌重要的病因是组织损伤引起的,常见的原因为拔牙,其次是炎症。炎症可引起组织缺氧和抵抗力降低,有利于放线菌的生长和蔓延,放线菌也可由呼吸道侵入肺内,由食管侵入肠道,该菌多沿结缔组织直接向周围蔓延,很少沿血液循环和淋巴扩散传播。

(八) 骨雅司病

骨雅司病由雅司螺旋体引起,该螺旋体在形态上与梅毒螺旋体相似,但较其传染力弱,本病主要是接触传播,通过皮肤的破口传播。

(九) 骨棘球蚴病

棘球蚴病是人畜共患的流行性寄生虫病。人类感染棘球绦虫的幼虫可致病,又称棘球蚴病或包虫囊病。成虫细粒棘球绦虫主要寄生在终宿主狗、狼和狐狸的小肠里,虫卵随粪便排出。人、羊、牛、马等动物是中间宿主。中间宿主吞食含虫卵的食物后,虫卵在胃里经胃液消化,在十二指肠内孵化成六钩蚴。六钩蚴迅速穿过十二指肠肠壁进入肠系膜的静脉或淋巴管中,经血液或淋巴循环进入肝脏。大部分六钩蚴停留在肝脏,发育成棘球蚴,引起肝包虫囊病。少数六钩蚴通过肝脏后进入血液循环,经心脏至肺,并停留于肺内,少数六钩蚴经肺、心又进入血液循环,到达较远的器官,引起全身各部位的包虫囊肿,骨骼系统受累则造成骨棘球蚴病。当中间宿主的棘球蚴囊肿被狗、狼等吞食后,囊肿中的头节在终宿主的小肠中发育成为成虫。

(十) 松毛虫性骨关节病

松毛虫性骨关节病由松毛虫引起。我国有约40种松毛虫,危害较大分布较广的有六种:落叶松毛虫、赤松毛虫、云南松毛虫、思茅松毛虫、油松毛虫和马尾松毛虫。以高领幼虫期的松毛虫致病力最强,每年以6~7月和10~11月间是本病好发时期。

对本病的发病机制有两个推论:

1. 变态反应　病人有松毛虫接触史,实验动物注入松毛虫组织液后不发病,但与松毛虫接触后多会发病。应用抗过敏药物能迅速缓解症状。

2. 中毒　马尾松毛虫的2、3胸节有毒毛,毒毛上有毒腺细胞,能分泌毒液,该毒液可能对结缔组织具有较强亲和力,从而引起炎症反应。

(十一)麻风性骨髓炎

麻风性骨髓炎由麻风菌引起,麻风菌由邻近皮肤或黏膜直接侵犯骨质,或由血液循环播散,引起骨的特殊性损害。还可由周围神经病变,引起骨的滋养血管功能障碍,引起骨的非特殊性损害。

四、结核性骨坏死

(一)骨关节结核

骨关节结核为结核杆菌感染所致,结核杆菌分为四型:人型、牛型、鸟型、鼠型。其中人型和牛型是人类结核病的主要致病菌,95%以上的骨关节结核继发于肺结核,主要是人型结核杆菌所致。牛型结核杆菌多因饮用未消毒的牛奶而侵入人体,引起肠系膜淋巴结核,然后侵入骨和滑膜组织,形成骨关节结核。结核杆菌由原发灶到达骨与关节,绝大多数通过血行传播,少数通过淋巴管由胸膜或淋巴结直接蔓延,见于椎体、肋骨和胸骨等处。好发于儿童和青少年,尤以10岁以下儿童最多。由于儿童骨骼生长处于最旺盛的阶段,儿童又多未感染过结核菌,对结核杆菌的抵抗力很弱,一旦感染不但易发病而且易扩散。全身骨关节结核中以脊柱结核发病率最高,其中以腰椎椎体结核占绝大多数,下肢比上肢多,这是由于腰椎负重多,下肢比上肢多,易引起劳损所致。有丰富肌肉附着的长骨干、椎弓、髂骨翼、肩胛骨发病较少,而没有或较少肌肉附着的椎骨、跟骨、短骨、长骨骨端则比较多,这说明了肌纤维对骨质有一定的保护作用。

(二)髋关节结核

髋关节结核大多继发于其他部位的结核病灶,继发于肺结核为主,少数继发于消化道结核、淋巴结核、胸膜结核等。亦有部分是关节附近的骨病灶、淋巴结病灶的发展蔓延或流注性结核脓肿腐蚀造成的髋关节结核。

原发病灶的结核杆菌进入血液形成细菌栓子经血液循环播散到髋关节,结核菌栓在股骨颈、股骨头、髋臼或髋关节滑膜组织形成新的结核病灶。髋关节单纯滑膜结核并不少见,但滑膜病变发展为全髋关节结核的机会较少。结核菌栓经血行感染滑膜组织后,在滑膜组织内形成许多结核结节,滑膜组织充血、水肿、炎症渗出及增生反应。但是,滑膜的这些病变一般不至于发展到干酪样变性的程度,只在少数情况下侵犯关节软骨下骨板,发展为全髋结核。

(三)脊柱结核

骨与关节结核是一种继发性病变,约90%继发于肺结核,少数继发于消化道结核或淋巴结核。原发病灶中的结核杆菌绝大多数是通过血液传播到骨与关节,少数通过淋巴管或直接浸润到椎体边缘。结核杆菌由原发病灶通过血流到达全身各种组织,包括骨与关节,当全身抵抗力强时,可被消灭或抑制,在营养不良、过度疲劳、受寒冷、潮湿或患其他疾病使全身抵抗力下降时,被抑制的结核杆菌迅速蔓延,突破纤维组织包裹,形成有症状的病灶,所以骨关节结核可以发生在原发病灶活动期,也可发生在原发病灶静止期或痊愈期多年以后。

全身骨关节结核中以脊柱结核发病率最高,其中以椎体结核占绝大多数,单纯的椎弓结核少见。一般认为与下列因素有关:①脊柱椎体负重大,活动多,尤以腰椎和胸腰段为主,且易受劳损影响;②椎体主要由骨松质组成,表面坚质骨很少;③脊柱椎体肌肉附着少;④局部血液供应差,以及椎体的滋养动脉多为终末动脉;⑤脊柱椎体数目较多,相应发病率也高,所以在脊柱,腰椎结核的发病率最高,胸椎次之,胸腰段、腰骶区、颈段和骶段最少。绝大多数的椎体病灶只有一处,可同时累及相邻的几个椎体,少数可以有两处或两处以上,其间有健康的椎体间隔,称为跳跃式脊柱结核。

参考文献

［1］ 胥少汀,葛宝丰.实用骨科学.第4版.北京:人民军医出版社,2012.

［2］ 陈阳.减压病性骨坏死.国外医学军事医学分册,1998,6:345-349.

［3］ 田光磊,王澍寰.尺桡骨远端解剖变异与月骨缺血性坏死关系的研究.中华手外科杂志,1997,13(3):150-153.

［4］ 宋丽华,韩祖斌.第二跖骨头缺血性坏死.中华骨科杂志,1991,1(5):354-356.

［5］ 郑裕庆,戴尅戎.股骨颈骨折后股骨头缺血坏死.骨与关节损伤杂志,1992,7(1):14-16.

［6］ 马元璋.股骨颈骨折.中华骨科杂志,1984,4:112.

［7］ 王亦璁.骨与关节损伤.第3版.北京:人民卫生出版社,1999.

［8］ 吉士俊,周永德.先天性髋脱位治疗后股骨头缺血性坏死.中华骨科杂志,1985,5(6):381-383.

［9］ 曾可明,雀金军.非创伤性骨坏死的病因及发病机制国外研究概况.广西医学,1998,20(6):311-312.

［10］ 张辉,李家颂.潜水员减压性骨坏死调查分析.南通医学院学报,1992,12(1):17-19.

［11］ 李无阳,李金星.31例药源性股骨头缺血性坏死发病学分析.中医正骨,1992,4(4):9-10.

［12］ 刘尚礼.Perthes病的病因及病理.中华小儿外科杂志,1994,15(3):185-186.

［13］ 刘尚礼,何天骐.Legy-Perthes病股骨头坏死机制的研究.广州医药,1994,3:5-7.

［14］ 魏文良,朱祥祺.减压性骨坏死.铁道劳动卫生通讯,1985,1:67-70.

［15］ 王云钊.近20年我国骨坏死研究进展.放射学实践,2000.15(3):56-158.

［16］ 赵德伟.股骨头缺血性坏死的修复与再造.北京:人民卫生出版社,1998.

［17］ 惠银银,刘又斌,王晶,等.非创伤性股骨头坏死病因的研究进展.中医正骨,2018.

［18］ 赵海燕,夏亚一,康鹏德.股骨头坏死病因与发病机制研究进展.中国矫形外科杂志,2009,17(8):604-607.

［19］ 刘晓琳,盛加根.股骨头坏死病因、分类及早期诊断的研究进展.中国骨与关节杂志,2011,10(3):296-299.

［20］ John,李德达.骨坏死的病因和病理.中华骨科杂志,1994(3):159-162.

［21］ 陈广刚,郭万首.自发性膝关节骨坏死的病因及发病机制.医学综述,2009,15(1):5-7.

［22］ Factor V Leiden and the prothrombin 20210A gene mutation and osteonecrosis of the knee.Archives of Orthopaedic and Trauma Surgery,2005(1)

［23］ 俞松,黄辉.Perthes病的病因与临床诊疗现状.临床外科杂志,2017(12):952-954.

［24］ 王尚玉,唐欣,李进.Legg-Calve-Perthes病病因学研究进展.中华小儿外科杂志,2017,38(12):956.

［25］ Kim HK Legg-Calve-Perthes disease:etiology,pathogenesis,and biology.J Pediatr Orthop,2011,31(2 Suppl):S141-146.

［26］ Chaudhry S,Phillips D,Feldman 13.Legg-Calv6-Perthes disease:an overview with recent literature.Buu Hosp Jt Dis(2013),2014,72(1):18-27.

［27］ Osteonecrosis in the foot.DiGiovanni C W,Patel A,Calfee R,et al.Journal of the American Academy of Orthopaedic Surgeons,2007.

［28］ 宋卫东,李德,刘尚礼,等.足舟状骨缺血性坏死.实用医学杂志,2008,24(24):4159-4160.

［29］ Waugh,W.The ossification and vascularisation of the tarsal navicular and their relation to koÍhlers disease.Journal of Bone and Joint Surgery-British Volume,1958,40-B(4),765-777.

［30］ Orthopaedics T P,vols.Pediatric Orthopedics:Tachdjian's Pediatric Orthopaedics,vols 1-3.Jama,2002,288:771.

［31］ 王亦璁,姜保国.骨与关节损伤.第5版.北京:人民卫生出版社,2012.

［32］ 陈洋,张文平,马利军.耐甲氧西林金黄色葡萄球菌研究进展[J].中华实用诊断与治疗杂志,2015,29(12):1145-1147.

［33］ 李文波,张超.慢性骨髓感染复发诱因的研究进展.实用骨科杂志,2017,23(12):1099-1102.

［34］ 周俊桐.外伤性骨感染的临床分型及临床意义探讨.中国实用医药,2012,17(17):63-64.

［35］ 郭远清,李国威等.外伤性骨感染的临床分型与疗效探讨.中华医院感染学杂志,2016,26(08):1816-1818.

［36］ 鲁玉来,王兴义.截肢残端骨髓炎.中国矫形外科杂志,2011,19(06):508-510.

［37］ 乔林,张双江.40例慢性骨髓炎发病诱因及菌群特点研究.中国骨与关节损伤杂志,2015,30(7):733-735.

［38］ 程清平,王东福.腰椎间盘突出症术后椎间隙感染的治疗及危险因素分析.中国骨与关节损伤杂志,2017,32(01):32-35.

［39］ Jones JP Jr.Etiology and Pathogenesis of Osteonerosis.Semin Arthoplasty,1991,2(3):160.

［40］ Arlet J.Nontraumatic avascular necrosis of the femoral head,past prsesent and future.Clir.Orthop,1992,227:12.

［41］ Gold EW.Incidence and pothogensis of acohol-induced osteonecrosis of the femoral head.Clin Orthop,1979,143 :222.

［42］ Glas K,Jrager J.Changes in blood flow,characteristics as a cause of nontraumatic femoral head necrosis.Orthop,1993,131
(2):120.

［43］ Houorth B.Development of present knowledge of congenital dislocation of the hip.Clin Orthop,1977,125 :68.

［44］ Holmberg.Treatment and outcome of femoral neck fracture.Clin Orthop,1987.218 :42

［45］ Hunter WL.Undersea.Biomed Res,1978.5 :25-36.

［46］ Jones JP Jr.Etiology and Pathogenesis of Osteonerosis.Semin Arthoplasty,1991,2(3):160.

［47］ Kofoed H.Femarak neck fracture.Acta Orthop Scand,1980,51 :127.

［48］ Mirabello SC,Rosenthal DI.Correlation of chinical and radigraphic findings in Kienbock's disease.J Hand Surg(Am),
1987,12 :9.

［49］ Oeiner DS.Congenital dislocation of the hip.J Bone Joint Surg(Am).1977,59 :306.

［50］ Saito S,Ohzono K.Early arteriopathy and post-ulated athogenesis of osteoncrosis of the femoral head.Clin Orthop,1992,
227 :98.

［51］ Tsitsikas DA,Galinela G.Bone marow necrosis and fat embolism syndrome in sickle cell disease:increased susceptibility of
patients with non-SS genotypes and a possible association with human parvovirus B19 infection.Blood Rev,2014,28
(1):23-30.

［52］ Nair V,Das S.A clinicopathological analysis of 26patients with infection-associated haemophagocytic lymphohistiocytosis
and the importance of bone marrow phagocytosis for the early initiation of immunomodulatory treatment.Postgrad
Med J,2013,89(1050):185-192.

［53］ Roy DR.Osteomyelitis of the patella.Clin Orthop,2001,389 :30-34.

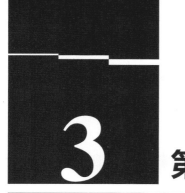

第三章

骨坏死病理学及病理生理学

第一节　骨缺血性坏死

一、概论

骨坏死（osteonecrosis）是一个有古老历史的临床病症,有关其概念及具体定义在过去的两个世纪中,经历了相当大的演变。在接近整个 19 世纪,骨坏死最初是被作为脓毒源而引起人们关注的。当时对坏死骨的放射学表现认识不足,几乎把所有无法解释的 X 线片上的骨密度升高,均视为骨坏死,其中很多病例缺乏组织学佐证,当时把这一大类骨病称为骨软骨炎或骨软骨病,几经广泛深入的研究,在已被组织学证实的骨坏死病灶内,很多研究者报告并未发现细菌或脓液,并建议应用:无菌性坏死（aseptic necrosis）这一术语,而后研究者们反复观察发现,骨坏死病灶内,不仅无细菌,而且无血液供应,因而称此类病变为缺血坏死（ischemic necrosis）或无血供坏死（avascular necrosis）。所以无细菌感染的骨坏死越来越引起大家的注意。

在形态学上,骨坏死的发展过程有以下几个方面:首先,早期的特征表现为血管内凝血及骨髓脂肪细胞肥大,骨与骨髓出现部分坏死,但无修复证据;紧接着进入坏死区同周边的修复过程;最后阶段的主要特征是关节面节段性塌陷,和继发性骨性关节炎。虽然缺血性骨坏死的确切病因还不清楚,但该疾病已经被广泛认为是骨组织与骨髓的缺血所致,这一系列关键阶段的病理生理变化都紧密与股骨头内部的血供变化息息相关。

二、脊柱与四肢骨骼的血液循环

骨骼具有机械功能,钙库的作用和保护造血组织。骨的血液循环与这些功能密不可分。骨有丰富的血管供应,骨的血管网络由动脉、静脉和毛细血管构成。血管的分布随骨的生长、塑形改造而变化。关节软骨内无营养血管,其营养来源靠软骨下骨内血管的渗透和关节滑液的渗透。骨重建可使骨适应力学和体液的需求和作用过程,以保持钙的内环境稳定。持续终身的骨吸收和骨形成与骨内血管的作用密切相关。而且,在骨生长和修复期间,骨形成由骨血管启动和支持。骨髓中特殊的窦状血管系统显示活动的造血作用。因此,骨的血管供应和血流动力学反映骨生成和造血的过程。

(一) 骨形成的血管作用

新骨大多由软骨内成骨形成。长骨在胚胎发生、生长、骨折修复和异位骨化时均为软骨内成骨。软骨内成骨按照软骨细胞增殖、成熟肥大、变性和死亡的生活周期有序地进行。在形态学上,生长板的层次代表了这些发展阶段,但在骨痂中则较少按照这个阶段的发生,成熟的软骨细胞分泌可钙化的软骨基质,血管侵入钙化软骨,成骨细胞在血管周围分化增殖,并沿着血管内皮排列,向离开血管的方向分泌类骨质。当成骨细胞成熟为骨细胞时,新生骨沉积于血管周围。最后,由造血细胞填充骨小梁间隙。

扁平骨由膜内成骨而形成,在膜内成骨过程中,血管浸入无血管的密集间充质中,伴随着中心细胞分化为成骨细胞。

骨重建发生于含有破骨细胞、成骨细胞、血管和血管周围基质组织的基础多细胞单位(basic multicellular units,BMU)。骨皮质的 BMU 即骨单位,以中央管(哈弗斯管)为中心呈圆柱形,侵蚀成熟骨皮质的破骨细胞贴附于管壁,管的周围由成骨细胞及其合成分泌的新骨基质呈同心圆排列。在骨松质 BMU 中血管也与骨密切接触,但血管系统与骨松质重建之间的关系尚未完全阐明。

血管的长入由软骨细胞和血管内皮细胞产生的信使控制,并受血管形成的抑制因子和刺激因子之间平衡的改变而调节。变性软骨细胞或软骨基质钙化释放的碱性成纤维细胞生长因子,可改变软骨血管产生抑制因子的性质,因而可促使血管长入。血管形成从原小静脉的基膜变性开始,接着在萌芽点后几个细胞区的内皮细胞区的内皮细胞发生迁徙和分裂。血管芽由单层内皮细胞组成,内皮细胞的连续性完整。在骨化带中,邻接的血管芽融合形成管腔后循环即行建立。

血管细胞和成骨细胞之间的密切关系,提示骨内皮细胞或周皮细胞可能是成骨细胞的前身。和成骨细胞相同,体外培养的骨内皮细胞在甲状旁腺激素刺激下,环腺苷酸(cAMP)的产生增加,而且已有报道,前成骨细胞与血窦内皮细胞在超微结构上相似。在早期髓内骨痂中,观察到内皮细胞的转化和外渗与骨化灶在空间上密切相关,在早期骨膜骨痂形成中,血管周皮细胞转化为软骨细胞,以及在分化的骨痂软骨中显示基膜成分。

有证据表明,骨细胞的活动受血管细胞控制,内皮细胞和周皮细胞能合成一种具有促进成骨细胞有丝分裂作用的可溶性物质,这提示血管可使成骨部位的这些细胞的数目增加。而且,周皮细胞还能合成胰岛素样生长因子(insulin-like growth factor,IGF),但内皮细胞则不能合成 IGF,这两种细胞均能产生 IGF 结合蛋白,表明内皮细胞在骨形成中起着积极的作用。骨内的破骨活动似乎也是受血管内皮产物调控的。

(二)骨髓血管

红骨髓的微循环是密闭的,由薄壁血窦广泛吻合构成,无完整的基膜,仅偶尔有一层血管周围细胞组成的完整外膜。内皮细胞层的功能性临时裂隙,可使血细胞进入血液循环。骨髓也含有通常的毛细血管,主要存在于黄骨髓中。随着年龄的增大,具有造血功能的红骨髓逐渐被含有脂肪的黄骨髓所取代。伴随着这种转变,骨血流减少,骨髓血管密度减小,血管结构也逐渐由血窦排列转变为纯粹的毛细血管循环。窦状血管排列主要为了骨髓生成。

骨髓微循环与骨髓的代谢活动存在着一定的关系。骨髓增生性疾患伴有的骨髓血管过度增多,内皮细胞增生和骨髓血流增加,而患有再生障碍性贫血时,则伴有骨髓血管减少。贫血时骨髓血流增加,但其原因是细胞生成的刺激,还是由于血液流变学的改变,尚未能确定。

(三)骨血循环的结构

骨有多个动脉入口和静脉出口,骨膜系统包括从骨外穿入皮质骨的小动脉从向心方向给骨供血,营养干骺端和骨骺血管穿过皮质骨进入骨内,分支、吻合,从离心方向供应骨髓、骨松质和皮质骨。这两个系统互相广泛吻合,供应区域重叠。然而,长骨的骨骺为无血管的关节软骨覆盖,在这些区域则无双重血液供应。在骨骺骨松质内,动脉上升至关节面,成为功能性终末动脉,致使骨骺和关节面容易发生血液循环不足。未成熟骨特别容易发生血供不足,因为生长软骨在骨骺与干骺端的血液循环之间形成屏障。

(四)骨流量测定

目前已采用多种方法进行骨血流分析,包括指示剂廓清技术、激光多普勒流量计、放射性微球体法,后者是目前最好的实验手段,文献上大量的流量数据均来自这种方法。其原理为当比毛细血管稍大的放射性标记微粒通过导入左心房或左心室的导管弥散到动脉血中时,其即与血液混合流向周围组织,当其流经第一个组织时所俘获的微球数量反映心排血量的分布状况。区域血流（RBF）值可通过对组织样品的放射性与取出的注射微球体时，已知其速率的动脉血样品的放射性比较计算出来。这种方法的优点为它是局部非浸润性的，提供的血流值是纯粹计算的，允许应用不同放射性核素标记反复进行血流测定，以及可在清醒的和活动的动物身上进行。其缺点为全身性侵入、费用昂贵、非连续性，可能为非生理性以及仅能在实验室进行等。进行计算应以下列各项为先决条件，即不出现不俘获，血浆撤清现象不影响球体分布，骨循环和骨髓循环相同，球体注射不引起血流动力学紊乱，以及投予足够数量的球体以减少可能的错误。如果存在显著的动静脉短路或毛细血管通过量大，完成第一流经的提取可出现障碍。全身未俘获的15μm 微球体通常低于 10%，但在麻醉和温暖环境下可以增高。肺能有效地过滤微球体和阻止再流转。在犬后肢未俘获的 15μm 微球体在 4%~12% 的范围内。在将 15μm 微球体注入模型狗的胫骨滋养动脉时，搜集的股静脉血通常显示未俘获的微球体低于 15%。同时采用 15μm 和 50μm 微球体测量血流，则显示80μm 球体的值比 15μm 球体者较低。用两种大小不同的微球体测量血流，两者之间的关系不为炎症性关节炎和关节填塞体骨内压增高所改变。而且，兔的胫骨皮质骨应用 11μm 和 15μm 的球体和猪骨应用10~55μm 的球体其血流是相同的。这些数据均反驳了微球体在骨内不能俘获的说法。血浆撤清现象是否影响微球体在微循环中的分布仍有争论，但在玻璃管内和裂缝模型体外试验提示是有影响的。而在活体内，微粒和"分子"微球体（[125] 碘去甲基丙咪嗪）之间的比较表明，支持猪骨微球体沉积偏向高血流量区。

骨和骨髓的血管排列与骨应用微球体方法的有效性有关，而微血管铸型表明营养动脉在骨髓和骨皮质分支是平行排列的。

较大动物（犬、猪）能耐受注射数小瓶 15μm 微球体，每小瓶装 800 万 ~1 000 万个微球体，无可测的血流动力学方向的副作用，许多作者报道这种方法具有良好的重复性。简言之，每单位组织的微球体沉积密度是泊松分布（poisson distribution）。若要在一次活检中微球数目的相对误差低于 5%，微球体的平均数目必须为 4 周，这个数目常常被认为是最低需要量。然而实验性误差却超过基于这种关系所预测的数目，主要由于放射性衰变计数也是泊松分布。如果考虑到这些因素，则理论上与实际观测的不准确性之间可达到良好的一致，将在犬胫骨皮质中测得的血流值和存在于每个活检中数目或小或大的球体比较，显示在每个骨活检中有 250 个球体就足以确定血流量，其误差均小于 10%，而这个数值很容易在骨活检中获得。

骨坏死不同骨骼间 RBF 存在相当大的差异，各个骨内部的血流分布呈多相性，差异很大，骨骼内 RBF分布的一般规律为中轴骨的血流值比四肢骨高，含造血骨髓的骨松质比皮质骨高，在骨形成活跃的部位，如生长板的干骺端侧，正在生的骨骺软骨下骨组织及正在愈合的骨折等，其血流值特别高。正常的身体活动对骨血流的影响不大。

（五）骨血管容量测定

骨的血管供应仅通过 RBF 测量进行评定。然而，更全面的鉴定骨血流动力学的特性，需同时进行测定 RBF，血浆量（PV）和红细胞容积（RCV），从而可导出全血管容量（VV）、血液平均通过时间（TT）以及组织血细胞比容（Hct）。

解剖学的液体容积测定是在隔室中加入已知示踪物剂量，然后测定其在隔室中的浓度。该方法的必要条件为示踪物被动弥散，局限在该隔室内，以及在测定前达到的平衡等。用标记红细胞测定的 RCV 和用标记血浆蛋白的分布测定的 PV 可以确定 VV。TT 可由 VV/RBF 算出，而组织 HCT 由 RCV/VV 获得。红细胞可用 [125] 碘 - 白蛋白（相对分子量 ≈ 69 000）或 [59] 铁 - 转铁蛋白（相对分子量 ≈ 80 000）的分布量来评定。然而，在骨中这些分子可导致百分之百的严重过度评价，因为这种大小的分子在某些组织中包括骨组织中可大量外渗。应用更大分子的 [125] 碘 - 纤维蛋白原（相对分子质量 330 000）更佳。纤维蛋白原虽然亦外渗，但其速度比白蛋白要慢得多，10 分钟内在其血浆中的浓度是稳定的。

VV 值的范围从坚质骨的 1ml/100g 到骨松质的 10~12ml/100g。骨内的 TT 值变化很大。坚质骨的灌注模式是低 RBF、低 VV 和低 TT，如同小山中的溪流。干骺端生长区的血液供应是旺盛的，高 RBF、高 VV 和低 TT 达到 10~15 秒左右，好似一汪春水。邻接生长板的干骺端骨松质的血液循环是缓慢的，低RBF，高 VV，长 TT 可至数分钟，犹如静水池塘。干骺端的血液循环缓慢，使其容易发生血流停滞，血栓形成或者异常产物沉积在血液循环中，如细菌、抗原 - 抗体复合物、肿瘤细胞等。

（六）骨组织血细胞比容

大血管中的 Hct 比全身平均的 Hct 略高，但在微循环中则低得多，其主要原因是有效空间对红细胞比对血浆来说是狭窄的，而在微循环中红细胞比血浆流动得更快。红细胞的有效空间狭窄是由于血管壁对细胞的排斥，小而不规则的血管壁对红细胞来说太狭小了，以及聚合的大分子结构附贴在内皮壁上所致。血浆和血管壁之间的相互作用和在血流过程中血液产生的剪切力，使 RBC 在狭窄的血管中易轴向聚集和流速更快，由于血液循环内质量是恒定的，因而红细胞在小血管中的实际浓度必须减低。其机制称为法利伍效应（Fahraeus effect）。由于血浆快速流动，在血管分支处细胞和血浆分布不均，微循环中的 Het 可发生进一步的变化。

目前尚无对骨内微循环血管中 Hct 的直接观察，皮质骨的典型值为 0.24~0.26，骨松质的为 0.15~0.18。这些 Hct 值比仅从法利伍效应的预期值为低。因此，血浆撇清现象在骨内循环中能起一定的作用。

骨内血管系统与骨生成和造血密切相关。不同骨骼的不同部分和单个骨中的结构代谢和功能的多相性，其血管供应和血流动力学存在相当大的变异。联合包括微球体技术的放射性核素技术测定血流量与根据示踪物数量评估红细胞和血浆容量，可在实验上评估骨的血流动力学状态。总之，这些测定方法所提供的详细区域数据，对了解正常骨骼的生理和骨的病理生理具有重要意义。

（七）骨血流的调节

骨血流的测量在技术上比较困难。虽然在实验动物中有多种测定方法，但临床上尚无被普遍认可的骨血流测定技术。大多数实验研究所用的技术，尤其当需测量绝对血流量时，均为侵袭性，因而不适用于临床。

已经证实，采用外流稀释技术，并应用 Penkin-Crone 公式，骨的经毛细血管矿物质交换是一被动自由弥散过程。通过毛细血管裂隙的大分子的大量输送比钙分子慢。溶质穿过毛细血管裂隙，需进入重量占骨皮质 15% 的液体间隙。

骨的液体间隙的分布可见图 3-1。实验性细胞功能的破坏，并增加骨内锶的潴留后，有人提出有些溶质在细胞间液的运动具有一定的自动控制能力。

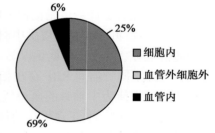

图 3-1　骨的液体间隙的分布参考图

1. 骨的血管反应性　骨及骨膜均有交感神经和感觉神经支配，除了去甲肾上腺素能交感神经纤维外，还有含 P 物质（SP）的肽能神经、降钙素相关肽（CGRP）、舒血管肠肽（VIP）及神经肽 Y 等。骨骺极附近，骨髓腔及骨膜的神经支配较密。骨膜及骨皮质的血管常伴有许多 SP 及 CGRP 免疫反应纤维。

神经体液因子对骨血流的效应研究表明去甲肾上腺素可能同时影响血流和血管阻力。对骨血管反应性的最精确的测量方法所进行的实验研究是对长骨营养血供的灌注以及通过对灌注压的连续监测来观察血管阻力的变化，但不能提供相关反应的不同解剖分布，如大血管或小动脉，皮质骨或骨松质，或骨髓。一般而言，骨内血管对血管收缩及血管扩张物质均有反应，但有人指出与其他组织的反应相比，骨对血管收缩物质比较敏感，而对血管扩张物质的敏感性相对较差。近年来对动物和人骨骼解剖出的游离血管进行实验研究表明，α1 受体负责骨内血管肾上腺素能收缩反应。有关内皮细胞对血管张力的控制越来越受到人们的重视，1980 年已证实由乙酰胆碱所产生的血管扩张反应需要内皮细胞的参与，并认为这种反应是内皮细胞经乙酰胆碱的作用而释放内皮细胞松弛因子（EDRF）所引起。随后一氧化氮（NO）亦被认为是一种 EDRF，在骨标本中已证实 NO 所引起的血管扩张反应，而长时间缺血 / 再灌注可明显减少 NO 的释放。内皮细胞功能不良抑制了 NO 的释放可能是带血管植骨失败的原因之一。NO 在调节骨生物力学的血管系统中起重要作用。已证实骨细胞对体液剪切反应时可释放 NO，骨受机械刺激 15 分钟后即有释放。Paradis 与 Kelly 证实骨折愈合早期骨血流显著增加。用 Renkin-Core 公式对这种增加的骨血流进行计算，能够发现当血流增加时需进行交换的表面积亦有增加，使更多的毛细血管开放以适应血流的变化。

用硅橡胶鞘将骨折后的骨与其肌肉隔离后进行实验研究，以证实骨血流适应变化的能力。实验中可见由于骨内膜的隔离，髓内血流增加。血流变化可导致骨形成。Reichert 及其同事们观察骨内膜表面扩髓腔后对血流的影响,发现血流改向骨外膜方向,这些研究提示骨血流的多变性,根据不同损害可改变骨内膜或骨外膜的流向。

Hukkanen 及其同事们证实在鼠胫骨骨折愈合过程中有降钙素基因相关肽免疫反应神经存在。这些结果与骨生长和骨再塑形存在神经因素是一致的,因而认为这种感觉神经在骨折血管控制、血管生成和成骨均起重要作用。最近 Corbett 等证实在骨折实验模型中有 NO 合成酶异型存在。这个发现具有潜在的重要价值,因为 NO 不仅是一强有力的血管松弛剂和血管刺激剂,还是骨细胞代谢中一个重要的第二信使。骨折部位血管内皮细胞 NO 合成酶的发现提示这些血管能主动产生 NO,从而引起血管扩张并增加交换所需的表面积。此外,所产生的 NO 亦可影响骨痂形成与修复过程。

2. 脊椎终板的血流　Crok 与 Goldwasser 证实脊椎终板含有与椎间盘溶质交换的血管,在实验动物中,在椎间终板可以测得与正常皮质同样水平的骨血流,Wallace 等通过相同动物模型发现乙酰胆碱可增加终板的血流,再次说明骨血流存在神经体液的控制。通过终板的弥散是椎间盘重要的营养途径,有人认为终板血流障碍是导致椎间盘退化的重要原因。

综上,骨对各种变化具有应变能力,受全身性神经体液因子及因子的调控。通常情况下骨干皮质的血液方向是离心的,在某些情况下,如骨折后,可变成向心性。这种血流方向的改变以及利用于交换的表面积血流变化效应对修复过程有利。骨坏死时,根据全身和局部的因素,骨遭受损害后亦可能产生相似的反应。修复血管组织释放的 NO 是一强有力的介质,可以产生血管扩张,亦可作为一种血管生成的刺激剂。提高局部 NO 的释放可能对骨坏死病人的早期治疗有所帮助。

三、股骨头内血管解剖结构

股骨头的血管解剖已经在许多教科书和研究中均有研究和描述。早在 17 世纪,当时亨特便描述了圆形关节血管网,既股骨颈基底部的血管环。许多其他 20 世纪的研究都有在经典解剖学研究和血管造影研究中评估了股骨头的血管解剖结构。过去 15 年中的一些研究表明股骨头内血管化的新概念。最近的研究使用了不同的动脉可视化方法:如经典解剖学甲醛保存的解剖标本,经典的解剖学上新鲜尸体动脉内注射彩色硅胶着色,以及增强 MRI 对比造影或增强 CT 对比造影。

(一)概念

所有学者统一术语描述旋股内侧动脉支(MFCA),旋股外侧动脉(LFCA),而骨浅层和深层动脉,以及营养动脉的命名一直存在争议。一些研究者将血管命名为支持带动脉,因其邻近支持带纤维组织。其他研究者根据生长期进行命名:骨骺端和干骺端由不同的动脉组成,骨骺板构成一道骨骺和干骺端内血液循环的屏障。Crock 和 Chung 描述股骨近端的血管是指股骨颈关节囊外和囊内动脉环、包含上升的血管分支(前侧、后侧、外侧和内侧)和圆韧带动脉。Howe 称从 MFCA 和中央动脉发起的终末血管分支,为后上、后下中心动脉。Judet 将这些血管命名为供应股骨头的上、下组动脉。早期出版的 Gray 解剖学称臀下动脉(IGA)与 MFCA 的吻合动脉为吻合支和关节支,Jedral 称之为臀下动脉的终末支,而 Gautier 与 Grose 称其为臀下动脉的梨状肌支。

(二)生长期股骨头的血液供应

股骨头的血管解剖结构非常特殊,因为在生长期建立的血管模式在成年后不会改变并且维持终身。骨骺和干骺端有自己的血液供应,在生长期支持它们的动脉分别称为骨骺动脉和干骺端动脉。根据其进入骨骼的部位,骨骺动脉被称为外侧和内侧,干骺端动脉被显示为上下动脉。横向骨骺和上干骺动脉进入股骨颈上部和后上方的骨骼,靠近关节软骨的边缘。下干骺动脉进入靠近关节软骨下缘的骨骼。横向骨骺和两组干骺端动脉均来自 MFCA。内侧骺动脉是韧带内动脉的延续,来自闭孔动脉的髋臼分支。对股骨头的灌注证明,外侧骨骺动脉在干骺端和干骺端下干骺端动脉中占主导地位,圆韧带动脉对股骨头血管化的贡献可能微不足道或在某些情况下是缺失的。

(三)股骨头的血液供应

股骨头从上、前、下支持带动脉和圆韧带动脉接受其主要血液供应(图 3-2)。三条支持带动脉(上、下、前三组)的分支在进入股骨头后构成骺动脉的起源及干骺端动脉的分支,然后从外周到中心相互交汇在骺线上方形成一个骺动脉网以及在骺线下方的干骺端动脉网。动脉造影证实这些血管网的存在。圆韧带动脉组的动脉丛通过中央凹进入股骨头,然后加入骺动脉网状结构,其是股骨头内分布最广泛和最主要的网状结构(图 3-3)。

　　1. 支持带动脉、骺动脉和干骺端动脉　　上、前、下支持带动脉的分支进入股骨头,然后分为骺动脉及干骺端动脉的主要分支,其分别延伸联合骺动脉网及干骺端动脉网。

　　上支持带动脉在大结节线和方形结节线之间进入股骨颈,通常为最初直线走行的 3~6 条动脉分支。在骺线水平进入股骨头后(图 3-3A),这些动脉成为骺上动脉的主要分支,并与骺前动脉和骺下动脉的分支吻合(图 3-4),从而形成骺动脉网。他们的动脉路径紧密地沿着骺线表面浅行。来自骺动脉网的分支分布指向股骨的关节表面,并分开大约 15mm,使得它们的最初走向垂直于骺线和股骨头的关节表面。这些分支连续并放射状地布置成 1~3 个动脉弓(图 3-5),相邻的动脉走行彼此之间大致相互平行。

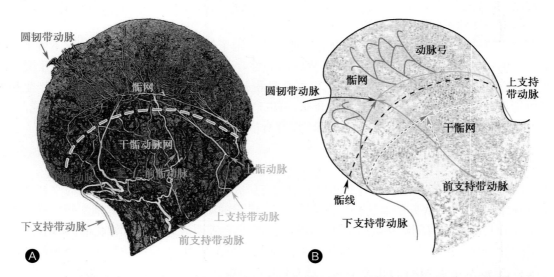

图 3-2　三组支持带动脉系统(上、下、前)和进入股骨头后形成骺动脉网和干骺端动脉网的圆韧带动脉系统
A. 动脉造影剂注射后股骨头的显微 CT 图像;B. 示意图显示上支持带动脉发出骺上动脉(小的浅蓝色箭头,A;浅蓝色实线,B)和起于骺线水平(黄色虚线,A;黑色虚线,B)的干骺端上动脉(浅蓝色虚线,B)。下支持带动脉发出骺下动脉(红色箭头,A;红色实线,B)和起始于骺线水平的干骺端下动脉(红色虚线,B)。股骨骺动脉网形成于上、下支持带动脉的骺分支和位于骺线水平以上的前支持带动脉(绿色箭头,A;绿色实线,B)及圆韧带动脉的分支(紫色箭头,A;紫色实线,B)。干骺端动脉网形成于上、下、前动脉(蓝色虚线,红线和绿线,B)在干骺端(位于骺线以下)的分支组成

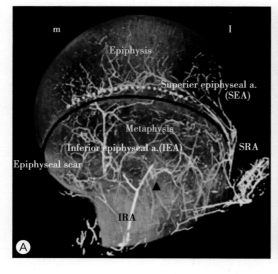
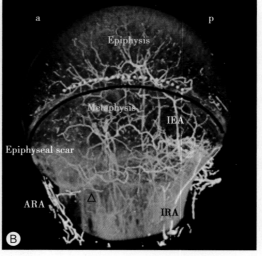

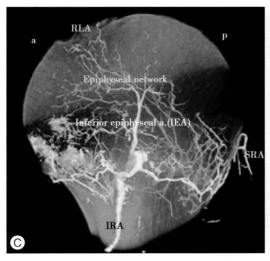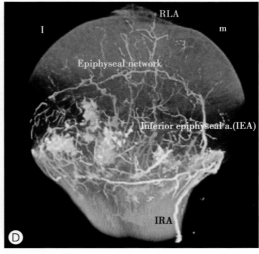

图 3-3　插图显示动脉造影剂注射后股骨头的显微 CT 图像

冠状位（A）和矢状位（B）视图显示了支持带动脉、骺动脉及骺线之间的位置关系。骺线（黑线）分隔了骺动脉和干骺端动脉的循环。骺动脉网络（由黄色虚线跨越）位于骺线上方，而干骺端动脉网位于骺线下方。m,l,a 和 p 分别为内侧、外侧、前侧和后侧解剖方向。↑,▲,△ 分别为干骺端上、下、前动脉。冠状位（C）和矢状位（D）视图显示，圆韧带动脉系统的骺动脉分支连接股骨头内的骺动脉网。RLA = 圆韧带动脉；SRA = 上支持带动脉；IRA = 下支持带动脉；ARA = 前支持带动脉；SEA = 骺上动脉；IEA = 骺下动脉

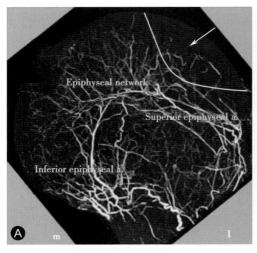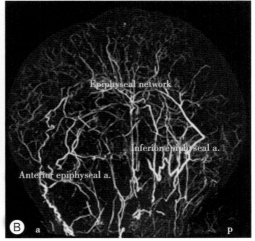

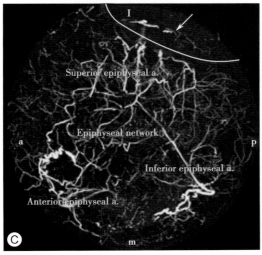

图 3-4　与三组骺动脉的主干形成的"穹顶形"骺动脉网（骺上、骺下、骺前动脉）

（A）冠状位（B）矢状位和（C）股骨头横向视图显示了与三组骺动脉的主干形成的"穹顶形"骺动脉网（骺上、骺下、骺前动脉）。m,l,a 和 p 为内侧、外侧、前侧和后侧解剖方向。骺动脉的主干位于骨内血管系统的周围；靠近中心的结构包含更多的吻合。白色箭头表示股骨区域的外侧区域，其与股骨头的内侧部分相比包含较少的吻合连接和动脉弓。为了清楚起见，该外侧区域进一步用黄色实线划分

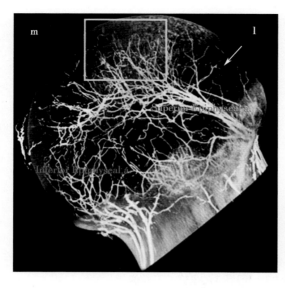

图 3-5 显示出了从骺动脉网放射状发出的动脉弓(黄色框内)分支

相同动脉弓(红色箭头)的 1~3 簇起自髂动脉网。白色箭头表示与内侧(m)区域相反,股骨头的外侧(l)区域具有最少的吻合连接和动脉弓

通常具有相同直径的交通支连接动脉弓的两侧(图 3-5)。尽管在位于骺动脉网和关节软骨之间可以发现 1~3 层脉弓横卧在骨骺处,但最常见的排列是两层。这个动脉丛以分叉模式起源于骨骺中的弓形骨内动脉。一般来说,骺动脉的主要分支位于骨内血管系统的周围。二级分支和动脉弓通常从周围运行到中心并形成骺动脉网,导致骺线上方形成"穹顶形"。靠近中心的结构包含大量的吻合(图 3-4)。然而,在外上区域,与股骨头的其他区域相比,骺上动脉在骨骺处与较少的二级分支和弓相吻合(图 3-5)。这个区域代表了骨坏死和最终的塌陷发生的最关键的部位。相比之下,干骺端动脉分支常常起源于股骨头上、前、下支持带动脉在股骨头内的分支,在干骺端吻合形成干骺端动脉网(图 3-2 和图 3-3),并与股骨颈的骨内动脉二次吻合。不同于骨骺的动脉结构,干骺端吻合数量及动脉弓较少。类似于上动脉、下动脉是显著的并且容易观察。存在 1~3 条下支持带动脉,平均直径为 0.62mm(类似于上支持带动脉;平均值,0.66mm)(表 3-1),并且经常存在一条下支持带动脉血管大于其他任何一支。这些血管首先由小转子线和方形结节线之间穿过股骨颈。随后在股骨颈后内侧表面穿过股骨头,进入紧贴关节软骨下缘进入骨骺,在内侧皮质骨下方存在间隙为 1.6mm 的区域(表 3-1)。相比之下,上方和前方支持带动脉不具有这种间隙并且更靠近骨表面。下支持带动脉分支在骺线下方股骨颈处形成骺下动脉和干骺端动脉(图 3-2)。下支持带动脉的干部,然后发出分支,向上延伸,并穿透骺线水平,加入骺动脉网(图 3-2 和图 3-3),而干骺端动脉分支在干骺端下方加入干骺端动脉网。

在小结节和小转子线之间穿过股骨颈的前支持带动脉,平均直径为 0.47mm。结果表明,这些血管偶尔缺如(表 3-1)。在骺线水平进入股骨头后,前支持带动脉从干骺端动脉和骺动脉发出分支,分别加入干骺端动脉网和骺动脉网。

2. 圆韧带动脉 存在 2~3 条圆韧带动脉,平均直径为 0.3mm(表 3-1)。圆韧带动脉通常通过进入股骨头。在进入中央凹时,它们局部性地发出分支,并在骨骺处加入上、下、前支持带动脉丛。在股动脉造影剂注射后,硫酸钡介质通过圆韧带动脉流出而显示吻合。在本次研究中,圆韧带动脉表现出最高的缺如率和相对较小的口径(表 3-1)。

3. 股骨颈动脉网 在上、前、下支持带动脉进入骨骺之前,它们在次级组织中频繁地互连吻合,称为环关节血管。在股骨颈部的所有主要区域,除了小转子和小结节线该环关节血管较少之外,其余部位环关节血管是明显存在的。上、下支持带动脉和旋股内侧动脉的深支在股骨颈基底部形成一个 C 形环。前支持带动脉偶尔通过股骨头基底部环关节血管加入 C 形环。股骨的颈部的血供几乎完全依赖于由环关节血管和这种 C 形动脉环,其主要在小转子和大结节线之间进入股骨颈的上方,距离关节软骨边缘存在一些距离。这些动脉穿透颈部皮质,沿着直线向下并向侧面移动,与成为股骨滋养动脉一起发出分支,然后扩散与干骺端动脉分支进行吻合。

表 3-1　股骨头动脉长度或直径的特点

血管直径（mm）	N	Min	Max	Mean	Std.Dev	Var.	Median	quartiles	SWstatistic	P
前支持带动脉（ARA）	11	0.36	0.74	0.47	0.13	0.018	0.42	0.380~0.570	0.865	0.167
前骺动脉	7	0.27	0.49	0.35	0.07	0.005	0.34	0.300~0.380	0.952	0.753
前干骺动脉	5	0.28	0.38	0.34	0.05	0.002	0.36	0.285~0.375	0.846	0.181
下支持带动脉（IRA）	29	0.25	1.50	0.62	0.29	0.082	0.57	0.452~0.693	0.886	0.339
下骺动脉	27	0.17	1.19	0.48	0.19	0.038	0.45	0.350~0.550	0.793	0.072*
下干骺动脉	14	0.21	0.74	0.40	0.15	0.022	0.36	0.318~0.425	0.905	0.212
上支持带动脉（SRA）	24	0.39	1.27	0.66	0.22	0.049	0.59	0.489~0.766	0.907	0.225
上骺动脉	28	0.25	1.00	0.48	0.16	0.025	0.43	0.357~0.589	0.847	0.039*
上干骺动脉	17	0.17	0.66	0.36	0.12	0.015	0.36	0.269~0.430	0.998	0.908
圆韧带动脉（RLA）	6	0.24	0.40	0.30	0.06	0.004	0.28	0.248~0.348	0.832	0.194
骺基底动脉网	21	0.23	0.56	0.31	0.07	0.005	0.30	0.270~0.345	0.977	0.948
囊内动脉环	22	0.22	0.46	0.32	0.07	0.004	0.31	0.258~0.370	0.946	0.464
动脉长度（mm）	N	Min	Max	Mean	Std.Dev	Var.	Median	quartiles	SWstatistic	P
骺网 - 关节面距离 a	23	10.45	18.89	14.67	2.07	4.268	14.53	13.350~15.480	0.965	0.858
上骺动脉直行段	22	12.23	19.32	14.84	1.32	1.754	14.70	14.375~14.995	0.848	0.117
下支持带动脉 - 皮质骨间隔	28	0.24	3.25	1.64	0.75	0.559	1.65	1.045~2.198	0.892	0.288

ᵃ 股骨头骺动脉网（靠近股骨头骺板上方）至股骨头关节面的距离。Min，Max，Std.Dev，Var，mean，median，quartiles，SWstatistic and P values 分别为最小值，最大值，标准差，方差，均数，中位数，四分位数，SW 统计值和 P 值。*$P < 0.05$，不认为是正态性分布，数据仅供参考

四、骨缺血性坏死的血运分期的病理表现

缺血性骨坏死最常发生于股骨头，故以股骨头为例，说明缺血性骨坏死时的病理变化。正常的股骨头组织学表现为骨小梁分布规律，按应力骨小梁和张力骨小梁分布，软骨组织排列规则，细胞分布均匀，骨陷窝内细胞均匀分布（图 3-6）。股骨头缺血性坏死发病过程可分为 3 个阶段。早期变化，临床上可无症状，通过病理活检或骨髓显影才能做出诊断。该期病人主要为死骨区密度相对增高周围骨质疏松的结果，静脉血栓的出现及结缔组织增生，内有充血扩张的血管或静脉窦。使动脉血管压力增高；中期变化，随静脉血栓的形成，动脉血管内皮增生增厚，管腔内伴股骨头内微小血管血栓形成。由于受力区血供不足以至软骨下骨骨折，进而出现股骨头塌陷。同时伴有患区明显不规则骨质密度增高为新骨形成修复的表现。晚期变化，股骨头明显变形，股骨头内的主干动脉闭塞，缺血区骨小梁骨质疏松，失去钙磷等成分而出现干酪样变。在骨内血管血栓的近段出现血运代偿，使坏死边缘形成硬化区改变，由于股骨头的塌陷变形而继发骨关节炎形成。

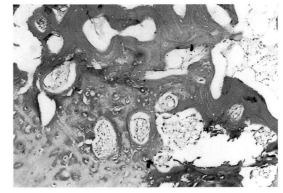

图 3-6　正常股骨头病理表现

见软骨及骨组织排列规则，细胞分布均匀，骨小梁呈受力状态分布（HE×200）

　　股骨头缺血性坏死的病理形态学上分为三期。由于送检组织多为小块碎骨或软骨样组织和炎性肉芽组织,因此要多取材和全面观察切片而做出正确诊断(图3-7)。

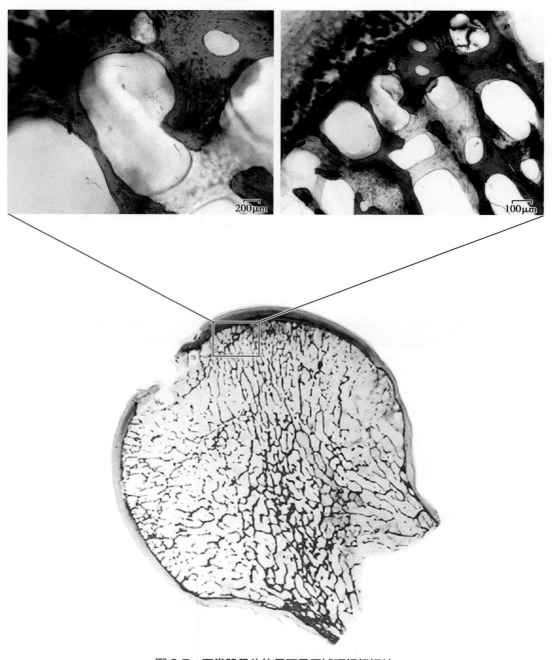

图 3-7　正常股骨头软骨下骨区域硬组织切片
骨小梁结构完整,排列规则(HE×200)

　　早期:为血液供应变化期,已出现部分细胞坏死迹象。从图3-8硬组织切片可以看到,股骨头表面圆润光滑,无股骨头塌陷,软骨下骨结构保持完整,骨小梁具有较好的结构完整性,并在健康的区域内正常排列,可发现正常骨细胞和造血组织,但光学显微镜诊断骨细胞的存亡与否依据不足,最灵敏而可靠的指征是检验细胞内核酸的合成能力,失去合成能力,说明细胞已经死亡。缺血2小时骨细胞死亡,6小时骨质还没有结构改变,6小时后髓腔造血细胞坏死,48小时后骨母细胞、骨细胞及破骨细胞才坏死。骨细胞坏死的形态是骨陷窝中的骨细胞消失,2天后才发现骨髓细胞、毛细血管内皮细胞及骨细胞相继发生固缩、变形或溶解、骨陷窝内空虚。大约4天后,60%骨细胞陷窝空虚。

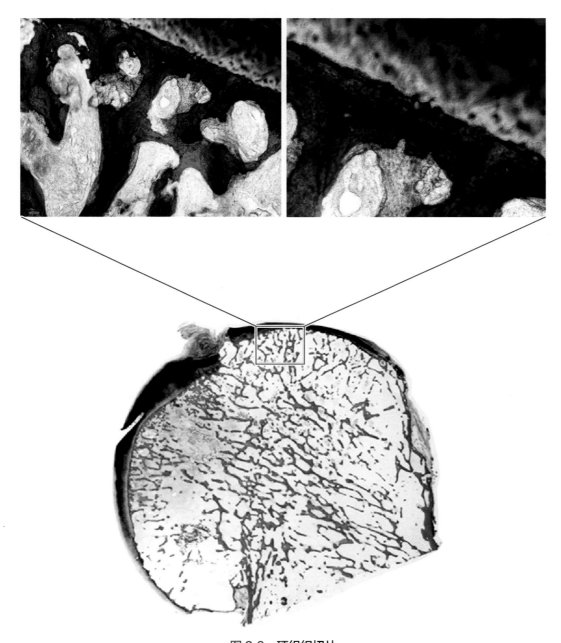

图 3-8　硬组织切片
早期股骨头骨小梁结构依然完整,无塌陷及软骨下骨结构改变

　　骨髓腔内脂肪细胞的坏死出现较迟,需经 2~5 天后才见到,表现为细胞核消失,局灶性脂肪细胞破裂并融合成脂肪小囊,在一些脂肪细胞周围见有红染浆液渗出物,但坏死的骨质肉眼上未见异常。坏死早期见骨细胞呈变性坏死,骨细胞在陷窝内消失,但骨小梁结构未见改变(图 3-9)。关节软骨开始由于有滑液营养可没有坏死,以后呈现灶状坏死,相邻骨组织充血及炎性反应。骨髓成分见造血细胞出现坏死,细胞轮廓清晰及核固缩,还可见到颗粒状嗜酸性颗粒,部分小静脉出现血栓,静脉扩张(图 3-10),静脉窦充血,间质出血或水肿,骨细胞进一步坏死,骨小梁开始呈灶状坏死、骨溶解吸收、陷窝扩大。有专家认为骨陷窝内骨细胞坏死达 75% 才为骨小梁坏死。如果静脉血栓状况也进一步加剧(图 3-11),导致由于血液回流不畅而造成骨内的静脉淤滞和高压,但骨的结构破坏并未累及血管走行及形态,骨的破坏性修复过程中仍存在着足够的血液供给,新生骨之间广泛分布在髓腔的多个成骨中心。如果静脉压力得以减除,对骨坏死病变是可逆的,证实早期静脉淤滞表现(图 3-12)。

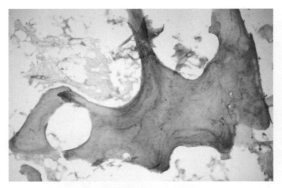

图 3-9　股骨头坏死早期

骨陷窝中的骨细胞消失，骨髓腔骨脂肪细胞破裂融
合成囊状，间质水肿（HE×100）

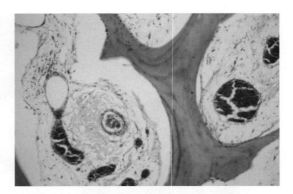

图 3-10　小静脉血栓，静脉扩张，纤维增生
（HE×100）

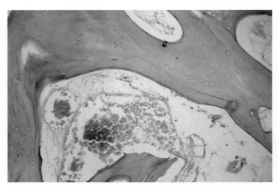

图 3-11　骨小梁灶状坏死，骨陷窝增大细胞核消
失，脂肪细胞坏死伴灶状出血（HE×100）

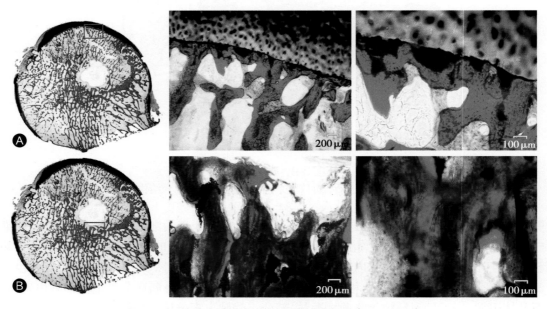

图 3-12　静脉血栓增多，静脉淤滞程度加大（HE×100）

　　中期：此期已出现软骨下骨骨折，坏死区域扩大，局部呈囊性变，可见新生血管及新生纤维组织长入坏
死区，形成肉芽组织（图 3-13，图 3-14）。可见的纤维肉芽组织修复，骨小梁间隙内纤维结缔组织增生，塌陷
碎裂区骨小梁纤细，空骨陷窝数量增多，股骨头负重区软骨下骨及病变区域骨重建活跃，坏死区周围的间
充质和毛细血管增生比较明显，位于骨坏死病灶中心的死骨和病灶外层的活骨之间出现反应性修复界面，
新生毛细血管和纤维组织构成的肉芽组织增生爬行；同时伴有骨髓水肿。

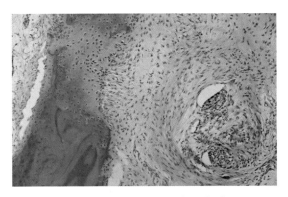

图 3-13 中期骨坏死硬组织切片标本 Van Gieson 染色软骨下骨区 (A) 和硬化增生区 (B)

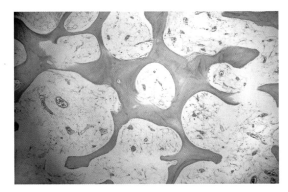

图 3-14 新生血管及纤维组织长入坏死区，形成肉芽组织（HE×100）

在坏死骨小梁一侧，出现破骨细胞，骨质出现吸收现象，而另一侧出现成骨细胞及开始新骨形成，构成所谓"潜行性代替"现象。肉眼见坏死区呈灰白色，质脆软，关节软骨由于可从关节液中取得营养而不发生坏死。镜下见各种坏死组织成分，由于坏死组织崩解而引起周围活骨交界处的炎性反应，并见炎细胞浸润至坏死区，坏死灶境界清晰。由于坏死灶周围活骨组织反应性充血伴随出现局部骨组织吸收、周围骨组织疏松，密度低于坏死骨组织，坏死区边缘见有增生的幼稚间胚叶细胞，毛细血管及一些胶原纤维侵入坏死区的髓腔内，骨坏死 2 周后，骨小梁之间的原始间叶细胞和毛细血管增生，骨小梁表面间叶细胞逐渐分化成为骨细胞并合成新骨（极向分化）。新生骨最初以编织骨的形态覆盖整个骨小梁，逐渐增厚，继而表面变为板样骨（图 3-15）。未分化间叶细胞和破骨细胞穿入死骨区进行吸收清除，并由新生骨代替，最后变为活骨，后经塑造变化成熟骨小梁，关节软骨在修复晚期才变化。增生肉芽组织由正常骨组织向坏死骨组织伸展，与破骨细胞一同清除死骨。而这些肉芽组织逐渐转变为胶原纤维，周围部分坏死的骨小梁被不等量、不规则的新生网状骨组织包绕，逐渐吸收坏死骨小梁并取而代之，称为爬行替代（图 3-16）。

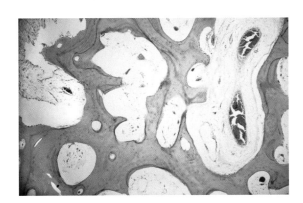

图 3-15 新生骨小梁周围伴有成骨细胞，骨小梁间新生血管增生，逐渐转化为板层骨（HE×100）

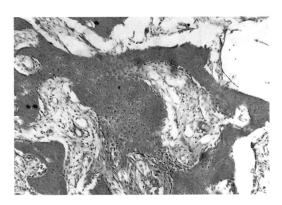

图 3-16 坏死骨小梁被不规则的新生骨组织包绕，逐渐吸收坏死骨小梁并取而代之（HE×100）

股骨头表面关节软骨面不光滑，失去光泽，呈黄色或棕色，有时软骨表面覆盖一层绒毛样组织。在股骨头负重区见关节软骨增厚，常见软骨下方有清楚的骨折裂隙，使软骨与下面骨质易于分离。紧贴软骨下面有一层骨松质，为致密的硬化骨（图 3-17）。

镜下见坏死区的修复过程较明显，修复从坏死区外向内扩展，坏死骨小梁间有较多增生的间叶细胞，新生毛细血管及不等量的胶原纤维所填充，同时坏死区内的间叶细胞可分化为骨母细胞及形成新骨，坏死骨组织被逐渐吸收，最后坏死骨组织为新生骨所替代，从而完成爬行替代（图 3-18）。由于爬行替代的过程较早发生于坏死区周围软骨下部分，故坏死骨被吸收较早，而新生骨硬度较低，接受压力后就出现软骨下骨小梁骨折,由于关节软骨下方骨小梁骨折及修复组织进入可出现软骨面皱缩。由于股骨头外形呈球形,关节软骨下区骨组织被吸收较早,新生组织骨机械性强度弱,故该处易发生多处骨小梁骨折。

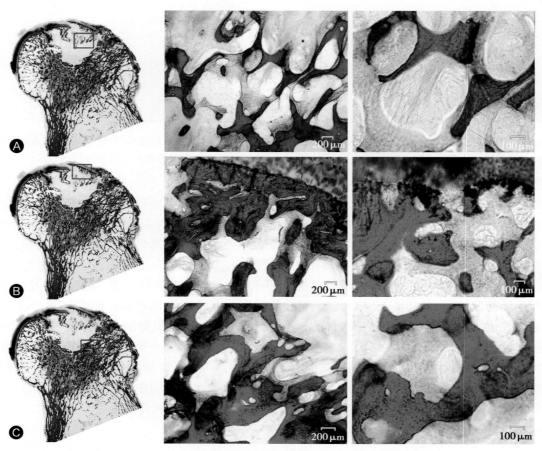

图 3-17 晚期血运代偿骨坏死硬组织切片 Van Gieson 染色标本
A. 塌陷区;B. 软骨下骨区;C. 硬化增生区

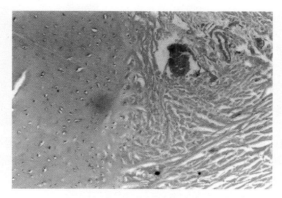

图 3-18 动脉血管内皮增生增厚,管腔内见明显
血栓形成(HE×100)

　　股骨头外形发生塌陷,塌陷碎裂区骨组织被纤维组织取代(图 3-17A);软骨下骨结构部分消失,骨小梁碎裂、中断,局部区域有关节软骨剥脱等变化(图 3-17B);硬化区骨密度增加,骨小梁排列不规则,成骨细胞可见,有致密结缔组织增生,内有充血扩张的血管或静脉窦,可见栓塞或机化的血管,且较多空骨陷窝(图 3-17C)。其特征是由于静脉淤滞、动静脉血管的受压狭窄或动脉血栓等,导致的动脉系统的供血不足,进

而进入到动脉缺血状态(图 3-19)。在动脉血供不良的情况下股骨头内代谢产物堆积,骨重建减慢,骨小梁进一步破坏,继而在不良应力的刺激下,导致股骨头的塌陷。此时存留的动脉血管不足以完成原血管供应区的供血,进而股骨头内的血管网状结构发生作用,血供发生部分代偿,使网状结构相对发达的股骨头负重区血供得到部分重建。但股骨头中心区因网状结构未能完全覆盖,而血供中断造成的骨小梁结构不良、骨吸收的加剧,同时在异常的力学刺激下,出现了多发于股骨头负重区的囊性变。

晚期:爬行替代过程中,新生血管长入,肉芽组织变为纤维组织,新生骨逐渐变为成熟骨,一般坏死不明显,如果坏死区较明显特别是关节软骨的坏死由纤维组织或维软骨所代替,不能承担负荷可引起畸形,使髋关节骨性关节炎形成。软骨下骨区、坏死塌陷区、硬化区的骨小梁结构发生显著变化(图 3-20)。股骨头外形变形显著,有较多增生的骨赘形成,软骨磨损,剥脱明显,软骨叠加分层,相互嵌入,软骨下骨骨折,骨小梁结构破坏(图 3-20B);在塌陷碎裂区,骨小梁排列杂乱无章,厚度不均匀,骨小梁稀疏断裂,空骨陷窝数量增多,骨细胞消失,部分正常增加,形成在其中心纤维化和脂肪细胞填充的囊性结构,多部位的空骨陷窝率增高,股骨头因骨小梁骨折力学性能下降,在应

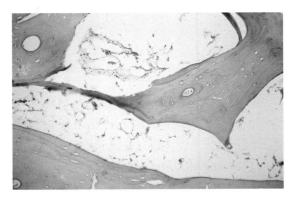

图 3-19　坏死骨组织表面软骨组织增生修复,纤维组织增生伴胶原化(HE×100)

力作用下出现塌陷。既往的病理学骨组织被增生的纤维组织取代(图 3-20A)。在硬化增生区,骨小梁局部成高密度表现,有明显的硬化地带生成(图 3-20C)。负重区放射状的骨结构增生,骨密度研究也揭示骨内血管损伤严重,呈现动脉闭塞特点,骨修复重建终止。晚期股骨头坏死出现动脉管径变小,动脉血管内皮增生增厚,甚至动脉结构缺失进一步加大,完全进入动脉闭塞期(图 3-21)。

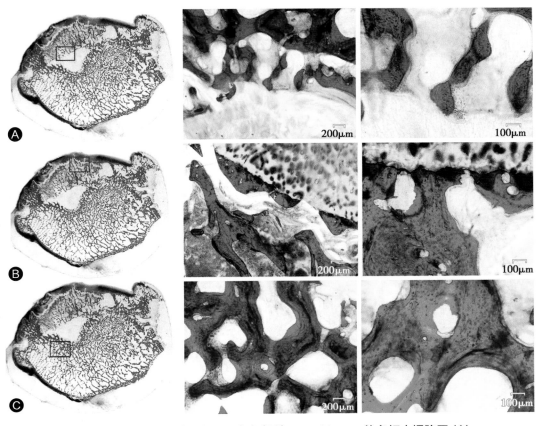

图 3-20　晚期动脉闭塞骨坏死硬组织切片 Van Gieson 染色标本塌陷区 (A)、
软骨下骨区 (B) 和硬化增生区 (C)

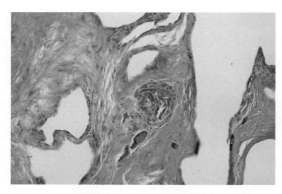

图 3-21　动脉内皮增厚,动脉管径狭窄,出现闭塞

　　新修复的骨组织在受压力作用后发生塌陷(图 3-22),往往修复能力越强,范围越大,塌陷率越高,多在坏死骨与正常骨交界处,青年人患股骨颈骨折后,股骨头缺血坏死的塌陷率比老年人高,骨折部位越高,股骨头旋转能使缺血坏死率增加,关节囊内压力升高,亦造成关节血运障碍而引起骨质缺血坏死。有专家认为病因、骨吸收及骨有效重建的平衡状态,生物力学三方面因素综和作用,决定股骨头坏死的病理演变及预后,股骨头坏死的有效修复不仅仅是坏死的骨小梁重建,还应包括遭受损害的微循环及骨髓(图 3-23)。电镜下见正常骨细胞与股骨头坏死骨细胞的超微结构(图 3-24、图 3-25)。

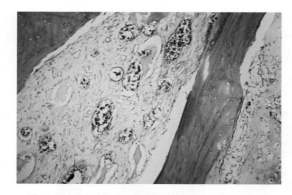

图 3-22　骨小梁坏死,细胞核消失,部分区域骨组织受压力后塌陷(HE×100)

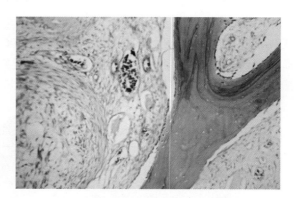

图 3-23　骨小梁坏死,伴骨髓组织坏死及微循环障碍(HE×100)

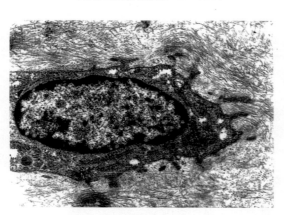

图 3-24　正常股骨头电镜片

电镜下见正常骨细胞较多,深入骨基质中,细胞呈扁圆形,细胞腔染色质分布均匀,细胞浆中见有粗面内质网和少量线粒体及高尔基器,肌丝排列较规则,分布均匀,骨细胞周围骨胶纤维排列及分布均匀(EM×8 000)

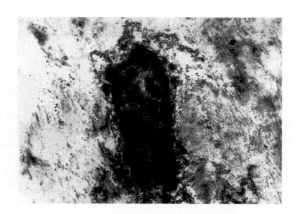

图 3-25　坏死股骨头电镜片

电镜下见股骨头坏死处骨细胞埋于骨基质中细胞多实,细胞体呈扁卵圆形,细胞核固缩,核染色质分布不均匀,细胞浆中见少量粗面内质网,呈扩张状,极少量线粒体肿胀断裂,高尔基器不发达,肌丝排列紊乱,骨细胞与骨陷窝间隙增大,骨基质内骨胶纤维排列不规则(EM×8 000)

第二节　各　　论

一、激素性股骨头缺血性坏死

（一）激素性股骨头坏死的早期局部病理生理改变

1. 骨细胞　激素性股骨头坏死的早期组织学改变是骨细胞核固缩,空骨陷窝增多(图 3-26),骨髓腔内脂肪细胞增生和肥大,无典型骨小梁和骨髓坏死(图 3-27)。电镜下观察,激素首先引起骨细胞内脂质积累和超微结构的变化,然后才出现骨细胞形态改变。

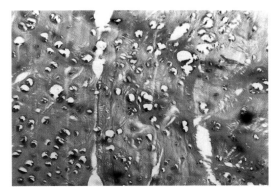
图 3-26　骨细胞核固缩,空骨陷窝增多,细胞排列紊乱(HE×100)

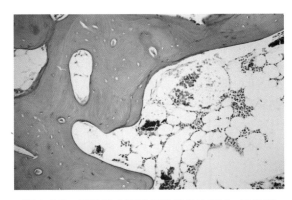
图 3-27　骨髓腔内脂肪细胞增生和肥大,无典型骨小梁和骨髓坏死

2. 成骨细胞　皮质激素抑制成骨细胞合成胶原,这一作用与激素的使用剂量及用药后时间间隔有关,生理剂量皮质激素可提高成骨细胞合成胶原的能力,超生理剂量或延长用药时间则抑制其合成。此外激素使成骨细胞合成 DNA 减少,促进胶原酶的合成,抑制骨质的钙化过程,降低骨钙化率。Doherty 报道体外大鼠顶骨骨细胞培养结果,小剂量激素可使骨钙含量降低 24%。成骨细胞 / 骨细胞特异性 11β 羟基类固醇脱氢酶 2(HSD2,将糖皮质激素代谢为无活性代谢产物的酶)转基因小鼠可以避免泼尼松龙诱导的成骨细胞存活时间,使成骨细胞数量和骨形成减少。

3. 破骨细胞　皮质激素有促进破骨细胞功能,加速骨吸收的作用,也可以延长破骨细胞的存活时间。NF-kB 受体活化因子配体(RANKL)和骨保护素(OPG)之间的相互作用是破骨细胞形成的主要决定因素,RANKL 和巨噬细胞集落刺激因子(M-CSF)是破骨细胞形成的必要因素,而 OPG 防止 RANKL 与 RANK 结合,从而抑制破骨细胞形成。破骨细胞特异性糖皮质激素受体条件性基因敲除小鼠的研究结果显示,糖皮质激素抑制破骨细胞前体的增殖,并促成破骨细胞介导的骨吸收。破骨细胞的这种糖皮质激素诱导的抑制作用促成了骨重塑过程中破骨 - 成骨细胞相互作用中成骨细胞功能的减弱。

4. 糖皮质激素通过上调过氧化物酶体增殖物激活受体(PPAR-γ)和下调侏儒症相关转录因子 2(Runx2)的表达促进前脂肪细胞向成熟脂肪细胞分化。此外,糖皮质激素可通过增加脂质的合成和贮存造成脂肪细胞肥大,骨髓腔内脂肪细胞长期摄入大剂量激素后,兔股骨头髓腔内脂肪细胞增生和肥大。电镜下观察,骨髓腔中脂肪细胞异常肥大,小静脉受压,管腔明显变窄,其结果是,由于骨内压升高而无法获得足够的动脉血流,最终导致骨坏死。

5. 静脉病变　对无临床症状的股骨头坏死病人股骨头上支持带血管进行病理学检查,发现在激素治疗组,回流静脉明显变窄。动物实验表明,激素治疗可使兔静脉壁出现类似于动脉粥样硬化动脉壁上的泡沫细胞,行免疫组织化学染色证明该细胞源自平滑肌细胞,对兔耳静脉内皮行扫描电镜观察,见静脉内皮不平,透射电镜检查见平滑肌细胞内肌丝变性、内皮细胞内空泡形成。

6. 动脉病变 临床病理活检发现,早期激素性股骨头坏死伴有弥漫性骨髓内出血和静脉血淤滞。小动脉病变主要集中在肌层,表现是弹性蛋白,胶原纤维变性和消失,内弹力层断裂,平滑肌细胞坏死。动脉内皮层病理改变轻微,仅有轻微增厚,血管外层未见病变。坏死区血管数减少。股骨头微血管造影检查发现,激素性股骨头缺血性坏死病人有外侧骺动脉损伤,损害部位在其进入头内 10.7μm 处,股骨头内营养血管仍有部分未受累,并可见再生的修复血管,且修复范围随病情分期进展而增宽,Ⅱ期平均为 4.5mm;Ⅲ期平均为 9.3mm;Ⅳ期因股骨头塌陷,血管影像扭曲中断。然而临床高选择动脉造影发现,血管损害发生于上支持带动脉股骨头外部分。有学者认为这是因阻塞部位近端血液淤滞,造影检查时,在阻塞部位近端不显像的缘故。单独使用激素引起的股骨头坏死,血管壁无炎症反应,坏死区血管修复反应少见或没有,激素与马血清或内毒素联合使用诱发的骨坏死,血管壁可见炎症反应,坏死区内修复反应明显。

7. 血栓和脂肪栓子形成 临床病理检查发现,激素性股骨头坏死病人股骨头内血管中有大量脂肪栓子,动物实验证明,激素可引起血管内脂肪栓子形成。联合使用激素和马血清或激素和内毒素可诱发兔骨坏死,行组织学检查,见血管内大量血栓形成。股骨头内血管中,纤溶活性由组织纤溶酶原激活物(tPA)和血浆纤溶酶原激活物抑制剂 -1(PAI-1)平衡,大量体外研究和库欣综合征病人研究的证据表明,糖皮质激素能够提高 PAI-1 活性,从而导致了相对的高凝状态。血管性血友病因子(vWF)合成并存储于内皮细胞,因此,血浆 vWF 的水平是血管内皮细胞损伤的标记物。有报道表明外源性或内源性糖皮质激素过量的病人 vWF 升高,而地塞米松可以诱导血管内皮细胞表达 vWF、细胞黏附因子及组织因子。由于 vWF 参与血小板的聚集和黏附,因此,糖皮质激素诱导的内皮损伤可能会导致血栓形成。

(二)全身病理生理改变

1. 血脂改变 动物实验和临床观察表明,皮质激素可引起血脂(包括胆固醇、甘油三酯和游离脂肪酸)升高,但血脂升高并不持续存在,可能只见于用药后一段时间内。

2. 血液流变学检查 皮质激素可引起血液高凝状态,用药后 6 周时,兔血液黏滞度及血细胞比容明显增高。临床观察在一些骨坏死病人有家族性高水平纤维蛋白酶抑制物(PAF-Fx)。而家族性高水平纤维蛋白酶原抑制物病人常伴低纤维蛋白溶解能力(hypofibrinolysis),在一篇对 13 例继发性股骨头坏死病人(其中 12 例为激素性股骨头坏死)观察的报道中,8 例有血栓形成倾向(hypercoagulability)和 / 或低纤维蛋白溶解能力。

(三)其他改变

1. 骨内压 早在 1938 年,Larson 等就报道骨坏死伴骨内压升高,有动物实验证明,激素治疗 10 周后,兔股骨头内压从最初的 0.245kpa,升高到 0.588kpa,然而早期激素性股骨头坏死骨内压升高不明显的报道,认为骨内压升高是病程发展中出现的继发改变。

2. 股骨头内氧分压 临床研究发现坏死股骨头内坏死区氧分压平均为 2.67~7.47kpa,明显高于非坏死区。

二、创伤性股骨头缺血性坏死

髋关节损伤是股骨头缺血坏死的已知原因,股骨头骨折、股骨颈骨折、髋脱位是导致股骨头缺血坏死的因素,髋关节脱位及骨折脱位,股骨头缺血坏死率约在 10%~20%,髋关节脱位合并骨折脱位,股骨头缺血坏死率较高(图3-28)。髋关节脱位合并骨折,创伤性关节炎发生率大增。

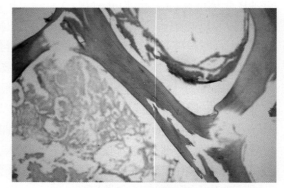

图3-28 骨折脱位伴骨组织坏死,骨细胞核消失（HE×100）

(一)股骨颈骨折合并股骨头缺血性坏死

股骨颈骨折合并股骨头缺血性坏死的病理特点及发病机制如下：

1. 股骨头的血供主要是旋股内侧动脉发出的上支持带血管，它的主干上升成为骺外侧动脉。外支持带血管位于关节滑膜反折下，紧贴骨面，股骨颈骨折时易损伤该血管导致股骨头缺血性坏死。

2. 股骨颈骨折后关节内出血，导致关节囊内压力增加，阻碍股骨头供血，同时使骨外静脉回流受阻，引起骨髓腔内压升高，致股骨头缺血性坏死。

3. 股骨颈骨折后股骨头骨髓腔内出血，与股骨头缺血有一定关系。其机制可能为：①髓腔内出血可阻断局部骨髓和骨小梁的血供，并可压迫所在部位的血管分支而导致局部缺血性坏死；②髓腔内出血妨碍股骨头周围残留的血管代偿性扩张而致股骨头坏死；③股骨头缺血缺氧后，骨内血管壁受损害，可加重骨髓腔内出血(图3-29)，进一步加重股骨头缺血。骨细胞在缺血后2小时即失去合成核糖核酸能力，并开始丧失正常的生理功能。6小时始有组织分解，由于这些微细血管在哈佛氏管腔隙内，处于相对隔离的状态，当骨折时，骨折线两端约0.5cm范围内发生坏死，这是众所周知的，然而股骨头主要由旋股内侧动脉供血，又缺乏丰富的侧支循环，血管损伤后会导致供血区的缺血和坏死。

(二)儿童股骨颈骨折后头坏死的有关问题

由于儿童生长发育期中股骨头的血流供应的特点，股骨颈骨折后可发生不同类型的坏死，它与骨折类型及损伤血管部位不同有关。Rathift将儿童股骨颈骨折后骨坏死分为3型。Ⅰ型：损伤旋股外侧动脉关节支(骺外侧动脉)→骨骺孤立性坏死(完全性或部分性)；Ⅱ型：损伤干骺动脉总支→骨折近端弥漫坏死；Ⅲ型：损伤干骺动脉供应骺板与骨线之间处→股骨颈孤立性坏死。一般认为，Kattilt Ⅰ、Ⅱ型坏死多见，与骨折类型有关。Colonna则将骨坏死多分为4型，显示出骨坏死与骨折类型，移位程度有很大关系(图3-30)。当然，无移位者也可能发生坏死，可能与关节内压，骨内压和治疗方法有关。创伤性股骨头骺分离者，应视为高位骨折，坏死率也很高，Rattift报道11例，坏死率高达72.7%。

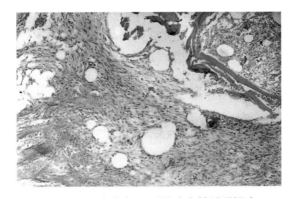

图3-29 骨组织坏死后骨内血管壁受损害，
骨髓内出血(HE×100)

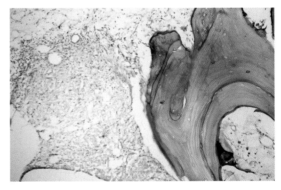

图3-30 骨组织坏死，骨细胞核消失，骨内血管
破坏出血(HE×100)

三、酒精性股骨头缺血性坏死

酒精性股骨头缺血性坏死是由于长期摄入过量酒精后发生酒精中毒而引起的股骨头的无菌性坏死。近年来，随着我国人均酒精消费量的明显上升，酒精诱导的股骨头缺血性坏死在非创伤性股骨头缺血坏死中的比例不断增高，甚至进展为导致非创伤性股骨头缺血坏死的主要因素之一。

(一)酒精性股骨头缺血性坏死的发病现状

饮酒是全人类共同的现象，随着人们物质文化生活水平的提高，酒的消费量逐年增多，大量饮酒给健康带来的影响日趋严重。酒精性股骨头坏死的流行病学研究以中国、韩国和日本报道为多，欧美国家较少。中日韩的流行病学研究显示，长期习惯性饮酒是股骨头坏死的重要诱因之一。

目前股骨头坏死流行病学数据主要来自东亚三国，提示东亚人群对股骨头坏死更加易感。酒精性股骨头坏死病人约占总病人数的 30%,各地区之间无明显差异。发病高峰年龄为中老年段,说明股骨头坏死的发生可能是一个危险因素的累积效应。

（二）酒精性股骨头缺血性坏死的发病机制

目前,酒精性股骨头缺血性坏死的发病机制仍未完全明确,现在主要存在的观点有脂质代谢紊乱、血管内凝血、氧自由基代谢异常、内皮素与一氧化氮代谢、异常基因相关性等。

1. 酒精性股骨头坏死与脂质代谢异常有关 已知与骨坏死有关的主要药物有肾上腺皮质类固醇、酒精、高血铁及非甾体消炎药等。酒精性股骨头缺血性坏死的机制不详,可能因病人长期饮酒后,酒精在氧化过程中使肝细胞线粒体结构和功能改变,引起肝脏脂质代谢紊乱,形成肝内脂肪堆积,导致肝功能受损,脂质代谢紊乱,最终形成脂肪肝和高脂血症。脂肪或其组成成分从血管渗出,经骨小管进入骨陷窝,被骨细胞摄取,引起骨细胞内脂质沉积并融合成脂肪滴,导致细胞核受压、边聚,进而引起骨细胞核固缩、裂解、死亡,即引起肝脂肪变性、骨髓脂肪变性和脂肪坏死,继而发生脂肪栓塞,导致骨坏死(图 3-31)。

由于股骨头解剖关系和血液供应的特殊性,易于发生脂肪栓塞和骨坏死。有的病例见股骨头缺血性坏死周围残留组织中见血管内皮有泡沫样脂肪细胞存在,血管内皮细胞肿胀,坏死骨小梁结构紊乱,部分骨细胞核消失,骨基质溶解,灶状出血,周围有新骨形成及纤维组织增生,深部可见正常的股骨头骨小梁,骨小梁薄而不规则,间隙较大,部分区域伴有灶状钙化(图 3-32)。

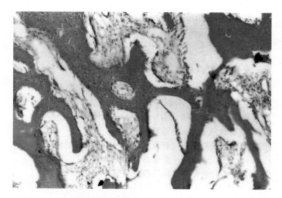

图 3-31　骨髓脂肪变性和脂肪坏死,继发脂肪栓塞,导致骨坏死,骨小梁排列紊乱,细胞核消失(HE×100)

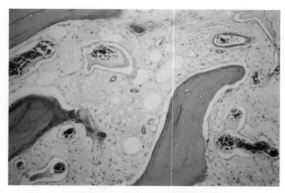

图 3-32　骨小梁结构紊乱,部分骨细胞核消失,骨小梁周围纤维组织增生,骨小梁薄而不规则,间隙增大(HE×100)

2. 酒精性股骨头坏死与血管内异常有关 酒精性股骨头坏死血管内改变主要表现为长期饮酒可引起血黏度、红细胞聚集性异常增高等血流动力学改变,血液呈高黏滞状态,血液黏度、血浆黏度等。血液和血浆黏滞度升高可损害微循环,形成血栓。由于股骨头特殊的解剖结构使血流缓慢,易于形成微血栓,同时脂肪酸增加可损害血管内皮细胞的结构和功能,造成严重的血管壁病变,使局部微循环异常,股骨头负重区血流灌注不足,引起股骨头坏死。

3. 酒精性股骨头坏死与氧自由基代谢异常有关 研究表明酒精性股骨头缺血性坏死同时有氧自由基代谢异常。氧自由基能攻击生物膜中的多聚不饱和脂肪酸引发脂质过氧化反应,并因此形成脂质过氧化物及新的氧自由基。使超氧化物歧化酶在反应中大量消耗,含量降低,进而出现氧自由基代谢的紊乱,进而促进了股骨头坏死的发生。

4. 酒精性股骨头坏死与内皮素、一氧化氮代谢异常有关 内皮素对动脉、静脉和微血管均有强而持久的收缩作用,对微循环的调节起重要作用。一氧化氮是一种兼有细胞内和细胞间的信使和神经递质作用的气体物质,可引起血管平滑肌松弛、血管扩张。正常的血管张力是由血管扩张剂(一氧化氮等)和血管收缩剂(内皮素等)的相互作用来决定的。酗酒导致血液中内皮素升高和/或一氧化氮降低时可引起血管收缩、微循环障碍,血中内皮素增加主要使股骨头内静脉回流障碍、髓内血液淤滞、骨内高压,微循环障碍,血流缓慢,易于血栓形成,导致股骨头缺血性坏死。

5. **酒精性股骨头坏死与骨内压增高有关** 长期饮酒可诱导股骨头内骨髓间充质干细胞大量分化为脂肪细胞,成骨分化降低,大量脂肪组织堆积于密闭、容积恒定的骨髓腔,引起骨内压上升,使股骨头内血窦、毛细血管及小静脉受挤压,影响骨组织内血供,代谢产物积聚,毛细血管通透性增加,血浆外渗,骨髓间质水肿,骨内压力进一步升高,形成恶性循环,导致大量骨细胞缺血缺氧坏死,最终发生股骨头坏死。

6. **酒精性股骨头坏死与基因相关性有关** 酒精会导致股骨头坏死,但大量饮酒人群中发生股骨头坏死者仅为其中一部分,这可能是某些基因变异所致,为此学者们进行了关于基因多态性与股骨头坏死相关性的研究。目前,研究热点主要集中在三个方面:酒精代谢相关基因、脂代谢相关基因和凝血相关基因。如酒精代谢过程的乙醇脱氢酶(ADH)和乙醛脱氢酶(ALDH),纤溶酶原激活物抑制剂1(PAI-1)以及凝血因子Ⅴ基因、凝血酶原基因、亚甲基四氢叶酸还原酶基因、细胞色素P450基因、载脂蛋白A基因、载脂蛋白B基因、组织因子途径抑制剂基因、固醇调节元件结合蛋白基因等。这些基因的多态性与变异与酒精性股骨头坏死有一定关联性。

股骨头坏死是环境因素和遗传因素多方面作用的结果,国内外学者对酒精性股骨头坏死的发病机制展开了不同方向的研究,提出多种假说。针对这些理论成果,可以对长期摄入酒精者采取相应的措施预防股骨头坏死,如加强运动、口服降脂药物、定期检查等,早发现,早治疗。对于股骨头坏死早中期病人,可以进行临床干预治疗,如减少患肢负重、应用活血生骨药物、行髓心减压术等,阻断或延缓病情的进展,促进病灶修复,防止股骨头塌陷,提高病人的生活质量,但酒精性股骨头坏死最有效的防治措施还是减少酒精的摄入。

四、减压病性股骨头缺血性坏死

减压性骨坏死(dysbaric osteonecrosis,DON)是指潜水员或高气压作业人员由于减压不当,体内形成气泡栓塞,引起骨或骨髓细胞缺血性坏死的一种病症,是潜水高气压作业人员常见的职业性疾病之一。早期从事潜水或高气压作业的工作人员,由于医学保障措施不到位,近半数人员可发生骨坏死。虽然经过多年研究和医学保障措施的提高,情况有了很大改善,但是目前国内外减压性骨坏死仍时有发生。

18世纪末,部分国家已经开展了潜水、隧道和沉箱高气压等相关作业,随着作业次数的增多和时间的延长,减压病不断发生,同时也出现了减压性骨坏死。1911年,美国潜水医生Bassoe和德国潜水医生Bornstein首先报道了高气压暴露后可引起减压性骨坏死,X线片显示部分病例与类风湿关节炎具有相同的表现,并得到了业界的公认,1941年潜水医生Grutzmatcher报道了首例潜水员的减压性骨坏死病例。直到1972年在美国召开的国际会议上将其统一命名为dysbaric osteonecrosis(DON),我国译为减压性骨坏死。

由于潜水高气压暴露可能发生减压性骨坏死,很多国家对高气压作业和潜水人员进行了减压性骨坏死发生率的调查,发现各国潜水渔民、职业潜水员、高气压作业人员、海军潜水员和高压暴露后实施自救脱险的潜水艇艇员均可能发生减压性骨坏死,其中以职业潜水员、发生过减压病和经历过较大深度潜水的潜水员发生率为多。

(一) 减压性骨坏死的发病特点

减压性骨坏死的发病机制,至今还不是十分清楚,一些学者对发病现象,特点作了不少描述并从理论上作出一些推论,各个作者从不同来源的资料得出的发病数量相差较大,对于发病相关因素的看法也颇不一致。有作者认为减压性骨坏死的发病率和可疑性骨坏死的发现率,与潜水员的年龄、潜水经历的长短是呈正比的,有的作者则认为似乎没有相关性。多数作者比较一致的看法是认为潜水次数,压力的高低,水底停留时间的长短,与减压性骨坏死的发病有相关性。

有实验资料表现,在高气压暴露后,骨髓血流减少,由于脂肪细胞的钠泵功能受到影响,脂肪细胞肿胀,肿胀的脂肪细胞在一个固定的骨性组织中,就会损及骨组织和影响自身的血供,以致造成骨细胞和脂肪细胞坏死。脂肪分解的产物可刺激新骨生成,因而出现典型的减压性骨坏死的病灶。据实验性动物减压性骨坏死的资料,肥胖鼠较其同胎的瘦鼠容易患减压性骨坏死,且潜伏期短,鼠的减压性骨坏死发病周期多在高气压暴露后两个月的时间。多次暴露于高气压下的受试鼠骨坏死发病率增高,其潜伏期较暴露次数少者更短。许多患减压性骨坏死的病人无自觉症状,只有病变波及关节面或骨皮质时可产生疼痛或关节功能异常的现象。

（二）减压性骨坏死的发病机制

由于减压性骨坏死的详细发病机制和临床发展的因素尚不明确,对此,Harrison认为可能存在着个体易感性,他提出减压性骨坏死的发病机制的假说如下:

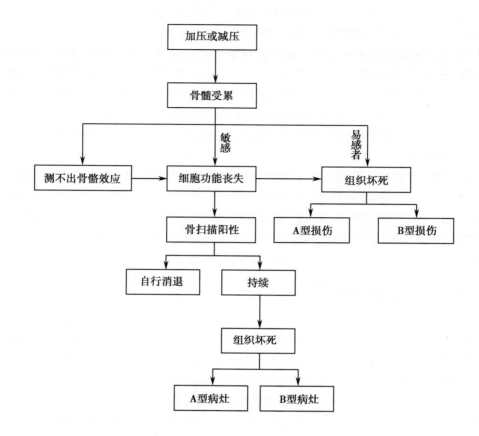

目前关于减压性骨坏死的发病机制,业界主要有气泡学说、脂肪栓塞学说、凝血缺血学说等。

1. 气泡学说　目前公认引起减压病的气体是惰性气体(主要是氮),因其不参与机体的物质代谢,是以物理形式溶解在体液和组织中。饱和高气压暴露减压时,导致氮气在体内达到过饱和状态而逸出,形成气泡,血管丰富的组织,气泡往往出现在血管内而形成气栓,而脂肪较多的地方,往往在血管外形成气泡,压迫周围血管等组织。而在骨组织内,非安全减压后骨髓内和血管内出现气泡,气泡引起广泛骨髓小动脉血管的梗死和受压,由于骨组织是一较密闭的硬腔室,没有气体膨胀的余地,很容易发生急性骨缺血,同时压迫髓内静脉,造成静脉回流障碍,导致髓内循环淤滞而缺血坏死。

2. 脂肪栓塞学说　部分学者研究发现,减压性骨坏死主要发生在含有大量脂肪的骨髓中,因此提出氮气气泡引起脂肪组织破坏、脂肪栓子从而引起血液、骨骼细胞发生病理改变,最终导致骨坏死的脂肪栓塞学说。在高气压暴露后,气泡在骨髓中产生,机体产生的气泡破坏脂肪细胞,使脂肪细胞肿胀,肿胀的脂肪细胞在一个固定的骨性组织中,就会损及骨组织和影响自身的血供,造成骨细胞和脂肪细胞坏死,脂肪分解的产物可刺激新骨生成,因而出现典型的减压性骨坏死病灶。

3. 凝血缺血学说　减压过速,人骨髓窦状隙的气泡,被脂肪和纤维蛋白原所包被,促进血管内血液凝血,导致血管内血栓形成,并引起其他反应,如血小板在血氧泡界面聚集或因气泡的脂类和纤维蛋白原包膜刺激引起血小板的聚集,形成纤维蛋白血小板栓塞,组织促凝血激酶释放和血管活性物质释放等,阻断血流,引起骨缺血坏死。

（三）减压性骨坏死的病理表现

1. 实验动物减压性骨坏死的病理　Chryssanthoum资料表明受试鼠减压后24小时骨髓充血,偶见出血灶。33%的肥胖鼠有坏死灶,其同胎瘦鼠仅6.2%有骨坏死灶,多数鼠的双侧胫骨近端骨髓受累,在股骨远端可见有坏死灶,股骨头和前肢偶可见坏死灶。在骨髓的海绵部全部有坏死灶,在病变早期,骨骺小梁,成骨细胞有明显的核碎裂和固缩。造血细胞受到抑制,细胞核不着色,细胞界限不清,在骨小梁间髓腔有颗粒碎片的不定型块状物质,坏死骨小梁间隙没有成骨细胞,坏死区的哈氏管内不是呈空泡状就是含有颗粒状碎裂物,显然是退变的组织。受试鼠患减压性骨坏死 17 个月后,可见纤维组织取代了坏死的骨髓,有明显的骨质再吸收现象。先前坏死的骨小梁区,偶见新骨生成。

2. 人体减压骨坏死病理形态学变化　有作者观察死于急性减压病的渔民潜水员可见其股骨头髓腔内充以脂肪,伴有气泡,出血灶很大。气泡直径可达 1 500μm,窦隙腔不能着色,气泡周围有血小板聚集。有明显充血、红细胞聚集及郁滞现象。在死于减压病等 5 天以后,人体股骨头的软骨下层血窦腔为气泡所扩大,其周围有广泛的坏死,在扩张的血窦周围除有血小板聚集以外,还有血栓形成。在死后 14 天的潜水员,其股骨头软骨下层的血窦有血栓形成且见有游走的吞噬细胞及纤维化形成(图 3-33)。

在骨髓近关节面损伤后再生的血管,数量很少,且形成胶原组织(图 3-34)。在骨小梁与结缔组织接连处密度较大,在 X 线片上呈硬化的线条状。这种致密线可横贯骨端,在此线与关节面之间可能是坏死的组织,随时可能断裂。当关节面出现萎缩时,病人会感到关节疼痛。在有活力的关节沿,可能生长骨赘以致关节面失去完整性。当近关节面有坏死的骨组织,可由于关节负重而把坏死的骨组织磨去,这种情况常不易与原发性关节炎相鉴别。

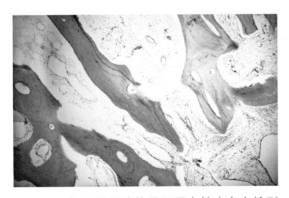

图 3-33　坏死股骨头软骨下层血管内有血栓形成,只有吞噬细胞浸润及纤维化,骨细胞核消失(HE×100)

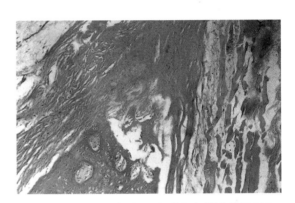

图 3-34　骨关节面损伤后,纤维组织增生伴胶原化,血管减少(HE×100)

减压性骨坏死可能在后期恶变形成肿瘤。日本北野之先等于 1983 年报道了 1 例减压性骨坏死病例,曾作外科手术治疗,14 个月后恶变,病理证实为恶性纤维组织细胞瘤。作者同时复习了文献,全世界有 16 例的无菌性骨坏死后期恶变成恶性纤维组织细胞瘤的情况发生,其中从事高气压作业的人共有 6 例。

3. 减压性骨坏死超微结构变化　在光镜下所见的高气压暴露后 4~6 个小时的小猪骨髓标本所见的供血区,在电镜下其血管的构形是正常的,周围有脂肪细胞,并见有大的空气气泡,使血管壁伸长,其气血界面具有特征性,有明显的脂蛋白皮,且见到被气泡挤在一边的头盔状红细胞,这种细胞是应激所致。未被气泡牵引的血管呈收缩状,退变的内皮细胞伸向血管腔,有的血管内皮似完全被清除剥脱,内皮衬细胞有中断现象,并可见血小板黏着在退变的内皮细胞膜上,表明血管壁受到严重创伤。

(四)减压性骨坏死的治疗与预防

目前,业界对减压性骨坏死尚无十分有效的治疗方法。一般认为,对尚未累及关节面或仅仅侵犯骨干的骨干型减压性骨坏死,只要病灶范围不足以影响骨骼强度,无临床症状,并且不影响生活质量,一般不需要特殊治疗,可以继续从事空气潜水或高气压作业。

对于近关节型骨坏死,病变位于关节附近,如尚未侵及关节面,无临床症状,应避免负重和其他机械应力作用,防止关节面破坏和变形,仅允许进行氧气潜水,不能再进行高气压作业;如出现关节结构破坏并使潜水员致残,严重影响潜水员健康和生活质量,应停止高气压作业,并应积极治疗,以缓解症状。有学者采用高压氧治疗减压性骨坏死,经过 3 个月到 1 年时间的观察,发现高压氧在缓解疼痛和功能改善方面具有良好效果,因此,该学者认为,对已有骨坏死症状的病人进行高压氧治疗,可以缓解疼痛和改善功能。

总之,对减压病性骨坏死造成的职业危害,预防仍是最根本的。其次采用计算机控制和多媒体技术,对职业接触者进行健康监护,早期发现不良反应,早期诊断,早期处理,具有主要和积极的意义。

五、血液病性股骨头缺血性坏死

常见的血液系统疾病主要有镰状细胞病、高雪氏病、地中海贫血、血友病等,这些血液病均可引起股骨头坏死。病变主要为骨血管受病变细胞梗死后的骨坏死和溶血性贫血引起的造血组织的增生。坏死股骨头的骨细胞死亡,骨小梁塌陷,骨膜下出现新生骨和骨膜反应,骨小梁塌陷后骨纤维化和死骨充塞,软骨与肉芽组织相连,股骨头骨骺坏死。骨内膜和骨小梁吸收,骨皮质变薄,骨质疏松(图 3-35)。

1. 血红蛋白病性股骨头坏死 主要指 Herrick 贫血,也称 Herrick 综合征或镰状细胞病(sickle cell diease,SCD)。该病是由于血红蛋白结构异常所引起的一种家族性异常血红蛋白症,属于隐性遗传疾病,主要发生于热带非洲和移居美洲的黑人。引起该病的异常血红蛋白均属多聚血红蛋白,即 Hbs,Hbc。正常人血红蛋白 HbA 的 β- 肽链第 6 位上的谷氨酸,如被结合氨酸所取代,就形成异常血红蛋白 Hbs,如被缬氨酸所取代,就形成异常血红蛋白 Hbc。在缺氧情况下,异常血红蛋白由于分子间的相互作用,成为溶解度很低的螺旋形多聚体,这种构形使红细胞扭曲成镰形细胞(镰变)。这种细胞很僵硬,变形性能力很差,由于骨髓中血流慢,氧利用率高,导致红细胞变成镰状,在窦状隙淤滞,发生梗死,缺氧进一步加重,导致红细胞进一步镰状化,从而引起酸中毒,内皮细胞损害,微循环痉挛栓塞和梗死,产生疼痛性危象,进而产生骨缺血坏死。纯合子型由于异种蛋白浓度高,病情呈严重进行性发展,杂合子型由于异种蛋白浓度低,有较长的潜伏期,低氧时出现小血管阻塞,血栓形成和梗阻,如果氧合量增加,这种镰状细胞形成是可逆的,出现发作程度较轻和时间短而间隔较长。但无论是纯合子还是杂合子,均可导致镰状细胞性骨坏死。

Sudhir 和 Sushrut 研究了 7 380 例经过治疗的镰状细胞性血红蛋白病病人,并进行了 5 年随访,发现其中 178 例中 258 个肱骨头,224 例中 342 个股骨头,36 例椎体终板发生了骨坏死。通过研究他们认为,镰状细胞性血红蛋白病中的股骨头坏死的骨改变的发生主要是由于骨髓内红细胞的增生及由于血栓造成的血管梗死致骨内循环障碍所致。血液黏滞度的增加导致骨内循环淤滞及毛细血管内血栓形成,最后出现骨梗死。由于软骨下区镰状细胞形成最多且血液侧支循环较少,故梗死最早出现在软骨下区上述这些改变致使骨小梁结构力量减弱及出现多发显微骨折(图 3-36),最后导致股骨头负重部分塌陷。若股骨头持续负重,将导致变形。

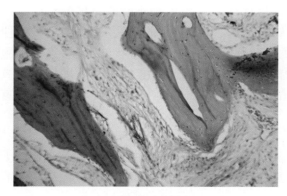

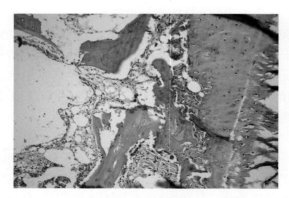

图 3-35　骨小梁塌陷后骨纤维化和死骨充塞,
骨皮质变薄,骨质疏松(HE×100)

图 3-36　软骨下骨小梁结构紊乱,伴骨折塌陷,
骨细胞坏死,细胞核消失(HE×100)

2. 戈谢病性股骨头坏死　戈谢病，也称为高雪病，是一种葡萄糖代谢遗传性缺陷疾患，为常染色体隐性遗传疾病，又称脑节脂病，1882 年 Caucher 进行了描述，1932 年 Pick 进一步阐述。

由于 β- 配糖体缺乏而引起葡萄糖脑苷脂积蓄，过多的积蓄于单核 - 巨噬细胞内变成为典型的戈谢细胞。这种脂质储存疾病与血液的高黏状态，血小板缺乏，第IX因子和蛋白质缺乏有关。1904 年 Brill 首先描述了戈谢病骨骼方面的变化。戈谢病股骨头缺血性坏死是常染色体隐性遗传性缺陷疾患，主要为大量戈谢细胞聚集在骨髓腔内，股骨头为易发病部位。现代观点认为在伴有骨坏死的戈谢病病人中，肝脏体积增大。肝窦、肺和肾小球中有戈谢细胞，故可能是这些大细胞突然进入血液循环并开始碎裂而激活了血管内凝血，形成骨内栓塞和出血，使骨髓内血供减少或阻断，骨小梁坏死，吸收，增生，髓腔扩张，密度增高，发生囊性变（图 3-37），骨质疏松密度不等的现象发生，晚期可有骨折使软骨凸凹不平，关节活动功能障碍，并由于继发骨增生，在 X 线上表现为斑点或条纹状密度增高影像。

3. 骨白血病与股骨头坏死　按细胞形态可将白血病分为髓性淋巴性和单核细胞性，在白血病的早期，看不到骨的异常表现，以后由于骨髓组织增生，淋巴组织过度形成，或单核细胞过度形成，才能显出骨破坏或增生，白血病的骨骼表现随病变类型及时期不同而异。其病理改变早期为：骨髓腔中充满白血病性细胞，由于内压增加而出现骨病，病灶常为溶骨破坏，骨硬化则少见。有时白血病性浸润由内面穿破皮质顶起骨腔，可出现膜性新生骨，也可因骨膜下出血引起骨膜增厚。

4. 血友病性股骨头坏死　关节内出血和软骨下骨内出血，是导致血友病性股骨头缺血性坏死根本原因（图 3-38）。本病为遗传性疾病，由于缺乏凝血因子VIII、IX或XI所致。轻微损伤可引起髋关节出血，刺激滑膜组织，使滑膜充血，渗出，滑膜细胞增生，淋巴细胞浸润（图 3-39）。关节内反复出血使关节滑膜增厚和纤维化，炎性肉芽组织增生而阻碍软骨营养摄取，由于软骨下出血使软骨坏死脱落，并且积血中的血浆素有溶解软骨作用。关节的活动及软骨损害造成软骨下骨硬化，骨小梁变粗，骨塌陷和骨质疏松使承重部分骨缺血坏死。其病理可分为两个时期：第一期以急性关节腔内出血为主，其特征为常继发于外伤后，常无诱因。受累关节明显肿大，其邻近骨区也同时受累；第二期发生于一次或数次关节出血后，主要变化为慢性退行性关节病的表现，膝关节、肘关节为其好发病部位，髋关节、踝关节次之，随年龄增长，发病率渐增，血友病引起的股骨头坏死主要是由于关节囊内和骨内大量出血，关节内压和骨内压持续增高，压迫上干骺动脉和髋内血管所致。初期可见关节内出血，积血及关节内压升高，继之进入全关节期，因纤维素、含铁血黄素及其他血中化学物质侵袭，对滑膜关节囊、关节软骨给予机械及化学刺激，而产生坏死及破坏，在出血停止期间，一部分发生机化，破坏与病变机化不规则地混在一起，造成关节滑膜面增厚及色素沉着，软骨面变化凸凹不平且缺损，软骨下反复出血后，骨小梁发生坏死，继而吸收或囊性变（图 3-40）。同样的机制也可见于干骺、骨干及骨膜内，结果关节发生变形变性，导致关节功能障碍及关节退变，最后发生关节纤维性变或骨性融合。

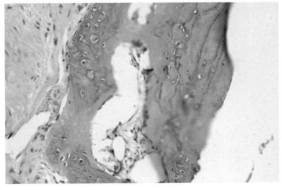

图 3-37　骨小梁坏死，吸收，增生，髓腔增大，
密度增高，囊性变（HE×100）

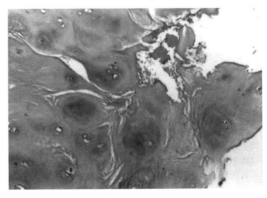

图 3-38　股骨头坏死主要为关节内出血和软骨
下骨内出血（HE×100）

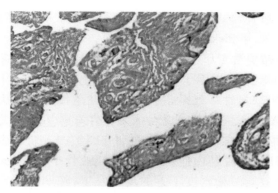

图 3-39 滑膜组织增生,血管充血,渗出,
淋巴细胞浸润,灶状出血(HE×100)

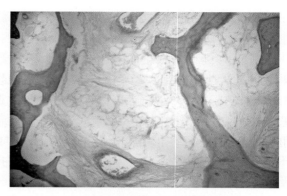

图 3-40 骨小梁坏死,继发吸收或囊性变
(HE×100)

六、髋关节发育不良性股骨头缺血性坏死

(一) 髋关节发育不良合并股骨头缺血性坏死

髋关节发育不良主要是髋臼的发育不良:髋臼平线、倾斜度大、对股骨头的包容不够,甚至呈半脱位或髋外翻,而股骨头发育多正常。髋关节发育不良合并股骨头缺血性坏死的原因主要是因为髋臼的异常造成股骨头缺血性坏死,女性多于男性,多在青中年发病,起病缓慢,病程迁延,发病常常是双侧。其病理与下列因素有关:

1. 营养障碍 因为股骨头包容不佳,部分股骨头和关节囊摩擦,牵拉,致滑膜增厚,关节囊损伤,一方面使滑膜分泌物减少,导致关节软骨营养障碍(图3-41),另一方面使支持带血运减少而加重了股骨头软骨下骨小梁的缺血性坏死。

2. 髋关节应力分布发生异常 由于髋关节发育不良,使髋关节应力分布发生异常,丧失髋臼和股骨头放射状分布压应力,股骨头失去了对内体重力的分散能力,使股骨头局部产生应力集中,引起关节压力增高,导致软骨软化,进而使软骨表面发生磨损、变薄,出现水平裂隙,并且失去细胞的营养供给,软骨破裂成小块,由于应力和摩擦,软骨出现全层破坏,应力最小的部位出现骨质疏松,应力最大的部位产生微细骨折和坏死。同时骨组织出血水肿、缺血,从而引起骨坏死。其病理改变的主要特征是坏死部位位于股骨头着力点下方。

3. 髋关节不同心 由于髋臼不能完全包容股骨头,仅包容正常位置2/3,股骨头不能与髋臼形成同心圆,出现受力不均,局部受力过大,即髋臼上缘与股骨头接触处为着力点,由于长期负重摩擦,导致股骨头着力点下方骨小梁反复发生骨折塌陷,软骨下骨骨质密度增加,变硬,骨小梁增粗,呈象牙质改变(图3-42),引起股骨头内局部血液循环障碍,缺血坏死。

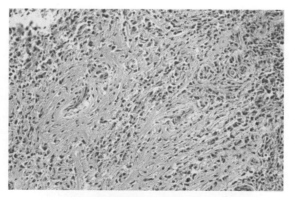

图 3-41 关节滑膜增厚,血管增生充血,伴少量淋
巴细胞浸润(HE×100)

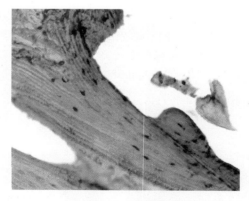

图 3-42 髋关节发育不良软骨下骨质密
度增加、变硬,骨小梁增粗呈象牙质改变,
引起股骨头局部血液循环障碍,缺血坏死
(HE×200)

从上述病变看髋关节发育不良的骨坏死有别于股骨头缺血性坏死。

(二) 先天性髋脱位合并股骨头缺血性坏死

先天性髋关节脱位又称为发育性髋关节脱位或发育性髋关节发育不良及髋发育不全,是较常见的先天性畸形疾病,股骨头在关节囊内丧失其与髋臼的正常关系,以致在出生前及出生后不能正常发育。

1. 病因 先天性髋关节脱位的病因至今尚未完全明确。当然,多发性畸形附有髋关节脱位应属于先天性畸形。总的说来,近年来大多数学者认为病因并不是单一的,有许多因素参加才会引起此症的产生,如机械因素、内分泌诱导的关节松弛、原发性髋臼发育不良和遗传因素等。臀位产时有异常屈髋的机械应力,可导致股骨头后脱位。韧带松弛曾被认为是重要发病因素,妊娠后期母亲雌激素分泌增多会使骨盆松弛,有利于分娩,也使子宫内胎儿韧带产生相应松弛,在新生儿期较易发生股骨头脱位。但很难以单一的因素来解释本病的原因,一般认为遗传和原发性胚质缺陷对发病可能起重要作用。胎儿的髋关节开始是间质性软骨形成的裂隙,先呈深凹圆形,然后逐渐变浅,呈半圆形。出生时,髂骨、坐骨及耻骨仅部分融合,髋臼窝极浅,所以分娩时胎儿髋关节有很大的活动幅度,以使胎儿容易通过产道。因此,胎儿在出生前后这段时间内,最容易发生髋关节脱位。若胎儿下肢置于伸直内收位,则股骨头不易置于髋臼的深处,极易脱位。

2. 病理改变 先天性髋关节脱位的病理变化包括骨质变化及周围软组织改变两部分。骨质变化中髋关节发育不良是根本的变化,其变化包括髋臼、骨盆、股骨头、股骨颈,严重者还可影响到脊柱。软组织变化是指所有一切髋关节周围的软组织包括皮肤、筋膜、肌肉、肌腱、关节囊、韧带以及髋关节内盘状软骨,其中以关节内盘状软骨、关节囊与肌腱最重要。

其中股骨头的变化可导致股骨头缺血性坏死的病变,主要原因是新生儿的股骨头为畸形,表面有光滑的软骨面,而后由于脱位于髋臼外,股骨头的形状可逐步改变,头可变大或变小,呈尖锥形或茸形,股骨头受压处往往出现部分股骨头扁平,股骨头骨骺出现迟缓。有时应用强大暴力手术复位,由于髋臼与股骨头不相适应,对股骨头的压力过大,可造成股骨头无菌性坏死。

由于现代医疗保健事业的发展,未经治疗的成人先天性髋脱位合并股骨头缺血性坏死的病例,临床上已少见,赵德伟 1997 年统计 227 例股骨头缺血性坏死病例中仅有 2 例,而经过治疗者发病率则较多见,无论手法复位,还是手术复位,股骨头缺血性坏死都是常见的并发症之一。

机械性压迫和血运障碍是导致股骨头缺血性坏死的主要原因,其主要病理特点是:股骨头坏死若发生于股骨头骨骺发生以前,则骨骺出现较晚,并有严重畸形,若发生于股骨头骨骺发生以后,则轻者出现股骨头变大,变扁,严重者丧失正常形态或形成重度扁平髋,出现头臼不对称,持重点变异,影响髋臼的发育,出现半脱位,晚期则产生退行性关节炎(图 3-43)。由于骺板损伤,阻碍了股骨头上端发育,出现干骺端变短,增宽,而大转子骨骺发育正常,结果出现高位大转子及髋内翻,同时也直接影响股骨头长度的生长,严重者出现肢体不等长。

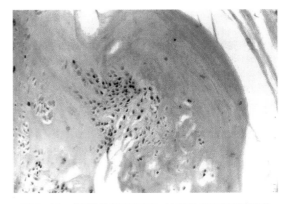

图 3-43 髋关节发育不良,关节软骨呈退行性改变,软骨细胞变性(HE×100)

七、着色性绒毛结节性滑膜炎性股骨头缺血性坏死

着色性绒毛结节性滑膜炎是滑膜的一种增生性病变,经常表现为局限的结节。肿块可能起源于关节滑膜、腱鞘、筋膜层或韧带组织。病变表现为无痛性软组织肿块,多发于膝关节,发生在髋关节较少见,主要特点为中青年,髋关节中度疼痛,早、中期活动不受限。

目前着色性绒毛结节性滑膜炎的病因不明,Jajie 等认为本病是一种无菌性炎症。经动物实验证明,将自身血液注入关节腔后,可产生与本病相似的病理变化。由于炎性病变的滑膜伸展性差,当关节间隙狭窄时,关节内压力增大,这时绒毛层通过骨软骨交界处血管侵入骨质,逐渐深入,破坏骨质及血管(图 3-44),

造成股骨头软骨破坏脱落,股骨头内囊肿形成,从而导致股骨头坏死。大体标本上可见,滑膜广泛增厚,其表面绒毛呈胡须状,为灰红色,有时可见局限性滑膜增生,滑膜的绒毛增粗,伸长。切开滑膜,可见其形态如海绵,夹杂着大小不一的结节,结节多数有柄蒂,断面光滑,呈棕黄色,股骨头早期软骨面光滑,以后出现软骨面破坏脱落,骨质外露,随着病情发展出现股骨头坏死的各期变化,如股骨头内囊性变,股骨头塌陷。髋臼亦有炎性改变,软骨面脱落,囊性变。镜下可见滑膜细胞覆盖于绒毛结节表面,滑膜表层及基质细胞增生,侵入基质及滑膜下脂肪中,形成纤维瘤样黄色瘤组织,其中含有组织细胞形成的多核巨细胞,内含多量类脂质及含铁血黄素。

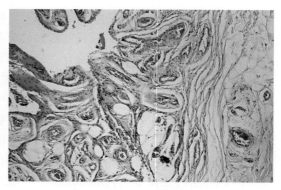

图 3-44 关节腔内滑膜增生,绒毛增粗,
血管增生充血(HE×100)

基质细胞内和细胞间可见含铁血黄素沉积,早期可见股骨头内骨小梁紊乱,部分骨陷窝骨细胞丧失,同时新生血管自坏死区长入。新生骨附着在坏死的骨小梁上(图 3-45),坏死骨被吸收,然后随病情发展出现软骨粗糙不平,细胞呈灶状坏死,软骨与骨质分离,其下可附着一层骨质,股骨头内出现新月生,也可见肉芽组织包绕新生骨,随着坏死区扩大,股骨头变形,塌陷(图 3-46)。

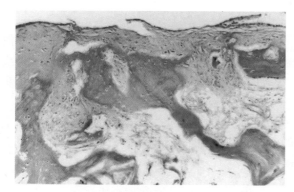

图 3-45 坏死骨组织周围软骨细胞增生,骨小梁
排列不规则,间质纤维组织增生(HE×100)

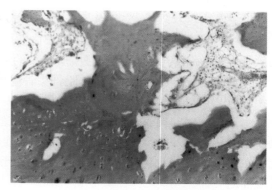

图 3-46 股骨头坏死塌陷,骨细胞坏死,伴间质
淋巴细胞浸润(HE×100)

八、儿童股骨头骨骺骨软骨病

儿童股骨头骨骺骨软骨病又称为莱格 - 卡尔夫 - 佩尔特斯病(Legg-Cavle-Perthes disease,简称 Perthes 病),由 Legg(美国)、Calve(法国)、Perthes(德国)3 位学者在 1910 年相继报道,是发生在儿童股骨头局部的自愈性、自限性疾病。该病发病高峰为 3~10 岁,4~8 岁最常见,单侧发病较多,男女发病比约为 4:1,是儿童较常见和重要的髋关节疾病。

(一)佩尔特斯病的机制

虽然现在距发现佩尔特斯病已有 100 多年的历史,但对该病的真正病因尚不完全清楚,研究认为可能与以下几种因素有关:①血管发育异常及体位、外伤造成股骨头血运障碍。②血液活度的增高引起血管栓塞导致股骨头缺血。③髋关节周围病变可使关节腔内压力增高,并影响股骨头的血供。④股骨头过度生长使自身受压而引起缺血。⑤内分泌异常:有研究表明 Perthes 病患儿的生长介素 A 与同年龄的正常儿童相比,明显下降。甲状腺素紊乱与此病也有一定的关系,股骨头骨髓受累程度与血浆甲状腺素水平成正相关。⑥糖皮质激素及其受体:既往研究表明,长期使用糖皮质激素(GC)能够引起成人的股骨头缺血坏死。但是,GC 是否能够引起 Perthes 病,目前尚无定论。有研究认为 GC 可能在 Perthes 病病理发生过程中发挥作用,糖皮质激素与糖皮质激素受体结合,有可能导致 Perthes

病的发生、发展。⑦其他 Barker 研究发现该病与患儿的生活环境有关,同时也有研究表明 Perthes 病具有遗传性。

(二) 本病的病理改变

该病的病理表现主要分为三个阶段演化。在初期主要表现是骨坏死,其坏死部位由骨骺板向软骨方向延伸,股骨头的钙化、骨化停滞,而关节软骨因有关节液的滋养而得以继续生长发育;中期,主要表现是坏死骨吸收与血管组织的爬行替代;后期,主要表现是成骨伴随新骨的生成、修复及愈合,且常有血管再生以及扁平髋的出现。

(三) X 线及临床分型

本病早期 X 线平片检查可无阳性发现,必要时加摄蛙位片,或短期复查,或行 MRI 及核素检查。常用分型有 Catterall 分型及 Herring 分型(外侧柱分型)。

Catterall 结合股骨头骺的病理改变与 X 线片上的受累范围将股骨头缺血性坏死分为 4 型。

Ⅰ型:股骨头前部受累,但不发生塌陷,股骨头骨骺基本保持圆形,干骺端正常。

Ⅱ型:部分股骨头发生坏死,其密度增高。

Ⅲ型:约 3/4 的股骨头发生坏死,干骺端受累出现囊变,全头或半头变扁,硬化,股骨颈增宽。

Ⅳ型:整个股骨头均有坏死,股骨头塌陷,骨骺呈扁状。

Herring 等根据骨盆正位 X 线片中健侧与患侧股骨头骨骺外侧柱的高低提出外侧柱分型法。

A 型:股骨头的外侧部有低密度改变,但高度没有丢失。

B 型:股骨头外侧部分高度丢失,但丢失没有超过原来高度的 50%。

C 型:外侧柱塌陷超过原来高度的 50%。

(四) 坏死股骨头做冠状切开肉眼及镜下结构

可分为五层:

第一层:关节软骨坏死(图 3-47)。股骨头软骨失去光泽,呈黄色,棕色或褐色,表面粗糙不平,有时覆盖一层绒毛样组织,在股骨头负重区可见关节软骨增厚、皱叠、塌陷、掀起、碎裂,严重者关节软骨消失,切开时软骨与骨组织易于分离,软骨下常有一薄层骨松质,主要为致密的硬化骨。镜下见病变分布不同,有些区域软骨增生肥厚,有的全层软骨脱落,露出骨组织,软骨增生区或见软骨细胞坏死,柱状排列的软骨细胞距离增大,层次减少,细胞数量减少,周围伴有纤维组织增生。

第二层:软骨下坏死区(图 3-48)。在关节软骨可见骨松质被豆渣样坏死物质取代,由于软骨下骨的吸收,死骨区边界较清楚,凸凹不平。镜下见骨陷窝内骨细胞消失,陷窝扩大,骨髓成分被碎屑替代,在软骨的细胞区有软骨化骨,也有新骨形成。

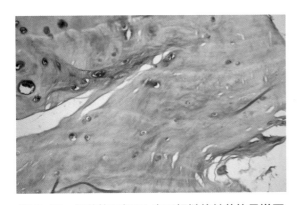

图 3-47　关节软骨坏死,表面粗糙伴关节软骨增厚及碎裂(HE×100)

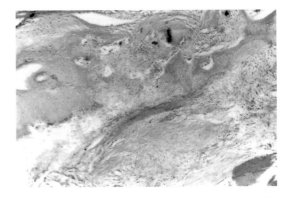

图 3-48　软骨下坏死区见骨陷窝内骨细胞核消失(HE×100)

第三层:纤维组织区(图 3-49)。在无软骨覆盖的骨坏死周围,有一层纤维组织包绕,质地软,血管较丰富,镜下近死骨的骨小梁消失,而靠近活骨区则有骨小梁存在,部分区域可见到软骨化骨。

第四层:新生骨形成区(图 3-50)。为硬化、增厚、不规则的骨小梁组成,常位于股骨头与股骨颈交界处,凸向股骨颈的骨质硬化带,镜下可见正常的骨细胞、骨髓细胞、死骨和碎屑,有大量的新骨沉积于陈旧的骨小梁上,造成骨小梁增粗。

第五层:正常骨松质区。为正常排列的骨小梁,血运丰富。镜下见骨髓腔内有正常骨髓组织。坏死股骨头周围的组织由于股骨头坏死的影响,关节囊常常发生纤维组织增生(图 3-51),血管充血伴有灶状出血,部分可有灶状坏死和钙化,造成相应的运动功能障碍。

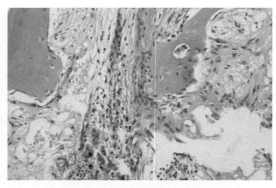

图 3-49　坏死骨小梁周围纤维组织增生,灶状出血(HE×100)

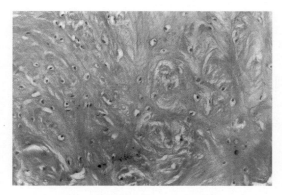

图 3-50　新生骨形成区,骨小梁增生硬化(HE×100)

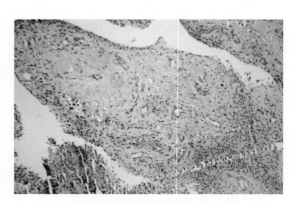

图 3-51　关节囊纤维组织增生,血管增生,充血伴灶状出血(HE×100)

九、肱骨头缺血性坏死

肩关节由肱骨头与肩胛骨的关节盂所构成,属多轴关节。因关节头比关节窝大,后者仅能容纳关节头的 1/4~1/3,这种结构特点使肱骨头有较大的运动幅度,肩关节遂成为人体活动度最大的关节。肱骨头缺血性坏死将对肩关节乃至上肢功能产生严重影响。因创伤致肱骨头血液供应遭受损害是肱骨头缺血性坏死最常见的病因,至于非创伤性坏死通常与使用皮质激素或酗酒等因素有关。

肱骨骨坏死的病理和病理生理学类似于本书前面描述的股骨头坏死,软骨下骨坏死可引起骨的生物损害,难于修复。生理状态下,软骨下骨可为关节软骨提供力学支撑,并协同关节软骨传递关节内负荷,缓冲约 30% 的关节内下传应力,维持关节匹配,防止关节内应力集中。此外,通过软骨下骨板和钙化软骨层的终末血管可为关节软骨提供营养支持。如果反复的微小创伤导致小梁骨折及缺血修复与塑形功能,将不可避免地出现塌陷。当软骨下骨塌陷时,关节表面也会随之发生塌陷。这样会引起关节面不规则,软骨骨折和分层(图 3-52)。这种病变会引起病人常见的肩关节活动时疼痛的症状。

Cruess 提出肱骨头坏死的分期,与股骨头坏死的分期类似。Ⅰ期:平片正常,需要 MRI 和骨扫描显示肱骨头的病变;Ⅱ期:X 线片显示骨质疏松或骨硬化,但是无软骨下骨骨折;Ⅲ期:出现软骨下骨骨折和半月征;但肱骨头的外形及轮廓仍能维持。Ⅳ期:包括软骨下骨塌陷,可能出现骨软骨瓣的分离;Ⅴ期:出现肱骨头及关节盂病变。

股骨头缺血性坏死主要和外伤、关节脱位及其他原因所引起,病人常感到活动时疼痛,查体时发现外旋及外展受限,主要病理变化在早期见骨软骨炎性变化(图 3-53),进一步发展见肱骨头节段性坏死骨小梁排列不规则,骨细胞核消失,可以伴有肱骨头关节面塌陷,周围纤维组织增生,骨软骨碎片显示骨软骨连接处的分层现象,修复期见有新骨形成。

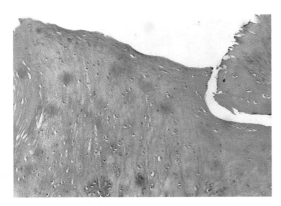

图 3-52　软骨骨折分层(HE×100)

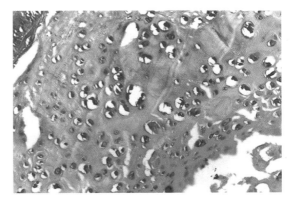

图 3-53　软骨细胞坏死,部分细胞核固缩和消失,
排列不规则(HE×200)

十、月状骨缺血性坏死

1843 年 Peste 发现腕月骨骨坏死,1910 年 Kienböck 详细报告了其临床症状和体征,故腕月骨无菌性坏死又称 Kienböck 症,其病因至今还不甚明了,主要学说有:外因学说,由 Kienböck 提出,他认为外伤引起腕部韧带损伤后,导致月骨血运障碍所引起,近年来的研究证明,月骨外源性血供来源非常丰富,月骨掌、背侧滋养血管较多,损伤后难以发生完全的血运障碍。1928 年 Hulten 提出了尺骨负变异学说,即内因学说,他认为尺骨变短是月骨无菌性坏死的病因。近年来的生物力学研究结果也证明尺骨负变异时导致月骨应力的相对集中而损伤月骨,并提出了尺骨延长和桡骨短缩的生物力学治疗方法。但月骨无菌性坏死的病例并不都出现尺骨负变异,尤其在亚洲人系中只有 1/3,而正常人中尺骨负变异超过 30%。月状骨缺血性坏死较少见,常和多次外伤有关,引起血液营养供应障碍,导致骨组织坏死,病变见表面软骨细胞增生(图 3-54),进一步见骨组织变性坏死(图 3-55),排列疏松并可呈囊性变。

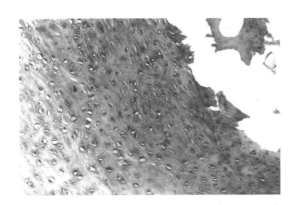

图 3-54　软骨细胞增生,骨小梁坏死(HE×100)

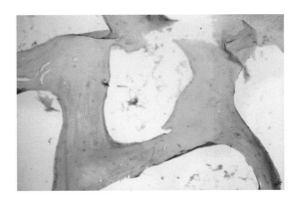

图 3-55　骨细胞坏死伴细胞核消失(HE×100)

十一、舟状骨缺血性坏死

舟状骨紧邻月骨、头状骨、小多角骨和大多角骨,缺血性坏死在临床上较少见。在儿童又称 Kohler 病,在成年人出现则被命名为 Müller-Weiss 病。常常是由于创伤、发育障碍或其他疾病等原因破坏营养舟状骨的血运,导致软骨内骨化异常或骨细胞死亡而出现。病变见表面软骨细胞变性坏死(图 3-56),骨细胞核变性坏死,脱头,部分呈囊性变(图 3-57),骨组织表现凸凹不平,影响关节运动。

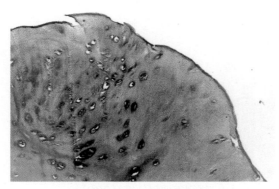

图 3-56　表面软骨细胞变性坏死,细胞排列不规则
（HE×100）

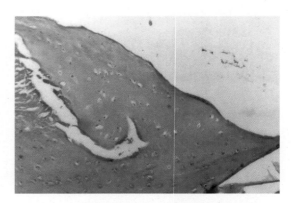

图 3-57　骨细胞变性坏死,细胞核脱失伴囊性变
（HE×100）

十二、膝关节缺血性坏死

（一）股骨内髁缺血性坏死

股骨内侧髁缺血性坏死通常是特发的,尽管近年来对特发性骨坏死病理机制和发病因素进行了研究,但其具体发病过程还不清楚。有人认为此病由创伤所致,创伤造成了微骨折,继而导致骨坏死或早期供血不足。另有人认为骨坏死及半月板撕裂或严重的软骨软化后遗症。无论何种始动因素,坏死部分总是缺乏自我修复能力而变得脆弱,经过多次周期性负荷后,显微镜下可见骨松质的应力骨折进行性加重。随着时间进展,镜下所见的骨折聚在一起,形成裂缝,逐渐导致关节软骨与软骨下骨分离(图 3-58)。因此,形成持续存在于骨坏死Ⅲ、Ⅳ期的特征性新月征。股骨内髁骨坏死的早期病理改变为髓内压增高、动静脉压力差减小、骨髓微循环障碍。

股骨内踝缺血性坏可分为四期。

Ⅰ期:病人骨扫描常为阳性表现,病变区放射性核素吸收增高,提示软骨下骨坏死。

Ⅱ期:病人 X 线检查见股骨内侧髁变,MRI 的异常表现往往提示有骨坏死。

Ⅲ期:病人在 X 线平片上有透光性病灶,称之为新月征或边缘征,显示有软骨下骨的部分坏死并伴关节软骨分离。

Ⅳ期:病人典型的 X 线片表现为进一步的软骨下骨坏死及关节软骨破坏(图 3-59),并可导致关节完全塌陷,引发严重的膝关节退变。

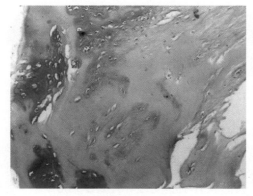

图 3-58　股骨内髁缺血性坏死见关节软骨与
软骨下骨分离(HE×100)

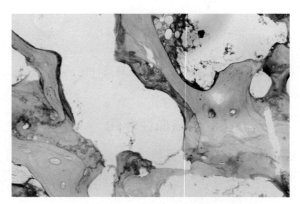

图 3-59　软骨下骨坏死,细胞核消失,伴纤维组织
增生及灶状出血(HE×100)

（二）股骨外侧髁缺血性坏死

股骨外髁缺血性坏死比较少见。因为膝关节所受的大部分应力作用于膝关节内侧部分,膝关节外侧部分不存在发生微骨折的危险因素。而这种微骨折被认为是骨坏死发生过程中的重要因素。股骨外髁骨坏死最常见于因膝部肿痛而行膝关节局部放疗后,或退行性骨关节炎局部使用激素后。股骨外侧髁骨坏死与股骨内侧髁骨坏死相比,病灶面积大得多且有广泛的软骨及软骨下骨坏死(图3-60)。

（三）胫骨平台骨坏死

胫骨平台骨坏死症状与股骨内髁骨坏死相似,易误诊为半月板退变或膝关节内侧部骨关节炎。X线检查见胫骨平台内侧软骨下骨有骨质减少,骨小梁排列疏松,骨细胞核溶解消失(图3-61)。

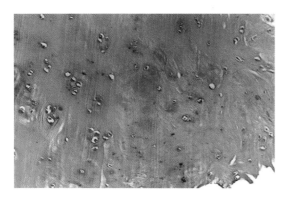

图 3-60 股骨外髁缺血性坏死有广泛的软骨及软骨下骨坏死(HE×100)

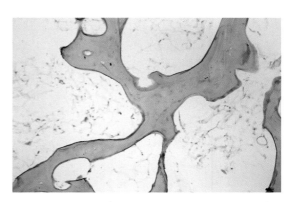

图 3-61 胫骨平台内侧软骨下骨质减少,骨小梁排列疏松,骨细胞核溶解消失(HE×100)

（四）髌骨骨坏死

髌骨骨坏死极少见,有人认为创伤后,激素治疗后和全膝置换术后引起髌骨骨坏死。病变部位多在髌骨上端、骨组织呈局灶状坏死,骨小梁排列不规则(图3-62),骨细胞核消失,表面软骨细胞变性坏死(图3-63)。

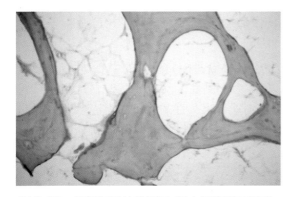

图 3-62 骨组织局灶状坏死,骨小梁排列不规则,骨细胞核消失(HE×100)

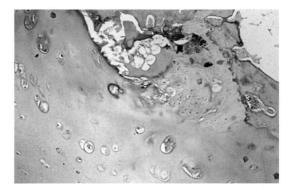

图 3-63 部分软骨细胞变性伴坏死(HE×100)

十三、足部骨缺血性坏死

足部骨缺血坏死包括:胫骨结节性骨骺炎,第2跖骨缺血性坏死,跟骨骨骺缺血性坏死,足舟骨缺血性坏死,距骨缺血性坏死,跖骨头缺血性坏死等。其病理及病理生理变化与前述基本相同,这里仅做简要介绍。

（一）胫骨结节性骨骺炎

胫骨结节骨骺炎又称 Osgood-Sohlatter 病。病人多是 14~18 岁喜爱运动的男孩,由于胫骨结节是牵拉骨骺,髌韧带附着其尖端,股四头股的长期、反复和猛烈收缩暴力,通过髌骨和髌韧带,集中于胫骨结节,使其发生慢性拉伤,严重的可致缺血性坏死。表现为髌韧带和胫骨结节区有疼痛和肿胀,伸膝无力,上下楼梯,特别是蹲下大便时疼痛加剧,胫骨结节处肿胀隆起,压痛明显(图3-64)。

(二) 第 2 跖骨头缺血性坏死

第 2 跖骨头缺血性坏死又称跖骨头骨软骨病、跖骨头骨软骨炎、Frebery 病。该病较为少见,14~18 岁女性青年多发,可因疲劳损伤、踇外翻等导致第 2 跖骨头缺血性坏死,引起前足疼痛、活动受限,严重影响日常训练、工作、生活。表现为第 2 跖骨头变扁宽密度增高,有小透光区,跖骨干骨质疏松(图3-65),关节面丧失其半球状,变为扁平状或刺入状,有碎骨片,关节腔变宽,关节面边缘可生长骨赘,第 2 跖骨头部压痛和疼痛,前足着地时,该处疼痛加剧,有跛行。

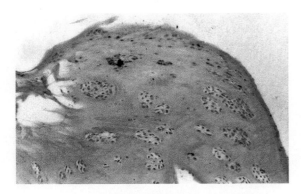

图 3-64　胫骨结节处肿胀隆起,骨细胞增生
(HE×100)

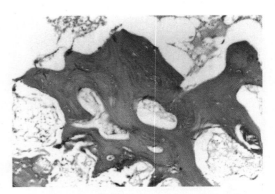

图 3-65　跖骨干骨质疏松,骨细胞变性坏死
(HE×100)

(三) 跟骨骨骺缺血性坏死

跟骨骨骺缺血性坏死又称 Sever 病。多发于 8~15 岁男孩。长期反复的肌肉拉力集中于跟骨结节骨骺上,使其发生慢性劳损,从而导致缺血性坏死(图3-66)。早期 X 线征像不明显,需摄对侧相应部位进行对照,进展期坏死区的骨密度相对增高,随着病变的进展,坏死区内骨小梁塌陷并相互嵌入,体积压缩,使骨质密度更为增高,由于坏死骨周围的血管伴破骨细胞伸入坏死区,病骨出现裂痕、分节,X 线表现为骨骺线增宽,同时,在坏死区内可有周围滑液进入,出现囊状低密度影改变。

(四) 足舟骨缺血性坏死

足舟骨缺血性坏死又称 Khler 病。较少见,由于足舟骨骨骺骨化,若进入舟状骨的中心动脉形成延缓,或受创伤致血供中断,便形成本病。好发于 4~8 岁男孩,约 20% 为双侧性。幼儿发病时,骨骺碎裂,较大儿童发病时,骨密度增高,舟骨变小而扁平,关节间隙增宽,一般不遗留永久性的病残。其主要病理改变为:骨组织疏松呈囊性变(图3-67),骨细胞核脱失,软骨细胞变性坏死,中晚期骨组织坏死伴有塌陷。

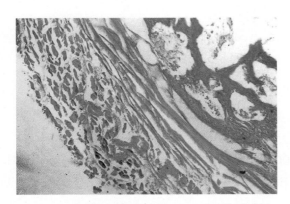

图 3-66　跟骨骨骺缺血性坏死,骨小梁排列疏松,
细胞核消失(HE×100)

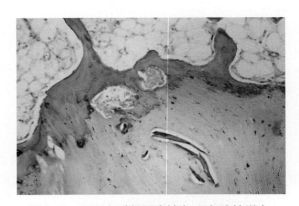

图 3-67　骨组织疏松呈囊性变,骨细胞核脱失,
软骨细胞变性坏死(HE×100)

（五）距骨缺血性坏死

距骨缺血性坏死是由各种原因导致距骨血供中断，继而发生渐进性距骨变性、坏死、坍塌的疾病。主要病理变化为软骨细胞变性坏死，距骨关节表面不光滑，骨小梁排列不规则伴有骨细胞消失，部分骨组织呈囊性变，晚期骨组织塌陷伴关节活动功能障碍（图3-68）。

（六）跖骨头缺血性坏死

跖骨头坏死少见，多发生于第一跖骨远端，软骨表面不光滑。发病时足舟骨及周围疼痛，行走疼痛加重，严重影响青少年儿童的活动和生长发育。晚期伴有变性坏死（图3-69）、骨组织灶状变性坏死，骨小梁排列紊乱，细胞核消失，小灶状出血，有些病例可伴有骨折（图3-70）。

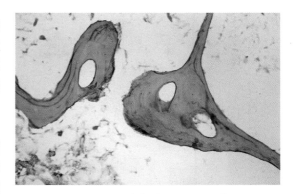

图 3-68　骨组织呈囊性变，骨细胞消失，骨小梁排列不规则（HE×100）

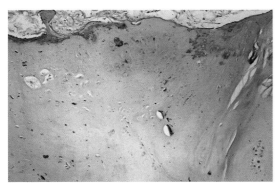

图 3-69　软骨表面变性坏死，细胞排列不规则，部分细胞核消失（HE×100）

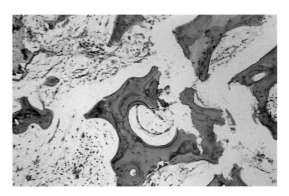

图 3-70　骨小梁排列紊乱，细胞核消失，小灶状出血，并伴有骨折（HE×100）

第三节　创伤性和物理性因素造成的四肢骨坏死

一、骨折后骨坏死

骨折后常继发骨坏死（图3-71），导致功能障碍，骨折后是否发生缺血性坏死，主要取决于营养血管的损伤程度。髋关节骨折脱位国内外报告约50%发生股骨头坏死。髋关节脱位常引起圆韧带撕脱，关节囊广泛撕裂，引起下干骺端动脉完全断裂，上干骺端动脉也可受到不同程度的损伤导致股骨头缺血，脱位再合并骨折，血液供应会进一步减弱或中断。其他部位骨折多因为骨折损伤血管而造成营养不良性坏死（图3-72），坏死处骨组织结构紊乱，部分细胞核消失，往往伴有灶状出血及炎细胞浸润，周围软组织损伤有出血及纤维组织增生（图3-73）。

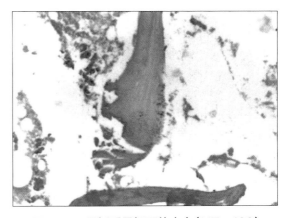

图 3-71　骨折后骨坏死伴出血（HE×100）

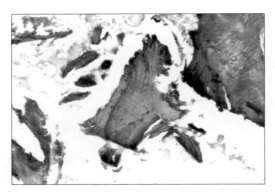

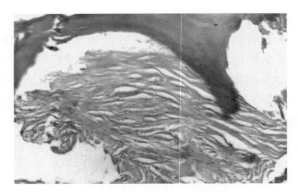

图 3-72　骨折、骨组织断裂，伴坏死及出血
（HE×100）

图 3-73　骨折周围软组织损伤伴有出血及
纤维组织增生（HE×100）

二、烧伤性骨坏死

烧伤性骨坏死主要为创伤重和出血多（图 3-74），大量促凝物质进入血液循环，引起急性 DIC，直接损伤血管及骨组织，造成骨组织坏死并可引起周围软组织感染。光镜下见骨细胞核溶解消失，骨基质结构紊乱，烧伤处骨组织缺血坏死，周围软组织出血坏死伴有炎细胞浸润，并可形成脓肿或疏松结缔组织炎并可引发骨髓炎。多行手术治疗，清除坏死骨组织及软组织。

三、冻伤性骨坏死

低温直接造成骨组织营养血管凝固供血中断和骨细胞代谢降低及停止，血管收缩和血管损伤而引起骨组织缺血和坏死。坏死骨细胞核肿胀，结构不清或消失，骨组织周围只有小灶状出血及少量淋巴细胞浸润及水肿（图 3-75）。

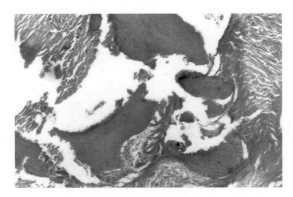

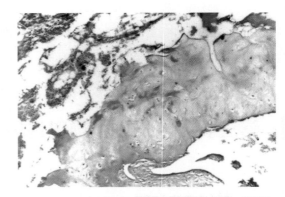

图 3-74　烧伤性骨坏死伴出血及炎细胞浸润，骨细
胞核消失（HE×100）

图 3-75　骨组织坏死，骨细胞核肿胀，结构不明显，
灶状出血及炎细胞浸润（HE×100）

第四节　有菌性骨坏死的病理及病理生理学

一、概述

有菌性骨坏死，又称感染性骨坏死，病理改变上以骨坏死为主要特征之一，同时伴有有菌性炎症的表

现。所以有菌性坏死是指由细菌、真菌等病原微生物引起的局部或全身有菌性炎症反应,在局部骨组织中有骨坏死现象发生。

有菌性骨坏死在临床上有以下主要特征可以作为与无菌性坏死鉴别之处:①发病原因明确,有病原微生物入侵;②病理过程上,有菌性坏死只是各种骨关节感染性疾病在发展过程中的一个阶段或局部表现之一,还伴有局部或全身有菌性炎症反应;③病理形态上,以有菌性炎症反应为主,并有典型的骨坏死改变;④发生部位广泛,全身各处骨质均有可能发生,血源性骨髓炎主要以长骨干骺端为主;⑤针对致病菌的抗炎措施治疗有效。

骨与关节感染的发生与身体其他部位的感染一样,其严重程度取决于致病菌的数量、致病力的强弱、病人机体的抵抗能力,感染部位及是否采取了及时有效的治疗措施。感染后的病理变化过程因病人的年龄、感染部位及局部解剖学特点不同而异。

所以,骨内仅有细菌的存在并不足以造成感染。在实验动物体内要造成与人所患同样的骨髓炎甚为困难,即使把致病菌直接接种在动物骨髓内也不易获得成功。Norden发现,将硬化剂与细菌同时注入家兔的骨髓腔内,则可以产生与人体相似的骨髓炎。硬化剂能引起血管阻塞,引起血液淤滞及血浆渗出,给细菌聚集繁殖提供了培养基的有利条件。可见血管阻塞和细菌侵入是发生有菌性骨坏死的两个必要条件。

二、常见细菌感染导致化脓性骨髓炎

(一)急性血源性骨髓炎

急性血源性骨髓炎的病理特点有:急性炎症的表现,大量中性粒细胞浸润,骨质破坏、骨髓组织溶解坏死,骨质坏死和反应性骨质增生同时存在(图3-76)。早期以骨质破坏为主,随后出现增生,后期则以骨质增生为主(图3-77、图3-78)。

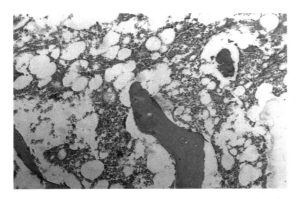

图3-76　骨小梁变性坏死伴部分消失,骨髓腔内只有中性粒细胞及淋巴细胞浸润,灶状出血(HE×100)

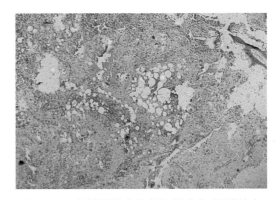

图3-77　急性骨髓炎的组织学改变:骨髓腔内可见到大量中性粒细胞浸润

细菌栓塞理论是目前经典的发病机制假说。小儿骨骺和干骺端骨生长最活跃,有丰富的血管网,但多为终末动脉,末端折成小袢状,再注入窦内较大的静脉,血流缓慢,细菌栓子容易停留、沉积。感染是否发生及发生的程度,受病人抵抗力、致病菌毒力和治疗措施三方面的影响。

若机体抵抗力弱或细菌毒力大,感染始于静脉袢,然后扩展到营养动脉,产生细菌栓塞。局部骨组织发生炎症反应,血管怒张、水肿、炎性细胞浸润,并形成脓肿。脓肿向外发展,突破密质骨,形成骨膜下脓肿,向周围软组织扩散,或直接进入髓腔(图3-79)。

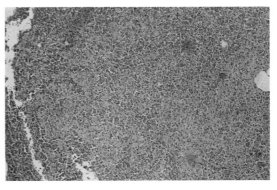

图3-78　急性骨髓炎的组织学改变:骨髓腔内可见到大量中性粒细胞浸润

骨坏死的形成,当骨膜被脓肿剥离骨面时,该部骨皮质表层失去血液供应而坏死,脓液进入骨髓腔和哈佛小管,这些管腔中经过的滋养血管受到感染侵袭,发生炎症反应,滋养血管被细菌栓塞,骨坏死更加广泛。与周围组织未脱离者为骨坏死,当炎症控制后,侧支循环建立,还有可能再生;与周围组织游离者为死骨,大小不等,如果侧支循环很难建立,再生的机会小。

小儿骨骺板对感染有屏障作用,骨髓炎病灶直接蔓延进入关节腔的机会很小,但是,当干骺端位于关节腔内(如股骨颈),脓肿可穿过干骺端骨皮质进入关节,成人骺板融合,屏障消失,脓肿可直接进入关节,形成化脓性关节炎。有时骨膜下脓肿,也可将骨膜附着处剥离,脓肿进入关节,形成化脓性关节炎。化脓性关节炎也可引起关节面软骨下的骨坏死,并产生相应的病理变化和症状(图3-80、图3-81)。

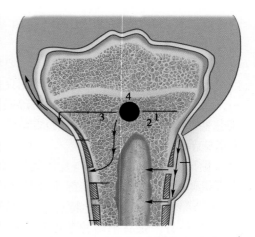

图3-79 急性骨髓炎扩散途径示意图
1、2、3表示扩散方向;4.表示感染病灶

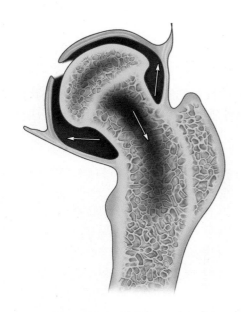

图3-80 脓肿穿破干骺端进入骨髓

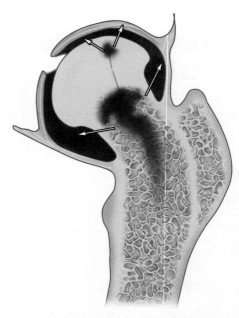

图3-81 成人骨骺屏障消失,脓肿可以直接进入关节

在脓肿和死骨形成的同时,病灶周围的骨膜因炎性充血和渗出液的刺激,产生新骨,包围于原骨干之外,形成骨性包壳,骨性包壳因感染的存在而不规则,骨性包壳上的穿孔称为骨瘘孔,骨壳将死骨和感染肉芽组织包围在其中,形成感染的骨性死腔。小块死骨可被吸收或经骨瘘孔排出,或经爬行替代作用替代,但大块死骨长期留在其中,死腔不能闭合,长期不愈,成为慢性骨髓炎的基础。当抵抗力下降时,可以急性发作。若长期反复的炎症刺激,使周围组织形成大量纤维结缔组织,致使瘢痕腔失去弹性,并有皮肤色素沉着,有的窦道反复破溃可以恶变(图3-82)。

修复和炎症的控制,是由于肉芽组织将坏死骨包围,死骨游离,小的可吸收或排出,大的则多需手术摘除。形成的包壳,是维持骨干连续的唯一结构,因此取出大的死骨时,应该在骨

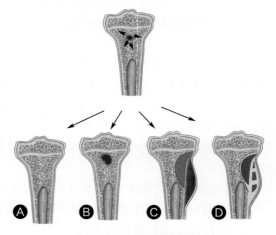

图3-82 化脓性骨髓炎的演变
由于骺端的原发病灶依次演变成为(A)痊愈;
(B)局限性骨脓肿;(C)骨膜下脓肿;(D)死骨形成

壳形成之后进行。

若机体抵抗力强或细菌毒力小,骨脓肿可局限化,形成局限性骨脓肿(Brodie 骨脓肿),一般不伴有骨坏死的形成(图 3-83)。

(二)慢性化脓性骨髓炎

慢性骨髓炎是由能形成生物膜的病原菌引起的骨膜、骨质和骨髓的慢性炎症,根据其发病原因主要分为创伤性慢性骨髓炎和血源性慢性骨髓炎。慢性骨髓炎主要以骨组织的坏死、硬化、瘘管和窦道的形成以及长期流脓为特征,常反复发作。近年来由于抗生素的广泛应用,血源性骨髓炎的发生已经相对少见,而相应由于外伤以及植入物所引起的创伤后骨髓炎的发生率则在逐年增加。据统计,创伤后或术后骨髓炎占骨髓炎发病率的 80%,其中有 10%~30% 的病人由急性骨髓炎转为慢性骨髓炎。

急性期如果治疗得不彻底,就会演变为慢性骨髓炎,在病理上是一个连续的过程,在急性期以骨破坏为特征,逐渐发展为慢性期以修复增生为主。急性期的症状缓解,X 线表现有骨的破坏局限化,骨的增生明显,形成无效腔、死骨和窦道,标志着已演变成为慢性骨髓炎(图 3-84、图 3-85)。

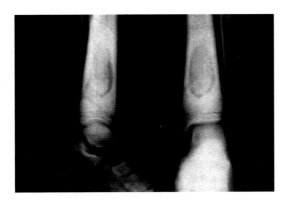

图 3-83　局限性骨脓肿(Brodie 骨脓肿)

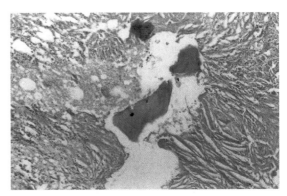

图 3-84　骨小梁坏死及消失,骨髓腔内只有炎细胞浸润,纤维组织增生(HE×100)

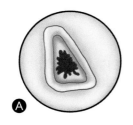 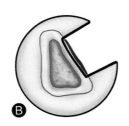 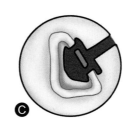 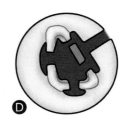

Ⓐ　　　　Ⓑ　　　　Ⓒ　　　　Ⓓ

图 3-85　成年骨髓炎的解剖分类
A. 骨髓内骨髓炎;B. 浅表性骨髓炎;C. 局限性骨髓炎;D. 弥漫性骨髓炎

1. 窦道的形成　脓肿破溃或手术引流,常形成窦道。在慢性化脓性骨髓炎病程中,窦道的愈合和破溃、排脓常反复发作,经久不愈,表皮会内陷生长深入窦道内。窦道与骨的无效腔相通,其壁为炎性纤维结缔组织,窦道与无效腔中充满炎性肉芽组织和脓液,窦道周围的皮肤经炎性渗出物的反复刺激可以恶变为鳞癌。

2. 死骨的形成　在急性期,脓肿侵入骨髓腔和哈佛管,炎症栓子栓塞了骨的滋养血管及其分支。另外,骨膜被脓肿剥离骨面时,骨皮质表层失去血液供应而坏死(图 3-86)。死骨周围形成的炎性肉芽组织具有大量破骨细胞和成骨细胞,与蛋白溶解酶协同作用,逐渐吸收死骨的边缘部分,使其与主骨分离。死骨的钙代谢停止,骨结构变得模糊不清,但不会脱钙,相反还比邻近的骨组织更加致密。小的死骨可通过爬行替代作用活动而复活,也可经窦道排除。较大的死骨一旦脱落,浸泡在脓液中,吸收非常缓慢,或停止吸收,长期存在于无效腔中(图 3-87)。

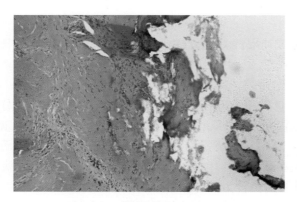

图 3-86　慢性骨髓炎,死骨形成

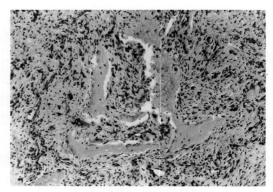

图 3-87　慢性骨髓炎死骨周围的组织学变化

骨髓腔内大量慢性炎性细胞浸润,被肉芽组织填充,并可见新生的小毛细血管,周围纤维组织增生,伴有新生骨生成(HE × 100)

3. 骨包壳和感染性无效腔　炎症早期的修复表现为骨膜反应。在炎症刺激下,骨膜通过膜内化骨的方式形成新骨包于骨干之外,呈不规则层状或典型的多层状葱皮样改变。新骨也可能被破坏吸收或成为新的死骨,继而在其外层再形成新骨,这样反复的慢性感染形成恶性循环,每次发作又可形成新的死骨和无效腔,骨膜成骨增厚、硬化,并和骨皮质融为一体,表现为皮质骨明显增厚和骨外形增粗,成为骨包壳。骨包壳将死骨、感染性肉芽组织及脓液包围于其中,形成感染的骨性无效腔。无效腔内残留的细菌和坏死组织,抗生素难以到达发挥作用,而且脓液不能彻底引流,成为下一个急性发作的根源。感染性无效腔是慢性化脓性骨髓炎的主要病理特征之一,并因此产生瘘孔、窦道、病理性骨折等表现。

4. 组织学改变　慢性化脓性骨髓炎病灶中有明显的成纤维细胞增生(图 3-88),纤维结缔组织逐步代替急性化脓性骨髓炎的感染性肉芽组织,急性期的中性粒细胞为主,演变为慢性期的淋巴细胞为主,大单核细胞、组织细胞浸润,表现为慢性炎症的组织学特征(图 3-89)。在病变静止期,病灶中脓液少而黏稠,一旦急性发作,大量白细胞浸润,死亡后形成脓细胞,组织坏死液化明显,脓液明显增多(图 3-90)。

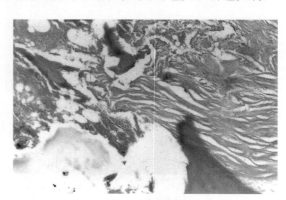

图 3-88　骨髓腔内纤维组织增生,灶状出血,炎细胞浸润,骨组织变性坏死(HE × 100)

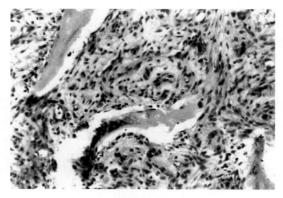

图 3-89　慢性骨髓炎的组织学变化

骨髓腔内可见到大量慢性炎细胞浸润,病灶内有变性,坏死骨存在,死骨周围,纤维母细胞增生,肉芽组织大量生成(HE × 100)

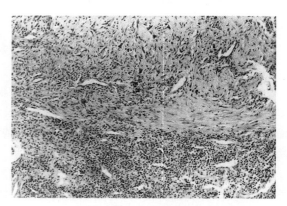

图 3-90　慢性骨髓炎急性发作时的组织学改变

慢性骨髓炎纤维组织增生的周围,有大量中性粒细胞浸润(HE × 100)

创伤后慢性骨髓炎感染难以控制及复发的原因：

（1）细菌生物膜的形成：细菌生物膜的形成是骨感染难以控制的一个重要原因。细菌生物膜（bacterial biofilm，BBF）是由细菌群体附着于有生命或无生命物体表面，分泌细胞外大分子将自身包裹形成的一层具有特殊生物活性的膜，存在独特的内部生化环境，能够影响细菌基因表达。在急性创面细菌生物膜的形成和作用并不明显，仅仅有 6% 的创面可以检测到这种生物膜的存在，但是当创面由急性转变为慢性时，这种生物膜则可以在 60% 以上的创面检测到，当细菌数量达到一定程度的时候，细菌生物膜就可以起到决定性作用。

（2）细菌谱的变化和细菌耐药性的增加：通过对窦道分泌物的培养可以了解慢性骨髓炎的致病菌情况，从而为抗生素的应用提供依据。慢性骨髓炎感染致病菌具有复杂的特点，即混合性、多重性、交叉性，需氧菌、厌氧菌同时存在，甚至有真菌感染的存在。随着抗菌药物的不断更新换代，慢性骨髓炎病原菌分布及其耐药性也随之发生改变。有研究表明，慢性感染性创面的病原菌具有多样性及高耐药性率，单纯盲目或经验性抗感染治疗已失去意义。

（3）细菌 L 型的存在：革兰氏阳性菌细胞壁缺失后，原生质仅被一层细胞膜包住，称为原生质体；革兰氏阴性菌肽聚糖层受损后尚有外膜保护，称为原生质球。这种细胞壁受损的细菌能够生长和分裂则称为细菌细胞壁缺陷型或细菌 L 型。其生物学特性包括嗜高渗性、返祖性和弱抗原性。

（4）清创不彻底：彻底清创是慢性骨髓炎治疗过程中控制感染的关键。随着对骨感染局部病理解剖认识的深入，尤其是对"骨内骨"现象的理解，学者们逐渐认识到简单的清创或刮除难以实现彻底清除死骨的目的。虽然不断有新技术应用于慢性骨髓炎清创术中，但彻底清创仍然是个很棘手的问题，即便是成功彻底清创也仅仅实现了感染伤口向污染伤口的转变。

（5）抗生素应用缺乏科学的统一标准：目前，对于慢性骨髓炎的治疗仍缺乏相应的指南来指导抗生素的合理使用，国内外学者对抗生素的给药时间和给药方式并没有达成一致。由于口服或静滴抗生素在损伤局部难以达到有效浓度，因此，局部应用抗生素是杀灭病原菌不可或缺的途径，目前常用的方法有局部灌洗、高浓度滴注、联合了抗菌药物的骨水泥、脂质体缓释系统等抗感染骨材料的应用等。但有试验研究表明局部高浓度抗生素具有细胞毒性，主要对成骨细胞和破骨细胞的功能产生影响。且局部高浓度抗生素的应用是否会加速诱导细菌耐药的产生，引发更多的不良反应，还需要更多循证医学的证据来解答。

（6）机体生理营养状态差：慢性骨髓炎的治疗目的就是通过治疗来提高病人生活质量。根治性疗法旨在保肢，通常是手术治疗与针对性应用抗生素相结合。姑息疗法侵袭性较小，最常见的是长期抗生素抑制疗法。无论选择何种治疗方案，实施前都需充分评估病人的生理营养状态，病人的生理营养状态在制定治疗方案时具有极其重要的意义。

（三）化脓性关节炎

关节的化脓性感染性疾病称为化脓性关节炎，可发生于任何年龄，多见于儿童。最常见发生于髋、膝关节，其次为肩、肘、踝关节，一般病变为单发性，若在儿童可累及多个关节。

当细菌入侵后，其繁殖受到滑膜限制，反应仅局限于一小部分滑膜，组织损害较轻，关节内渗液也少，往往表现于滑膜表层的组织损害，严重者则发生化脓性组织坏死。

化脓性关节炎的病理变化过程可分为三期：

1. 浆液渗出期 关节滑膜发生炎症反应，充血、水肿、白细胞浸润、关节内有浆液性渗出液，渗出液内有大量的白细胞。渗出液的多少决定滑膜组织受损程度及反应能力。该期虽然因滑膜炎症反应，关节内正常的代谢活动受到影响，但由于无纤维蛋白渗出，关节软骨表面无破坏，当正确治疗后，渗液可完全吸收，关节功能可恢复，不留后遗症。

2. 浆液纤维蛋白渗出 随着滑膜炎症反应的加重，关节内渗出液增多（图 3-91），渗出液的细胞成分增多，黏稠浑

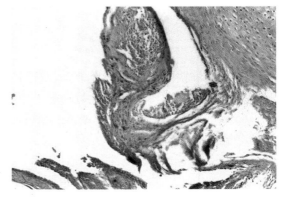

图 3-91 滑膜组织增生伴炎细胞浸润，血管充血（HE×100）

浊,有大量脓细胞、致病菌及其代谢产物和纤维蛋白性渗出物。

在正常情况下,血液内的任何物质进入关节腔时首先要通过滑膜上的毛细血管壁和滑膜基质这两层屏障。血管内物质能否通过,与其分子的大小、形状及电荷有关。滑膜细胞分泌的黏蛋白,即透明质酸,透明质酸的长链分子与滑膜基质交织在一起,使得某些溶质在基质中不能通过。正常白蛋白分子可以通过,血清中较大的蛋白,特别是形状不对称者,如纤维蛋白原不能通过。各种凝血因子、凝血酶原等均不能通过。但随着关节炎症的加重,通过滑膜进入关节的血浆蛋白增加,血管对大分子蛋白的通透性也明显增加。

正常情况下滑膜内没有血液中一系列凝血因子,但发生化脓性关节炎时,关节渗出液中出现这些因子而且形成纤维蛋白凝集块。这些纤维蛋白凝集物黏附在关节软骨表面,可直接影响滑液内营养物质进入软骨,而且还会妨碍软骨内代谢产物的释出。关节内纤维蛋白的沉积可以造成关节永久的损害,而且还能使炎症不易消除,形成恶性循环。

关节发生炎症后,关节损害是否能成为永久性,与关节内纤维蛋白能否得到彻底清除有关。这些纤维蛋白的吸收是通过滑液内蛋白酶的作用或白细胞吞噬作用,对于关节急性炎症反应的中止和痊愈过程的促进有重要意义。

造成关节软骨的损害可能有两种原因:

(1)由于胶原纤维酶作用于胶原纤维所致。

(2)酶类物质作用于软骨基质所致。

在化脓性关节炎时,滑膜内和滑液内有大量的白细胞浸润,白细胞内的溶酶体特别容易引起胶原纤维的破坏。这种破坏发生在软骨基质,使胶原纤维失去支持,在关节负重活动时,这些胶原纤维在压力和碾磨下发生机械断裂。纤维蛋白将形成关节内纤维性粘连,关节软骨的破坏使关节失去浸润的关节面,这些因素将严重影响关节功能。

3. 脓性渗出期　化脓性炎症除侵犯滑膜,滑膜发生炎症反应,关节腔内有黄白色黏稠的脓液外,关节囊、韧带及周围组织均因脓液侵蚀发生疏松结缔组织炎,并可发生坏死,然后被脓液突破一个缺口,脓液从外溢到关节外脂肪组织中形成软组织脓肿。关节软骨因被脓液侵蚀破坏,部分或全部坏死,关节软骨下脓肿形成。这些脓肿的形成有两个感染途径:

(1)脓液从关节囊韧带附着处入侵骨内,并沿着关节软骨下蔓延至骨内形成脓肿,发生带状骨质破坏,严重者骨板壳也被破坏,可发生软骨塌陷骨折。

(2)关节内脓肿从局部自上而下直接侵蚀关节软骨达骨面,并在骨内形成脓肿。脓肿再自下而上破坏了关节软骨深层的钙化带和骨板壳,这时虽然关节软骨仍然存在,但极易造成软骨片剥离、脱落、并在关节内游离(图3-92)。

在有些病例中可见到关节软骨坏死、脱落;另外一些病例中关节内充满脓液,虽然全部或一部分关节软骨的轮廓大体完整,但有下列病理改变:

1)大部分关节软骨存在,只是关节边缘软骨细胞发生坏死。

2)全关节软骨基质保留,但基质已变性,表层和中层细胞全部坏死,唯深层软骨细胞大量存活。

3)关节软骨下有脓肿的部位,深层软骨细胞有的坏死,有的存活。

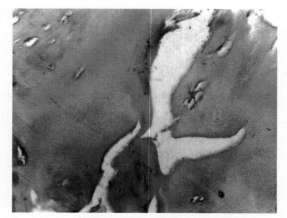

图 3-92　软骨细胞变性坏死剥离,脱落,
排列不规则(HE×100)

4)感染关节骨髓的炎性浸润造成骨髓缺血的部位,其深层软骨细胞有的发生坏死,但表层和中层细胞仍然存活。由此可见,化脓性关节炎间隙的存在,只能证明关节软骨的轮廓仍然保留,不能证明软骨组织是正常的。

此外,因血液循环障碍还可引起缺血坏死的表现,骨密度增高,骨质硬化等现象可发生(图3-93)。严重的关节囊、韧带等软组织的破坏可发生病理脱位。关节内脓液吸收、机化、纤维组织充填,发生关节纤维愈合等严重影响关节功能(图 3-94)。由于脓液的刺激,局部骨膜反应增生,形成新生骨,关节边缘呈骨性隆起,关节软骨破坏严重者亦可形成骨性关节强直,从而使关节功能完全丧失(图 3-95)。

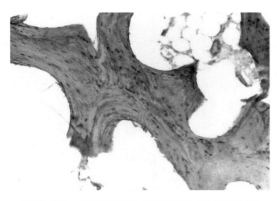

图 3-93 骨密度增高,骨质硬化,骨小梁排列
不规则,伴灶状坏死(HE×100)

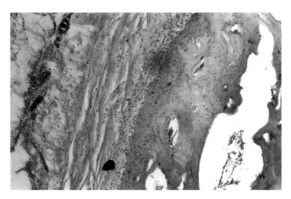

图 3-94 关节软骨表面纤维组织增生,伴淋巴细胞
浸润(HE×100)

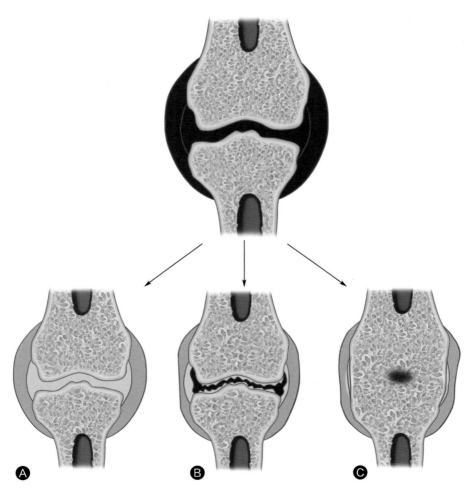

图 3-95 化脓性关节炎的演变:由化脓性关节炎可以依次演变为(A)痊愈;
(B)纤维强直;(C)骨性强直

（四）外伤性化脓性骨髓炎

创伤后局部血肿和组织液渗出以及因清创不彻底,坏死组织及异物的存留为致病菌生长繁殖提供了一个良好的培养基。又因创伤导致局部血液循环障碍,使机体全身和局部抵抗力下降,这是导致感染的重要因素。致病菌在这种环境中很容易生长繁殖。

首先,在骨折部形成一个炎性病灶,组织水肿,炎性渗出,白细胞浸润等一系列炎性反应。病灶内大量炎性渗出液,使局部压力增高,形成脓肿。骨折断端进入在脓液之中,继而发生骨膜、骨质、骨髓感染。由于创伤部位的软组织及骨膜损伤严重,缺乏血液供应,局部大块骨外露,感染严重者可有大块骨形成。尤其是粉碎性骨折继发感染之后,由于骨折碎片缺乏血供,更易形成死骨(图3-96)。骨膜损伤后,局部血液供应差,又不存在脓肿将骨膜掀起的现象,所以新生骨极少,不像急性血源性骨髓炎那样形成新的骨包壳。当死骨脱落或摘除后可导致骨缺损、骨不连,以后形成假关节。另外,骨折断端因缺乏血液供应及浸泡在脓液中,炎症刺激出现局部骨硬化。X线照片可显示局部骨密度增高。

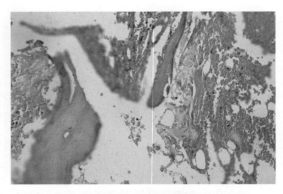

图3-96 骨折后骨坏死伴死骨形成,片状出血
（HE×100）

外伤性化脓性骨髓炎的病灶始终以骨折部位为中心,向两端发展,同时多在骨折部位形成无效腔。当脓肿破溃后,可形成长期不愈的窦道,这标志着慢性化脓性骨髓炎的形成。在这个过程中骨的增生反应逐渐明显,并在整个慢性炎症过程中占主导地位。组织学上,骨髓腔中有明显的显微组织增生和淋巴细胞、中性粒细胞浸润。在少数情况下,致病菌毒力较低时也可以表现为亚急性感染,或者一开始就是慢性化脓性骨髓炎的表现。

创伤发生后,骨折采用内固定者,当外伤化脓性骨髓炎发生之后,因固定物浸泡在脓液之中,多发生松动而失去固定作用,由于内固定手术时对骨破坏更为严重,因此,骨坏死范围更为广泛,在这种情况下更容易形成骨缺损和骨不连,多数情况下应将内固定物取出。

外伤性化脓性骨髓炎的严重程度、范围及治疗后果取决于下列因素:创面污染的严重程度,入侵细菌的数量及致病力强弱,局部软组织及骨骼损伤程度,创伤部位血液供应情况,机体抵抗力的强弱,清创是否彻底,治疗措施是否有效及时等。

（五）火器伤后化脓性骨髓炎

火器是指以火药为动力的武器,如枪、炮、手榴弹、炸弹等。现代的火器发展极大地增加了弹丸和弹片的初速度,使其具有更高的功能,从而大大地提高了杀伤力。火器伤是战争中最多见的战伤。火器伤后化脓性骨髓炎是火器伤开放骨折的常见继发症。火器伤开放性骨折与一般开放性骨折无论在损伤机制、病理、严重程度和治疗原则上均有很大差别。

火器伤开放骨折的特点:

1. 组织挫伤严重 火器引起的组织损伤远较一般开放骨折严重得多。弹丸或弹片以极高的速度射入人体后,其前冲力在万分之十几秒的瞬间,以高达几千个大气压的冲击波压力,直接损伤组织,形成原发伤道。同时,其侧冲力迫使原发伤道的周围组织向四周压缩,扩展。在一瞬间形成一个比原发伤道直径大数倍至数十倍的暂时性空腔,产生爆炸效应。因此,火器伤的局部病理改变可分为三个区域。

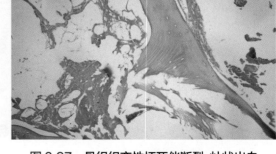

图3-97 骨组织变性坏死伴断裂,灶状出血
（HE×100）

（1）原发伤道,多为一不规则腔隙,内有失活组织、异物、血液和凝血块等(图3-97)。

（2）挫伤区,原发伤道伤后2~3天炎症反应明显,其周围严重挫伤的组织坏死脱落,原发伤道扩大,形成继发伤道。

(3)震荡区,围绕继发伤道,主要由于受侧方冲击力后血液循环发生障碍所致,震荡区组织虽然不发生广泛坏死,但有充血、水肿、血栓形成等病理改变,也可能在数日后发生缺血坏死。

另外,还有一个不可忽视的因素,火器伤除高速外还有高热。弹片、弹丸所穿过的组织伤道造成的烧伤加重局部组织坏死,降低了局部抵抗能力,容易继发感染。

2. 伤道污染严重 弹丸和弹片进入人体时,可将污物带入伤道。特别是暂时性空腔形成,内部产生的负压,也可以将污物吸入伤道内。在战时的非常条件下,伤口也常常在搬运、紧急救护中再度被污染,因此,所有火器伤都是污染的。

3. 火器伤造成的骨折 常常因弹丸或弹片具有很高的速度,其巨大的动能,在瞬间穿入被击中的骨中,继而以骨折的形式再释放出来,这种骨折属于高能量骨折,常常是严重损伤和污染。同时,骨折部位的血液供应也遭破坏。

从以上三个特点不难理解,火器伤所造成的开放性骨折,极易继发化脓性骨髓炎。

(六) 特殊部位的化脓性骨髓炎

1. 髂骨化脓性骨髓炎 其病理变化有以下几个特点:

(1)幼年病人较多,病变多发生在髋臼上缘。

(2)成人病人较少,病变多发生在边缘或髂骨翼。

(3)骶髂关节及髋关节容易受到侵犯。

(4)有穿孔,而无大块死骨形成。

(5)大多数有脓肿形成。

髂骨化脓性骨髓炎和长管状骨化脓性骨髓炎一样,常发生在相当于长管状骨的干骺端。髋臼上缘有丰富的血运,相当于长管状骨的干骺端。因此在儿童感染的特点是,病变大多数发生在髋臼上缘,随病情的进展可以扩散到整个髂骨,也可以进入髋关节、骶髂关节。青春期以后髋臼骨化,病变主要发生在髂骨边缘,该部位相当于长管状骨的骨端。

和长管状骨化脓性骨髓炎不同之处,髂骨系扁平骨,以骨松质为主,髂骨骨皮质甚薄,内外有两层骨膜,血运丰富,两翼有丰富的肌肉附着,一旦感染很容易扩散到整个髂骨,使内外板沟通,所以容易穿孔。骨破坏后无大块死骨形成,即使有死骨也容易被自解酶及吞噬细胞消化。在儿童时期,髋臼有 Y 形软骨,限制了感染扩散。在成人由于血液循环的沟通,脓液可以突破髋臼,合并化脓性髋关节炎。脓肿形成后,可沿肌肉间隙扩散到髂窝,或穿破外板到臀肌下间隙。有时也可穿破关节囊的附着点,扩散到髋关节或骶髂关节,再向前到骨盆,向后到骶三角形成多发脓肿。沿髂嵴至髂前上棘均有明显压痛。此点可与单纯的臀部或髂窝脓肿相鉴别。由于炎症刺激周围组织,引起不同程度的肌痉挛,髋关节活动受到一定程度限制。如感染侵入髋关节或骶髂关节,将出现关节感染特有的表现,有的可进入骨盆引起直肠刺激症状。在髂骨压痛点明显处用粗针头行骨膜下穿刺抽脓,有较高的诊断价值。同时,可进行细菌培养及药敏试验,指导临床治疗。晚期出现窦道,也因为体位关系而引流不畅,故皆不易愈合。由于髂骨为扁平骨,髂骨翼内外有肥厚的肌肉覆盖,位置较深,早期不易发现局部体征,在 3 周内又无明显 X 线表现,故髂骨化脓性骨髓炎早期易误诊为败血症及臀部或髂窝部脓肿。

髂骨慢性化脓性骨髓炎可形成长期不愈的窦道。由于年龄不同,可表现为两种类型:

(1)幼年型或广泛型:从婴儿期到青春期 Y 形软骨开始融化之前,髋臼上缘区相当于长管状骨干骺端,血液供应丰富,急性化脓性髂骨骨髓炎即发生于此,很快扩散至髂骨翼,可侵犯整个髂骨,也可蔓延到髋关节和骶髂关节,并发化脓性关节炎。

(2)成年型或局限型:青春期以后,Y 形软骨逐渐融合,髋臼骨化,髂骨边缘骨髓由出现到愈合的时期,病变主要发生在髂骨边缘。全身症状轻,病变容易局限,只表现为局部症状。

2. 指(趾)骨化脓性骨髓炎 手部骨与关节化脓性感染,大多数发于邻近软组织的感染。如脓性指头炎、化脓性腱鞘炎、手部间隙感染及皮下感染等。而血源性化脓性感染极为少见。

随工业外伤的不断增多,尤其是严重的手部开放性损伤多见。外伤后感染指化脓性骨髓炎的病例也在逐年增加。目前在抗生素广泛应用的情况下,手指外伤后化脓性骨髓炎的发病率远远高于手部感染引起的指骨化脓性骨髓炎。

指(趾)骨化脓性骨髓炎的致病菌仍以金黄色葡萄球菌占大多数,其次为链球菌、表皮葡萄球菌及大肠杆菌。外伤后所感染的化脓性指骨化脓性骨髓炎则以革兰氏阴性杆菌占多数如铜绿假单胞菌、大肠杆菌。

继发于软组织炎症的骨、关节感染与典型化脓性骨髓炎的病理改变不同。前者感染都是局限性的,骨质呈虫蚀状改变(图3-98),并有骨膜反应。死骨往往呈碎块状或小片状,与化脓性骨髓炎有明显区别。后者因骨膜下积脓,隔绝血运形成大块死骨。如引流过晚,积脓过多,脓液可将末节指骨与周围软组织分离,指骨随之失去血运而坏死。但末节指骨基底因有关节囊及屈、伸肌腱止点附着,可保留血运供应,所以因感染而末节基底坏死者少见。

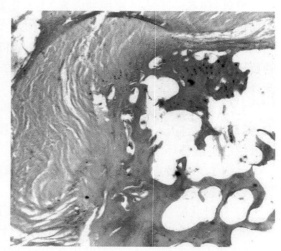

图3-98　骨质坏死呈虫蚀状改变,死骨呈碎块状或小片状(HE×100)

外伤性指骨化脓性骨髓炎往往同时合并局部皮肤缺损,或瘢痕形成,致使手指血供较差,有时坏死的指骨外露。外伤性指骨化脓性骨髓炎易形成较大块死骨,也易发生骨缺损及假关节形成或骨不连。同时在部分病例中,病变往往侵犯指骨关节面,造成指间关节功能障碍。

3. 颅骨化脓性骨髓炎　可发病于任何年龄,但以20~30岁者多见。最常见的原因为直接感染,如开放性颅骨骨折、开颅术及颅骨牵引术后感染。其次为来自邻近组织的感染病灶(如副鼻窦炎、中耳炎、头皮感染等)和血源性感染(如败血症、身体其他部位的化脓性感染)。病理形态可分为破坏性和增殖性。在急性期,感染的颅骨区有炎症性渗出和破坏,骨髓腔内有渗出液和炎性细胞浸润,故以破坏为主。进入慢性期后,渗出性改变渐由修复性改变所替代,病变区出现成纤维细胞和成骨细胞,形成肉芽肿和致密坚硬的新骨(图3-99),局部骨质以增生为主。颅骨化脓性骨髓炎的蔓延途径有二:一是沿板障血管,通过血栓性静脉炎向四周扩大;另一是先引起邻近硬膜的血栓性静脉炎或头皮感染,然后再经导静脉蔓延到颅骨。前一种蔓延灶与原发病灶相连接,后一种蔓延灶可以与原发灶相隔离,形成多发病灶的颅骨化脓性骨髓炎。最常见的致病菌为金黄色葡萄球菌。

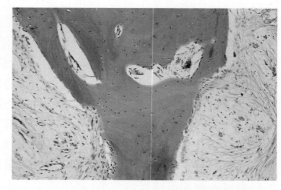

图3-99　病变区出现纤维母细胞和成骨细胞逐渐形成致密坚硬的新骨,局部骨质增生(HE×100)

4. 下颌骨化脓性骨髓炎　致病菌进入下颌骨,引起髓腔充血和炎性渗出,并形成脓肿。如果脓液及时穿破皮质骨,流出体外,而不向周围骨组织扩散,炎症会逐渐局限,成为局限性化脓性骨髓炎。反之,炎症向周围骨质扩散,则形成弥漫性化脓性骨髓炎。

由于炎症在骨内扩散,引起髓腔的压力增大、血管的栓塞、炎症渗出,并使骨膜掀起,导致骨的营养障碍发生骨坏死。骨坏死后,被破骨细胞吞噬,肉芽组织增生(图3-100),死骨与活骨分离。死骨呈污秽或土白色,边缘不规则、虫蚀状。若死骨排出,肉芽组织增生机化,成骨细胞活跃,新骨生成较多,炎症进入静止期。下颌骨慢性化脓性骨髓炎,可因机体抵抗力减弱而反复多次发作。

5. 跟骨化脓性骨髓炎　病变主要表现为跟骨骨松质的破坏和增生(图3-101),而骨皮质的破坏一般较轻。由于跟骨骨膜与骨质的附着非常坚实,所以脓液不易掀起骨膜,进一步形成死骨和包壳,而多表现为骨破坏后的硬化增生。脓液穿破后向软组织中扩散。通常在跟骨内侧或外侧形成窦道,反之,窦道口周围软组织瘢痕化,并与跟骨紧密粘连(图3-102)。

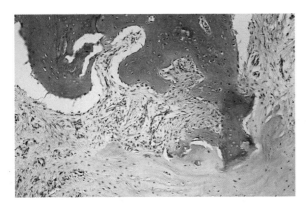

图 3-100 骨表面肉芽组织增生,伴纤维化
(HE×100)

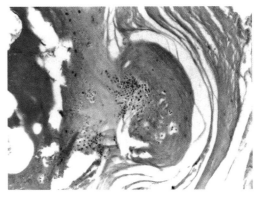

图 3-101 跟骨骨松质坏死和增生,骨组织排列
紊乱,表面纤维组织增生(HE×100)

6. 化脓性脊椎炎 在成人,脊柱骺板是造血功能最活跃的部位。老年人已发生骨质疏松的椎体充血亦较为明显。当致病菌侵入椎体后,可在邻近椎体骺板的毛细血管内停留,该处是动脉毛细血管与静脉毛细血管直接移行的部位,血液流速较慢,细菌容易停留造成终末毛细血管栓塞,形成局部脓肿,甚至脓肿蔓延。

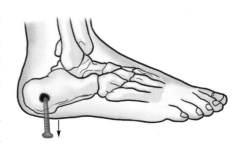

图 3-102 跟骨刺伤性骨髓炎

感染一般始于骺板的骨质,并向邻近椎体的椎间盘扩散。有时可累及椎弓和附件。腰椎化脓性骨髓炎的病理特点是骨破坏和骨增生并存(图 3-103)。早期骨破坏和股溶解的同时可出现典型的成骨反应,到晚期发生骨质硬化。其椎体一般不发生塌陷,椎间隙早期即出现狭窄。相邻椎体间可有骨性融合。

部分病例可发生硬膜外脓肿,并直接扩散到皮下甚至形成窦道。如椎旁脓肿,在腰椎则为腰大肌脓肿,在颈椎则为咽后壁脓肿,甚至导致硬膜炎、蛛网膜炎与脊髓炎。

7. 椎间隙感染 在一项试验研究中,分别将金黄色葡萄球菌、铜绿假单胞菌和大肠杆菌悬液注入成犬椎间盘内,发现注射金黄色葡萄球菌后 1 周椎间盘开始变窄,髓核与纤维环内、外层之间境界不清,髓核亦发生变形,纤维环内尚有中性粒细胞浸润,软骨板亦开始破坏,至第 3 周炎症已波及椎体,除中性粒细胞外还可见到淋巴细胞和浆细胞浸润。从第 8 周起椎体边缘炎细胞逐渐减轻,并可见软骨细胞增生和新骨形成,20 周椎体及椎间盘内炎细胞基本消失,24 周起椎体和椎间盘界限已不明确,软骨细胞增生及新骨形成亦相当明显(图 3-104)。而在注射铜绿假单胞菌组则破坏更为明显,第 2 周即发生纤维环的坏死和囊性变,髓核亦随之消失,纤维环内除有炎细胞浸润外还可见到新生的血管。12 周内即可见到椎体内形成新生骨,但椎体内无炎细胞浸润。注射大肠杆菌组的病理改变大致介于金黄色葡萄球菌组和铜绿假单胞菌组之间,但炎症反应比较局限。

Fraser 等对 7 例椎间盘造影后发生椎间盘炎的病人取椎间盘组织作病理学检查,发现其表现以慢性炎症为主。

三、特殊细菌感染性骨坏死

(一) 铜绿假单胞菌性骨髓炎

铜绿假单胞菌是 1882 年由 Gessard 发现,存在于土壤、空气、污水、正常人体表以及与外界相通的腔道中,为条件致病菌。细菌分类学上为假单胞菌属的革兰氏阴性杆菌。近年来,铜绿假单胞菌已成为一种重要的致病原。吉田(1978)报告,铜绿假单胞菌引起化脓性骨髓炎中,血源性化脓性骨髓炎占 10.5%,外伤骨折后化脓性骨髓炎占 26.4%,后者常见于开放性骨折手术整复固定术后。有时压疮发生铜绿假单胞菌感染时,可导致坐骨、骶骨的铜绿假单胞菌骨髓炎。

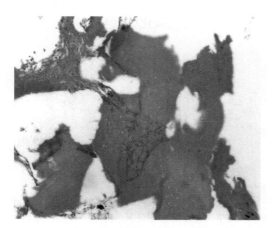

图 3-103　骨破坏和骨增生并存,骨细胞核消失,
排列不规则(HE×100)

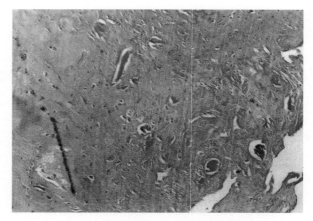

图 3-104　软骨细胞增生和新骨形成,伴有纤维
组织增生(HE×100)

(二)厌氧菌性骨髓炎

Hall(1983)报告一组厌氧菌性骨髓炎的发病年龄为 4~83 岁,发生部位多在胫骨和股骨,部分为血源性骨髓炎,而大多数有创伤史(包括骨折和广泛软组织损伤),开放性骨折可于伤后直接感染,甚至受伤 20 年后感染发作。闭合性骨折切开复位内固定术后,也可发生厌氧菌性骨髓炎,有的在术后 3 个月发生。Hall 还发现 1 例闭合性骨折病人用管型石膏固定后骨折愈合,而 16 年后在原骨折部位发生了厌氧菌性骨髓炎。

(三)伤寒菌性骨髓炎

在软组织内的病变为伤寒性肉芽组织,主要表现为大量单核细胞、浆细胞和大量淋巴细胞、巨噬细胞浸润。巨噬细胞有吞噬淋巴细胞的现象。骨组织的病变为部分呈陷窝性吸收和死骨形成,骨髓腔有代偿性增生,可见大量巨噬细胞、浆细胞和淋巴细胞,部分骨膜增生和少量新骨形成。脊椎病变常先累及椎间盘,继之相应的椎体出现骨膜反应和低毒性感染的慢性炎症表现,椎体破坏后椎间隙变窄,很少有大量椎旁脓肿形成。长骨病变常累及骨干和干骺端,出现明显的骨膜反应及骨质破坏。

(四)沙门菌性骨髓炎

本病的病理改变与伤寒菌性骨髓炎有类同之处。王承武、王澍寰(1963)报告,病灶空洞内肉芽中有少量狭条状、干酪样坏死组织,四周有薄层上皮样细胞、淋巴球及单核细胞围绕,有成团的浆细胞浸润。骨组织呈慢性炎症,无特征性病变。

(五)布鲁氏菌性脊椎炎

病畜的临床表现不明显,但怀孕母畜对布鲁菌感染极敏感,易产生流产。流产时排出的胎畜、羊水、分泌物,含有大量致病菌。病畜分娩后,细菌散布全身,可经阴道分泌物、尿、粪、奶汁排出体外。排菌可持续 3 个月以上。这些布鲁菌通过皮肤接触,污染食品如奶、奶制品、病畜肉,或吸入含菌尘埃,或经眼结膜等多种途径传给人。接触传染是主要途径。

布鲁菌经皮肤或黏膜进入人体后,首先被吞噬细胞吞噬,随淋巴细胞进入淋巴结。在淋巴结内存活后,生长繁殖,约经 2~3 周,冲破淋巴结,进入血液循环,产生菌血症,因此其潜伏期约为 2~3 周;但也有潜伏数年者。

菌血症的发生,使细菌进入肝、脾、骨髓等单核 - 巨噬细胞系统的细胞内,生长繁殖,过一定时间后,又冲破细胞,再次进入血液循环,再次发生菌血症,使之出现波浪状热型,故称为热浪病。

布鲁菌含内毒素,这种内毒素和破碎的菌体可使人致敏,产生变态反应和一系列由此而来的继发病变,成为该病的慢性期。这种变态反应属迟发型(Ⅳ型)变态反应,这是细胞参与的变态反应,与血液中的抗体关系不大。同时机体也产生免疫反应,这主要是细胞免疫反应。

它是一种局限性非特异性感染的肉芽肿。脊椎感染常位于邻近椎间盘的椎体上下缘。病灶继续扩展,侵犯周围骨松质、软骨下骨板、软骨和椎间盘。肉芽组织的直径为 0.5~0.8cm,主要由上皮样细胞和巨噬细胞组成,外围有大量淋巴细胞和单核细胞。破坏与修复常伴行,很少发生坏死或化脓,但有时有干酪样坏死和朗格汉斯巨细胞,与粟粒性结核的肉芽肿难以鉴别。

(六) 骨关节梅毒

1. 先天性梅毒　可分为骨软骨炎、骨膜炎和骨髓炎。

(1)梅毒性骨软骨炎:先天性梅毒婴儿中约有 70%~80% 患有骨软骨炎,常位于干骺端,形成梅毒性肉芽肿。在骨骺周围有大量细胞浸润和肉芽组织形成,骨骺变宽,骨骺线不齐,软骨细胞增殖且形态不规则。软骨细胞分化不全,间质钙化(图 3-105),骨母细胞分化停止,骨小梁形成受阻,骨发育障碍,随着病变的发展,软骨细胞浸润减少,钙化的间质被梅毒肉芽组织代替。骨骺附近骨质坏死,可见大量梅毒螺旋体。病变可波及骨髓、关节和骨膜。

(2)梅毒性骨膜炎:于生后 2~3 个月即可见到骨膜反应,多为对称性,常见于胫骨、肱骨、尺骨、腓骨等处。长骨病变主要在骨干,可见广泛性或局限性纤维组织增生,细胞浸润外,尚有新骨形成。骨干周围有骨膜增厚,在骨干中 1/3 部最显著,以后在骨膜下可有新骨形成,骨膜增生发生于胫骨凸面时,可见腰刀形胫骨。

(3)骨髓炎:骨质破坏和增生同时存在,好发于较大的长骨和颅面骨,发生于长骨者,病变位于两端骨松质,可见死骨形成,呈慢性硬化性骨髓炎状态;病变位于颅面骨时,好发于颅骨外板、鼻中隔、鼻骨硬腭。

2. 后天性骨梅毒　可发生于梅毒病的第二期及第三期,以骨膜炎最为常见,其他骨损害还有梅毒性骨炎及骨髓炎,病理表现多和先天性相似,但先天性梅毒性骨髓炎破坏常为弥漫性,而后天性则多为局限性。

关节梅毒比骨梅毒少见。按关节受累的轻重可分为梅毒瘤滑膜炎型和梅毒瘤性关节炎。前者见于早期梅毒病人,多发生在较大关节,滑膜有炎症性变化。关节囊纤维化增生(图 3-106),关节内有渗出液。后者多见于晚期梅毒病人,可见关节周围滑囊梅毒瘤或骨端梅毒瘤,梅毒瘤可破溃入关节,形成瘘管。

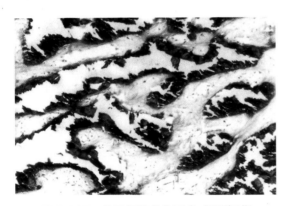

图 3-105　软骨细胞分化不全,间质钙化
(HE×100)

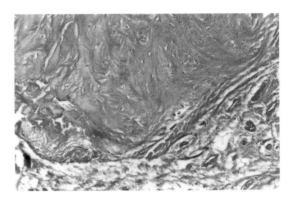

图 3-106　关节囊纤维组织增生,血管充血
(HE×100)

(七) 骨放线菌病

主要表现为慢性化脓性肉芽组织性炎,伴有溃疡和脓肿形成,最后形成瘢痕。常见的发病部位为颈面部、胸部和腹部。颈面部多见,占 50% 以上,多因放线菌由口腔黏膜破溃处浸入并蔓延形成。胸部则多因放线菌沿呼吸道感染或由腹部放线菌穿过膈肌蔓延所致,腹部病变由消化道传播所致,好发于结肠区或回盲部,病变处有炎性病灶及脓肿,周围有一层细胞浸润,由多核白细胞、单核细胞和上皮样细胞组成。其外还有一层网状毛细血管及稠密的纤维结缔组织。肉芽组织软化后形成小脓肿,脓液中含有淡黄色硫黄颗粒样菌落,脓液向四周蔓延。本病的特征是软化部和瘢痕部相互交错且有许多瘘管。本病侵蚀性强,可侵蚀血管、神经、骨骺、皮肤等组织。少数经血行传播到肝、脑等组织。人类骨组织病变多继发于软骨组织。以下颌骨累及最多,其次为脊椎骨、肋骨、骨盆和颅骨等。病灶的周围有一层骨质疏松带,其外为致密的新骨,少有死骨形成。骨质疏松区和致密区交错存在。镜下可见菌落中央均匀一致,周围有辐射状菌丝,菌

丝顶棒状肥大,周围圆形细胞浸润,伴有多核细胞、泡米细胞堆积。

(八) 骨雅司病

病理:本病累及皮肤,不累及重要内脏器官,晚期可累及骨骼。与梅毒相似分三期:第一期雅司期,为感染后2~3周,接触部位开始出现丘疹、脓疱,继而长成杨梅状,触之硬似橡皮,为前雅司期。第二期为雅司疹期,前雅司期出现后1~3个月,为全身感染期,淋巴结肿大,皮疹出现,可见骨膜增生。第三期为结节溃疡型雅司,一般于感染6~10年后发生,出现皮肤溃疡,一边缘成齿状不规则,胫骨因骨膜炎及慢性骨髓炎而出现刀状畸形。

(九) 骨棘球蚴病

病理:本病以包虫囊肿为特征。包虫囊肿可分为两种类型:

1. 单房型　此类囊肿多发生于软组织中,囊肿呈球形,有囊壁,大小不一,小的在显微镜下才能见到。镜下囊壁可分为三层,外层为纤维组织及胶原纤维,中层为白色质软、半透明的薄膜,内层为生发层,有芽胞突入囊腔中,可形成小囊,小囊继而分化形成头节,囊内为澄清液体,囊肿破裂,液体可破入周围组织内,产生过敏性反应。周围组织可受囊肿压迫而萎缩。囊肿可继发感染形成脓肿,或自行吸收或钙化成结核球。

2. 骨型　大钩蚴经肝、肺双重过滤后,仅少量经血液循环沉着在骨组织中。骨的病变先从骨髓腔或海绵骨开始,多见于骨盆及脊椎骨,长骨受累时,病变由骨端开始,可见髓腔骨质破坏,骨内形成大小不等的囊肿,囊肿外无纤维包膜,内面亦无生发层,骨皮质受累后变薄或扩张,新骨形成很少。晚期囊肿可突破骨组织,侵犯周围软组织或破溃到皮外,引起骨髓炎。

(十) 松毛虫性骨关节病

病理:病变侵犯骨质及关节腔,好发于手足的短管状骨,其次还可侵犯跟骨、手腕骨、股骨内髁、桡骨下段、髌骨等。病变骨表面粗糙不平,呈虫蚀状骨质破坏,关节腔内可见黄浊色渗出物,少数病人有关节腔变窄,甚至有关节融合趋势。滑膜增厚、苍白,甚至硬如瘢痕。病变早期为纤维素性渗出,滑膜充血水肿,有较多的中性粒细胞浸润,滑膜上皮脱落。骨质若受侵,则表现为急性无菌性骨髓炎,小的脓肿及骨小梁坏死,但多数标本为慢性期改变,可见关节滑膜有肉芽组织形成,伴不同程度的纤维化或瘢痕形成,炎细胞浸润以浆细胞及淋巴细胞成分为主。骨组织的慢性骨髓炎表现为骨髓腔内有较多的淋巴细胞及浆细胞浸润,纤维组织及瘢痕组织。骨质反应性增生,新生骨小梁大小形态不一,排列紊乱,周围有较多的骨母细胞围绕。

(十一) 麻风性骨髓炎

病理分为特殊性和非特殊性损害两类。其中特殊性损害表现为麻风性骨炎及骨膜炎,麻风菌经邻近的皮肤或黏膜病变直接侵犯骨质,也可由血液循环播散而致,好发于干骺端,骨干则少见。肉眼可见粟粒至黄豆大小麻风小结,显微镜下见含麻风菌的麻风细胞,异物巨细胞,淋巴细胞及浆细胞。麻风小结周围骨质破坏、吸收,骨皮质见哈佛管周围有麻风细胞浸润,之后有破骨细胞出现及骨质破坏吸收。麻风性骨膜炎表现为骨外膜麻风小结形成,骨外膜长期受慢性刺激,引起骨膜增生及骨皮质表面新骨生成。麻风小结还可造成骨质破坏,骨表面粗糙不平。

四、结核性骨坏死

(一) 骨与关节结核

骨与关节结核多为血源性,好发部位在长骨端,多累及骨骺,并扩展至关节腔。除长骨外,脊椎的发病率很高。

病理变化与身体其他部位的结核病相似。在结核性肉芽组织内有干酪样坏死。骨组织变化以溶骨为主,少有新骨形成。

病程进展缓慢,病变可扩展至软组织,形成灰白色、实质性或半实质性的干酪样坏死物质,积聚在软组织内,无急性炎症表现,故称为寒性脓肿。如脊柱结核的病变开始是椎体,以后侵袭椎间盘和邻近椎体,病变的椎体由于溶骨性破坏造成塌陷,脊柱向后成角畸形。当结核扩展至骨膜和邻近软组织时,则形成椎旁脓肿。若脓肿穿破后,可沿肌肉、血管和神经扩展至远近。骨破坏可长期存在,愈合很慢。由于抗结核药物的发展及有效的手术治疗,使病程大为缩短。

1. 骨与关节病灶的形成　结核原发病灶一般不在骨与关节。通过原发病灶进入血液的结核杆菌形成大量的细菌栓子,这些菌栓通过血流到全身各组织中去。其中绝大多数被机体的防御机制消灭,少数未被消灭的结核杆菌在有利的条件下开始繁殖,形成一些微小的病灶。这些小病灶不产生局部症状或全身反应,因此也不易察觉其存在和位置。在机体抵抗力的作用下,多数小病灶中的结核杆菌被消灭,组织破坏被修复,不留痕迹而治愈。有的个别小病灶迅速扩大,形成一个既有局部症状,又有全身反应的病灶。也有少数小病灶中的结核杆菌未被完全消灭,仍存在着活力的结核杆菌,但病灶被纤维组织所包围,病变呈静止状态。随着年龄的增长,有的机体免疫力降低或其他不利因素的发生,如过劳、营养不良、其他疾病的侵袭等,致潜伏病变可以重新活跃起来。潜伏的结核杆菌迅速繁殖,纤维组织包膜被突破,炎症病灶扩大,或侵入新的区域形成病灶,临床出现症状。

骨与关节病灶能否形成,形成的时间,病灶的多少和范围,病灶的好发部位等都与结核杆菌的数量和毒力,病人的体质和免疫力,局部解剖生理特征有密切的关系。一般来说,病灶好发于血运差、劳损多和生长活跃的骨松质。

2. 骨与关节结核的组织病理　分渗出期,增殖期和干酪样变性期。

(1)渗出期:又有三种不同的组织反应。

1)巨噬细胞炎症反应:病变区内有大量的巨噬细胞浸润,只有少量单核细胞浸润,不易找到结核杆菌。

2)纤维蛋白渗出炎症反应:组织间隙扩大为纤维蛋白所占据,只有少数单核细胞浸润,不易找到结核杆菌。

3)多核细胞炎症反应:有大量的多核细胞聚集,而纤维蛋白渗出不显著,巨噬细胞也很少,在多核细胞内外可找到大量的结核杆菌。

(2)增殖期:吞噬结核杆菌的巨噬细胞变为上皮细胞,再经过分裂和融合变为郎格罕细胞,呈环状或马蹄样排列,位于巨噬细胞的边缘。此外还可以看到细胞核排列凌乱的异物巨细胞和淋巴球,结节周围有成纤维细胞包围(图3-107)。

(3)干酪样变性期:成片的组织(包括骨组织)失去原有的细胞结构,胶原纤维模糊消失,受累区呈一致性无结构的坏死(图3-108)。坏死周围不发生组织反应,也无浸润细胞进入坏死区(图3-109)。

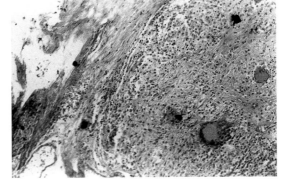

图3-107　结核结节

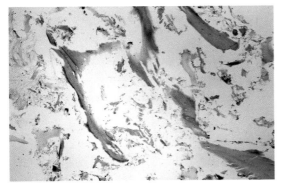

图3-108　骨组织结构消失,形成无结构坏死灶
（HE×100）

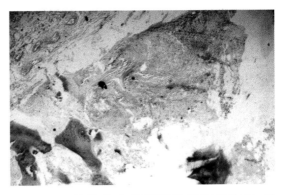

图3-109　结核伴有骨坏死的组织学变化:坏死的骨小梁周围可见到类上皮细胞、郎格罕细胞和淋巴细胞构成的结核结节,以及坏死的骨碎片
（HE×100）

以后的病理变化可向三个方向发展：①局部纤维组织增生，侵入干酪样物质中，最后干酪样物质完全为纤维组织所替代，巨细胞消失，病灶呈纤维化，钙化或骨化而治愈。②有的干酪样物质和多核巨细胞仍部分地存在，但被纤维组织紧密包围，病灶呈静止状态。③干酪样物质液化，大量多核巨细胞浸润，形成脓疡，结核杆菌在脓液中迅速繁殖增多，使脓液的感染性加强，与脓疡接触的骨关节或其他脏器都可能受到其感染或腐蚀。

3. 骨与关节结核的类型和发展过程

(1) 骨结核：因解剖部位不同，可分为骨松质结核，骨干结核和干骺端结核三种。

1) 骨松质结核：骨松质（也称海绵骨）位于长管状骨的两端，其他一些扁平骨和不规则骨也属于骨松质的范围，根据病灶的位置，骨松质结构可分为中央型和边缘型两种，因为骨松质中心距离周围软组织较远，侧支循环较少，血运差，故病变以浸润和坏死为主，坏死骨组织与周围活骨分离，形成游离死骨。死骨呈圆形，卵圆形或不规则形（图 3-110），死骨吸收或排除后，遗留空骨腔。局部脓液增加，压力增加，并向周围扩大，或受阻力较小的关节方向发展而造成关节结核，或向侧方发展，穿破骨膜，在软组织中形成脓肿，最后发展为窦道或内瘘，肉眼下病灶的坏死部分，呈灰白色或灰黄色，触之呈奶酪或豆腐渣样，常有死骨块埋藏其中，有的较大，有的细小如砂粒，可用手指捻碎。干酪样坏死物质与骨髓的区别是前者为灰白色，松脆，不透明，无血运；后者为黄色或红色，软腻，半透明，血运丰富。

边缘性骨松质结核的发展与中央型略有不同。骨质破坏范围一般不大，由于病灶的一侧解禁软组织，局部血运较好，多不形成死骨，也容易吸收，边缘型骨松质结核的脓液可向关节腔内穿破，也可向体外或体内空腔脏器穿破。

2) 骨干结核（坚质骨）：多自髓腔开始，以局限性溶骨破坏为主，一般不形成死骨。病灶内脓液增加，压力提高时，脓液经 Volkmann 管汇集于骨膜下，掀起骨膜，并刺激骨膜，形成新骨。反复刺激，骨膜反应明显时呈葱皮样外观。儿童的骨膜生骨能力较强，新生骨也较丰富，成年病人新骨形成较少，老年病人则仅见到溶骨性破坏，几乎见不到新生骨。

3) 干骺端结核：干骺端介于骨骺骨松质和骨干之间，具有骨松质和坚质骨的成分，因此该处的病变具有两种病变的特点：局部既可以有死骨的形成，又有骨膜新骨增生（图 3-111）。病变扩大时，脓液可侵入关节腔或经皮肤向外破溃。

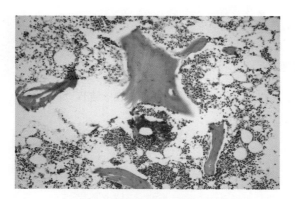

图 3-110　坏死骨组织形成游离死骨，呈不规则形
（HE×100）

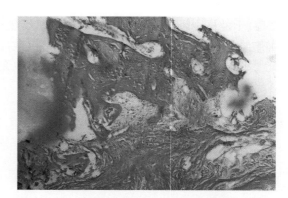

图 3-111　坏死骨质周围只有骨膜新骨形成，周围
纤维组织增生（HE×100）

(2) 滑膜结核：滑膜位于关节、腱鞘和滑囊的内衬。结核杆菌可通过两种途径感染滑膜：经关节腔感染滑膜，或通过滑膜下层组织感染。滑膜出现肿胀充血，炎性细胞浸润和渗液增加，此后滑膜细胞增生，表面粗糙，形成绒毛乳头增生，并出现干酪样坏死和结核结节。

滑液内沉积的纤维蛋白块经关节或肌腱的滑动作用可磨造成瓜子仁样，白色有光泽的米粒体。到晚期滑膜增生肥厚。

滑膜丰富的关节如膝、踝、肘、髋关节，滑膜结核的发生率也较高。腱鞘和滑膜结核则较少见。

（3）全关节结核：骨结核和滑膜结核如不早期治疗，均可发展为全关节结核。由滑膜结核发展而来的全关节结核先侵犯关节，继而波及软骨和骨组织，结核性肉芽组织由关节软骨的边缘潜行侵入软骨的下方（图3-112），破坏软骨下骨板。由骨结核发展而来的全关节结核病变先从骨组织开始，继而波及软骨下、软骨组织和滑膜。最终使关节、软骨面完全游离，浮游于脓液和肉芽组织中。上述病变发展缓慢。

由骨结核演变成全关节结核，有时病灶突然穿破，进入关节腔，可出现急性症状。易误诊为急性化脓性关节炎。

关节软骨面由透明软骨所组成，一旦破坏由纤维组织来修复，再经过关节的活动塑性作用而变成纤维软骨（图3-113），当大部分关节软骨破坏后关节活动的物质基础即丧失，即使病变停止发展，关节功能也将大部分丧失，甚至发生纤维性强直或骨性强直。

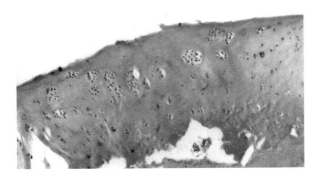

图3-112　软骨下骨折破坏，部分骨组织溶解消失（HE×100）

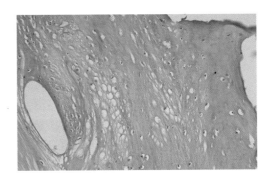

图3-113　纤维软骨形成，骨细胞及纤维组织增生（HE×100）

死骨的转归如下：

1）小死骨可因肉芽组织侵蚀或脓肿的腐蚀作用逐渐吸收。

2）较小的游离死骨可随脓液向脓肿内或体外排出。

3）较大的死骨经肉芽组织的侵蚀变小。

4）如果病人的抵抗力强，局部血运良好，脓液逐渐吸收后，某些死骨可经过毛细血管的爬行替代作用而变成活骨。

5）不能排出，替代和吸收的死骨长期存在，必须经手术取出。

（二）髋关节结核

原发病灶的结核杆菌进入血液形成细菌栓子经血液循环播散到髋关节，结核菌栓在股骨颈、股骨头、髋臼或髋关节滑膜组织形成新的结核病灶。髋关节单纯滑膜结核并不少见，但滑膜病变发展为全髋关节结核的机会较少。结核菌栓经血行感染滑膜组织后，在滑膜组织内形成许多结核结节，滑膜组织充血、水肿、炎症渗出及增生反应。但是，滑膜的这些病变一般不至于发展到干酪样变性的程度，只在少数情况下侵犯关节软骨下骨板，发展为全髋结核。

髋关节结核可分为单纯滑膜结核、单纯骨结核、全关节结核几种。髋关节单纯滑膜结核很少形成脓肿，更不易形成窦道。单纯骨结核易形成脓肿。髋臼结核时，脓肿可穿破臼底而在盆内形成脓肿；如果病变邻近后缘，则易在臀大肌深层形成脓肿；脓肿穿破软骨面则进入髋关节。股骨颈结核时，脓液有两个去处：一是穿破骨膜侵入关节，二是流注到大粗隆或大腿外侧。有时，髋关节内的脓液可穿破关节囊的前、内侧薄弱处或通过髂腰肌滑囊而在股前内侧形成脓肿。结核性脓肿破溃后形成窦道，有的因混合感染而致慢性化脓性骨髓炎。

全髋关节结核晚期常有两种后果，一是发生股骨头脱位。这是因为髋臼、股骨头、关节囊和圆韧带严重破坏致关节不稳，临床上多为后脱位。二是形成纤维性强直。如合并其他感染，可形成骨性强直或股骨头破坏消失，致股骨上端与髋臼间形成假关节。

全髋关节结核对患侧肢体的生长有一定的影响,有单纯滑膜结核,或髋臼结核治愈后,炎症刺激骨骺生长或使股骨头增大,股骨颈变长,患侧常呈髋外翻畸形。在股骨头、颈结核时,如病灶位于距骺板较远的股骨颈基底处,对股骨头生长有刺激作用,而当病灶位于骺板附近时,由于可以直接破坏骺板或中断其血运而使股骨头发育受阻、变小;股骨颈变短,致髋内翻畸形,引起下肢缩短。在晚期,股骨下端和胫骨骨骺板虽然没有受病灶的侵袭,但由于长时间的失用而导致该下肢的骺板不能正常发育而缩短,造成严重的畸形(图 3-114)。再者,由于屈髋、内收肌力量强大而使患肢处于内收、屈曲位。尽管发生骨性的关节强直,也终会造成这样的后果,从而加重了畸形的程度。

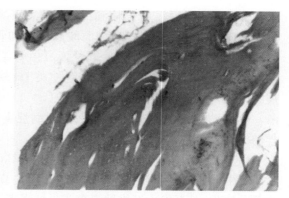

图 3-114 骨组织萎缩发育不良,骨细胞变性,结构畸形(HE×100)

(三) 脊柱结核

1. **脊柱结核分型** 脊柱结核因病灶发生位置不同,可以分为三种类型:

(1)椎体边缘型结核:多见于成人,临床上最常见,以腰椎居多,病灶位于椎间盘附近,椎体上下缘,以溶骨性破坏为主,死骨较少或不形成死骨。容易穿破软骨板侵犯至椎间盘并波及邻近的椎体,严重时相邻的椎体发生塌陷,椎间盘破坏一般认为是本病的特点之一。

(2)椎体中心型结核:多见于 10 岁以下儿童,以胸椎居多,病变进展较快,常累及整个椎体易被压缩,并向椎间盘和邻近椎体蔓延,在成人由于椎体较大,病情进展相对较缓慢,病灶可长期局限于椎体中央而不侵犯椎间盘和邻近椎体。中心型椎体结核较易形成死骨,并引起脊柱厚凸畸形(图 3-115)。

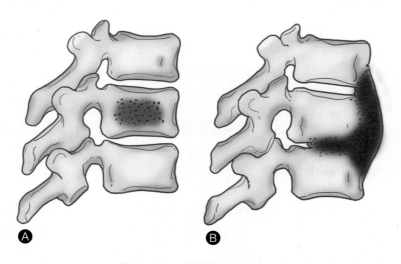

图 3-115 脊柱结核病理示意图
A. 中心型;B. 边缘型

(3)骨膜下型:最为少见,多数属于继发性病变,发生于椎体前缘由于骨膜下脓肿和肉芽侵蚀引起,局部骨质破坏,病变可在骨膜下蔓延数个椎节,但椎间盘较少受到侵犯,也极少发生畸形。椎弓结构非常少见,容易侵犯脊髓,马尾引起压迫症状。

2. **寒性脓肿的形成** 随着椎体破坏程度的加剧,其内含有干酪样物质液化形成的寒性脓肿。寒性脓肿有两种表现:

(1)脓液汇集于椎体一侧的骨膜下,形成椎旁脓肿,可以出现在椎体的前方、后方或两侧。在后方的椎旁脓肿可以压迫脊髓或神经根。脓肿可以累及好几个椎体形成广泛的椎体骨膜剥离。

(2)脓液穿破椎体骨膜后,由于重力关系沿肌肉筋膜间隙向下垂方向流注,称为流注脓肿,这种脓肿可侵蚀其他骨质造成继发性骨损害,也可穿破皮肤形成窦道(图 3-116)。

不同节段椎体结核的寒性脓肿蔓延途径不同(图 3-117):

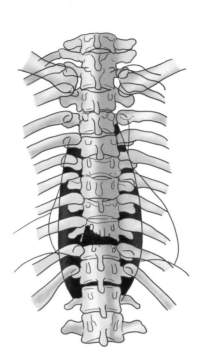

图 3-116 脊柱结核椎体骨质破坏,伴有椎旁寒性脓肿形成

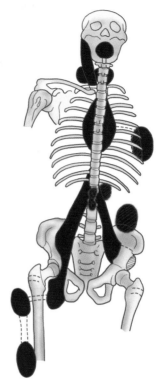

图 3-117 脊柱结核寒性脓肿流注途径

1)颈椎:脓肿常突破椎体前方骨膜和前纵韧带,汇集在颈长肌及其筋膜的后方,第 4 颈椎以上病变的脓肿多位于咽腔后方,称为咽后壁脓肿。第 5 颈椎以下病变的脓肿多位于食管后方,称为食管后脓肿。巨大的咽后壁脓肿使咽后壁和舌根靠拢,睡眠时鼾声大作,甚至引起呼吸和吞咽困难,咽后壁和食管后脓肿都可向咽腔或食管穿破,使脓液和干酪样物质或死骨碎片自口腔中吐出或咽下。颈椎体侧方病变的脓肿可出现在颈部两侧或沿椎前筋膜及斜角肌向锁骨上窝流窜。

2)颈胸段脊椎:脓肿可沿颈长肌向下至上纵隔两侧,类似纵隔肿瘤。

3)胸椎:多表现为椎旁脓肿,有的呈球形,多见于儿童或脓液渗出较快的早期病例,有的呈长而宽的烟筒性。椎旁脓肿应与心脏及主动脉阴影相鉴别,椎旁脓肿还可经肋骨横突间隙向背部延伸或肋间神经血管束流向肋间隙远端。

4)胸腰段脊椎:可同时有椎旁脓肿及腰大肌脓肿。

5)腰椎:腰椎结核的脓液,穿破骨膜后,汇集在腰大肌鞘内,腰大肌脓肿之浅者位于浅层肌纤维间或腰大肌前方筋膜下,不致阻碍患侧髋关节的伸直,位于腰大肌深层的、紧张的腰大肌脓肿可妨碍患侧髋关节伸直。腰大肌深层的脓肿也可穿越腰筋膜而流窜到两侧腰三角,脓肿也可沿腰大肌下坠至股骨小转子处,再经股骨上端后方到大腿外侧,沿阔筋膜到膝关节附近。腰大肌脓肿也可穿破髂腰肌滑囊,若该滑囊与髋关节相同即可引起髋关节结核。

6)腰骶段脊椎:可同时有腰大肌脓肿及骶前脓肿,后者可腐蚀骶骨前方,也可向乙状结肠或直肠内穿破。

7)骶椎:脓液常汇集在骶骨前方,称为骶前脓肿,还可沿梨状肌经坐骨大孔流窜至股骨大转子附近,或经骶管流到骶骨后方,或下坠到坐骨直肠窝及肛门附近。

3. 寒性脓肿转归方式

(1)脓肿自行破溃或被切开,排净脓汁、干酪样物质或死骨碎片,脓肿自愈。

(2)骨病处趋向静止,脓汁逐渐吸收。

(3)骨病处趋向静止,不能完全吸收,发生钙化。

(4)脓液被穿刺吸出或者行手术取出。

(5)脓肿破溃或切开后持续排脓,窦道经久不愈,引起严重的混合感染或机体消耗。

4. 脊柱结核合并截瘫　脊柱结核病人中,截瘫的发生率为 10% 左右,胸椎结核多见,颈椎次之,颈胸段、胸腰段和腰椎较少,椎弓结核很少见。但因椎弓从三面环绕椎管,故并发截瘫的比例较高(图 3-118)。

脊柱结核并发截瘫的原因,在早期或病变活动期多由于结核性物质如脓肿、干酪样物质、肉芽组织、死骨、坏死的椎间盘等直接压迫脊髓所致,可称为骨病变活动性截瘫。手术减压效果好。在晚期或病变愈合期,也可由于脊柱后凸畸形或椎体病理性移位所造成的椎管前方骨嵴,使脊髓遭到压迫或磨损所致纤维变性,引起截瘫,可称为骨病变静止型截瘫。手术效果较差,除此以外脊髓血管发生栓塞导致脊髓变性软化。此时虽无外部压迫因素,也可发生截瘫,但腰椎管内神经成分为马尾,活动余地较多,故 L1 以下脊柱结核合并截瘫者较少。

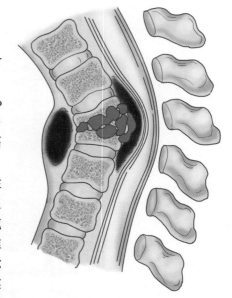

图 3-118　脊柱结核病变组织压迫脊髓

参考文献

［1］胥少汀,葛宝丰.实用骨科学.第 4 版.北京:人民军医出版社,2012.

［2］王亦璁,姜保国.骨与关节损伤.第 5 版.北京:人民卫生出版社,2012.

［3］陈洋,张文平,马利军.耐甲氧西林金黄色葡萄球菌研究进展.中华实用诊断与治疗杂志,2015,29(12):1145-1147.

［4］李文波,张超.慢性骨髓炎感染复发诱因的研究进展.实用骨科杂志,2017,23(12):1099-1102.

［5］武汉医学院病理教研室,中山医学院病理教研室.外科病理学.武汉:湖北人民出版社,1978:402-463.

［6］刘子君.骨关节病理学.北京:人民卫生出版社,1992:74-95.

［7］毛宾尧.髋关节外科学.北京:人民卫生出版社,1998:367-431.

［8］周俊桐.外伤性骨感染的临床分型及临床意义探讨［J］.中国实用医药,2012,17(17):63-64.

［9］郭远清,李国威.外伤性骨感染的临床分型与疗效探讨［J］.中华医院感染学杂志,2016,26(08):1816-1818.

［10］鲁玉来,王兴义.截肢残端骨髓炎［J］.中国矫形外科杂志,2011,19(06):508-510.

［11］乔林,张双江.40 例慢性骨髓炎发病诱因及菌群特点研究.中国骨与关节损伤杂志,2015,30(7):733-735.

［12］John Pan,Johes Jr.骨坏死的病因和病理.中华骨科杂志,1994,14(3):159-161.

［13］程清平,王东福.腰椎间盘突出症术后椎间隙感染的治疗及危险因素分析.中国骨与关节损伤杂志,2017,32(01):32-35.

［14］齐新生,孔祥飞.原发性股骨颈病损 15 例诊治体会.铁道医学,1995.23(6):351-352.

［15］周强,柳凤轩.大剂量糖皮质激素诱导兔股骨头坏死的研究.第三军医大学学报,2000,22:249-252.

［16］卫小春.骨坏死后骨修复过程的扫描电镜观察.解剖学杂志,1994,17(1):25-28.

［17］毕玉蝉.骨科临床医师必须掌握病理诊断的基本概念.中华骨科杂志,1997,17(7):411-412.

［18］解雪涛,邱蔚六.颌骨放射性骨坏死的临床病理分析.口腔颌面外科杂志,1997,7(3):157-161.

［19］杨明亮,罗芝正.实验性动物股骨头坏死模型的制备及其病理生理机制.中国骨伤,2000,13(4):207-208.

［20］朱祥祺,田伍训.反复加减压引起的动物减压性骨坏死.海军军事医学,1999,20(1):18-21.

［21］王居勇,范广宇.髋关节骨性关节炎负重部位关节囊的组织病理学观察.中华骨科杂志,2001,21(3):167-171.

［22］张年春,曾维权.股骨头坏死的血液流变学实验研究.中国血液流变学杂志,1999,9(4):200-204.

［23］王新生.激素性股骨头缺血性坏死发病机制的实验研究.中华骨科杂志,1998,15(3):168-170.

［24］王坤正.激素性股骨头缺血性坏死发病机制的实验研究.中华外科杂志,1994,32(9):515-517.

［25］吴宇光,李子荣.股骨头坏死骨循环改变的研究进展.中华外科杂志,1999,37(2):126-127.

［26］薛元锁,时述山.激素性股骨头坏死的早期病理生理改变及治疗.中国矫形外科,2000,7(2):187-189.

［27］王云钊.近20年我国骨坏死研究进展.放射学实践,2000,15(3):156-160.

［28］孙广义.骨冻伤平片X线分型与血管造影对照研究.中华放射学杂志,1994,28(5):325.

［29］蔡俊.40例电击伤骨改变的X线表现.中华放射学杂志,1993,27(7):491.

［30］董天华,郑召民.骨坏死.郑州:河南医科大学出版社,1999:1-30.

［31］路来金,王江宁.腕月骨无菌性坏死的诊断、分类和治疗.中华手外科杂志,1998,14(1):35-37.

［32］刘尚礼.何天骥.Legy-Perthes病股骨头坏死机制的研究.中华外科杂志,1987,25(11):634-646.

［33］刘尚礼.Perthes病的病因及病理.中华小儿外科杂志,1994(513):185-186.

［34］赵德伟.股骨头缺血性坏死的修复与再造.北京:人民卫生出版社,1998:37-44.

［35］Tsitsikas DA,Galinela G.Bone marow necrosis and fat embolism syndrome in sickle cell disease:increased susceptibility of patients with non-SS genotypes and a possible association with human parvovirus B19 infection［J］.Blood Rev,2014,28(1):23-30.

［36］Nair V,Das S.A clinicopathological analysis of 26patients with infection-associated haemophagocytic lymphohistiocytosis and the importance of bone marrow phagocytosis for the early initiation of immunomodulatory treatment［J］.Postgrad Med J,2013,89(1050):185-192.

［37］Roy DR.Osteomyelitis of the patella［J］.Clin Orthop,2001,389:30-34.

［38］Atsumi T,Kuroki K.A nicroangiographic study of idiopathic osteonecrosis of the femoral head.Chin Orthop,1989(246):186-194.

［39］Atsumi T,Kuroki Y.Role of impairment of blood of the femoral head in the pathogenesis of idiopathic head in arlet J,Mazieres B,eds.Bone circulation and bone necrosis,Sphinger-verlag berlin herdelberg,1990:91-95.

［40］Atsumi T,Kunoki Y.Role of impairment of blood supply of the femoral head in the pathopenesis of idropathic osteonecrosis.［J］Chin Orthop,1992,277:22-30.

［41］Brighton CT,Hunt RM.Early histological and ultraseructural changes in mdullary fracture callus.J Bone Joint Surg,1991,73(A):823-847.

［42］Bunger C,Bulow J Tndevold E.Microcirculation of the juvenile knee in chronic arthritis.Clin Ortnop,1986,204:249-302.

［43］Buckberh GD,Luck JC.Some Sources of error measuring regional blood flow with radioactive microspheres.J Appl Phys al,1971,31:598-604.

［44］Bjurhoim A,Kreicbergs A.Substanceand CGRP-immunoreactive nerres in bone.Peptides,1988,9:165-171.

［45］Chen LT,Chen MF.Increased bone marrow blood folw in rabbits witn acute hemolytic anemia.Am J hematol,1986,22:35-41.

［46］Cooper RR,Milgram JW.Morphology of the osteon:An electron imicroscopic study.J bone Joint Surg,1996,48(A):1239-1271.

［47］Crock HV,Goldwasser M.Anatomic studies of the circulation in the region of the vertebral endplate in adult greyhound days.Spine,1984,9:702-706.

［48］Collin-Dsdoby P.Role of vascular endo the lial cells in bone biology.J Cell Biochem,1994,55:304-309.

［49］Czrrington JL.Reddi AH.Parallels betoeen development of ambryomic and matrix-induced endochomdarl bone.Bioessays,1991,13:403-408.

［50］Dole WP,Jacksom DL.Relative error and variability in blood folw measurement with radioiabeled microsphere.Am J physiol,1982,234:371-378.

［51］Davis TR,Wood MB.Endothelial Control of long bone vascular resistance.J Or thop Res,1992,10:344-349.

［52］Davis R,Tothill P.The early effects of sympathectomy on tone blood folw.Cxlif Tissue Int,1984,36:622-624.

［53］Doherty WJ,Derome ME.The effect of glucocorticoids on osteoblast function.J Bone Joint Surg,1995,77(A):396-405.

［54］Elliott.DH.Bone necrosis-An ounpational hazard of diving.J Roy Naval Med Serv,1970,56:110.

［55］Engler RL,Schmid-Schombein GW.Leukocyte capillary plugging in myocardial ischemic and reperfusion in the dog.Am J Pathol,1983,111:98-111.

［56］Greyg PJ.A studv of old lesion of carissin disease of bone by radilg and bone scintigraphy.J Bone Joint Surg,1981,1:132-137.

［57］Hukkanen M,Konttinem YT.Rapid proliferation of calcitorin gene-related peptideimmunoreactive nerves during healing of rat tibial fracture suggests neal involvement in bone growth and remodeling.N euroscience,1993,54:969-979.

［58］Harrison TAB.EUBS 5th Scientiflic meeting july Bergon/noroay.Grimsted J Ed,1979:241-252.

［59］Hansen ES.Microvascuiarization,Osteogenesis and myelopoiesis in normal and pathological conditions in:Schoutens

A.Arlet J.Gareniers JWM,des.Bone circulation and vascularization in normal and pathological conditions.New york：plenum press,1993：29-41.

[60] John Pan,Johes Jr. 骨坏死的病因和病理 . 中华骨科杂志,1994,14(3):159-161.

[61] Nismimura T,Matsumoto T.Histopathologic study of veins in steroid treated rabbits［J］.Chin Orthop,1997,334：37-42.

[62] Ohzone K.Takaoka K.Introsseous arterial architecture in nontraumatic avascular necrosis of the femoral head［J］.Chin Orthop,1992,217：79-88.

[63] Paradis GR,Kelly PJ.BIIwd folw and mineral deposition in canine tibial fractures.J Bone Joint Surg,1975,57(A):220-226.

[64] Reichert IL,Mc Carthy ID.The acute vascular response to intramedullary reaming：Microsphere estimation of blood flow in the intact ovine tibia.J Bone Joint Surg,1995,77(B):490-493.

[65] Sowa DT,Hoider LE.Application of magnetic resonance imaging to ischemic necrosis of the lunate.J hand Surg(Am),1989,14：1008-1016.

[66] Saitos,Ohzowok.Early arteriopathy and postulated pathogenesis of osteonecrosis of the femoral head.Chin Orthop,1992(277):98-110-170.

[67] Trueta J,Harrison MHM.The normal vascular anatomy of the femoral head in adult man.Chin Orthop,1997(334):6-14.

[68] Trias A,Ferg A.Cortical circulation of long bones.J Bone Joint Surg,1979,6(A):1052-1059.

[69] Wallance AL,Wyatt BC.Humoral regulation of blood flow in the vertebral endplate.spine,1994,19：1324-1328.

[70] Wickramasionghe SW.Observations on the ultrastructure of sinusoidsand reticular cells in human bone marrow.Clin lab Haemat,1991,13：263-268.

[71] 罗宇,俞松 . 儿童股骨头缺血性坏死的临床研究进展 . 中国医学创新,2013(14):150-153.

[72] 徐敏,王毅鹏,彭丹,等 . 儿童股骨头缺血性坏死 . 国际病理科学与临床杂志,2010,30(02):166-170.

[73] 王健,俞松 . 儿童股骨头缺血坏死的治疗进展 . 遵义医学院学报,2013,36(05):495-499.

[74] 陈振光,谭金海 . 肱骨头缺血性坏死的显微外科治疗 . 临床外科杂志,2012(6):440-441.

[75] 于德刚,汤亭亭,朱振安 . 骨关节炎软骨下骨改变及其作用研究进展 . 国际骨科学杂志,2015,36(03):172-178.

[76] 宋卫东,李德,刘尚礼,等 . 足舟状骨缺血性坏死 . 实用医学杂志,2008,24(24):4159-4160.

[77] 严俊,王欣 . 成人足舟状骨自发性坏死 . 实用骨科杂志,2014,20(09):827-829.

[78] 王卫明,赵德伟 . 髓芯减压自体骨髓细胞结合重组异种骨移植治疗股骨内髁骨坏死［J］.中国骨与关节损伤杂志,2005(02):100-101.

[79] 韦堃方 . 皮肤针叩刺后外敷弃杖散治疗胫骨结节骨骺炎 . 中国中医骨伤科杂志,2011(11):65.

[80] 刘欣伟,解冰,项良碧,等 . 军训致第 2 跖骨头缺血性坏死症 8 例的手术治疗［J］.临床军医杂志,2014,42(01):56-58.

[81] 李成学,李亚凤 . 跟骨后骨骺缺血性坏死 18 例 . 西北国防医学杂志,2011(02):72.

[82] 易新成,陈博昌 . 儿童足舟骨缺血性坏死的概述 . 医学综述,2014,20(13):2394-2396.

[83] 蔡杰,屈福锋,刘培珑,等 . 距骨缺血性坏死的手术治疗进展 . 中国骨与关节损伤杂志,2018,33(08):894-896.

[84] 陈晓斌,刘智 . 距骨缺血性坏死 . 实用骨科杂志,2011,17(08):719-721.

第四章

缺血性骨坏死的影像学

第一节　成人缺血性骨坏死

一、股骨头缺血性坏死

医学影像学是自 20 世纪 80 年代起形成的一门新兴的医学学科,实际上它是在 X 线诊断基础上发展起来的。包括 X 线诊断、电子计算机断层扫描(computed tomography,CT)、超声、放射性核素、磁共振成像(MRI)、数字减影血管造影(digital subtraction angiograph,DSA)。当前医学影像学中血管造影,尤其是DSA、各种体层,包括电子计算机体层,超声体层,MRI 体层等在临床应用日益广泛。X 线诊断检查方便,费用低,无论在综合性或地方基层医院都可以广泛采用。X 线平片可以诊断骨缺血性坏死,如腕月、舟骨、足舟骨、跖骨小头、股骨头骨骺坏死(Perthes)病等,它们均有特征性 X 线表现。但是由于 X 线平片的局限性即 X 线是骨内矿物质含量的反应,直到骨吸收开始以前,不显示任何影像学的改变,故对早期诊断意义不大。目前 CT 扫描可获得高分辨率及确切的轴位断层图像,对股骨头可进一步取得较精确的影像诊断。对其他部位的缺血坏死则 X 线平片诊断困难,如距骨、股骨髁、肱骨和股骨头等,可以先应用体层摄影 CT显示骨小梁、骨性关节面的表现,往往能发现在骨性关节下方有高或低密度围绕的死骨片,或者骨小梁结构紊乱,粗细不等,骨性关节面塌陷或其下方有囊性透光区等。CT 扫描主要依靠骨小梁的形态分布即放射状排列的骨小梁改变的情况及骨性关节面中断、破坏等征象诊断股骨头缺血性坏死。CT 检查可显示常规 X 线不能检查出的病变,且显示病变的影像较 X 线清晰。但 CT 同样要等骨组织在 X 线上的密度发生改变时,才能作出诊断。随着科学技术的发展,核素骨扫描及 MRI 应用于股骨头缺血性坏死的诊断,使早期诊断率大大提高。核素骨扫描可在股骨头血供减少,而无早期临床症状时即能显示病变。可对早期怀疑有股骨头缺血性坏死的病人,如长期服用激素,长期大量饮酒及患有减压病的病人进行普查。MRI 是目前早期诊断股骨头缺血性坏死的最佳诊断方法,它的图像空间分辨率目前虽不如 CT 和 X 线,但其通过多平面显示和多序列信号对比,使正常与病变组织之间得到较佳的显示。上述影像检查未发现异常,但临床有病史、症状、体征支持骨缺血坏死时应行 MRI 检查,一般认为MRI 是诊断骨缺血坏死最敏感和特异的方法。它们的特征性表现为在 T_1WI 和 T_2WI 图像上可以在关节面的下方有一异常信号。DSA 通过其高选择性的动脉造影,可清楚显示股骨头的血液供应,其与核素髋关节扫描相比,它具有良好的空间分辨力,结合 X 线、CT 等检查可为治疗方法的选择提供有效证据。超声不适用于骨骼的检查。

（一）股骨头缺血性坏死 X 线检查

1. 正常髋关节的 X 线表现　　股骨头的骨密质较薄，在 X 线片上是为高密度发白的阴影，其表面光滑完整，呈圆形曲线。股骨头内侧上方有一凹陷，是为股骨头凹。股骨头骨密质的内缘与骨松质相连，不及外缘光滑完整。股骨头的骨小梁较粗，其排列和走行方向与承受压力或张力的方向一致，分别称为压力和张力曲线，其互相交错排列，在高质量的 X 线片上可见其呈网络状的骨纹理。成人骨骺与干骺端连合，连合处可不留痕迹，也可显示横形致密线，称为已连接的骨骺线或骨骺线残迹。髋臼骨密质亦呈高密度的影缘，中间薄两边厚，表面光滑，与股骨头骨密质等距离，其间为股骨头关节软骨与髋臼关节软骨形成的间隙，正常情况下股骨头内上方与髋臼缘重迭，密度较周围骨松质高（图 4-1）。

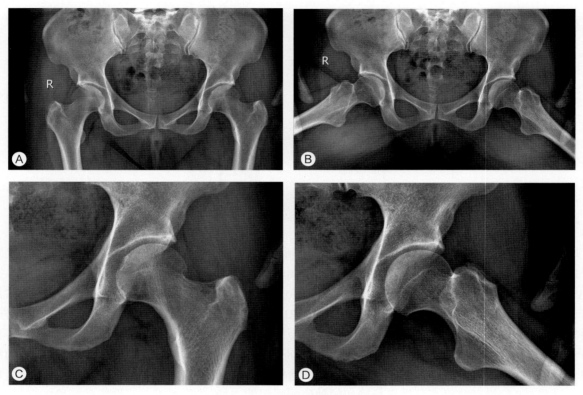

图 4-1　正常成人股骨头摄片

A、C. 髋关节正位；B、D. 蛙式位

骨结构完整，力线显示正常，关节面完整

2. 股骨头缺血性坏死的 X 线表现　　关于股骨头缺血性坏死的 X 线分期，自 1980 年以来国内外学者在文献中报道的方法较多，如佐佐木（1986）四期分法，山本（1984）五期分法，松野（1984）五期分法，Bonnarens（1985）五期分法，Ficat（1985）六期分法，Marcus 六期分法，国内学者四期分法等，各自均不完全一致，但在晚期基本统一为髋关节骨性关节炎。目前尚无国际上统一的标准方法，现将选出具有代表性的临床各个分期加以阐述。同时，结合作者的诊治经验，在 Ficat 分期基础上加以详尽地叙述。

（1）根据发病时间的长短和骨质改变的轻重不同，其 X 线的表现可分为早、中、晚三期。以国内学者金黄南，张雪哲等论述居多。

1）早期：可见骨质弥漫性稀疏，股骨头无变形，关节间隙不窄，但骨密度不均匀，有局限性骨密度增高、硬化、且范围不等。同时在骨密度增高区的边缘有斑片状密度减低区，或股骨头持重区的软骨下骨折，表现为新月形或带形透光区，典型者呈剥苹果皮样改变，此种改变对早期诊断很有帮助。此外股骨头坏死可凹陷呈碎片状，此为重力作用的结果（图 4-2）。

2）中期：股骨头轻度变形，关节面塌陷，正常的弧形曲线消失，出现台阶征。骨密度仍不均匀，出现囊样破坏区，周围可有新骨增生，此期关节间隙可正常或变窄（图 4-3）。

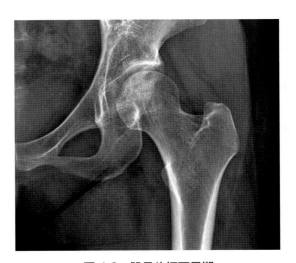

图 4-2 股骨头坏死早期
股骨头无变形,骨密度不均匀,有局限性
骨密度增高及密度减低区

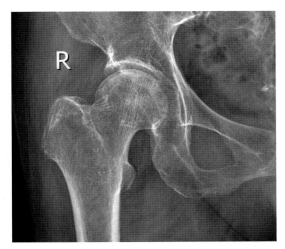

图 4-3 股骨头坏死中期
股骨头轻度变形,关节面塌陷,骨密度不均匀,有囊
样破坏区,周围可有高密度新骨增生

3)晚期:股骨头明显变形,塌陷,压缩,变平,密度不均,常见骨质硬化及囊状相间。股骨颈粗短,髋臼受累,关节间隙变窄,关节周围如髋臼缘及股骨头边缘有明显骨赘形成,且常伴有脱位(图 4-4)。

(2)Zinic 和 Marcus 等结合临床和 X 线表现将股骨头缺血坏死分为 4~6 期,其中有移行阶段。

Marcus 的临床 X 线分期为 6 期。

Ⅰ期:X 线片有轻度密度增高呈点状密度增高区或减低区,甚至可以呈阴性。

Ⅱ期:X 线密度明显增高(全部或部分),头无塌陷,有分界明显的骨硬化区。

Ⅲ期:有软骨下骨折或新月征,一般扇形骨折多见,而新月征较少见到。

Ⅳ期:股骨头扁平或死骨区塌陷。

Ⅴ期:死骨破裂,关节间隙狭窄,可见片状密度增高影。

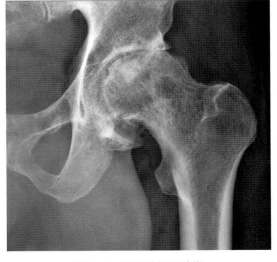

图 4-4 股骨头坏死晚期
股骨头明显变形,塌陷,变平,密度不均,骨质硬化与
囊变相间。股骨颈粗短,髋臼受累,关节间隙变窄,
关节周围有明显骨赘形成,半脱位改变

Ⅵ期:股骨头肥大变形,髋臼不光滑,甚至硬化增生,部分有半脱位。

(3)Arlet,Ficat 和 Hangerfard 五期分法

0 期(称为前临床期)(Preclinical stage):此期无临床症状,X 线平片亦无异常所见,称为静默髋(silent hip)。

Ⅰ期(称为前放射线期):约有 50% 的病人可出现轻微髋痛,负重时加重,检查示髋关节活动受限,以内旋活动受限最早出现,强力内旋时髋关节疼痛加重,标准 X 线片可为阴性,也可见散在性骨质疏松或骨小梁界限模糊。

Ⅱa 期(坏死形成,头变扁前期):临床症状明显,且较 Ⅰ 期加重,标准 X 线片示广泛骨质疏松,散在性硬化或囊性变,但股骨头的轮廓未中断,关节间隙正常。

Ⅱb 期(移行期):此期临床症状明显。头轻度变扁,塌陷在 2mm 以内,关节间隙正常。

Ⅲ期(塌陷期):临床症状较重,标准 X 线片示头轮廓中断,有半月征,塌陷大于 2mm,有死骨形成,头变扁,关节间隙正常。

Ⅳ期(骨关节炎期):临床症状类似骨性关节炎表现,疼痛明显,关节活动范围明显减少,X线显示头塌陷,边缘增生,关节间隙变窄,Shenton线不连续,髋关节半脱位。

(4)Ficat和Arlet(1980)根据缺血坏死时骨与关节软骨病变在X线上的征象并与功能检查结合起来,提出如下这种分型对某些有症状无X线征象者可达到早期诊断目的。

因骨软骨型的特点是早期即出现关节间隙狭窄,即一开始病变就侵犯关节软骨,而关节软骨在X线显影不明显,需有特殊X线机,在这里不加以赘述。现将骨型分期加以介绍。

Ⅰ期:髋痛僵硬,活动受限,而X线没有特殊征象,或有骨小梁轻度不匀,或斑点状稀疏区,骶线或关节间隙均无变化,也可把此期称为:"0"~"1"期,此期适于作血流动力学,放射性核素骨扫描或髓芯活检等综合检查。

Ⅱ期:整个股骨头外形及关节间隙正常,根据骨质变化又分为三型。

A型(疏松型):负重区有弥漫性骨质疏松。

B型(硬化型):在股骨头圆韧带区有囊性变,周围清晰,而头呈均匀一致性硬化改变,有时呈多少不定的斑点状硬化,此型可能为骨坏死的修复期,预后较ⅡA、ⅡC型好。

C型(混合型):透光和硬化区混合存在,硬化区常位于头颈交界处。

Ⅲ期:股骨头连续性断裂,在侧位片或断层片上,可能见到头顶端有塌陷或变扁,与髋臼接触缘处明显。死骨局限于相应受压部位,死骨可有断裂和嵌压。出现新月征,死骨呈圆锥状下陷。

Ⅳ期:股骨头进一步坏死,关节间隙变窄,并呈典型的骨关节炎改变,臼顶变形以与扁头相对应,圆形关节变为椭圆形状。关节功能障碍,只保留伸展功能,而外展和旋转功能完全丧失。

(5)作者总结在近几年新收集的大量临床资料,在Ficat分型基础上,结合功能检查,分出四期五型:

Ⅰ期:其特征是无放射学异常征象。只有一过性的关节僵硬和疼痛,通常伴有关节活动的一定限制。休息后症状缓解,在X线片上无阳性结果所见,偶尔可见到均匀一致或斑点状骨质疏松区。由于缺乏血流动力学、放射性核素和组织病理学方面的检查,使诊断往往不能成立(图4-5)。

Ⅱ期:此期特征是X线片上出现骨重建迹象,但股骨头外形或关节间隙无任何变化。持重,站立较久出现髋关节疼痛。此期又分为A、B两型(图4-6)。

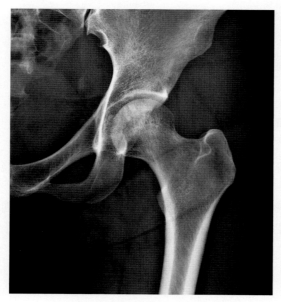

图4-5　Ⅰ期股骨头缺血性坏死X线片
密度不均,散在斑点状骨质疏松

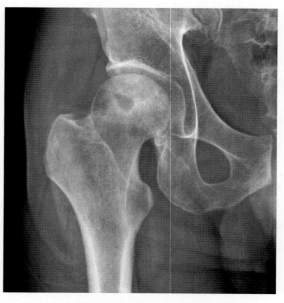

图4-6　Ⅱ期股骨头缺血性坏死X线摄片
负重区下囊性变明显,周围有硬化带

Ⅱ A：髋关节活动轻度受限，骨质稀疏呈弥漫性，有明显的重建影像，可累及髋臼。整个股骨头中心呈均匀一致的骨质硬化带，分界比较明显，其周围可见点状、片状密度减低区及孤立的囊性改变。

Ⅱ B：其特征是有骨质密度增高与密度减低区混合存在，一般多见扇形或软骨下骨折，偶可见到新月征（系软骨下骨小梁与软骨分离或塌陷的征象）。新月征的出现是骨小梁坏死的前驱征象。

Ⅲ期：此期的特征是软骨下骨小梁的连续性出现断裂，有明显的囊状改变，周围常有硬化缘，在负重区软骨下骨折而使股骨头变扁。因覆盖的软骨仍保持正常，故关节间隙正常或轻微狭窄。髋关节疼痛轻微，但较持续，休息时缓解不明显（图4-7）。

Ⅳ期：股骨头进一步坏死，关节间隙变窄，并呈典型的骨关节炎改变，臼顶变形以与扁头相对应，圆形关节变为椭圆形状。关节功能障碍，只保留伸展功能，而外展和旋转功能完全丧失（图4-8）。

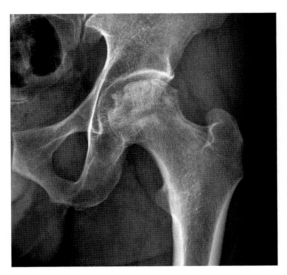

图4-7　Ⅲ期股骨头坏死X线摄片

股骨头负重区塌陷变形，广泛斑片状囊性变

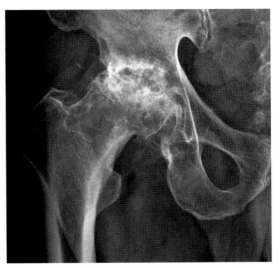

图4-8　Ⅳ期股骨头坏死X线摄片

股骨头明显塌陷变形，广泛囊性变并硬化骨，髋臼硬化，沈通氏线不连续，髋关节半脱位，关节间隙消失

（二）股骨头缺血性坏死的核医学检查

发射型计算机断层成像（emission computed tomography，ECT）是早期诊断股骨头或骨软骨坏死的重要手段，可根据放射性核素在骨组织随时间变化的空间分布情况，通过提取各组织结构的因子而使其成像。

当示踪剂进入人体后，部分进入骨组织，与骨的羟基磷灰石晶体结合，可大量固定于脱水骨和新生骨的表面，如 $^{99m}Tc-MDP$ 其被动扩散的速度取决于MDP的分子量。动态相中，其放射活性曲线主要反映股骨头血管的血流量。当血流受阻时，血流量减少，秒时间活性曲线下降或后移。血清相中，主要反映股骨头静脉血回流情况，如股骨头静脉回流淤积不畅，则放射性强度明显增高，静态相中，示踪剂沉聚于骨组织的机制，尚未完全清楚。一般认为其放射活性与成骨细胞活性，矿物盐的交换速度、新骨形成的量及细胞酶等有关。临床上通常以健侧放射性活性为基准，分析患侧股骨头放射活性缺损或浓聚与否来预测和诊断股骨头缺血性坏死。一般根据γ图像进行判断的定性指标和计数率进行判断的定量指标。

局部骨骼中放射性核素的聚集情况主要受以下两个因素的影响：①局部骨骼供血量，供血丰富，放射性增加，骨的显像增强。②骨骼生长或新骨形成活跃时，通过离子变换，化学吸附和有机结合使局部放射性核素增加，其中，成骨细胞分泌的碱性磷酸酶起着一定的作用。

1. 正常股骨头的核素扫描图像　正常股骨头核素扫描图像是左右对称的，由于正常成人股骨头有大量脂肪，动脉血管细小，放射性浓度相对较弱，但分布均匀，股骨头颈部的放射性浓度反比背景略高，图像清楚。儿童股骨头骺及大粗隆骨骺血液供应丰富，放射性浓度较强（图4-9）。

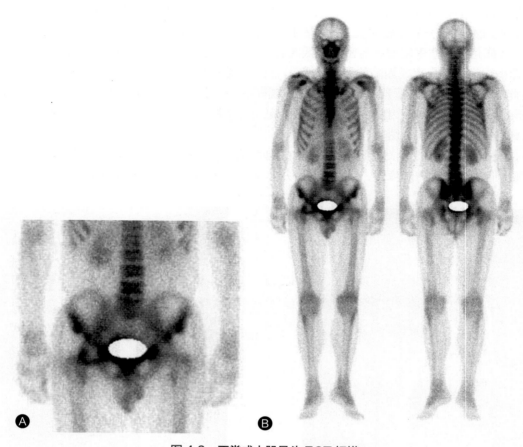

图 4-9　正常成人股骨头 ECT 扫描
A. 血流相示双股骨头灌注正常,血池相未见异常;B. 骨静脉显相正常,股骨头 / 股骨干比值 <2.5

2. 股骨头缺血性坏死的核素扫描图像　股骨头缺血坏死早期,局部血液循环代谢低下,患侧股骨头对放射性核素的摄取减少,患头 / 健头比降低。而且可根据患头 / 健头比降低的幅度,判断缺血坏死的程度。当坏死区出现修复反应时,组织学上主要表现为骨髓脂肪,成纤维细胞和成骨细胞增生,死骨边缘可有新骨形成,这些因素均可使骨显像表现为患侧股骨头放射性浓聚,患头 / 健头比增高,少数病人在平面显像时表现为一致的放射性浓聚,而 SPECT 断层显示浓聚中间有稀疏区,这是由于放射性核素的空间重叠,平面显像有可能掩盖小的放射性减低区。此外,股骨头的一部分被髋臼包含,修复过程中,髋臼的放射性浓聚,对平面显像也有一定影响,SPECT 可除去髋臼的放射性重叠,结果更为可靠。

(1)以往对股骨头缺血性坏死放射核素显像表现意见不一,大致有三种

1)Gregg PJ、Walder DN 认为坏死区呈放射性浓聚表现。

2)Calver R、Venugpal V 等认为坏死区表现为放射性缺损。

3)Danigelisj A 等认为坏死早期为缺损,晚期为浓聚,即认为上述两种说法并不矛盾,只是他们各自观察了股骨头缺血性坏死的不同阶段。

(2)Miki 根据非创伤性因素所致的股骨头缺血性坏死核素显像,将股骨头缺血性坏死分为四型

Ⅰ型:放射性摄取正常。

Ⅱ型:放射性摄取量减少或完全缺如。

Ⅲ型:为混合型,即摄取量增加和减少混合存在。

Ⅳ型:为摄取量增加。

至于放射性物质摄取增加是股骨头死骨周围有大量新生血管和肉芽组织将死骨吸收、移除的结果。Ⅱ型为早期,Ⅲ型为修复期,Ⅳ型为晚期。所谓晚期即大部分死骨与坏死的骨髓被吸收移除,并有新骨形

成。这种分型反映了股骨头坏死的不同类型,又表明了骨坏死不同的发展阶段。

(3)有的作者将患侧股骨头摄取放射性示踪剂的强度与健侧对比进行分级

0级:病侧股骨头的放射性低于健侧。

1级:两侧股骨头相等者。

2级:病侧股骨头的放射性高于健侧者。

(4)多数学者根据目测及定量比值结果将核素髋关节显像分为五期

0期:股骨头,股骨干放射性分布正常,头/干比值为 2.49±0.7。

Ⅰ期:股骨头可见局限性放射性分布减低区,头/干比值低于正常。

Ⅱ期:股骨头可见局限性减低区,周边有环形或新月型放射性浓聚带,头/干比值减低区接近或低于正常,浓聚带高于正常。

Ⅲ期:整个股骨头呈球形或类球形明显浓聚,头/干值明显增高。

Ⅳ期:股骨头、颈呈不规则浓聚,有时内侧不对称,头/干比值也明显增高。

(5)国内学者赵德伟认为核素骨显像分为三期,即早、中、晚更为确切

早期:坏死股骨头表现为放射性缺损而无周围浓聚反应,头/干比值低于正常(图 4-10)。

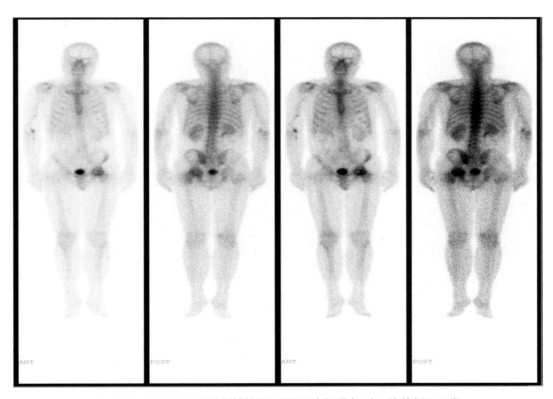

图 4-10 左侧股骨头放射性缺损,周围无浓聚反应,头干比值低于正常

中期:坏死股骨头表现为放射性缺损区周围有浓聚反应,形成所谓"炸面圈"征。头/干比值减低区接近或低于正常,浓聚区高于正常(图 4-11)。

晚期:整个股骨头呈球形或类球形明显浓聚,有时可为不规则浓聚,头/干比值明显增高(图 4-12)。所述晚期即为大部分死骨与坏死骨髓被吸收移除,并有新骨形成。

(三)CT 成像

对组织有较高的分辨率,能清楚地显示不同组织,如软骨、骨密质、骨松质、硬化骨、死骨、反应性新骨增生及囊性改变的不同密度的图像,还可观察死骨周围的反应性增生和关节囊的概况,轮廓等。

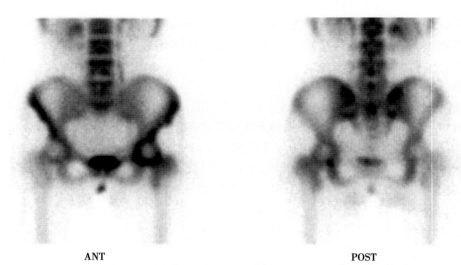

ANT   POST

图 4-11 右侧股骨头放射性缺损区,周围有浓聚反应,形成所谓"炸面圈征"

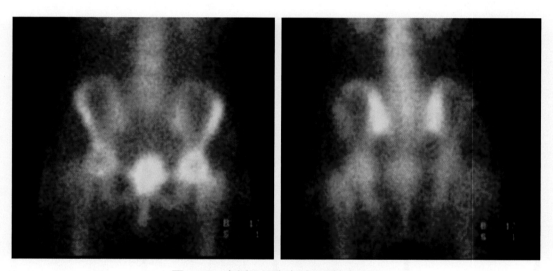

图 4-12 左侧股骨头头型明显核素浓聚

1. 正常髋关节 CT 表现 正常股骨头外形光滑、完整,在横断面上呈圆形,周围有一光滑均匀的线样骨板壳,为股骨头周边的骨密质。骨小梁于股骨头中央较粗密集,向股骨头表面呈放射状或伪足样分支排列,骨小梁由粗变细,延伸到股骨头表面,有的骨小梁增粗呈丛状或轻度融合。正常老年人骨质疏松,骨小梁分布不均,有的缺少,无骨质碎裂或囊状透亮区,股骨颈部为不均匀的骨松质结构。髋臼中心呈凹面,髋臼前部小,后部大,与股骨头的关节间隙等宽,髋臼中心凹陷较深,与股骨头间隙较宽,容纳圆韧带和脂肪垫,髋臼底皮质均匀等薄,表面光滑(图 4-13)。

2. 股骨头缺血性坏死的 CT 表现 股骨头缺血性坏死的病理组织学改变可分为两个阶段。第一阶段是以细胞坏死为特征的骨死亡阶段;第二阶段是以血管再生,骨小梁吸收,骨质再生为特征的修复阶段。骨死亡阶段 X 线及 CT 检查时无异常发现,X 线及 CT 所见到的改变为修复阶段。

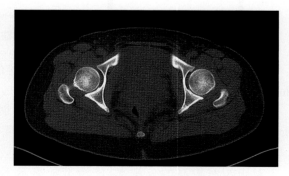

图 4-13 正常成人股骨头 CT 扫描

股骨头坏死 CT 表现：

Ⅰ期：股骨头内放射状排列的骨小梁毛糙增粗、变形。从股骨头中央到表面有点状致密增生影像，放射状排列的骨小梁中心浓缩，或周围浓缩，或周围部分呈丛状相互融合，软骨下区可见部分孤立的小的囊性改变区。股骨头形态完整，无碎裂现象（图 4-14）。

Ⅱ期：放射状排列的骨小梁变形较前明显。孤立的小囊状改变区融合成为大的囊肿，多见于软骨下负重区，亦可见于股骨头的其他任何部位。股骨头骨板壳厚薄不均或有中断现象，还经常发现关节缘有轻微骨质增生突起，髋臼底及其周围均可发生骨质增生，但较轻（图 4-14）。

Ⅲ期：股骨头内骨小梁明显变形或消失，股骨头内有大小不等的囊状破损区，单发或多发，周围有硬化环，部分区域增生、硬化。此期最明显的影像学改变为在髋关节压应力作用下形成软骨下骨折，继而股骨头持重面塌陷，股骨头骨质碎裂，股骨头变形，股骨头呈蘑菇状，颈端骨质增生、硬化，亦常有囊性变。髋臼底皮质增厚，髋臼周围骨质增生（图 4-15）。

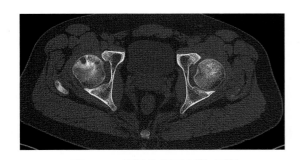

图 4-14　股骨头坏死Ⅰ期、Ⅱ期
左侧股骨头骨小梁于中央较粗且密集，向股骨头表面呈放射状排列，由粗变细，骨股骨头骨小梁毛糙，增粗，变形，有小的囊性变，股骨头坏死Ⅰ期表现；右侧股骨头骨小梁明显变形，有囊肿形成，Ⅱ期 CT 表现

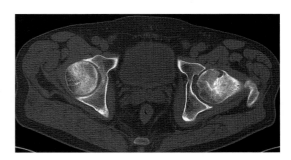

图 4-15　左侧股骨头坏死Ⅲ期
在Ⅰ、Ⅱ期变化的基础上股骨头持重面塌陷、碎裂、变形

Ⅳ期：表现为死骨裂解，关节面塌陷，硬化，股骨头内骨质密度不均匀或高度致密，股骨头增大变形，部分病例股骨头碎裂，也可见股骨头骨折。股骨颈皮质增厚，髋臼广泛增生，囊变，前后盂唇骨化，髋臼底增宽，股骨头向外上方半脱位，最终导致关节变形，骨性关节炎（图 4-16）。

（四）股骨头缺血性坏死的 MRI 检查

1. 正常股骨头 MRI 表现　正常的股骨头无论在轴位，矢状位还是冠状位均呈现其圆而光滑的外形，股骨头内侧缘有一凹陷为股骨头凹。正常成人股骨头骨髓内含有脂肪，在 T$_1$ 及 T$_2$ 加权像上呈圆形的高信号，与周围脂肪组织信号相似。股骨头表面的骨密质，股骨颈骨密质为低信号，多数情况下均可显示，但不太清晰，其髓腔高

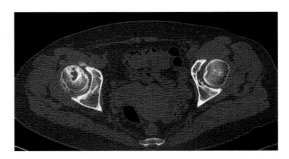

图 4-16　左侧股骨头坏死Ⅳ期
左侧关节面硬化、塌陷，股骨头碎裂，髋臼骨质增生、变形，骨性关节炎

信号区的中央，信号强度相对稍低，为股骨头持重区的骨小梁。在冠状位图像上，股骨头中央的承重骨小梁表现为自外下缘至内上缘的低信号带。股骨头圆韧带窝为低信号，闭合的骺线为低信号横线，两端和致密骨低信号连接。骨骺是整修整个股骨头信号强度最高的区域，干骺部的信号强度比骨骺略低，骨髓的信号强度在多数情况下与骨骺相似。股骨头高信号有一低信号围绕，包绕股骨头皮质的是一薄层高信号带，T$_2$ 加权时此信号增强，这大致相当于股骨头与髋臼的关节软骨。正常不能鉴别股骨头和髋臼的关节软骨，仅在关节积液时才能鉴别。髋臼的骨松质信号强度较股骨头稍低但不均匀，髋臼的骨性关节面为低信号。冠状位 T$_2$ 加权像上关节液呈高信号，包绕股骨颈皮质之外和关节囊附着处的陷窝；轴位呈带条状，包绕在

股骨头周围。而在 T$_1$ 加权像上关节液表现为低信号。Mitchell 等发现在正常髋关节中 83% 可在 T$_2$ 加权像上看到高信号的关节液,但仅为儿童,随着年龄增加而逐渐减少。而在股骨头缺血性坏死时关节液增多。正常儿童和青少年股骨颈黄红髓分布均匀,比无红髓之股骨头骺信号稍低(图 4-17)。

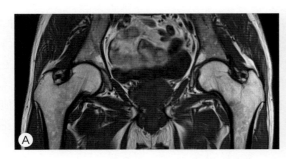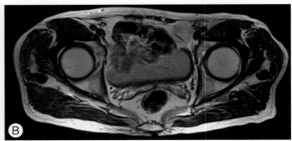

图 4-17　正常成人股骨头 MRI 表现,股骨头信号均匀,表面光滑
A. T$_1$ 加权像,正常股骨头冠状面;B. T$_1$ 加权像,正常股骨头横断面

2. 股骨头缺血性坏死的 MRI 表现

(1)Markisz 将股骨头缺血性坏死分为早、中、晚三期

早、中期 T$_1$ 加权像股骨头外形正常,靠边缘处有一弯曲的低密度带,其内有一高信号区,T$_2$ 加权像时低信号内侧又出现一高信号区。

晚期股骨头大部分或全部为低信号,中间夹杂有斑点状高信号,头变细、塌陷,在坏死区周围有低信号带。弯曲的低信号带的出现,认为是在缺血坏死以后很快在坏死区和正常骨髓之间产生一个反应性交界面,之后此交界面增宽,形成一带状硬化和疏松区,所以 T$_1$ 和 T$_2$ 加权都为低信号。T$_2$ 加权时由于化学位移现象,高信号下降,同时在低信号的内侧又出现一相似的线状高信号,文献中称为双线征,Totty 等则描述为带状样改变(band like),并且是早期股骨头缺血性坏死的特征。除这种带状或环状型低信号区外,还有节段性或楔状形的低信号区,这些低信号区可为均质性,也可为非均质性即低信号区内有斑点样高信号区。股骨头缺血坏死时均有关节积液,量较正常多,积液的多少与股骨头坏死的程度无明显关系,为长 T$_1$ 长 T$_2$ 信号影。

(2)Lang 等将股骨头缺血性坏死的磁共振信号变化归纳为三种类型

Ⅰ型:T$_1$ 加权像带状或环状低信号包绕一高信号中心区域。

Ⅱ型:T$_1$ 加权像为节段型低信号,而其远端在 T$_2$ 加权像表现为信号增高。

Ⅲ型:T$_1$ 加权像和 T$_2$ 加权像均显示病变区为低信号。

(3)Metchell 等将股骨头缺血性坏死的磁共振影像表现分为四型

A 型(脂肪型):其特点为包绕在代表硬化反应缘的低信号带以内的病变区显示如同正常脂肪样信号,即 T$_1$ 加权像为高信号,T$_2$ 加权像为中等信号,病变周围形成所谓的双线征(double line sign)。这一征象与 Totty 提出的带型表现相似,作为代表股骨头缺血性坏死早期的特征性变化。磁共振影像显示的早期股骨头缺血性坏死特征从组织学角度来看,高信号区即坏死区尚处于未修复阶段,此阶段可认为是缺血坏死的早期,这时坏死区还是以脂肪性骨髓成分为主,还未发生大量的毛细血管增生和间充质细胞浸润,因而表现为脂肪样的磁共振信号。而低信号带或环则代表坏死区与活骨组织的分界。这是由于骨细胞、骨髓细胞坏死并分解成不定型的细胞碎片时,首先是在坏死的边缘出现炎细胞,间充质细胞浸润及毛细血管的增生,并由此逐渐进展、修复的过程,形成纤维化、骨化。因此,磁共振影像表现为低信号。但 Sugimoto 等提出,在 T$_2$ 加权像上早期股骨头缺血性坏死的双线征不一定取决于是否存在硬化反应界面,也可能是由成像过程中所产生的化学位移伪像所致。Duda 等也发现,化学位移伪像对双线征的发现与定位有一定影响(图 4-18)。

B 型(血样型):即在 T$_1$ 加权像及 T$_2$ 加权像上,坏死区均表现为类似亚急性血肿的高信号,这表明修复过程已开始,坏死区有大量的毛细血管增生图(图 4-19)。

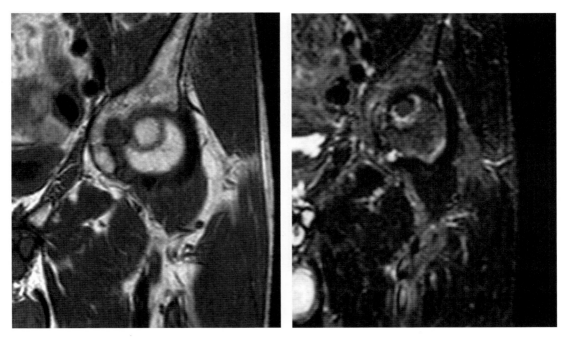

图 4-18　A 型（脂肪型）

T_1 加权像为高信号，T_2 抑脂序列为低信号

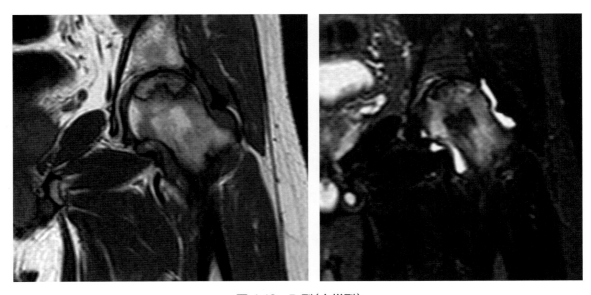

图 4-19　B 型（血样型）

T_1 加权及 T_2 抑脂序列，坏死区均表现为类似亚急性血肿的高信号

　　C 型（液样型）：当股骨头内的脂质成分由于被修复过程中增生的肉芽组织或纤维组织替代而减少，并且由于修复反应造成坏死区组织水肿时，磁共振影像表现为 T_1 加权像低信号，T_2 加权像高信号（图 4-20）。

　　D 型（纤维型）：至修复过程的晚期，坏死区完全成为纤维组织或硬化骨组织，因而 T_1 及 T_2 加权像均表现为低信号（图 4-21）。

　　(4) Totty 将股骨头缺血坏死的 MRI 异常分为四种模式

　　1) 股骨头有均匀的低信号区，通常边缘清楚并局限在股骨头最上部。

　　2) 较大片不规则、不均匀的低信号区。常充满整个股骨头并向股骨头颈延伸一段距离，在较大片不规则区内可包含局灶性高信号区。

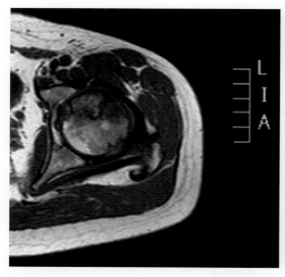
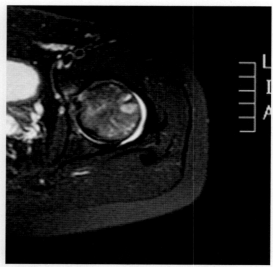

图 4-20　C 型(液样型)

T₁加权像低信号,T₂抑脂序列高信号

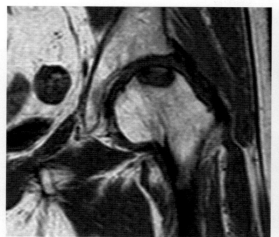
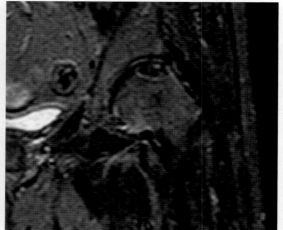

图 4-21　D 型(纤维型)

T₁加权及 T₂抑脂序列均表现为低信号

3) 低信号带。横行穿越股骨头,有时横越股骨颈。

4) 环形低信号带围绕着一个信号强度相对正常的中心。

(5) 对股骨头缺血坏死的 MRI 表现国内学者赵德伟将其分为早、中、晚三期

早期:即在 T₁加权像及 T₂加权像上,在股骨头高信号影像中,有一呈条带状弯曲或环形的低信号,一般位于股骨头的边缘。其内包绕一与正常股骨头内脂肪组织相近的高信号区。即在 T₂加权像上可见由于关节液形成的高信号影,股骨头外形正常,关节间隙正常(图 4-22)。

中期:股骨头内病变区稍显不均,部分病例股骨头轻度变扁,塌陷,有关节积液,即在 T₂加权像上形成高信号,即在 T₁加权像股骨头上部软骨下方可见局限性低至中等密度信号区,周围有环形低信号带环绕,T₂加权像上局限性低至中等密度信号区转为高信号,环形低信号带宽度变窄(图 4-23)。

晚期:即在 T₁加权像及 T₂加权像上,股骨头内大片不规则、不均匀信号,其间有斑点状高信号影,在 T₂加权像上也可见由于关节液形成的高密度影,股骨头变扁,塌陷,关节间隙变窄(图 4-24)。

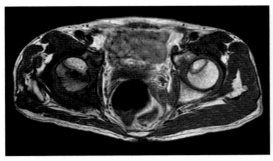
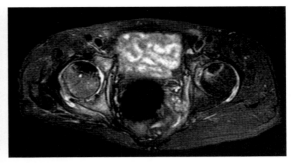

图 4-22　双侧股骨头 T₁WI

可见线状低信号影,T₂抑脂呈线状高信号,右侧股骨头非病变区骨髓水肿,双髋关节积液,
股骨头外形正常,关节间隙正常,早期 MRI 表现

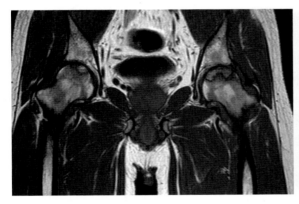
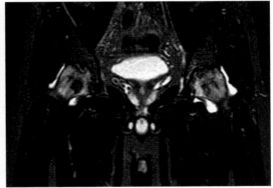

图 4-23　左侧股骨头坏死中期

股骨头病变区为混杂信号,周围有环形低信号带包绕,股骨颈骨髓水肿,
髋关节积液;右侧为股骨头坏死早期

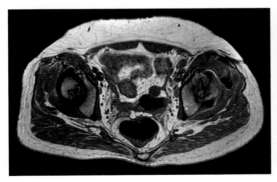
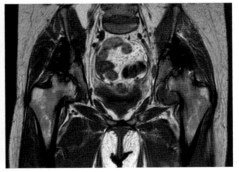

图 4-24　双侧股骨头坏死晚期

双侧股骨头变扁塌陷,关节间隙变窄,坏死区为低信号但不规则,
其间有斑点状高信号影,关节间隙窄

(五)数字减影血管造影检查

数字减影血管造影(digital substraction angiography,DSA)是将血管造影的影像数据经过数字化处理后,将靶血管周围所不需要的软组织影删除掉,从而将血管影像独立保存并形成直观的影像。该技术也称作数字化减影技术,获得的图像清晰、直观、影像分辨率高是这项技术的最大优势所在。由于该项技术可以为医师提供靶血管的真实的立体影像,可以连续直观地观察血管病变,不仅可以准确定位靶血管的狭窄部位,还可以利用系统配置的软件直接测量血管管径,从而精准分析血管的狭窄程度,为介入治疗提供了十分有效的技术支持。DSA 技术的开发和成功运用,早期为心血管相关疾病的介入诊断及治疗开辟了全

新的领域,其主要应用于先心病、心律失常、冠心病以及各种心脏瓣膜病的诊断和治疗,而随着对这种技术的不断认识,其应用领域也得到了延伸发展。比如,目前对于动脉瘤的诊断和治疗,DSA 技术被认为是此类疾病最有价值的检查方法。近年来,DSA 技术已经被作为诊断及治疗股骨头坏死的最新方法之一。首先,对于股骨颈骨折的病人,在手术治疗之前行 DSA 造影术,从而分析股骨颈周围血管是否因外伤导致血供中断。其次,目前有学者将药物甚至干细胞通过 DSA 技术准确地直接注入病人股骨头及股骨颈内部,这样便实现了在微创的情况下完成对于股骨头坏死的治疗。DSA 的技术应用于股骨头坏死的诊断及治疗,是精准医疗时代的必然产物,这项技术其突出的特点是微创,皮肤创口非常小,因此可以最大程度地减轻病人的痛苦。这项技术用于股骨头坏死的诊断,其主要优势在于可以重复进行,并且可以对病变进行实时的疗效评估。

DSA 的主要优点:①对比分辨率高,DSA 较胶片的组合信/噪比和对比分辨率明显增高。借助其高分辨力,可以区分高度狭窄和完全闭塞;②造影剂浓度低、剂量少,利用 DSA 的高分辨率,仅用常规血管造剂量的 1/2 或 1/3 即能清楚显示病变,从而减少病人肝肾等脏器对造影剂的负担;③实时显影,DSA 可将造影全部结果显示在灾光屏上,并储存在键盘内,操作者可随时根据显影的血管情况继续或停止摄片,也可对所摄图像立即进行分析,并选择满意的图像经多帧照像机摄片。造影过程的各个时期均不会遗漏;④透视增强与影像后处理,经计算机增强的透视监视屏对极细导管和导丝的分辨力更强。此外 DSA 还具备有图像后处理功能,因此成像后仍可部分地改善影像质量。

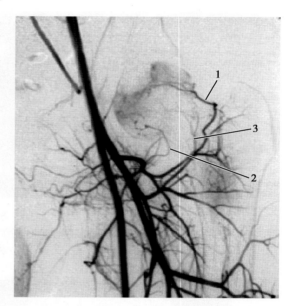

图 4-25 正常股骨头 DSA
1. 上支持带动脉;2. 下支持带动脉;3. 前支持带动脉

1. 正常髋关节血管造影表现 以旋股内侧动脉发出点注射造影剂,股骨头、颈上支持带动脉(头上支)显影清晰可见,供应股骨头之 65%~80%;下支持带动脉(头下支)亦清晰可见,供应股骨头之内下部(图 4-25);圆韧带血管较细,只供应和分布于股骨头韧带窝部,成人此动脉与股骨头内血管有吻合,造影还可见到旋股内侧动脉与闭孔动脉吻合,旋股外侧动脉沿粗隆间线的前面行走,供应股骨头外方软组织及附近肌肉,臀上下动脉也同时显影。

2. 股骨头缺血性坏死 DSA 造影表现 骨坏死的不同时期,DSA 表现不同,总体过程可分为:静脉淤滞期、动脉缺血期和动脉闭塞期。

早期(如 ARCO Ⅰ~Ⅱ期):病变表现为股骨头内不同程度和范围的染色异常延迟,静脉相显示静脉血管分支数量明显减少,造影剂引流缓慢,同时伴有造影剂的淤积,提示股骨头病变原因以静脉淤滞为主(图 4-26)。

中期(ARCO Ⅲ期):DSA 表现为动脉血管管径变细,微血管时相延长,但静脉相未见明显的引流迟滞。

晚期(ARCO Ⅳ期):动脉相造影剂进入缓慢或发生动脉闭塞,微血管期股骨头内灌注范围明显减小,股骨头内血供基本丧失,静脉相未见明显的引流淤滞(图 4-27)。

虽然各种原因引起的股骨头缺血性坏死在影像学表现上各有其特征,但都可以根据前述情况做出正确诊断。其他部位的缺血性坏死也可参照股骨头缺血性坏死的影像学做出诊断。不同分期骨坏死 DSA 表现不同,对临床治疗有一定指导意义,ARCO Ⅰ期和Ⅱ期的骨坏死临床上多采用髓芯减压的治疗方式,并取得了良好的疗效,目前已经被广泛接受,其主要技术原理就是通过减小股骨头内压力,改善股骨头内的血供,而股骨头内的高压状态,可能就是静脉回流受阻而导致。而 ARCO Ⅲ期和Ⅳ期的骨坏死,临床采用的带血运骨移植术也是希望为股骨头提供额外的动脉血供。

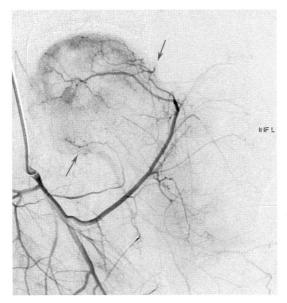

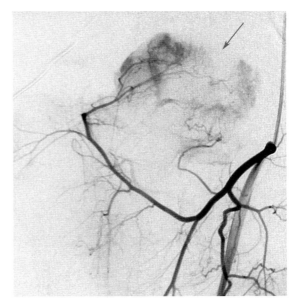

图 4-26　股骨头缺血性坏死早期 DSA 表现
右髋上支持动脉纤细,迂曲伴有造影剂的淤积,
提示股骨头病变原因以静脉淤滞为主

图 4-27　异常 DSA(中晚期)
DSA 造影示旋股内侧动脉深支变细,
微血管时相延长,灌注范围明显减小

(六) 股骨头坏死 ARCO 分期法(国际分期法)

1992 年,国际骨微循环研究协会(ARCO)在 X 线、MRI、骨扫描等检查基础上提出了系统、全面的 ARCO 分期。此分期考虑到了股骨头坏死的部位在分期中的作用,在经历了数次修订后这一方法被广泛应用于临床研究中。很多学者认为这是最实用的分期法,对疾病的诊断、治疗和预后有很高的价值。

1. 股骨头坏死的 ARCO 分期

0 期(骨活检阳性,其余检查阴性):骨活检结果显示有缺血坏死,其他检查正常。

Ⅰ期(骨扫描阳性和 / 或 MRI 阳性,X 线片阴性):骨扫描阳性或 MRI 阳性或两者均阳性。病变根据部位划分为内侧、中央、外侧。

Ⅰ A 期:病变范围小于股骨头的 15%(图 4-28)。

Ⅰ B 期:病变范围占股骨头的 15%~30%(图 4-29)。

Ⅰ C 期:病变范围大于股骨头的 30%(图 4-30)。

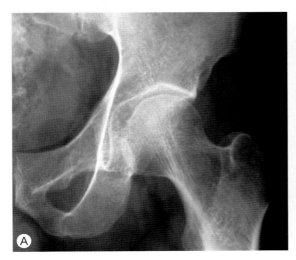

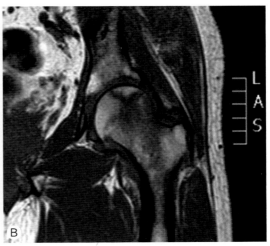

图 4-28　股骨头坏死Ⅰ A 期
A. X 线片正常;B. MRI 示病变范围小于股骨头的 15%

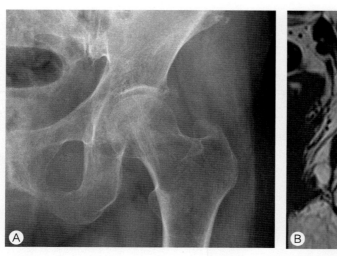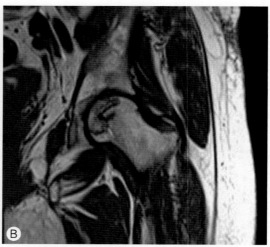

图 4-29　股骨头坏死ⅠB期
A. X线片正常；B. MRI示病变范围占股骨头的 15%~30%

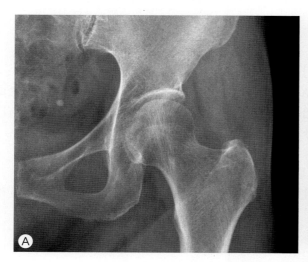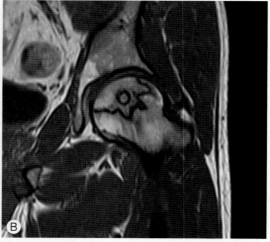

图 4-30　股骨头坏死ⅠC期
A. X线片正常；B. MRI示病变范围大于股骨头的 30%

　　Ⅱ期（骨扫描阳性；MRI阳性；X线片有异常，无塌陷）：X线片异常，股骨头斑点状表现，骨硬化，囊性变，骨质稀疏。X线检查及CT扫描无股骨头塌陷，骨扫描及MRI呈阳性，髋臼无改变。病变根据部位划分为内侧、中央、外侧。

　　ⅡA期：病变范围小于股骨头的 15%（图 4-31）。

　　ⅡB期：病变范围占股骨头的 15%~30%（图 4-32）。

　　ⅡC期：病变范围大于股骨头的 30%（图 4-33）。

　　Ⅲ期（骨扫描阳性；MRI阳性；X线片塌陷、新月征）：X线片上可见新月征。病变根据部位划分为内侧、中央、外侧。

　　ⅢA期：病变范围小于股骨头的 15% 或股骨头塌陷小于 2mm（图 4-34）。

　　ⅢB期：病变范围占股骨头的 15%~30% 或股骨头塌陷 2~4mm（图 4-35）。

　　ⅢC期：病变范围大于股骨头的 30% 或股骨头塌陷大于 4mm（图 4-36）。

　　Ⅳ期（骨扫描阳性；MRI阳性；X线片塌陷，骨关节炎改变）：X线片上见股骨头关节面变扁，关节间隙变窄，髋臼骨硬化，囊性变，边缘骨赘形成（图 4-37）。

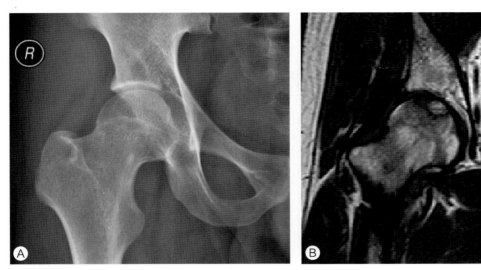

图 4-31 股骨头坏死ⅡA 期

A. X 线股骨头小梁结构紊乱,无塌陷;B. MRI 病变范围小于股骨头的 15%。

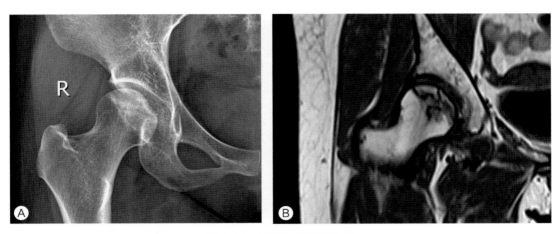

图 4-32 股骨头坏死ⅡB 期

A. X 线股骨头结构紊乱,有密度减低及硬化区,无塌陷;B. MRI 病变范围占股骨头的 15%~30%

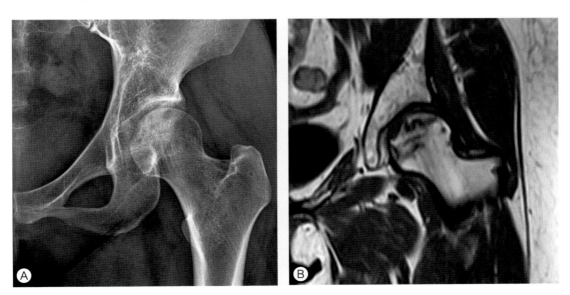

图 4-33 股骨头坏死ⅡC 期

A. X 线股骨头密度增高,其内见低密度区,无塌陷;B. 病变范围大于股骨头的 30%

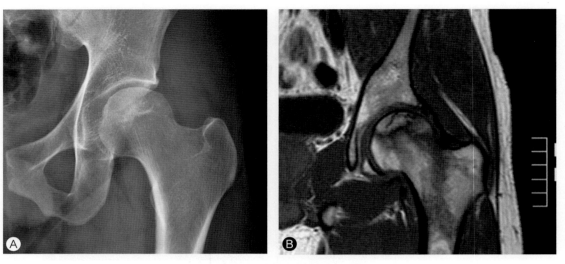

图 4-34 股骨头坏死ⅢA 期
A. X 线片股骨头塌陷小于 2mm；B. MRI 示病变范围小于股骨头的 15%

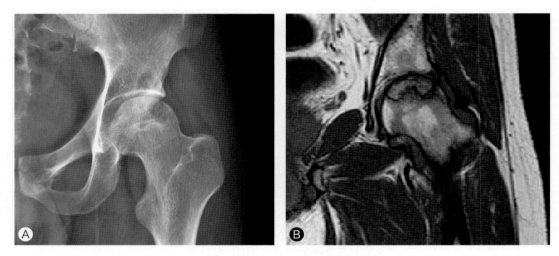

图 4-35 股骨头坏死ⅢB 期
A. X 线片股骨头塌陷约 3mm；B. MRI 示病变范围占股骨头的 15%~30%

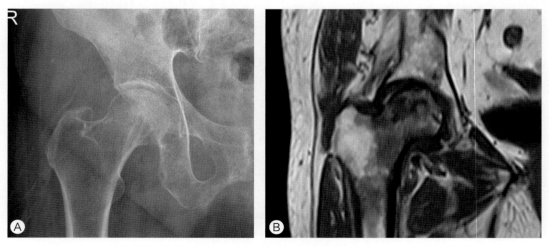

图 4-36 股骨头坏死ⅢC 期
A. X 线片可见股骨头塌陷约 5mm；B. MRI 示病变范围大于股骨头的 30%

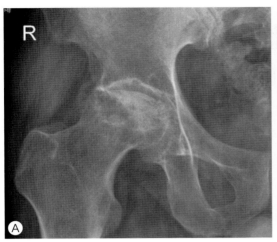
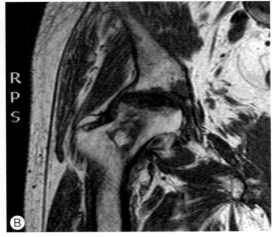

图 4-37 股骨头坏死Ⅳ期

股骨头关节面变扁,关节间隙变窄,髋臼骨硬化,囊性变,边缘骨赘形成

2. 股骨头坏死评估

(1)坏死面积的估计:Ⅰ、Ⅱ期需作坏死面积估计,方法是选用 MRI 或 CT 冠状面正中层面评估坏死面积,小:<15%;中:15%~30%;大:>30%。通过坏死累及的层面数评估坏死体积(图 4-38)。

(2)Ⅲ期需对即将发生塌陷危险评估,方法是蛙式位或正位 X 线片显示的新月征占关节面长度,轻:<15%;中:15%~30%;重:>30%(表 4-1)。

(3)Ⅳ期需对塌陷程度评估,方法是按正位或蛙式位 X 线片,按关节面塌陷深度测量,轻:<2mm;中:2~4mm;重:>4mm(图 4-39)。

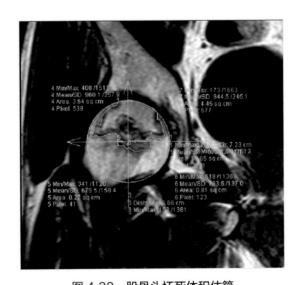

图 4-38 股骨头坏死体积估算

利用 MR 图像及面积测量工具(Freehand ROI)沿着图像中低信号外缘勾勒出股骨头的坏死区域,以冠状面正中层面评估坏死面积,各层面积相加从而得出坏死体积数据

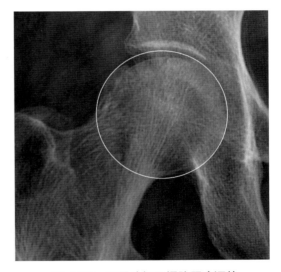

图 4-39 股骨头坏死塌陷程度评估

选取股骨头圆心画圆,塌陷股骨头边缘与相邻圆的最大距离

(4)对 X 线片未显示股骨头塌陷但出现髋部疼痛的病人,需进一步作 MRI 与 CT 检查。出现骨髓水肿或软骨下骨板断裂的改变,提示坏死已进展到将塌陷(Ⅲ期)。

(5)已发生塌陷,髋部疼痛已超过 6 个月,提示关节软骨已发生明显退变(Ⅴ期)。

表 4-1　股骨头坏死 ARCO 分期

分期	0	1	2	3(早期)	3(晚期)	4
临床所见	所有检查均正常或不能诊断	X 线片、CT 正常，但骨扫描或 MRI 有异常	无新月征。X 线片异常:硬化,骨小梁缺失,局部囊变	新月征。X 线片和(或)股骨头关节面变平	塌陷。X 线片(或)股骨头关节面变平	骨关节炎征象:关节间隙狭窄,髋臼改变,关节破坏
检查方法	X 线片 CT 骨扫描 MRI	骨扫描 MRI 定量基于 MRI	X 线片 CT 骨扫描 MRI 定量基于 MRI 及 X 线片	X 线片 CT 定量基于 X 线片	X 线片 CT 定量基于 X 线片	X 线片
部位	无	部位 内侧	中央	外侧		无
大小	无	定量 股骨头面积受累 % 轻度 A <15% 中度 B 15%~30% 重度 C >30%	新月征长度 A <15% B 15%~30% C >30%	股骨头表面塌陷面积 % 及头面下沉 A=<15%/<2mm B=15%~30%/2~4mm C=>30%/>4mm		无
影像所见	所有检查均正常或不能诊断	X 线片、CT 正常,但骨扫描或 MRI 有异常	无新月征。X 线片异常:硬化,骨小梁缺失,局部囊变	新月征。X 线片出现新月征和(或)股骨头关节面变平,没有塌陷	X 线片出现塌陷和(或)股骨头关节面变平	骨关节炎征象:关节间隙狭窄,髋臼改变,关节破坏
检查方法	X 线片 CT 骨扫描 MRI	骨扫描 MRI 定量基于 MRI	X 线片 CT 骨扫描 MRI 定量基于 MRI 及 X 线片	X 线片 CT 定量基于 X 线片	X 线片 CT 定量基于 X 线片	X 线片
部位	无	部位 内侧	中央	外侧		无
定量	无	定量 股骨头受累面积 轻度 A:<15% 中度 B:15%~30% 重度 C:>30%	新月征长度 A:<15% B:15%~30% C:>30%	股骨头表面塌陷面积及头面下沉 A:<15%/<2mm B:15%~30%/2~4mm C:>30%/>4mm		无

(七) 各种股骨头缺血性坏死的影像学表现

1. 创伤性股骨头缺血性坏死

(1) 股骨颈骨折合并股骨头缺血性坏死:股骨颈骨折后股骨头缺血性坏死的发生率为 10%~42%,个别文献报告达 86%。缺血坏死发生时间一般多为骨折后 1~5 年。一般为患侧发病。

本病的病理演变可分为四期:

Ⅰ期:X 线片无异常发现,骨小梁结构无改变。

Ⅱ期:X 线片显示死骨区骨密度增高,周围骨质疏松,可见软骨下骨的半月形透亮区。

Ⅲ期:X 线片显示股骨头塌陷,坏死骨区出现骨密度增高及钉痕征。

Ⅳ期:X 线片可见髋关节变形,坏死区骨质密度不均,髋臼可出现骨密度增高,骨刺形成,关节间隙消失,有骨性关节炎表现(图 4-40)。

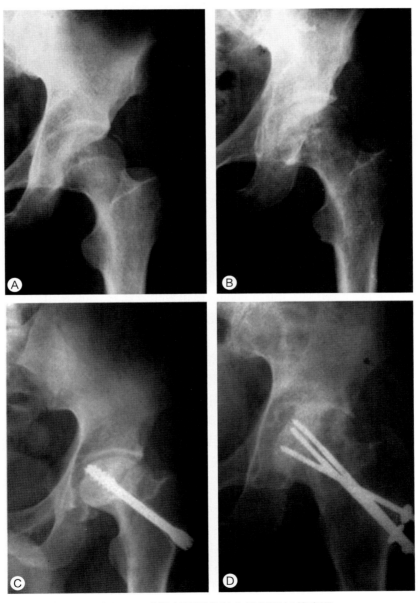

图 4-40 创伤性股骨头缺血性坏死 X 线表现

A. 创伤性股骨头缺血性坏死 I 期,股骨头局部低密度影,关节囊钙化;B. 创伤性股骨头缺血性坏死 Ⅱ 期,股骨头密度不均,高密度囊样低密度影相同;C. 创伤性股骨头缺血性坏死 Ⅲ 期,股骨头变扁,骨密度增高,股骨颈缩短;D. 创伤性股骨头缺血性坏死 Ⅳ 期,股骨头变形,高低密度相间,关节间隙变窄

　　(2)外伤性髋关节脱位合并股骨头缺血性坏死:外伤性髋关节脱位可出现股骨头缺血性坏死,有报告前脱位占 3.2%,后脱位可达 13.4%。脱位后 2 小时内复位者发生缺血性坏死率为 17.6%。长时间后复位者则发生坏死率增高(图 4-41)。

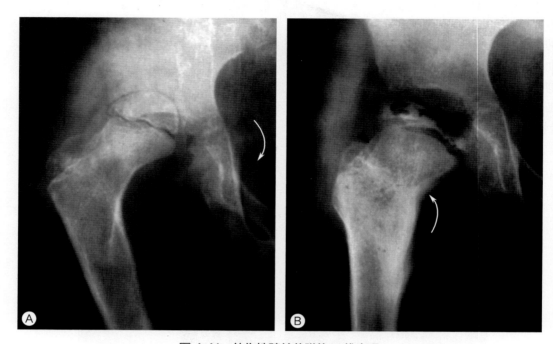

图 4-41　外伤性髋关节脱位 X 线表现
A. 儿童右髋急性外伤性后脱位;B. 复位后 2 年股骨头骨骺坏死,骨骺变扁,囊变

　　2. 外源激素性股骨头缺血性坏死　Pietrogrami 和 Mastromarino(1957)首次报道了长期应用肾上腺皮质类固醇激素(简称激素)可发生骨坏死,以后已被人们普遍重视。口服、静脉注射和关节内注射均可发病,根据资料的记载强的松的总剂量超过 2 100~2 600mg 就可发生骨坏死,一般在用药一年以后发病,应用激素同时有酗酒史者,发病率更高,而且多数病人为两侧股骨头同时发病。

　　X 线表现如下:

　　Ⅰ期(Ficat 分期方法):此时 X 线平片股骨头的密度及结构无变化,随着病变发展血运中断,矿物质逐渐减少和丢失。X 线出现不规则吸收斑或片状的骨密度减低区。

　　Ⅱ期:X 线表现为透亮带或中央透亮区,周围有骨密度增高的现象。

　　Ⅲ期:激素性股骨头缺血性坏死一旦发病,病理破坏广泛,常累及全头或头的 1/3,所以,因为负重,出现软骨下骨折,软骨断裂,剥脱,导致股骨头塌陷。X 线可表现为全头型塌陷,次全头型塌陷和负重型塌陷。

　　Ⅳ期:股骨头变扁畸形,累及全髋。股骨头位置变化和骨关节炎的表现(图 4-42)。

　　3. 酒精性股骨头缺血性坏死　乙醇属微毒类,是 CNS 抑制剂,当人体有机会被动和主动接触并吸收乙醇,蓄积达到中毒水平后,即发挥其毒性作用,使人体各系统各器官受累发病,其中通过循环系统的病理变化就可导致股骨头缺血性坏死。

　　X 线表现:与其他原因引起的股骨头坏死一样,依据其病情发展程度可出现新月征、囊性变、局部塌陷、全头变形、脱位等征象,但酒精性股骨头缺血性坏死还有其特点:股骨头表面粗糙,关节间隙明显变窄,多数为双侧髋关节同时受累,而少数为单侧受损(图 4-43)。

　　4. 髋关节异常发育因素引起的股骨头缺血性坏死

　　(1)髋发育不良合并股骨头缺血性坏死:尚未达到髋脱位水平的髋发育不良也可造成股骨头缺血性坏死。以往的文献报道多数是将股骨头坏死作为先天性髋脱位治疗的并发症之一加以研究,研究的重点也在婴幼儿期。髋发育不良引起的股骨头缺血性坏死国内外学者对其病因多有争议,Ficat(1977)通过髓芯

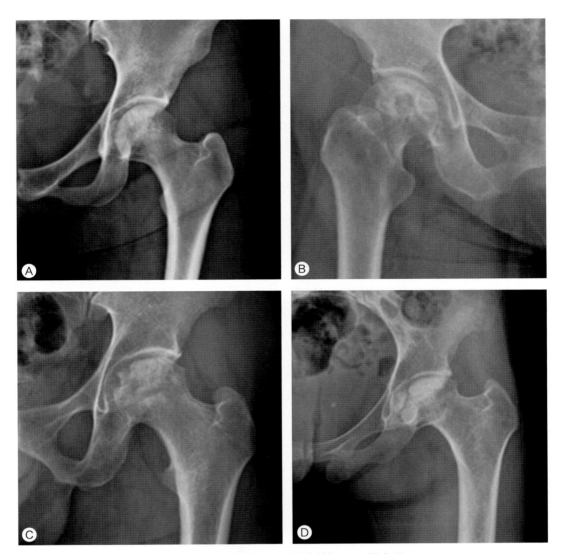

图 4-42　激素性股骨头缺血性坏死 X 线表现

A. 激素性股骨头缺血性坏死 I 期,股骨头外形正常,局部密度不均匀;B. 激素性股骨头缺血性坏死 II 期,股骨头外形正常,软骨下见小囊样低密度影,局部骨密度增高;C. 激素性股骨头缺血性坏死 III 期,股骨头变形,头上部骨密度增高;D. 激素性股骨头缺血性坏死 IV 期,股骨头变形,骨密度增高,期间有囊样低密度影

组织检查证明了发育不良引起的骨坏死。

X 线表现:髋关节呈半脱位状态,沈通线不连续,髋臼浅,髋臼上缘硬化,晚期有骨赘生成。股骨头与髋臼上缘接触处见硬化带,囊性变,严重者股骨头变扁塌陷,股骨颈变粗,变短、关节间隙变窄,出现骨性关节炎表现(图 4-44)。

(2) 先天性髋脱位合并股骨头缺血性坏死:未经治疗的成人先天性髋脱位合并股骨头缺血性坏死的病例,由于医疗保健事业的发展,临床上少见。作者统计 600 例股骨头缺血性坏死的病例中仅有 5 例,而经过治疗者却发生股骨头缺血性坏死的成年人则多见。无论是手法复位,还是手术复位,股骨头缺血性坏死是常见的并发症之一,多数学者称之为医源性骨坏死,发生率各家报告差异很大(0~92.4%),多数报告超过 30%。

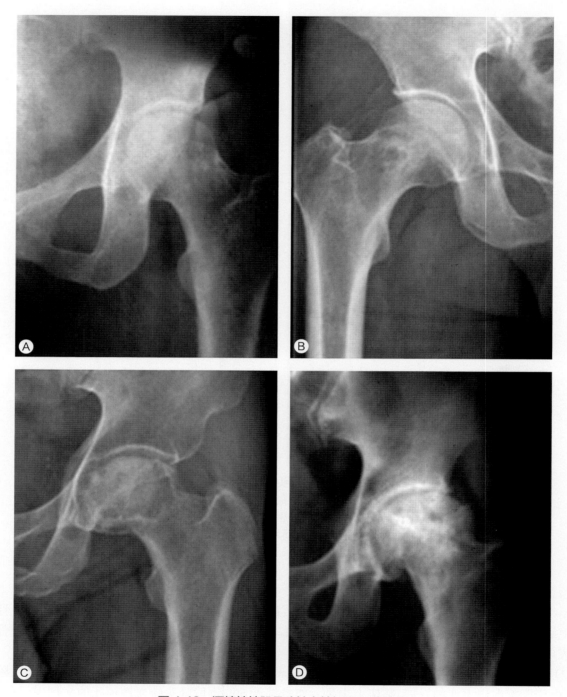

图 4-43　酒精性性股骨头缺血性坏死 X 线表现

A. 酒精性性股骨头缺血性坏死 I 期,股骨头外形正常,局部密度不均匀;B. 酒精性股骨头缺血性坏死 II 期股骨头外形正常,高密度和囊性病变相间;C. 酒精性股骨头缺血性坏死 III 期,股骨头外上皮质断裂,股骨头密度普遍增高;D. 酒精性股骨头缺血性坏死 IV 期,股骨头塌陷破碎,斑片状高密度影,关节间隙变窄

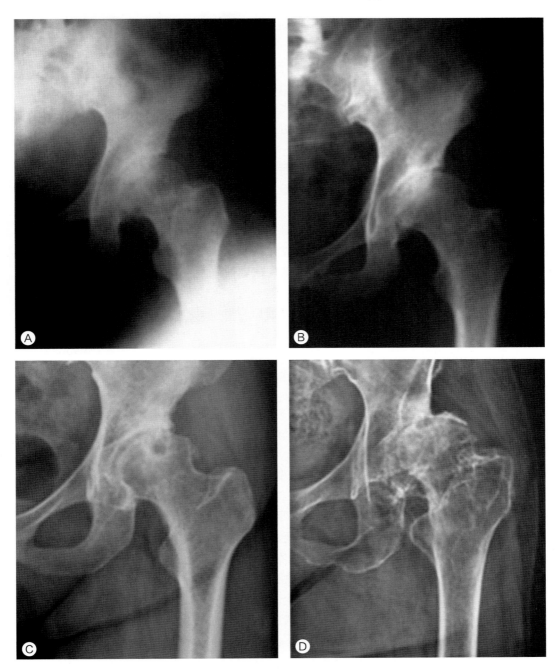

图 4-44　髋关节发育不良股骨头缺血性坏死 X 线表现

A. 髋关节发育不良股骨头缺血性坏死 I 期左股骨头密度不均,头下见低密度影,髋臼窝变浅,局限密度增高;B. 髋关节发育不良股骨头缺血性坏死 II 期,髋臼窝浅,颈干角度大,关节间隙窄,股骨头缺血性坏死着力部密度增高;C. 髋关节发育不良股骨头缺血性坏死 III 期髋臼窝浅,股骨头变形,呈猎人头着力缘密度增高,关节间隙窄;D. 髋关节发育不良股骨头缺血性坏死 IV 期,股骨头呈蘑菇状,密度不均,髋臼窝浅,关节间隙窄,着力部高密度

X线表现:股骨头位于髋臼内,或呈脱位、半脱位状态,脱位者一般在髋臼上方髂骨上形成假髋臼,股骨头畸形,有的呈球形发育,有的发育不对称,呈内外翻畸形,有的因中心坏死骺板早期封闭而阻碍发育,有的股骨颈变短,变粗,股骨头变扁或膨大畸形,有的股骨头全部消失,髋臼硬化,股骨头硬化或呈碎裂状,囊性变。晚期出现退行性骨关节炎样改变(图4-45)。

5. 减压病性股骨头缺血性坏死 减压病性股骨头缺血性坏死是由于所处环境的气压骤然降低所致。当潜水员从深海下的高压环境迅速转移到通常气压时或飞行员从通常气压下进入高空的低压环境时,如无特殊防护装置,常能诱发本病。

X线表现:早期X线上表现出高密度带,缺血后6个月,X线表现最为明显,可有新月征出现,即骨密质下半透明带,如果在股骨头坏死的修复过程中过度负重,会阻止再生过程,导致软骨面坏死,塌陷,X线可见到股骨头变扁、塌陷区边缘有明显的台阶状征象。晚期发展成骨性关节炎时,可有髋臼及股骨头骨赘形成,髋臼内囊性变(图4-46)。

6. 血液病性股骨头缺血性坏死 骨髓为重要的造血组织,故一些血液疾患时常并存着相应的骨骼病理改变。血液病的种类很多,如血红蛋白病、Cooley贫血、骨白血病、戈谢病等,都可引起股骨头的病变,并进一步导致股骨头缺血性坏死。

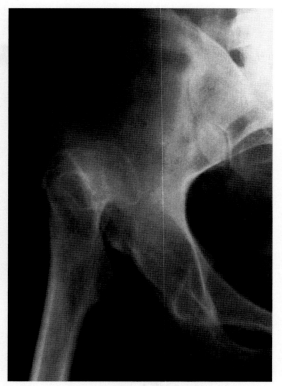

图4-45 先天性髋关节脱位所致股骨头缺血性坏死股骨头变形X线表现

密度不均,头下见囊样低密度影

(1)血红蛋白病与股骨头缺血性坏死的X线表现:同镰状细胞贫血而出现的代偿性骨髓增生及骨梗死,是诸种X线表现的主要病理基础。在全身骨中,以颅骨、颌骨及脊椎的X线表现较明显,分为以下三组病变。

1)因骨髓增殖所引起,手足短管状骨疏松,皮质变薄,髓腔扩大,骨膜下骨皮质吸收和胸腔肿物阴影皆因骨髓外造血组织增生之故。

2)骨栓塞所引起,急性手足短管状骨多发梗死可使掌、指骨缩短,骨干致密,不规则骨膜新骨形成,肱骨头和股骨头梗死则引起肱骨头和股骨头致密囊变、碎裂和变形,与Legg-perthes病的改变相似,也能导致创伤性骨关节炎的发生。骨骺梗死多见于15~30岁而15岁以前则少见,易累及股骨头骨骺及肱骨近端骨骺,常为两侧对称性病变,骨骺骨梗死的X线征象有:①弥漫性骨硬化;②斑片状与局灶性骨硬化;③大的单一透亮区;④病变部骨密质折合并部分性或完全性塌陷。

3)继发感染所引起的不规则死骨形成,游离和骨膜新骨形成。

(2)血友病与股骨头缺血性坏死:血友病是一组家族遗传性出血性疾病,仅见于男性,但由女性遗传,主要特征是凝血时间延长,因此很容易引起过多出血甚至死亡。血友病引起股骨头坏死主要由于关节囊内和骨内大量出血,关节内压和骨内压持续增高,压迫上干骺动脉和髓内血管所致。

X线表现:本病最常累及膝关节,踝、肘、髋关节次之,两肩关节极少受累,发病初期常为单发病变,而后其他关节也逐渐受侵蚀。其X线表现为:因关节软骨的退化吸收致关节腔变窄,因骨内出血可见骨内囊肿或不和关节面相通的穿凿状疏松区。因关节边缘凹陷所致在关节边缘部将有假性骨刺出现,骨端受累,见明显破坏区,可能合并关节脱位及畸形,甚至纤维性或骨性僵直。

如发现在青少年期,则除具有上述软组织、骨骼、软骨及关节变化外,还可见到骨骺体积增大,过早钙化,骨骺线呈不规则的缺损,或有屈曲,重复现象,有些显示髋部发育不全。

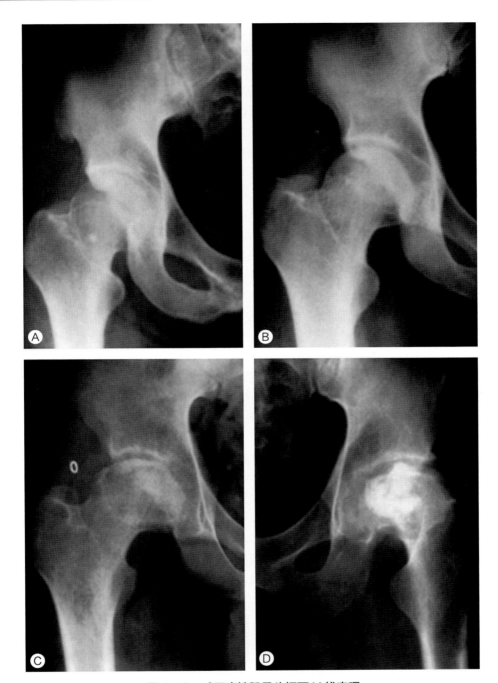

图 4-46　减压病性股骨头坏死 X 线表现

A. 减压病性股骨头坏死 I 期,股骨头外形正常,骨密度不均匀;B. 减压病性股骨头坏死
Ⅱ期,股骨头轻度变形,皮质下局限性条带低密度影;C. 减压病性股骨头坏死Ⅲ期,股骨
头变形,破碎,股骨头皮质下带状低密度影,股骨头凹陷窝消失;D. 减压病性股骨头坏死
Ⅳ期,股骨头变扁,片状密度增高影,期间有低密度影

　　X 线片上除有典型血友病性关节炎外,儿童的股骨头坏死与 Perthes 病表现相似。成人则出现股骨
头软骨下多个或单个囊性变,周围有边缘锐利的硬化,骨端骨小梁粗大呈网格状,关节边缘有明显的唇样
增生。

　　(3)骨白血病:按细胞形态可将白血病分为髓性淋巴性和单核细胞性,在白血病的早期,将看不到骨髓
的异常表现,以后由于骨髓组织增生,淋巴组织过度形成,或单核细胞过度形成时,才能显出骨破坏或增
生,白血病的骨骼表现还要随着病变的类型及时期不同而异。

X 线表现：小儿白血病病人,早期在两侧肱骨近侧及胫骨近侧干骺部的内侧可出现骨皮质侵蚀,X 线片易显示骨骼特别是长骨及椎体骨小梁吸收而呈普遍性骨质疏松。当骨松质被破坏而代之以白血病组织结构时,则显示局部透亮区,在长管状骨干骺端近侧与先期钙化带相平行,出现因肿瘤浸润及软骨内化骨障碍所致的浪状带形透亮区,称白血病带。起初此等骨质疏松改变最易见于生长旺盛的部位,如胫骨、腓骨等,以后也可累及髋及肩部诸骨,且常为对称性病灶,于干骺骨干处出现鼠咬状骨吸收象为最常见 X 线征,如椎体受累可出现骨小梁减少,皮质变薄,骨破坏,楔状变形及骨桥。

成人急性白血病不常见,其骨骼 X 线表现与儿童相似常显示明显骨质疏松及局限性骨破坏,局限性溶骨破坏可分布得很广,有些病人继溶骨后而出现病理骨折及骨膜增生。

白血病晚期,可因骨髓衰竭而出现普遍性硬化,其表现与石骨症、成骨性转移的 X 线征相类似,X 线的表现与疾病时期有关,越是晚期,越有多数病变出现。

7. 戈谢病致股骨头缺血性坏死 戈谢病又称脑苷脂病,是一种葡萄糖苷代谢遗传性缺陷疾患,为常染色体缺陷性遗传性疾患,由于 β- 配糖体缺乏而引起葡萄糖脑苷脂积蓄,过多地积蓄于网状内皮细胞内变成典型的高雪细胞,细胞富有酸性磷酸酶,这些细胞多在肝、脾、淋巴结和骨髓组织内聚集。

戈谢病在 1882 年由 Gaucher 所描述,骨骼方面的变化是 1904 年 Brill 首先描述的。

X 线表现：长骨骨端骨骺特别膨大,呈烧瓶状或杵状,股骨头坏死时,与其他股骨头缺血性坏死类型影像相同。晚期同样可出现关节退行性改变。

8. 类风湿关节炎股骨头缺血性坏死 类风湿关节炎是一种非特异性炎症的多发性全身进行性和对称性关节炎,病变累及全身结缔组织,心脏,眼。随后病变波及肌腱,韧带,最后破坏关节软骨和骨组织,而导致关节畸形和强直。它的特征是：病程慢、关节痛、肿胀反复发作,是一种全身结缔组织病的局部表现。

X 线表现出现关节间隙变窄或消失,骨质疏松加重,股骨头可见囊状破坏区或股骨头不糜烂,萎缩,由于负重股骨头逐渐变成蘑菇状。

早期：由于关节内渗出增多,充血性脱钙,表现为关节间隙稍有增宽或变窄,关节周围普遍骨质疏松改变,但无关节破坏征象(图 4-47 A、B)。

中晚期：由于关节软骨破状或碎裂变形,而导致病理性半脱位,严重的髋关节类风湿关节炎,股骨头颈完全消失,甚至发生股骨颈骨折。由于髋臼软骨及软骨下骨的病变,髋臼中央变薄,受股骨头的挤压髋臼逐渐向骨盆骨拱形突出,甚至出现中心性髋脱位(图 4-47C、D)。

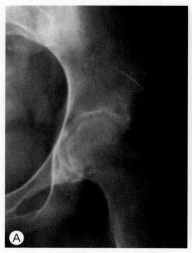 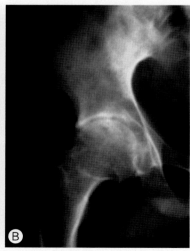

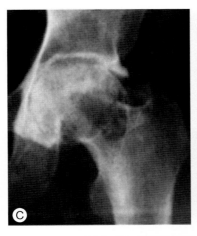
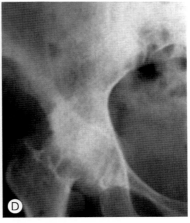

图 4-47　类风湿关节炎性股骨头 X 线表现

A. 类风湿关节炎性股骨头坏死早期,股骨头及髋臼缘不完整,股骨头密
度不均匀;B. 类风湿关节炎性股骨头坏死早期,股骨头上部见高密度影,
关节间隙窄,受累面增生;C. 类风湿关节炎性股骨头坏死中期,股骨头密
度不均,关节间隙变窄,髋臼缘增生;D. 类风湿关节炎性股骨头坏死晚
期,股骨颈短缩,股骨头变形,密度增高,髋臼缘致密,关节间隙消失

二、肱骨头缺血性坏死

引起肱骨头坏死的血管闭塞及血栓形成,主要是累及支配肱骨头的旋肱前动脉供应的区域,而肱骨头
外下 1/4 通常不受累。造成上述改变的原因之一是旋
肱前动脉走行较长,当肩关节外展及旋转时位于肩胛下
肌下方的该动脉段易受损伤,而位于后下方的旋肱后动
脉则可能相对松弛。

X 线表现如下:

Ⅰ期:软骨下区可见不规则密度点状密集区。

Ⅱ期:肱骨头近关节部位可见边缘样高密度区,偶
见较大致密区但无软骨与骨的分离。

Ⅲ期:新月征;高密度区(同Ⅱ期);明显裂隙。

Ⅳ期:高密度区,碎裂但无肱骨头轮廓改变。

Ⅴ期:轻度塌陷伴有垂直高度,宽度变小,关节面不
规则。

Ⅵ期:严重塌陷伴有增生性关节炎改变(图 4-48)。

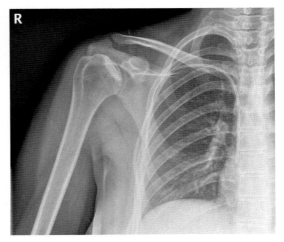

图 4-48　肱骨头缺血性坏死,肱骨头骨皮质塌陷,
近关节盂面见条状致密影

三、腕月骨缺血性坏死

腕月骨缺血性坏死又称金佰克(Kienböck)氏病,为上肢骨中最常见的缺血性坏死,好发于 10~30 岁的
手工业工人,男性发病为女性的 3~4 倍,右侧好发,偶有双侧发病者,但以右侧为著(图 4-49)。

(一) X 线表现

以 Lichtman 的分类方法最为常用,对指导治疗方案有重要作用。

Ⅰ期:X 线平片正常,在极少数病例可见线状压缩性骨折影。

Ⅱ期:X 线平片见月骨密度增高,但无骨结构改变,可见月骨桡侧面轻度塌陷。

Ⅲ期:月骨塌陷、碎裂、移位,可分为 A 及 B 两种类型。

ⅢA 期:Ⅱ期的月骨表现加手舟骨可复性半脱位。

ⅢB期:Ⅲ期的月骨表现加手舟骨不可复性半脱位,以及由于头状骨的近端移位,造成的腕高度减低。

Ⅳ期:Ⅲ期月骨表现加弥漫性退行性关节炎。

ⅢA期与ⅢB期是治疗的分界,ⅢA期以前的治疗以减轻月骨压力,促进血管再生为主要目的,可采用保守疗法如腕部固定,若效果不显可采用骨移植。ⅢB期以后的治疗则基于月骨已丧失其功能,而采取以关节固定术为主的制动治疗。

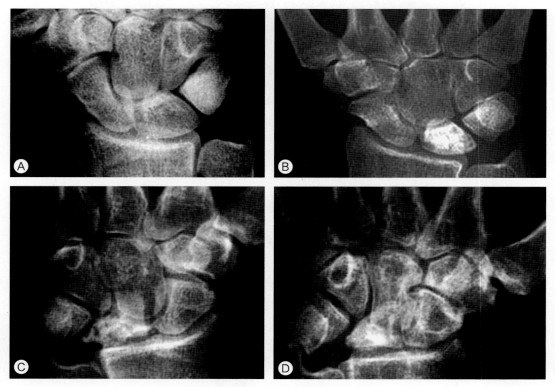

图4-49　月骨缺血性坏死X线表现

A. Ⅰ期,月骨X线片正常;B. Ⅱ期,月骨密度增高;C. Ⅲ期,月骨高度降低,头骨向近端移位;月骨破坏、塌陷、骨折;舟月分离;D. Ⅳ期,月骨几乎完全裂解,桡腕关节间隙变窄,骨赘形成,软骨下硬化与退行性囊变

(二) MRI表现

Ⅰ期:在T_1加权像上可见坏死造成的局部或弥漫性低信号区,除了在桡腕关节内有积液的T_2加权像高信号影外,在T_2加权像上当无异常表现,在得到合理的治疗后,T_1加权像上的低信号区可消失,骨髓图像恢复正常。

Ⅱ期:X线平片上所见到骨硬化在T_1加权像上表现为低信号区,在T_2加权像,尤其在STIR像上则呈高信号影,注射造影剂后若有增强现象,表明有新生血管存在,预后较好,在此期内一般没有月骨形态改变,但在Ⅱ期末病例可见月骨桡侧端高度下降。

Ⅲ期:在冠状面上可见月骨近远端间距缩小,腕骨塌陷,在矢状面上则见月骨前后间距拉长,同时头状骨向近侧移位。除此之外,在ⅢB期病例显示伴有月舟骨韧带撕裂而造成的舟骨关节间隙增大(大于2mm)及手舟骨旋转性半脱位。

Ⅳ期:以月骨和其他腕骨的退行性关节病为特征,坏死病灶呈弥漫性低信号(T_1和T_2加权像),月骨塌陷更明显,有时完全破碎,矢状面上可见由于月骨拉长而造成的指展肌腱向掌侧凸出,导致腕管综合征。

(三) 鉴别诊断

1. 月骨骨折　常有明显外伤史,可见有骨折线。

2. 二分舟骨　为先天畸形,常双侧对称发生,无症状,两块骨边缘光滑,清晰,骨小梁正常。

3. 月骨结核　骨质破坏为主,常同时侵犯关节及其他腕骨。

四、腕舟骨缺血性坏死

腕舟骨血运供应主要来自远端,近端血供较差,当舟骨发生骨折时,可因近端骨折片供血不足而发生坏死。临床 X 线表现与腕月骨缺血性坏死基本相似,而囊状透亮区更为常见(图 4-50)。

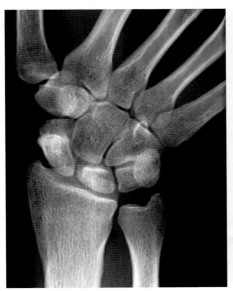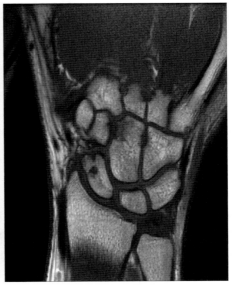

图 4-50　舟状骨缺血性坏死
舟骨骨折术后,断端分离近心端舟骨密度增高,其中见囊样透亮影

五、膝部骨缺血性坏死

(一)股骨内髁缺血性坏死

虽然人类骨坏死的发生与多种系统性疾病和多种药物有关,但是膝部骨坏死却通常为特发性,而且绝大多数发生于股骨内髁,较少发生于股骨外侧髁,胫骨平台和髌骨(图 4-51)。

根据症状和放射学检查标准,股骨内髁特发性骨坏死可分为四期。

Ⅰ期:在骨坏死的最早阶段病人可以有明显症状,这些症状持续较短的时间(6~8 周)后可以消失。

Ⅰ期 X 线表现:正常。

Ⅰ期骨扫描:常为阳性,病变区放射性核素吸收增高,提示软骨下骨坏死。

Ⅰ期 MRI 表现:虽然 MRI 能区别坏死骨与正常组织,但当前未被广泛接受来作为此期的可靠诊断方法。

Ⅱ期 X 线表现:膝关节前后位像或切线位像可见具有特征性的股骨内侧髁轻度变平。

Ⅱ期骨扫描:放射性核素闪烁示核素吸收较正常区域增高 5~15 倍。

Ⅱ期 CT 表现:CT 无诊断意义,但对病变是有较高的分辨力,可以测量病灶的大小。

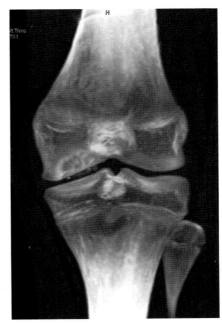

图 4-51　特发性股骨内髁骨坏死

Ⅱ期 MRI 表现：异常表现往往提示有骨坏死。

Ⅲ期 X 线表现：X 线片上新月形透光病灶，称之为新月征或边缘征，表示有软骨下骨的部分坏死并伴关节软骨分离。

因为 X 线片显示病灶清楚而且具有特征性，故确立诊断无需再行骨扫描、CT 及 MRI 检查。

Ⅳ期 X 线表现：典型的 X 线片表现为进一步的软骨下骨坏死及关节软骨破坏，这种情况可延及整个股骨髁横径，导致关节完全塌陷。此时膝关节内侧部分或完全受累，进一步延及全膝，导致严重的膝关节退变。

鉴别诊断：特发性股骨内髁骨坏死的某些特征，如特定的发病部位，临床表现，组织学特点，通常无游离体和相对迟发的软骨磨损等，可与其他膝部疼痛疾患相区别。

（二）股骨外侧髁骨坏死

与特发性股骨内侧髁骨坏死相比，特发性股骨外侧髁骨坏死十分罕见。因膝关节所受的大部分应力作用于膝关节内侧部分，故膝关节外侧部分不存在发生微骨折的危险，而这种微骨折被认为是疾病发生过程中的中心因素。股骨内外侧髁同时受累不常见，这与小病灶通常不会恶化而是保持数年稳定有关。

股骨外髁骨坏死最常见于因膝部肿瘤而行膝关节的放疗后，或退行性骨关节炎局部使用激素后。可根据病灶大小和外形与特发性股骨内髁坏死相区别，股骨外侧髁骨坏死与股骨内侧髁骨坏死相比，病灶面积大得多且有广泛的软骨及软骨下骨坏死。

（三）胫骨平台骨坏死

X 线表现：胫骨平台内侧部分的软骨下骨有骨质减少。

骨扫描：胫骨平台内侧部放谢性核素吸收增加，在侧位像上病灶表现得很清楚，与特发性股骨内髁骨坏死明显不同的是，后者放射性核素的吸收集中于股骨内侧髁。骨扫描也可应用于与膝骨关节炎的鉴别诊断。膝内侧骨关节炎其股骨内髁与胫骨平台均有放射性核素的吸收，若骨关节炎全膝关节受累，则整个膝关节放射性核素的吸收弥漫性增高。

（四）髌骨骨坏死

髌骨骨坏死通过骨扫描很容易鉴别诊断，表现为病灶部位放射性核素的吸收明显增多（图 4-52）。

六、胫骨缺血性坏死

胫骨缺血性坏死病人可分为两大类：

Ⅰ类：病人始终无软骨下骨塌陷改变，但有一系列 MRI 异常改变，根据 MRI 的异常改变Ⅰ类病人又可分为 A、B、C 三型。

A 型：表现为软骨下区有较小的、界限明确的低信号区，此种信号减弱在 T_1 像上最容易看到。B 型：改变位于软骨下区，呈弥漫性改变，达骺线以下的胫骨干骺端内。此种改变非局灶性，而呈弥漫性信号在 T_1 和 T_2 加权像上清晰可见。C 型：均为软骨下骨的局限性变化并波及干骺端，此时不仅有一界线分明的低信号线包围的病灶，伴有典型的骨坏死表现。

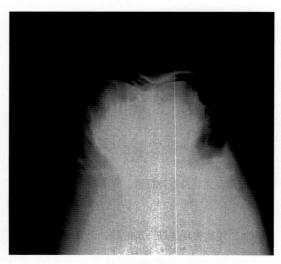

图 4-52　髌骨剥脱性骨软骨炎
左膝关节侧位示关节囊内见游离半月形骨片影，形态与髌骨缺损一致

Ⅱ类：无软骨下骨塌陷亦无 X 线的异常发现。

Ⅱ类 X 线片上可见到典型的骨坏死表现，包括大小不一的软骨下骨塌陷，局部骨密度减低，周围为硬化的边缘，MRI 可见与此相同。

老年病人胫骨骨坏死表现为胫骨干骺端的软骨下骨系列性破坏。最轻的表现为局灶性信号改变（A 型），能够自愈。中期病变相当常见表现为广泛的干骺端水肿，虽然恢复但会残留有瘢痕和 MRI 扫描可见到的软骨下改变（B 型）。小面积的局灶性骨坏死，无软骨下骨塌陷、但病灶持续存在（C 型）。最严重的表现，绝大多数为破坏性的，包括大面积的软骨下骨受累，最终 X 线像可出现异常表现，并伴有大面积骨坏死和软骨下骨塌陷。

此病病因不明,但可伴有退行性关节病。可出现间歇性发作和滑膜炎等退行性关节病的典型表现。当关节软骨开始软化和纤维性变时,因关节软骨不能较好地缓冲承受应力,使较大的应力作用于软骨下骨板,使软骨下结构遭到破坏。许多病人通常有近期活动量增加和/或创伤史,干骺端内水肿导致的压力增多会引起疼痛,当压力高到一定程度时将会引起骨坏死。如果结构性改变较小,则软骨下病变可能痊愈,症状可消失。如果病灶面积大,骨结构减弱,可引起大小不等的骨坏死和塌陷。如果塌陷较小,且局限于胫骨干骺端内,则始终不会有 X 线像的发现。只有较大的破坏性病灶才会在普通 X 线像上显示出来。

七、耻骨联合缺血性坏死

耻骨联合缺血性坏死又称 Pierson 病,好发于男性泌尿系统术后以及女性妊娠末期或分娩后,某些项目运动员,病变可单侧或双侧同时发病,病程有局限性趋势,且能自愈。

X 线表现与临床表现不一致,症状出现或消失均早于骨改变,可见耻骨联合间隙有不同程度增宽,早期耻骨缘骨质可见纵形透亮区,呈长条状,分叉状或水滴状。继后,一侧或外侧耻骨呈鼠咬状骨质破坏。严重者在其边缘呈多弧形切迹,边缘锐利,可有碎骨片,周围骨质密度增高,骨小梁不清,数个月或数年后可自愈。

本病鉴别诊断如下:①耻骨结核:多见囊状破坏,并向周围膨隆使耻骨变形,其内见沙粒样死骨,周围骨质疏松,且易变成脓肿或瘘管;②化脓性骨髓炎,常单侧发病,一般不累及对侧耻骨,骨质破坏与增生均较广泛,具有显著骨膜新生骨,痊愈后往往留有骨质密度增高和结构紊乱现象。

八、足舟骨缺血性坏死

本病好发于少年,尤以 5~6 岁多见,约占 2/3,男性多于女性,大多有外伤史,病变发生于一侧。

幼儿期发病的早期征象为骨骺碎裂,周围骨质疏松,较大儿童早期为骨质密度不均匀增高,但骨轮廓正常,以后舟骨变小,变扁并呈盘状,原厚度为正常的 1/2~1/4,边缘不整齐并可见到裂隙,或节裂现象。相邻关节间隙正常或增宽,在发病数月内呈进行性骨坏死,随后出现修复,2~3 年后可逐渐恢复正常。愈合后结构有时可恢复正常,但轮廓不规则。

成人亦可患本病,常见于 20~50 岁,女性多见,早期 X 线正常,舟骨密度增高和碎裂,最后呈楔状变形(图 4-53)。

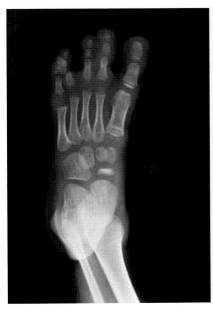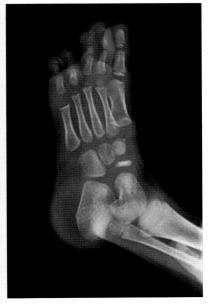

图 4-53　足舟骨缺血性坏死
左足舟骨变形,密度不均

九、距骨缺血性坏死

距骨缺血性坏死是踝关节严重创伤的常见并发症。跟骨表面的 3/5 为关节面,无肌肉附着,仅由滑膜、关节囊和韧带与周围相连。无单独营养血管,分支血管经这些组织进入骨内软组织中,且距骨受伤时可因受压而损伤骨内血管易损伤骨内血液循环,造成距骨坏死(图 4-54)。

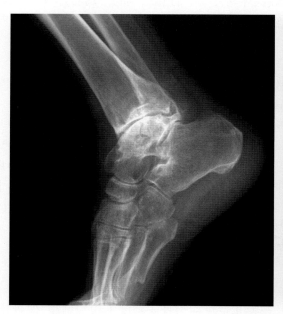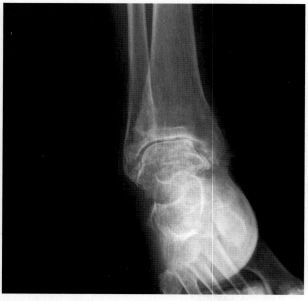

图 4-54 足距骨缺血性坏死
右足距骨近关节面骨密度增高,密度不均,其内见低密度影,关节间隙不宽,跟骨跟距关节缘骨密度增高

(一)病因与分型

Ⅰ型:距骨颈骨折而无脱位,其韧带未缺损且血液供应完整,距骨体坏死不超过 10%。

Ⅱ型:距骨颈骨折合并距下关节脱位,骨面韧带遭受损伤,距骨体的血液供应将减少,坏死率上升至 20%~40%。

Ⅲ型:距骨颈骨折合并距骨体脱位,即胫距、距跟均脱位,且有少数软组织附着以维持血供,易发生缺血性坏死,坏死率达 70%。

下列情况同样可以引起距骨坏死,如酗酒、使用皮质激素、高脂血症、高尿酸血症、闭塞性脉管炎、SLE 和镰状细胞贫血。偶尔也有胫骨邻接关节面的病变。根据影像学研究,距骨坏死过程与股骨头坏死过程类似。

(二)X 线表现

Ⅰ期:正常。

Ⅱ期:新骨出现,囊性变和骨硬化,但距骨形态正常,无软骨下骨塌陷。

Ⅲ期:出现软骨下骨塌陷。

Ⅳ期:关节间隙变窄,继发的胫骨远端出现囊性变,边缘骨赘及软骨缺损。

十、跖骨头缺血性坏死

跖骨头缺血性坏死系跖骨二位骨化中心的缺血性坏死,又称 Freiberg 病或 Kohler 病。该病好发于第 2 跖骨,偶见于第 3 跖骨,第 4 跖骨罕见,发病以 13~20 岁最多见,平均 19 岁,女性居多,左右侧发病近似,10% 为双侧同时发病。

发病与外伤,职业及劳动体位密切相关。在解剖学上,第 2 跖骨最长,跖趾关节突出于相邻的关节,但较为固定少动,因而负重较大,经韧带进入头部的血管易遭受损伤而发病。由于跖趾关节以跖骨背侧活动度最大,所以背侧病变最为明显。

X线表现早期跖骨头骨骺外形正常或稍扁宽,密度均匀增高,间或有小的不规则透光区。周围骨质疏松,干骺线正常或模糊,跖趾关节间隙正常或稍宽,随着病变的进展,跖骨头呈明显增宽,扁平并呈杵状变形,关节面不规则凹陷如喇叭口状,边缘模糊或有硬化,凹陷区现形状不规则的坏死游离碎骨片,密度高而不均匀,在吸收和修补过程中碎片更为细小。骨干因骨骺破坏而变短。骨膜增生骨干增粗如杵状。跖趾关节间隙呈不规则增宽,相对的趾骨关节面可呈现不同程度的肥大性改变,也可发生骨性关节炎,关节内常遗有游离骨块(图4-55)。

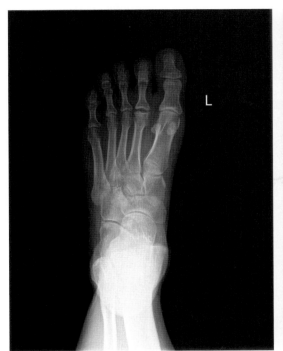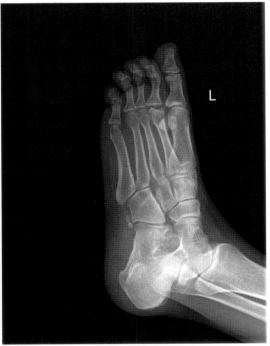

图 4-55　左足第 2 跖骨头缺血性坏死

左第 2 跖骨头坏死,跖骨头呈明显增宽,关节面不规则凹陷如喇叭口状,边缘硬化

（常晓丹）

第二节　儿童缺血性骨坏死

骨软骨病或骨骺炎常发生于生长活跃的骨骺处,具体病因虽尚未明确,但有文献表明其可能与外伤、感染及先天畸形等有关,从而导致局部继发性供血不足,故常称之为骨软骨缺血坏死。该病多见于儿童及青少年,主要累及长、短管状骨、扁骨、骨突,原发性或继发性骨化中心。最初报道时,多以报告者姓氏命名,如足舟骨骨软骨病称为 Köhler 病,跖骨头骨软骨病称为 Freiberg 不全骨折,胫骨结节骨骺炎称为 Osgood-Schlatter 病,股骨头骨骺缺血性坏死称为 Legg-Calvé-Perthes 病。全身骨软骨缺血坏死或骨软骨病发病部位详见表4-2,由此可见,全身骨软骨缺血坏死以股骨头、腕骨、跗骨及椎体等多见,绝大多数为单发,少数可见双侧及对称性发病,偶有多处骨骺同时发病。

表 4-2　骨软骨缺血坏死发生部位、最初报告者及年份简表

一次骨化中心	二次骨化中心
上肢：成人舟骨（Priser，1911） 　　　成人月骨（kienböck，1910） 　　　双侧腕骨（Caffey，1945）	锁骨胸骨端（Friedrich，1924） 肱骨头（Hass，1921） 肱骨小头（Panner，1927） 桡骨头（Brailsford，1935） 尺骨远端（Burns，1921） 掌骨头（Manclaire，1927） 指骨近端（Thiemann，1909） 骨骺板（Scheuermann，1921） 椎间盘（Schmorl-Bcadle，1931）
脊柱：椎体（Calve，1925） 骨盆	髂嵴（Buchman，1927） 耻骨联合（Pierson，1927） 耻坐骨联合（Van Neck，1924） 坐骨骨突（Milch，1953） 髋臼（Brailsford，1935） 股骨头（Legg-Calvé-Perthes，1901） 股骨颈（Gutig-Hertzog，1932） 股骨大转子（Mandle，1932）
下肢：距骨（Diaz，1928） 　　　舟骨（Köhler，1908） 　　　内侧楔骨（Buschke，1934）	髌骨（Sinding-Larsen，1921） 胫骨髁间嵴（Caffey，1945） 胫骨近端内侧（Blount，1937） 胫骨结节（Osgood-Schlatter，1903） 胫骨远端（Liffert-Arkin，1950） 跟骨（Sever，1912） 第 2，3，4，5 跖骨头（Freiberg，1937） 第 5 跖骨基底（Iselin，1912）

【基本病理过程】

本病病理改变主要可以分为坏死期，修复期及痊愈期。由于患处反复受致病诱因的刺激，所以各种病理改变实际上是相互交叉进行的，只是某个阶段以某种病理改变更为突出而已。本病终末期常形成不可恢复的退行性关节病。

早期病理改变为骨骺软骨下骨质缺血，骨组织内的细胞迅速坏死，骨细胞的骨陷窝变空，骨小梁坏死继而引起周围正常骨组织的反应性改变。局部表现为充血水肿、肉芽组织增生、微血管进入坏死区域，巨噬细胞、破骨细胞等逐渐清除和吸收坏死骨，新生结缔组织包围并长入坏死骨内形成节裂，吸收局部骨小梁使其呈纤维化及囊性变。

同时，经常反复的轻微外伤使骨骺软骨下压陷性骨折，骨小梁相互嵌入，骨骺变扁平，随着节裂的产生，坏死骨块及碎片逐步被吸收，进入骨骺的结缔组织及软骨成分，可化生为骨质并重建骨结构。以上的骨质坏死、修复及重建现象，可由于反复轻微的外界刺激而反复出现，并逐渐产生继发性改变，使骨骺变形和相应的关节出现肥大性改变。当骨骺密度趋于均匀一致并普遍出现正常骨小梁时，即为愈合阶段的主要标志。骨骺周围软骨因受到缺血影响较轻，大多无坏死，但可因软骨下骨质的压缩而发生表面皱褶和裂缝，逐渐出现继发的斑块状改变。病骨邻近的关节，早期即有滑膜增厚、变性和渗出，局部软组织肿胀，关节间隙增宽。此种病理改变可压迫滑膜内的血管，使骨骺缺血进一步加重。

在股骨头和跖骨头骨骺发生缺血坏死时，穿过骺软骨板而分布到干骺端的许多骨骺动脉的分支血供常中断，即使有干骺动脉及骨滋养动脉分支的吻合，干骺端仍会发生缺血坏死改变。

【影像学表现】

X 线检查：X 线为诊断本病的最基本方法。因为 X 线的改变是病理变化的表现，病变早期 X 线常无

阳性征象,因为 X 线是对骨内矿物质含量即钙质含量的反映,而在骨软骨缺血坏死的早期阶段,只有骨组织的死亡而无骨吸收及修复,此时无骨的矿物质含量的变化,因而无法在平片上显示,只有活骨组织对坏死组织进行修复,引起骨坏死及周围的矿物质含量发生较大变化时,在 X 线上才能体现。因此,应定期摄片检查,以免漏诊,必要时应摄对侧相应部位的 X 线片进行对比观察,有时需进行多部位和全身性 X 线检查,以便与全身性骨软骨生长障碍疾患鉴别。

虽然不同部位的骨软骨缺血坏死 X 线表现各不相同,但其基本征象近似。在骨坏死早期,因坏死区周围正常骨细胞充血水肿而发生骨质疏松,对比之下,坏死区的骨密度相对增高。随着病变的进展,坏死骨小梁塌陷,并相互嵌入、体积压缩,使骨密度更为增高。由于坏死骨周围的血管伴同破骨细胞进入坏死区后,病骨出现裂隙、分节和碎裂,此表示有肉芽组织长入或骨样组织形成。这种改变在骨骺最为明显,X线表现为骺线增宽。当死骨被周围纤维组织代替之后,X 线上可显示一个围绕坏死骨的透亮环(分离现象),那些尚未钙化或骨化的新骨组织则表现为坏死骨中的透亮区。当病变趋向修复时,新生骨骨化,坏死骨吸收,病骨密度和形态逐渐恢复或接近正常。但当骨骺变形时,则在关节负重区域留有永久畸形。

在对骨坏死进行诊断时,因病变早期 X 线常无阳性征象,因此精准的磁共振和 CT 检查可作为早期诊断骨坏死的主要手段。CT 诊断经过扫描成像,可将组织结构对横断面图像的干扰呈现出来,并通过对不同组织的 X 线吸收衰减值准确的测量,经过分析和计算得出定量结果。早期阶段的骨坏死经过 CT 诊断,可将死骨、周围有透亮的骨吸收带及新生的硬化骨显示出来。而磁共振成像可有效分辨软组织状况,具有较高的分辨率,可以早期发现骨组织内部及周围组织的信号异常,则提示骨坏死的可能,提高骨坏死的临床诊断准确率。

一、股骨头骨骺骨软骨病

本病又称为累 - 佩氏(Legg-Calvé-Perthes)病或扁平髋,是股骨头骨化中心的坏死。Legg-Calvé-Perthes 病的病因尚不清楚,引发了许多争论,其治疗方法亦存在争议。早前,一些学者认为遗传倾向的血栓形成会导致股骨头内血管栓塞而缺血,最终发展为本病。近年来,越来越多的研究结果表明,在 Legg-Calvé-Perthes 病人体内并未发现高凝状态遗传倾向,因此认为本病与遗传性血栓形成倾向无关,凝血异常可能并非本病的发病机制。也有学者认为 Legg-Calvé-Perthes 病与外伤、内分泌疾病或广泛性体质有关。本病病人好发于 4~8 岁,平均发病年龄 7 岁,男、女发病率为 3:1,平均病程 6 周,即影像学显示股骨头塌陷和硬化改变通常出现在初始症状后 6 周,因此定期复查 X 线片是十分必要的。

本病早期 X 线检查可无阳性发现,故对存在临床症者应定期复查,必要时行 MRI 或核素检查。Catterall 等根据 X 线股骨头骺改变,头骺部受累范围对本病进行分型。Ⅰ 型:股骨头部分受累或坏死部分<50%;Ⅱ、Ⅲ 型:股骨头累 >50%,并有死骨形成;Ⅳ 型:累及整个骨骺(表 4-3)。他们进一步发现 Ⅱ、Ⅲ、Ⅳ 型病人预后欠佳时,往往出现某些 X 线征象,其被成为"股骨头危象征"。主要包括:①股骨头向关节外侧半脱位;②股骨头骨骺外侧的斑点状钙化;③干骺端囊肿;④水平状骺板;⑤股骨头外侧和相邻干骺端出现 V 型密度减低区。但有学者对 Catterall 分型方法的可靠性提出质疑,认为不同的观察者对此病的分型常不一致,其中 Ⅱ、Ⅲ 分类容易混淆。

表 4-3　Catterall 分型

Ⅰ 型:仅股骨头前部骨骺受累,但不发生塌陷,骨骺基本保持圆形
Ⅱ 型:股骨头前部骨骺受累,伴有死骨形成,其内密度增高
Ⅲ 型:只有一小部分股骨头骨骺没有累及,股骨头变扁
Ⅳ 型:股骨头骨骺全部受累,股骨头塌陷,骨骺呈扁状

股骨头危象征:
　股骨头外侧半脱位
　股骨头骨骺外侧钙化
　干骺端囊性变
　水平状骺板
　Gage 征——骨骺外侧和相邻干骺端出现"V"形密度减低区

　　目前最常用的方法是 Herring 等根据骨盆正位 X 线片中健侧与患侧股骨头骨骺外侧柱的活动度提出了外侧柱分型法（图 4-56）：A 型：股骨头的外侧部有低密度改变，但高度没有丢失（图 4-57）；B 型：股骨头外侧部分高度丢失，但丢失没有超过原来高度的 50%。判断方法是对侧股骨头与早期股骨头 X 线对比，在 B 型中一个早期的征象是中部塌陷低于外侧柱水平，随着病变的发展，外侧柱塌陷被挤出外侧，但丢失的高度不超过原来的 50%（图 4-58）；C 型：外侧柱塌陷超过 50%，在塌陷状态的早期外侧柱高度比中央部低（图 4-59）。

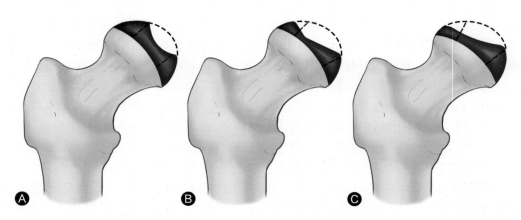

图 4-56　以外侧柱高度为基础的 Herring 分型方法

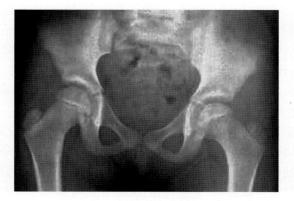

图 4-57　Herring 分型　A 型

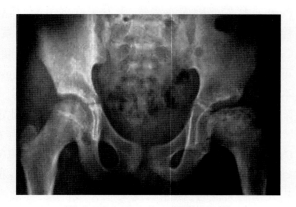

图 4-58　Herring 分型　B 型

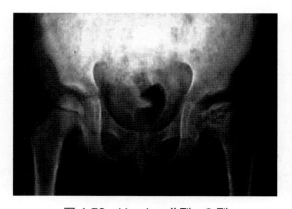

图 4-59　Herring 分型　C 型

Herring 等提出这一方法的优点:①在本病的活动期容易应用;②骨骼发育成熟后,外侧柱高度和股骨头扁平程度密切相关,可以准确预测本病的自然病程以及指导治疗。

本病早期 X 线检查可见股骨头轻度外移,一般不超过 2mm 和内侧关节间隙增宽,骨成熟延缓 6 个月至 3 年,股骨头骨骺骨化中心变小,骨纹理消失和密度均匀性增高,少数股骨头前外上部发生节裂,轻度变扁,骨密度不均,由于髋关节囊肿胀和滑膜增厚,股骨头常向外侧移位,致髋关节内侧间隙增宽,上部间隙亦增大,也为本病的早期 X 线表现。此外,由于股骨头向前外方移位,其前上方承重过度,受压而变扁股骨头前外侧部出现分裂,可见一条或多条骨折线(卡菲骨折)。骨骺内积气也是早期 X 线征象之一,表现为股骨头骨骺边缘部及骨骺软骨与骨化中心间有一新月形透光区,同时可见股骨颈变粗短,骨质疏松,骺线不规则增宽,患侧闭孔较小。

进展期骨骺坏死与再生修复同时进行,以前者为主,表现为股骨头坏死加重,中心部呈不均匀性密度增高,骨骺受压变扁,坏死骨质节裂成多数小致密骨块,有时呈现大小不等的囊样改变,并在坏死骨周围逐渐出现数量不等的新生骨。骺线不规则增宽,有时骨骺早期愈合,股骨颈因骺内软骨生长障碍而变短,并因骨膜反应而增粗,尤以头部和转子间的外上方显著,局限性骨质疏松和囊样变亦更明显(图 4-60)。

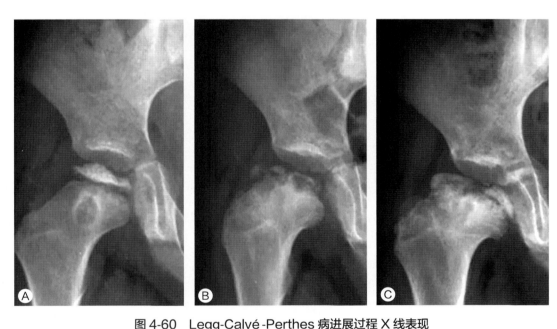

图 4-60　Legg-Calvé-Perthes 病进展过程 X 线表现
A. 股骨头塌陷和骨质硬化,干骺端透亮区;B. 进展期,可见骨碎片,股骨颈短缩增宽;C. 发展为扁平髋

修复期若治疗及时,股骨头骨骺的坏死骨逐渐吸收,节裂消失,新骨逐渐出现,骨结构可完全恢复正常,骨骺亦逐渐恢复其光滑整齐的外形(图 4-61)。若治疗延迟或不当,股骨头常呈现蕈样或圆帽状畸形,股骨颈粗而短,头部缩入颈内,或偏斜于前下方,大转子升高,严重者可与髋臼外缘相接触。颈干角缩小而成髋内翻。髋臼因适应扁宽的股骨头而增大、变扁、变浅、外形不规则,并有骨赘增生,有时股骨头外侧可位于髋臼外而形成髋关节半脱位,但一般不影响功能。部分病人晚期髋关节间隙明显变窄,出现继发性退行性骨关节病(图 4-62)。

由于发病后 6 周或更长时间以后 X 线片才能显示,因此本病常常会出现延误诊断。Catterall 和外侧柱分型都具有相似局限性,直至进入碎裂中期才可以判断预后,而这段观察期(4~6 个月)会延误治疗。MRI 可以更好弥补 X 线的不足,更早明确诊断,在疾病早期,MRI 更能准确评估股骨头受累程度及判断疾病分期,已成为判断股骨头受累范围、分型和制订治疗计划的标准之一。

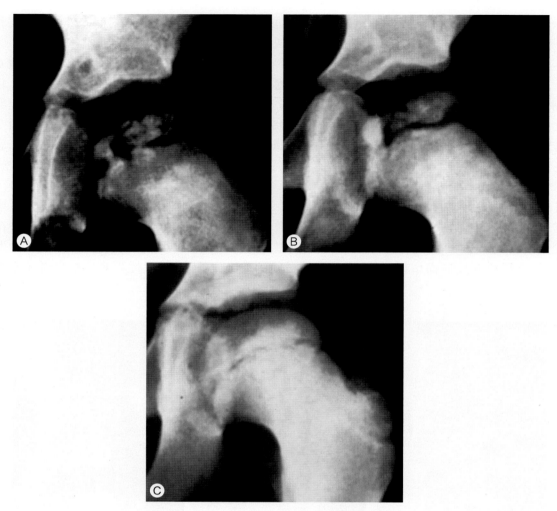

图 4-61 Legg-Calvé-Perthes 病修复期变化
A. 4.5 岁，男，跛行半年，骨骺囊变明显；B. 7 个月后；C. 19 个月后，恢复良好

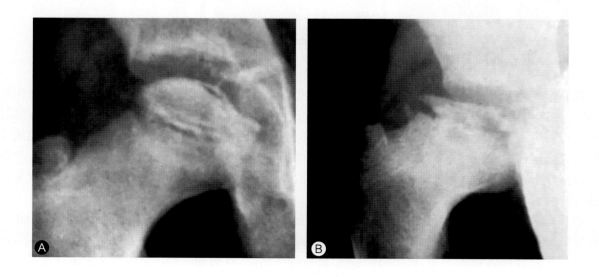

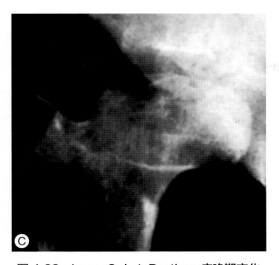

图4-62　Legg-Calvé-Perthes病晚期变化

A. 5.5岁,男,右侧骨骺密度增高;B. 15个月后,变的扁平,开始修复;C. 4年半后,畸形恢复

【鉴别诊断】

1. 化脓性关节炎(表4-4)

表4-4　化脓性髋关节炎与股骨头骨骺缺血性坏死

	化脓性髋关节炎	股骨头骨骺缺血性坏死
临床	发病急,症状重	发病缓慢,症状少而轻
股骨头病变	多以关节软骨表面开始	软骨下骨质缺血坏死,压陷性
	骨质迅速破坏	骨折,骨密度增高,节裂
骨增生性改变	明显	晚期可见
骨膜反应	明显,常见	少而轻微(颈部)
关节间隙	早期增宽,很快变窄,消失	早期稍宽或正常
关节骨性强直	晚期多见	永不发生

2. 髋关节结核(表4-5)

表4-5　髋关节结核与股骨头骨骺缺血性坏死

	髋关节结核	股骨头骨骺缺血性坏死
性质	结核性炎症	外伤后软骨下骨缺血性坏死
股骨头骨骺	局限性进行性骨质破坏甚至骨骺完全消失	全骨骺坏死、早期骨密度均匀增高,逐渐变不均、节裂、外形变扁平,晚期成蕈状或圆帽状不规则形增宽、致密,早期愈合
骨骺线	模糊,密度减低或无显著变化	不规则形增宽,致密早期愈合
股骨颈	外形无显著变化	增粗变短,颈干角变小,髋内翻
死骨形成	可见	无
髋臼	破坏	早期无改变,晚期变宽而浅
髋关节	早期狭窄以致消失,晚期可见纤维性强直,肥大性改变少见	关节间隙正常或稍宽,永不发生关节强直,但晚期常见肥大性骨关节病
骨质疏松	广泛	局限

3. 甲状腺功能减退症（呆小症）　病变为多关节,双侧对称性发病,骨骺出现晚而小,其内有不规则骨化点,骨骺密度无明显增高,因软骨化骨障碍,长骨多短,结合临床可以鉴别。

4. 先天性髋关节脱位　本病治愈数年后,病侧或健侧股骨头可发生缺血性坏死,病变局限于股骨头骨骺,而干骺端正常。

5. 血友病　镰状细胞贫血及高雪氏病亦可发生股骨头骨骺缺血性坏死,由于其他部位的骨骺亦常发病,结合临床不难鉴别。

二、髋臼骨骺缺血性坏死

本病首先由 Brailsford 于 1935 年报告,常发病于 12~15 岁青少年,单双侧均可发病。

【X 线表现】

髋臼发育不良为主要改变,髋臼浅平而宽大,且斜度加大,失去正常轮廓,软骨下骨质结构紊乱。Y 形软骨骨化层致密,增厚,碎裂,呈分叶状、花边状或锯齿状,少数可见囊样变和环形钙化。软骨下骨质结构紊乱,常可见多囊状透亮区,周围有广泛的骨质增生改变。患侧股骨头可有不同程度的半脱位,股骨头外移(1/2~2/3),沈通线不连续,髋关节上部间隙稍窄,内侧间隙明显增宽。病变如继续发展,股骨头骨骺增大略扁平,干骺线趋向水平位,失去正常的向内下方倾斜的自然斜度。股骨颈增粗变短,颈干角增大呈髋外翻畸形,股骨干较健侧细小,骨质普遍稀疏,髋关节囊增厚,臀肌渐进萎缩,还可出现骨盆前倾,髂骨翼外展,患侧闭孔发育较健侧小等改变。

晚期:髋臼骨质增生而形成退行性骨关节病改变。

【鉴别诊断】

1. 先天性髋关节脱位、半脱位　其髋臼内无厚的骨化层,无致密和碎裂现象,股骨头往往发育不良,体积较小与髋臼骨骺缺血坏死的头大颈粗迥然不同。

2. 儿童股骨头缺血性坏死　无髋臼软骨增厚、软骨下骨质结构紊乱,Y 形软骨骨化层不规则,呈所谓花边样形态,及髋臼周围有广泛的骨质增生反应。而儿童股骨头缺血性坏死股骨头骨骺密度增高及有碎裂现象。

3. Morquio 黏多糖Ⅳ型病　干骺端发育不全,致密性成骨不全症等相鉴别,上述三种疾病除髋臼有类似病理改变外,各自尚有全身骨骼系统及其他器官的特异表现,一般不难鉴别。

三、胫骨结节骨骺缺血性坏死

本病又称胫骨结节骨骺炎(Osgood-Schlatter 病),好发于爱好体育运动的青少年,大多为单侧发病,以右侧多见,常有明确的外伤史及运动史。Osgood-Schlatter 病极少需要手术治疗,一般保守治疗即可,如限制患肢活动或管型石膏固定 3~6 周,部分病人可以自愈。本病与髌骨高位和股直肌短缩有密切关系,为了使膝关节伸直,髌骨高位可增加股四头肌的伸膝力量,从而引起局部骨突损害。但是,也有学者提出髌骨高位是胫骨结节受到慢性撕脱的结果。

【X 线表现】

早期髌韧带明显增厚、肿胀,有时在髌韧带下可见多个骨片,随着病程进展,髌韧带中出现游离的圆形,卵圆形或三角形骨化或钙化影,胫骨结节处骨质却无相应的缺损,胫骨上端骨骺呈舌状隆起和不规则增大,密度不均,可节裂形成大小、形态不一的骨碎块,节裂的骨碎块间隙多不均匀,常向上方移位,在骨骺的下方可见囊样改变,胫骨干骺端前缘常有较大的骨质缺损区,范围常大于骨碎块(图 4-63A)。骨骺修复后,胫骨结节骨质均可恢复正常,撕下的软骨块可因软骨化骨而继续长大,并与胫骨结节愈合而呈骨性隆起,亦可长期游离于髌韧带内(图 4-63B)。

【鉴别诊断】

正常发育期胫骨结节骨骺化骨中心于 11~12 岁出现,表现为单个或数个骨块,其排列规则;间隙匀称,边缘光滑,于 18 岁左右与骨干愈合,少数骨骺不与骨干愈合,其临床表现胫骨结节无增大,胫前软组织无肿胀、压痛,可与之鉴别。

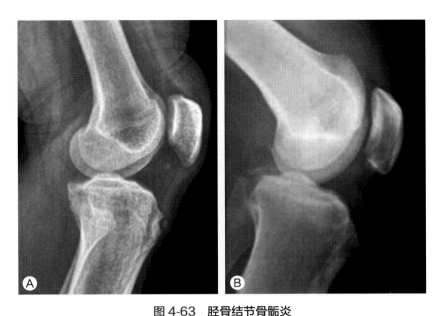

图4-63 胫骨结节骨骺炎

A. 胫骨结节前上方见游离骨块,髌韧带肥厚;B. 舌状骨骺前缘见一碎骨片游离,软组织肿胀

四、胫骨干骺内侧骺板缺血性坏死

胫骨干骺内侧骺板缺血性坏死(胫骨内髁骨骺坏死)又称为布兰特(Blount)病,见于婴儿或儿童期,婴儿型常为双侧发病,病变较轻,可自行消失,严重者可出现胫骨内髁畸形,小腿向内弯曲。本病发病年龄一般在1~3岁,儿童型常为单侧,8岁后发病者肢体可残留畸形。

【X线表现】

胫骨内髁干骺部发育异常,如增粗增大,变形并向内下,倾斜伸展而呈鸟嘴状,邻近骨骺的干骺端内侧亦可向内延伸而形成尖突状。在骨骺板内半部可见凹陷,骺线附近骨质呈密度不均的斑点状阴影或不规则钙化影,骨干向内弯曲并呈膝内翻,内侧骨皮质增厚,部分股骨内髁病例也可出现类似病变(图4-64),即股骨内髁剥脱性骨软骨炎。

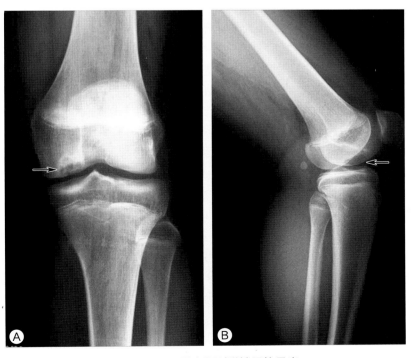

图4-64 股骨内髁剥脱性骨软骨炎

五、髌骨骨骺缺血性坏死

髌骨骨骺缺血性坏死发生于原发骨化中心者称为 Köhler 病,发生于继发骨化中心下极者称为 Sinding-Larsen 病或 Larsen-Johansson 病,由三人分别于 1921 年和 1922 年报道,又称为髌骨骨软骨病。本病好发于 10~15 岁儿童,男多于女。一侧或双侧均有发病,通常在关节面的凹陷内,存在椭圆形骨软骨片,可引起疼痛、跛行和局部压痛。

【X 线表现】

髌骨下极或上极不整齐,呈锯齿状或刺状突起,可呈碎裂状,偶见游离小骨片,常与胫骨结节骨骺缺血性坏死同时存在,本病多呈自限性,一般 4~6 个月后痊愈。如有骨碎片脱落,则可永久性存在,有时两侧髌骨 X 线改变相似,如一侧临床症状明显,亦可做出诊断。但因髌骨在正常生长阶段可见几个骨化中心,两侧髌骨的大小和密度可各不相同,在诊断髌骨缺血坏死时,应首先排除正常变异。因此,必须结合临床连续观察 X 线变化才能做出诊断。

【鉴别诊断】

髌骨骨骺缺血性坏死需要与髌骨背侧缺损相鉴别,因为后者为无症状性的缺损,不需要外科治疗,两者差别较不明显。髌骨内侧缺损通常为无症状的单纯缺损,位于髌骨外上部分的软骨下,不累及关节面。X 线片上偶然发现,有时可见硬化缘,约 30% 病例可出现双侧病变。MRI 检查可以显示局部病变确不累及关节面,同时放射性核素也有助于鉴别诊断。

六、足舟骨骨骺缺血性坏死

本病亦称为足舟骨骨软骨病(Köhler 病),首先由 Köhler 于 1908 年报道,好发于 3~10 岁儿童,以 5~6 岁儿童最为多见,男性多于女性。由于女性儿童足舟骨骨化中心在 1.5~2 岁开始骨化,而男性则在 2.5~3 岁时出现,因此骨化中心的发育有很大的差异,可表现为舟骨大小和形态轻微不规则或明显的改变。骨化延迟可能是不规则骨化的最早表现,提示舟骨骨化推迟使其承受比骨性结构所承受的更大压力。如果骨内血管在穿过骨与软骨交界处时受压,不仅导致缺血性损害,还能引起反应性充血和疼痛。有时 X 线发现双侧足舟骨改变相似,而仅一侧出现症状,采用管型石膏固定可以快速减轻局部症状,本病部分可自愈,极少需要手术治疗。

【X 线表现】

幼儿期发病的早期征象为骨骺碎裂,周围骨质疏松。较大儿童发病时,舟骨已发育完好,最先表现为骨密度不均匀性增高,外形可无改变,之后舟骨变小变扁,并呈盘状,厚度仅为正常的 1/4~1/2,边缘不整,并可见到裂隙或节裂现象,相邻诸关节间隙正常或增宽,在发病数月内,足舟骨呈进行性骨破坏,随后出现修复,2~3 年后可逐渐恢复正常。在愈合后,有时骨结构虽恢复正常,但轮廓仍不规则,不可误认为异常。

成人亦可患本病,常发病于 20~50 岁,女性多见,早期可无 X 线表现。之后足舟骨密度增高、碎裂,晚期呈楔形改变。

儿童正常发育期间,舟骨可出现暂时性裂纹,边缘粗糙不整以及均匀性密度增高和多点骨化等现象,此为正常变异,须注意鉴别。

七、跟骨骨骺缺血性坏死

本病系跟骨粗隆骨骺缺血坏死,又称 Sever 病。一般认为是慢性反复的机械损伤,多见于爱好运动的 8~12 岁儿童,以单侧发病多见,亦可见于双侧发病,引起软骨性或骨软骨性结节的部分碎裂,常因足部外伤后而偶尔发现,本病为自限性疾病。跟骨骨骺本身可有解剖变异,正常进行 X 线检查时,骨骺的密度就可表现为比跟骨体密度高,故近来有人认为它是属于正常的变异。

【X 线表现】

可见跟腱附着处有软组织肿胀影,跟骨粗隆骨骺较健侧小,密度不均匀增高,外形扁平不规则,可有碎裂现象,骺线不规则并增宽,与骨骺相对应的跟骨体部分变粗糙,邻近骨均可显示骨质疏松。

正常儿童跟骨骨骺可于 8 岁左右出现,刚开始出现时 X 线表现为点絮状,随着时间的推移而逐渐呈现分节状,不规则形,弧形,之后逐渐融合并向上、下延伸,约 16 岁与跟骨体闭合于跟骨后缘中 1/3 处偏上或偏下,最后闭合部位跟骨后缘上不显著多于下部。正常骨骺常有 2~3 个骨化中心,彼此不融合,密度可增高,边缘可不整齐,因此诊断应密切结合临床表现。

八、跖骨头骨骺缺血性坏死

本病亦可称为跖骨头骨软骨病(Freiberg 不全骨折),系指跖骨二次骨化中心的缺血坏死,常见于第 2 跖骨头(图 4-65),也可发生于第 3~5 跖骨。病患年龄多居于 13~20 岁之间,女性较为多见,左、右侧发病率近似,10% 为双侧同时发病,同时可见于成人。

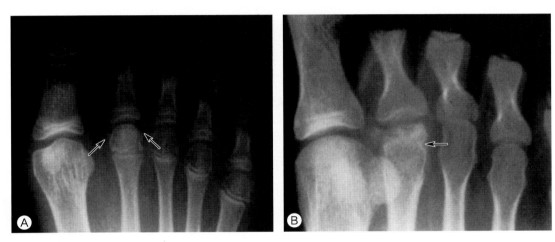

图 4-65　第 2 跖骨头骨骺缺血坏死
A. 第 2 跖骨头部密度发生改变;B. 显示扁平、碎裂和硬化的第 2 跖骨头

【X 线表现】

早期跖骨头骨骺外形正常或稍扁宽,密度均匀增高,间或有小的不规则透亮区,周围骨质疏松,干骺线正常或模糊、跖趾关节间隙正常或稍宽,随着病变的进展,跖骨头明显增宽,扁平并呈杵状变形,关节面不规则凹陷如喇叭口状,边缘模糊或有硬化,凹陷区内可见边缘不规则的游离骨碎块,密度高而不均匀,在吸收和修补过程中,碎片更为细小,骨干因骨骺破坏而变短,骨膜增生使骨干增生如杵状,跖趾关节间隙呈不规则增宽,相对的跖趾关节面可呈不同程度的肥大性改变,如未经治疗,病变可发展为退行性骨关节病,关节四周遗有圆形或椭圆形游离骨块,少数病例相邻跖趾关节也可出现退行性改变。

九、肱骨小头骨骺缺血性坏死

肱骨小头缺血性坏死(Panner 病)是青少年中较为罕见的疾病,1927 年 Panner 首次报道并将其描述为类似于髋关节 Perthes 病,亦称剥脱性骨软骨炎或"少年棒球队员肘"。该病常局限于肱骨小头、桡骨头及肱骨内上髁,目前发病机制尚不清楚,考虑可能与肱骨小头受到压力及剪切力时,肘部发生疼痛伴应力外翻。

大多数 Panner 病病人具有肘关节疼痛及僵硬的临床表现,活动后可加重,休息时缓解。采取肘关节正侧位 X 线摄片时,对比健侧肘关节有助于明确肱骨小头局部的微小病变——特征性半月形低密度区(图 4-66)。陈旧病灶可发现硬化边界,关节内可观察到游离体,MRI 检查可早期发现骨髓水肿等变化。

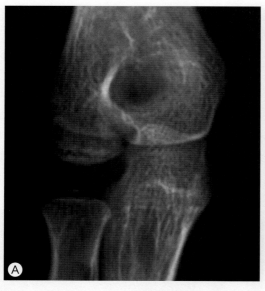
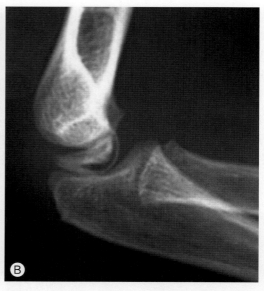

图 4-66　Panner 病:肘关节正侧位片显示肱骨小头骨化中心处凹陷、碎裂,可见边缘硬化的放射透明区
(引自:Sakata,R.,et al.,*Treatment and Diagnosis of Panner's Disease.A Report of Three Cases.*Kobe J Med Sci,2015,61(2):p.E36-39.)

【X 线表现】

早期肱骨小头骨骺密度增高,且多不规则,逐渐邻近关节面骨骺出现密度透亮区,并可见透亮区和硬化区混合存在,有时坏死骨骺片段与肱骨小头骨骺分离形成游离体。数月之后,随着再血管化的骨修复过程的开始,原来骨密度减低区则逐渐增高,约需 2 年时间才能恢复正常。最好加摄健侧肘关节 X 线片作对比,本病有时桡骨小头的骨龄超过正常,可能与恢复期局部的血运增加有关(图 4-67)。

十、肱骨内上髁骨骺缺血性坏死

本病又称棒球投球手肘,或 Adams 病,好发于爱好剧烈运动的男性少年,9 岁多见,与外伤有密切关系,常可累及肱骨远端骨骺或桡骨头骨骺。

【X 线表现】

肱骨内上髁可见分离、碎裂和生长加速,有时伴有桡骨头骨骺的扁平和碎裂,若累及肱骨远端骨骺,可出现骨骺线增宽和脱钙。

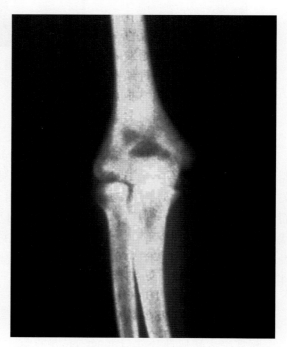

图 4-67　肱骨小头骨坏死:肱骨小头见一游离骨片,内髁密度不均匀

十一、掌指骨骨骺缺血性坏死

掌骨头和指骨骨骺坏死非常少见,前者于 1928 年由 Manclaire 报告,后者于 1909 年由 Thiemawu 描述。病人常诉受累掌指骨处肿痛和活动障碍。

【X 线表现】

可见受累骨骺密度不匀或碎裂,晚期骨骺多变形。

十二、锁骨胸骨端骨骺缺血性坏死

锁骨胸骨端骨骺缺血坏死又称 Friedrich 病,极为罕见,至今世界上仅报告 10 余例。病因尚不清楚,病人多有外伤史。

【X 线表现】

病变主要位于锁骨骨骺,早期可见胸锁关节区软组织增厚而无骨质改变,而后出现胸锁关节锁骨端逐渐点状钙化,局部骨质疏松,但胸骨不受累。

【鉴别诊断】

应与先天性畸形、外伤、骨髓炎、结核和肿瘤等相鉴别。

十三、坐骨结节骨骺缺血性坏死

本病又称坐骨结节骨骺分离,坐骨骨突解离症,好发于坐骨结节骨骺闭合之前长期从事剧烈体育运动的青少年,多见于体操运动员,常有明显的牵拉创伤史和反复累及损伤史,一侧或双侧发病,两侧病变范围和程度可不一致。

【X 线表现】

坐骨结节处可见撕脱骨折时,坐骨结节表面不规则,下缘有撕脱骨折线和分离的骨骺。撕脱的骨骺碎片表现为长条状或半月形,位于坐骨下缘。逐渐坐骨结节骨轮廓模糊,骨结构紊乱,骨骺密度增高。病变可累及髋臼下缘,但不累及耻骨联合。

当骨骺碎片与坐骨结节愈合时,可见坐骨结节外下缘有骺板不规则附着,骨边缘密度增高。有时游离的半月形骺板出现钙化并长期存在不与坐骨结节融合。

【鉴别诊断】

有时需与坐骨结节非特异性骨炎及单骨性纤维异常增殖症相鉴别。

十四、扁平椎

本病又称 Calve 病,为椎体原发骨化中心的缺血性坏死。1925 年,Calve 报道了 2 例儿童椎体病变,临床表现类似脊柱结核,但 X 线表现有其固有特征。1927 年,Buchman 建议改称之为扁平椎。21 世纪初期,一般认为 X 线表现全椎体的塌陷是脊柱结核所致,而后逐渐认为本病是某些疾病的嗜酸性肉芽肿,如结核、骨折、血管瘤、脆骨病、霍奇金病、转移瘤等疾病的晚期继发畸形,好发于 3~10 岁儿童,男稍多于女。多见于胸椎下段,亦可见于腰椎及颈椎。多数侵犯单一椎体,极少数病例多个椎体受侵犯。

【X 线表现】

病变早期可见椎旁软组织呈梭形增宽,数周内患病椎体边缘毛糙,继而密度增高,椎体上、下缘塌陷。椎体前半部变扁呈楔形,导致局部椎体后突畸形,而后椎体继续变扁,并逐渐发展为厚薄一致的盘状,严重者形似平置的硬币。椎体前后径及横径均增大,超出相邻椎体的边缘,椎间隙正常可稍增宽,有时病椎附近有小碎骨,但较少侵及椎弓根。

由于儿童期骨化中心再生能力旺盛,且其周围有厚层软骨逐渐化生为骨组织,因此病椎可恢复至正常椎体厚度的 2/3 或接近正常。但其前后径仍稍大于相邻之椎体。在恢复期,病椎有的仍残留凹陷变形,而相邻椎体则出现相应的凸面,因此脊柱后突畸形可得到相当的纠正或消失。

【鉴别诊断】

1. 儿童椎体病理性骨折　其椎体变扁,密度相对增高,椎间隙正常,颇似本病。但仔细观察椎体或附件,常可发现有原发病所致的骨破坏影像表现。

2. 脊柱结核(表 4-6)

表 4-6　脊柱结核与椎体缺血性坏死鉴别诊断

	脊柱结核	椎体缺血性坏死
性质	结核性炎症,可并发其他脏器结核	椎体原发骨化中心缺血性坏死或某些病变的病理表现
数目	单个或数个椎体受累	通常只侵犯单个椎体
病椎骨质	骨密度减低并出现破坏	骨密度增高
塌陷形态	前部显著	全部塌陷呈盘状,椎体前后径及横径均增大
病椎皮质	可见侵蚀	无明显改变
椎间隙	变窄或消失	正常或增宽
脊柱畸形	治愈后椎体变形或融合,脊柱成角畸形	数年后完全恢复
椎旁脓肿	常见、可有钙化	无

十五、少年期骺板骨软骨病

本病又称休门病(Scheuermann 病)、青年驼背症等,是一种较常见的缺血性骨坏死。Schanz 于 1911 年最先报道,1921 年 Scheuermann 讨论其 X 线改变,并确认为骺板的缺血坏死。目前,多数学者认为,该病与外伤有关。本病以椎间盘软骨板的损伤和软骨疝的发生为其病理基础,好发于 10~18 岁青少年,男性居多,男女之比为 4：1。常侵犯多个椎体,也可仅累及单个椎体,最好发于胸椎下段和腰椎上段,侵犯较多见的椎体是以生理后凸明显且负重较大的 T_6-T_{11} 节段,偶尔累及全部胸腰椎。发生缺血坏死的部位常合并出现胸椎间盘突出。

【X 线表现】

主要表现为椎体骨骺出现迟缓并呈现疏松,分节状或密度增高、轮廓不清、形态不规则,椎体边缘亦可见类似改变。正常骺板与椎体间匀称透明线不规则增宽,椎体前缘楔形变致胸椎后突,而使脊柱呈典型的圆驼状后突,也可出现侧弯,部分病人椎体前部上、下缘变薄,有局限性凹陷呈阶梯状,椎体前缘可不整齐。椎间隙正常或前部加宽,椎体相邻面常显示许莫氏结节(Schmorl node),其边缘硬化,尤以顶部为著(图 4-68)。

恢复期:骺板与椎体融合,椎体结构与外形可逐渐恢复正常,但脊柱后凸和侧弯常永久存在,严重者可出现继发性脊柱肥大增生,部分病例可仅表现为椎间盘退行性变和椎间盘软骨疝,而无骨骺病变(图 4-69)。

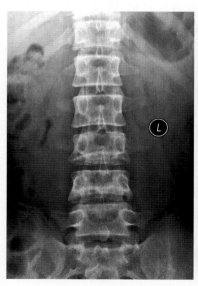
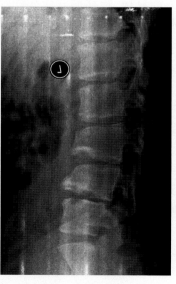

图 4-68　脊柱后突畸形,椎体楔形变,椎体前方上下缘不规则、毛糙,前缘内凹,见 Schmorl 结节,椎间隙稍变宽

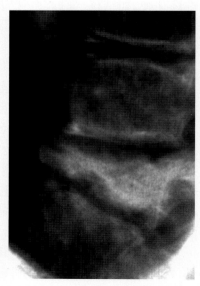

图 4-69　T_{11} 椎体呈阶梯样改变,椎体前缘磨角改变,椎体变扁

【MRI 表现】

显示本病的早期改变很敏感,其可见椎体上、下终板不规则,并可见椎间盘组织穿过终板进入椎体骨质内的许莫氏结节征象。

【鉴别诊断】

本病须与骨软骨营养不良相鉴别,单个椎体病变需与 Patt 病和椎体压缩骨折相鉴别。也需与Kuemmell-Verneuil 病和一个或多个椎体的创伤后塌陷相鉴别。先天性脊柱后凸畸形可见有椎体形成不全的表现,还应与椎体缺血坏死鉴别(表 4-7)。

表 4-7　椎体骺板缺血性坏死与椎体缺血性坏死鉴别诊断

	椎体骺板缺血性坏死	椎体缺血性坏死
脊柱变形	一般胸椎后凸加深呈圆驼状	不多见
部位	常见于胸椎下端	胸腰段椎体均可受累
数目	常侵犯单个以上椎体	常侵犯单个椎体
患椎形态	椎体呈楔形变,上下面不规则,以前部为著,骨骺板有碎裂现象	最初呈楔形变,随后塌陷变扁,密度增高呈板状
患椎间隙	不对称,后部增宽	患椎相邻椎间隙正常或增宽

（杨　磊　张　于）

第三节　有菌性骨坏死

一、有菌性骨坏死影像诊断应用的评价

（一）骨关节感染

骨关节感染包括蜂窝织炎(cellu-litis)、骨髓炎(osteomyelitis)、化脓性关节炎(suppurativearthritis)、化脓性滑囊炎(pyogenic bursal synoritis)和化脓性腱鞘炎(pyogenic lenosynovitis)等。一旦发生骨与关节感染,病人会出现急骤的高热和脓毒血症,病人的主动和被动活动受限,脓肿形成,一旦骨质破坏,易发生病理性骨折、关节畸形和脱位。X 线对亚急性和慢性骨关节感染用以观察骨破坏、骨增生与死骨(sequestrum)具有很高的诊断价值。而对急性骨与关节、软组织感染则需要选择其他影像检查进行诊断。

【CT 检查】

对急性骨髓炎和化脓性关节炎可清楚显示骨内、关节内和软组织脓肿(sofe tissue abcess)的大小和蔓延范围,对观察早期骨破坏优于 X 线检查。对慢性骨髓炎显示骨破坏和死骨比 X 线平片敏感。

【放射性核素扫描】

放射性核素扫描(radionuclide scanning)亦称闪烁扫描(scintiscan),是指某核素发射一定量的射线,用一个、多个线性扫描仪或照相系统对某个外部物体(如生物体或组织器官等)中放射性核素进行测量、并获得显示图像的过程。从移动检测器得到图像称扫描,由固定的摄相装置得到图像称闪烁照相。可用下列示踪剂:镓 GA(Gallium-67 Citrate),铟(Indium-111),锝 Tc(Technetium-99m-HMPAo)白细胞标记等。放射性核素扫描对骨关节感染的敏感性高达 92%。经血注射示踪剂后分为血管期、组织期(注射 5~8 分钟)和代谢期(注射 3~4 小时后)。急性骨髓炎和化脓性关节炎血管期显示血管扩张。组织期,示踪剂广泛弥漫高摄取,称为热区,表现为放射性增高。代谢期表现为局部放射性浓聚。蜂窝织炎血管期和组织期仍表现

示踪剂高摄取。而代谢期则明显放射性减少。应指出:放射性核素扫描对骨关节感染虽然非常敏感,但其特异性差需要其他影像检查进行鉴别。

【MRI 成像】

MRI 成像检查对青少年和成人正常骨髓,由于为黄髓(yellow marrow),主要是脂肪组织,MRI 信号高。急性化脓性骨髓炎使骨髓正常高信号强度减低,T_1 加权像显示最清楚。MRI 还可显示骨髓中脓液向骨外软组织蔓延的部位和范围。骨内,关节内和软组织脓肿在 T_1 加权像为低信号强度。在脂肪抑制的 T_2 加权像呈高信号强度。注射 Ga-DTPA 增强剂,脓肿外周肉芽组织中大量新生血管呈明显环状强化带表现为高信号强度。脓液为低信号强度。晚期,脓肿机化后变为纤维结缔组织和新生骨均为低信号强度。对慢性骨髓炎,MRI 在显示骨内残留脓腔和死骨以及骨瘘道(bony fistula)非常清楚。

MRI 检查在手术治疗慢性骨髓炎中的应用:①指导选择合适的手术入路:慢性骨髓炎时常伴有贴骨瘢痕形成。手术入路选择不正确,常使这些瘢痕不能愈合,产生皮肤缺损,给治疗带来困难。MRI 良好的软组织分辨率,有助于选择正确的手术入路,达到既能彻底清除病变软组织,又能不破坏贴骨瘢痕的目的。②指导对局部病灶的彻底清除:MRI 的显像特点,使得我们能在术前可确定死骨、死腔的大小、范围、窦道的方向及软组织受损的情况,可作为手术时病灶清理的向导,避免遗漏病灶,特别是硬化骨封闭髓腔两端形成的死腔。③指导手术方案的形成:术前据病灶的范围、大小,可估计彻底的病灶清理后留下的死腔的大小及能否被周围软组织充填的情况,有助于术前设计局部的肌肉组织瓣和游离组织瓣转移以消灭死腔。术前 MRI 检查,显示骨髓病理改变较全面、直接,可指导骨科医生的术前准备技术操作、注意事项,使术后骨髓炎的复发率大大降低。

总之,MRI 对急性骨髓炎和化脓性关节炎,腱鞘炎具有很高的诊断价值,并可在 CT 引导下进行抽脓介入治疗。MRI 对慢性骨髓炎手术治疗具有重要指导意义。

(二) 骨关节结核

骨关节结核(tuberculosis of bone and joint)是一种特殊的慢性炎症。结核杆菌经血行到达血管丰富的骨松质,如椎体、短管骨、长管骨骨骺及干骺端负重大且活动较多的大关节滑膜则发病。骨关节结核绝大多数属继发性,80% 以上的原发灶在肺部。

国内一组经手术病理证实的骨关节结核病人 1 841 例中,脊柱结核 1 098 例(59%),关节结核 512 例(28%),其他骨结核 231 例(13%)。男性 915 例,女性 926 例,男女发病率相仿。发病年龄为 1 个月至 75 岁。以上统计表明,脊柱结核发病率最高,均为关节结核的一倍,而关节结核又大约为其他骨结核的一倍。

迄今 X 线常规摄片仍是首选的影像学诊断手段之一,但少数病例需要 CT、CTM、MRI 或 ECT 检查,以提高诊断水平。

【X 线表现】

骨质破坏、关节间隙狭窄、周围软组织肿胀,除合并感染和修复外,骨质硬化少见。

【CT 表现】

多发骨破坏,边缘环绕骨硬化,冷脓肿形成,部分脓肿边缘可见钙化,增强后见边缘环形强化(称之为"边缘"征);软组织内形成钙化及死骨。

【MRI 表现】

椎体骨质破坏和椎体骨炎,椎间隙破坏,裂隙样强化,椎旁及硬膜外脓肿,增强后脓肿壁呈环形强化,后纵韧带呈线条样强化。

骨关节结核,一般发病潜隐,早期症状轻微,常有局部疼痛、肿胀和功能障碍等,病变晚期则出现肌肉萎缩,发育障碍及畸形等。破坏严重者可发生脓肿或窦道,若合并化脓菌感染,将直接影响治疗效果和预后。通常,关节结核出现临床症状早于 X 线征象,而脊柱结核症状往往发生于 X 线改变之后。创伤可使隐性的骨关节结核灶变为活动性病变。骨骼的结核病变,常须在 3~4 个月后才在 X 线片上显示出来。

自抗结核药物广泛应用于临床以来,结核病的发病率已显著降低,发病部位和病变范围亦异于既往,对于病变表现的认识,也不同于以往的传统概念。如结核灶的破坏与增生,以前认为骨关节结核的进展期是以破坏为主,无明显增生硬化,而且是与化脓性炎症鉴别的根据。目前,已通过大量手术病理观察证实,发现骨破坏与增生硬化常同时存在,有些病例单凭增生硬化和破坏改变的程度,很难与骨髓炎区别。除大多数脊柱结核外,其他长、短管状骨,不规则骨及扁骨结核,均可表现为明显增生硬化,现在认为骨结核的增生硬化不一定是由于合并化脓性感染的表现,也不仅仅是结核灶修复期才出现的 X 线征象。此种表现是否与结核杆菌的变异或毒性改变有关,有待进一步深入研究。

对结核性死骨的概念,既往都认为呈"砂粒样",殊少有大块死骨的记述。因此,一旦出现大块死骨就难以相信是结核性病变。现今不少对骨关节结核的研究专著都证实了关节结核,特别是膝关节结核,不仅可出现大块死骨,且可对应性出现,称为吻形死骨(Kissing sequestra),也可为非对应性。即有的见于膝关节的两对应面,有的单发于膝关节的股骨面,或胫骨面,或在肩关节的肱骨头见到大块死骨,最大死骨的长径可达 2cm 以上。

通过病理观察,骨结核的"砂粒样"死骨,大多数为干酪物质的钙化点,真正的砂粒样死骨的密度要比钙化点低,且常被钙化的干酪物质所掩盖,难以显示。

骨结核的膨胀性破坏,以小儿的短管骨最明显,称为骨气鼓(spina ventosa)。此种改变亦可见于其他骨骼如肋骨、锁骨及胸骨。长管骨、坐骨、耻骨、髂骨、跟骨及脊椎骨结核,均可见类似的改变。扁骨或异形骨的膨胀表现常伴有多囊状或蜂窝状破坏。

任何病变,在组织学或细胞学等诊断之前,均需强调综合性信息的有机联系,包括医学基础知识的运用,临床表现,物理学检查,实验室检查以及最佳影像学检查等所获得的信息。骨关节结核最佳影像学检查方法,首先应是普通 X 线摄片。正侧位 X 线摄片能直观、立体地反映出病变的全貌,同时所需费用也最少。而 CT、MRI 应用于弥补 X 线片检查的不足,人身复杂部位,如骨盆等不规则骨或前后左右重叠,病变难以全面、清楚显示者,CT 检查能够有清晰的分辨,为临床制定手术方案提供更准确的信息。MRI 则有时可用于结核早期,骨小梁有吸收,但尚未形成明显的缺损,同时伴有骨髓组织炎性反应者,以及用于观察病变在髓内的范围等。

(于晓光 荆 拓)

二、细菌性骨坏死

(一)急性化脓性骨髓炎

急性化脓性骨髓炎系由化脓性细菌,以最常见的病原菌金黄色葡萄球菌(占 72%~85%),其次为白色葡萄球菌、链球菌、大肠杆菌、肺炎双球菌等经血行或淋巴管侵犯骨骼所引起的化脓性感染。病变常同时累及致密骨、骨松质、哈佛管以及骨膜,是一种具有破坏性的全骨炎及骨坏死,以长管状骨干骺部为其好发部位,常发病于儿童及青年,婴儿和新生儿亦不少见(图 4-70)。

一般进入骨骼途径有三条:①血源性:化脓性细菌通过循环在局部骨质发生病变,即为血源性骨髓炎。感染病灶常为扁桃腺炎、中耳炎、疖、痈等。病人大多身体衰弱,营养较差,过度疲劳或急性病后发生。外伤常为一诱因,病人有时有轻度外伤史,外伤有时决定发病部位,如局部轻度挫伤后可发生股骨或胫骨骨髓炎。②外伤性:系直接感染,由火器伤或其他外伤引起的开放性骨折,伤口污染,未经及时彻底清创而发生感染,即为外伤性骨髓炎。骨与关节手术时,无菌操作不严,也可引起化脓性感染。③骨骼附近软组织感染扩散引起,如脓性指头炎,若不及时治疗,可以引起指骨骨髓炎。

总之,血源性骨髓炎常见的发病情况有:①多发于

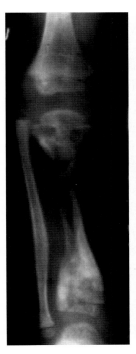
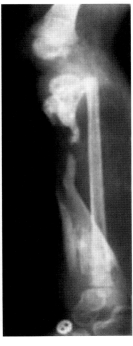

图 4-70 胫骨化脓性骨髓炎
左胫骨化脓性骨坏死,胫骨变形,残存骨内见不规则死骨,病变累及骨骺板

营养不良,发热初愈的儿童;②常有病灶如疖、痈、扁桃腺炎等;③骨髓炎常起于长骨干骺端;④男孩发病较多。

【X线表现】

1. 软组织肿胀　为急性骨髓炎早期表现,此间,骨质尚无明显改变。主要表现为肌肉间隙模糊消失,皮下组织与肌肉间的分界不清,皮下脂肪层内出现致密的条纹状和网状阴影,常为深部脓肿所在的指征。为进一步观察骨质改变,可做脓腔造影检查,其X线表现为:

(1) 软组织脓肿:脓腔显影不规则,呈团块状,与病骨之间有一定距离,深部脓肿虽然与病骨较贴近,仍可见有一较窄的透亮间隙。

(2) 骨膜下脓肿:造影剂包绕于骨干的一部分或大部分,紧贴骨皮质,与骨之间无间隙,外缘光滑并膨隆。脓肿早期比较局限。有的病例病变较广泛,造影剂可通过哈佛管进入骨内脓腔,或进入静脉窦,使骨内静脉显影。骨膜下脓肿破溃至软组织内,在肌肉间蔓延时,造影剂由骨膜破溃处向软组织内流窜蔓延,脓腔外形不规则。如脓肿侵犯附近关节,则关节间隙亦有造影剂显影。

2. 骨质破坏　早期病骨干骺端由于血液循环增加而出现轻微的局部脱钙。大约在发病半个月后,由于骨质吸收,骨小梁可变模糊,甚至可消失或破坏,并迅速向周围扩散。病灶范围广泛者可累及骨干的大部甚至全部,但很少跨过骺板侵犯骨骺,或穿过关节软骨而侵入关节(图4-71)。

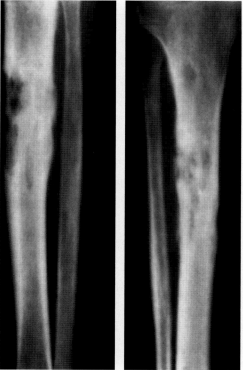

图4-71　胫骨化脓性骨髓炎
胫骨中段骨破坏,骨皮质断裂,髓腔内见大块死骨

3. 死骨　当病变侵犯骨皮质时,由于骨膜被剥离,营养中断,血管栓塞,以及脓液的压迫,骨皮质的血供中断而成为死骨。X线片表现为高度致密阴影,此乃死骨周围的骨质疏松,而死骨本身不被吸收且易受压缩,因此相对比之下其阴影密度较高。死骨的形态和范围大小不一,可呈小片或长条状,范围广泛者全部骨干均可成为死骨,且常并发病理骨折(图4-72、图4-73)。

4. 骨膜增生　在髓腔脓肿穿破骨皮质形成骨膜下脓肿的同时,由于骨膜受刺激而增生,形成葱皮状、花边状或放射状等密度不均匀,边缘不整齐的致密新生骨。浓密的骨膜新生骨包绕骨干的大部或全部,称为包壳,包壳被脓液穿破,可出现边缘不整的瘘孔,并有死骨排出。急性骨髓炎以骨破坏为主,骨膜增生较少,随着病变发展,病程越长,骨膜增生越显著(图4-73)。

5. 部分化脓性病变可直接破坏骨骺软骨板而侵犯骨骺,或穿过关节软骨而侵入关节。关节软骨受到破坏表现为关节间隙变窄和骨性关节面消失。骺板软骨破坏表现为干骺端先期钙化带消失。

6. 骨髓炎继续发展,病变可侵及软组织而形成窦道,髓腔内小死骨穿过瘘孔向外排出。

骨髓炎经抗生素治疗后,临床症状消退较快,但X线表现的改变却比较缓慢,往往临床感染症状已消失数周,而X线的改变仍然继续进行。

7. 脓腔造影检查　根据X线平片观察怀疑脓肿所在部位和临床检查有压痛,有波动的部位进行分层穿刺,尽量抽出脓液后,再注入等量20%~30%碘化剂造影,以具体显示骨膜下脓肿所在部位和蔓延范围。

【骨扫描】

应用骨显像剂99锝-亚甲基二磷酸盐(99Tc-MDP),进行骨扫描对早期诊断急性骨髓炎有帮助。在临床症状出现后48小时,由于炎症反应,血管扩张和增多,此种趋骨性核骨示踪剂即可浓聚于骺端的炎症区。

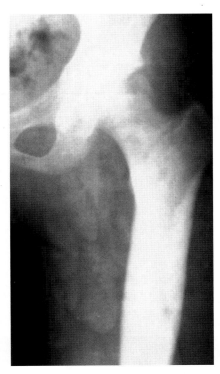

图 4-72　股骨近端化脓性骨髓炎
左股骨上段骨密度增高,骨皮质增厚,
髓腔内见大块死骨

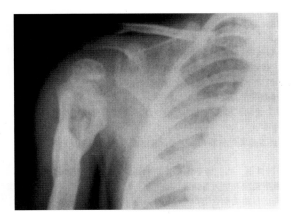

图 4-73　肱骨近端化脓性骨髓炎
左肱骨上端骨破坏,肱骨变形,死腔形成,死腔内见
有条状死骨。病变未累及骺板

【**CT 表现**】

对急性长骨骨髓炎早期所出现的细的骨膜反应,CT 常难以发现。但对髓腔、骨松质、骨密质和周围软组织的隐匿性病变,可清楚显示。

1. 软组织感染

(1)浅层蜂窝织炎:CT 表现为细网状的软组织密度影,与低密度的皮下脂肪影形成对比。皮肤因水肿而增厚,与肌肉囊之间脂肪层和筋膜间隙的界限消失。

(2)深层蜂窝织炎:CT 表现为边界模糊软组织肿块,以及周围结构的移位,肌肉囊和皮下脂肪间的界限消失,相互间被毛发蓬松状的软组织密度影所代替。病灶内可含小的气泡。

(3)软组织脓肿:CT 可清楚显示病灶中心为低密度的脓腔,周围呈高密度环状影为脓肿壁,由炎性肉芽组织及纤维组织构成。增强扫描脓肿壁因充血见有环状强化。可清楚显示软组织窦道及其与周围组织的关系,软组织内含气影是脓肿的重要表现,呈数个散在的小气泡,或积聚成大的气泡影,位于低密度网状组织的脓肿之间。

2. 骨质破坏　最早见于长骨干骺端的骨松质,CT 表现为局限的骨密度减低区,边缘不规则,病灶内可见低密度的脓液,亦可见高密度的残余骨小梁所形成的边缘模糊的高密度碎块。骨皮质破坏表现为皮质中断,常与髓腔内的破坏灶相邻。骨髓腔破坏的发病部位不同 CT 表现各异,在骨干,水肿、脓液和肉芽组织,其 CT 值比正常的黄骨髓高;在干骺端则低于骨松质。

3. 骨质增生硬化　多为机体的代偿反应,表现为骨皮质增厚和骨髓腔密度增高,骨小梁增粗和增多。

4. 骨内气体　在血源性骨髓炎较少见,多为产气细菌感染,表现为骨髓腔内有气体积聚。

5. 脂肪—液体面　在长骨干骺和骨骺感染时可出现。发病机制为骨髓内细胞壁坏死,脂肪从细胞中溢出并进入骨髓腔内。

189

【MRI 表现】

在确定骨髓炎和软组织感染方面明显优于普通 X 线和 CT。易于区分髓腔内的炎性浸润和正常的黄骨髓,所以可确定骨质破坏前的早期感染,对小的四肢脓肿易于发现。但对发现早期骨皮质破坏和死骨方面,MRI 不如 CT。

T_1 加权像病灶表现为低或中等信号,与高信号的骨髓脂肪形成良好的对比。T_2 加权像对确定脓肿很有价值,病灶液体成分如脓液和出血呈高信号,而周围组织如骨髓,肌肉和脂肪组织均呈低或等信号。死骨呈低信号,周围组织呈高信号。骨膜反应表现为与骨皮质相平行的细线状高信号,外缘为骨膜骨化的低信号线,相邻软组织广泛水肿。短 T_1 反转恢复序列(STIR)可抑制骨髓腔的脂肪信号,骨髓炎性病灶呈高信号。STIR 可缩短扫描时间,灵敏度高,但图像信噪比差。GD-DTPA 增强扫描 T_1 加权像示炎性病灶信号增强,而坏死液化区不增强,有助于区别脓肿壁和内部的脓液。

随访观察 MRI 可判断治疗的效果,T2 加权像病灶由高信号逐渐变为等信号,最后成为低信号,反映了脓肿逐渐被纤维组织所代替的过程。

【鉴别诊断】

与尤因肉瘤相鉴别(表 4-8)。

表 4-8　急性化脓性骨髓炎与尤因肉瘤的鉴别诊断

鉴别要点	骨髓炎	尤因肉瘤
临床表现	高热全身中毒症状,局部红肿热	低热乏力,局部疼痛及压痛,皮温高
发病部位	好发于干骺端	好发于骨干
骨质破坏	无规则破坏	中心性破坏,髓腔扩张
死骨	大块死骨	无死骨
骨膜增生	广泛而明显	无或中等,常呈分层状
抗炎治疗	有效	无效
放射治疗	无效	高度敏感

(二)慢性化脓性骨髓炎

急性骨髓炎治疗不及时或不彻底,引流不畅,在骨内遗留感染病变,死骨或脓肿,即转为慢性骨髓炎。如骨内病灶处于相对稳定状态,则全身症状轻微。但是一旦身体抵抗力低下,炎症化脓仍可发展,再引起急性发作。病变可迁延数年,十余年甚至数十年,局部窦道流脓,时好时坏,窦道长期不愈合。临床上进入慢性炎症期时,有局部肿胀,骨质增厚,表面粗糙,有压痛。如有窦道,伤口长期不愈,偶有小块死骨排出。有时伤口暂时愈合,但由于存在感染病灶,炎症扩散,可引起急性发作,有全身发冷发热,局部红肿,经切开引流,或自行穿破,或药物控制后,全身症状消失,局部炎症也逐渐消退,伤口愈合,如此反复发作。全身健康较差时,也易引起发作。由于炎症反复发作,多处窦道,对肢体功能影响较大,有肌肉萎缩;如发生病理骨折,可有肢体短缩或成角畸形;如发病接近关节,多有关节挛缩或僵硬。

【X 线表现】

可显示死骨及大量较致密的新骨形成,有时有空腔,如系战伤,可有弹片存在。布劳德脓肿 X 线片显示长骨干骺端有圆形稀疏区,脓肿周围骨质致密。加利骨髓炎骨质一般较粗大致密,无明显死骨,骨髓腔消失。

1. 软组织肿胀　慢性骨髓炎急性发作部位,软组织改变以炎性浸润为主。软组织局限性肿胀,皮下脂肪出现网状结构。慢性期,则以软组织增生修复为主,在骨膜破裂严重部位,骨膜下脓肿吸收机化后,形成局限性软组织肿块,边缘比较清楚,在随诊过程中,可见这种软组织肿块逐渐缩小,可与肿瘤相鉴别。

2. 骨质破坏　骨髓炎在急性期,骨质破坏是由化脓病变直接对骨的溶解破坏。在慢性期则是肉芽组织对死骨清除的破坏。慢性骨髓炎中的病灶在急性发作时也可发生溶骨性破坏,其破坏边缘模糊,局部软组织肿胀,还可产生骨膜反应。而慢性骨脓肿形态多规整,呈类圆形,边缘清楚完整(图4-74)。

3. 死骨　在慢性期,由于肉芽组织对死骨的清除,死骨边缘清楚呈虫噬样(图4-75)。

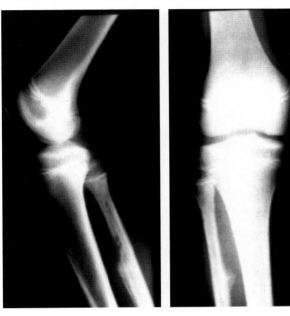

图4-74　腓骨近端化脓性骨髓炎
右腓骨上段骨破坏,局限性骨缺损,病变区见囊样透亮影

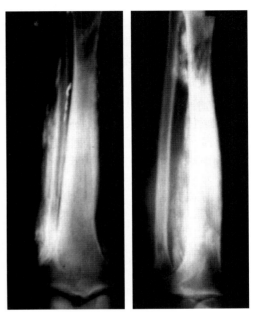

图4-75　胫腓骨化脓性骨髓炎
胫腓骨广泛骨破坏伴严重骨膜增生,髓腔变窄,
并见有条状死骨

4. 骨质疏松　慢性骨髓炎急性期因失用而发生骨质疏松,X线表现为骨密度减低,骨小梁纤细变少甚至模糊,可出现斑片状骨小梁缺损区,骨皮质变薄,慢性期则骨小梁变粗,骨结构呈粗网状疏松的骨纹理。

5. 骨质增生硬化　是慢性骨髓炎修复过程中的必然反应。在慢性骨髓炎中,病灶周围新生的骨组织,骨小梁密集,排列紊乱,X线表现呈均匀骨化阴影,无骨纹结构,这种新生骨的中心常有活动病灶存在,当炎性病变完全吸收后,则周围的新生骨经过改建吸收,变为有骨纹理结构可见。病变治愈后,增生的骨组织可完全吸收,髓腔沟通,在骨脓肿周围的骨质增生,范围常较广泛,其密度由病灶边缘向周围逐渐减低,浓密处无骨纹理结构,较淡处可见增粗密集的骨纹理结构(图4-76)。

6. 骨膜反应、骨包壳　骨膜反应与骨包壳都是由于骨破坏和骨坏死所引起的骨膜新生骨。骨膜反应是在存活的骨皮质外面形成的,在骨髓炎治疗修复过程中,可逐渐吸收消失。而骨包壳则是由大块死骨干周围被剥离的骨膜形成的。只要死骨存在,这种骨包壳将活跃增生。死骨清除后或经过吸收消失后,骨包壳经过改建塑型,可代替坏死的骨干,最终形成接近正常的骨密质。死骨的形成和吸收是一个有

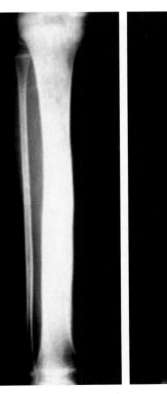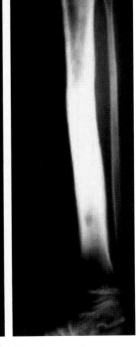

图4-76　胫骨化脓性骨髓炎
骨干增粗,髓腔消失

规律的演变过程,婴幼儿和儿童骨髓炎,骨内脓液广泛扩散至骨膜下,如骨膜广泛剥离,所形成的大块骨干坏死外有包壳形成。如骨膜广泛破坏,则坏死之骨干即形成赤裸之大块死骨,当死骨吸收或手术摘除后,将造成骨质缺损,骨缩短畸形。青少年骨髓炎多为弥漫性骨破坏,形成多发小块死骨,在修复过程中,小块死骨可被吸收,新骨充填。

7. 残存病灶　如何寻找慢性骨髓炎中的残存病灶,这是慢性骨髓炎 X 线诊断的主要问题。对每例慢性骨髓炎的照片,都应明确指出哪里有病灶。可以从 5 个方面观察:①骨增生硬化区内无骨纹结构;②骨硬化中有破坏区;③破坏区内有死骨;④在病灶周围有骨外膜反应;⑤病灶附近软组织肿胀。凡有上述征象,均表明存在残留病灶或活动病灶区(图 4-77)。

8. 转归　慢性骨髓炎趋向愈合时,其 X 线表现有大量骨质增生与骨皮质融合,患骨增粗,密度增高,骨内膜及骨髓腔的骨质增生硬化,坏死空腔变小。病变如继续好转,骨小梁逐渐趋向清晰,骨髓腔又重新出现,骨皮质外形亦渐趋变平,厚度亦渐趋正常,但骨的畸形可持续存在一个较长时期。

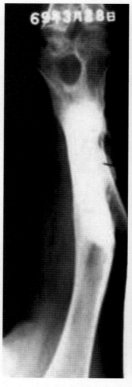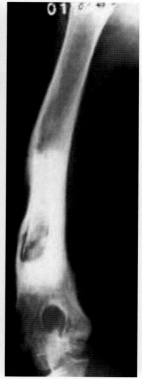

图 4-77　肱骨骨髓炎

肱骨干变形,局部骨密度增高,死腔形成,
其内大块死骨

【CT 表现】

CT 与 X 线相似,主要表现为骨皮质增厚,骨髓腔变窄和骨密度增高。但对临床确定死骨非常重要。CT 对死骨的表现为孤立的浓密骨块,被低密度的脓腔所包绕。

【MRI 表现】

慢性骨髓炎的骨硬化改变在 T_1 加权像表现为髓腔内的低信号、无信号的骨皮质影增厚和不规整。T_2 加权像骨髓腔和骨皮质信号混杂,死骨表现为低信号,而死腔和脓液则表现为高信号。

(三) 慢性硬化性骨髓炎

慢性硬化性骨髓炎亦称 Carre 骨髓炎,为一种低毒力的骨感染,是以轻度炎性骨硬化为主的慢性骨髓炎。病灶中一般不能培养出病菌。发病常与外伤有关,本病多发生于较大的儿童及成人,常侵及胫骨、腓骨、尺骨等长管状骨。硬化性骨髓炎起病时为慢性病程,发病隐渐,全身症状轻微,常因局部胀痛不适而就诊,往往反复发作。检查时可发现局部疼痛、压痛及皮肤温度高,很少有红肿,更罕见有穿破皮肤者。使用抗生素后症状可以缓解。多次发作后可以触摸到骨干增粗。本病的临床特点是骨组织受感染后,由于强烈的成骨反应,而引起骨硬化,没有骨坏死,化脓,亦无死骨形成。多在长管状骨骨干皮质,常见于股骨或胫骨,一侧或两侧骨干皮质呈棱形增厚硬化,严重时,髓腔几乎消失,患肢呈持续性隐痛可逐渐缓解,但易反复发作,全身症状不明显,局部有时无症状,或有肿痛等炎性反应,压痛和胀痛以夜间比白天为剧,病程发展漫长,因外伤或其他疾病可能激发加剧,但关节多数不受影响。好发于长骨骨干如胫骨、腓骨、尺骨及跖骨等处。

【X 线表现】

主要为骨膜增生、皮质增厚,骨髓腔狭窄甚至闭锁,呈局限性或广泛性的骨质硬化,与正常骨质无明显界限。受累骨干呈棱形增宽,外缘较光滑,无骨膜掀起现象。在骨质硬化区一般无或有极轻微的不规则斑点状骨质破坏,一般无死骨形成,软组织多无肿胀现象。

【鉴别诊断】

1. 畸形性骨炎　此病多见于成人,且一般侵犯多骨,主要表现为皮质增厚且分层,骨小梁粗疏,血清碱性磷酸酶明显增加。

2. 硬化型骨梅毒 梅毒性骨膜炎病变广泛,且多发及硬化为其特征,偶见伴有骨破坏,任何年龄均可发病。血清康瓦氏反应阳性。

3. 骨肿瘤:尤因肉瘤有髓腔破坏和膨大,可见葱皮状骨膜改变。骨样骨瘤,在位于骨皮质、骨松质或骨皮质表面的骨膜附近可寻找到圆形或卵圆形透亮区即为瘤巢,直径一般不超过 1~2cm。骨松质内的瘤巢直径有时可达 4~5cm。骨肉瘤,可见放射状骨膜增生和肿瘤骨,病变可穿入软组织引起肿块,上述三种骨肿瘤除 X 线表现特征外,尚须结合临床及其他检查材料进行综合分析后确定。

(四)慢性骨脓肿

慢性骨脓肿(Brodie 的脓肿)为相对静止的局限性感染性病灶,一般认为是低毒性化脓性感染。并与机体对病菌抵抗力的强弱有关。儿童及青年常见发病,好发生于胫腓骨下端,股骨下端,肱骨下端的干骺区。经过及时、积极的治疗,多数病例可获得治愈,但仍有不少病人发生慢性骨髓炎。形成慢性骨髓炎常见的原因如下:①在急性期未能及时和适当治疗,有大量死骨形成;②有死骨或弹片等异物和无效腔的存在;③局部广泛瘢痕组织及窦道形成,循环不佳,利于细菌生长,而抗菌药物又不能达到病灶。

【X 线表现】

在长骨干骺端中央或略偏一侧,可见局限性髓腔破坏,其中心区骨质可完全消失,显示为圆形或卵圆形透光区,周围有反应性骨硬化区环绕,硬化区与正常骨质间无明显界线。如骨脓肿位于骨的边缘部,则可表现局限性皮质增厚与皮质增生。骨外形可略增粗,骨膜炎与死骨均少见。青少年病人,在骨脓肿愈合后的一定时期内,干骺端可显示一纵行的沟状骨缺损,自骺线开始,并垂直向骨干蔓延,此处为早期钙化带中断,其为骺软骨板的血管受破坏,软骨生发细胞失去增生功能,不能进行软骨内化骨所致。

【鉴别诊断】

1. 骨样骨瘤 骨样骨瘤在致密的瘤体中央可见瘤巢的透亮区,似局限性骨脓肿,但骨样骨瘤之瘤巢多较小而不规则,中央可有点状密度增加阴影,病灶通常位于骨的边缘或皮质部分,骨质硬化反应亦沿皮质,使皮质呈长条状增厚,可予鉴别。

2. 骨嗜酸性肉芽肿 发生于长骨的病变,亦多位于骨干或干骺端。自髓腔开始压迫破坏骨皮质,使骨皮质变薄,内缘出现压迹,髓腔显得局部膨大,其内可见交错的条状骨嵴,为囊状破坏。另一种为溶骨性破坏,早期形态不规整,边缘模糊,其内偶或见片状死骨,常见层状或葱皮状骨膜增生,晚期破坏区边缘清楚,周围有较广泛的增生硬化,须仔细区别。

(五)脊椎化脓性骨髓炎

脊椎化脓性骨髓炎占骨髓炎的 0.71%~3.94%,致病菌以金黄色葡萄球菌为最多见,其他菌属尚有链球菌,绿脓杆菌,变形杆菌,埃希菌族,帚形菌等。

本病主要为血源性感染,病原菌来源于其他部位的化脓病灶如疖、痈、龋齿、伤口感染或全身性感染。近年来由于脊椎及椎间盘手术的广泛开展,术后感染的发病常有所增加。此外,亦可因局部外伤,火器伤以及邻近化脓性感染的直接蔓延而引起。有人报道,泌尿系感染亦可引起本病。如果是没有外伤及局部的骨折是自发性的化脓感染。一般是以前有身体其他部位的炎症感染导致的细菌通过血液循环在脊柱骨髓内的繁殖导致的炎症。本病主要为血源性感染,病原菌来源于其他部位的化脓性病灶如疖痈、龋齿、伤口感染或全身性感染。近年来由于脊椎及椎间盘手术的广泛开展,术后感染的发病常有所增加。此外,亦可因局部外伤、火器伤以及邻近化脓性感染的直接蔓延而引起。有人报道泌尿系感染亦可引起本病。该病可发生于任何年龄,20~40 岁占多数,儿童较少见,男性发病率为女性的 4 倍。发病部位以腰椎为首先侵犯横突者少见。发生于附件的病变远比结核为高。

【X 线表现】

多于发病 2 周后出现,以骨质破坏伴有明显的骨质增生和硬化为其特征,依发病部位,X 线表现可分为四型。

1. 椎间型(边缘弥漫型) 病变初起于相邻椎体的软骨下骨质,早期 2~4 周时,显示骨质疏松和斑点状虫噬样骨质破坏,并逐渐向椎体中心发展,但一般不超过椎体的 1/2。与此同时,病变可破坏椎间盘,而致椎间隙迅速狭窄或消失。随后出现明显的椎体骨质硬化,并可在椎旁或前缘形成特征性的粗大骨桥,少数病例在软骨下骨质中可形成新月形局限性破坏,其边缘硬化,类似希莫氏结节(schmorl)。

2. 椎体型 病变多局限于一个椎体,起病于椎体中心的骨松质,并渐向周围蔓延,早期仅见骨质疏松,椎间隙仍保持正常。当椎体骨质逐渐被破坏,发展至相当程度时,可发生病理性压缩性骨折,椎体向前方或侧方膨出,侧位片显示压缩而裂开的前后两半椎体,并呈尖端相对的楔形硬化骨块。椎体破坏压缩虽较明显,但很快出现骨质增生和硬化,椎体关节缘可见骨刺形成,紧邻病椎体的上下椎间隙可长期保持正常或仅表现轻度狭窄。

3. 骨膜下型 起病于椎体前缘的骨膜下,椎体骨皮质增厚,前纵韧带和椎旁韧带可见骨化,椎体边缘有骨赘和骨桥形成,而骨松质与椎间隙可无改变。病变亦可由附近化脓性病灶直接蔓延,引起骨膜与骨皮质的反应性增生。

4. 附件型 发病于椎体附件,早期骨质显示不规则疏松或破坏,边缘模糊。晚期表现为边缘锐利的骨皮质缺损和不规则囊性透光区,周围骨质增生硬化。有的病变可累及小关节引起骨性融合。

此外,本病还可出现咽后壁脓肿和椎旁脓肿,但腰大肌脓肿较少见。椎旁脓肿可发生于骨质破坏之前,故具有早期诊断意义。胸椎旁线状阴影自中线外移,常提示胸椎区有椎旁水肿和炎性渗出潴留,是胸椎化脓性脊椎炎的早期征象。有人认为椎旁脓肿的出现,有助于诊断炎症性病变。

【鉴别诊断】

1. 脊椎结核 脊椎结核与脊椎化脓性骨髓炎的鉴别诊断见表4-9。

表4-9 脊椎结核与脊椎化脓性骨髓炎的鉴别诊断

鉴别要点	脊椎结核	脊椎化脓性骨髓炎
发病与病程	一般发病缓慢,病程长,以月、年计算	发病急剧,病程以日或周计算
病变特征	常侵犯整个椎体,椎体破坏后,脊椎成角畸形	常侵犯一个或数个椎体,椎体或呈跳跃或侵犯数椎体,可见尖端相对之楔附件形硬化碎骨块
附件	很少侵犯	附件受累较结核多见
椎间盘	常破坏,但不易发生骨性融合	可不受破坏,破坏后易发生骨性融合,但仍保持原有两椎体高度
死骨	常有砂砾样死骨及干酪样物钙化	死骨少见
椎旁脓肿	多见,前纵韧带下脓肿常引起相应椎体前缘骨破坏	少见,尚未见此现象

2. 布鲁氏菌性脊椎炎:其X线征象与本病相似,须依靠职业史、病毒接触史以及细菌学检查,予以鉴别。

3. 伤寒性脊柱炎 有典型病史,于伤寒痊愈期或在患伤寒数月后发生,血液和局部穿刺脓液培养对确定诊断很重要,肥达反应阳性,病变常侵及一侧椎弓根,椎旁软组织块影不像脊柱旁脓肿那样对称,也不一定呈梭形,结合临床表现及相关检查,可帮助鉴别。

4. 转移性骨肿瘤 脊椎化脓性骨髓炎椎体型病变多局限于一个椎体,当椎体的破坏与增生,而无椎间隙变窄时,应与转移性骨肿瘤相鉴别,转移性骨肿瘤多没有死骨,椎旁水肿和炎性渗出物潴留,是胸椎化脓性脊椎炎的早期征象。有人认为椎旁脓肿的出现,有助于诊断炎症性病变。

(六)髂骨骨髓炎

髂骨骨髓炎好发于邻近髂嵴的髂骨翼部和髋臼上缘区域(相当于长骨的干骺部)。病变进展可累及相邻的骶髂关节和髋关节。

导致髂骨骨髓炎的原因:①热毒余邪:由于机体虚弱,容易患疮、疡、疖肿,时间久了没有痊愈,或是治疗不彻底,还残留毒素,热毒内陷,客于筋骨,经脉被阻,营卫失调,气血不和,继而引发骨髓炎。与现代医学所论述的感染性骨髓炎相似。②跌打损伤:水火烫伤、跌打损伤等外伤,瘀血久而化热,热毒相搏,筋骨受到伤害,都可导致骨髓炎。此类多属现代医学所论述的外伤性骨髓炎。③风寒湿邪:由于身体虚弱的人,卫营不足,风寒湿邪乘虚侵入,筋骨失养而致骨髓炎。或是邪气侵入体内,导致发热现象,腐肉成脓,脓毒内攻,伤及筋骨而致病。此类多属现代医学中所论述的血源性骨髓炎。发病多见于 15 岁以下儿童,常伴有严重的脓毒血症,除全身中毒症状外,臀髋部明显疼痛及压痛,髋关节活动受限,在臀部和髋关节周围可形成多发性脓肿,局部穿刺抽液可以确定诊断。

【X 线表现】

在早期髂骨可无明显改变。3~4 周后,骨小梁模糊或呈现骨质疏松与致密相间的蜂窝状并杂有斑点样骨破坏,病变常起始于髋臼的上缘或髂骨边缘。慢性期可见单发或多发边缘较规整的破坏,破坏区内可见小死骨,破坏周围可有广泛硬化,病变侵及髋关节,骶髂关节时可引起化脓性关节炎(图 4-78)。

(七) 指(趾)骨骨髓炎

近年来,由于机械操作中挤压,切割伤增多,指(趾)骨化脓性骨髓炎的发病率有相应增高的趋势,介绍此病多为开放性骨折手术后感染,外伤后不能及时清创,或清创不彻底,引起感染而发病。在急性感染期可有高热等全身中毒症状,指(趾)骨有不同程度的急性或缺损,局部肿痛,伤口溃烂化脓。慢性期肿痛较轻,局部溃破流脓,可有窦道和死骨形成。有部分末节指(趾)骨干性坏死,手指功能受限或丧失。多见于末节指(趾)骨,是瘭疽的常见并发症,也可因外伤直接感染引起。金黄色葡萄球菌为常见致病菌。血源性骨髓炎甚为少见。

【X 线表现】

由于指(趾)软组织化脓性感染的显著肿胀,对邻近骨膜产生压迫、侵蚀,引起骨膜糜烂,进而侵及骨与关节,发生溶骨性的破坏,及可见细小死骨片,严重者指(趾)骨可全部被破坏吸收,因骨膜早期即有破坏,故常无骨膜反应或增生,如瘭疽引流通畅,骨质破坏吸收区可较快恢复,但亦有修复缓慢或全无修复者(图 4-79)。

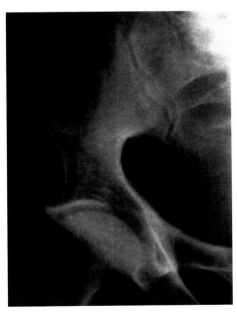

图 4-78　髂骨骨髓炎
髂骨外侧骨破坏,骨质疏松,皮质断裂

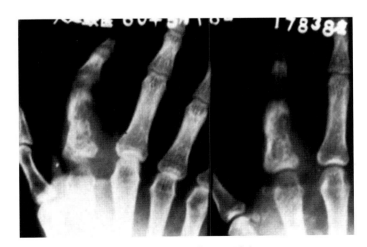

图 4-79　左手指骨骨髓炎
左手示指第一节指骨破坏,骨皮质断裂

【鉴别诊断】

1. 短管状骨血源性骨髓炎　其 X 线表现与软组织感染侵犯骨完全不同,有下列征象可予鉴别:①局部软组织梭形肿胀,病骨有明显的骨膜反应;②骨松质发生破坏,其周围有新骨增生;③骨皮质增厚,髓腔闭塞;④如感染发生在骨皮质可形成皮质脓肿,其中可见死骨,外围有骨膜增生。

2. 指骨结核　亦称骨气鼓,常见于儿童,以近节指骨或掌骨为多见。骨皮质穿破不明显时可见患骨有膨胀现象,而指骨化脓性骨髓炎以远节指骨破坏多见,没有骨气鼓现象。

(八) 跗骨骨髓炎

跗骨骨髓炎由血行感染引起,跟骨较其他跗骨好发。

【X线表现】

可显示广泛的骨质破坏和多数小死骨形成,无骨膜反应,邻近关节和跗骨较易受累。

(九) 籽骨骨髓炎

种子骨骨髓炎极为少见,多伴有外伤史。

【X线表现】

种子骨密度增高,轮廓变小,形态不规整、相邻骨骼骨质略疏松,周围软组织肿胀。

由于种子骨本身比较小,在X线片上与相邻骨阴影相重叠,其密度增高或减低常不易清晰显示,容易被忽略,本病的诊断应密切结合临床和X线所见,摄对照X线片对此有助于诊断(图4-80)。

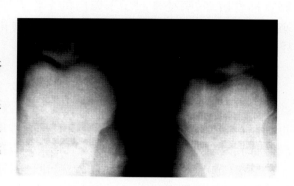

图4-80　髌骨骨髓炎
髌骨骨破坏,密度不均

(十) 伤寒性骨髓炎

伤寒性骨髓炎是伤寒病的一种少见的并发症,发病率为0.4%~0.82%。大多或痊愈期后6~8周发病,即在伤寒病的发热期或恢复期(75%),其余发生在数月、甚至在数年以后。其中最长者27年,而且可以发生在临床上无伤寒表现及阴性化验者。病程缓慢,症状较轻,好发部位为肋骨、胫骨及脊柱。而且有一种趋势,喜侵犯原先存在的病变,如血肿、梗死、囊肿或肿瘤,亦有发生在原先存在的骨髓炎中的报告。伤寒性骨髓炎为肠伤寒的并发症,很少见,大多在重症伤寒病程中或痊愈期后6~8周发病,骨骼病变多为单发,常位于骨干或近干骺端的皮质内,也可在四肢长骨内发生多发病灶。病情发展较其他化脓性骨感染缓慢。

【X线表现】

急性期与一般急性骨髓炎相似,早期无异常变化。但在短时间内就可显示骨骼的广泛变化。表现为骨炎和骨膜炎,其中主要为骨皮质增生和骨膜炎。可使病骨增粗,密度增高,边缘不规则,也可形成骨脓疡,但一般不形成死骨,或仅有微小死骨。

病变发生于脊椎,椎间盘早期受破坏,椎间隙明显狭窄,相邻两椎体软骨下骨质破坏,并很快出现骨质增生,硬化,椎体边缘毛糙不规则和韧带钙化,晚期可发生相邻两椎体的骨性融合。

(十一) 猪霍乱沙门菌性骨髓炎

在沙门菌感染中,由猪霍乱沙门菌引起者占20%~40%,临床上分为急性胃肠炎型,败血症型和伤寒型。败血症型常并发骨关节感染,造成软骨、骨与关节的损害。致病菌常以丙型沙门菌感染为最多见,病人常在病程中或渐趋痊愈时方出现骨、关节的疼痛。10岁以下儿童易发病,病程大多为亚急性化脓性骨髓炎的表现。可形成脓肿和窦道。脓液中常可培养出纯猪霍乱沙门菌,阳性率可高达90%以上,病变好发于肋骨,脊椎和四肢长骨。

血清副伤寒丙凝集反应在1:40以上呈现阳性,即有诊断价值。

【X线表现】

多表现为低毒性感染的骨关节炎症。病变一般较轻微且较局限。长骨病变较局限,骨破坏较轻微,常呈散在的小破坏区,很少有死骨形成,亦不产生大骨疡骨质增生和骨膜增厚均不显著,周围亦无骨包壳形成,如病变侵及关节易引起关节强直。脊椎病变多局限于椎间隙,可致椎间隙狭窄和相邻椎体的融合,有时可见椎旁脓肿。

(十二) 布鲁氏菌骨关节感染

布鲁氏菌病(brucellosis)是人畜共患的传染病。分为牛、羊、猪三型。布鲁氏菌为多形球杆菌。绝大多数病人是与病畜接触时皮肤受伤或食用含有杆菌的奶汁或肉而感染,引起骨髓及关节的炎变。本病是由布鲁氏菌引起的急性感染。布鲁氏菌为小的革兰氏阴性菌,通过动物传染给人。病人表现为背部及肢体疼痛,有热病症状。关节炎发病前数周病人有头痛、乏力、出汗等全身症状。累及的关节表现为肿胀、疼痛发热及红斑,关节内有渗出等。

【X 线表现】

急性期,四肢大关节周围软组织肿胀,骨质疏松,继而关节间隙变窄,关节软骨下显示囊状破坏,关节附着处有小的骨质侵蚀。晚期,关节面硬化,凸凹不平,骨质增生,亦可发生关节部分骨性融合。骶髂关节亦可发生破坏,增生硬化。脊柱布鲁氏菌性骨髓炎可出现椎体骨质破坏,椎间隙变窄,椎旁脓肿。晚期,破坏周围骨质硬化及韧带骨化。

【鉴别诊断】

布鲁氏菌骨关节感染其 X 线所见难与化脓性骨髓炎或结核相区别。该病特点为多侵犯关节囊附着处骨质及关节软骨下囊变。除此之外,还须依赖是否有生活在畜牧布鲁氏菌流行区病史,及有无肝脾肿大,布鲁氏菌凝集试验在 1:80 以上者将有助于确诊。

(十三) 截肢残端骨髓炎

在各种各样骨髓炎的治疗方法中,截肢手术似乎是根治骨髓炎疾病最为彻底的一种方法,其实事实并非如此。这主要是因为,机体截肢以后会有伤口的形成,外界空气中的病菌通过外露的伤口侵入体内,形成感染,使得骨髓炎疾病再次复发。从此可以看出,截肢并不能将身体上的骨髓炎彻底消灭。但是不少骨髓炎病病人在治疗疾病的过程中却已经选择了截肢手术,面对这种情况该如何处理才能够避免骨髓炎疾病再次复发呢?

截肢残端骨髓炎是截肢术后发生的外伤性化脓性骨髓炎。一旦形成残端骨髓炎,肯定会延长愈合时间,形成大面积瘢痕,有时向近位关节扩散,愈合不好,更难以安装假肢。

【发生原因】

1. 清创不彻底,截肢平面比较低。常因软组织坏死分界不清,截肢长度姑息。或因脉管炎截肢后动脉血供不好而坏死。

2. 残端止血不彻底,形成血肿而骨外露,感染。

3. 开放挫灭污染骨折,就诊晚,创口已经感染而截肢平面较低。

4. 手术时皮瓣分离过于广泛,或张力下缝合或骨膜剥离过多,造成局部缺血,发生感染。

【X 线表现】

当截肢残端发生骨髓炎时,残端骨质可见破坏和骨膜增生,病变一般不向近端扩展,如发生死骨多呈圆锥形或环形。此乃截肢残端骨髓炎的特征性表现,这是由于截肢时骨膜被剥离,经由骨膜而来的营养被断绝所致。如有窦道形成,可见残端软组织中有透光气影。

(十四) 慢性骨髓炎窦道恶性变

慢性骨髓炎窦道可发生恶变,病理上多为癌变,极少为肉瘤变。值得注意以下几点:①注意慢性骨髓炎窦道的形状。如窦道是里腔大外口小,还是外口大里腔小,是单纯性的,还是复杂性的,是丁字形的还是7字形,或者是蚯蚓形,贯通型以及深浅宽窄等。②注意区别慢性骨髓炎窦道的性质。它是结核性窦道还是其他菌的慢性感染窦道或是癌变的溃疡性窦道。③注意慢性骨髓炎窦道发生部位。如窦道起自四肢就应鉴别是否在神经。血管干周围,在关节周围就应弄清与关节腔内有什么关系,在腹部,前胸与后背等重要位置应辨别方向,与主要组织和器官有无直接联系。④注意慢性骨髓炎窦道内有无异物。

【X 线表现】

在慢性骨髓炎的基础上,于体表窦道处骨质显示边缘性宽基底的溶骨性破坏,骨膜反应少,有时可见病理骨折。

慢性骨髓炎肉瘤变的病程更长,病人年岁较高,常发生转移,预后较差,X 线表现难以区分,需借助病理组织学检查确诊。

(荆 拓 刘 强)

三、结核性骨坏死

骨结核(tuberculosis of bone)或称结核性骨髓炎,好发于 30 岁以前,特别是少年儿童时期,通常以短管骨及长管骨的骨骺和干骺端为好发部位,并以症状轻微、病程较长、病变局限以及无或有骨膜反应为其特点。当病人发生了骨结核后,首先其最为明显的是骨骼有疼痛现象,并且随着病情不断向前发展而出现肿胀发生,使其骨骼越来越有向变形的趋势发展,但同时这样的症状表现和骨坏死的发病表现十分相似,继而大家容易混淆是同一种病的概念。那么,骨结核和骨坏死是同一种病吗?

从定义上解释的话,骨结核是结核杆菌感染人体的骨骼系统从而引起的化脓性破坏性病变,属于细菌感染的范畴;骨坏死是指人体骨骼活性组织发生了坏死,大部分的骨坏死是由于血管内血液循环障碍引起缺血而导致的。

从发病部位上看,骨坏死多是由激素、外伤、酒精、骨质疏松、先天性髋臼发育不良等因素导致的骨质缺血,主要发病部位有腕骨、月骨、胫骨结节、跖骨、足舟骨、跟骨、股骨等;骨结核的罪魁祸首是结核杆菌,其导致的病变可发生在不同部位,主要有膝、髋、肘、踝等负重大、活动多、容易发生劳损的骨或关节处。

从临床症状上看,骨坏死病人在患病后,临床症状主要有患病部位或周围关节疼痛,关节活动受限,不能屈伸、内旋,如果发生在股骨头部位,病人还会出现跛行的情况;骨结核病人可出现一些全身症状,如发热、寒战、咳嗽,同时会伴有胸膜疼痛、体重减轻和乏力。

骨结核是由结核菌引起的慢性骨病顽疾,而骨坏死是因机体内骨组织受损后对机体造成的损伤。它们从疾病的病发机制上就完全不同,所以,不能将骨结核当成骨坏死疾病来进行错误的治疗,如果盲目治病的话,只会造成行程在机体上的结核病越来越严重,伤及着机体的健康状况,这是需要人们注意的地方。

无论是治疗哪种疾病首先都需要进行该疾病的临床检查,以进行身体各方面的确诊及开展疾病的对症性施治。骨结核属于慢性骨病的一种,目前结核病在人们的身体上患发的概率非常高,很多人因各种原因而患上了这种顽固的骨疾,在进行身体上骨结核疾病治疗之前需要开展该疾病的日常检查,这样才能够进行接下来的科学性医治。

骨结核在进行影像学诊断之前,医生首先会进行问诊,即问病人的病史及症状,骨结核病人患病后一般会出现身体不适、低热、盗汗、疲乏。食欲不振、身体消瘦等病症,患病部位还会有疼痛、活动障碍、畸形、脓肿、窦道、肿胀等病症。临床上骨结核病人一般会有上面症状里的几种,不见得同时存在。

【X 线表现】

由于骨结核发病隐潜,病变过程缓慢,因此,X 线征象不可能在发病初期立即显示出来,按 Schinz 氏观点,X 线表现阴性时期约为 3 个月左右,所以 X 线检查只有在连续摄片观察的过程中才能见到其病灶的缓慢发展与变化。

主要 X 线特征为骨结核易发生在骨骺和干骺端,患骨以破坏,疏松萎缩为主,骨骺板或关节软骨均不能限制结核向邻近骨或关节侵犯,而骨质硬化及骨膜增生都不明显,可形成小块死骨,关节处结核可见较大块死骨,病灶附近常有软组织肿大阴影及窦道形成。

【MRI 表现】

早期,骨髓出现水肿,MRI 表现为长 T_1 长 T_2 信号,边界不清,信号不均,T_1 加权像在高信号的骨髓组织中出现低信号影。T_2 加权像,正常骨髓的脂肪成分一致呈低信号,其内水肿成分则呈云雾状高信号影。MRI 对发现早期单纯渗出性病变较 CT 和普通 X 线敏感,但无特异性。

当破坏区内形成结核性肉芽肿和干酪性脓疡,MRI 表现较典形,以肉芽肿为主的病变,MRI 表现为 T_1 加权像呈低信号,T_2 加权像呈等、高、低混杂信号,信号强度明显低于水肿。肉芽肿周围常绕以长 T_1 长 T_2 信号的水肿带。水肿带宽 2~5mm,边界较模糊。以干酪坏死为主的病变,T_1 加权像亦呈低信号,信号均匀,轻 T_2 加权像呈较明显的高信号。由于干酪性脓疡内含有多少不等的类脂质成分,重度 T_2 加权像信号出现衰减。干酪性脓疡周围骨髓内的水肿带则随回波时间的延长而信号增强。

结核的小死骨,使病变区信号明显不均匀。干酪性脓疡周围常绕以较完整的纤维组织薄层而呈低信号带。有时干酪性脓疡和肉芽组织同时形成,T_2 加权像出现同心圆形的典型 MRI 表现:中心为均匀高信号的干酪型脓疡,多少不等,形态不规则;其外层为一薄层低信号的纤维组织带;最外层为高信号,宽窄不等的水肿带。

骨膜下冷脓肿和软组织肿胀,T_1加权像呈弥漫性低,T_2加权像低信号的骨皮质破坏,出现不规则的高信号影,其外侧为均匀高信号的冷脓肿和不均匀高信号的软组织肿胀影,肌肉间隙模糊不清。合并骨膜反应时 T_2 加权像表现为低信号的骨皮质,外侧有条状低信号影,两者之间为高信号的骨样组织。MRI 还可清楚地显示病灶向关节内侵犯的情况。

增强 MRI 表现:静脉注射 Cd-DTDA 10~15ml 冠状位,矢状位及轴位 T_1 加权成像,结核病灶肉芽组织呈明显不均匀强化,边界多清楚;骨髓水肿部分及干酪性脓疡之强化而呈低信号。

(一) 长管骨结核

长管骨结核(tuberculosis of long trbular bone)比较少见,好发于骨骺、干骺端,生于骨干者罕见。

1. 骨骺与干骺结核 在长管骨结核中,骨骺、干骺结核最多见,好发于股骨上端,尺骨近端及桡骨远端,其次为胫骨上端、肱骨远端及股骨下端。

【X 线表现】

骨骺、干骺结核分为中心型和边缘型两种。骨骺结核多为中心型,干骺结核可分为边缘型或中心型。骨骺和干骺结核通常均为单发,少数可有多个病灶。

(1)中心型:病变早期为局限性骨质疏松,骨小梁变细,模糊或不连续,随后可出现弥散的点状骨质吸收区,后者逐渐扩大并互相融合形成小圆形,椭圆形或不规则形破坏区。病灶边缘多较锐利,其内可有小死骨。破坏区常横跨骺线,此系骨骺,干骺结核的特征性表现,边缘可部分硬化。在干酪性骨疡中有时可见干酪物质的钙化点,密度可高于死骨。小儿的中心型骨骺,干骺结核有时可见骨膜增生(图 4-81)。

(2)边缘型:①病灶多见于骨骺板愈合的骨端,特别是长管骨的骨突部位;②早期为局部骨质破损,边缘模糊不清,病灶进展可形成"海湾状"的骨缺损,可伴薄层硬化缘,并逐渐移行于正常骨组织;③一般少见死骨;④多数骨破坏边缘破碎不整或呈蜂窝状(图 4-82)。

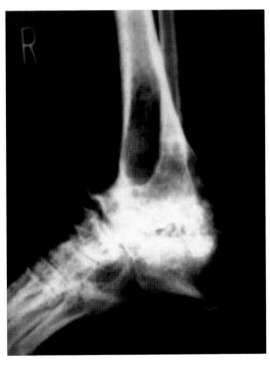

图 4-81 胫骨结核
胫骨干骺端骨破坏,椭圆形骨质破坏区

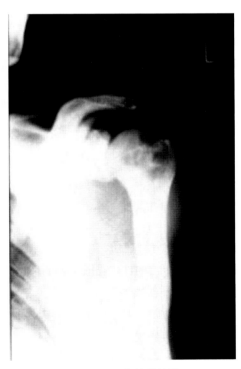

图 4-82 肩关节结核
左肱骨大结节部骨破坏,骨皮质消失,破坏区残留小死骨

儿童的干骺结核常伴发局限性的骨膜增生。5 岁以内,骨质破坏出现较晚,常迟于局限性的骨膜增生。

【鉴别诊断】

(1)骨囊肿:好发于骨干或干骺中部,多为卵圆形,长径与骨干长轴平行,边缘清晰锐利,为一完整的致密包壳所围绕,较大囊肿常呈对称性膨胀生长,骨皮质菲薄,腔内无死骨,亦无骨膜增生,但易并发病理骨折。

(2)成软骨细胞瘤:病状轻微或无,好发于10~20岁的青少年,病灶较小,多呈圆形或卵圆形,与骨骺干骺结核相似。此种肿瘤较少见,亦发病于骨骺区,病灶边缘锐利清楚,但瘤内可见钙化成骨化影。

(3)骨巨细胞瘤:好发于长骨端之突出部,常呈偏心性、膨胀性生长,边缘多较清晰,生长慢者可有硬化边,但无骨膜增生,亦无死骨。严重者可发生病理骨折。

(4)软骨黏液样纤维瘤:常呈偏心性膨胀生长,表现为分叶状或蜂窝状的破坏区,其内可见有骨嵴,边缘硬化并呈波浪状,多无骨膜和软组织肿块。

2. 长管骨骨干结核　在骨关节结核中,长管骨骨干结核的发病率最低,多见于青少年,好发于肌肉附着少或无的骨干处,30岁以上的成人极少发病。

【X线表现】

骨干结核大多稍偏于骨干的一侧,离干骺端尚有一定距离。早期,病变始于骨松质,呈局限性骨质吸收或点状弥散性稀疏区,继续发展则可出现单个或多个圆形或椭圆形的破坏区,其长径与骨干纵轴一致边缘清楚,并有硬化,病变发展缓慢者,骨内膜增生明显,骨质硬化,发生于儿童者,骨质增生现象更为显著,骨松质与骨皮质界限不清,近似加雷(Carre)骨髓炎。若侵及骨皮质则可引起骨膜增生,病骨稍膨隆,呈梭形增粗,类似短管骨结核的"骨气鼓"改变。病变亦可向骨干的两端扩展,但很少侵犯关节。

当病人抵抗力减低时,病变发展迅速,骨破坏可呈溶骨性,但很少形成死骨,亦较少穿过骺软骨累及关节。偶可穿破皮肤形成窦道,及并发化脓性感染。

长管骨干结核的病变,缺乏典型的X线征象,常因年龄和机体状态以及病变部位而表现各异,有时诊断颇为困难,须结合临床综合分析。

【鉴别诊断】

(1)硬化型骨髓炎:骨质增生硬化突出密度较高,范围较广,以及骨皮质增厚、硬化,骨干增粗,髓腔变窄或完全消失,均为特征表现,而骨膜增生和硬化区内骨破坏均不明显,邻近软组织多无肿胀。

(2)慢性局限性骨脓肿:好发于干骺端,骨破坏周围亦常伴有较广泛的骨增生硬化区,与正常骨组织无清楚界限,骨膜反应少见,软组织无明显改变。

3. 多发性囊状骨结核　本病又称容格林(Jungling)病,大多发生于营养不良或体弱多病的幼小儿童,因一次大量的结核菌侵入血液循环而发病,故病变进展迅速,常同时累及多骨,或在同一骨内发生数个病灶,其中最多见于四肢长管骨。病人肺部检查常发现原发性结核灶。

【X线表现】

病变大多见于骨骺或干骺端的骨松质内,少数见于骨干,骨破坏多呈圆形或卵圆形,少数为多房性骨缺损。病变常向周围侵犯,并可穿破骨皮质而引起骨膜增生,骨干呈梭形膨大,很少侵及关节。少数可累及周围软组织,甚至穿破皮肤形成窦道。至修复期,新骨增生,破坏区边缘趋向硬化,骨膨胀可逐渐回缩。

(二)短管骨及块状骨结核

短管骨及块状骨结核(tuberculosis of short tubular bone and lump bone)包括指(趾)骨结核,掌(跖)骨结核,跟骨结核及跗骨结核。

1. 指(趾)骨与掌(跖)骨结核　指(趾)骨结核亦称结核性指(趾)炎或骨气臌,常与掌(跖)骨结核同时发生。5岁以下儿童多见,成人少见。因小儿期的短管骨内仍为红骨髓,血运充沛为结核好发部位,病变常为双侧多发,好发于近节指(趾)骨,很少侵及末节,以第2、3掌指骨,拇指(踇趾)骨及第一跖骨尤为多见。

【X线表现】

本病常双侧发病,累及多指和多骨,同一骨很少发生多处病灶,病变早期仅见软组织肿胀,手指呈梭形增粗和局部骨质疏松。随着病变进展,骨松质内出现圆形或卵圆形骨破坏,或呈多房性骨质缺损,骨皮质向外膨隆变薄,病灶大多位于骨中央,长径与骨干长轴一致。其内可见粗大而不整的残存骨嵴,但少有死骨。病灶边缘较清楚,可有轻度硬化,并可见有层状骨膜增生或骨皮质增厚,严重的骨破坏可扩展整个骨干,但很少侵及关节。少数可穿破皮肤形成窦道。

成人的指(趾)骨结核,病变范围比较局限,多靠近干骺端,呈蜂窝状破坏,骨皮质膨胀较小而轻微,破坏区周围可有程度不同的硬化。破坏严重者,可并发病理骨折,但较少出现骨膜增生,个别病变广泛,累及整个骨干,呈杵状增粗,骨膜增生明显,并可见有小死骨。

病变好转时,软组织肿胀消退,破坏区逐渐缩小并趋硬化。小儿的短管骨结核痊愈后可不留任何痕迹或仅见有轻微的骨结构异常,而成人的较大骨破坏则难以完全修复(图4-83)。

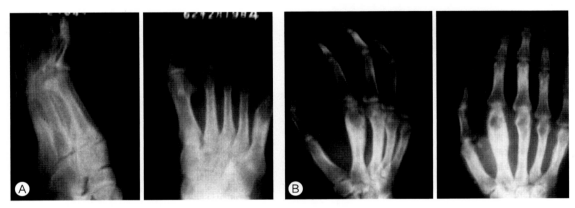

图4-83　掌、跖骨结核
A. 1、2、5掌骨骨破坏,左2掌骨呈骨气臌改变,1、5掌骨见骨膜反应;B. 左足第5跖骨骨破坏,累及关节面

【鉴别诊断】

(1)多发性内生软骨瘤:好发于骨骺端或骨干,呈偏心性膨胀性生长,与正常骨组织分界清楚,瘤区内可见有条状骨嵴及斑点状钙化影,骨皮质变薄,该病有单侧发病趋向,可在其他长管状骨发现类似病变,一般均无骨膜反应。

(2)骨梅毒:常为双侧对称发病,表现为骨皮质增厚和骨膜增生,骨破坏少见,亦无死骨形成。康瓦氏试验阳性,可帮助鉴别。

(3)痛风:多见于30岁以上的男性,疼痛明显,病变好发于骨端,并同时累及关节。血尿酸明显升高。

2. 跟骨及其他跗骨结核　跟骨结核占足部结核之首位,好发于青年人,男女发病无明显差别,跟骨的中心常为病变的起始,或向前及偏后扩展,易形成窦道,少数发病于跟骨结节,其他跗骨结核较少见,常见于成人。

【X线表现】

在临床症状出现数周或数月内,可无明显X线征象,病变早期,在跟骨体中心部前后,可见有局限性的骨质稀疏或小的骨质破坏,病变继续发展可出现边缘清楚或模糊的骨破坏,常呈类圆型,其内可见有密度较低的死骨。病灶周围出现骨质吸收和萎缩,并显示有斑片状的骨密度增高。较大的破坏区易并发病理骨折,因而引起足底下陷和足弓变浅,跟骨后下部结核,有时破坏区虽小,但其周围的骨质硬化却较广泛而明显,密度亦较均匀,颇似化脓性感染。有的病变累及整个跟骨,呈大小不等的多囊状膨胀性破坏。破坏严重者,可穿破于皮肤外形成窦道,但较少侵犯关节。极少数病例,骨破坏呈溶冰状,并侵及整个跟骨以至跗骨,也可伴有程度不等的骨增生硬化。通常,跟骨结节附近的病灶骨质增生硬化比较广泛而显著,并可见到大而致密的死骨。有时在骨增生区可出现多处圆形破坏。位于跟骨结节后上方的病灶,骨破坏较局限,边缘糜烂不整。

距骨、舟骨、骰骨或楔状骨结核均比较少见。距骨结核多发生于距骨颈部,呈圆形或不规则的骨破坏。舟骨结核破坏广泛者可并发病理骨折。骰骨结核,一般骨质疏松比较明显,可有圆形破坏区,周围骨质萎缩,骨硬化少见(图4-84)。X线平片所见单纯骨结核边缘可见局部溶骨性破坏,跟骨中心型结核早期在X

线平片上呈现磨砂玻璃样改变,跟骨似在云雾中;但随着病程发展,局部死骨分离、吸收而形成空洞,此时洞壁骨质致密。若有混合感染,跟骨可同时伴有硬化性改变,且窦道经久不愈。其他跗骨结核与跟骨结核的 X 线表现相似,易蔓延到其他跗骨及跗骨间关节。晚期跗骨广泛破坏,破坏严重时,关节间隙狭窄,骨质萎缩,骨皮质变薄,关节畸形强直。未累及的其他足部骨骼由于失用而呈现高度骨质疏松,呈炭化样改变,似乎仅仅剩下骨皮质轮廓外观。全关节结核时,血沉可增快。CT 及 MRI 检查仅适用于早期诊断不明的病例,一般勿需此种检查。

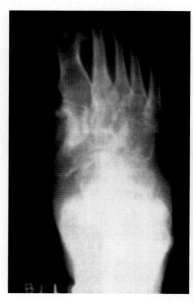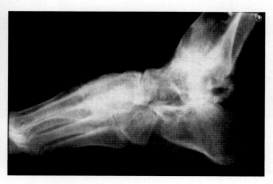

图 4-84　跗骨结核

第一楔骨骨破坏,累及关节面

【鉴别诊断】

(1)急性骨髓炎:起病急,局部有明显的急性炎症表现。骨质增生硬化广泛而显著,死骨较大,密度较高,骨膜增生也较广泛。

(2)跟骨类风湿:病人多为青壮年,女性多见,病变多局限于跟腱和跟骨底部跖腱膜附着处。初期骨小梁吸收,影像模糊,逐渐骨质增生硬化,密度增高,骨纹消失,跟腱附着处的骨质增生肥大并上翘,形似鸡尾。足底跖腱膜亦呈条状或片状骨化,周身其他骨骼亦可有典型的类风湿改变。

(3)跟骨骨骺缺血性坏死:多发生于青春期前,跟骨骨骺变扁或碎裂,外形不规则,密度增高,一般可自愈。

（三）扁骨结核

1. 锁骨结核　锁骨结核极少见,好发于成人,可发生在骨干或其两端,以内 1/3 处最多见,发生于胸骨端者常累及关节。

【X 线表现】

本病在 X 线影像上兼有干骺结核和骨干结核的特点。锁骨两端的骨松质病灶常呈溶骨性破坏,可有死骨。锁骨骨干结核有时类似长管骨结核,以增生为主,破坏较少,很少有死骨形成。某些病灶较大者,骨干常呈膨胀性改变,其长径与锁骨方向一致,类似短管骨结核之骨气膨表现可有轻度的骨膜反应。

【鉴别诊断】

须注意与骨梅毒,骨囊肿,骨纤维异常增殖症,嗜酸性肉芽肿及转移癌等鉴别。

2. 肩胛骨结核　肩胛骨结核更为少见,好发于肩胛冈附近或邻近关节盂的部位,肩胛下角最少见。

【X 线表现】

病变单发或多发,大多为穿凿样骨破坏,呈局限性或弥漫性,类似髂骨结核,较少见形成死骨,冷脓疡多沿肩胛骨的前缘沉降至背部或侧胸壁,或将肩胛骨"顶起"。肩胛盂附近的病灶多呈小囊状破坏,并间杂以骨硬化表现,常侵及肩关节而发展为关节结核(图4-85)。

3. 髂骨结核 髂骨结核是指远离关节面单纯发病于髂骨体者,而髋臼上缘及骶髂关节髂骨面的结核归属于关节结核。本病髂骨翼和髂嵴附近为其好发部位,较少见,多发生于青少年。

【X线表现】

病灶多由髂窝面开始,多数为单发,破坏较局限,弥漫性者较少。病变通常均为圆形或不规则的溶骨性破坏,很少有死骨。其周围的骨质有程度不一的吸收,其外缘尤为显著,有时几乎不能辨认破坏区的界线,特别是在右髂窝,当盲肠及升结肠充气时尤为显著。

幼小儿童的髂骨结核,病变破坏比较广泛,表现为髂骨嵴糜烂,消失,少数髋臼上缘附近的髂骨结核,可呈多囊状或蜂窝状破坏,同时伴有明显的骨质增生硬化,与正常骨组织界限不清,有时可有膨胀性改变。类似嗜酸性肉芽肿,髂骨结核容易形成脓肿,其发生部位与髂肌的解剖位置密切相关,常见于同侧下腹部,股沟及大腿上部。若在软组织内见有斑片状钙化,则更有助于结核的诊断。

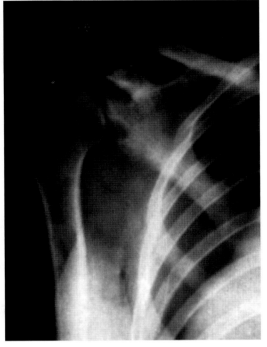

图4-85 肩关节盂结核
左肩关节盂下缘骨破坏缺损

【鉴别诊断】

(1)骨髓炎:起病急剧,发热,局部疼痛显著。急性期骨破坏广泛,比较弥散,常呈溶冰状,或与斑点状致密影混合存在,慢性期,骨破坏周围增生硬化明显,并可有死骨形成。穿刺脓液培养,大多为金黄色葡萄球菌。

(2)淋巴瘤:为单纯溶骨型破坏,范围较广泛。病人一般情况较弱,局部可扪及硬性肿块。

(3)嗜酸性肉芽肿:好发于儿童,常呈单囊或多囊状骨缺损,可略有膨胀表现,边缘清晰锐利,可稍有硬化,但不出现死骨,扪不到包块。

髂骨的病变,不论是结核,肿瘤或化脓性感染,X线改变大致相似,单凭X线检查往往难以作出鉴别,最后确诊须依靠穿刺活检。

4. 耻骨结核 耻骨结核多见于少年儿童,男多于女,多数继发于耻骨结核,亦可单独发生于一侧耻骨。

【X线表现】

病灶范围和形态与结核菌素的毒性高低及病理类型等密切相关。其X线表现分为局限型和弥漫型。局限型多见于耻骨一侧的升支,常呈囊样膨胀性破坏,可有程度不同的硬化边缘,病骨常伴有骨膜增生,致耻骨体增厚变形,有时可见死骨。弥漫型病变呈广泛性的骨质疏松及虫蚀状破坏,严重者可侵及整个耻骨。少数病例耻骨可完全被破坏吸收或呈明显的骨萎缩,有的也可出现多囊状破坏,并伴有骨质增生硬化,也可形成较大的死骨。耻骨结核较易穿破皮肤形成窦道。当继发化脓性感染后,骨质增生硬化更为显著,病变范围亦相应扩大。

耻骨联合结核多为边缘性破坏,表现为不规则的骨质缺损,周围常有硬化反应,通常病变先开始于一侧,绝大多数最终可跨越耻骨联合面侵及对侧耻骨,引起破坏,使耻骨联合间距呈球形增大。破坏广泛时,病变可延及耻骨上、下支,并可见到骨膜反应(图4-86)。

【鉴别诊断】

(1)耻骨骨髓炎:常单侧发病,病变一般不超越耻骨联合而累及对侧。骨破坏及增生均较广泛而显著。临床上发病急剧,高热恶寒,白细胞升高,局部红肿等炎症表现明显。

（2）非化脓性耻骨骨髓炎：常见于女性妊娠末期或分娩后，以局部疼痛和显著的压痛为其特点，疼痛严重者不敢翻身行走。典型 X 线表现为耻骨联合增宽，一侧或双侧耻骨边缘骨质破坏，边缘不整，破坏区周围骨质正常。本病可"自限"和"自愈"。如不合并感染，骨破坏可完全修复而不遗留痕迹。耻骨联合变窄，但从不发生脓肿或死骨。

5. 坐骨结核　本病好发于坐骨结节附近，病灶多位于坐骨的外侧面，少数位于骨盆的内侧。

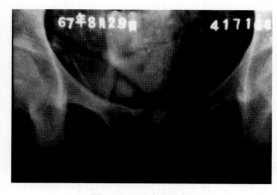

图 4-86　耻骨结核
耻骨联合上缘骨破坏，见有游离骨片

【X 线表现】

可见靠近坐骨下缘或闭孔缘的局限性骨破坏，呈单囊或多囊状，在大的骨缺损内可见有死骨。病灶周围可有不同程度的骨硬化和局限性骨膜增生，后者有时被误认为坐骨的二次骨化核，故应注意结合临床或与对侧比较加以鉴别，少数坐骨结核可表现为弥漫性的大小不等的囊状破坏，并伴有骨质增生硬化。病变范围较广时，可蔓延至髋臼，甚至可合并髋关节结核。

（四）骨突结核

骨突结核比较少见，系结核菌血行播散至骨突面发病。主要见于成人，好发于长管骨干骺端突出部（股骨大粗隆，肱骨大结节和肩峰）或椎骨较为宽大的棘突或横突的骨松质，病理上以肉芽型为主。

1. 股骨大粗隆结核　本病比较少见，青壮年好发，男女之比为 3∶2，单侧发病多见。

【X 线表现】

可分为骨型与滑膜型两种，以前者多见。骨型又分为中心型及边缘型。边缘型病灶常侵犯大粗隆的外侧面，表现为骨质糜烂，破坏，病灶密度不均，模糊，边界不清，附近骨质萎缩，骨硬化多不明显，或仅见大粗隆外上缘呈海湾状的不规则性破坏。

中心型病灶常呈圆型，类圆形，蜂窝状或花瓣状，有的可稍有膨胀性改变。较大的囊性病灶常有硬化缘，死骨少见。

滑膜型骨破坏与边缘型相似，常可互为因果，除骨骼改变外，软组织肿胀较为明显。儿童期发病，由于病灶周围的组织充血，影响股骨的发育，表现为骨生长加速，股骨颈干角加大，小粗隆下移，以及患肢较健侧增长等。

大粗隆结核由于同时累及肌腱和滑膜，以及流注脓疡的钙化，往往在病灶附近可见到不整齐的斑片或索条状的致密阴影，可作为诊断的重要依据。

本病常合并有其他部位的骨结核。大粗隆结核可以侵犯髋关节。髋关节结核亦可向大粗隆处蔓延。

【鉴别诊断】

有时本病与潜水减压病及巨细胞瘤相似，须注意鉴别。

2. 肱骨大结节结核　肱骨大结节结核常发生于大结节的外侧偏后上方，多见于成年人，病理改变以肉芽型为主。

【X 线表现】

按病灶的开始部位，可分为边缘型和中心型。

边缘型：常呈弥漫性的溶骨性破坏，局部有明显的骨质疏松，其中尚伴有点状致密阴影，故病区内骨密度颇为不匀，一般死骨少见。

中心型：表现为圆形多囊状或不规则性的骨破坏，周围常伴有点、片状骨硬化，邻近骨干侧尤为明显。通常，骨破坏区的边缘多无硬化表现，亦无骨膜增生。靠近大结节上方的结核病灶，可向关节方向发展，进而形成肩关节结核（图 4-87）。

3. 肩峰与喙突结核　本病极为少见。病灶多呈溶骨型破坏，较局限，弥漫性囊状破坏比较少见，亦很少见有死骨。病灶一般无具体边界，亦无骨质硬化表现。肩峰结核的软组织肿胀比较明显，脓肿常穿破皮肤形成窦道。

肩峰或喙突结核很少侵犯锁骨,但有时可侵犯肩关节,或与肩关节结核并发。

4. 脊椎棘突结核　棘突结核亦属少见,大多见于成人,好发于较宽大的颈椎或下腰椎棘突。以结核性肉芽组织增生为主。

【X线表现】

病灶多为中心型,以溶骨性破坏为主,有时全部棘突均破坏消失。若病灶居棘突正中,则常呈"挖空状",只残留边缘部分,严重者仅残存棘突尖部,呈游离状骨块,病变大多无死骨,亦无骨硬化表现,有时可稍有膨胀改变,并呈多囊状破坏,少数以干酪坏死为主,边缘轻度硬化,并可见有小死骨。脓肿可侵犯相邻椎体的棘突和同一椎体的横突或上、下关节突等。

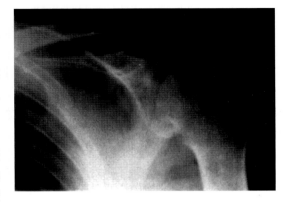

图 4-87　肱骨头结核
肱骨大结节囊样骨破坏,骨皮质断裂

棘突结核在正位片,仅能显示棘突变形和破坏不整,病变远不如侧位片显示清楚。由于一般的腰椎侧位片棘突曝光过度而难以显示清晰,故在发现棘突结核后应降低投照条件,加摄棘突侧位局部片进行观察。

5. 脊椎横突结核　本病好发于长而大的横突,如下颈椎和腰椎的横突,后者尤为多见。病变多在横突尖部,根部少见。亦分为中心型及边缘型。

【X线表现】

与棘突结核大致相仿。

中心型:表现为圆形透光区,因其周围骨质吸收萎缩,密度减低,使破坏区边缘不清,严重者整个横突完全破坏消失,仅见局部软组织影,呈半球外突。

边缘型:表现为糜烂,虫噬状不规则骨破坏或呈杯口状的骨缺损,于脊椎的一侧,也可同时见有软组织肿胀及包块影。肿胀多较局限,在腰椎者可见腰大肌影局限性饱满外突。不少病例常先根据一侧软组织肿胀,经仔细观察进一步发现横突的破坏而被确诊。病变区密度颇为不均,一般不见死骨或钙化影。

(五) 软骨结核

软骨结核是指与邻近的胸壁软组织(包括淋巴结)结核直接接触而发病,或因软骨外伤碎裂后,邻近的结核灶随血肿机化的新生血管深入损伤的软骨而发生的结核病变,不包括骺软骨或关节软骨结核的侵蚀。真正血行感染的软骨结核极为罕见。肋软骨不显影,因此肋软骨结核在X线片上毫无所见。原发性肋骨结核常见溶骨性,膨胀性破坏及新骨形成,骨空洞边缘致密。少数病人肋骨破坏广泛,新骨不多,有明显死骨存在。继发性肋骨结核常见边缘性,溶骨性破坏继发于胸膜和胸壁的结核,可在肋骨上下缘或中央看到骨质缺损。继发于胸椎结核的,可见肋骨头破坏,消失或有死骨形成。

接触性软骨结核,病灶一般先从软骨膜开始,逐渐侵蚀软骨,绝大多数为肉芽肿型。好发于鼻喉及气管等的软骨以及肋软骨。

【X线表现】

对肋软骨的破坏,X线检查可无任何发现,唯当干酪物质钙化或破坏的空洞壁上出现纤维组织增生硬化时,X线才能见到斑点状钙化或圆形、椭圆形的环状致密阴影,或可见到冷脓疡的不规则钙化,以及肋软骨膜的索条骨化阴影。此外局部偶可见到胸膜增厚或突向胸腔的脓肿阴影。

(六) 脊柱结核

脊柱结核的发病率占全身骨关节结核的首位,以 25 岁以上的青壮年多见,其次为 15 岁以下的儿童。好发部位多见于胸腰椎交界附近,其次为腰骶椎交界处,上胸椎和颈椎,骶尾椎发病最少。病变常累及两个以上椎体,亦可间隔分段发病,但单个椎体发病者少。

大部分脊柱结核病人都是先患有肺结核,由肺部病变通过血液或淋巴系统播散到人体的各个脏器。

发生在肺部以外各部位的结核病统称为肺外结核,比如肾结核、结核性脑膜炎、盆腔结核等,而脊柱结核就是肺外结核的一种。脊柱结核主要有两大危害:畸形和截瘫,因为它可以破坏人体骨骼的结构。脊柱对于我们人体来说是一个承重结构,一旦它的结构被破坏,人体的承重功能就会受到很大打击,在颈椎、胸椎和腰椎可能出现局部疼痛,脊柱可能出现局部后凸畸形,甚至会出现神经传导信号受阻,从而引起双下肢无力,严重者可能出现大小便失禁或瘫痪。

儿童发病以胸椎最多,常累及数个椎体,多为椎体中心型,成人好发于腰椎,多以椎体边缘型结核多见。受累椎体较少,常仅侵犯两个相邻椎体。

【X 线表现】

(1)骨质破坏:主要为溶骨性破坏,除合并感染和修复期外,骨质增生硬化少见,按照骨质最先破坏的部位,可分为中心型,边缘型,韧带下型及附件型。

1)中心型(椎体型):多见于胸椎结核。早期多无明显的骨破坏,仅表现为局限性的骨质疏松。病变继续发展,破坏区相互融合增大,可清楚地见到圆形或不规则形的骨缺损区,边缘不清,可有小死骨。严重的破坏可使椎体压塌。若破坏继续发展,整个椎体可全被破坏消失,残余的椎体与破坏的椎间盘可一起嵌入邻近的椎体。儿童期的胸椎结核,往往可见数个邻近的椎体受限。少数椎体破坏呈多囊状,并有轻微的硬化边缘(图 4-88)。

2)边缘型(椎间型):腰椎结核多属此型。病变开始于椎体的上、下缘,范围较局限,呈溶骨型破坏,边缘毛糙不整,而其余部分正常。病变向椎体或椎间盘的侵蚀蔓延,可使椎体破坏扩大,或直接破坏椎间盘而波及相邻的椎体,故常见有两个相邻破坏的椎体相互嵌顿在一起,宛如一个椎体,仔细观察,可见其间残有不规则的骨质破坏,且椎体与椎弓、棘突等附件不符,不难区分(图 4-89)。

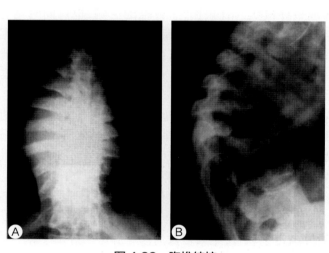

图 4-88　胸椎结核

胸 6~10 椎体完全破坏,融合向后成角,椎旁脓肿形成,
伴肋骨结核

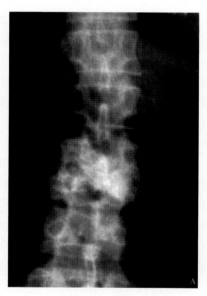

图 4-89　腰 2、3 椎体结核

腰 2、3 椎体破坏嵌顿并向后突

3)韧带下型(椎旁型):为一特殊类型的脊柱结核,大多数继发于椎旁韧带下脓液的侵蚀,极少数由血行而来。病变始于脊椎腹侧的椎旁韧带或前纵韧带下,该处椎体前缘呈糜烂性破坏,并形成大量的脓液,积聚于紧张的前纵韧带及椎旁韧带下。椎体前缘的骨质在脓液的浸泡腐蚀下,大多产生凹陷性破坏,病变常涉及数个椎体,但椎间盘尚可保持完整。若病变继续发展或持续存在,则破坏可向后扩展,同时累及多个椎体及椎间盘。脊柱一般较少发生成角畸形。本型主要见于胸椎结核。至晚期,常不易区分系原发或属继发性改变。

4)附件型:较少见,青壮年好发,属血行感染,包括棘突,横突结核及椎弓、椎板,小关节突结核。椎弓,椎板及上、下关节突由于相互连接紧密,多同时被侵犯,单独发病者较少。通常一处(椎弓、椎板或关节突)发病,不久即蔓延至邻近部位,破坏常超越小关节,表现为骨小梁模糊,结构不清,稀疏或骨密度不均匀。关节面被破坏,呈磨砂玻璃样改变,之后可出现明显的溶骨性破坏,关节间隙可增宽,附件型结核容易累及脊髓而引起各种神经症状。

少数病例,系椎体及其附件同时因血源性结核感染而发病。

(2)椎间隙变窄或消失:因相邻两椎体的软骨板被破坏,髓核突入椎体并被破坏所致。此征象几乎见于所有脊椎结核病例,尤其是边缘型。为诊断脊椎结核的重要依据。一般较少出现于韧带下型与附件型。

(3)脊柱曲度改变:与脊柱的生理曲度、解剖结构、身体重心及病变类型等有关,表现为后突、侧弯,以及椎体相互嵌入等。位于胸腰椎交界处的中心型结核,因受身体重力的作用,脊椎受压变形出现较早,椎体呈楔状或扁平状,严重者可造成后突畸形,韧带下型因病变位于椎体前缘受压变形较少。

椎体相互嵌入性改变多见于破坏较重的腰椎结核。由于腰椎小关节面接近垂直方向,且其负荷重心位于椎体后方,故当椎体及椎间盘被破坏后,较易产生相互嵌入的现象。据此胸椎重心位于横突之前方,颈椎的横突又相互接近,故较少发生嵌放现象。

后突畸形为脊柱结核的常见征象,通常多见于少年儿童的胸椎结核,其次为少数破坏较严重者的腰椎结核,颈椎结核最少。后突常以破坏最严重的椎体为中心形成角度(图4-90)。

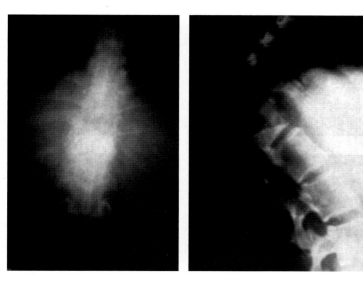

图4-90　胸椎结核
胸7~12椎体广泛破坏,向后成角畸形

脊柱侧弯多见于腰骶椎结核,此乃因肌肉痉挛,椎间盘及小关节突不对称性所致。

(4)冷脓肿:一般认为脓肿的发生与椎体破坏程度成正比,但亦可早于骨破坏。

1)脓肿部位与发病率:冷脓肿最常见于胸椎结核,发生率为90%左右,表现为脊椎周围有梭形软组织肿胀影为椎旁脓肿。在颈椎即咽后壁脓肿,表现为咽后壁软组织影增宽约占50%。腰椎结核则表现为腰大肌脓肿,约占半数,若病变偏于一侧,脓液穿破骨膜聚集于同侧腰大肌鞘内,则表现为该侧腰大肌影模糊、饱满,增宽以至隆突。

2)脓肿形态:与病变部位、破坏程度及病灶活动与否有关。一般脓肿的部位即椎体病变所在,颈胸椎结核类同。一般破坏愈严重,脓肿的范围亦愈广泛。脓肿常呈梭形,也可呈三角形,长带形或波浪形等。

在摄片复查时,若发现脓肿影加宽延长,常表示病变在进展。如脓肿影变窄或缩短,则反映病变吸收好转。一般说来,脓肿的弧度越大,密度越高,常提示具有活动性,而弧度较浅,密度较淡,多表示病灶比较稳定。有时还可见脓肿壁或脓肿的流注区有斑点状或片条状钙化影(图4-91)。

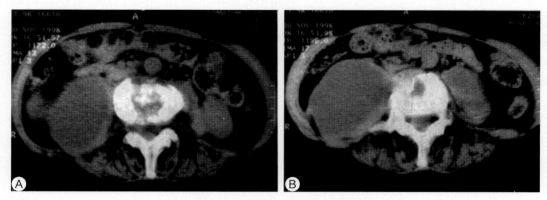

图 4-91　腰椎结核冷脓肿形成
腰椎结核,骨破坏,伴椎旁冷脓肿

3)脓肿的流注和窦道的形成:结核性脓肿的外层壁为肉芽组织,内壁为干酪化物,其中含有较多的半饱和脂肪酸,能抑制消化蛋白酶,使脓肿容易发生流注并流向阻力较小,位置较低的部位。脊椎结核的窦道一般较其他部位的结核残腔行径长,范围广,形态不整,且可有多个盲腔。在经久不愈的病人,术前做窦道造影可发现盲腔,有助于彻底治疗。

颈椎及腰椎结核所形成的冷脓肿,在早期即可穿破骨膜、韧带,并沿肌肉、神经或血管流注,最后可破溃到体外形成窦道。胸椎结核的脓肿因不易流出,压力高,并受主动脉及心脏搏动的冲击,以及呼吸力学的影响等,多可继续扩大,较少产生远距离流注。常见的流注部位为胸壁及背部,尚可溃入肺野。后者易被误诊为肺结核或纵膈肿瘤等。

胸椎结核椎旁脓肿溃破入肺的X线征象,是在胸椎有活动性结核灶的同时,在同一水平的肺野内带显示边缘模糊,密度较高的肿块阴影。深曝光片可见肺内阴影与椎旁脓肿阴影重叠。侧位片可见肺野病变虽与椎旁脓肿稍为分开,但总有部分相互重叠。在脓肿穿破处附近,还可见纵隔胸膜局限性增厚,呈长条状,稍向外突,或呈袖口状,破入肺部的病灶若与气管相通,则可形成空洞或支气管播散。胸椎结核椎旁脓疡可破入肺脏,以右侧多见。

(5)骨赘及骨桥形成:多见于腰椎结核修复期,或陈旧性的胸椎结核。常发生于病变范围较小、破坏较轻、病灶较表浅,以及椎间盘没有完全破坏的病例。骨赘发生于患椎或其邻近的椎体,呈现为椎体骨刺或骨桥形成。骨刺系椎间软骨板破坏后,因功能失常和机械刺激而发生的椎体表层骨质增生硬化。骨桥则为椎间韧带的钙化或骨化。

(6)椎体融合:通常出现于椎间盘完全破坏后,相邻的两个或数个椎体的相对面骨质部分或大部被破坏,两个残余的椎体相互嵌顿融合在一起的愈合阶段。两个椎体的连接部分密度明显增高,其间有骨小梁贯通,椎体轮廓清晰。

椎体骨性融合多见于腰椎结核,这是因为:①脓肿压力低,韧带剥离轻,病灶周围的栓塞性动脉内膜炎及动脉周围炎不严重,局部血液循环好;②腰部强大的肌群有助于椎体的稳定;③腰椎结核大多为椎间型,也适于椎体融合。

(7)死骨:较少见,有时见于脊椎中心型结核,表现为砂粒状死骨。病理性压缩骨折后的碎骨片多见于椎体前方。此外,椎体严重破坏后干酪物质引起小动脉栓塞,也可造成缺血坏死。值得指出的是,脊椎结核破坏区内干酪物质的砂粒状钙化,远较结核性小死骨多见而明显,应注意区分(图4-92)。

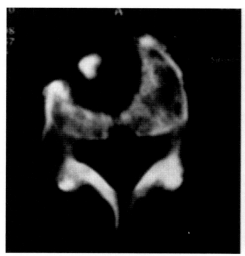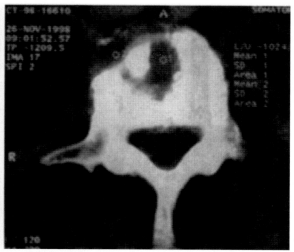

图 4-92　腰椎椎体结核
骨破坏明显并死骨形成

(8)合并化脓性感染:脓肿破溃后常继发化脓性感染,表现为在破坏基础上出现骨质增生硬化,广泛而严重者,甚至可转化为硬化型骨髓炎。

(9)脊椎结核搔刮术后:病区界限清楚,原病灶密度不匀,模糊不清由单纯溶骨性的破坏区变为边缘锐利而清晰,但无骨质增生硬化,病变区尚可见有残缺的肋骨端,椎旁脓肿影淡薄或消失,颇似恶性肿瘤。

【MRI 表现】

能清楚地显示病变椎体中心,边缘和附件的骨质破坏,亦能很好地显示冷脓肿的大小,范围以及椎间盘和椎管的侵蚀情况,是较为理想的检查手段。

椎体中心破坏区呈明显长 T_1 信号,T_2 加权像为高信号并混杂有少许低信号影。破坏区形态不规则,边界不清,无硬化边缘,且椎体未破坏区亦因反应性水肿而呈长 T_1 长 T_2 信号。当椎体有病理性压缩骨折时,椎体信号非常不均匀,若无椎间盘侵蚀和冷脓肿形成,此时与其他骨肿瘤或肉芽肿所致的椎体病理性骨折无法区分。椎体破坏区内有时有小灶性干酪脓疡形成,呈均匀长 T_2 信号,质子密度像亦呈较高均匀信号大小不等,形态不规则,为椎体结核的特征 MRI 表现。单纯椎体中央破坏时与椎体转移癌信号相似,二者鉴别较难,应结合临床进行鉴别,质子密度还可区分本病和骨巨细胞瘤,动脉瘤样骨囊肿,后两者多呈较高信号影,边界清楚,小翻角准 T_2 加权像可提高椎体病灶的检出率,但对本病的鉴别诊断帮助不大。

椎间盘信号异常多因水分丧失而于 T_2 加权像呈低信号,少数因水肿而呈明显长 T_2 信号。MRI 可分清两椎体间的不规则嵌含,间隙内常有干酪性物质充填,质子密度像和 T_2 加权像均呈高信号影。

对于骨膜下型结核和椎旁干酪性脓疡,MRI 可清楚地显示其大小,范围以及对周围器官和组织的推压情况。T_2 加权像椎体矢状径变小,干酪性脓疡信号强度 T_1 加权像与肌肉相似,质子密度像和 T_2 加权像均为高信号,多边界清楚,信号均匀。少数病人 T_2 加权像可见高信号的脓疡内有斑点状或条索状低信号影,为纤维化或钙化影。椎管内干酪性脓疡常位于后纵韧带下,呈梭形突入椎管,压迫硬膜囊或脊髓。

增强 MRI 表现:病变椎体及结核性肉芽组织呈明显强化,干酪性脓疡无强化呈低信号,脓疡壁常呈环状强化,多个脓疡被纤维肉芽组织包裹时呈蜂窝状。脓疡灶大小不等,位于椎体内,椎旁或椎管内,增强 MRI T_1 加权对鉴别诊断有很大帮助。

【CT 在脊椎结核诊断中的应用价值】

CT 对密度分辨率较高,可发现早期结核灶;可较好地显示结核性脓肿的部位和范围;能明确显示骨内病变的累及范围,可较准确地显示椎管内受累情况,如脊膜,脊髓受累程度和范围,有利于手术方案的制定和手术效果的观察(图 4-93)。

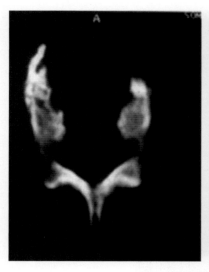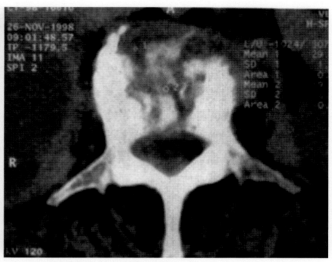

图 4-93　中心型腰椎结核骨破坏,病变累及脊髓腔

【鉴别诊断】

(1)椎体压缩骨折:病变大多累及一个椎体,常呈楔状变形,靠近椎体上缘前中部可见横或斜的压缩骨折线,边缘锐利。椎体前缘可能有碎骨片存在,一般无椎间隙狭窄,在出血较多,血肿形成时,可以见到椎旁软组织影,但一般较结核性者局限,弧度小,密度淡,并与病变部位完全一致。此外,病人均有明显外伤史,常同时并发椎体附件或肋骨骨折,与脊椎结核鉴别不难(表 4-10)。

表 4-10　脊椎结核与脊椎骨折的鉴别

鉴别要点	脊椎结核	脊椎骨折
外伤史	无或为诱因	有
患病椎体数	两个以上或多个椎体,单个少见	常为单个椎体
骨质密度	骨质破坏,密度减低	骨质压缩,密度增高,其余骨质正常
椎间隙	变窄或消失	正常
成角畸形	常见	无或轻微
软组织影	可见较大的梭形阴影(冷脓肿)	有时可见局限性的软组织影(血肿)
流注脓疡	常见	无
死骨	很小,多不易见到	有时可见骨折碎骨片
附件	侵及附件较少	或见附件与肋骨骨折

(2)脊椎化脓性骨髓炎:常见于腰椎,尤好发于下腰椎,发病急,病程短,病变发展迅速,骨质增生硬化显著,而且出现较早。如病变仅侵及附件而椎体不受累,则应首先考虑为化脓性骨髓炎。血化验检查有助于鉴别。

(3)椎体恶性肿瘤

1)椎体巨细胞瘤:一般只在一个椎体或其附件发病,椎间隙多不受累。病骨多呈网格状膨胀性改变,较少见有软组织肿块,脊柱曲度无改变。

2)溶骨性转移瘤:单发性转移瘤有时须与脊柱中心型结核鉴别,前者骨质破坏大多均匀一致,病变可累及椎体附件,或有病理性压缩骨折,但椎间隙无改变。转移瘤有时亦可出现椎旁软组织肿块,一般边缘较锐利,范围局限,膨隆较突然或呈多弧状,不同于结核性脓肿。

(4)先天性椎体融合(融椎):颈椎、胸椎或腰椎均可发生,表现为相邻两个椎体相互融合,其间隙可完全消失或仅见一不完整的薄层残余,颇似结核痊愈后的椎体融合。侧位片可见椎体前缘融合处一凹入表现。

两个椎体的高度与相邻健椎（包括椎间隙）相仿。骨小梁均清晰可见。融椎所属的椎弓根、棘突、横突及关节突等，也可有不同程度的融合表现。

（5）骨放线菌病：除侵犯椎体前缘外，常同时侵及椎体附件，很少有椎体塌陷或脊柱成角畸形。脓肿内找到硫黄样颗粒，有助于确诊。

（6）颈椎病：椎间隙变窄，相邻椎体可变扁，椎体边缘骨质明显增生硬化，常呈刺状。椎间孔狭窄但无骨破坏征，椎体可有轻度前后或左右错位，很少出现成角畸形。此外尚可伴有小关节面硬化及条状项韧带钙化等表现。

（七）髋关节结核

结核病是一种慢性传染病，人体感染结核菌后因机体抵抗力低下而发生结核病，此病是一全身性疾病，各个器官均可累及，常以肺结核为多见。骨与关节结核是一种以破坏为主、进行缓慢的骨关节感染性疾病。结核菌一般不能直接侵犯骨与关节，因其绝大多数是继发的，约95%继发于肺部病变。少数继发于消化道结核病，偶有受骨关节近之淋巴结结核、胸膜结核或结核性脓肿的侵蚀造成。髋关节结核占全身骨关节结核的10%~20%，仅次于脊椎结核而居第二位，占关节结核之首位。该病好发于2~10岁的儿童和少年，2岁以下和25岁以上少见。多为单侧发病。

【X线表现】

对于髋关节结核来说X线检查甚为重要，尤其是早期诊断。有些患儿就在其家长述说有"跛行"或"爱跌跤"时拍片即可获得阳性结果。但必须是两侧髋关节进行对比，仔细阅片，才能发现轻微的病理改变。

（1）单纯滑膜型结核：①患侧骨盆前倾较多，所以患侧闭孔变小。②患侧髋臼与股骨头骨质疏松，骨小梁变细，骨皮质变薄。儿童的骨质疏松较为均匀，成人则阴影浓淡不一致。有时，在儿童可发现患侧的股骨头有轻度的形状改变。③关节间隙的改变：起初，往往有增宽，可能是由于滑膜水肿和关节积液之故，以后，关节间隙变窄，主要在上外侧部，多是不均匀的。④患侧关节囊肿胀：可清晰地见到关节囊外脂肪层的透亮影像扩大，并且向外侧膨隆远离关节，给人一种饱满的感觉。

（2）单纯骨结核：由于髋关节的位置比较深在，其局部解剖关系也较复杂，所以其较早期的骨改变不易被发现，特别是那些较小的病灶，在X线照片上观察到的往往是破坏较为显著且内含死骨的陈旧病灶，尤其是病灶位于边缘的时候更为明显。实际经过是，先是一个局限性的骨质疏松区，以后逐渐边缘增厚，硬化以至死骨出现。

据报告，髋臼病灶主要是在髂骨内，大多数还在正中部，外侧和内侧比较少见。正中部、内侧和外侧这三个部位的病灶组成了所谓髋臼上部的病灶群。这类病灶最常见，且最容易破入到关节。

股骨颈病灶约占所有病灶的30%；股骨颈和髋臼同时发生病变的占5%~10%。有时在无明显的临床症状下，X线检查也常可意外地发现病灶区。所以，真正的发病率可能较临床统计数字偏高。

（3）早期全关节结核：来自滑膜结核的或来自骨结核的早期全关节结核的X线特点是：骨质疏松范围比较广泛，甚至股骨干上部都受侵袭。股骨头或髋臼缘局限性的骨质破坏较明显，且呈进行性破坏。这种破坏虽已达关节，但软骨下骨板大部尚完整，通常不发生骨膜变化。当然也可以观察到显著的关节间隙狭窄。同时也有关节囊及闭孔改变等现象。

（4）晚期全关节结核：该期之破坏加重，软骨面游离，软骨板完全受侵。所以，X线片上显示关节轮廓模糊甚至完全消失。这时候只能从破坏的程度均匀与否，大致可以区别其来源。病变继续发展下去，则关节破坏十分严重时，终不能分辨其来源。这时常合并病理性脱位或畸形，有的甚至股骨头、颈消失，有的形成骨性或纤维性强直，有的因混合感染而有硬化性骨髓炎的征象。

晚期静止阶段，骨破坏的边缘表现出清晰的轮廓，尤其是髋臼部位。逐渐的使骨质疏松现象减轻，骨质边缘硬化加重，但残留之骨破坏区更加显著了。

X线检查有时可发现软组织内存在的残余流注脓肿和钙化阴影，这一点在鉴别诊断上有其重要的意义。

软组织改变，虽然不具有特异性，但是可以为诊断提供线索，如多次复查仅表现为软组织肿胀，而无明显的骨质破坏,往往提示有滑膜结核。滑膜结核进展缓慢,可数月甚至一年内还不出现骨质改变。另外,髋关节邻近软组织肿胀而稍远处的臀肌萎缩,也是有参考意义的征象。

【关节改变】

(1)关节间隙变窄:病变早期,关节间隙可因关节腔内滑液增多和滑膜肿胀肥厚而稍增宽,当关节软骨破坏时,关节间隙逐渐变窄。正常小儿髋关节间隙为0.5~0.7cm,若小于0.5cm则应考虑变窄,大于0.7cm,可视为加宽。细微的改变须两侧对比观察。

(2)关节脱位或半脱位:髋臼变浅或变平,常致关节脱位或半脱位。轻微的脱位常不易被发现,须仔细测量髋臼内缘的泪痕与股骨头内缘的距离,或借助于健侧对比。距离增宽常提示有半脱位存在。半脱位时往往并发骨盆向上倾斜。如伴有骨质软化,则髋臼向盆腔内陷。

(3)骨质改变:滑膜型结核随着关节软骨的侵蚀破坏可逐渐出现骨改变。早期显示不同程度骨质疏松。一般年龄越小,病变越急,骨质疏松愈明显。首先引起改变的部位是髋臼上缘及髋臼正中"Y"形软骨附近,表现为关节面下出现一带状密度减低区,或于髋臼窝的正中显示有一个半月形或卵圆形骨质吸收区,病变继续发展,在髋臼外上缘或髋臼联合区("Y"形软骨附近)可出现局限性或弥漫性的溶骨性破坏,髋臼加深,变大,有时还可出现多块较大的死骨。股骨头关节面呈现糜烂,模糊而不规则(图4-94)。

骨型髋关节结核病灶多位于股骨头骺部和颈部,以及髋臼的上方。病变好向关节方向蔓延扩大,侵蚀并破坏关节软骨,最后可导致关节狭窄,骨性关节面出现糜烂和程度不同的骨破坏。

小儿的骨骺可因破坏而显示缩小、不整,甚至完全消失,严重者可同时伴有股骨颈近端吸收变细。此外,还能影响骨的生长,使患肢变短,长期受慢性炎症的刺激,亦可使骨核早期出现或骨骺特别增大。

髋关节结核晚期,关节囊附近可见残余脓肿呈点状或片状的钙化。脓肿有时可沿大腿的肌群沉降到膝部(图4-95)。

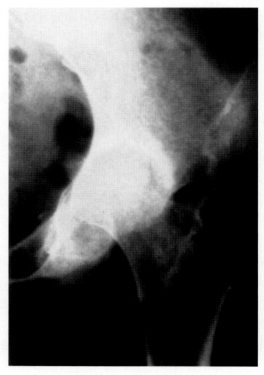

图4-94　髋关节结核

股骨头破坏消失,嵌入髋臼窝内,髋关节融合

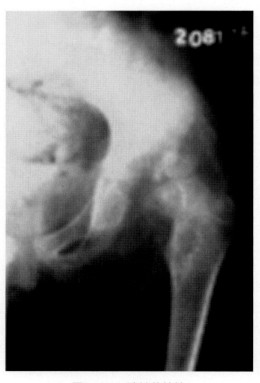

图4-95　髋关节结核

髋臼及股骨头骨骺破坏伴髋关节脱位

【鉴别诊断】

(1)股骨头(骺)缺血坏死:两者极为相似,髋关节结核约有 1/10 在初诊时误诊为缺血坏死,而后者约有 1/5 误诊为结核。故二者在鉴别上极为重要。髋关节结核与股骨头(骨骺)缺血性坏死鉴别诊断见表 4-11。

表 4-11 髋关节结核与股骨头(骨骺)缺血性坏死鉴别诊断

鉴别要点	髋关节结核	股骨头骨骺缺血坏死
性别	无显著差别	男比女多 4~10 倍
骨质疏松	明显	不显著
关节间隙	变窄或消失	正常或稍增宽
髋臼	多同时被破坏	常不受累或可变浅变大
股骨头的改变	可有局限性骨质破坏或完全破坏,消失	轮廓最初有缺损,头部变扁,并可破碎,恢复期有骨质重建可呈蕈状
腿部肌肉萎缩	明显	不明显
髋关节活动受限	伸直受限最甚,常有弯曲受限	外展、内收及旋转均受限,弯曲受限较少
关节强直	较常见	无或较少
股骨颈增宽颈干角变小	不显著	明显
病程	数年至数十年	3~4 年后可自限、自愈

(2)化脓性髋关节炎:起病急,病程较短,急性炎性症状明显且较严重。关节软骨和骨性关节面被迅速破坏,关节间隙均匀性狭窄,甚至完全消失,最后大多形成骨性强直。在骨质破坏时,增生硬化显著而骨质疏松多不明显。

(3)先天性髋关节脱臼:女孩多见,可单侧或双侧发病,髋臼变浅股骨头骨骺出现晚且较小,并向后上方脱位,可形成假关节,无骨破坏,亦无明显疏松。同侧肢体发育较细。

(八)膝关节结核

膝关节结核可分为滑膜型、骨型,晚期发展为全关节型,其发病仅次于脊椎及髋关节结核而居第三位,30 岁以下的发病率较高,10 岁以下儿童少见。

早期处于滑膜结核阶段,X 线片上仅见髌上囊肿胀与局限性骨质疏松。病程较长者可见到进行性关节间隙变窄和边缘性骨腐蚀。至后期,骨质破坏加重,关节间隙消失,严重时出现胫骨向后关节脱位。无混合感染时骨质疏松十分严重;有窦道形成出现混合感染时则表现为骨硬化。CT 和 MRI 可以看到普通 X 线片不能显示的病灶,特别是 MRI 具有早期诊断价值。关节镜检查对上期诊断膝关节滑膜结核具有独特价值,还可作活组织检查及镜下滑膜切除术。

【X 线表现】

滑膜型:早期常表现为关节间隙增宽,关节周围软组织肿胀,关节间隙不对称性变窄并模糊,以及关节局部骨质疏松和萎缩,较少出现硬化,少年儿童的膝关节结核,骨骺出现较早,且比健侧增大,骨小梁粗而稀疏,骨骺可提前愈合。

关节软骨被破坏后,在关节两侧边缘部分可见到凹弧形或鼠咬状骨破坏,边缘锐利而圆锐,一般见不到小死骨。若骨破坏范围较大或者同时伴有血栓形成,新的血运又未建立,则可能在关节的边缘出现大块死骨,多呈三角形,其底朝向关节面,位于关节面的一侧,或同时出现在关节的对面,即所谓吻形死骨(图 4-96)。

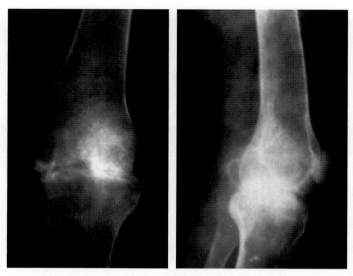

图 4-96 膝关节结核
膝关节缘骨破坏,关节间隙变窄

骨型:病灶起自靠近关节的骨骺或干骺端的骨松质内,初起仅见骨质疏松,以后出现局限性的骨质破坏,并逐渐向关节方向延伸,病变首先侵犯邻近关节的边缘,逐渐破坏骨性关节面及关节软骨,使关节间隙宽窄不一,关节面不规则,边缘模糊不清(图 4-97)。

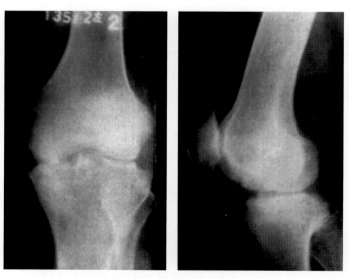

图 4-97 左膝关节结核
左胫骨上端前部呈囊状骨破坏,累及关节面

全关节型:膝关节结核后期,由于关节面不同程度的破坏,关节软骨的病理改变,以及身体重力的影响,关节常形成半脱位。较少出现骨膜增生,但较易穿破皮肤,形成窦道。膝关节结核的愈合常表现为狭窄的关节间隙逐渐变为清晰,破坏区边缘骨增生硬化,并形成纤维性强直。

髌骨结核可分为原发性和继发性两类。前者来自血行感染,后者系膝关节结核侵犯髌骨,原发性髌骨结核可分为边缘型和中心型,前者病灶多位于髌骨的表面,呈糜烂或不规则状骨破坏,最终多发展为关节结核。中心型病变开始于髌骨中心的骨松质,呈溶骨性破坏,严重者大部分骨质均被破坏,仅残留骨外壳,有时可呈单囊或多囊状改变,并伴有膨胀性表现,颇似巨细胞瘤。此型可单独存在,亦可与膝关节结核并发,为线弧状凹陷和不整,晚期可有硬化边,死骨少见(图 4-98)。

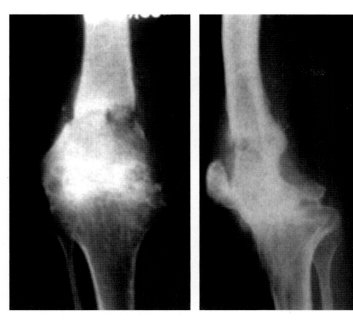

图 4-98 全关节结核

股骨下段及胫腓骨上端完全骨破坏,并畸形脱位

【鉴别诊断】

(1)化脓性关节炎(表 4-12)。

表 4-12 关节结核与化脓性关节炎的鉴别

	关节结核	化脓性关节炎
病程	进行缓慢,骨质疏松出现较慢以月、年计	进行迅速,骨质疏松出现快,以日计
软组织改变	关节附近软组织肿胀,周围肌肉萎缩	关节附近软组织红肿,很少或无萎缩
软骨破坏	软骨破坏慢,以月计,关节间隙可长期保持不变	软骨早期破坏,关节间隙变窄或消失
骨破坏部位	骨破坏见于关节边缘,持重部位破坏较迟	承受重力部位最早破坏且显著
关节强直	较少见,多为纤维性强直	易形成关节强直,常为骨性强直
窦道形成	容易形成窦道,且不易愈合	窦道形成较少
症状及血液检查	轻微,常有低热,白细胞可升高,淋巴细胞相对增多	明显,特别是中性粒细胞,常有高热,血细胞明显

(2)滑膜肉瘤:为恶性程度较高的软组织肿瘤。病史长短不一,疼痛剧烈。X 线检查,软组织阴影出现较早,界限清楚,密度均匀而呈分叶状,常跨越关节,可能有钙化点,骨质呈侵蚀性或弥漫性破坏,病变多较广泛,但无死骨,也无骨膜增生。

(3)绒毛结节性滑膜炎:膝与踝关节好发,有绒毛型和结节型之分。病程一般较长,最长可达 10 余年。患处软组织明显肿胀,穿刺可见血性或咖啡色液体。结节型可触及大小不等的结节。病期长者可见股骨和胫骨内外髁边缘有外侵性和溶骨性破坏,少数干骺端有长圆形骨质破坏区,与骨干长轴垂直。一般无硬化边缘,亦无死骨或骨膜反应等。

(4)血友病及其他出血性疾病:关节腔内反复出血,使滑膜增厚,含铁血黄素沉着及血肿机化等,可致关节间隙增宽。关节边缘软骨破坏则见间隙变窄和髁间窝加深,以及骨端呈囊状改变或骨小梁细疏,不整等。本病结合临床症状,出血史及家族疾病史不难鉴别。

(九)踝关节结核

踝关节周围软组织较少,踝部脓肿极易穿破皮肤,形成窦道,长期发生混合感染,窦道可以多发,以前侧和外侧最多。晚期可见足下垂和内翻畸形。由于踝关节和距下关节相通。故踝关节结核常并发距骨下关节结核。踝关节结核占全身骨结核的 3.4%,在下肢三大关节中发病率最低。踝关节滑膜结核较多见,比骨结核更易转变为全关节结核,尤其是距骨结核和胫骨下端结核。本病约占全身关节结核的 1%~5%,发病年龄多见于 30 岁以内。病变起始于滑膜。骨骺或干骺的骨松质,以滑膜型多见。骨型病灶多见于胫骨下端,外踝次之,内踝与距骨最少。由于踝关节负重较大和滑膜囊间的沟通较多,较难治愈。

【X线表现】

滑膜型:有明显的骨质疏松及关节囊肿胀,以尺骨和小腿骨的下段显著。关节囊前方的带状和后下的三角形脂肪透明影被推移,压缩变窄或模糊不清,甚至完全消失。关节积液较多时,间隙可增宽。全关节结核时,则关节间隙变窄,软骨下骨板模糊和边缘性的骨质破坏。

骨型:分边缘型和中心型,前者多为糜烂或单纯溶骨性破坏,很少有死骨,后者则呈圆形或不规则形的骨缺损,一般无硬化边缘,死骨常见。死骨被吸收后的残腔,可伴发病理骨折,近干骺者可有骨膜增生。合并感染可有明显的骨硬化。

继发于距骨体者,由于病灶多靠近关节边缘,极易累及关节而成为全关节结核。位于距骨中部的结核灶常呈囊状缺损,并有硬化边,病灶扩大可侵及颈部,距骨头变扁塌陷,跟骨亦可受累而下陷,足弓变浅,破坏严重者可出现跗骨间关节结核。踝关节结核还可蔓延至距跗关节,形成距跗关节结核(图 4-99)。

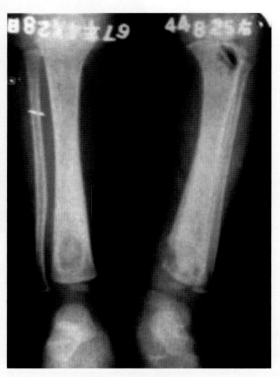

图 4-99 胫骨结核
胫骨下段骨破坏,皮质破坏,累及骺板

(十)跗跖趾及趾间关节结核

本型结核很少见。骨关节结核作为常见的继发性结核,多由肺结核病人的结核分枝杆菌通过血液或淋巴系统传播至骨关节。目前证据表明,骨关节结核常好发于血供丰富、负重较大的骨质或活动频繁的关节,并且体质虚弱者好发。活动范围较小的部位关节结核相对少见,并且容易引起误诊。由于这些小关节活动范围小,滑膜也不丰富,病理上大多属于骨型关节结核。

【X线表现】

原发性跗关节结核以跟骨最为多见。始于跟骨边缘的病灶多在跟骨载距突附近,呈溶骨性破坏;发生于跟骨中心部的病灶,有时向关节面方向发展,形成关节结核,表现为跟距骨下陷和破碎,犹如距骨嵌入跟骨,少数病例骨原发病灶在距骨,舟骨,骰骨或楔状骨,其破坏区周围可见有硬化表现,周围骨质有明显的疏松和萎缩,关节面模糊不清,间隙破坏不整。足部小关节结核比较表浅,易穿破皮肤而形成窦道。

(十一)骶髂关节结核

骶髂关节结核较少见,好发于青壮年,16~30 岁的发病占半数以上。小儿极少。常由结核菌经血行感染,引起关节膜充血肿胀,结核肉芽组织破坏关节软骨及其下骨质。病情隐渐,常见跛行,疼痛多限于患侧臀部,可沿坐骨神经方向放射。病人坐时着力于健侧臀部,盘腿穿鞋袜时较困难。脓肿或窦道可出现臀部、髋窝或股骨大粗隆等处。常感骶髂部疼痛。检查时在站立位脊柱前弯、后伸及侧弯均受限,并有局部疼痛,但坐位时活动较好。行卧位直腿抬高试验,患侧受限并有局部疼痛。压挤或分离髂骨时患部疼痛,骶髂关节患部有压痛,可有寒性脓肿或窦道。肛指检查有时可摸到局部脓肿及压痛。X 线照片检查对早期诊断很重要,需行骶髂关节正位及斜位线片(关节的矢状面),可见骨质破坏、死骨及空洞形成等。

【X线表现】

绝大多数继发于骶骨或髂骨结核,以前者多见。一般均为单侧发病,极少数可见于两侧,病变常不对称,病灶大多位于骶髂关节中下部,早期,表现为关节面模糊,边缘糜烂及关节间隙增宽。继续发展,骶髂骨常同时出现骨质破坏,在关节间隙中央可见长圆形的骨质缺损,关节间隙相对显示不规则增宽,严重的破坏可引起关节半脱位,表现为耻骨联合向上移位,较大范围的骨破坏可以发生死骨。骶髂关节结核的骨质疏松常不如其他关节明显,而往往显示有骨质硬化。病程末期常发生骨性关节强直。骶髂关节结核较易发生冷脓肿和窦道形成,多见于臀部及腹股沟或骨盆腔内。

(十二) 肘关节结核

肘关节结核较常见,在上肢三大关节中居首位,病人以青壮年多见,无明显性别差异,双侧发病率大致相等。有报告指出同一病人双侧肘关节均可受累。多数病人合并其他器官结核,值得注意。单纯滑膜结核较少见,骨结核多见于尺骨鹰嘴,其次为肱骨外踝。破坏严重的全关节结核可发生病理性脱位。其致病菌均为结核分枝杆菌,结核分枝杆菌只有人型和牛型结核菌,是人类结核病的主要致病菌。关节结核是一种继发性结核病,多继发于肺或肠结核,因外伤,营养不良,过劳等诱因,使机体内原有结核病灶内的结核杆菌活跃经血液播散侵入关节或骨骼,当机体抵抗力降低时,可繁殖形成病灶,并出现临床症状。

初起时症状轻,主要表现为疼痛和活动受限。体征有局部肿胀、压痛、关节功能受限、脓肿和窦道形成。单纯骨结核的肿胀与压痛只限于病变部位,如鹰嘴结核的肿胀和压痛只限于鹰嘴,其他部位骨结核也一样。鹰嘴结核寒性脓肿见于其附近。外踝结核脓肿可沿伸肌间隙向前臂流注。上述脓肿可形成窦道。单纯滑膜结核在关节周围出现肿胀,轻度肿胀受限出现肘三头肌腱内外侧,肱骨内、外踝和尺骨鹰嘴间凹陷处变为饱满。肘关节周围压痛广泛。病变发展为全关节结核,肿胀和压痛加重,病人常呈梭形肿胀,多由脓肿窦道形成。关节活动能更加受限,当肘关节病变治愈时,关节多强直于非功能位。

【X 线表现】

肘关节结核的骨型病灶,常位于尺骨鹰嘴突及肱骨内外髁,其中尤以外髁多见,桡骨小头较少被累及。病灶分为中心型及边缘型。

中心型:呈局限性骨破坏,常有死骨形成,死骨吸收后可遗留边缘稍硬化的空腔,显示为膨胀性改变。靠近干骺部的病变容易引起较为广泛的骨膜增生,尤多见于少年儿童。合并继发感染时,骨膜增生更为广泛。

边缘型:以溶骨性破坏为主,周围骨质稍致密。骨型病灶较容易侵及骨膜,可引起关节囊软组织肿胀及关节模糊,此时与单纯滑膜结核累及软骨和骨组织不易区别。一般认为,来自滑膜病变的全关节结核,软骨下骨质破坏常较均匀,而来自骨型结核者,则局部骨质破坏比较严重。

(十三) 肩关节结核

肩关节结核是由结核分子杆菌所引起的肩关节慢性炎症,可分为单纯骨结核、单纯滑膜结核和全关节结核三种。肩关节结核发病较少,男性略多于女性,左右侧无明显差异,但双侧同时发病者十分少见。发病多为成年人,尤以青壮年最为多见。肩关节结核发病率低,与上肢负重较轻、肩关节周围有较多肌肉覆盖血液供应丰富有关,肩关节周围有厚大肌群附着,关节盂与肱骨头接触面小,滑膜囊与肌肉联系密切,因此肩关节较少患结核。本病好发成人右肩,以骨型多见,以肉芽增生为主,渗液较少,多不形成脓肿,故有"干性骨疡"之称。

本病多源于:①结核分枝杆菌感染原发于骨骺干骺端,发生骨质溶解坏死,形成干酪样物质,伴有结核性肉芽组织。干酪样物质溶解液化成结核脓汁,出现骨质破坏性空洞,脓汁进入关节腔,出现滑膜改变,发生全关节结核。②关节滑膜异常发展缓慢,可数月或数年后出现骨破坏,发病之初,滑膜结核性炎症,充血、增生、肥厚、结核肉芽结节,产生浆液性渗出,关节积液,纤维素沉着成为纤维素块,结核性脓汁形成,侵犯关节边缘骨质,骨质破坏,导致全关节结核。关节积脓可穿破关节,形成结核窦道或瘘管,进而继发性感染。

【X 线表现】

骨型病灶常见于肱骨头,解剖颈及肩胛盂边缘。肱骨的病灶不论自边缘或中心发病,均常呈深浅不一的溶骨性破坏,表现为单个或多个圆形或半圆形透光区。多数弥漫性小病灶可以融合成较大范围的破坏区,于肱骨头关节面下可形成大块死骨。偶见少数结核灶可由肱骨大结节向肱骨颈方向蔓延,或由肩峰结核发展而来。

由于关节软骨的破坏,关节囊萎缩,纤维性粘连,以及三角肌的挛缩,萎缩等原因,可致关节间隙狭窄或消失,但较少发生脓肿或窦道,即使发生脓肿及坏死物,也可被吸收。在腋窝附近偶可见有脓肿钙化斑。

当病变累及肩关节并形成三角肌下滑囊炎时,也可出现钙化斑。

【鉴别诊断】

布鲁氏菌性肩关节炎多见于牧区,有病畜接触史,常为多关节对称性发病。X线改变,病后两个月可显示肌腱,滑囊及韧带附着处的肱骨头外缘,大结节,肩峰及喙突,为局限表浅的小囊状骨质破坏,伴有边缘硬化。关节面及间隙可正常,亦无脓肿或死骨。有时于肩峰下囊、三角肌下囊及肌腱韧带处见有钙化。布鲁氏菌补体结合试验或冷凝集反应均为阳性,可助鉴别。

（十四）腕关节结核

腕关节结核病灶多开始于骨骼,或同时累及滑膜,单纯为滑膜型者少见。结核杆菌一般不能直接侵袭骨与关节,因此很大部分骨关节结核病变都是继发性的,绝大多数是继发于肺结核,结核杆菌通过淋巴结进入血液,再扩散到全身。由于腕关节的活动量大,当体质下降、营养不良、慢性劳损或积累性损伤时,常促使结核病变的形成。病理上干酪型多于肉芽型。多见于青少年,10岁以下较少发病,病灶较易侵犯腱鞘而影响手的功能。脓肿易穿破皮外形成窦道。

临床多表现为:①疼痛和压痛,初起时疼痛轻微,随着病变发展,疼痛逐渐加重,当病变由单纯滑膜或骨结核,发展为全关节结核时,疼痛就很明显。单纯骨型结核压痛仅限于骨病灶的所在部位,滑膜结核和全关节结核则全关节周围都有压痛。②肿胀,由于腕关节周围软组织很少,肿胀容易被发现,在背侧更是如此。手指因活动减少,静脉回流受阻,常有轻度水肿。③功能障碍,单纯骨结核的功能障碍较轻,全关节结核则比较明显。如下尺桡关节被累及则前臂旋转功能受限。腕关节破坏严重者,因手指长期不敢活动,手指僵硬;如伸屈指肌腱被破坏,或发生粘连,则手指功能明显受限。④脓肿或窦道,脓肿常位于腕背侧或掌侧,可触及波动。脓肿破溃后形成窦道,最初窦道是一个,当发生混合感染后,窦道可变为多个,窦道闭合可形成瘢痕。⑤畸形,常见前臂旋前、腕下垂和手向尺偏或桡偏斜畸形。

【X线表现】

滑膜型早期可见腕骨小梁模糊,皮质密度变淡,轮廓不完整。晚期由于骨皮质消失及皮质下侵蚀,腕骨可变小。

骨型病灶首先开始于桡骨远端,其次为腕骨(如舟骨、大多角骨、头状骨及三角骨),很少继发于尺骨。病灶常为多发,呈类圆形或不规则形骨缺损,很少有死骨。晚期关节间隙均变窄,病变严重者可侵及第2、3掌骨基底部,甚至可达骨干,可伴有轻度骨质增生及骨膜反应。病骨往往呈膨胀改变。腕骨结核常合并腱鞘结核,有时可见斑点状钙化。儿童的腕关节结核,患侧化骨核出现较早(图4-100)。

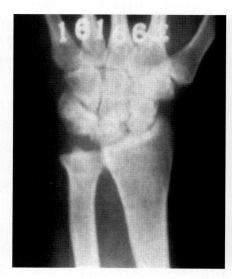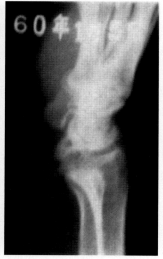

图4-100　腕关节结核
舟、月、三角骨呈囊样骨破坏,关节面破坏

【鉴别诊断】

（1）类风湿关节炎：常对称性侵及多个关节，主要累及滑膜及软骨，表现为骨质疏松，关节面糜烂及小囊状骨缺损，多出现在骨的边缘。严重者，腕关节可半脱位向尺侧偏斜。晚期腕关节强直和肌肉萎缩。

（2）痛风性关节炎：疼痛明显，常突然发作。好发于指间小关节，边缘有斑点状或小囊状骨缺损，无明显骨质疏松，血尿酸盐升高。

（3）腕月、舟骨缺血性坏死：骨密度增高，有时可见囊变，或呈不规则碎裂。腕关节一般无狭窄，亦无骨破坏。

（十五）掌、指及指间关节结核

指骨结核干结核，发病率占上肢骨与关节结核的次位，仅低于肘关节结核，占全身骨与关节结核的4.88%。病人以儿童居多，成人发病少见。好发部位依次是掌骨、近节指骨、中节指骨，远节指骨少见。掌骨、指骨结核系结核杆菌经血源途径引起发病。主要由于骨干结核的病理变化以增生为主，溶骨性破坏次之，死骨形成比较少见。手部短骨骨干结核也以增生为主，死骨形成有时可见到，其病理变化与长骨骨干略有不同，常见有气臌的改变，即骨质膨胀、变薄，髓腔因溶骨性破坏而扩大，死骨形成比长骨骨干结核多，可能因骨体细小，病变容易波及关节的机会比长骨骨干结核要多；手足短管状骨结核的发病率比长骨骨干高得多，考虑是因为短管状骨周围肌肉较小或缺如，缺乏肌肉的保护作用。另外，短管状骨的营养血管较细，血流速度缓慢，细菌栓子容易在局部停留而发病的缘故，在手部掌指骨结核中掌骨的病例数高于指骨，末节指骨很少见，在5个手指中，1、2、3指所属的掌骨和指骨的患病率较高，4、5指所属的掌指骨患病率较低。

本病极为少见，几乎均为成人。临床症状和缓，病变进展较慢。

【X线表现】

早期可见关节肿胀和局限性骨质疏松，数年后可在关节面下出现囊状骨破坏。病变大多以关节边缘或干骺中心开始，并逐渐延及整个关节，而致关节间隙不规则加宽，破坏区内可见死骨，周缘可稍硬化，一般无骨膜增生。病骨干骺端可稍增宽，经过治疗，骨质趋向硬化，病变局限，但囊状骨破坏却难以消失（图4-101）。

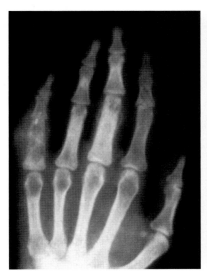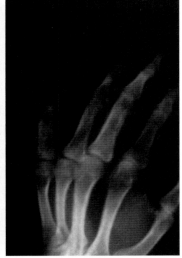

图 4-101　指骨结核
中小指近节指骨破坏，可见骨膜反应

【鉴别诊断】

本病须注意与痛风鉴别。

（十六）胸锁关节结核

临床上极为少见，可由锁骨的胸骨端或胸骨柄的骨型结核灶发展而来。

【X 线表现】

病变主要为干酪型,胸锁关节糜烂性破坏或虫蚀状骨缺损易穿破皮肤形成瘘管,有时在锁骨端可见局限性骨膜增生。

四、其他感染性骨坏死

(一)骨螺旋体感染

1. 骨梅毒　骨梅毒有先天性和后天性两类。先天性骨梅毒系梅毒螺旋体由母体经血行通过胎盘而达胎儿循环,从而感染胎儿骨骼发病。后天梅毒系因接触感染后,螺旋体经血行感染到达骨骼而发病,先天性骨梅毒因其出现症状的早晚又分为早发与晚发两型。

(1)早发型先天性骨梅毒:自出生后至 4 岁内出现病症者,称为早发型先天性骨梅毒,其突出表现为多骨受累,梅毒螺旋体在骨内形成梅毒性肉芽肿,并引起非特异性炎症,使干骺端发生破坏及严重损害软骨的骨化过程。

【X 线表现】

1)干骺炎:受累诸骨骨干和骨骺端有广泛而不规则的增生及破坏,但不侵犯骨骺化骨中心。一般在出生后 6 个月出现,以尺桡骨远端和胫骨、肱骨近端最为明显,最早的征象为先期钙化带增浓和增厚,在先期钙化带下面可出现一层不规则的透光区,骺板近骺缘侧可呈现锯齿状突起。随病变进展,干骺端可产生严重的破坏,胫骨近端的破坏几乎全在内侧,如两侧对称出现,则称为魏伯格征,颇具特征性。

2)骨膜炎:骨膜炎和骨髓炎可以单独发生,但二者往往发生于干骺炎的晚期。骨膜炎是早发型先天骨梅毒最常见的改变,一般范围比较广泛,有双侧对称性倾向,轻型骨膜炎多出现于最初数月内,表现为与长骨骨干相平行的线条状骨膜增厚,而重型者多见于晚期,此时由于骨膜下有成层新骨形成,而致骨干增粗。

3)骨髓炎:虽可发生于任何骨骼,但以长骨多见,病变呈散在的局灶性皮质破坏产生虫噬样疏松区,或呈广泛的破坏性与增生性改变,遍布于骨干。X 线片上显示广泛的,不规则骨质疏松和骨增生硬化,与化脓性骨髓炎相似,但很少有死骨,骨干常因骨膜下新骨形成而增粗,皮质亦可呈分层状增厚,有时髓腔呈梭形扩大,与囊状结核性骨干炎相似。

侵犯颅骨时可出现破坏性与增生性改变,前者常同时累及外板和内板。并形成死骨;后者则表现为骨皮质增生和硬化,以额骨和顶骨多见,常在出生后 9 个月出现。

梅毒性骨炎较少累及短骨(如指骨、掌骨、跖骨、趾骨等)。虽可发生于不同年龄,但多见于一岁以前,表现为骨膜下新骨形成,骨干增粗,增生,死骨较少见。

【鉴别诊断】

1)坏血病:骨质表现疏松,皮质菲薄,骨膜下有血肿钙化。

2)化脓性骨髓炎:常开始于长骨干骺端,有破坏和增生,死骨多见。

3)骨结核:骨质呈囊性破坏,很少伴有骨质增生,可见沙砾状死骨。

(2)晚发型先天性骨梅毒:晚发型先天性骨梅毒可能由原始侵入胎儿骨骼内的潜在感染再活动所致,一般发生于 5~15 岁之间,其改变主要是骨膜炎和骨髓炎,特点为弥漫性或局限性骨膜下皮质增厚,可伴有树胶肿。病变累及少数骨骼,尤好发于胫骨。常见有角膜炎,神经性耳聋,马鞍鼻,军刀腿和间断性骨痛等。

【X 线表现】

1)骨膜炎:多见于幼年病人,骨膜成层状与骨干平行。在较大年龄的儿童,仅侵及少数骨骼,尤以胫骨多见,且局限于胫骨前面,致胫骨干增粗前凸,髓腔减小,一般常见于两侧胫骨,呈刀鞘状变形,因而被称为"军刀腿"。

2)骨髓炎:表现为程度不同的骨硬化伴有破坏区和死骨形成,常见于额骨和顶骨。两侧胫骨最为常见。病变首先侵犯骨干部,呈局限性或弥漫性。局限性病变常被称为树胶肿,为边缘不规则的破坏区,可分为骨膜型和中心型。弥漫性病变引起骨松质斑片状破坏骨小梁致密而不规则,死骨不常见。骨膜下骨质增生使皮质增厚,骨外形不整,骨干增粗,如病变仅累及成对的长骨如胫骨与腓骨之一,由于病骨长度增加,可产生弯曲畸形。

【鉴别诊断】

1) 急性化脓性骨髓炎:病变开始于干骺端,有增生和破坏,死骨多见。

2) 骨膜炎:呈层状新生骨增生,不伴有树胶肿样骨破坏。

(3) 后天性骨梅毒:后天性梅毒在临床上分为三期,自发生下疳至出现第二期早发梅毒疹称为第一期梅毒,此时不产生骨关节改变。自发生第二期梅毒疹至感染后4年内称为第二期梅毒,4年后则进入第三期。骨骼病变可见于第二期和第三期梅毒,表现为骨膜炎和骨炎,以骨膜炎出现最早。血清康瓦氏反应多为阳性。

【X线表现】

1) 骨膜炎:为后天梅毒最常见的骨改变,多见于胫骨和锁骨,可累及骨干的大部分并进而导致骨炎。骨膜可呈层状或花边状增生,后者是本病的重要特征。少数病例可出现与骨干相垂直的骨针。一般骨膜炎常伴有树胶肿。

2) 骨炎:后天性梅毒性骨炎可呈弥漫性树胶肿型骨炎或局限型骨炎,常为多发性。①弥漫性骨炎:主要表现为广泛性骨膜下新骨形成,骨皮质增厚、致密、骨干粗大变形,轮廓粗糙不整,伴有髓腔斑块状或弥漫性硬化。骨松质出现硬化,骨小梁不规则,并杂有稀疏破坏区,死骨形成后常被吸收,病变可延伸至骨端而侵犯关节,导致关节面不规则破坏,关节间隙变窄。②局限型骨炎:亦称树胶肿,多发生于长骨骨密质,也可发生于髓腔内,呈单个或多个骨质破坏区,外围常伴有骨质增生和骨膜下新骨形成,致骨干局部增粗,但不形成死骨。骨被梅毒病变侵犯后,其质极脆,易发生病理骨折。

扁骨,尤其是颅骨特别易受梅毒侵犯,其主要特征为穿凿性骨破坏,范围较大,可伴有小片死骨,但一般死骨不多见,有时可表现为单纯的骨质增生或增生与破坏并存。颅底和蝶骨亦常出现由树胶肿引起的骨破坏。

【鉴别诊断】

1) 骨结核:好发于干骺端,骨质疏松,有囊性破坏区,病变周围一般不伴有骨质增生,硬化成骨膜增厚,可出现沙砾状死骨。

2) 骨髓炎:病变开始于干骺端,破坏和增生并存,常有大片死骨,全身症状明显。

3) 骨肉瘤:瘤骨是诊断的主要依据,骨针较长,形状不整齐,晚期或发展迅速者,骨针常被破坏,可出现骨膜三角。

(4) 梅毒性关节炎:梅毒病原是1905年Schaudinn和Hoffman发现的,他们从早期传染性损害中,观察到螺旋形病原体。作为梅毒病原的苍白密螺旋体,与其他致病螺旋体包括引起雅司病(yaws)的苍白密螺旋体细弱亚种和品他病(pinta)的品他病密螺旋体等关系密切。

研究发现苍白密螺旋体外膜的几项特征,可能对梅毒的发病机制甚有启示。与多数细菌外膜富含蛋白的情况不同,苍白密螺旋体的外膜主要似由磷脂构成,而由表面显露的蛋白甚微。有人认为,正是由于这一特征,所以梅毒在抗体反应活跃(针对非表面显露的内部抗原)的情况下仍能发展。在外膜和肽聚糖细胞壁之间是6条轴丝,丝端互连,跨越菌体中心。它们在结构和生化上都与鞭毛相似,密螺旋体即以此而能活动。其临床表现为:

1) 梅毒性关节痛:梅毒性关节痛一般出现在Ⅱ期梅毒,皮疹出现之前或同时出现。疼痛一般不剧烈,多为钝痛或关节疲劳感。可有轻微的压痛、运动后疼痛。疼痛以夜间明显。疼痛数天或数周后自动消退,持续数月者少见。关节外观及X线摄片均无异常。受累关节依次为肘、膝、肩大关节,但髋关节少见。诊断一般较困难,易误诊为神经痛和癔症。

2) 急性和亚急性梅毒性关节炎:多发生于中年晚期梅毒病人。单关节或多关节同时发病。发病时,可出现持续发热或呈弛张热型,关节表现为红、肿、痛。关节红肿痛在夜间加重。关节渗出液呈略混浊的浆液性,或浆液纤维蛋白性,但不是脓性。转为慢性关节梅毒后,形成滑膜粘连带,发生软骨破坏,关节边缘可出现骨质增生,呈骨性关节炎样变,也许遗留关节强直。除关节症状外,多数病人无全身梅毒症状。

3) 慢性梅毒性关节炎:慢性梅毒性关节炎可分为梅毒性骨性关节炎、白肿型关节梅毒和水肿型关节梅毒。

4）梅毒性骨性关节炎：可出现关节软骨和软骨下骨一起退行性变引起关节变形。鉴别梅毒性骨性关节炎和普通骨性关节炎较困难。梅毒性骨性关节炎可能是原发性,或者由急性和亚急性关节梅毒延续而来。梅毒性骨性关节炎主要在后天梅毒病人中见到。多发生在大关节,特别多发生于膝关节,有时也有多关节发病。临床上主要表现为关节肿胀、疼痛、运动受限,关节内有摩擦音和摩擦感,肌肉萎缩和关节挛缩比结核性关节炎轻。

5）白肿型关节梅毒：主要发生在先天性梅毒病人中,多见于膝关节。与结核性关节炎一样,关节呈梭形肿胀,但肌萎缩不如关节结核那样严重;关节皮肤红肿热痛,但红肿热痛可很快减轻,这一点与结核也不同,是本病的一个特征。X线片中,骨萎缩比较轻微,后期反而出现骨硬化,或者骨坏死。关节挛缩程度不如结核严重。成人病人关节不化脓,先天性病人有时有关节化脓者。

6）水肿型关节梅毒：水肿型关节梅毒常常被误诊为结核性滑膜炎、关节积液、慢性风湿性关节炎、关节积液,或非特异性关节滑膜炎、关节积液。多发生于膝关节。在先天性梅毒病人,多是双膝对称性发病,被称为克勒顿关节(Clutton's joints)。发病可无明显的诱因,或者因轻微外力、工作、步行后诱发此病。关节疼痛常不明显。关节内可有少量渗出。渗出液是浆液性,或是浆液纤维蛋白性,稍有混浊。关节活动无明显受限。X线常无阳性发现,少数病人可见有骨象皮肿样变。

梅毒性关节炎在先天和后天梅毒均可发生。在先天梅毒,可发生双侧对称性无痛性浆液性滑膜炎,称为克勒顿关节(Clutton),表现为关节肿胀,与其他原因引起的关节渗液相类似。常伴有间质性角膜炎。后天性Ⅱ期梅毒的早期,多数大关节可发生关节肿胀,积液,其表现缺乏特征性,Ⅲ期梅毒性骨炎或树胶肿可蔓延至骨端引起关节改变,关节囊和滑膜呈树胶肿性增厚,关节有积液,肿胀,局部皮肤不红,关节病变多为单发性,以膝关节最常见。在脊髓结核时,则可发生神经营养性关节病。

【X线表现】
在关节囊和滑膜受累时,表现为关节软组织肿胀,关节间隙增宽,与其他原因引起的关节积液相似,在梅毒性骨炎或树胶肿侵及骨端而累及关节时,可产生关节软骨破坏和软骨下骨质不规则缺损,关节间隙变窄,骨干部有广泛的增生和破坏。

【鉴别诊断】
关节结核:骨质普遍脱钙一般无骨膜增生和骨皮质增厚。
类风湿关节炎:无骨髓炎或树胶肿样改变,而有普遍性骨脱钙。
化脓性骨髓炎伴有化脓性关节炎:常有死骨和骨瘘孔,临床上伴有急性化脓性病变的严重全身症状和局部体征。

2. 骨雅司病　本病由雅司螺旋体引起,在我国江苏北部和台湾省部分地区曾有流行,亦偶见于华南和华中。由于卫生条件不断改善,本病已极少见。一般由接触传染,潜伏期2~3周,偶有食欲不振,四肢无力,低热,头痛或骨关节病,病变分为三期:

第一期:即初疮,又称母雅司,发生于雅司螺旋体入侵部位,主要为颜面、头颈、踝和前臂等处皮肤,开始为红色小斑丘疹,逐渐增大,表面破溃,除去痂皮则呈现肉芽组织如杨梅状,2~3个月后可痊愈。第一期雅司病不侵犯骨骼。

第二期:在发病后1.5~3个月开始,临床上出现发热、头痛、关节酸痛,在颜面、颈部、躯干、四肢等处出现多形性皮疹,局部微痒。发生于掌跖部的病变可发生疼痛。皮肤病变可持续数月甚至2~3年。第二期病变可侵犯骨骼,引起骨膜增生。病变大多止于第二期。

第三期:较少见,病变形成顽固性溃疡和树胶肿样损害,除侵犯深部组织外,还可引起骨质破坏,临床上常出现鼻中隔穿孔,鼻梁塌陷等畸形。

【X线表现】
Ⅰ期:不侵犯骨骼。
Ⅱ期:可引起骨膜炎,常为多骨受累,病变可蔓延整个骨干,可产生广泛的骨膜下新骨形成,骨干增粗,但不发生骨质破坏。这种多发性广泛性骨膜炎改变是Ⅱ期雅司病在骨骼中的典型表现。
Ⅲ期:常伴有骨质破坏,呈局限性骨皮质侵蚀,并可逐渐蔓延至骨松质骨膜反应较局限,常呈结节状。

偶见广泛性骨炎,骨膜炎改变。病变多见于胫骨、额骨和顶骨,其次为锁骨内端和肱骨,颅骨病变多呈囊状破坏,周围有带状硬化区围绕,类似一般慢性骨髓炎。少数病变可侵犯关节,而发生关节软骨破坏。在 X 线片上,Ⅲ期雅司病的骨损害与骨梅毒的表现相似,所不同者雅司病的骨膜反应不及梅毒性骨炎时广泛和显著。

3. 莱姆病关节炎　莱姆病是侵犯多个系统的地方性流行性传染病,呈全球性分布,我国东北林区和西南地区以及内蒙、青海、新疆、福建等地也有流行。病原体为伯格多费里疏螺旋体,蜱叮咬传播,故为蜱媒螺旋体病。每年 6~7 月为发病高峰,多数学者认为,莱姆关节炎并非是由于病原体的直接作用,而是机体免疫机制参与所致。免疫复合物沉积于关节内,中性粒细胞吞噬免疫物,释放多种酶类,对关节软骨和骨产生破坏。关节损害以单关节或非对称性少数关节受累居多,偶为游走性。受累关节呈间歇性肿胀疼痛,每次历时 1 周左右,其间有约 2.5 个月的间歇期。主要累及单侧大关节,依次为膝、肩、肘、腕、踝、颞颌关节和手、足小关节中轴骨及其关节未见受侵蚀。病人血清和滑液中免疫复合物增高,确诊往往依赖于高敏感度的血清学检验。

【X 线表现】

关节肿胀,关节积液,主要侵犯膝关节,积液多时可形成腘窝囊肿,后者可破入小腿软组织内。肌腱韧带增厚,并可钙化。关节软骨变薄,消失,致关节间隙变窄,关节软骨和半月板可出现钙化。根据发病时间长短,受累关节可表现为感染性、退行性和混合性改变。感染性改变可见关节边缘非承重区或肌腱韧带附着处有骨质侵蚀;退行性变可见关节面下囊肿形成和骨质增生;混合型改变可见边缘模糊的骨赘形成和关节面下骨质疏松。关节造影时,受累的关节腔和滑囊有多发性充盈缺损,系滑膜上附着胶状蛋白质凝块所致。造影剂可充盈关节面下囊腔,并可显示附着处的骨糜烂。

【鉴别诊断】

(1)类风湿关节炎:腕部和手部有特征性 X 线改变,类风湿因子阳性。

(2)莱特尔综合征(Reiter syndrome):关节积液中骨质糜烂多见于跟骨,趾骨和骶髂关节,肌腱韧带附着处有骨膜炎。

(3)色素沉着绒毛结节性滑膜炎;触诊关节有海绵感,关节液与莱姆关节炎不同。

(4)退行性关节病:关节面不规则硬化,出现关节炎前无慢性游走性红斑。

(二) 骨的寄生虫、真菌和病毒感染

1. 骨寄生虫病

(1)骨棘球蚴病:包囊虫病见于牧区,是因误食棘球绦虫卵而感染棘球绦虫的幼虫六钩蚴所引起的疾病,成虫主要寄生于狗、狼、狐的小肠内,牛羊为中间宿主。棘球蚴囊肿好发于肝,其次为肺。骨的棘球蚴病或骨棘球蚴囊肿则较少见,约在全部棘球蚴病的 1%,其中以骨盆为最多见,其次为脊柱、骶骨、股骨、肱骨和胫骨。虽然骨包虫囊肿可单独存在,但常伴发肝肺等的棘球蚴病,病变发展极为缓慢,骨骼感染常发生于儿童期,而在成年后才出现症状,一般分为四期。

潜伏期:由于六钩蚴生长缓慢,在骨内可长期不产生症状。

局限期:可出现疼痛,麻木,跛行和肌体肌肉萎缩。

扩展期:骨组织被囊肿广泛破坏,疼痛较剧。受累及的骨膨胀变粗、畸形,脊椎、骶骨等处的囊肿可压迫脊髓神经根或马尾,严重时可引起截瘫。

晚期:囊肿穿破骨皮质,侵入周围软组织,可出现巨大包块,穿破皮肤可形成经久不愈的瘘管,流出脓液和棘球蚴碎屑,还可引起继发性慢性骨髓炎,有时可累及个别关节,而引起病理性脱位。

【X 线表现】

病变早期于骨松质内出现局限性不规则骨质稀疏区,形成小囊状骨质缺损,多个相联后,外观很像成串的葡萄,其间有比较粗乱的骨小梁,病变区边缘锐利,周围不伴有反应性骨质增生或骨膜反应,骨皮质完整,骨外形轮廓无改变。到扩展期,可形成多数大小不等,连续蔓延的囊状溶骨性膨胀性骨质缺损,病变区内无正常骨组织。受累骨呈轻度扩张,轮廓不规则,骨皮质受囊肿压迫而膨隆,变为厚薄不均等的薄壁,甚至可破裂为碎片,故易发生病理骨折。扁骨受累时骨扩张尤为明显。脊柱发病时椎体呈囊性破坏,因被压缩而呈楔状变形,病变可侵入椎弓或椎板,但一般不累及椎间盘,囊肿可向椎旁两侧软组织内突出而形成假性椎旁脓肿影,多凸向一侧。穿破椎骨后,可在椎管内形成继发性棘球蚴囊肿,出现类似椎管内良性肿瘤的 X 线改变。晚期囊肿穿破骨皮质侵入周围软组织内,可出现环状或弧状钙化影,并有继发感染而形成的慢性骨髓炎的瘘道。

【MRI 表现】

骨棘球蚴病呈圆形多房性骨破坏,破坏区边缘完整锐利。纤维结缔组织包膜形成的外囊表现为周边连续的线状低信号影,以 T_2W_1 上尤为清晰。以肌肉信号参照,多房囊肿中除破裂并感染者外,母囊信号高于子囊,母囊信号接近肌肉信号强度,子囊信号相当于水。子囊呈小圆形,分布于母囊周围或包含在母囊内。囊肿破裂萎陷可变形,边缘不规则,内外囊分离,合并感染后,囊肿边缘模糊,信号增强。

【鉴别诊断】

1)骨巨细胞瘤:好发于长骨骨端,呈肥皂泡样,偏于一侧,而包虫囊肿则向骨内阻力最低处发展,常自干骺端向骨干伸延。在 T_1W_1,巨细胞瘤呈中等信号,而 T_2W_1 为等或高信号。

2)纤维囊性骨炎:全身骨骼呈现骨质疏松,而骨膜下骨质吸收,长骨因软化而弯曲。

3)脊椎结核:椎间盘常受破坏,可致椎间隙变窄。

4)椎管内良性肿瘤:椎体之囊状破坏,椎管压迫性侵蚀之范围比较局限。

5)骨囊肿:呈卵圆形边缘清晰的透亮区。T_1W_1 呈中等信号,T_2W_1 呈高信号,无低信号外囊和子囊。

(2)丝虫病的骨改变:丝虫病是丝虫所致的慢性地方病,我国长江以南大部分地区均有发生。在我国仅见斑氏丝虫病和马来丝虫病,成虫均寄生于人体淋巴系统内。雌虫排放微丝蚴,微丝蚴进入血液,被蚊类吸入胃部,进入蚊类胸肌,发育成感染性蚴虫,当此蚊吮叮人体吸血时,发育成熟的蚴虫自蚊吻逸去而使人受感染。

成虫在人体淋巴系统内的分泌物和虫体的机械性刺激,以及成虫被包围死亡后造成的阻塞,可使淋巴管内发生广泛的过敏性炎症反应,肉芽组织增生和淋巴结肿大,最后发生淋巴管的纤维变性而形成阻塞。由于淋巴系统阻塞和淋巴回流受阻,使梗阻部位以下发生淋巴水肿。可刺激纤维组织大量增生,使皮肤和皮下组织显著增厚,形成象皮肿,在小腿伸侧,局部软组织极易受到细菌的侵入而继发感染,常可发生丹毒、蜂窝织炎、局部脓肿及败血症等,并经常反复发作,向深部扩展、蔓延,导致骨膜炎和骨炎。

【X 线表现】

1)软组织改变:病人患象皮肿的肢体软组织增厚,失去正常轮廓,丝虫成虫死后钙化,在软组织间可出长 2~3mm,宽 1.0mm 的细条状钙化影,斑氏丝虫钙化多见于精索和大腿上部淋巴管内,马来丝虫多见于上臂和大腿上端的淋巴管内。

2)骨的改变

①局限性骨膜增厚:极像下肢溃疡邻近处的骨膜炎改变。最后因骨膜新骨形成而致骨皮质增厚。

②局限性骨及骨膜炎:骨膜新骨生成并伴有不同程度的潜在性骨皮质破坏。

(3)骨及软组织蓝氏贾第鞭毛虫感染:蓝氏贾第鞭毛虫(Giardia lambia)为 Steles 于 1915 年首次报告,主要寄生于十二指肠,偶见于胆道或胆囊,分为滋养体和包囊两个时期。滋养体寄生于体内,当环境不利时,则于回肠下段或大肠内形成包囊,并可排出体外,包囊被人吞食后,到十二指肠脱囊成滋养体。滋养体像从中线纵剖的梨断面,有 4 对鞭毛两个核。滋养体靠腹侧前份的吸盘附着于肠黏膜,能破坏微绒毛,侵犯肠黏膜。临床上,因宿主的敏感性不同,可有不同程度的全身、肠道及胆系方面的症状。

关于累及骨关节及软组织等消化道以外的病例,国内尚无报道。我国曹来宾主编《实用骨关节影像诊断学》一书中,高工伟报道一例,由蓝氏贾第鞭毛虫感染,引起脊柱椎体的破坏。

【X 线表现】

$L_3\sim L_4$ 椎体邻接缘骨破坏,椎间隙消失,腰椎体下部两侧有破坏。左股骨头及髋臼边缘均有骨破坏,股骨头残部向髋臼内陷入,关节囊肿胀,左股骨头骨质疏松,左股部中上软组织内有数处团状积气区,立位可见液面。

2. 骨真菌病　骨的真菌感染较罕见,感染可由皮肤直接蔓延,或由全身感染引起,后者病变常为多发性,位于骨松质,主要为溶骨性破坏,并可形成脓肿。

【X 线表现】

由于骨的真菌感染缺乏特征性表现,因而单凭 X 线检查很难确定诊断。在真菌流行区如骨损害具有下述表现,应考虑为真菌感染可能。①病变为多发性;②病变侵犯骨松质;③病变具有侵独性;④有凿孔样病灶;⑤脊椎的病变不局限于椎体;⑥病变可自胸腔向外蔓延,累及胸廓。

最后诊断需借助真菌学检验发现致病真菌。

3. 骨放线菌病　放线菌病系由牛型放线菌引起的一种慢性化脓性多窦道肉芽肿,致病菌可隐藏在龋齿或扁桃体内,由此被吞咽入胃肠道或吸入肺内发病;或者经皮肤、黏膜侵入体内而形成病灶,病灶常先出现在软组织,而骨病灶常是继发的。例如,来自面颈部和口腔的感染,进而累及上、下颌和颅骨,来自胸膜和肺的感染,进而累及肋骨、胸腔,来自回盲部感染,进而累及盆骨、腰椎。脊椎及下颌骨为本病骨病灶的好发部位。

【X 线表现】

主要为边缘不整齐形状不规则的溶骨性肉芽肿性病变。除非有继发感染,一般无骨膜反应,骨质增生较轻。病变好转时,骨质硬化明显。

脊椎病变可沿前纵韧带扩展,常侵及两个以上椎体,亦可蔓延至椎体附件,甚至累及邻近的肋骨头。脊椎之溶骨性破坏区边缘清晰,周围有骨硬化区围绕,很少有死骨。椎间盘正常,椎体塌陷压缩少见。但常有椎旁脓肿自软组织伸向骨表面。病变愈合时,可形成边缘骨刺和相邻椎体间形成骨桥。

【MRI 表现】

所有脉冲序列均显示为边缘相对清晰的轻度至中等度信号强度增高区。

【鉴别诊断】

(1)慢性骨髓炎:骨质增生和硬化显著,有死骨和骨瘘孔。

(2)脊椎结核:常有椎间盘破坏,椎体塌陷和后突,椎旁脓肿由椎体向外扩展,病变侵及肋骨头者不多见。

4. 骨芽生菌病　芽生菌病由皮炎芽生菌引起,临床有皮肤型和播散型两种。播散型常累及皮肤、肺和骨骼。有 40%~60% 的病例具有骨侵害,以脊椎和肋骨最常受累。感染可由直接蔓延或血行播散所致。病变好发于骨骺部,骨骺部脓肿穿破后可引起关节感染。病变亦可侵犯肝、脾、肾、前列腺和中枢神经系统。本病国内罕见,多发生于 20~40 岁,男性较女性多见。

【X 线表现】

骨的病灶开始于骨松质,呈形状不规则边缘不整齐的溶骨性破坏,与正常骨组织分界明显,很少伴有骨质增生。病变常发生于骨之突出部如尺骨鹰嘴突,桡骨茎突,肩胛骨喙突,肩峰,胫骨内踝等处为其特点。肋骨病变继发于胸腔病灶的直接蔓延,可伴有胸壁脓肿或瘘管。累及脊柱可发生椎体附件的溶解性破坏,涉及数个椎体或肋骨,并伴有椎旁或腰大肌脓肿,病变一般不侵犯椎间盘。邻近软组织脓肿直接侵蚀骨组织可致浅碟状骨缺损,当骨破坏广泛并累及关节时,可出现关节面破坏和关节半脱位。

【鉴别诊断】

(1)骨结核:早期累及关节软骨,关节间隙和椎间隙变窄。

(2)骨转移癌:不发生软组织脓肿和瘘管。

(3)骨巨细胞瘤:病变常单发,囊性骨破坏区有膨胀性改变,无骨质增生,无软组织脓肿。

5. 骨球孢子菌病　球孢子菌病由厌酷球孢子菌引起,亦称为谷热,可发生于原发性球孢子菌病和进行性球孢子菌病,前者为急性自限性呼吸系统疾病,亦可在皮肤和颈部淋巴结发生病变;后者呈慢性播散性,可侵犯皮肤,皮下组织,内脏和骨骼。骨受侵犯是在原发性感染播散至全身数周,数月或数年后出现,可有疼痛和局部压痛,附近软组织肿胀,形成皮下脓肿或瘘管。

【X 线表现】

骨损害表现为单房或多房性囊性破坏区,边界清晰,伴有骨质增生。病变为多发性,常侵犯脊椎,骨盆和手短管状骨,并形成软组织内脓肿,尤以脊椎受累时多见。长骨病变常发生于干骺部,呈骨髓炎样改变,可导致关节边缘破坏。

6. 足分叉菌病　皮下组织受丝状真菌感染后,可发生慢性肉芽肿性病变,表现为肿胀,脓肿形成和多发性瘘管。皮下组织感染波及骨骼后,可发生足菌肿。足菌肿常为四肢的单侧感染,常见于足和腿部,手臂很少受累,其他部位罕受累及。多见于热带和亚热带地区,可发生任何年龄。

【X 线表现】

足部软组织肿胀,跗跖趾骨之中心部位有多数圆形囊状骨质破坏区,与瘘管相连处可出现半月形边缘骨缺损。足部诸骨表现脱钙,有时受累骨呈囊性变且有骨膨胀,骨质增生显著,可在相邻诸骨间形成骨桥,甚至相互融合,但均非特征性改变。

7. 马尔尼菲青霉菌性骨关节炎　马尔尼菲青霉菌(penicilliosis marneffei)是一种深部致病真菌,1973年在何杰金淋巴瘤病人的脾脏化脓灶中首次发现。原发性马尔尼菲青霉菌病较罕见,在南亚地区曾有报道,我国 20 世纪 80 年代在广西发现此病。

【X 线表现】

(1)骨髓炎:分为溶骨型和混合型。溶骨型为单纯溶骨改变,表现为局限性骨密度减低区,骨小梁模糊,中断,消失,范围增大形成斑片状溶骨性破坏,骨皮质可呈筛孔状,并可出现死骨,甚至发生病理骨折。混合型除溶骨性破坏外并有骨质增生与骨膜反应。病变可侵犯肋骨、长骨、锁骨、胸骨、颅骨和脊椎。脊椎病变表现为溶骨性破坏,椎体被压缩呈楔形,伴有骨质增生、椎间隙之改变。

(2)关节炎:关节肿胀,局部软组织密度增高,关节软骨破坏时,关节间隙可变窄,但尚未见有关节强直病例。

【鉴别诊断】

(1)化脓性骨髓炎:多为单发,骨质破坏,骨质增生和骨膜反应广泛而显著,死骨片较大。

(2)骨结核:骨病变多为单发,累及软骨引起关节间隙或椎间隙变窄,一般无全身急性中毒症状。确诊主要有赖于检出病原菌。

8. 骨孢子丝菌病　孢子丝菌病由申克氏孢子丝菌引起,在皮肤、淋巴结、皮下组织中发生结节,脓肿,破溃后可形成顽固性溃疡,并可侵犯黏膜、内脏和肌肉。骨孢子丝菌病罕见,病变常由皮肤损害直接蔓延所致,但也可单独发生骨损害而不伴皮肤损害。骨孢子丝菌病好发于手和足部。

【X 线表现】

主要表现为骨及骨膜炎,有骨破坏和死骨形成,伴有骨质增生。X 线表现与骨结核继发感染极为相似。

【鉴别诊断】

本病的 X 线表现初期近似急性骨髓炎,晚期类似慢性骨髓炎和骨结核。病人均有持续低热,而白细胞不高,常有慢性瘘道形成,在其分泌物中常可查到致病真菌。

9. 熏烟曲霉菌病　骨的曲霉菌感染罕见,系全身或局部软组织感染延至骨所致。

【X 线表现】

可见边界清楚的溶骨性破坏,骨膜反应不明显,很少形成死骨。

10. 骨暗色孢子丝菌病　暗色孢子丝菌病(phaeohyphomy-cosis)又称暗色丝孢,暗色真菌囊肿等。由暗色孢科真菌(黑酵母)引起的皮下组织和系统性感染,累及骨骼者称骨暗色孢子丝菌病。本病主要通过损伤的皮肤或黏膜感染,多为机会感染,近年来有增多的趋势。致病菌有皮炎外瓶霉,甄氏外瓶霉,棘状外瓶霉,皮炎刀氏霉,瓶霉,支孢霉等。这些暗色孢科真菌是来自土壤、木材及植物的腐生菌,该菌在人体内呈酵母型,在人体外呈菌丝型,发病多见于儿童。

【X 线表现】

骨暗色孢子丝菌病主要累及手足的掌、指骨和跖、趾骨,以及胫腓骨和尺桡骨等。在手、足短管状骨的骨骺及干骺端有大小不等的中心性或偏心性囊状骨质破坏区,边缘硬化且不整齐,偏心性破坏区可见膨胀,外侧骨皮质可部分消失。在长骨干骺端及骨骺显示有不规则偏心性虫噬状或蜂窝状骨破坏,边缘不整齐且硬化,病变可累及关节,短管状骨的病变一般较长管状骨的病变为重。

【鉴别诊断】

(1) 多发性内生软骨瘤:也好发于手与足的短管状骨,病变呈边缘整齐的圆形或卵圆形膨胀性透亮区,周边无硬化,其内可见间隔和砂粒样钙化。

(2) 短管状骨结核:骨结核好发于近节指(趾)骨,骨皮质膨胀显著而呈"骨气鼓"征,可伴软组织肿胀和骨膜增生。

(3) 骨的病毒感染:骨的病毒感染非常罕见,人们对它尚缺乏深入的认识,观点亦有不同,Aegerter 和 Kirkpatrick(1968)以为病毒性骨感染过于少见,材料尚不足以作出结论。Caffey 等在 1972 年也指出,病毒感染引起的骨炎尚未最后肯定,而见诸报道的天花出现的骨改变,认为系由来自皮肤的化脓性继发感染引起。但 Jaffe(1972)认为天花病毒和牛痘病毒可引起骨髓炎,且与细菌性骨髓炎有区别,多数学者的实验研究证明,不论是直接作用或是通过血管、化学、代谢等因素,病毒在生长着的骨上均可发生病理作用。所以,骨的病毒感染在实验室中是肯定存在的。

11. 天花　许多学者通过天花流行时收集的资料证明,儿童时期的天花可累及骨骺,可致骨生长障碍、畸形,甚至关节强直,同时指出,关节炎是天花最严重的并发症。

在天花死亡病例中,Chiari(1893)观察到骨髓中有非化脓性病变,并首次称为病毒性骨髓炎。

Eeckels 等(1940)对天花病人中的少数病例活检标本做了细菌学和病毒学培养均无生长。其组织学和显微 X 线摄片检查所见,均不同于化脓性骨感染,不存在化脓性渗出液,但可见到骨坏死、骨吸收、骨髓纤维化和破骨细胞数目减少。

基于这些资料,一些学者根据天花流行时的估计,约有 0.25%~0.5% 的病人和 2%~5% 的受染儿童,将有骨关节症状和体征。一般在天花发病的 3~4 周后发病,以肘关节受累最常见约占 60%,手和腕关节占 20%,足和踝关节占 18%,膝、髋和肩关节较少见。50% 以上病例病变累及一处以上,常间隔 1~2 天有多个关节或一组关节被累及。病变严格地呈对称性。初期体征为关节周围肿胀,疼痛一般较微,关节渗液常为中等量,培养关节穿刺液无细菌生长。

【X 线表现】

受累关节周围软组织肿胀,最早的骨改变是在干骺端内出现透明带,致钙化了的软骨板似与骨干分离。随后,自干骺端沿着骨干形成一层骨膜新骨薄壳,并缓慢地(常历时数月)与骨干相融合。虽然骨膜新骨可以与骨干融合而消失,但在关节附着处往往遗有骨赘。骨骺常被完全破坏,因而常出现跨过关节的骨性融合,而在原骨骺处出现局限性洞穴状表现。有些病例骨骺完全与骨干分离,其骨化中心宛如位于软组织中之异物。受累骨生长延缓,当手或足之管状骨被累及时,则可产生获得性短粗指(趾)畸形。

12. 牛痘　牛痘引起的骨损害极为罕见。仅见个例文献报道,总结起来,对极少数婴儿或儿童,X 线检查发现有骨质疏松,骨膜反应,甚至出现骨的破坏,而局部病灶骨活检无细菌生长,但含牛痘病毒,如临床可见接种牛痘,将有助于诊断。

13. 巨细胞性包涵体病　Sacrez 及其合作者(1960)指出,新生儿的巨细胞性包涵体病,可在长骨中出现改变,表现为膝部干骺端脱钙,伴有线状条纹和骺线不整。其表现与子宫内感染风疹的新生儿骨改变相类似,但新生儿巨细胞性包涵体病有脑钙化,可与风疹感染相区别。

14. 传染性单核细胞增多症　现在公认,传染性单核细胞增多症是一病毒性疾病,其病原因子可能与一种类型的 Epstein Barr 病毒有关。Abebonojo(1972)报道了一例传染性单核细胞增多症,在病程中,发生单关节关节炎,除原发病变外,找不到其他病因。Burrows(1971)报道了一例患传染性单核细胞增多症的 9 岁男孩,两侧尺骨和胫骨上部都有压痛,不伴关节受累的症状和体征,X 线检查显示在压痛区有薄层状骨膜反应。

15. 骨结节病　结节病又称肉样瘤病(sarcoidosis),是一种全身性疾病,国内比较少见。病变可侵犯皮肤、黏膜、淋巴结、内脏(肺、肝、脾、胃肠道等),以及腮腺、泪腺、眼和肌肉。侵犯骨骼者多为成人,约占全部结节病人的 10%。骨损害一般仅限于手、足短骨,长骨很少受累。结节病骨改变的 X 线表现,由 Kienbock 于 1902 年首次描述。有人认为,肺部病变的病程愈长,骨受侵犯的机会愈多,而皮肤损害往往伴有骨损害。

【X线表现】

骨结节病有两种类型的X线表现,一型表现为骨松质结构粗糙,骨小梁吸收,呈网格状,这是由于哈弗斯管内血管周围有病变组织浸润,引起骨皮质变薄和细小的骨小梁破坏所致,多见于手足小骨,尤其常见于远节和中节指(趾)骨,随着病变进展,可出现细小的斑点状骨质稀疏区,以在近节与中节指(趾)骨的远端和远节指(趾)骨的近端尤为明显,有时整块病骨可出现上述改变。另一型表现为囊状穿凿样骨缺损,系肉芽肿样组织侵犯骨质所致,呈大小不等的圆形、卵圆形或不规则的破坏区,可单发或多发,亦可密集而形成巨大的骨质缺损,破坏区边缘有骨质硬化。常见于手、足短骨骨端中央,并被认为是骨结节病的典型表现,但实际上不如网格状改变常见。最典型的征象是网格状粗糙骨小梁和穿凿状骨缺损的结合,指(趾)骨损害具有特征性,因而有时单以胸片不能诊断结节病者,结合指(趾)骨改变则可做出诊断。晚期或病变严重时,指(趾)骨亦可全部破坏而发生病理骨折,骨端病变可涉及关节。四肢骨端多发性骨结节病损害,可引起骨、关节破坏和半脱位。病变不产生骨膜反应,亦无死骨形成,不破向软组织形成窦道,有时骨皮质可出现吸收,末节指骨远端可出现骨质硬化。有人指出,结节病是肢端硬化症的常见原因。虽然文献上报道过结节病广泛累及颅骨、脊椎、盆骨而出现硬化型改变的罕见病例,但总的说来,结节病引起硬化性改变并不多见。骨损害可自行消退,但往往留有后遗畸形,病变区可愈合并为纤维组织充填,但骨缺损区持续存在。

在大多数情况下,骨结节病与其他病变的鉴别并不困难,但切不能将正常人或不同类型的关节炎病人手骨中小圆形稀疏区与结节病相混淆。

五、骨软骨坏死各种影像诊断应用的评价

X线片可对骨软骨缺血坏死的各关节面形态、关节间隙及骨结构的改变进行观察,研究并且具有很高的诊断价值。对骨软骨缺血坏死的分期,X线平片仍然为重要的判断标准,该项检查方便、费用低,不失为一基础检查方法,但是由于X线平片对骨软骨缺血坏死的早期诊断意义不大,因此对可能延误治疗的早期病例,则需要选择其他影像检查进行诊断。

CT检查较普通X线能更清晰地显示骨关节结构,可避免重叠,能清楚地显示不同组织,如软骨、骨密质、骨松质、硬化骨、死骨、反应性新骨增生及囊性改变的不同密度的图像,还可观察死骨周围的反应性增生和关节囊的概况、轮廓等,即能从立体形态上对病灶进行定位,因此对治疗方案有指导意义,但是,CT同样要等骨坏死的修复过程造成骨组织在X线上的密度发生改变时,才能做出诊断,在此变化之前,在诊断方面也是无能为力的。

ECT检查敏感性较高,可在骨软骨血供减少而无早期临床症状时即能显示病变,但缺乏特异性,应结合临床及其他影像学检查,与MRI对照检查诊断早期骨软骨缺血坏死符合率可达100%。

MRI显示病变区域的组织学变化特征是目前其他任何检查技术无可比拟的,对骨软骨缺血坏死的早期诊断在临床症状出现之前一段时间即可显示,而在X线检查中尚属正常,亦有少数在核素骨扫描中也不能做出诊断。由于MRI的敏感和它直接多层次的扫描对骨软骨坏死的范围和定位与其他的检查比较最为确切,对明确诊断,特别是确定早期病变有重要价值。

（荆 拓 刘 强）

参考文献

[1] 曹来宾.实用骨关节影像诊断学,济南:山东科学技术出版社,1998:247-323.

[2] 曹来宾,林学厚.成人股骨头缺血性坏死的X线诊断.中华放射学杂志,1991,25:342.

[3] 潘少川.小儿矫形外科学,北京:人民卫生出版社,1987:140-145.

［4］吉士俊,,潘少川,王继孟.小儿骨科学.济南:山东科学技术出版社,2000:301-323.

［5］李世民,党耕町.临床骨科学.天津:天津科学技术出版社,1998:837-838.

［6］上海第一医学院X线诊断学编写组.X线诊断学(文字部分).上海:上海科技出版社,1983.

［7］李景学,孙鼎元.骨关节X线诊断学.北京:人民卫生出版社,1982.

［8］赵德伟.股骨头缺血坏死的修复与再造.北京:人民卫生出版社,1998:45-59.

［9］吴振华,徐德永.骨关节疾病影像诊断图谱.合肥:安徽科学技术出版社,2000.

［10］才书青.皮质类固醇激素引起股骨头缺血性坏死临床X线分型.山西医药杂志,1980,5:23.

［11］王去钊,曹来宾.骨放射诊断学.北京:北京医科大学和中国协和医大联合出版社,1994,5:428-436.

［12］王金熙,董天华.核素骨显像定量分析诊断股骨颈骨折后股骨头缺血性坏死.江苏医药,1989,15:194.

［13］王快雄.影像诊断学.上海:上海医科大学出版社,1991.

［14］王岩,朱盛修.全国首届骨坏死学术交流会简况.中华医学杂志,1996,76:77.

［15］白杰荣.激素所致并发症X线观察.黑龙江医药,1981,8:45.

［16］刘造利,杨淮云.核素显像对激素性股骨头缺血性坏死的诊断价值.中华核医学杂志,1991,11:196.

［17］刘造利,杨淮云.103例缺血性股骨头坏死的核素显像分析.中华骨科杂志,1994,14:278.

［18］白友贤.某些医源性病变的X线诊断.中华放射学杂志,1980,14:181.

［19］张雪哲,高洪祥.激素所致骨缺血性坏死的X线分析.中华医学杂志,1977,57:303.

［20］张雪哲,孙进.股骨头坏死的CT表现,中华放射学杂志.1990,24:346.

［21］张雪哲.激素所致骨缺血性坏死的X线分型.中华医学杂志,1997,57:303.

［22］吕金柱,周银,等.成人股骨头缺血性坏死在DSA影像中的表现.中国骨伤,1993,6:34.

［23］李景英.放射性核素骨显像诊断非创伤性股骨头缺血性坏死.中华核医学杂志,1983,6:34.

［24］陈加尔.磁共振像检查在骨科的应用.创伤骨科学报,1987,2:188.

［25］刘士远,张覃泉.MRI诊断股骨头缺血坏死的核素显像分析.中华放射学杂志,1994,10:103.

［26］朱建民.现代影像诊断技术在四肢关节疾病中的应用.实用放射学杂志,1994,10:103.

［27］张新,赵宝库.磁共振像在非创伤性股骨头缺血性坏死早期诊断中的价值.中华外科杂志,1994,32:523.

［28］汪绍训.浅谈医学影像学.中华放射学杂志,1983,17:139.

［29］吴振华,吴振东.成人股骨头缺血性坏死的MRI诊断.中华放射学杂志,1992,26:394.

［30］赵日汉,杨林.激素治疗所致股骨头坏死22例X线报道.实用放射学杂志,1991,7:105.

［31］杨鸿宾.股骨头无菌坏死的CT诊断及其与X线平片的关系.实用放射学杂志,1993,9:337.

［32］徐凯,郭庆林.股骨头缺血性坏死的CT诊断.实用放射学杂志,1992,8:520.

［33］封英群,王坤正.股骨头缺血性坏死的CT与X线分期商榷.中国骨伤,1994,7:36.

［34］桑士标,王金熙.实验性股骨头坏死修复过程的核素显像变化.中华核医学杂志,1993,13:102.

［35］徐瑞江,田嘉禾,游联壁,等.骨闪烁摄像定量分析检测早期股骨头坏死.中华小儿外科杂志,1990,11:166.

［36］彭英政.激素所致股骨头坏死X线分期.实用放射学杂志,1988,4:1.

［37］陈炽贤.实用放射学.2版.北京:人民卫生出版社,1993.

［38］任安,张雪哲.股骨头缺血坏死研究简况(综述).中华放射学杂志,1997,31:199-202.

［39］张立安,贺静,王玉放,等.股骨头缺血坏死的分期与早期影像学诊断.中华放射学杂志,2000,34:734-737.

［40］JamesR.Urbaniak,JohnPaulJonesJr.骨坏死。董天华,郑召民,译.郑州:河南医科大学出版社,1999.

［41］毛宾尧.足外科.北京:人民卫生出版社,1992.

［42］Atsumi T.Hemodynamic study of the idiopathic necrosis of femoral head using superselective angiograqhy.Nippon seikeigeka gakkai zasshi,1983,57:353.

［43］ARCO(Association Research Circulation Osseous).Committee on terminology and classification.ARCO News,1992, 4:41.

［44］Chandler FA.Coronary disease of the hip,J Int Coll Surg,1948,2:34.

［45］Calver R,Venugopal V,Dorgan J,et al,Radionucide scanning in the early diagnosis perthes disease,J Bone Joint Surg, 1981,63-B:379.

［46］Danigelis JA,Fisher RL,Ozonoff MB,et al.99mTc-polyphosphaate bone imaging in legg-perthes disease.Radiology,1976, 115:407.

［47］Ficat P,Arlet J.Ischemia and necrosis of bone.Baltimore:Williams&Wilkins,1980:95.

［48］Ficat PR,Arlet J.Functional investigation of bone nuder normal conditions.In:Hungerford DS,ed.Ischemia and necrosis of bone,Baltimore:Williams&Wilkins,1980:29.

［49］Hungerford DS,Lennox DW.Diagnosis and treatment of ischemic necrosis of the femoral head,In:Evarts CM,ed.Srugery of the musculoskeletal system.London:Churchili 1990,27:57.

[50] Hungerford DS.Pathogenetic considerations in ischemic necrosis of bone,Can J Surg,1981,24:583.

[51] Jones JP Jr.Intravascular coagulation and osteonecrosis,Clin orthop,1992,277:41.

[52] Kawai K,Maruno H,Hirohata K.Fat necrosis of osteocytes as carsative factor of idiopathic wosteonecrosis of the femoral head in man.ORS 29th Annual Meeting,1983:263.

[53] Jones JP Jr,Osteonecrosis on McCarty DJ,Koopmann WJ.Atexbook of rheumatolgy.12th,Philadelphia:Lea,1993:1677.

[54] Langer JE,Meyer SJ,Dalinka MK.Imaging of the knee.Radiol Clin North Am,1990,28:975.

[55] Lang P,Manz M,Schorner W,et al,Acute fracture of the femoral neck:assessment of femoral head perfusion with gadopentetate dimeglumine-enhanced MR imaging AJR,1993,160:335.

[56] Mitchell DG Ras VM.Dalinka MK imaging Radiographic stahing,iadionuclide imaging & clincal findings AMJ,Roentgenol,1987,162:7-9.

[57] Michell MD.Avascular necrosis of hip:compar of MR,CT&scintigraphy,AJR,1986,157:67.

[58] Matsuo K,Hirohata T,Sugioka Y,et al.Influence of alcohol intake,cigarette smoking,and occupational status on idiopathic osteonecrosis of the femoral head.Clin Orthop,1988,234:115.

[59] Mont MA,Hungerford DS,Maryland B.Current concepts review:Non-traumatic avascular necrosis of the femoral head.J Bone Joint Surg[Br],1995,77A:459.

[60] Ohzono K,Takaoka K,Saito S,et al.Intraosseous arterial architecture in nontraumatic avascularnecrosis of the femoral head:microangiographic and histologic study.Clin Orthop,1992,277:79.

[61] OhzonoK,Saito M,Steinber DR.A puantitative system for staging avascular necrosis,J Bone Joint Surg,1995,77:34.

[62] Saito S,Ohzono K,Ono K.Early arteriopathy and postulated pathogenesis of osteonecrosis of the femoral head:the intracapital arterioles.Cin Orthop,1992,277:98.

[63] Satito S,Inoue A,Ono K.Intramedullary haemorrhages as a possible cause of avascular necrosis of the femoral head.Jbone joint Surg,1987,69:346.

[64] Seiler JG,Chrisie MJ,Homra L,et al.Correlation of the fimding s of magnetic resoance imaging with those of bone biopsy in patients who have stage Ⅰ or Ⅱ ischemic necrosis of the femoral head.J Bone Joint Surg,1989,71A:28.

[65] Shimzu K,Moriya H,Akita T,et al.Prediction of collapse with magnetic resonance imaging of avascular necrosis of the femoral head.J Bone Joint Surg Am,1994,76:215.

[66] Weinstein MA.Digital subtraction angiocardiogiaphy in the evaluation of intracranial & extracranial Vascusar Disease,Cardiovaic Intervint Radiol,1983,6:187.

[67] Witchell DG.Avascular necrosis of femoral head:morphologic assessment by MR imaging,with CT correlation Radiology,1986,161:739.

[68] Williams M,Broods Hs.Roentgenologic manifestations of osteonecrosis,AJR,1969,106:509.

[69] 韩国柱,蒋明军,张心保.神经梅毒的诊断和治疗.中华皮肤科杂志,2000,33(3):205-207.

[70] 吴志华,樊翌明.神经梅毒的研究进展与现状.中华皮肤科杂志,2004,37(5):313-315.

[71] 施辛,张秉正,包仕尧,等.神经梅毒的临床特征与处理(一).中国皮肤性病学杂志,2001,15(3):205-206.

[72] 吴晓明,林汉生.1991—2006年全国淋病与梅毒的流行特征分析.现代预防医学,2008,35(16).

[73] 程娟,段红岩,李安信.梅毒流行病学和诊疗现状分析.传染病信息,2012,25(1):58-60.

[74] 张磊,黎昕,朱文丰.髋关节结核的CT、MRI诊断.中国CT和MRI杂志,2009,7(4):61-63.

[75] 陈久尊.小儿髋关节结核的影像学表现.医学研究杂志,2012,41(12):166-168.

[76] 范猛,姜文学.髋关节结核临床诊疗进展.实用骨科杂志,2014,20(2):142-144.

[77] 杨滨,杨柳,王晓宇,等.膝关节结核的MRI表现.重庆医学,2006,35(20):1829-1831.

[78] 黄洪波,易守红,郭林,等.156例膝关节结核临床流行病学特征及关节镜手术疗效分析.局解手术学杂志,2013,22(1).

[79] 张军.膝关节结核诊断与治疗.中国骨与关节损伤杂志,2015,30(12):1342-1344.

[80] 高秋明,刘兴炎.慢性骨髓炎的治疗.中国矫形外科杂志,2002,10(11):1120-1121.

[81] 王新卫,李勇军,郭建刚,等.游离腓骨移植修复胫骨慢性骨髓炎并长段骨缺损[J].中国修复重建外科杂志,2007,21(3).

[82] 胡广州,邵振海.慢性骨髓炎的临床类型及手术要点.中国矫形外科杂志,1998(3):222-224.

[83] 陆维举,李斌,陈勇,等.慢性骨髓炎窦道分泌物与病灶组织的细菌学研究[J].中华医院感染学杂志,2007,17(6):681-683.

[84] 刘兴炎,葛宝丰,甄平,等.采用抗生素局部介入治疗慢性骨髓炎[J].中国骨与关节损伤杂志,2003,18(9):605-606.

[85] 周红梅,李苒光,崔冰,等.CT与MRI检查在成人股骨头坏死早期诊断价值的探讨[J].河北医学,2006,12(6).

［86］王云钊.股骨头坏死诊断、类型、演变.中国医学影像学杂志,1993 :6-10.

［87］赵万军,肖鲁伟.股骨头坏死临床诊断的研究进展.中医正骨,2001,13(1):49-50.

［88］郑少逸,赖文,黄志锋,等.双侧胸大肌肌瓣治疗开胸术后胸骨骨髓炎临床效果.中华烧伤杂志,2015,31(1).

［89］李良.镰状细胞病病人骨髓炎的诊治.医学信息(上旬刊),1993(4):182-182.

［90］赵宇宙,张辉,武长林.肩胛骨化脓性骨髓炎一例.中华全科医师杂志,2007,6(8):475-475.

5

第五章

骨坏死的临床诊断学

第一节 概 论

一、缺血性骨坏死

（一）缺血性骨坏死的基本规律

骨缺血性坏死是由于受累区域血供的明显减少或闭塞，类似其他器官的梗死。血流障碍通常表现为以下情况之一：①血管外压迫；②血管腔阻塞；③血管断裂。这些因素单独或联合起作用。受累的血管类型和器官的血管网结构是影响血流障碍后果的关键因素。缺氧导致的细胞死亡是经历缺血性损伤渐进性发展的过程。在最早期的缺血性细胞改变至不可逆性细胞死亡之间，缺氧性损伤处于可逆性变化的时期，晚期的缺血细胞则不能存活。死亡细胞的命运通常是渐进性自溶，最后在宿主炎性和修复反应的共同努力下被消除，随后被替代或重建。

缺血性损伤或坏死的产生以及细胞死亡的发生速度依赖细胞的敏感性、缺血的程度和持续时间。中枢神经系统的神经元在正常内环境下，只能耐受 3~5 分钟完全缺氧，否则会出现不可逆性损伤。骨与骨髓的各种细胞对缺氧的敏感性各不相同。通常认为血源性细胞最先发生缺氧性死亡(6~12 小时内)，随后是骨的细胞(骨细胞、破骨细胞、成骨细胞)(12~48 小时之内)，接下来是骨髓脂肪细胞(48 小时 ~5 天)。尽管骨细胞、破骨细胞和成骨细胞对缺氧的敏感性有所不同，而它们作为同一细胞系在缺氧 12~48 小时后都会出现细胞死亡。

由于骨与骨髓腔内不同细胞成分的敏感性不同，短暂性缺氧一旦累及骨髓脂肪细胞致缺血性坏死，受累骨骨骼与骨髓肯定会出现梗死。梗死(包括骨梗死)发生于三维区域，被分为 4 个区带：中心区为细胞坏死区，周围包绕着缺血性损伤区、反应性充血区，最后为正常组织。坏死细胞的分解产物会刺激最初的炎性反应，进而促进充血区的形成，也启动了坏死区的修复、移除和重建过程。

发生于干骺端骨髓腔的骨梗死存在一个坏死骨髓和骨构成的中心区，周围包绕着骨髓和骨的缺血性损伤区，随之为反应性充血区和正常的骨以及骨髓。骨骺或小的圆形骨骼发生骨坏死会出现类似的三维形式，除非一个表面被致密软骨下骨和关节软骨覆盖。关节软骨从滑膜液中获得大部分营养，因此软骨下方的骨坏死对其活性通常影响不大，只有在潮线以下的软骨细胞可能受累而死亡。因为骨坏死的部分无血运，所以修复过程开始于外层区域，即坏死区周围的缺血区域与血运未受影响的移行区(充血区)。发生在坏死区和邻近移行区之间反应界面的修复过程逐渐进展。反应界面通常占据缺血受损区和邻近充血区的大部分。

因为组织坏死从根本上属于一种细胞现象,矿化骨基质似乎不是直接通过缺血性坏死来实现物质转化的。骨对 X 线吸收量是基于骨基质和矿物质(尤其是钙)对 X 线能量的衰减作用,而与细胞活性无关。因此,骨密度的任何变化(放射学方面真正地增加或减低)提示成骨细胞或破骨细胞活性,最初发生于骨坏死区周围有活性的骨与骨髓组织。

(二) 缺血性骨坏死的组织学改变

1. I 期　细胞死亡与机体最初反应。临床和实验室研究提示骨细胞、成骨细胞和破骨细胞在出现不可逆的细胞损伤和死亡以前可以耐受缺氧大约 6~48 小时而存活。因为有活力的骨细胞(骨陷窝内)通常表现为核固缩现象,所以在这种情况下单纯核固缩不是细胞死亡的可靠征象。通常,空的骨陷窝一直被认为是细胞死亡的征象。但是骨细胞会随着年龄增长有正常消耗,空的骨陷窝不一定提示骨坏死。即使骨细胞的功能性已死亡,彻底自溶可能需要 48 小时或 4 周或更长时间才会出现空的骨陷窝。因此,在骨坏死的早期,骨陷窝内骨细胞的存在与否不能被认为是反映细胞活力或细胞死亡的可靠征象。但是,受累区域内骨小梁的骨细胞彻底缺失是一个可靠征象,提示以前或目前存在缺血性坏死。

骨髓脂肪细胞耐受彻底缺氧的时间从 2~5 天或更多。组织学上,骨髓脂肪细胞死亡可能无明显的结构改变,除了细胞核丧失。在正常条件下,这种征象通常很难辨别,因为细胞核偏心分布,另外与细胞大小所决定的切片厚度有关。细胞核丧失、脂肪细胞簇的破坏以及脂肪细胞的部分模糊常常反映细胞死亡。

2. II 期　缺血区和充血区细胞调节。II 期时细胞调节和充血反应主要依靠骨坏死与缺血区周围的有活性组织充足的血供。对于股骨颈骨折,有效的血供需要通过残存的血管重新恢复血流或者通过新生血管再血管化。由于存在足够的血液循环,死亡和严重受损细胞的分解产物启动机体的炎性反应,表现为血管扩张、液体渗出、纤维素沉积和局部炎性细胞浸润。

在骨坏死中心区和周围有活性组织之间的缺血性骨髓出现脂肪细胞的组织学变化,但不会发生缺氧性死亡。邻近有活性的骨骼和骨髓之内能够发现血运增加以及血管周围炎性细胞浸润。此时,受损和死亡细胞导致的活跃充血使邻近有活性骨骼出现骨质疏松。

3. III 期　反应界面的出现。III 期形态学方面的特点是骨坏死区域反应界面(边缘)的出现。III 期中调节性纤维组织内可能会出现细小的非典型缺血性纤维骨,或者在缺血区内依附于原先存在的死骨骨小梁表面。在反应界面内骨松质吸收和破坏导致其机械支撑能力逐渐丧失,从而刺激成骨细胞活性,使邻近有活力的骨松质机械力量代偿性增强。当以上变化在反应界面缓慢进行时,持续性充血导致股骨头剩余的有活性部分渐进性骨质疏松。

4. IV 期　反应界面的重建。IV 期基本上是 III 期的延伸,沿着活性组织和骨坏死之间的反应界面继续修复和重建。当反应界面延伸至软骨下骨板时,反应界面内增强的吸收活动亦会累及致密的软骨下骨。因此,沿着反应界面不仅骨松质结构弱化,而且软骨下骨板出现吸收和弱化。原先负荷应力的结构弱化导致邻近活性区域内骨小梁代偿性增强。后者类似于溶骨性缺损导致非负荷应力区周围应力重新分布,从而使骨强度增加,其主要由板层骨构成。

反应界面内渐进性重建过程导致纤维性反应界面逐渐向组织坏死中心区延伸,其特点是骨松质明显丢失以及部分缺血性纤维骨形成。邻近纤维性界面坏死区内死亡的骨髓脂肪也出现营养不良性钙化。对于反应界面的外侧边缘,原先坏死的骨松质可能部分被缺血性纤维或有活性的板层骨替代。这一区域又被一层强化的有活性的小梁骨所包绕。在反应边缘外层的这种变化代表着放射学密度真正的增加。这种改变传统上被称为爬行替代。

5. V 期　新月征和关节面塌陷。由于沿着反应界面和软骨下骨板的持续吸收,支撑性骨结构可能变得相当脆弱,所以负重的应力会导致软骨下骨板骨折,伴随局灶性关节软骨皱曲,甚至塌陷。沿着软骨下骨板骨折处的持续应力和活动导致邻近死亡的软骨下骨松质骨小梁进行性微骨折。软骨下骨骨折片的碎裂和压缩,沿着骨折线出现软骨下透亮区,被称为"新月征"。

(三) 病史

缺血性骨坏死病人大部分无明显病因,是以特发性为主。继发性骨缺血性坏死病人首要诱因是外伤,其次为激素,再次为饮酒,其他还有潜水、高空飞行及血液病等。无论特发性还是继发性,病人的首发症状都是关节的肿胀、不适,以酸痛、钝痛为主,而且病人大多可以记忆起确切的发病时间,或诱发的小事件如摔伤、扭伤等。一般来讲继发性骨缺血性坏死疾病发展较快,而特发性则较慢。继发于发病因素的时间以激素性最快,一般大剂量激素使用后几个月至 1 年左右即可引起症状。外伤性的时间不定,大致是 1 年至十几年,小的外伤如扭伤、摔伤引起坏死的时间较晚,大的外伤如关节内骨折,关节脱位则可较早地引起骨坏死。一般说来疾病的发展是逐渐加重的。有些病人病程中有一段缓解期,可能是由于关节软骨面的破裂,导致骨内压减低从而缓解了疼痛。但最终导致的骨性关节炎会使疼痛越来越重,关节的功能也会越来越差,最终大部或完全丧失。

儿童骨坏死是由其发育特点而定的,儿童骨血运的不完善,以及骨骺脆弱容易损伤是直接原因。儿童骨坏死病人由于年龄小,疼痛轻,多不能记忆疼痛的首发时间。一般只能从关节的功能障碍(如跛行等)的时间来判断病程,而不能以疼痛发生时间算起,这是儿童骨坏死病史短的原因之一。儿童继发性骨坏死大都由运动牵拉损伤引起,也有医源性的。如先天性髋脱位复位后,由于股骨头受压,有很高的股骨头坏死率,儿童骨坏死若不及时治疗,进展是很快的,而且病史愈长,关节破坏愈严重,预后愈差。

(四) 症状

1. 疼痛　骨缺血性坏死病人的首发症状是疼痛,此时 X 线检查可以是阴性。亦有 X 线有阳性表现,但病人无症状,例如股骨头缺血性坏死,病人可以先有 X 线表现,尔后出现疼痛症状。疼痛位于关节周围,亦可向远部放散。股骨头缺血性坏死病人常有膝部放射痛,而且一部分病人的首发症状即是膝部疼痛。这是由于髋关节由闭孔神经前支支配,膝关节由闭孔神经后支支配,所以髋关节的疼痛可以向膝关节放散。疼痛可呈持续性或间歇性,如果是双侧病变可呈交替性疼痛,疼痛逐渐加重,经过保守治疗可以暂时缓解,但经过一段时间后,会再度发作。早期疼痛由于骨内压增高所致,晚期疼痛由于骨性关节炎所致。

2. 活动受限　早期疼痛轻微,关节活动受限不明显。随着坏死程度的加重,关节活动受限愈来愈明显。晚期由于关节半脱位,关节囊粘连挛缩,出现关节僵直。负重关节的疼痛,将会导致跛行。

3. 关节肿胀、交锁、弹响　骨缺血坏死病人,由于反应性关节滑膜炎,常有关节肿胀。深在关节如髋关节,肿胀不明显,但浅表的关节如膝关节,踝关节及腕关节,肿胀常较明显。关节软骨面塌陷,碎裂,关节内游离体形成,病人会出现关节弹响、交锁症状。

(五) 体征

1. 关节畸形　骨缺血性坏死病人关节畸形早期以肿胀为主,为反应性滑膜炎所致。之后随着骨性关节炎的出现,可以有关节的粗大畸形。髋关节由于位置深在,畸形不明显,膝关节畸形则较明显,常有膝内翻畸形。

2. 压痛、叩痛　骨缺血性坏死早期可以无任何体征,尽管有患部酸胀、不适。随着病情的发展,可以出现关节周围压痛、叩痛。例如股骨头缺血坏死病人,压痛部位一般位于腹股沟,内收肌止点及臀部,叩击大转子及足跟可引起髋部疼痛,腕舟骨坏死鼻烟窝区有压痛,握拳叩击第 2、3 掌骨远端,腕部有疼痛。

3. 被动活动受限　骨缺血性坏死早期,关节被动活动可以正常。之后逐渐出现关节被动活动受限。早期疼痛轻微,关节活动表现为某一方向活动障碍,股骨头缺血性坏死最早出现的是内旋受限,这是一个重要体征,结合 X 线检查,常可以发现早期病例。腕舟骨坏死,有腕背伸受限。晚期由于关节半脱位,粘连,强直,活动严重受限,关节活动受限的程度与病变的严重程度和发病时间相关。

(六) 特殊体征检查

根据骨缺血性坏死的部位不同,可以有不同的特殊体征检查所见。股骨头缺血性坏死病人可以有 Allis 征、Thomas 征、Trendelenberg 征、Ober 征及 "4" 字试验阳性。膝部骨坏死依次是股骨内侧髁、外侧髁或髌骨骨坏死,亦可有其专有体征。特殊体征检查对疾病的诊断具有很重要的意义,因为它是专门针对某种疾病的,其他的疾病不会有这种表现,往往可以使我们早期发现骨坏死的存在,甚至可以先于 X 线片的发现,所以临床医生一定不要忽视特殊体征的检查。

(七) 辅助检查

1. X 线检查　以前是常用的诊查手段,但对早期病变的发现有困难。CR 的问世,提高了诊断的准确性及早期性。

2. CT 检查　CT 可以从冠状面及矢状面揭示微小病灶,有较高的分辨率,能清楚地显示不同组织,如骨软骨、硬化骨、死骨、反应性新骨增生及囊性变,可做出早期诊断。三维螺旋 CT 可以重建骨质,从大体上了解坏死情况,对治疗方案的选择有重要意义。

3. 骨内压测定　Ficat 认为对于 X 线表现正常或仅为轻度骨质疏松,临床无症状或仅轻度疼痛,髋关节活动受限者,做骨的血流动力学检查可以帮助确诊有无早期股骨头缺血性坏死,其准确率达 99%。

4. MRI 检查　近年来,应用 MRI 诊断早期的股骨头坏死已受到了人们的重视,实践证明 MRI 是一种有效的非创伤性早期诊断方法,无 X 线辐射,对人体无任何损伤,微小的水分差和脂肪成分差就足以产生对比度,其准确率可以达到 100%,MRI 过于敏感,甚至连骨髓水肿也能发现。

5. 动脉造影　骨缺血性坏死的根本原因是血液循环障碍,因此动脉造影可以发现动脉的异常改变,对骨缺血性坏死进行早期诊断。

6. 放射性核素扫描及闪烁照像　放射性核素扫描及闪烁照像是一种安全、简便、灵敏度高、无痛、无创的检查方法,病人易于接受。对于骨缺血性坏死早期诊断有很大价值。但该检查为非特异性检查,很多其他疾病也可出现阳性,双侧发病者,后发病侧早期可能出现假阳性,所以放射性核素扫描对股骨头缺血性坏死的诊断也有一定的限制。

7. 关节镜检查　关节镜技术在临床的推广应用,大大提高了临床的诊疗效果。关节镜检查既是一种诊断,同时又可起到治疗的作用,单纯关节镜下清理、冲洗对早期的骨坏死也能收到满意的效果。关节镜最初只应用于膝关节,随后发展应用到髋关节,如今关节镜几乎可以应用到所有的关节,如肩关节、踝关节,甚至腕关节均可应用,该技术损伤小,可以直视下观察,大大提高了诊断的阳性率。因为痛苦小,病人也乐于接受,所以目前关节镜检查已经成为关节疾患,包括骨坏死的重要诊疗手段。

二、有菌性骨坏死

有菌性骨坏死是指继发于骨组织感染而造成的骨组织坏死,临床上比较常见。这些感染包括细菌、病毒、衣原体感染,如化脓性骨髓炎、骨关节结核等。缺血性骨坏死,大部分位于管状骨的骨端,如股骨头、肱骨头、距骨头、股骨内侧髁等,而有菌性骨坏死可位于各个部位。化脓性关节炎可位于关节内,造成关节软骨及软骨下骨的坏死。化脓性骨髓炎常位于长管状骨的干骺端。骨关节结核半数位于脊柱,其次位于膝、髋、肘及肩关节。感染性骨坏死,其根本原因是感染性骨破坏,最终导致骨细胞的坏死。

有菌性骨坏死在临床比较多见,与无菌性骨坏死不同的是,有菌性骨坏死都发生于骨与关节感染之后,是其在病变发展过程中的局部表现之一,诊断时主要通过病因学诊断、影像学诊断和病理学诊断来完成。尤其重要的是:有菌性骨坏死发病时首先的表现不是骨坏死,而是骨与关节感染的症状和体征,通过进一步的检查,影像学诊断和 / 或病理学诊断相结合,才能明确有菌性骨坏死的存在。

(一) 骨与关节感染的病因学诊断

骨科感染最常见的致病菌是金黄色葡萄球菌,占 76%~91%,其次是链球菌,约占 4%~14%,表皮葡萄球菌约占 10% 左右,再其次是肺炎链球菌、大肠杆菌、流感嗜血杆菌、变形杆菌、铜绿假单胞菌及沙门菌株等。近年来由于抗生素的广泛应用,虽然金黄色葡萄球菌在骨科感染中仍占重要地位,革兰氏阴性菌的感染也在增加。由于一些对抗生素敏感的致病菌被抑制或被杀灭,原来致病力弱的或非致病的革兰氏阴性杆菌,条件致病菌如流感嗜血杆菌、变形杆菌、铜绿假单胞菌等,因对一般抗生素具有抗药性而生长繁殖,逐渐转变为较为重要的致病菌。一些厌氧菌(如梭形芽孢杆菌)和真菌,也能在应用大量抗生素之后继发严重感染。

1. 葡萄球菌　是最常见的化脓性球菌之一,80% 以上的化脓性疾病由它引起。分布广泛,在自然界,如空气、土壤、水以及人和动物的皮肤上和与外界相通的腔道中都可携带致病性葡萄球菌,鼻咽部带菌率达 20%~50%,这些带菌者是重要的传染源。

葡萄球菌呈球形,细菌繁殖时呈多个平面的不规则分裂,堆集呈葡萄串状排列,革兰氏染色呈阳性。根据葡萄球菌的生化、性状和色素不同,将葡萄球菌分为金黄色葡萄球菌、表皮葡萄球菌、腐生性葡萄球菌三种。葡萄球菌致病力取决于细菌产生的毒素和酶的能力。葡萄球菌产生的毒素和酶主要有溶血毒素、杀白细胞毒素、血浆凝固酶三种。

溶血毒素是一种外毒素,以 α- 溶血毒素为主。溶血毒素能损伤血小板,破坏细胞的溶酶体,可引起平滑肌痉挛。另外,α- 溶血毒素还能使小血管收缩,导致局部缺血、坏死。杀白细胞毒素能破坏人体白细胞和巨噬细胞,使其脱颗粒。葡萄球菌能被吞噬细胞吞噬。但非致病株在白细胞内很快被杀灭,而致病株则能在白细胞中生长繁殖。血浆凝固酶与葡萄球菌的致病力有密切关系。产生凝固酶的菌株进入机体后,使血液或血浆中的纤维蛋白沉积于菌体表面,从而阻碍了吞噬细胞的吞噬,即使吞噬后也不易被杀死。葡萄球菌引起的感染易于局限化和形成血栓与此酶有关。本菌的抵抗力较强,为不形成芽孢的细菌中最强者,干燥情况下能存活数月,加热 800℃ 30 分钟才被杀死。

传统的概念认为凝固酶阳性的葡萄球菌能致病,而凝固酶阴性的葡萄球菌则无致病性,即金黄色葡萄球菌是致病菌株,而表皮葡萄球菌、腐生葡萄球菌为非致病菌。表皮葡萄球菌长期以来被认为系对人类无害的共栖菌。近来研究报道,该菌皮肤检出率为 85%~100%,鼻、口腔、鼻咽部为 90%,阴道和宫颈中为 35%~80%。在全髋关节置换后导致脓毒血症的病因中,表皮葡萄球菌仅次于金黄色葡萄球菌。有时还可以引起肝、脑等脏器的感染及脓毒败血症。由此可见,凝固酶阴性的葡萄球菌也可引起各种感染性疾病,且耐药性较凝固酶阳性菌株更高。

葡萄球菌侵入机体后,可刺激 T 淋巴细胞产生致敏淋巴细胞,当致敏淋巴细胞再次接触葡萄球菌或其抗原成分后,释放出巨噬细胞趋化因子、巨噬细胞激活因子及巨噬细胞移动抑制因子,激活巨噬细胞,从而明显增强巨噬细胞吞噬功能。同时,在血清中可出现微量抗体,主要为 α- 溶血毒素抗体与杀白细胞毒素抗体。

2. 链球菌　链球菌是骨科感染疾病中仅次于金黄色葡萄球菌的另一大类常见细菌,为链状排列的革兰氏阳性球菌。本菌可分致病性与非致病性两大类。该菌广泛分布于自然界,如水、尘埃,粪便及健康人的鼻咽部。本菌抵抗力不强,在 60℃ 30 分钟即被杀死。D 族链球菌抵抗力特别强,加热 60℃ 30 分钟也杀不死。

链球菌根据其溶血能力可分为三类:

甲型溶血性链球菌亦称草绿色链球菌,此菌致病力较低。

乙型溶血性链球菌亦称溶血性链球菌,能产生溶血毒素,使菌落周围形成 2~ 4mm 宽的透明溶血环,毒素可使红细胞完全溶解,致病力强,是外科感染的常见的化脓性细菌。

丙型链球菌又称非溶血性链球菌,不产生溶血素,不能溶解红细胞,菌落周围无变化,此型链球菌无致病性或偶可引起疾病。

致病性链球菌可产生多种酶和毒素,如透明质酸酶(又称扩散因子),可溶解组织间质的透明质酸,使细菌在组织中容易扩散。链激酶(又名溶纤维蛋白酶)能使血液中的血浆蛋白酶原变成血浆蛋白酶,可溶解血块或阻止血浆凝固,有利于细菌在组织中扩散。溶血毒素由溶血性链球菌产生,此毒素能抑制趋化作用和吞噬作用,并对各种细胞(包括白细胞)有毒性作用,能直接和靶细胞膜上的磷脂结合,如果与白细胞接触后,能将白细胞杀死;与红细胞接触后,能将红细胞溶解。链道酶(又称脱氧核糖核酸酶),能分解黏稠脓液中具有高黏性的 DNA,增强细菌在体内扩散的能力。

链球菌感染后所形成的脓液为稀薄量多的淡红色液体。链球菌侵袭力强,感染后比葡萄球菌更易扩散和蔓延,经常沿淋巴管或血液扩散而引起败血症。

3. 大肠杆菌　大肠杆菌是肠道正常菌群。正常情况下,大肠杆菌能合成维生素 B 和维生素 K,能产生大肠菌素,对机体是有利的。大肠杆菌广泛存在于土壤、水、空气中,自然界分布极广,在人体皮肤、病房、手术室及病人和医务人员的衣物中也普遍存在。本菌为需氧或兼性厌氧菌,革兰氏染色阴性。

大肠杆菌单独存在一般不致病,当机体受到外伤或机体抵抗力下降时,大肠杆菌入侵肠外组织或器官可引起化脓感染。大肠杆菌是条件致病菌,大肠杆菌常和其他致病菌造成混合感染。

大肠杆菌具有 K 抗原和菌毛,K 抗原有抗吞噬作用,有抵抗抗体和补体的作用。菌毛能帮助细菌黏附于黏膜表面。大肠杆菌细胞壁具有内毒素的活性。肠毒素刺激小肠上皮细胞的腺苷环化酶,使 ATP 转变为 cAMP,促进肠黏膜细胞的分泌功能,使肠液大量分泌,引起腹泻。

单独因大肠杆菌引起感染时,脓液并没有恶臭,如与厌氧菌株和其他产气杆菌时,脓液黏稠,有粪便恶臭。

4. 铜绿假单胞菌　铜绿假单胞菌是 1882 年由 Gessard 发现的。铜绿假单胞菌为革兰氏阴性无芽孢杆菌,为假单胞菌属的代表菌种,能产生蓝绿色水溶性色素,创口感染时可形成绿色脓液。在自然界分布广泛,如空气、水、土壤,正常人体皮肤、肠道、呼吸道都有存在。尤其在潮湿环境中多见,如手术室的洗手间。也常见于医院病房中的各种用品上。

铜绿假单胞菌为条件致病菌,本菌几乎可以感染人体任何组织和部位。本菌感染多见于免疫力低下的病人,如烧伤、代谢病或恶性肿瘤病人以及长期使用免疫制剂、放射治疗的病人。在医院烧伤病房中,铜绿假单胞菌引起的感染最为多见,烧伤面积大于 30% 者,若不经治疗,70% 可感染铜绿假单胞菌。同时铜绿假单胞菌又是重要的交叉感染源,约占医院内感染的 10%~20%。近年来在骨与关节感染疾病中发病率有明显增加趋势。

铜绿假单胞菌能产生内毒素、外毒素、致死毒素、肠毒素、溶血素及胞外酶。这些毒素和酶大部分与铜绿假单胞菌的致病性有关。由于铜绿假单胞菌对多数抗生素有耐药性,所以,铜绿假单胞菌感染已成为临床治疗上棘手的问题。在治疗时可选用多黏菌素 B、庆大霉素、羧卡西林、磺苄西林和阿米卡星。

铜绿假单胞菌在自然界及人体广泛存在,可由多种途径传播,但主要为接触传播,更重要的是污染医疗器械、用具以及带菌医护人员引起的外源性感染。因此,对病房及手术室所用器械、敷料、空气等应进行严格消毒以控制传染。

5. 结核杆菌　1882 年由 Robert koch 发现。以人型结核杆菌感染发病率最高,占结核病人的 90% 左右,其次是牛型结核杆菌,占 3.5%~16%。

结核杆菌抵抗力较强,主要通过呼吸道、消化道和受损处皮肤侵入易感机体。人型结核杆菌能引起多脏器组织的结核病,其中以肺结核占多数。含菌的飞沫或尘埃经呼吸道侵入肺泡,先被巨噬细胞吞噬,菌体的脂类等成分能对抗溶酶体酶,使细菌在吞噬细胞内顽强繁殖,最终导致巨噬细胞裂解死亡,释放出的结核杆菌能在胞外繁殖或再被吞噬,重复上述过程。结核炎性病变能扩散到邻近淋巴结,形成原发感染灶。当机体抵抗力下降,抗感染能力减弱时,原发感染灶恶化,结核杆菌经淋巴道或血行播散,侵犯其他脏器,骨与关节也可受累。

结核杆菌具有一层厚的脂质壁,具有双重作用,即能使细菌在吞噬细胞中或含有药物、抗体的组织中生存,且可诱发一些活性作用使宿主受损害。结核杆菌脂质的大多数成分具有佐剂活性、致肉芽肿、激活巨细胞和增加宿主的抵抗力。使结核杆菌逃避宿主防御作用的有三种因子:

(1)硫脂能使溶酶体功能受到障碍,阻止溶酶体酶释放进入吞噬体。

(2)c- 分枝菌酸苷脂可在菌体周围形成一屏障。

(3)毒性索状因子能破坏机体细胞的线粒体膜,毒害微粒体酶类,且能抑制粒细胞的游走和引起慢性肉芽肿。

初次感染结核时,中性粒细胞出现早,然后释放趋化因子吸引大量单核细胞。巨噬细胞与抗结核关系密切。有毒株在巨噬细胞中能大量增殖,成堆成索,可导致细胞的严重破坏,无毒株则增殖不显著。有毒株的增殖,主要是因其硫脂能使巨噬细胞溶酶体功能发生障碍,不能形成吞噬溶酶体所致。免疫巨噬细胞不但对有毒株的吞噬功能增强,且由于溶酶体含量丰富,酸性水解酶活性增高,还能抑制有毒株的增殖。免疫巨噬细胞对有毒株结核菌除有抑制作用外,尚有杀菌作用,更重要的是能启动免疫应答。结核杆菌被巨噬细胞吞噬后,被转运到局部淋巴结、脾等处对抗原进行处理,大多数胸腺依赖抗原提呈给 T 细胞,产生细胞免疫,而多糖及脂多糖可直接提呈给 B 细胞,诱导抗体产生。T 细胞在抗结核免疫中起重要作用。参与细胞免疫的主要为 TH 细胞,免疫 TH 细胞可诱导 T 细胞增殖,使之释放具有多种活性的淋巴因子,从而提高杀伤结核杆菌的活性。

常用于治疗结核的药物有链霉素、异烟肼、对氨基水杨酸、卡那霉素、乙胺丁醇、利福平,目前认为利福平、链霉素、异烟肼为首选药物,各种抗结核药物合并应用,有协同作用,能降低耐药性的产生,减少毒性。结核杆菌对常用抗结核药物的耐药性逐年增高。有报道,436 株结核杆菌对链霉素、异烟肼和对氨基水杨酸的耐药情况:初治病人分离的结核杆菌耐药株占 17.7%,而复治病人分离的结核杆菌中,耐药株高达 75.7%,其中以耐异烟肼的菌株最多,占 62%。

(二)骨与关节感染的类型

1. 血源性感染　骨与关节感染多来自血液,即血行性感染。细菌从体内其他部位的感染病灶经血液或经淋巴液到达骨组织或关节内。这类感染是最多见的类型,如急性化脓性骨髓炎,急性化脓性关节炎,骨与关节结核感染等。

2. 潜在性感染　目前,开放性骨与关节损伤所引起的感染亦成为骨科的常见疾病,应引起足够重视。开放性骨与关节损伤中感染率可高达 5%~25%。近年来革兰氏阴性杆菌有明显上升的趋势。可能是因为有效抗生素的广泛应用,致使革兰氏阳性细菌减少,革兰氏阴性杆菌增多,菌群发生变化的缘故。同时不要忽视厌氧菌感染发生的可能。

正确、及时地做好清创手术是减少和避免创伤性骨与关节感染的重要环节。清创的目的在于清除被细菌污染的组织,同时清除血肿、消灭无效腔、切除失活组织,最大限度地消灭感染源,这是预防创伤后骨与关节感染的最有效的方法之一。进行清创术时,往往由于重视不够,清创的某个环节存在缺点或错误而发生感染。正确地判断正常与失活组织至关重要。

3. 医源性感染　关节镜、骨水泥、内固定物及矫形器材的普遍使用,在各类并发症中,感染仍然是较为突出的。感染原因为:①术中污染:70% 的伤口污染见于无菌操作不严格,细菌可通过手术器械、衣物、手套等污染伤口。手术室空气是感染的重要途径,可占创口细菌污染的 30%。②血源性感染:手术部位局部抵抗力低下,机体其他部位的感染灶均可成为感染源。主要有三个部位的感染灶易引起手术感染,皮肤、肺和泌尿生殖道,这些部位有感染灶的病人手术感染率是正常人手术的 3 倍。③人工假体因素:人工假体通过物理因素,化学因素,免疫学反应损害了局部的正常防御机制。由于组织相容性差,引起局部组织受损伤,有利于致病菌生存。另外,人工假体所形成的死腔也有利于致病菌的繁殖。④骨水泥:骨水泥的存在破坏了机体局部免疫防御机制,有削弱白细胞的趋化及吞噬作用。因此,使用骨水泥可能增加感染机会。⑤术后处理不当,也是医源性感染的原因之一。病房的治疗,包括输液、引流管的处理、换药,甚至周围环境都有可能成为感染源。

医源性感染细菌以凝固酶阳性的金黄色葡萄球菌最常见,约占 50%。革兰氏阴性菌约占 30%,链球菌占 15%,其他占 5%。这些病人感染后造成的后果,轻者再次手术,重者长期不愈,关节功能障碍,甚至残疾。

(三)病理学诊断

1. 骨坏死的组织学改变　一般认为,骨陷窝空虚,其中的骨细胞消失,即被认为是骨质坏死的表示。目前认为骨细胞在血源断绝后,尚可存活 6~12 小时。骨组织缺血 6 小时、坏死骨质尚无结构改变。6 小时后,骨坏死的早期改变先见于骨髓,髓腔造血细胞坏死。48 小时后,在骨髓的造血组织中,即出现圆形或卵圆形的空腔。骨母细胞、骨细胞及破骨细胞才坏死。因此,可以认为缺血数小时,即足以使骨细胞发生不可逆转的改变;但骨细胞死亡的征象,形态表现是骨组织陷窝中的骨细胞消失,要到更晚一些时候才出现。而骨髓腔内脂肪细胞的坏死出现较迟,需经 2~5 天后才见到,表现为空腔周围的骨髓细胞的核染色开始消失,以后胞浆变为嗜酸性,最后变为只有残余痕迹的幻影细胞。从第 5 天开始,同样的核失染现象也可见于细胞稀少的脂肪骨髓。局灶性脂肪细胞破裂并融合成脂肪小囊,在一些脂肪细胞周围见有红染浆液渗出物,但坏死的骨质肉眼上未见异常,骨质的硬度亦没有改变。骨髓小血管壁也显示坏死现象。在用常规方法制作的骨切片中,骨细胞消失在缺血 2~4 周后才出现。此期 X 线检查未发现异常改变。

2. 爬行替代作用　坏死组织崩解及周围出现组织修复,镜下见各种成分坏死的形态改变而易辨认。肉眼上坏死区呈灰白色,质脆软。坏死骨质崩解引起与周围活骨交界处的炎症反应,见炎性细胞浸润至坏死区内,有由毛细血管、成纤维细胞和巨噬细胞组成的肉芽组织向死骨内侵入,因而这一部分的死骨组织就被吸收、破坏,使死骨与活骨分离,坏死灶境界清晰。由于坏死周围活骨组织反应性充血,引起局部骨质吸收,故周围骨组织有轻度骨质疏松表现,因此 X 线见坏死区密度较高于周围骨质疏松区。另外,此期也出现早期的修复性反应,于坏死区边缘处见增生的幼稚间胚叶细胞、毛细血管及一些胶原纤维侵入坏死区的髓腔内。一些坏死骨小梁的周边被不等量及不规则的新生网状骨质所被覆、包绕、逐渐吸收坏死骨小梁,

开始有新骨沉积称为爬行性替代(creeping substitution)
(图 5-1)。

在此期间,如患部已固定,则死骨吸收多于新骨形
成,如继续活动,则新骨形成明显,死骨吸收则更为缓慢。
尽管骨髓的血运已完全恢复,其中残存的坏死骨小梁仍
可继续存在数月或数年之久。

3. 坏死骨质的重建　坏死的骨组织通过爬行代替作
用,可以逐渐被活的骨组织所代替。已经致密、碎裂的坏
死骨组织也可重新融合在一起变为活骨。最后骨的小梁
结构和外形可以恢复。此过程称为重建(reconstruction)。
重建的能力和速度因病人的年龄、体质而异。如病人为
儿童或青年,则其重建的能力强,重建比较完全,速度也
比较快。

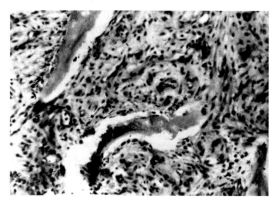

图 5-1　慢性骨髓炎死骨的组织学变化
骨髓腔内可见大量炎性细胞浸润,伴有死骨形成,周
围新生毛细血管增生和纤维组织增生

(四)影像学诊断

骨与关节感染,如急性血源性骨髓炎、急性化脓性关节炎的早期诊断对整个病程的发展和愈后有决定
性意义。采用先进的检查技术,如放射核素、计算机断层扫描、磁共振成像等对急性骨与关节感染早期诊
断提供了可靠的依据。

1. X 线检查　通过 X 线摄片,对骨骼的病变,可以比较准确地显示病变侵犯的部位、范围以及病灶所
表现的 X 线特征,如成骨、钙化、骨质破坏、骨质坏死和病变引起周围软组织的改变等,对病变的定性诊断
提供重要的资料。由于 X 线成像是以不同的组织密度为基础的,因此,对相同或接近组织密度的结构,如
骨膜、软骨和肌肉等组织,X 线片上无法区别。又如骨病的早期,病变比较小,与周围正常骨的组织密度差
别不大,普通 X 线检查也比较难于发现。

平片是骨骼系统 X 线检查的第一步,也是其他特殊检查的基础。普通 X 线摄片可以显示骨骼和软组
织病变的部位和侵犯的范围,对多数骨、关节疾患可提供诊断的初步印象,方法简便。缺点是早期小的病
变难以显示,病灶内的征象常因前后结构重叠而显示得不够清晰。常规 X 线照片对早期急性血源性骨髓
炎的诊断尚有一定困难,因被感染骨的破坏到 35%~40% 时,X 线照片能表现出来,通常需 10~14 天。

体层摄影(断层摄影)为通过一种特殊装置,显示人体内部某一薄层的断面像,而在此薄层前后部分的
阴影则模糊不清。从而有利于观察人体内某一薄层的组织结构和病变表现,以达到诊断的目的。骨、关节
感染疾患由于坏死病灶较小,或破坏区周围有反应性新生骨,或位于不规则骨的病灶,由于骨的结构影像
重叠,普通照片往往造成漏诊,断层摄影可协助诊断。

2. 放射核素　放射核素俗称放射性核素。自 Subra-maman 介绍 ^{99m} 锝标记磷酸化合物以来,放射核
素骨显像应用日益广泛。该方法可及早地发现骨感染病灶,甚至可早在急性血源性骨髓炎发病 24 小时内
就有阳性表现,较普通 X 线照片可提早 2~3 周。放射核素诊断急性血源性骨髓炎的敏感性各家报告差异
较大,从 90% 以上到 60% 以下不等。发病 3 天以内及 3~7 天的阳性正确率都高达 89%。

^{99m} 锝 -MDP(^{99m}Tc-methylene diphosphonate)优良实用。采用 ^{99m} 锝 - 磷酸盐行"三时相"的骨显像有
助于骨髓炎和蜂窝织炎的鉴别。蜂窝织炎可引起邻近骨的反应性充血,因而早期血流和血池相可见放射
性明显增高。但骨显像的延迟相正常,且早期时相见到的放射性增高消失也快。在骨髓炎时,病变部位的
血流、血池和延迟时相均见放射性异常增高,同时放射性消退也较慢。

^{67} 镓(^{67} Ga-citrate)能在炎症渗出被中浓聚,炎症区的白细胞具有摄 ^{67} 镓的作用。若 ^{99m} 锝和 ^{67} 镓局部
摄取均增高,则强烈表示该处确有炎症病灶。^{67} 镓在骨感染病灶的浓聚比 ^{99m} 锝更灵敏、更特异,还可用于
指示病程,其浓聚度的下降可提示炎症的吸收。对比看来,^{67} 镓虽然特异性较低,但具有成像速度快,剂量
低的优点,其敏感率也达到 80% 左右,对最初的检查是足够满意的。只有当 ^{99m} 锝显像阴性与临床不符时,
才是应用 ^{67} 镓的适应证。

急性化脓性关节炎时,受侵犯的关节显示出异常的放射性增加,化脓性关节炎的急性期也可引起邻近

骨的反应性充血,骨显像的早期血流和血池时相能见到放射性增高,但延迟相的骨显像正常。若采用 ^{67} 镓骨显像,在显像仪器分辨力较高的情况下,可见放射性增高区在骨结构之外,能和骨髓炎相鉴别。

3. 计算机化的 X 线断层扫描　计算机化的 X 线断层扫描(computerized tomography,CT),近年来发展很快,应用范围扩展到了全身各器官。CT 对骨与关节感染的诊断有许多优点,可直接显示骨髓腔密度的改变,显示骨的形成与破坏,并可显示病灶范围。Kuhn 认为,CT 诊断急性血源性骨髓炎是有价值的,早期即可发现骨髓腔密度有增高现象,并可清楚地显示软组织的变化,可明确炎症定位。

对于深部的骨感染病灶,CT 的优越性更大。CT 诊断脊柱化脓性骨髓炎及脊柱结核有突出的优点,可发现脊椎骨质密度的改变,密度增高或降低,脊椎骨破坏的程度及范围;椎间盘密度的下降及椎旁脓肿的大小,有无死骨形成等。此检查不但诊断精确迅速,且可明确病变范围,并可提供治疗后随访的结果。可以清楚地看到治疗后骨密度变化情况,CT 像可以明确地显示出好转或恶化,软组织脓肿缩小或增大。

4. 磁共振成像　磁共振(magnetic resonance imaging,MRI)成像技术是最近几年发展起来的诊断技术,与其他成像技术原理完全不同。正常的骨髓含丰富的脂肪组织,能产生强信号,表现为白色;骨皮质含水量少,产生很弱或不产生信号,表现为黑色的环形围绕白色的骨髓;周围肌肉产生中间强度信号,表现为灰色。各种组织的含氢量不同,出现明显的对比度和分界线。由于典型的急性血源性骨髓炎,最早发生在长管骨干骺端的骨髓,局部充血和炎症可导致磁共振信号的异常变化,良好的组织对比度和多平面成像可使其获得早期诊断和准确的解剖学信息。

T_1 加权程序能提供较高的空间分辨能力,感染的骨髓组织信号强度减弱,表现为暗色,与正常骨髓的白色有明显对比度,并能准确地估计病变范围;但骨皮质、骨膜和软组织的变化不明显,骨皮质呈暗灰色,与正常黑色的骨皮质对比度不明显。T_2 加权程序显示感染骨皮质区呈高信号强度,能鉴别出异常的骨皮质和软组织,但骨髓感染区也呈高信号强度,减少了与周围正常骨髓的对比度。因此必须结合 T_1、T_2 加权程序,做出诊断和估计的病变范围。另外,磁共振成像尚能发现跳跃性感染病灶,这对治疗方案尤为重要。

应用磁共振诊断骨与关节感染与 CT、放射性核素相比较,虽然 CT 也能较清楚地显示病变范围,但较磁共振成像要迟。放射性核素虽和磁共振成像同样能较早地发现病灶,但在获得准确的解剖信息方面磁共振远比 CT 和放射性核素为佳。

诊断主要根据病史、症状、体征及实验室、影像学检查。有菌性骨坏死的诊断比缺血性骨坏死相对容易,因为病人一般有感染性疾病病史。如慢性骨髓炎有急性骨髓炎病史,骨关节结核有肺结核、消化道结核等疾病的病史。实验室检查一般都有白细胞计数或中性粒细胞增多,红细胞沉降率增快,穿刺液涂片有细菌,细菌培养可发现致病菌,影像学检查上都有骨破坏及死骨、新骨生成。人们传统观念上,只把缺血性骨坏死诊断为骨坏死,而忽略了有菌性骨坏死这一诊断。实际上有菌性骨坏死无论从影像学检查上,还是从病理学检查上,都能证明骨组织、骨细胞的坏死,所以我们不能忽略有菌性骨坏死的存在。这样看来,有菌性骨坏死的发病率远较缺血性骨坏死的发病率高,骨坏死的范畴也被大大地扩大了。

(曹　孟　黄诗博　刘宇鹏)

第二节　缺血性骨坏死

一、股骨头缺血性坏死的诊断与鉴别诊断

(一)股骨头缺血性坏死的诊断

股骨头缺血性坏死诊断主要通过三个步骤进行:

1. 怀疑阶段　以腹股沟、臀部和大腿部位为主的关节痛,偶尔伴有膝关节疼痛,髋关节屈曲、内旋、外

旋活动受限,常有髋部外伤史、皮质类固醇应用史、酗酒史以及潜水等职业史,X线检查可以正常或接近正常。

2. 可能阶段 根据血流动力学或放射性核素、X线、CT、MRI、DSA检查进一步证明股骨头缺血性坏死的可能。MRI检查是临床较为常用,无损伤而且准确率很高的检查方法,准确率几乎可以达到100%。

3. 确诊阶段 主要根据病变经组织学活检证明是股骨头缺血性坏死,骨活检显示骨小梁的骨细胞空陷窝多于50%,且累及邻近多根骨小梁,骨髓坏死。

(二) 股骨头缺血性坏死的症状和体征

1. 症状

(1)疼痛:股骨头缺血性坏死早期可以没有临床症状,而是在拍摄X线片时发现的,最常见的早期症状是髋关节或膝关节疼痛,疼痛可为持续性或间歇性。休息时亦有疼痛,下床活动后疼痛加重。疼痛可为髋部刺痛、钝痛或酸胀不适等。向腹股沟区、臀后侧、外侧或膝部放射,该区可有麻木感。疼痛性质在早期多不严重,但逐渐加重,也可受到外伤后突然加重,经保守治疗后可以暂时缓解,但经过一段时间会再度发作。原发疾病距离疼痛出现的时间相差很大,例如:减压病常在异常减压后几分钟至几小时出现关节疼痛,但X线片上表现可出现于数月乃至数年之后。长期服用激素常于服药后3~18个月之间发病。酒精中毒的时间很难确定,一般有数年与数十年饮酒史。股骨颈骨折并脱位,疼痛发生的时间为伤后15个月~17年,其中80%~90%的病人在伤后3年内发病。

(2)活动受限:早期病人髋关节活动正常或轻微丧失,表现为某一方向活动障碍,特别是内旋,这是一个重要体征。应在平卧位伸髋及屈膝屈髋90°位进行屈、伸、内收、外展及内旋检查,双侧对比,才能发现。随病情的发展活动范围逐渐缩小,晚期由于关节囊肥厚挛缩,髋关节向各方向活动严重受限,出现纤维强直,类风湿合并的股骨头缺血性坏死病人晚期可有髋关节骨性融合。

(3)跛行:早期病人由于股骨头内压增高、髋关节内压增高和缺血而产生疼痛,出现间歇性跛行,休息后好转。以后由于股骨头软骨面破裂,骨内压可因此减低,疼痛随之缓解,晚期病人由于股骨头塌陷,骨性关节炎及髋关节半脱位可有持续性跛行。股骨头塌陷者,因患肢缩短而跛行。骨性关节炎病人由于疼痛及晨僵,常有跛行,晚期由于屈曲、外旋、内收畸形,跛行加重。

2. 体征 髋关节无明显肿胀、畸形,亦无红、热。可有股四头肌及臀大肌萎缩,腹股沟区压痛。常有跛行步态,股骨头塌陷严重者可伴患肢短缩。病人常有大转子叩痛,局部深压痛,内收肌止点压痛,部分病人患肢轴向叩痛阳性。早期由于髋关节疼痛、Thomas征、"4"字试验阳性。晚期由于股骨头塌陷,髋关节半脱位,Allis征及单足站立试验(Trendelenburg征)可呈阳性。伴阔筋膜肌或儒腔束髂胫束挛缩者Ober征可呈阳性。其他体征还有外展、外旋受限或内旋活动受限,患肢可有缩短,肌肉萎缩,甚至有半脱位体征。伴有髋关节脱位者还可有Nelaton线上移,Bryant三角底边<5cm,沈通线不连续。

(三) 辅助检查

1. 化验室检查 血象正常,血沉无加快,类风湿因子阴性,抗链球菌溶血素无升高。HLA-B27阴性。

2. X线片 可发现Ficat分期Ⅰ期以上的骨坏死,股骨头坏死早期股骨头出现密度增高(硬化)和透光区(囊变);病情进一步发展,会出现典型的新月征;晚期可出现股骨头塌陷,关节间隙变窄和严重的骨关节改变,常见髋白出现硬化和囊变,但阳性率依医师的经验而定,常常遗漏早期病例。价格易于被病人接受,但X线片上出现明显异常的通常病变已进展到中晚期。

(1)股骨头性坏死的X片征象

1)水滴征:指股骨头内有多个像水滴于桌面,水滴被蒸发后的水滴痕迹样改变,也称股骨头面包圈样改变(股骨头坏死初期)。

2)低密度征:指股骨头内有大面积水滴征改变,水滴征改变区内的骨小梁消失(股骨头坏死初期)。

3)新月征:指股骨头顶部呈半月状软骨下断裂,股骨头软骨下骨小梁与软骨分离,新月状断裂透亮区征象。在蛙式位骨盆片X线片,股骨头外上侧显示的最清楚(股骨头坏死Ⅰ期)。

4)断裂征:股骨头软骨下断裂,一处或多处裂缝样透亮带状改变,这是股骨头早期塌陷的征象(股骨头坏死Ⅰ期)。

5）硬化征：在股骨头内任何部位，呈一处或多处，片状或带状硬化性高密度骨质改变（在股骨头坏死的Ⅰ、Ⅱ、Ⅲ期中都可以见到）。

6）变形征：股骨头内出现死亡骨细胞的吸收，股骨头外型被破坏，股骨头塌陷、扁平肥大征象（股骨头坏死的Ⅱ或Ⅲ期）。

7）修复征：股骨头内硬化性死骨吸收缩小，周围显示疏松带（吸收带），硬化性被吸收的外围，低密度透光区缩小，股骨头骨密度均匀，这种变化即是形成新骨的修复征象。股骨头坏死CT表现：股骨头坏死的CT检查，是从横断分层观察死骨块的大小，而且可以明确显示囊状改变的大小，股骨头软骨下断裂骨折，股骨头塌陷的部位和塌陷的程度。

（2）基于X线的的四期分法（Ficat分期）

1980年，Arlet，Ficat和Hagefford提出了基于X线的的四期分法（Ficat分期）。

0期（称为前临床期）：此期无临床症状，X线平片亦无异常所见，称为静默髋。

Ⅰ期（前放射线期）：此期约有50%的病人可出现轻微髋痛，负重时加重。查体见髋关节活动受限，以内旋活动受限最早出现，强力内旋时髋关节疼痛加重。X线可为阴性，也可见散在性骨质疏松或骨小梁界限模糊。

ⅡA期（坏死形成，头变扁前期）：临床症状明显，且较Ⅰ期加重。X线片示股骨头广泛骨质疏松，散在性硬化或囊性变，但股骨头的轮廓末中段，关节间隙正常。

ⅡB期（移行期）：临床症状继续加重，X线片显示股骨头轻度变扁，塌陷在2mm以内，关节间隙正常。

Ⅲ期（塌陷期）：临床症状较重，X线片示股骨头外轮廓和骨小梁紊乱、中断，有半月征，塌陷大于2mm，有死骨形成，头变扁，关节间隙变窄。

Ⅳ期（骨关节炎期）：临床症状类似骨性关节炎表现，疼痛明显，关节活动范围严重受限。X线片示股骨头塌陷，边缘增生，关节间隙融合或消失，髋关节半脱位。

（3）ARCO分期被认为是迄今为止最佳的分类系统。

0期：活检结果符合坏死，其余检查正常。

Ⅰ期：放射线片上骨坏死的特殊征象，但组织学、磁共振和/或骨扫描有特殊发现。

ⅠA期：磁共振股骨头病变范围<15%。

ⅠB期：磁共振股骨头病变范围15%~30%。

ⅠC期：磁共振股骨头病变范围>30%。

Ⅱ期：放射线出现异常，如股骨头斑片状密度不均、硬化与囊肿形成，平片与CT没有塌陷表现，磁共振与骨扫描阳性，髋臼无变化。

ⅡA期：磁共振股骨头病变范围<15%。

ⅡB期：磁共振股骨头病变范围15%~30%。

ⅡC期：磁共振股骨头病变范围>30%。

Ⅲ期：股骨头塌陷，正侧位照片上出现新月征但无关节间隙狭窄，股骨头或髋臼可发现小的骨赘。

ⅢA期：受累区域<15%，关节面塌陷小于2mm。

ⅢB期：受累区域15%~30%，塌陷2~4mm。

ⅢC期：受累区域>30%，塌陷>4mm。

Ⅳ期：关节面塌陷变扁、关节间隙狭窄、髋臼出现坏死变化、囊性变、囊肿和骨刺。

由于ARCO系统提供了骨坏死和影像学的简单而清晰的病理特征，许多新的分期系统都是基于ARCO分期系统的最新版，经修饰、更改而成。鉴于0期仅理论上被普遍认可，故目前的分期系统无ARCO 0期。

（4）作者总结的四期六型：作者总结近几年收集的大量临床资料，在Ficat分型基础上，结合功能检查，分出四期六型。

Ⅰ期：其特征是无放射学异常征象。只有一过性的关节僵硬和疼痛，通常伴有关节活动的一定限制。休息后症状缓解，在X线片上无阳性结果，偶尔可见到均匀一致或斑点状骨质疏松区。由于缺乏血流动力学,放射性核素和组织病理学方面的检查,使诊断往往不能成立。

Ⅱ期:此期特征是X线片上出现骨重建迹象,但股骨头外形或关节间隙无任何变化。持重,站立较久出现髋关节疼痛。此期又分为ⅡA、ⅡB期。

ⅡA期:髋关节活动轻度受限,骨质疏松呈弥漫性,有明显的重建影像,可累及髋臼。整个股骨头中心呈均匀一致的骨质硬化带,分解比较明显,其周围可见点状、片状密度减低区及孤立的囊性改变。

ⅡB期:其特征是由骨质密度增高与密度减低区混合存在,一般多见扇形或软骨下骨折,偶可见到新月征。新月征的出现是骨小梁坏死的前驱征象。

Ⅲ期:此期的特征是软骨下骨小梁的连续性出现断裂,有明显的囊状改变,周围常有硬化缘,在负重区软骨下骨折而使股骨头变扁。因覆盖的软骨仍保持正常,故关节间隙正常或轻微狭窄。髋关节疼痛轻微,但较持续,休息时缓解不明显。

Ⅳ期:其特征是软骨下骨坏死的进行性扩大,表现为关节间隙的狭窄和典型的骨性关节炎改变。此期分为两期。

ⅣA期:股骨头进一步变扁并受压缩,头的内外侧面均塌陷,关节间隙变窄,在头软骨下骨下方和髋臼负重部位可见小骨赘和囊性改变,也就是髋关节骨性关节炎征象。

ⅣB期:股骨头与髋臼进一步压缩和破坏,并有关节退行性变化,使坏死与关节炎不能再截然分辨。为适应股骨头的扁平畸形,髋臼顶也随之发生变形,由球状关节变为圆柱体关节,部分病理股骨头碎裂,也可见股骨头骨折。虽然保留了较大屈曲范围,但是导致外展和旋转功能的全部丧失,即半脱位征象。

另外,临床上使用的基于X线片诊断股骨头坏死的分期还有:Zinic和Marcus分期、Ficat和Alert分期、Ohzono分期、Steinberg分期、Enneking分期、Froberg六期分期、宾夕法尼亚分期等。

3. CT、ECT　股骨头内可见硬化带包绕坏死骨、修复骨,或软骨下骨断裂,能明显提高诊断的阳性率。

目前国内应用较多的分期标准如下:

0期:未见异常。

Ⅰ期:股骨头内放射状排列的骨小梁毛糙增粗、变形,即星芒变形、中断,分支成丛、成簇。从股骨头中央到表面有点状致密增生影像,放射状排列的骨小梁中心浓缩,或周围浓缩,或周围部分呈丛状相互融合,软骨下区可见部分孤立的小的囊状改变区。股骨头形态完整,无碎裂现象。

Ⅱ期:放射状排列的骨小梁变形较前明显,星芒征消失。出现斑片状硬化及囊状透亮区,孤立的小囊状改变区融合成为大的囊肿,多见于软骨下负重区,亦可见于股骨头的其他任何部位。

Ⅲ期:股骨头内骨小梁明显变形或消失,股骨头内有大小不等的囊状破损区,单发或多发,周围有硬化环,部分区域硬化、增生。此期最明显的影像学改变为髋关节压应力作用下形成软骨下骨折,出现扇形骨折、新月征、裂隙征集双边征。继而股骨头持重面塌陷,股骨头骨质轻度碎裂,股骨头轻微变形。

Ⅳ期:表现为囊状或带状破坏,死骨裂解,关节面塌陷、硬化,股骨头内骨质密度不均匀或高度致密,股骨头增大变形,部分病例股骨头碎裂,也可见股骨头骨折。股骨颈皮质增厚,髋臼广泛增生、囊变、前后盂唇骨化,髋臼底增宽股骨头向外上方半脱位,最终导致关节变形,骨性关节炎。

4. 磁共振成像(MRI)　"磁共振"简称MRI,是由于原子核中特定磁场吸收或释放磁电辐射成象。磁共振具有清晰的软组织分辨能力,反映病变区域组织学的变化有独特的优越性。具有轴位、矢状位、冠状位等平面扫描,目前对诊断股骨头坏死有很高的敏感性和特异性。坏死区T_1WI显示带状低信号或T_2WI显示双线征,可早期发现骨坏死的存在,有效率几乎可达到100%,是最有价值的影像学检查,但价钱昂贵,病人不能普遍接受。

目前临床上使用的基于MRI诊断股骨头坏死的分期有Markisz分期、Lang分期、Metchell分期、Totty分期等,国内张学锋等结合病理演变及转归,将股骨头坏死的MRI表现分为早、中、晚三期。

综合上述分类方法并结合作者的临床经验,作者认为将股骨头坏死的MRI表现分为三期,即早、中、晚更为确切。

早期:T_1WI及T_2WI像上,在股骨头高密度影像中,有一条带状弯曲或环形的低密度影,一般位于股骨头的边缘。其内包绕一与正常股骨头内脂肪组织相近的高密度区。在T_2WI像上可见由于关节液形成的高密度影,股骨头外形正常,关节间隙正常。

中期:股骨头内病变区稍显不均,部分病例股骨头轻度变扁,塌陷,有关节积液,在 T_2WI 上形成高密度影,T_1WI 在股骨头上部软骨下方可见局限性低 - 中等密度信号区,周围有环形低信号带环绕,T_2 加权像上局限性低 - 中密度信号区转为高信号,环形低信号带宽度变窄。

晚期:T_1WI 与 T_2WI 像上股骨头内大片不规则、不均一信号,其间有斑点状高信号影,在 T_2WI 上也可见由于关节液形成的高密度影,股骨头变扁,塌陷,关节间隙变窄。

(四) 髓芯活检

早期诊断可以防止股骨头塌陷,是治疗股骨头缺血坏死的关键。目前公认早期诊断的方法主要有 DSA、MRI、组织学检查、骨内静脉造影、放射性核素扫描、CT。组织学检查是诊断股骨头缺血性坏死的明确指标,包括三种方法:①髓芯活检;②骨组织内压测定;③关节镜检查。

髓芯活检亦称为核心活检、轴心活检、岩心活检、中心活检,主要方法如下:

1. 器械　长 35cm 的空心钻头,前端为锯齿形,后端有便于操作的横向把柄,空心圆钻表面有分度标记,以便测知插入的距离。可制成三种直径:6mm、8mm 及 10mm,每一钻头配置 2 个钻芯,短的一个可使空心钻用锤击入时不使出口发生畸形,一个长 36cm 的稍长针芯,以作骨活检标本取样之用。

2. 麻醉　硬膜外麻醉。

3. 体位　仰卧位,患侧垫高 40°。

4. 切口　以股骨大转子外侧为中点作纵形切口。

5. 操作步骤　暴露大转子基底部,沿阔筋膜张肌及股外侧肌纤维方向予以分开,用前、后拉钩暴露股骨外侧,于股骨颈延长线用峨眉凿将外层皮质凿去一小片,沿此缺口用空心钻持续旋转逐渐插入,方向指向股骨头上端部分,该头于标记摄片时用皮肤标记标明。前倾角必须做出估计,如用 X 线电视屏操作就简单得多,器械的推进可以正、侧位同时观察。如股骨头明显硬化,钻头不易进入,可将短针芯用铁锤轻轻锤击,以免损伤空心钻开口。钻头插入深度可从刻度测知,以达软骨下 4~5mm 处为宜,如在 X 线电视屏下操作则更为容易。到达所要求的部位后,将空心钻钻头旋转数次,再继续旋转下缓慢退出,并将短芯重新插入空心钻内。由于标本与钻头管壁的摩擦力大于标本与邻近骨质的张力,标本用此法取出,标本随针芯一并退出,置于 10% 福尔马林缓冲液中。有时于股骨颈或股骨头不同部位用小空心钻取第二个标本,或因取第一个标本时方位不准确,或因拟于 X 线片表现明显处取标本。髓芯残腔用生理盐水冲洗后任其敞开,股外侧肌、阔筋膜张肌及皮肤分层缝合,并置于引流管作负压引流。

6. 术后处理　卧床休息,数天后可起床活动,3 周后负重。

7. 活体标本　标本长 5cm,为圆柱形骨质,观察标本外形、结构、密度、颜色和坚固性。正常时股骨颈区骨质呈红色,头部呈黄色伴散在红色,股骨头近端部分较远端的股骨颈致密,标本对于手的捏挤有抵抗性,仍可挤碎。标本坚硬如木或近乎液体均为病理征象,在股骨上端,由于标本取自股骨颈轴心线上,因此可看到平行但远端呈分散的骨小梁,在近端很容易看到平行骨小梁。

8. 光镜检查　电镜检查可早在缺血后 4 小时发现细胞学变化,而用光镜检查至少缺氧 24~72 小时,在细胞自溶前可以认识到其改变。最早可发现的骨坏死特征是出血,造血成分损失,脂肪细胞核缺失、微小脂肪囊泡和骨髓坏死,有时伴有纤维蛋白沉积。

(1)骨松质小梁:骨松质小梁由骨板组成,骨板内骨单位呈环形,结构不十分明显,骨小梁聚在一个区域内,区域里中央管(哈弗斯管)相当少,内板形成弓状,沿骨小梁方向排列。骨小梁厚度以 0.1~0.5mm 不等,并为 0.5mm 至数毫米厚的骨髓间隙所分隔,表面细胞很少呈活力现象,在特殊情况下才能偶尔见破骨细胞,骨小梁内无吸收性陷窝,且破骨细胞活动亦很少见,骨细胞平均分布于骨小梁的陷窝内,周围为坚强的细胞间质,有些陷窝为空虚状,或许因为组织切片时可能很薄,切片制备过程中骨细胞散在,或因细胞死亡。但如果陷窝空虚量超过 30% 时即为病理变化。在许多实验研究中,骨细胞核缺失被作为骨坏死的依据,但其敏感性与特异性均较低。光镜下,骨细胞常显示皱缩,那么,在常规处理的脱钙组织中,胞核固缩并不是细胞死亡的可靠征象,而且,缺血后骨细胞核仍可在骨内持续存在。实验研究已经表明,甚至完全缺氧,骨细胞核完全消失之前,它可保持 48 小时 ~4 周,因此,细胞核的存在或缺失不是判断骨活性的惟一标准。

(2)骨髓:包括四种成分,即造血细胞、脂肪细胞或间隙毛细血管及少许占据表面的结缔组织结构(包括血管周围的胶原纤维、网状纤维、少量网状细胞和组织细胞)。造血组织(红骨髓)很少占据整个骨髓间隙,常与脂肪组织混合,红骨髓分布各处呈斑点状,有时有很大的多核细胞巨核细胞。脂肪细胞是很大的细胞,有一扁平细胞核,核居边缘,细胞圆形,当形成大片纯粹脂肪组织时为多边形。其直径为20~100μm。脂肪细胞被周围的毛细血管所分隔,细胞间毛细血管有时为扁平,无功能,有时则为扩张和活动的。通过水和作用及脱水作用,血管窦、细胞间毛细血管和脂肪细胞相依存,形成一体。脂肪细胞可大可小。当出血时,间隙毛细血管扩张,脂肪细胞则萎缩,有些学者认为脂肪细胞来自血管外膜的网状组织,在某种情况下有些骨髓细胞由网状组织支持和保护。脂肪细胞、网状细胞及内皮细胞之间的形态学和生理学之间的联系,在骨髓的生理学和病理学方面起着重要作用。

9. 髓芯活检的意义　髓芯活检所取标本为股骨头骨松质组织,对股骨头缺血性坏死早期诊断是很重要的。在取材的同时,它又进行了髓内减压,从而打破了静脉淤滞而造成缺血的恶性循环,对于股骨头的修复有利。从治疗上讲,髓芯活检由于减低了髓内压,可以缓解疼痛,防止病情的进一步发展,促进股骨头血管的再生。但是,活检没有到达坏死区域交界区,则标本上只见到骨松质,不能做出诊断。这种假阴性结果是由于不适当取材造成的。活检能到达已证实坏死的交界区,将会显示坏死骨小梁及表面的新生骨。

(五) 骨组织内压力测定

骨内压是一种组织压力或间隙压力,称髓内压更为准确。股骨头缺血性坏死病人,由于股骨头静脉回流受阻,常有骨内压增高。主要测定方法如下:

1. 器械　测压套管针,骨内压测量仪和骨内压记录仪,测压套管针为不锈钢制成,直径3~5mm,针长8~15cm。针芯尖露出针套外3mm,呈三棱形。目前国内普遍采用河南医科大学骨科研究所研制的HM004-1型或HMu-1型骨内压测量仪和HMuI型骨内压测量仪。

2. 测压方法　病人仰卧,大转子常规消毒。采用全身麻醉会使骨内压增高,所以采用局麻,依次浸润皮肤、皮下组织及骨膜,套管针在影像增强透视下定位,将皮肤戳一小口,于股外侧肌起点近侧1.5cm将套管针水平插入,与身体纵轴成直角,用槌将针击入大转子2cm左右。压力传送器置于直立位与套管针高度相同。导管连接在压力传送器三路开关上,接上抽满肝素化盐水20ml的针筒,导管和各部内必须排空气泡。正常情况下,套管针取出后应有一滴混有脂肪的骨髓血液充满套管针管腔,如无此脂肪混合血液,则套管需用细长脊髓穿刺针将肝素化盐水灌注,确保整个器械充满液体。导管中三路开关需保证不漏,在测压过程中,嘱病人切勿变更体位、躁动、咳嗽、喷嚏,并尽量维持血压平稳,骨内压的正常搏动范围较大,最好健患侧同时测量进行对比。正常人股骨头骨内压平均为25mmHg,高于30mmHg即为不正常,股骨近侧干骺端骨内压平均为17.2mmHg,范围为12~26mmHg(Alert);股骨颈者平均为18.7mmHg(Arnoldi),儿童股骨近端的骨内压值略高于成人。

3. 压力试验　本试验为骨髓血管床容量的血流动力试验。向转子内注入5ml生理盐水,将三路开关中通向套管的开关开放,将通向压力传送器的开关关闭,使导压管与压力传送器相通,此时管内压测量仪显示的压力值和记录仪打印的压力曲线和相应数值称为注射压;注射5分钟后的压力称为加压试验压。一般正常骨和病变骨在注射后骨内压均升高,但病变骨的上升幅度明显大于正常骨,并且正常骨的注射压很快即下降至正常或接近基础压,而病变骨者在5分钟后仍然下降幅度很小而且明显高于基础压。

压力试验可以获得各种数据。首先应注意注入液体时的阻力,正常时液体注入如同静脉推注,骨内有病变存在时,注射阻力明显增大。其次注意疼痛,骨内注射时可以发生亦可以不明显发生疼痛。最后注意注射对骨髓内压力的反应,如果注射压力明显升高,压力5分钟后维持在10mmHg以上,则为病理性的,试验即为阳性。

4. 骨组织内压力测定的意义　压力试验可以使我们发现潜在的病理变化,当病变尚不足以使骨内压力发生病理变化时,进行本试验,可使骨髓血液循环超负荷而诱发局部压力升高,从而能早期发现病理变化,证明股骨头内静脉回流紊乱,并预示股骨头内有血液淤滞。

(六) 关节镜下组织观察

1. 器械　关节镜、探针、各种手术器械及灌注吸引针。

2. 操作方法

(1) 仰卧位:病人仰卧于骨折整复台上,牵引患肢。对侧腿置于屈曲外展位以不形成妨碍,会阴部垫好衬垫,以防压疮。手术区域向前达股动脉,向后达大转子后部,用消毒单包裹 X 线机的头部。从腹股沟韧带下的出口标出股动脉的走行,同时标出大转子和髂前上棘的轮廓。于股动脉外侧 4cm 和腹股沟韧带下约 4cm 做第一个入口,以 25.4~30.5cm 的 18 号腰穿针与头部约呈 30°~45° 角穿入,在 X 线影像增强器的引导下,顺髋臼前壁进入髋关节(此时下肢牵引的力量为 300~500N、关节间隙 7~8mm),一旦穿刺针进入关节腔,空气进入消除了关节腔内的真空状态,可使关节间隙进一步地加大。用 30~50ml 的液体最大限度地扩张关节腔,拔出穿刺针,在原入口的部位做一个皮肤切口。再在 X 线的监视下,沿穿刺针的方向插入一个锐性套管针,进入关节囊后,换为钝性套管针。将关节镜连于套管,接上入水管向关节内放水,使用 30°、70° 关节镜检查关节,可以观察到股骨头髋臼前部前缘,还可能观察到关节内下的入口是为了取出关节内游离体提供入口,此入口位于关节镜入口稍外侧或更外侧,同法用穿刺针在 X 线影像增强器的监视下插入关节内,再沿针的方向插入锐性和钝性套管针,如入口比第一个入口稍偏外,为防止股外侧皮神经受损,应做皮肤有限的切开,显露并保护股外侧皮神经。

(2) 侧卧位:病人仰卧并采用前入口时,很难观察到髋关节的后部,两侧卧位则可解决这个问题。

病人侧卧位,髋关节外展于 20°~45° 之间。不要屈髋,以防坐骨神经受到牵拉,手术区域向前达股动脉、向后稍过大转子的后部,用 22kg 的力量,将髋关节牵开 8mm,标出股动脉,髂前上棘,腹股沟韧带以及大转子的前部、后部和上部的轮廓。在大转子上缘前方,在 X 线影像增强器的引导下插入 18 号腰穿针进入髋关节,注入 30~50ml 液体扩张关节,沿同一方向,插入锐性套管针,进入关节囊后,换为钝性套管针,插入深度足够后,拔出针芯,插入关节镜,接上入水管。为了观察髋关节前角,还需在髋关节前方选择一个入口,入针点在髂前上棘矢状线与大转子近侧顶点的水平线交点,针与头侧成 45°,与内侧成 20°,股外侧皮神经紧邻此口,为防止其损伤,于皮肤做小切口,分离皮下组织,以避开神经,当套管针穿过时可将神经推开,除此两个入口外,还可在大转子后上角或大转子与前侧入口之间的任何地方做其他切口,关节镜可选择不同的入口进入,通过旋转患肢,使髋关节充分显露,关节镜最好选择 70° 或 90° 的。

术中所见股骨头坏死者髋关节滑膜肥厚,水肿,充血,关节内常有不等量关节液,股骨头软骨常较完整,但随着疾病的发展,可出现软骨面皱襞、压痕、关节软骨下沉,甚至软骨破裂、撕脱,使骨质外露,表明股骨头已塌陷,更有甚者股骨头变形,头颈交界处明显增生。髋臼表面软骨早期多无改变,个别病例有关节内游离体。通过股骨头颈部开窗处和髓芯活检的大转子到股骨头的通道处,观察到骨小梁及微小血管的变化情况:在缺血早期,可见到微小血管大部分栓塞,创面出血明显减少,骨小梁呈微黄色排列不规则,部分骨小梁断裂;在骨缺血晚期可见到明显的死骨形成,其骨小梁结构已不易分辨,呈现出乳白色珊瑚礁样改变,微小血管也不能见到,而正常的骨小梁呈淡红色和白色相间排列,其间的微小血管在创面明显出血,无闭塞。

3. 关节镜分期标准

Ⅰ期:正常关节面无裂隙。

Ⅱ期:关节表面有裂隙,但没有压迫后可回弹的碎块。

Ⅲ期:出现压迫回弹性骨软骨面。

Ⅳ期:软骨面塌陷。

Ⅴ期:关节软骨面与软骨下骨完全脱离出现分层现象;其股骨头与髋臼均表现为严重退变。

4. 关节镜检查的意义 关节镜检查具有损伤小,操作简单的优点,可以直接观察髋关节内部病变,但其观察视野局限。在关节镜的监视下,观察股骨头关节表面的损伤情况,不仅可以了解关节软骨是否有断裂,判断塌陷的程度,从而决定是否采用保留关节的手术或选择何种手术方法。而且还能将一些小的骨赘及凸凹不平处,用刨削器进行修整,使手术后疼痛症状得以缓解。还能对滑膜的病变进行治疗。关节镜的应用,在放大 20 倍的情况下,不仅可以观察到股骨头内骨组织坏死范围、程度,使治疗更加准确,避免了死骨的残留,而且还能在术中进行微观检查,使诊断更加明确,通过关节镜观察能直接取组织活检。

（七）鉴别诊断

1. 髋关节骨关节病 亦有称之为肥大性关节炎、增生性关节炎、老年性关节炎、退行性关节炎、骨关节病等，分为原发性及继发性。原发性多见于50岁以上肥胖者，常为多关节受损，发展缓慢。早期症状轻，多在活动时发生疼痛，休息后好转。严重时休息亦痛，与骨内压增高有关。髋部疼痛因受寒冷、潮湿影响而加重，常伴有跛行，疼痛部位可在髋关节的前面或侧方，或大腿内侧，亦可向身体其他部位放射，如坐骨神经走行区或膝关节附近，常伴有晨僵，严重者可有髋关节屈曲、外旋和内收畸形，髋关节前方及内收肌处有压痛，Thomas征阳性。除全身性原发性骨关节炎及附加创伤性滑膜炎以外，血沉在大多数病例中正常。关节液分析：白细胞计数常在 $1\times10^9/L(1\,000mm^3)$ 以下。X线表现为关节间隙狭窄，股骨头变扁，肥大，股骨颈变粗变短，头颈交界处有骨赘形成。髋臼顶部可见骨密度增高，外上缘亦有骨赘形成。股骨头及髋臼可见大小不等的囊性变，囊性变周围有骨质硬化现象，严重者可有股骨头外上方脱位，有时可发现关节内游离体，但组织病理学显示股骨头并无缺血，无广泛的骨髓坏死。显微镜下可见血流淤滞，髓内纤维化，骨小梁增厚现象，这与血液循环异常有关。这是与股骨头缺血性坏死的重要区别点。继发性髋关节骨性关节炎常继发于髋部骨折、脱位、髋臼先天性发育不良、扁平髋、股骨头滑移、Legg-Calve-Perthes病、股骨头缺血坏死、髋关节感染、类风湿关节炎等，常局限于单个关节，病变进展较快，发病年龄较轻。

2. 类风湿关节炎 类风湿关节炎在髋关节起病少见，出现髋关节炎时，病人上下肢其他关节常已有明显的类风湿病变。一般累及双侧髋关节，病人多为15岁以上的男性青年。病人可有食欲减退、体重减轻、关节疼痛、低热等前驱症状，常伴有晨僵，随后关节肿胀、疼痛，开始可为酸痛，随着关节肿胀逐渐明显，疼痛也趋于严重，关节局部积液，温度升高，开始活动时关节疼痛加重。活动一段时间后疼痛及活动障碍明显好转。关节疼痛与气候、气压、气温变化有相连关系，局部有明显的压痛和肌肉痉挛，逐渐发生肌肉萎缩和肌力减弱，常有自发性缓解和恶化趋势相交替的病变过程。类风湿关节炎是全身性疾病，除关节有病理改变外，逐步涉及心、肺、脾及血管淋巴、浆膜等脏器或组织。病人可有类风湿皮下结节，常见于尺骨鹰嘴处及手指伸侧、在身体受伤部位也可能见到。X线表现可有关节间隙狭窄和消失，髋臼突出，股骨头骨质疏松、萎缩、闭孔缩小、关节强直，除髋关节外四肢对称性的小关节僵硬、疼痛、肿胀和活动受限。化验检查可有轻度贫血，白细胞增高，红细胞沉降率加快，类风湿因子阳性，部分病人抗链球菌溶血素O升高，α1球蛋白在类风湿慢性期明显增高。α2球蛋白在类风湿早期即升高，病情缓解后即下降，β球蛋白升高时类风湿病情严重。γ球蛋白升高则反映临床症状的发展，类风湿病人血清免疫球蛋白(Ig)升高率为50%~60%，多为IgG和IgM升高，滑液凝块试验见凝块点状或雪花状，关节渗液的纤维蛋白凝固力差，滑膜和关节组织活检呈典型的类风湿病变。类风湿性髋关节炎常合并股骨头缺血性坏死，其原因为：①可能为风湿本身造成关节软骨面破坏，滑膜炎症，影响股骨头血运，造成股骨头缺血性坏死；②为治疗类风湿而大剂量应用激素所造成。

3. 髋关节结核 病人多为儿童和青壮年，髋关节结核中，单纯滑膜结核和单纯骨结核都较少，病人就诊时大部分表现为全关节结核。发病部位以髋臼最好发，股骨颈次之，股骨头最少。病人有消瘦、低热、盗汗、血沉加快。起病缓慢，最初症状是髋部疼痛，休息可减轻。由于膝关节由闭孔神经后支支配，儿童神经系统发育不成熟，由闭孔神经前支支配的髋部疼痛时，患儿常诉说膝部疼痛。成年时发病的髋关节结核，髋关节疼痛十分剧烈，夜不能卧，一直保持坐位，随之出现跛行。病侧髋关节有时可见轻度隆起，局部有压痛，除股三角外，大转子、大腿根部，大腿外上方和膝关节均应检查是否有肿胀，晚期病人可见髋关节处窦道形成。早期髋关节伸直，内旋受限，并有髋畸形，Thomas征及"4"字试验阳性。足跟叩击试验阳性。合并病理性脱位者大转子升高，患肢短缩，且呈屈曲、内收位。X线检查对本病的早期诊断很重要，应拍骨盆正位片，仔细对比两侧髋关节。单纯滑膜结核的变化有：①患侧髋臼与股骨头骨质疏松，骨小梁变细，骨皮质变薄；②由于骨盆前倾，患侧闭孔变小；③患侧的滑膜与关节囊肿胀。④患侧髋关节间隙稍宽或稍窄，晚期全关节结核关节软骨面破坏，软骨下骨板完全模糊。结核菌素试验适用于4岁以下的儿童，髋关节穿刺液做涂片检查和化脓菌及结核菌素培养，对本病诊断有一定价值，但髋关节位置深在，有时穿刺不一定成功，手术探查取组织活检，是最准确的诊治方法。

4. 化脓性关节炎 一般多发于婴幼儿和少年儿童，感染途径多数为血源性播散，少数为感染直接蔓延,起病急,全身不适、疲倦、食欲减退、寒战、高热、髋关节剧痛,活动时加剧,患肢常处于屈曲、外展、外旋的被动体位。由于闭孔神经后支分布于膝关节处,亦可有膝关节疼痛,髋关节肿胀,触之饱满并有明显压痛,髋关节屈曲,内外旋、内收、外展均受限,足跟叩击试验阳性。Thomas征阳性。白细胞及中性分数增高,血沉加快,血培养可有致病菌生长,髋关节穿刺发现髋关节液呈血性浆液性或脓性混浊性,检查可发现大量白细胞、脓细胞,细菌培养可发现致病菌。X线表现早期可见髋关节肿胀积液,关节间隙增宽。感染数天后脓肿可穿破关节囊向软组织蔓延,X线可见关节软组织肿胀,主要表现为闭孔外肌及闭孔内肌征。关节软骨破坏后,关节间隙变窄,软骨下骨质疏松破坏,晚期化脓性病变从关节囊、韧带附着处侵入,形成骨内脓肿,很快出现骨质破坏,关节塌陷,关节间隙消失,最后发生骨性融合。

5. 强直性脊柱炎 常见于男性,20~40岁多见。最多见于骶髂关节和腰椎,其次为髋、膝、胸椎、颈椎。髋关节受累者大都伴有骶髂关节、腰椎的病变。本病起病缓慢,多表现为不明原因的腰痛及腰部僵硬感,晨起重,活动后减轻,由于骶髂关节炎的反射,部分病人出现坐骨神经痛症状,以后腰腿痛逐渐向上发展,胸椎及胸肋关节出现僵硬,出现呼吸不畅,颈椎活动受累时,头部活动受限,整个脊柱严重僵硬。由于椎旁肌痉挛,病人站立或卧位时,为了减轻疼痛,脊柱渐呈屈曲位,病人表现为驼背畸形。早期骶髂关节可有局部压痛,骨盆分离试验、挤压试验阳性,一般于起病后3~6个月才出现X线表现。骶髂关节最早出现改变,显示髂骨软骨下有磨砂样增生带。病变进一步向上蔓延,侵犯整个关节,关节边缘呈锯齿样,软骨下硬化带增宽,骨线模糊,关节间隙消失,骨性强直。脊椎的改变发生在骶髂关节病变之后,髋关节受累常为双侧,早期可见骨质疏松,关节囊膨隆和闭孔缩小。中期关节间隙狭窄,关节边缘囊性改变或髋臼外缘和股骨头边缘骨质增生(韧带赘)。晚期可见髋臼内陷或关节呈骨性强直。化验检查可有轻度贫血,血沉加快,血清碱性磷酸酶增高,最近研究表明,90%以上的病人组织相容抗HLA-B27为阳性。

6. 反射性交感神经营养不良综合征(reflex symthetic dystrophy syndrome,RSDS) 是一种肢体损伤后,以血管神经功能紊乱起源的疼痛综合征,过去用过不少名称,如肢体创伤后骨质疏松、急性骨萎缩、祖德克萎缩(Sudeck's atrophy)、灼性神经痛、反射性神经血管营养不良等。交感神经营养不良的表现范围可能很大,常有一些致病因素,包括损伤,好像是轻微的,或者是神经性或心肺疾病,常常突然发生或突然加重,受累关节可呈水肿。总的说来临床特征是伤肢剧烈的灼样痛,皮肤光亮、萎缩,易脱皮,皮肤苍白、水肿或感觉过敏,皮温升高或降低。患肢关节运动受限,掌腱膜肥厚并可屈曲挛缩。另外有脱发、指甲变脆。X线表现为骨质疏松,甚至出现进行性骨质减少,于近关节区更为明显。这种骨质疏松很像Ⅱ期的股骨头缺血性坏死,而后者的骨质疏松更广泛,且有小囊变。当X线未出现征象前,毛细血管增生水肿,滑膜下纤维化。骨内血管壁增厚,骨小梁非常薄,骨髓呈局灶性破坏,骨内静脉造影也常表现为骨干反流,骨内静脉淤滞。总之,RSDS是一种与骨坏死不同的疾病,它们血管变化的原发因素和细胞发生病理变化不同,但两者在组织学上所造成的后果,却有些相似。有人认为,RSDS十分严重,且持续时间很长,是以由于静脉淤滞而造成骨和髓组织的实际坏死。

7. 髋关节色素沉着绒毛结节性滑膜炎 多见于青壮年,男女患病率无差别,患髋关节肿胀,逐渐加重,发病开始仅感局部不适,无髋关节疼痛,之后可有轻微疼痛,并出现关节活动受限。症状加重与缓解可交替出现,但总的趋势是疼痛逐渐加重。由于髋关节位置深,周围软组织肥厚,难以触摸到关节内的包块。但体格检查可发现患髋关节较对侧饱满。关节活动明显受限,可出现股四头肌的失用性萎缩,关节穿刺液可抽出血性或咖啡色液体,病理检查可见绒毛结节。术中切开关节囊,可见滑膜棕色或有棕黄绒毛和结节生长,伴有水肿,肥厚充血。

X线片基本特征是早期骨侵犯,可见髋臼、股骨头、颈呈多囊性改变,可分为三种类型:

(1)大而多发囊肿型:颈部出现较大椭圆形囊肿,有硬化型,股骨头及髋臼可见多数小囊肿。

(2)骨关节炎型:关节间隙早期消失。股骨头与髋臼有弥漫性多发小囊肿。

(3)骨关节病型:关节间隙狭窄,可有骨赘形成,及软骨下骨硬化。

8. 髋关节良性骨肿瘤 良性肿瘤生长于股骨头部很少,由于股骨头颈的截面小,相对所承受的压应力和张力较大,骨质密度大,有利于良性骨肿瘤的生长。

9. 髋关节的恶性肿瘤 侵袭力强的骨肿瘤可以侵蚀股骨头颈部,由于骨小梁的代偿性变化可出现类似良性病变的表现,股骨头颈血供差,肿瘤组织易发生坏死,表现为囊性变,以软骨母细胞瘤最易侵犯股骨头部。本病常见于 10~20 岁的青少年,男性多见,以疼痛为主要症状,活动疼痛加剧。髋部病变位于股骨头骨骺中,可引起髋关节功能障碍。本病进展缓慢,可多年无明显进展,疼痛轻微,X 线片可见股骨头骨骺部或近骨骺端有一圆形或椭圆形的透亮区,为中心或偏心性生长,边缘清晰,可有硬化壁,很少有骨膜反应。肿瘤内可有斑点状或斑片状钙化阴影。

二、常见原因引起的股骨头缺血性坏死

(一)创伤性股骨头缺血性坏死

1. 股骨颈骨折合并股骨头缺血性坏死　股骨颈骨折常严重地破坏股骨头血供,血供破坏程度与骨折移位程度相关。Sevitt 等对 25 个股骨颈骨折而后死亡的病人进行动脉灌注发现仅 4 个病人股骨头有正常或接近正常的血供。股骨颈骨折显著移位可损伤后侧关节囊,严重破坏影响股骨头的血供,尤其是当骨密度正常的年轻病人出现股骨颈骨折时,在高能量损伤情况下关节囊损伤严重;但当骨折移位低于股骨颈直径 1/2 时,髋关节囊常不受损。另外骨折引起的关节内血肿可使关节腔内压力增高,阻断关节囊内静脉回流和 / 或降低股骨头动脉血流供应。体位变化亦可影响关节囊内压,大部分学者经实验证实后伸和内旋可通过减少关节囊内体积而明显减少股骨头血供,因此在术前髋关节应放在屈曲外旋的体位。另外,骨折后因疼痛刺激等因素,髋周肌肉收缩进一步增加囊内压,影响股骨头血供,所以术前应采取牵引对症治疗。股骨颈骨折后抽吸血肿可减轻股骨囊内压力,但血肿又可重新聚集,需要反复抽吸,这样无疑增加了感染的机会,所以目前大部分学者主张行前路关节囊切开减压以减轻股骨头局部缺血,而抽吸只能作为临时措施。股骨颈骨折后应尽快急诊手术复位,这样可望减少股骨头坏死发生的概率,但三翼钉固定因其可增加关节囊内压力,应尽量避免使用。

有文献报告,股骨颈骨折采用各种方法治疗后股骨头缺血性坏死发生率为 10%~42%,个别文献报告达 86%。缺血坏死发生时间一般多为骨折后 1~5 年,其发生与下列因素有关:①年龄因素:青壮年股骨颈骨折发生股骨头缺血性坏死率较老年病人高,其原因可能是外伤暴力大,骨折端移位严重,供应股骨头的血管损伤亦严重;②陈旧性股骨颈骨折接受治疗后其股骨头坏死率高于新鲜骨折;③骨折部位高,移位严重的股骨颈骨折病人股骨头坏死率高;④采用三翼钉固定治疗发生股骨头坏死率高于其他方法;⑤股骨颈骨折复位差或过牵易发生股骨头坏死。

【症状】

多见于青壮年,于股骨颈骨折后,1.5 个月 ~10 年再度出现髋关节疼痛。疼痛出现的时间 85% 在伤后 3 年内,98% 在 5 年以内。部分病人股骨颈骨折后持续性关节部疼痛,持续半年甚至 1 年以上,这种情况下就应高度警惕股骨头缺血性坏死的发生。疼痛位于大腿根、臀部,部分病人有膝部放射痛,患肢负重会加重疼痛,由于股骨颈骨折术后的关节制动,髋关节活动范围严重受限,较非创伤性病人活动受限明显得多。

【体征】

内固定术后的病人可发现患髋的手术瘢痕,软组织粘连、萎缩、僵硬。股四头肌萎缩,腹股沟区压痛,大转子叩痛,足跟轴心叩痛阳性。伴股骨颈骨折骨不连者,体征更加明显,患髋关节活动严重受限,病史愈长,活动受限愈明显。病人跛行步态,患肢长期不敢负重。股骨头塌陷严重者,可有患肢的短缩畸形。

【特殊检查】

Thomas 征、"4" 字试验均阳性,股骨头塌陷严重者,Allis 征及单足站立试验(Trendelenburg 征)阳性。伴阔筋膜张肌或髂胫束挛缩者 Ober 征阳性。髋关节严重塌陷或半脱位者髂坐线(Nelaton 线)上移,髂转线(Shoemaker 线)在脐下与正中线相交,Bryant 三角底边小于 5cm,沈通氏线(Shenton's 线)不连续。

【辅助检查】

(1)X 线片:于伤后发现股骨头缺血性坏死的时间,早则为 1.5 个月,最晚可至伤后 17 年,早期诊断股骨头缺血性坏死有三个 X 线指征:钉痕的出现、股骨头高度递减和硬化透明带。

1)钉痕的出现:硬化骨与内固定物之间的透明空隙,称为钉痕。

2）股骨头高度递减：小转子上缘至大转子下缘画一水平线，再经小转子上缘与此水平线相垂直画一线，此线与股骨头表面的交点即为股骨头高度。通过测量此高度，可早日发现股骨头塌陷。

3）硬化透明带：硬化是骨修复的表现。由于大量新生修复骨的堆积，在 X 线片上表现为硬化浓集区，与死骨吸收的透明区形成明显对比，在 X 线片上表现为硬化透明带。

（2）骨内静脉造影法：将造影剂直接注入股骨头内，立即摄 X 线片。如关节囊及圆韧带显影清楚，表明血运佳。如不显影，则表示无血运，预示股骨头坏死。

（3）放射性核素骨扫描：能对股骨头缺血性坏死做出早期诊断。但应双侧对比，以排除假阳性。

（4）动脉造影法：于股动脉内注入造影剂，立即摄 X 线片，如干骺上、下动脉不显影，则有诊断意义，预示股骨头缺血性坏死的发生。

MRI 的分辨率极高，可以对股骨头缺血性坏死进行早期诊断。

2. 外伤性髋关节脱位、股骨头骨折合股骨头缺血性坏死

【症状】

有外伤性脱位或股骨头骨折病史，脱位后 2 小时内复位者发生缺血性坏死率为 17.6%，24 小时以上复位则高达 90%。于髋关节脱位后 12 个月左右出现髋部不适，表现为大腿根、臀部酸痛、钝痛或刺痛一般可向膝部放射，上述区域可有麻木感，疼痛逐渐加重，关节活动受限，早期以内旋为主，以后出现内收、外展、前屈、后伸及外旋受限，活动受限愈来愈重。晚期可出现关节的强直。病人疼痛症状出现后，或长或短的时间内出现跛行。早期由于骨内压增高，可出现间歇性跛行，休息后好转，股骨头软骨面破裂后，压力减低，但股骨头塌陷，虽疼痛缓解，但跛行则将持续性存在。

【体征】

患髋部无红肿畸形，股四头肌及臀大肌萎缩，腹股沟中点及内收肌止点有深压痛。大转子有叩痛，足跟叩痛可以阳性，患髋关节早期有内旋受限，以后逐渐各个方向活动受限，病人鸭步跛行。股骨头塌陷严重者，可发现患肢短缩。

【特殊检查】

早期病人由于患髋关节疼痛，Thomas 征、"4"字试验阳性，晚期由于股骨头塌陷，髋关节半脱位，Allis 征及单足站立试验（Trendelenburg 征）可呈阳性。伴阔筋膜张肌或髂胫束挛缩者，可有 Ober 征阳性。伴有髋关节半脱位者还可有 Nelaton 线上移，Bryant 三角底边小于 5cm，沈通氏线不连续。

【影像学检查】

X 线片根据 Ficat 分期，可分为Ⅳ期，对于Ⅱ、Ⅲ、Ⅳ期病人诊断比较容易，但对于Ⅰ期病人，经验少的医生诊断起来比较困难。CT 检查可增加Ⅰ期病人的诊断阳性率，不至于使一些病人被漏诊。CT 检查辐射小，价钱适中，宜于被病人接受，但其准确率不如磁共振成像（MRI）。MRI 成像原理与 X 线、CT、ECT 完全不同，它可对微小的水分差和脂肪成分差产生对比度，诊断股骨头坏死十分敏感，甚至亦可做出诊断，临床上应注意与股骨头缺血性坏死的区分，ECT 的敏感度也很高，但检查时应双侧对比，而且许多疾病也可出现阳性，这使该检查技术的应用受到一定程度的限制。

（二）外源激素性股骨头缺血性坏死

Pietrogrami 和 Mastromarino 在 1957 年首次报道了长期应用肾上腺皮质类固醇激素（简称激素），可发生骨坏死，以后已被人们普遍重视。由于全身各系统的疾病，有很多需要应用激素来进行治疗，所以发病率较高，Griffith 等发现 254 例 SARS 病人中 12 例（5%）出现股骨头坏死，其中强的松 <3g 坏死率为 0.16%，>3g 坏死率为 13%，并指出强的松累积使用量（或其当量的其他激素）是导致坏死的最主要原因。一般认为服用激素的 12 个月以内是股骨头坏死发生的高峰期。

Cruess 报道 36 例肾移植术后 6 个月，就有 10 例发生股骨头缺血性坏死。口服、静脉注射和关节内注射均可引起发病，在一项 22 例皮质激素导致股骨头坏死的研究中发现，从服药到 MRI 平片发现坏死，强的松的总剂量平均为 5 928mg（1 800~15 505mg）。应用激素同时有酗酒史者，发病率更高，而且多数病人为两侧股骨头同时发病。

目前有关肾上腺皮质激素与股骨头缺血性坏死的学说很多，如：脂肪代谢紊乱、骨髓内压力升高、钙

代谢紊乱、血管炎、前凝血状况及血管内凝血,细胞分化障碍、骨质疏松和激素的毒性作用等。其病理机制主要可分为两大类学说,多数学者认为激素诱导的股骨头坏死是缺血性骨坏死,骨缺血是骨坏死的直接原因。激素可引起脉管炎,脂肪栓塞,脂肪细胞肥大及骨髓内压力增高均可导致骨内微循环障碍,骨因缺血而坏死,另一些学者则认为激素诱导的股骨头坏死是激素对股骨头骨细胞的直接细胞毒作用。其实这些机制又往往是相互联系,互成因果关系的,表明激素导致股骨头缺血性坏死存在复杂的病理生理学过程。一些因素已得到组织病理学证实,有些生物化学方面的过程还有待明确。

【症状】

病人有激素使用史,剂量可大可小,以大剂量激素长期使用者多见。疼痛可发生于激素使用间,亦可发生于停药之后,一般多见于停药后 1 年发病。早期出现,可有膝部放射痛,可因疼痛出现间隙性跛行,常双侧发病,一侧发病 1 年或几年以后,对侧发病。病程进展迅速,很快可有软骨面破坏,出现关节弹响,此时股骨头内压降低,髋关节疼痛有所减轻,但由于股骨头塌陷,会出现持续性跛行。

【体征】

体格检查有股四头肌萎缩,腹股沟中点及内收肌止点压痛,大转子叩痛,足跟叩痛阳性,早期有髋关节内旋挤压痛。以后逐渐出现关节内收、屈伸及外展、外旋受限,晚期病人可有关节强直甚至半脱位。

【特殊检查】

"4"字试验(Patrick 征)阳性、托马斯试验(Thomas 征)阳性,股骨头塌陷严重者可有 Allis 征、单足站立试验阳性。

【辅助检查】

X 线片诊断可分为 Ficat 四期,CT、ECT 的效果明显优于 X 线片,对于 X 线片有疑问的病人可提高诊断准确率,MRI 分辨率极高,为最佳的诊断方法,但价钱昂贵,一般病人难以接受,DSA 诊断效果与 MRI 相当,但为创伤性检查,而且价钱昂贵,也不能普遍应用。

(三) 酒精性股骨头缺血性坏死

所谓酒精学名乙醇(ethyl alcohol, C_2H_5OH),在任何比例下,可与水混溶,亦能溶于大多数溶剂中,除用作饮料外,还可广泛用于药物、塑料、油漆、增塑剂、香料、化妆品和橡胶促进剂等。与人的生活密切相关。

乙醇属微毒类,是中枢神经系统(CNS)抑制剂。小剂量饮酒可以引起 CNS 兴奋,大剂量可使 CNS 处于抑制状态,严重中毒时也可引起呼吸系统和循环衰竭,当人体被动和主动地接触和吸收乙醇,并不断在体内蓄积达到中毒水平后,乙醇可发挥其毒性作用,使人体各系统及器官受累发病,当累及循环系统时可导致股骨头缺血性坏死。Hirota 等人对 118 例酒精性股骨头坏死和 236 例健康对照者进行回顾性研究发现少量饮酒(<8ml,每周一次,相对危险比为 3.2)和大量饮酒(每天 8ml,相对危险比为 13.1)的饮酒者股骨头坏死发生率要比对照组高,他们还发现了明确的剂量与坏死之间的关系($P<0.001$),每周乙醇摄入量(320ml、320~799ml、800ml)的饮酒者,其相对危险比分别为 2.8、9.4、14.8。

【临床表现】

酒精中毒引起的股骨头坏死多发生于有长年酗酒史的中青年,年龄 30~50 岁。在伴有胰腺炎、脂肪肝、营养不良及外伤史者发病率更高。其临床表现与病因,病史,局部或全部骨坏死密切相关。可因骨坏死的时间与修复阶段而有不同,骨坏死早期和中期,虽然 X 线检查已有明确的骨坏死征象,但只要股骨头尚未塌陷,可以无症状或较轻,晚期,当股骨头发生软骨下壳状骨折或股骨头变扁时,可产生髋关节疼痛或阵发性疼痛,当晚期股骨头塌陷,增大变形时可产生严重的疼痛和活动障碍,持续性跛行,此外可出现患髋半脱位或全脱位。

酒精性股骨头坏死发病可为单侧或双侧,早期病人可没有临床症状。随着病情发展,最先出现的症状为患侧髋关节疼痛,也有病人表现为膝关节痛而易被误诊。疼痛可呈持续性或间歇性,劳动、步行过久后症状加重,卧床休息可使疼痛缓解。如果是双侧发病则可表现为交替性疼痛。随着疼痛症状加重,病人可出现跛行,患肢缩短,行走受限,严重时需拄拐行走或卧床休息。通过非手术治疗如药物、理疗等,上述症状可暂时缓解,但过一段时间疼痛症状会再次发作,严重时影响病人休息。

对于过量饮酒或职业因素所致的酒精中毒还可累及除股骨头以外的其他多系统多器官病变,产生相应的症状,体征,这种损害又可分为急性中毒、亚急性中毒和慢性中毒,而中毒的轻重程度与接触毒物的量、时间、程度等相关。

临床查体早期患髋活动无明显受限,随着病情发展,可出现患髋叩痛,关节周围肌肉紧张,尤以内收肌紧张为明显。髋关节活动受限,其中以内旋、外展活动受限最为明显。病变严重时,因坏死股骨头塌陷、变形,患肢较健侧明显缩短,病人可出现跛行、行走困难等表现。

【辅助检查】

X线片是临床常用的诊疗手段,但分辨率低,尤其对于 Ficat 1 期病人。与其他原因引起的股骨头坏死一样,酒精性股骨头缺血性坏死可根据病情发展程度而出现不同 X 线征象。根据 Ficat 分期标准,Ⅰ期:X线示股骨头形态正常,头内仅可见骨质疏松样改变,呈局部性骨小梁模糊,或细微斑状透亮区;Ⅱ期:可见股骨头外侧正常负重区内骨小片状密度增高影,头内可见因酒精作用引起的骨密度不均,病情发展可见局部囊性透亮区,可单发或多发,边缘可见硬化区;Ⅲ期:于股骨外上方皮质下可见单发或多发呈"新月状"裂隙状或条带状透亮影。为大量肉芽组织纤维组织增生所致。病情发展,可见股骨头变形,局部皮质变薄,密度减低,断裂,模糊甚至消失。此时负重,由于局部应力集中而出现软骨下骨折,软骨断裂,剥脱,可产生局部至全头不同程度塌陷,头内可见密度不均股骨头变扁,髋臼此时多无受累;Ⅳ期:股骨头明显变形,股骨头内可见塌陷骨折线影,头内密度不均;关节间隙明显变窄,髋臼退行性改变,局部密度减低甚至出现缺血性坏死改变,可见囊性变及局部硬化征,周围骨质增生,骨赘形成,主要发生于髋臼外 1/3~1/2,此时病人关节活动明显受限。另外,与其他原因所致股骨头坏死相比,酒精性股骨头缺血性坏死病人多为双侧同时发病,骨质疏松明显,股骨头表面粗糙,关节间隙变窄明显。CT 对 Ficat 1 期病人可发现骨密度不均,钙化影以及小的囊性变,ECT 则可更早期地发现病灶,表现为核素浓聚影,但应双侧对比,MRI 对早期病人的诊断率几乎可达到 100%,为最佳诊断手段。

(四) 髋关节异常发育因素的股骨头缺血性坏死

尚未达到髋脱位水平的髋发育不良,也可造成股骨头缺血性坏死。以往的文献报道多数是将股骨头坏死作为先天性髋脱位治疗的并发症之一加以研究,研究的重点也在婴幼儿期。髋发育不良引起的股骨头缺血性坏死,国内外对其病因多有争议,Ficat(1977)通过髓芯组织检查证明了发育不良引起的骨坏死。

1. 髋臼发育不良合并股骨头缺血性坏死

【症状】

发病年龄多在 45~55 岁之间,女性多见,婴幼儿期有髋臼发育不良病史。发病时间很长,有时因症状不明显往往被忽视。部分病人有记忆清楚的扭伤史,但不久即缓解。早期诉患髋疼痛,有时向膝部放散,逐渐加重,休息后好转,严重时休息亦痛。病人跛行时间有长有短,有的病人由于患侧骨盆发育小,髋臼上移,下肢相对缩短,很早即出现跛行。而有的病人无下肢短缩,直到出现髋关节骨性关节炎时才出现跛行。

【体征】

体格检查可见股四头肌萎缩,腹股沟区及内收肌止点压痛,大转子叩痛,足跟叩痛阳性。髋关节活动严重受限,内旋受限为重,严重者出现屈曲、外旋和内收畸形。

【特殊检查】

Thomas 征,"4"字试验阳性。Allis 征及单足站立试验(Trendelenburg 征)可呈阳性。伴阔筋膜张肌或髂胫束挛缩者 Ober 征亦可呈阳性。患肢可有缩短。伴有髋关节半脱位者还可有 Nelaton 线上移,Bryant 三角底边小于 5cm,沈通氏线不连续。

【影像学检查】

X 线检查是临床常用的诊察方法。按 Ficat 分期可分为四期。X 线片示髋臼角增大,超过 30°。患侧骨盆发育可小于对侧。股骨头变扁,呈蘑菇样,向上呈半脱位趋势。股骨颈由于股骨头的塌陷相对变短。髋关节间隙变小甚至消失。髋臼上缘硬化,外上缘增生。CT 能清楚地显示股骨头内硬化骨、死骨、新骨增生及囊性变。ECT 可早期发现股骨头内坏死区的核浓聚影,显示坏死灶。MRI 具有极高的分辨率而且无损伤,能更清楚显示股骨头内坏死灶。

2. 先天性髋脱位合并股骨头缺血性坏死

【症状】

有先天性髋脱位病史,可有手法复位或手术复位史。自会行走以来即有跛行。患髋关节早期可无疼痛,40岁左右方出现疼痛,早期关节活动范围良好。儿童病人有手法复位或手术复位史者,术后半年或1年左右即可有坏死发生。疼痛发生后逐渐加重,并出现关节活动障碍。严重者患髋关节僵硬,活动受限,尤以外展受限明显。病人主诉髋部疲劳无力,下肢不平衡,部分病人主诉髋部和下腰部疼痛。

【体征】

体格检查见臀部扁而宽,股骨大转子突出,肢体短缩,患侧肢体肌肉轻度萎缩,骨盆倾斜脊柱侧弯。

【特殊检查】

腹股沟区及内收肌止点压痛,大转子叩痛,髋关节活动受限,外展受限为重。单足站立试验(Trendelenburg征)可呈阳性。Thomas征,"4"字试验、Allis征阳性。

【影像学检查】

X线示先天性髋关节脱位,患侧骨盆发育小,假髋臼形成。股骨发育亦小,股骨头变小,股骨颈变短、变粗。沈通线不连续。骨盆向患侧倾斜,腰椎向健侧凸。复位术后发生股骨头坏死的儿童,按Catteral分期,可有儿童股骨头缺血性坏死的各期表现。

(五)减压病性股骨头缺血性坏死

【症状】

病人一般在20~30岁之间,其中肥胖者居多,有进入高压环境或从事高空飞行的病史,气压越大,减压次数越多,发病率越高。病人最初可以没有临床症状,也可以有髋关节疼痛或功能障碍,疼痛出现在异常减压后几分钟至几小时,但X线表现可出现于发病数月至数年之后。疼痛可为持续性或间歇性。疼痛时间逐渐延长,以后出现持续性疼痛,无论从事减压工作与否,均出现疼痛。髋关节活动受限加剧,早期主要是内旋受限,随病情发展,关节活动范围逐渐减小。

【体征】

查体可有大转子叩痛,局部深压痛,内收肌止点压痛,部分病人可有足跟轴向叩击痛阳性,由于股骨头塌陷,可有髋关节脱位。

【特殊检查】

Allis征及单足站立试验(Trendelenburg征)阳性,患肢可以缩短、肌肉萎缩,甚至有半脱位体征。

(六)着色性绒毛结节性滑膜炎引起的股骨头缺血性坏死

【症状】

多发于男性青壮年,20%有外伤史,起病缓慢,病期可达数月至数年,主要临床表现是髋关节疼痛,很少有关节肿胀,疼痛多呈间歇性加重,可向大腿放射,有时因滑膜被嵌夹于关节间隙内,发生剧烈疼痛,出现关节肿胀。关节穿刺液为暗棕色如浆液纤维素性,出现股骨头坏死可有髋关节活动受限,早期为内旋受限,以后屈、伸、内收、外展均受限,并出现间歇性跛行。

【体征】

在大粗隆可有叩痛局部深压痛,内收肌止点压痛、部分病人足跟叩痛阳性。

【特殊检查】

Thomas征、"4"字试验阳性,晚期由于股骨头塌陷髋关节脱位,Allis征及单腿独立试验阳性。

【X线表现】

X线表现早期可见关节积液,后期由于侵犯骨质,而出现关节附近骨质疏松,骨小梁破裂,多发骨囊肿形成,可有三种类型:①大而多发囊肿型;②关节炎型;③骨关节病型。

(七)血液病性股骨头缺血性坏死

骨髓为重要的造血组织,故一些血液疾患常并存着相应的骨骼病理改变。于婴儿期,全身骨骼的骨髓都能产生红细胞。在生后数日的婴儿,除骨髓能造血外,肝、脾也能造血;至小儿期,髓外造血停止;随后,身体有造血功能的红骨髓逐渐消失;至20岁前后,则造血功能主要限于躯干骨(椎骨、肋骨、骨盆骨),颅骨板障,股骨近端,肱骨近端等处的骨髓组织。虽然在某些病理情况下,例如缺血,四肢不具有造血功能的骨髓及肝、脾又可重新显示造血功能,但其过程并不长,尚不足以出现 X 线征象。

血液病的种类很多,如血红蛋白病,Cooleg 氏贫血,骨白血病、戈谢病等,都可引起股骨头的病变,并进一步导致股骨头缺血性坏死。因而我们必须密切结合临床,尤其要结合血液和骨髓的检查材料,再配合影像学材料,进行分析,才可得出较为正确的诊断,并给予相应的有效治疗。

1. 血红蛋白病性股骨头缺血性坏死

【症状】

(1)一般表现:镰形细胞血红蛋白病在出生后 6 个月内临床症状少见,通常在童年,常在 2 岁内被确诊。童年早期特别危险,多数患儿在 7 岁前死亡。临床特征包括:溶血、贫血和血管闭塞症状。病人常有急性发作,表现为发热、腹痛或关节痛(特别是手背和足背)、白细胞增多和黄疸。骨髓炎、肺炎链球菌脑膜炎和败血症是常见并发症。童年脾脏肿大,以后由于反复栓塞和弥漫性纤维化而萎缩。功能性无脾始于幼儿,使病人易罹细菌感染和败血症,尤其是肺炎球菌感染。心脏常扩大,年长者可出现心肺功能不全,黄疸常持续,但程度不同。由于长期大量溶血,胆石和胆囊炎为多见的并发症。偶见阴茎异常搏起,肾脏乳头的栓塞和坏死可发生血尿,由于红系细胞的明显增生,X 线可见骨髓腔扩大。反复骨梗死还可引起股骨头或股骨头的无菌坏死,并可造成严重关节炎。约 1/4 的病人病程中可并发神经症状,以偏瘫为常见。感染和叶酸缺乏可导致红细胞生成低下,发生再生障碍危象,踝部溃疡为皮肤常见表现。继发沙门菌骨髓炎的则发生骨髓炎症状。

(2)髋部表现:本病并发股骨头缺血性坏死时,可出现髋痛和跛行,跛行的程度随疼痛的程度而变化。该病并发股骨头缺血坏死的发生率,男女之比为 1:16。在 X 线变化和临床表现的程度上,男女之间无特殊差异,髋痛和跛行在不同 X 线临床分型中,表现也不同,软骨硬化区型者仅偶有轻微髋痛,甚或没有,偶有或无跛行;Perthes 样病理型者有轻或中度疼痛,并伴有一定程度的跛行,而全部破坏,中心性坏死和散在坏死型者,都有严重的髋痛和跛行。

【影像学检查】

同镰状细胞贫血而出现的代偿性骨髓增生及骨梗死,是诸种 X 线表现的主要病理基础。在全身骨中,以颅骨、额及脊椎的 X 线表现较明显,分为三组病变,分别由骨髓增殖引起,骨栓塞引起及继发感染引起。

【实验室检查】

镰变试验阳性、血红蛋白溶解试验阳性、慢性溶血性贫血是镰状细胞血红蛋白病的诊断依据,血红蛋白电泳主要成分为 HBS、无 HBA。

【鉴别诊断】

反复关节疼痛和明显的心脏扩大易误诊为风湿病;急性腹痛发作易误诊为急腹症,骨质破坏可误认为细菌性骨髓炎;明显黄疸可与其他原因黄疸相混;镰状细胞贫血的晚期,因为有骨硬化表现,故需与成骨型转移瘤相鉴别。此外还需和骨肉瘤、Legg-perthes 病、减压病性骨干和骨端坏死、骨结核等相鉴别。

2. 血友病性股骨头缺血性坏死

【临床表现】

常因轻微外伤引起大出血或因鼻出血不易凝而被注意。在童年常发生于膝、髋等大关节。因血不凝,故关节内容迅速增加,而出现肿胀、疼痛及活动受限,外观呈暗青色而有压痛,经反复出血后乃出现慢性增生性关节炎症状,晚期有不同程度的关节纤维性强直,但骨性强直较少,于髋关节可诱发股骨头缺血性坏死。

【影像学检查】

本病最常累及膝关节,踝、肘、髋关节次之,两肩关节极少受累,发病初期常为单发病变,尔后其他关节也逐渐受侵蚀,在单纯关节积血期无骨破坏软骨侵蚀,仅是关节肿大,密度增大,当出现慢性关节炎时,就合并了软骨区骨质的破坏。如发病于青年人,其 X 线表现为因关节软骨的退化吸收致关节腔变窄,因骨内出血可见骨内囊肿或不和关节面相通的穿凿样疏松区。因关节边缘凹陷所致在关节边缘部将有假性骨刺出现,骨端受累,见明显破坏区,可能合并关节脱位及畸形,甚至纤维性或骨性强直。

【鉴别诊断】

在血友病性关节病的关节积血期所表现的关节肿胀与一些浆液性或化脓性滑膜炎相似,但血友病性关节病的关节囊部肿大及密度增高更为明显。本病的慢性期与骨性关节炎相区别,前者年龄较后者偏小,后者常发病于 25 岁以后,当血友病性关节病的骨质疏松明显时,则易与类风湿关节炎的表现相混,后者常累及脑及于指关节还易合并骨性强直,而前者易发病于较大关节,且骨内的囊变更为常见。

3. 骨白血病

【临床表现】

髓性白血病多见于小儿,而淋巴性白血病多见于成人。急性白血病发病急,易发热、皮肤苍白,有易出血倾向。白细胞明显增多,主要为原始幼细胞。慢性骨白血病发病缓,初期白细胞明显增多,以后出现肝脾、淋巴结肿大,衰弱及贫血等症状。

【影像学检查】

小儿白血病病人,早期在两侧肱骨近侧及胫骨近侧干骺部的内侧可能出现骨皮质侵蚀,X 线片显示骨髓特别是长骨及椎体骨小梁吸收而呈普遍性骨质疏松,当骨松质被破坏而代之以白血病组织结构时,则显示局部透亮区,在长管状骨干骺端近侧与先期钙化带相平行出现因肿瘤浸润及软骨内化骨障碍所致的浪状改变,最易见于生长旺盛的部位,如胫骨、腓骨等,以后也可累及髋及肩部诸骨,且常为对称性病灶,于干骺 - 骨干处出现鼠咬状骨吸收像为常见 X 线征,如椎体受累可出现骨小梁减少、皮质变薄、骨破坏,累及股骨头,出现股骨头坏死征象。

【鉴别诊断】

骨白血病应与神经母细胞瘤,Still 病,多发性骨髓瘤,维生素 C 缺乏病等相鉴别。

4. 戈谢病致股骨头缺血性坏死

【临床表现】

在儿童期和青年期,症状与急性骨髓炎相类似,剧痛,发热,白细胞增高,局部红、肿、热及压痛等,此等症状可自行消失,病变的部位,除常见于股骨下端外,尚易侵及骨盆,指(趾)、手、肋骨,少数侵及椎体骨和颅骨等,全身症状主要为肝脾肿大,脾功能亢进,皮肤色素沉着,球结膜常出现黄斑。

【影像学检查】

长骨骨端骨髓特别膨大,呈烧瓶状,股骨头坏死时,与其他股骨头缺血性坏死类型影像相同。晚期同样可出现关节退行性改变。

三、肱骨头缺血性坏死的诊断与鉴别诊断

【临床表现与诊断】

肱骨头坏死可能是特发性、创伤性或继发于其他一系列疾病,包括酗酒、镰状细胞贫血、使用皮质激素、高尿酸血症、戈谢病和减压病。本病同样可见于妊娠、急性胰腺炎、家族性高脂血症和原发性的库欣病。肱骨头坏死的首发症状是疼痛,多无急性发作。病人多不能回忆起明确起病情况,病程为渐进性,主要与活动有关,休息可使症状缓解。晚期轻微活动引起疼痛,常夜间痛醒。病人常诉说肩部有交锁、弹响或疼痛、活动受限,可能由于肱骨头软骨下骨折、骨软骨碎裂或关节内游离体所致。这种与活动有关的症状可持续较长时间,然后引起病人功能障碍,并出现静息痛。

体格检查可有三角肌、肩袖肌肉萎缩。前屈和外展的主动活动首先受影响,因为这种活动可使肱骨头病变部位(最常见是在头的上方)受力。至病变晚期,关节炎性病变和疼痛的关节囊挛缩出现之后,关节被动活动亦受限。被动活动时可扪及关节内弹响,并引起病人症状。然而弹响并不一定引起症状。

【影像学检查】

X 线表现可分为五期:

Ⅰ期:平片正常,需放射性核素扫描及 MRI 显示坏死的存在。

Ⅱ期:平片显示骨质疏松或骨硬化,但无软骨下骨骨折。

Ⅲ期:出现软骨下骨骨折和半月征。

Ⅳ期:软骨面塌陷。

Ⅴ期:出现关节盂的病变。

【鉴别诊断】

本病主要与肩周炎、肩袖撕裂、肩峰下滑囊炎、肩关节不稳、盂唇撕裂相鉴别。

四、膝部骨缺血性坏死的诊断与鉴别诊断

膝关节骨坏死可分为特发性和继发性,以特发性为多见。膝部特发性骨坏死多见于老年人,通常为单侧,损坏单髁间,无明显病因,不伴有髋部骨坏死。膝关节是继发性骨坏死的好发部位,仅次于髋关节。继发性通常为双侧多髁受累。应用皮质激素为常见病因。90% 以上病人同时有髋部骨坏死。发病年龄多为45 岁以下。常见病因为激素性、酒精性、创伤性及甲状腺功能低下等。所有病人均有髁的塌陷,结局明显坏于特发性骨坏死病,一般 3 个月内需行全膝关节置换治疗。

膝关节骨坏死依其发生部位可分为股骨内侧髁骨坏死、股骨外侧髁骨坏死、胫骨内侧髁骨坏死、胫骨结节骨髓缺血性坏死、髌骨骨坏死。

(一) 股骨内侧髁骨坏死

【症状与体征】

股骨内侧髁特发性骨坏死主要发生于 60 岁以上的妇女,其特点为膝关节前内侧部的突发疼痛与压痛。疼痛一般较缓和,但夜间较重,活动后亦会加重。大多数病人注意到此种疼痛发作很突然而且很明确,病人甚至能够记忆起疼痛的起始时间,体检可发现膝关节内侧肿胀,股骨内髁压痛,膝关节活动受限。

【影像学检查】

Ⅰ期:X 线片正常,MRI 则可有异常发现,T2 加权像异常者常有疾病进展,放射性核素扫描亦可对 Ⅰ期病人进行诊断,表现为核素吸收增高,提示软骨下骨坏死。

Ⅱ期:病人 X 线片显示股骨内侧髁的轻度塌陷。

Ⅲ期:有透光性病灶,称之为新月征。

Ⅳ期:关节严重塌陷,ECT、MRI 更能明确地显示坏死病灶的范围。

(二) 股骨外侧髁骨坏死

【临床表现】

与特发性股骨内侧髁骨坏死相比,特发性股骨外侧髁坏死十分罕见,因为膝关节所受的大部分应力作用于膝关节内侧部分,故膝关节外侧部分不存在微骨折的危险因素。股骨外髁骨坏死最常见于因膝部肿瘤而行膝关节局部放疗后,或退行性骨关节炎局部使用激素后,主要表现为膝内侧肿胀、疼痛,无明显的内翻畸形,体检有股骨内髁压痛,膝关节活动受限。

【影像学检查】

X 线片早期可见股骨外髁密度减低,骨质疏松,之后逐渐出现透亮区、囊性变,晚期广泛的软骨下骨及软骨面受累,关节间隙变小,关节面塌陷。放射性核素早期即可发现软骨下骨的吸收增加,提示软骨下骨的坏死,MRI 更能早期地反映坏死区的部位、范围。

(三) 胫骨内髁缺血性骨坏死

【临床表现】

本病好发于两个年龄段:幼儿型见于 3 岁以下,儿童型多见于 8~13 岁。幼儿型多为 2 岁左右肥胖的幼儿,约半数为双侧性,膝内翻明显,胫骨上端弯曲,大多 9~10 个月时就开始走路、步态蹒跚、鸭步,有时与生理性膝内翻相混淆。但经过 1 年时间的观察,膝内翻不但没有减轻,反而愈加明显,并且胫骨上端内侧出现喙突状隆起,可在皮下触及而无疼痛,常合并胫骨内旋,膝反张,小腿短缩和外翻足。儿童型多为单侧性,常在 5~12 岁出现,膝关节内翻畸形较轻,小腿短缩畸形明显,胫骨内髁突出,有时有疼痛和压痛。

【影像学检查】

X 线片对于早期病人可以无阳性发现,但放射性核素扫描可发现局部的吸收增加,提示坏死的存在。MRI 则可显示出坏死灶是小的、弥漫的。中晚期胫骨内侧髁骨坏死 X 线可显示出软骨下骨的透亮区及周

边的硬化带。晚期可显示胫骨内髁的塌陷,ECT、MRI 亦有相应的坏死表现。

(四) 髌骨骨坏死

【临床表现】

髌骨骨坏死极其罕见。常见病因为创伤、使用激素及全膝置换术后,亦有特发性髌骨坏死。发病部位几乎都在髌骨上端,这可能与该部位血运差有关。病人主要症状是膝前区疼痛,疼痛逐渐加重,上、下楼梯时疼痛加重,查体可见膝关节肿胀,髌前区压痛,伴关节积液者可有浮髌征阳性。髌骨研磨试验可以阳性。

【影像学检查】

早期病人 X 线检查可以无阳性发现,放射性核素扫描,可以显示核素吸收,揭示坏死灶的存在。MRI更能清楚地显示髌骨坏死区的部位及范围。中期病人 X 线片可见透光区,骨质的硬化,关节面不平整,晚期可有髌骨变形,边缘增生,出现髌股关节炎的表现。

(五) 鉴别诊断

与特发性膝关节骨坏死相鉴别的疾病主要有:剥脱性骨软骨炎、二水焦磷酸钙结晶沉积病、一过性骨质疏松、应力性骨折、继发性膝关节骨坏死、半月板退变、膝关节内侧部局限性骨软骨炎、膝关节骨软骨骨折、交感反射性膝关节营养障碍(RSD)等。

1. 继发性膝关节骨坏死　激素引起的膝关节骨坏死在青年病人中常见,往往有其他关节受累。与特发性膝关节骨坏死不同,此类病人骨坏死面积大而弥漫。根据激素用药史,病人年龄和疾病的多灶性表现,此病可与膝关节特发性骨坏死相鉴别。放射线引起的膝关节骨坏死在膝关节周围骨肿瘤病人中时有发生,其坏死范围大,累及整个股骨髁关节面和大部分软骨下骨,骨坏死区密度增加,X 线无特发性股骨内髁坏死所具有的四个发展阶段。根据病史及 X 线表现可以与特发性膝关节骨坏死相鉴别。继发性膝关节骨坏死常伴随于多种系统疾病,如系统性红斑狼疮、慢性肾炎、类风湿关节炎、镰状细胞病等。这些病人常常使用激素治疗,因此常可引起类固醇激素性骨坏死。另外这些系统性疾病所引起的血灌流不足及骨内压增高,导致骨细胞坏死,也是引起该类病人骨坏死的一个重要原因。

2. 剥脱性骨软骨炎　剥脱性骨软骨炎在青年病人中较常见,多见于男性病人,这与老年骨坏死多发于老年女性病人不同。病人常有外伤史,发病部位常见于股骨内髁的外侧半,而特发性膝关节骨坏死常位于股骨内髁内侧半,亦可有双侧股骨髁受累。骨坏死病人骨扫描可见坏死区吸收增加,而剥脱性骨软骨炎则无此种表现,游离体在骨坏死病人中少见,而在骨软骨炎病人中则多见,组织学检查亦有其不同表现。

3. 膝关节内侧局限性骨软骨炎　X 线显示股骨内髁关节软骨和胫骨平台内侧关节软骨的改变。这些改变包括明显的关节软骨破坏、骨赘、软骨下骨硬化和囊肿形成。冠位 X 线片可见关节内侧间隙变窄、关节轴线改变或内翻畸形。

膝关节内侧骨软骨炎行骨扫描时,可见股骨内髁与胫骨平台放射性核素吸收弥漫性地增多。而特发性股骨内髁骨坏死表现为局限性坏死灶的放射性核素吸收增多,特发性骨坏死表现为软骨下骨节段性坏死,而本病病人则表现为关节软骨破坏,甚至从股骨内髁剥脱下来,可波及整个关节面而软骨下骨不被累及。

4. 膝关节骨软骨骨折　本病好发于青少年男性病人,常见于股骨外髁。一般均有外伤史。由于髌骨脱位,股骨或髌骨软骨骨折,脱落的骨软骨碎片常可形成游离体。这些碎片常来自髌骨内侧面或股骨外髁。病人伤后早期常有关节积血,损伤部位以外的关节软骨均正常。

5. 半月板退变　好发于 40~50 岁肥胖、矮小的女性。病人主诉膝关节内侧疼痛、伴压痛。X 线像可见有轻度骨关节炎及轻度膝内翻畸形。

6. 交感反射性膝关节营养障碍(RSD)　RSD 以上肢多发,下肢少见。多发于 50 岁左右的病人,可以没有外伤史。临床表现及 X 线检查均无骨性关节炎证据。膝关节内、前、外侧及髌骨上方感觉过敏,可有明显压痛,活动时疼痛明显加重。X 线检查没有膝关节骨坏死或骨性关节炎征象,骨扫描表现为双侧股骨髁、髌骨上区和胫骨上端放射性核素吸收弥漫性增多。

7. 其他疾病　二水焦磷酸钙结晶沉积虽可以导致股骨髁的变平,但是在膝关节或其他部位伴有软骨钙化,一过性的骨质疏松在放射性核素扫描时可发现放射性核素的浓集,但关节面变平并不明显。

五、腕月骨缺血性坏死

腕月骨缺血性坏死可分为创伤性月骨缺血性坏死和骨软骨病月骨缺血性坏死。

(一)创伤性月骨缺血性坏死

【临床表现】

常有外伤或劳损病史,病人多为女性青年。腕部肿胀和疼痛常向前臂放射,局部有轻度肿胀及压痛,腕关节活动受限,尤以腕背伸活动时受限最明显,被动过伸中指的掌指关节也可引起局部疼痛,第 2、3 掌骨头有纵向叩击痛,第 3 掌骨头低于相邻两个掌骨头高度。

【影像学检查】

X 线片在症状出现数月后方有改变,表现为骨密度增高,关节间隙变窄,周围腕骨骨质疏松。可发生囊性吸收及囊肿形成。数年后,骨密度可恢复正常,但骨外形不规则,囊肿也可持续存在,根据 Lichtman 分类,可分为四期:

Ⅰ期:月骨形状正常,但可出现月骨内骨折,骨小梁断裂。

Ⅱ期:可见月骨的硬化性改变。

ⅢA 期:月骨除有硬化性改变外并伴有塌陷。

ⅢB 期:在ⅢA 期的基础上伴有月骨掌屈畸形,腕正位像可显示舟状骨变短,头状骨移向近端等。

Ⅳ期:显示月骨硬化,塌陷碎裂和广泛的创伤性关节炎。

放射性核素 ^{99m}Tc 骨扫描对本病是一种有效的诊断方法,尤其在 X 线片诊断不明确时更具有诊断意义。一般需双侧对比扫描后,方可进行诊断,MRI 可早期诊断本病,对于 X 线片无任何发现的 Ⅰ期病例,MRI 图像上可出现明确的低信号区改变。

(二)骨软骨病月骨缺血性坏死

【临床表现】

骨软骨病以前被称为骨软骨炎或骨骺炎,现称为骨软骨病。本病起病缓慢,多发生于重手工劳动者,常有 75% 的病人在记忆中有过腕关节损伤史,但少数则无明确的外伤史。病人年龄在 20~30 岁之间,男性多于女性,右手多见,病人诉说腕部酸痛无力,腕活动受限,查体可见腕中部轻度肿胀,局部压痛,腕向上推挤疼痛加重,腕屈伸活动受限。叩击第 2、3 掌骨头腕疼痛加重,手握力减弱。

【影像学检查】

早期 X 线检查阴性,继而可出现骨小梁模糊、囊性变,月骨塌陷、碎裂,并出现腕关节创伤性关节炎表现。

六、创伤性舟骨缺血性坏死

(一)临床表现

病人有外伤史,如经舟 - 月骨周围骨折脱位。腕舟骨区疼痛,劳动或活动时疼痛加重,腕桡偏后活动受限。局部轻度肿胀,鼻咽窝区有压痛,握拳叩击第 2、3 掌骨远端腕部有疼痛,经舟 - 月骨周围骨折脱位时,腕背侧有隆起畸形。

(二)影像学检查

腕舟骨近端血供较差,当舟骨发生骨折时,近端骨折片供血不足发生坏死。临床 X 线表现与腕月骨缺血性坏死基本相似,而囊状透亮区更为常见。ECT 可早期发现坏死区核素聚集影。MRI 则更能早期发现坏死灶。

七、距骨缺血性坏死

1. 病史　距骨坏死是严重踝关节创伤的常见并发症。下列情况亦可引起距骨骨坏死,如酗酒、使用皮质激素、高脂血症、高尿酸血症、闭塞性脉管炎、SLE 和镰状细胞贫血。

2. 临床表现　主要表现是踝部酸胀不适,疼痛逐渐加重,与活动无关,晚期病人出现跛行。

3. 影像学检查　早期距骨坏死的放射学诊断很困难,经常诊断延误至周围有活性骨骼出现骨质疏松使坏死的距骨体密度相对增加。这种征象在伤后 1~3 个月内表现明显,可能伴随着囊性变及关节面的塌陷。相反,伤后制动出现整个距骨的骨质疏松则是愈后良好的征象,提示骨骼的血运充足。在距骨近侧端的软骨下出现放射性透亮带表示骨质吸收。晚期出现关节面塌陷,距骨变形。ECT、MRI 则更能早期发现坏死的存在。距骨缺血性坏死在 X 线片上常表现为单侧发病,距骨密度增高,伴囊状透光影,距骨头变扁,滑车低平,继发关节退变时可表现为骨质增生、关节间隙变窄等。距骨缺血性坏死的 MRI 表现为距骨顶或其上方 T1WI 的低信号,多条不规则条带状、低信号裂隙样病灶,T2WI 及短时反转恢复序列(STIR)像上呈高信号,可伴骨髓水肿的坏死灶、骨皮质破坏或完整。

八、儿童骨缺血性坏死的诊断与鉴别诊断

(一)儿童股骨头缺血性坏死

1. 临床表现　发病一般男性多于女性,男女比例 3∶1,单侧占 75%,双侧占 25%。本病多发生于 4~8 岁的儿童。起病隐匿,跛行和患髋疼痛是本病的主要症状。疼痛开始由轻到重,尤其疲劳时为著。跛行为疼痛时采取的保护性步态,以缩短患肢负重时间。病人所述的疼痛部位往往在腹股沟部,大腿内侧和膝关节,跑步和行动多时疼痛加重,休息后明显减轻。

体格检查可见股内收肌挛缩。髋关节各方向活动均有不同程度的受限,尤其是外展和内旋活动受限更为明显,而且髋关节活动可诱发疼痛。大转子轻度隆起,可有 Trendelenburg 征阳性。病人亦可有臀肌及大腿肌萎缩,肢体短缩。Thomas 征常为阳性。髋前方和臀部常有压痛,病儿无发热,血沉不快。

2. 影像学检查　X 线是临床诊断股骨头缺血性坏死的主要手段,X 线表现可分为四个期。

早期:为发病后 1 个月左右,主要表现为骺核比正常者小。连续观察 6 个月不再增长,说明软骨内化骨暂时性停止,髋关节周围软组织肿胀。

坏死期:股骨头前外侧坏死,股骨头密度不均,因受压而呈扁平状。

碎裂期:X 线表现出硬化区和稀疏区相间分布,股骨头骨髓呈碎裂状。

愈合期:骨髓的密度趋向均匀一致,但股骨头骨髓明显增大和变形。股骨头呈卵圆形,扁平状或蘑菇形,并向外侧移位或半脱位。

3. 放射性核素检查　既能测定骨组织的供血情况,又能反映骨细胞的代谢状态。对于早期诊断,早期确定股骨头坏死范围以及鉴别诊断均有重要意义。临床上多采用静脉注射 99m 锝,然后进行 γ 闪烁灯照相。早期表现为坏死区的放射性稀疏或缺损,再生期可见局部放射性浓聚。与 X 线检查比较,可以提前 6~9 个月确定坏死范围,提早 3~6 个月显示坏死区的血管再生。

4. 关节造影　一般不作为常规检查。有人认为关节造影能早期发现股骨头增大,有助于观察软骨的大体形态变化,并且可明确早期股骨头覆盖不良的原因。在愈合阶段作关节造影,更能真实地显示关节变形程度,对选择治疗方法具有参考意义。

5. 鉴别诊断

(1)暂时性滑膜炎:10% 左右发展成为股骨头缺血性坏死。好发于 3~8 岁的儿童,临床表现为髋关节疼痛和破行。多无明显诱因,偶可发生在外伤、上呼吸道感染或过敏反应之后,临床检查患髋压痛,活动轻度受限。X 线片可见软组织肿胀。本病数周后可自行痊愈。

(2)股骨头骨骺滑脱症:本病多见于 10~17 岁儿童,男女比例为(2~4)∶1。左侧髋关节多见,25%~40% 可双髋患病,往往有外伤史。发病隐匿,病情进展缓慢,骨骺滑脱的程度不等,可轻可重。根据 X 线表现可分为滑脱前期和滑脱期。滑脱前期是指有少量或没有移位发生,但病人有腹股沟区不适。往往活动以后出现,休息时消失。疼痛向膝部放散,偶见跛行。滑脱期又可分为急性滑脱和慢性滑脱。急性滑脱又称为股骨上急性外伤性脱位或上骺分离骨折,骨骺完全滑向后方。病人无任何外伤,因突然滑脱感而跌倒。病人不能用患肢负重。患侧髋部压痛,活动受限,以外展内旋受限为主。慢性滑脱发病缓慢,骺板及下方的干骺端逐渐蠕变为新的畸形位,形成髋内翻伴以股骨颈外旋及过伸。病人持续性跛行,伴有下肢短缩。Trendelenburg 征阳性,双侧严重滑脱呈现鸭步。许多病人仅感到腹股沟区不适,可向膝部放散。慢性滑脱

可急性发作。患侧下肢短缩,因疼痛可致内收、外旋及过伸受限。X线征可见到骨骺中断伴有干骺端碎裂。

(3)髋关节滑膜结核:病儿常有结核病接触史或患病史。起病缓慢。髋部隐痛,易疲劳、乏力,活动多后髋部疼痛明显,髋关节肿胀,可有跛行。多数病人结核中毒症状轻微,晚期可有发热、盗汗、贫血等中毒症状。X线检查可有髋关节肿胀,髋关节间隙加宽,股骨头骨质疏松,闭孔变小。病变累及髋关节软骨及软骨下骨,可有髋关节间隙变小,软骨下骨密度不均,骨小梁稀疏。

(二)髋臼骨软骨缺血性坏死

1. 临床表现　多见于12~15岁男孩。髋部疼痛是本病的早期症状。疼痛位于臀部,髋外侧和髋前方,约1/3的病人疼痛突然发生,数小时或数日后可暂时缓解,以后反复发作日趋加重。病人可有膝关节反射性疼痛,因为髋关节与膝关节均由闭孔神经分支支配,所以髋关节疼痛可通过闭孔神经反射引起膝关节疼痛。疼痛以膝前疼痛为主,模糊不清。休息后消失或减轻。病儿可夜间痛醒,这是由于夜间不自主活动的结果。髋关节疼痛明显后,膝关节疼痛随之消失。因髋关节周围肌肉痉挛,可引起跛行。经过一段时间后,髋痛间歇期越来越短,成为持续性跛行,患髋处于轻度屈曲外旋位。臀肌和髋关节周围肌肉可有失用性萎缩。

2. 影像学检查　X线显示髋臼浅且宽,外倾角度大,髋臼角亦明显增大。Y形软骨骨化层致密增厚、破碎,有不规则骨化或环形钙化。髋臼可有囊性变,周围有广泛骨质增生,股骨头半脱位,股骨颈也相继增粗增宽,颈干角增大。

(三)胫骨结节骨骺坏死症

1. 临床表现　本病多见于10~15岁男孩,一侧多见,双侧约为30%。患儿常有近期剧烈运动史,如踢足球、跳高或跳远的病史。主诉膝痛,上、下楼梯时加重,检查可见一侧或双侧胫骨结节上方局限性肿胀,骨质隆起,但无炎症表现,局部压痛明显。股四头肌抗阻力运动引起局部疼痛加重。局部肿痛休息后可缓解或消失,但骨性隆起持续性存在,本病为慢性过程,局部肿痛有时复发,剧烈运动为诱因。多数病人18岁以后,因胫骨结节骨骺与主骨融合而疼痛完全消失,但局部骨性隆起则持续存在。如该骨骺长期不与主骨融合,则局部疼痛可持续到成年。

2. 影像学检查　X线见胫骨结节骨化中心隆起、致密和碎裂,局部骨质疏松及软组织肿胀。

(四)胫骨内髁骨骺坏死症

1. 临床表现　亦称为胫骨内翻症、胫骨畸形性骨软骨病或Blount病。临床上可分为幼儿型和儿童型两种。幼儿型好发于两岁左右肥胖的幼儿,双侧者占半数,病人膝内翻明显,胫骨上端弯曲,走路时可有蹒跚步态。常合并胫骨内旋、膝反张和外翻足。儿童型多为单侧性,常在6~12岁时出现,胫骨上端明显弯曲、内翻,胫骨内髁突出。

2. 影像学检查　X线可见胫骨上端骨骺板不规则,外宽内窄。胫骨干骺部内侧有舌状骨质突出。突出的骨质密度不均,不规则。胫骨上端骨骺呈基底向外,尖端向内的楔形。

(五)足舟状骨坏死症

1. 临床表现　儿童足舟骨缺血性坏死又称高乐病,1908年由Khler首次报道。与儿童Perthes病一样,病因不明,是一种良性、自限性疾病,主要表现为中足区疼痛、触痛和肿胀,患儿可有跛行。X线片表现为舟状骨变扁及密度增高。高乐病预后良好,通常病变足舟骨可恢复至完全正常。高乐病男孩比女孩多发,比例约为4∶1,与Perthes病的特点一致,男孩发病晚于女孩,男孩的平均发病年龄在5岁1个月,女孩平均在3岁10个月,但是也有少部分男孩发病年龄<3岁,尚无法解释原因。发病年龄不影响疾病的临床表现及严重程度,症状平均持续时间为18个月。单侧发病的患儿,并无特定的好发足。各种体型患儿均可发病,患足亦无特殊体积或形状,可以出现于正常足、平足及高弓足。一般无家族史,无近期感染史,甲状腺功能、血糖、红细胞沉降率均正常,患儿开始走路时间也正常。高乐病最常见的症状是疼痛,可以出现跛行,最常见的体征是中足部位的触痛,偶尔伴有肿胀及发热。踝关节及距下关节活动度均正常。

2. 影像学检查　放射学最常见的表现是足舟骨密度增高及扁平,不同患儿出现扁平、坏死的程度各异。Waugh通过研究发现,高乐病患儿足舟骨主要存在两种影像学异常,第一种异常最常出现,表现为早期变扁平,像被挤压过,伴有零散的高密度灶及正常骨小梁的缺失,经过约2年的演变,足舟骨变得稍有扁平但密度正常;第二种异常,起初足舟骨的形状正常,但是与其他跗骨比起来,密度均匀一致地增高,4个月后部分被吸收,再过 10 个月就仅剩一个模糊又狭窄的影子,发病 20 个月后,足舟骨开始以数个骨化中心重建,最终恢复至完全正常。

3. 诊断　高乐病的诊断主要依据临床症状(中足部位的疼痛、触痛及肿胀)加上 X 线片上足舟骨密度增高及变窄的表现,两者对于该病的诊断缺一不可。若 X 线片表现与高乐病相似,但无临床症状,应视为不规则骨化;再者即使有多骨化中心但没有密度增高的情况亦不能与之混淆;最后对有疼痛主诉的患儿也应当仔细检查有无其他致病原因,如拍 X 线片来排除感染所致的疼痛。

4. 鉴别诊断　本病应与足舟骨结核相鉴别,后者局部肿胀更为明显。病儿有结核接触史或患病史。X 线片示关节间隙狭窄。

(六)跟骨结节骨骺坏死症

1. 临床表现　本病亦称为 Sever 病,多见于 4~14 岁男孩,患儿常有于近期内参加剧烈活动的历史。患儿诉足跟疼痛,轻度肿胀,但压痛明显。疼痛常为双侧,病儿有轻度跛行。

2. 影像学检查　X 线片显示跟骨的骨骺有硬化和碎裂现象。

(七)距骨头骨骺坏死

1. 临床表现　本病亦称为 Freiberg 病,好发于 12~18 岁女性,坏死常发生在第 2 跖骨头,偶可见于第 3 跖骨头及第 4 跖骨头,本病可能与女孩足部肌肉力量较弱,足弓较低,特别是横弓较低,第 2、3 跖骨头骨骺负重过多所致,病人常有走路多或站立久的病史,且常与跖骨干疲劳性骨折同时发生,步行时足前部疼痛,有时呈发作性剧痛,受累关节肿胀,活动受限。受累的跖趾关节常过伸,有时可触及跖骨头粗大,活动跖趾关节可引起疼痛,足趾背伸时疼痛加重,病人足弓较低,横弓松弛,常有轻度跛行。

2. 影像学检查　X 线片可见面骨头骨骺致密、碎裂,横径增宽。骨干远侧端肥厚,关节固定不整齐。可分为前缘型、全骨骺型、中间型。

(八)肱骨小头骨骺坏死症

1. 临床表现　本病也称为 Panner 病。可见于 4~10 岁的男孩,常与外伤有关。局部疼痛,患肘活动受限,尤以伸肘受限为主。肘关节肿胀,肢骨小头区压痛,有时可触及骨性粗大或隆起。

2. 影像学检查　X 线片早期可见肱骨小头致密,之后可见肱骨小头碎裂、变扁。关节间隙增宽,有时有游离体。肱骨小头重建后,外形不规则,桡骨头常增大。晚期可见关节退行性改变。本病应与结核或内生软骨瘤鉴别。前者病人常有结核接触史或患病史、血沉快体温高,软组织肿胀明显,关节间隙狭窄而不增宽。后者局部为溶骨性破坏,中心可出现不规则的钙化斑点。

(九)掌、指骨骨骺坏死症

1. 临床表现　本病亦称为 Thiemann 病。比较少见。偶可见于中指或示指。症状为所属关节慢性肿痛及活动受限。局部有压痛。

2. X 线表现　放射性核素 99mTc 骨扫描对本病是一种有效的诊断方法,尤其在 X 线片诊断不肯定时更具有诊断意义,一般需双侧对比扫描后,方可进行诊断,MRI 可早期诊断本病,对于 X 线片无任何发现的 I 期病例,MRI 图像上可出现明确的低信号区改变。

(十)扁平椎

1. 临床表现　本病亦称 Calve 病。可发生于任何脊柱节段,以胸椎最常见。椎体塌陷迅速,两周后受累椎体已成薄饼状。病变治愈后,椎体高度可有部分恢复。本病起病隐匿,疼痛从轻到重。病儿倦怠、夜啼、背肌痉挛,局部棘突压痛,逐渐发生驼背畸形。以上症状一般在两个月后消失,但驼背畸形将持续存在。

2. 影像学检查　X 线片可见一个椎体受累。受累椎体发生楔形改变,椎体逐渐被压缩,最后椎体变为薄饼状,其前后径增加,但椎间隙正常,驼背畸形轻度。几年之后,椎体高度可有部分恢复,椎体密度可恢复正常。本病需与椎体恶性肿瘤或中心型结核相鉴别。前者病变进展迅速,后者常有结核接触史或患病史。

(十一)肱骨内上髁骨软骨病

1. 临床表现　本病又称棒球投手肘或 Admas 病,与外伤有关。好发于 9~15 岁喜欢运动的男孩。肱骨内上髁骨骺于 6~9 岁出现,14~15 岁融合。该处有前臂肌肉附着。在棒球投手击球时,上臂抽鞭样动作,致使肘、肩部反复用力牵拉,附着的肱骨内上髁骨骺受到牵拉,易遭致损伤,局部出现缺血性坏死或发生筋膜炎改变,主要症状是局部疼痛加重。查体有局部明显压痛,并有轻度肿胀。

2. 影像学检查　肱骨内上髁可见分离碎裂和生长加速,有时伴有肱骨头骨骺的扁平和碎裂。若累及肱骨近端骨骺,可出现骨骺线增宽和脱钙。

(十二) 髌骨骨软骨病

1. 临床表现　Sindig-Larsen 于 1921 年,Johansson 于 1922 年分别报道本病。男多于女,多见于 10~14 岁爱好剧烈运动的少年。右侧多见。病人有外伤史,常累及髌骨下极,亦可累及髌骨上极。主要由于髌骨上、下极受到过度牵引力引起。本病主要为膝部疼痛和跛行,当奔跑、跳跃、骑自行车、上楼梯时,髌韧带被拉紧,膝部疼痛加重,局部软组织轻度肿胀,髌骨下极或上极有固定压痛点。

2. 影像学检查　髌骨下极或上极不整齐,呈锯齿状或刺状突出,可呈碎裂状,偶见游离小骨片,常与胫骨结节骨软骨病同时存在。但髌骨在正常生长阶段可见几个骨化中心,正常儿童两侧髌骨的大小和密度可各不相同,因此,必须结合临床。

(十三) 耻骨骨软骨病

1. 临床表现　Leque 和 Roch 首先报告本病,又称耻骨骨膜炎、耻骨骨软骨炎,耻骨联合骨关节病、痛性骨炎等。常发生于耻骨部手术后 2~12 周内,病人疼痛突然加剧,可累及单侧或两侧耻骨。剧痛,明显压痛和不同程度的下肢活动困难。可出现会阴与股内侧放射痛,累及坐骨结节,出现下腹痛,腹内压增高(咳嗽、排便)时疼痛加重。下肢活动困难,行走步态似鸭步,大腿外展受限。坐卧或翻身均感困难,局部无红肿等炎症表现。病程可延续数月或数年,症状逐渐缓解乃至消失,有自愈性倾向。

2. 影像学检查　可分为四期。

早期:无阳性发现,一般出现症状后 1~8 周方能出现异常 X 线影像。

糜烂期:耻骨联合失去正常边缘,呈骨摩擦伤样,耻骨联合间隙增宽。

进行期:骨与软骨破坏呈虫蚀样改变,骨纹理模糊不清。

痊愈期:可见骨质硬化,耻骨联合两骨端有骨痂形成,耻骨联合间隙变窄。

3. 鉴别诊断　本病要与耻骨结核、耻骨骨髓炎鉴别。

(十四) 坐耻骨结合处骨骺病

1. 临床表现　本病亦称 Van Neck 病。1923 年 Odelburg 发现 4 例此病病人,1924 年 Van Neck 报告 2 例。发病年龄在 4~22 岁,但 30% 以上在 5~11 岁,男女之比为 3:2。单侧多见,双侧发病较少,好发于喜爱运动的儿童。发病时髋关节或大腿根部有疼痛,偶尔有跛行,有时于坐骨耻骨联合处有触压痛,有时可触及硬块,疼痛明显时髋关节活动范围可能轻度受限。体格检查肢体等长,关节被动活动良好,无受限表现,患侧髋关节无红肿,仅在坐骨耻骨结合处有压痛。

2. 影像学检查　普通骨盆正位片,于坐骨耻骨结合处可见到骨皮质膨隆,有时出现层状改变,膨隆部位密度浓淡不均,中央可见透光区,偶尔有骨质破裂影像,膨隆周围可有硬化改变。

3. 鉴别诊断　要与单纯性髋关节炎、疲劳骨折、骨肿瘤、骨髓炎、骨结核、梅毒进行鉴别。上述病变均有其特有的症状和体征,鉴别不困难,但临床应想到上述疾病。本病还应与正常骨节后发育进行鉴别,正常骨骺发育时仅有 X 线表现,无临床症状,骨骺愈合时间 5 岁有 50%,超过 10 岁达 90%,13 岁以上有 100%。

(十五) 少年期椎体骺板骨软骨病

1. 临床表现　好发于 12~16 岁,多见于过早负荷体力劳动的少年,男性比女性多 4~5 倍,常见于胸椎中段,其次为胸腰段,通常累及 3~5 个相邻椎体,患儿多是从事体力劳动身材瘦长的少年。腰背痛明显,疼痛部位局限于棘突,易感疲劳,久站或劳动后加重,休息或卧床后减轻。体检发现病人有圆弧背或背部隆起,胸椎的正常后凸加大,且颈椎、腰椎的生理前凸呈现代偿性前倾,肩下垂,受累脊柱的棘突有压痛和叩击痛,胸椎活动受限,胸大肌和下肢腘绳肌紧张。待骨骼发育成熟后症状即消失,但脊柱后凸将永久存在。

2. 影像学检查　受累椎体可显示楔形变,上、下面不规则和粗糙,呈分节状,密度增高,椎体的前缘较后缘为窄,有时椎体前部的上下缘变薄,由于局部凹陷而呈阶梯骨状。有时可见椎体内陷切迹,即 Schmorl 结节,脊柱呈广泛性骨质疏松,受累部的椎间隙多变窄。由于数个病椎均有楔形改变,所以形成圆弧背畸形,角度大于 25°~40°。晚期,椎体缘有骨赘增生和骨桥形成,有时可见孤立小骨片。骨片吸收后,椎体前方可见圆角形缺损。有时邻近椎体前缘相互融合,致使椎间隙完全消失。

3. 鉴别诊断　本病应与下列疾患鉴别。

(1)痊愈后的脊柱结核:后者儿童亦较多见。但脊柱结核形成的后凸呈锐角而不是圆弧背,而本病全身症状不明显,体温及血沉正常,患椎无明显破坏,也无冷脓肿。

(2)姿势性圆背:表现为背部柔软,可随意纠正,无肌痉挛或肌挛缩,椎体或骺板规则。

(3)Kummell 病往往有明显外伤史,病初 X 线片无异常,以后发生腰背痛和驼背畸形,椎体可见楔形变,但一般只累及一个椎体。

(十六)锁骨胸骨端骨骺坏死

1. 临床表现　锁骨胸骨端骨骺骨化中心于 18~20 岁出现,25 岁左右愈合,主要症状为胸锁关节处疼痛和肿胀,好发于青年人。

2. 鉴别诊断　本病应与外伤、先天性畸形、骨髓炎、结核和肿瘤相鉴别。

3. 影像学检查　本病好发于锁骨骨骺,早期可见胸锁关节区软组织增厚而无骨质改变。之后,胸锁关节锁骨端逐渐出现斑点状钙化,局部骨质疏松,但胸骨不受累。

(十七)坐骨结节骨骺缺血性坏死

1. 临床表现　本病多见于青少年体操运动员,一侧或双侧发病,常有牵拉伤史或慢性损伤史,两侧则病变范围和程度可不一致,急性期有臀部剧痛、肿胀、活动后加重,可有跛行。坐骨部牵拉痛,腘绳肌力减低,慢性期主要表现为活动受限和坐骨结节部隐痛。

2. 鉴别诊断　需与坐骨结节非特异性骨炎及单发骨性纤维异常增殖症等鉴别。根据病史和影像学表现基本可明确诊断。

(十八)剥脱性骨软骨炎

1. 临床表现　本病好发于 16~25 岁青少年,男性多发,男女比例 4:1,通常无任何症状,多偶然发现。临床表现可因发病部位不同而各异。本病好发于股骨外侧髁,其次为股骨头,髌骨后面,肱骨头,跟骨滑车的内上角以及距骨,足舟骨等处。大多为单侧发病,多发性均占 10%,常为双侧对称发病,亦可有两个不同关节同时发病,常见症状有关节疼痛和异物感,其症状程度取决于游离体的大小、病程的长短。此外,尚有关节绞锁、肿胀、弹响、运动障碍等。

2. 鉴别诊断

(1)滑膜骨软骨瘤:单个或多个关节发病,关节游离体数目较多,有时可达上百个。游离体边缘光滑,圆盘状,中心可见斑点状钙化。

(2)外伤性游离体:好发于外伤骨折之后,常与骨折同时存在。

九、烧伤性骨坏死(骨烧伤)

烧伤是指由于热力所引起的组织损伤,既可发生于体表(皮肤、皮下组织等),也可发生于其他部位(如眼、口腔、呼吸道等),亦可涉及深部的骨组织,造成烧伤性骨坏死,即骨烧伤。另外,因电流、化学或放射物质所致的组织损伤与热力相近,临床上我们也将其归于烧伤一类。

骨烧伤多见于表浅的骨关节,如软骨、手、足骨、胫骨、尺骨、桡骨等,脊柱因其位置较深,故脊柱烧伤少见,但有时深部骨骼也可烧伤,特别是电烧伤时。骨烧伤多由于较强的致热源长时间接触或高压电直接接触,及化学因素引起的损伤,有时虽然骨烧伤面积较小,但如处理不当,则经久不愈,遗留严重后果,致残率极高。根据骨的不同形态,将骨烧伤分为长骨烧伤和扁骨烧伤及关节烧伤。

(一)长骨烧伤

根据骨烧伤的深度,临床上将长骨烧伤分为两类:

1. 骨皮质烧伤　常见于胫骨、腓骨的前侧和内外踝、跟骨、髂骨、髌骨前面和肋骨。手部也可因较深的烧伤,致使掌骨和指骨的骨膜和骨皮质受损,发生骨膜和骨皮质的烧伤性坏死。

2. 骨髓腔烧伤　多见于电烧伤及较长时间的热挤压伤,因较长时间的高温,使骨皮质和骨髓腔坏死,局部血管内凝血和骨髓腔脱水。

(二)扁骨烧伤

扁骨烧伤常见于颅骨、下颌骨、胸骨和肋骨,也分为骨皮质烧伤和骨髓腔烧伤两类。

扁骨烧伤以颅骨烧伤多见,其次是肋骨烧伤。

(三)关节烧伤

烧伤不但可损伤关节周围的软组织,也可损伤关节。常涉及指(趾)间关节、指(趾)掌关节,肘、腕、肩、膝等关节,一般指间关节、掌指关节烧伤,较为严重者常伴有肌腱、关节和骨的坏死。甚至手指炭化,关节烧伤治疗难度大,愈后较差,常常影响关节功能,甚至肢体坏死,截肢。

(四)骨烧伤的病理变化

骨烧伤后骨质碳化,碳化下为致密的白色均质样物质,由于受到长骨附近的软组织肉芽创面、非烧伤性慢性炎症,严重烧伤的骨及化脓性关节炎等的影响,其附近的骨质均可能有骨膜新骨形成。X线表现为层状骨膜反应,这种变化与急性充血或慢性炎症刺激有关。在自体皮片移植后,骨膜增生现象即停止,并逐渐消失。烧伤后1年以上的病人常可见到位于骨髓腔处长期未愈的肉芽创面,有不规则骨化发生。X线表现为不规则的致密阴影。是由外界刺激导致的骨髓正常骨化紊乱,严重者可致骨生长发育障碍,严重烧伤病人的晚期病程中常可见到不同程度的骨质疏松。由于烧伤面积、部位和烧伤程度不同,骨质疏松的程度亦不相同。其他的原因是长期不活动使骨缺乏正常的应力和张力引起,一般多在烧伤后3个月出现,多继发于局部充血和慢性炎症。X线表现同骨质疏松。

(五)骨关节烧伤的并发症

1. 骨质疏松　如前所述。

2. 骨折　烧伤时,因车祸或高处跌下,高压电或长时间热压伤,热物的穿透伤等均可并发骨折,属烧伤复合伤。

3. 骨髓炎　深度烧伤后骨质暴露、坏死,特别是软组织较少的部位,如指(趾)等,因其供血较差,损伤骨质坏死后,易形成慢性骨髓炎。

4. 指(趾)骨端残缺　手、足骨烧伤性骨坏死创面愈合后,大量的瘢痕形成,虽然外观软组织可保持正常,但由于骨坏死缺损或吸收常致趾端残缺。

5. 异位骨化　其病理表现显示三个带,核心是高密度的细胞,中层为骨样组织,外层为沉积在组织内机化所形成的壳。其原因可能与关节长期失用,或制动后强行被动运动造成的损伤所致,也可能与钙质平衡紊乱有关。X线示新生骨位于肌肉之间,呈边缘不规整的无定型块状影,可逐渐增大,侵犯关节,形成关节唇,筋膜或肌肉相连的条索状骨化,但并非肌肉之骨化。

6. 关节周围钙化　可出现于烧伤部位或远离烧伤的部位。X线示关节周围软组织不规则钙化,相当于肌腱或韧带附着处,有条索状钙化影。

7. 骨影形成　多见于肘关节,病理表现为具有纤维结缔组织基质的单纯性新骨形成,X线片示关节缘骨呈唇状增生,类似于骨关节病中的骨质增生的表现。

8. 自发性关节溶解

9. 关节僵硬

十、冻伤性骨坏死

冻伤是由于长时间内暴露于极低温或短时间暴露于冰点以下的低温而引起的局部性冷冻。此时组织发生冻结,极低温一般是指 −40℃以下的低温。冻伤的直接病因是冰点以下的低温,通常是严寒或极寒的气温袭击。通常情况下,风速、潮湿均会对冻伤有一定的影响。此外,机体的内在和主观因素与冻伤的发展有一定关系,如衣着欠缺不足御寒,肢体受压迫阻碍局部血运循环、长时间不活动,醉态等均会加重冻伤程度。冻伤一般分为四度:

1. 皮肤的血液循环反应及表皮剥脱。
2. 水肿波及皮肤生发层。
3. 损伤波及皮肤及皮下组织。
4. 损伤波及全层软组织及骨组织。

（曹　孟　黄诗博　刘宇鹏）

第三节　有菌性骨坏死

一、常见细菌感染导致化脓性骨髓炎

（一）急性血源性骨髓炎

急性血源性骨髓炎以骨质吸收、破坏为主。慢性骨髓炎以死骨形成和新生骨形成为主。急性化脓性骨髓炎如脓液早期穿入骨膜下,再穿破皮肤,则骨质破坏较少;但脓肿常在髓腔蔓延,张力大,使骨营养血管闭塞或栓塞。如穿出骨皮质形成骨膜下脓肿后使大片骨膜剥离,使该部骨皮质失去来自骨膜的血液供应,严重影响骨的循环,造成骨坏死。其数量和大小视缺血范围而定,甚至造成整个骨干坏死。由于骨膜剥离,骨膜深层成骨细胞受炎症刺激而生成大量新骨包于死骨之外,形成包壳,代替病骨的支持作用,包壳上可有许多孔洞,通向伤口形成窦道,伤口长期不愈,成为慢性骨髓炎。

本病多发生于儿童及青少年,起始于长骨的干骺端,成团的细菌在此处停滞繁殖。病灶形成脓肿后周围为骨质,引流不畅,多有严重的毒血症表现,以后脓肿扩大依局部阻力大小而向不同方向蔓延。

①脓肿向长骨两端蔓延,由于小儿骨骺板抵抗感染力较强,不易通过,所以脓液多流入骨髓腔,而使骨髓腔受累。髓腔内脓液压力增高后,可再沿哈佛管至骨膜下层,形成骨膜下脓肿。

②脓液突破干骺端的皮质骨,穿入骨膜下形成骨膜下脓肿。骨膜下脓肿逐渐增大,压力增高时,也可沿哈佛管侵入骨髓腔或穿破骨膜流入软组织。

③穿入关节可引起化脓性关节炎。成人比较容易并发关节炎。若干骺端处于关节囊内时,感染就能很快进入关节内。如股骨上端骨髓炎并发髋关节炎。

1. 临床表现　早期诊断和及时治疗对急性血源性骨髓炎的预后有决定性意义。

（1）近期可能有过外伤、感染病史。

（2）全身症状,发病突然急骤,出现全身无力,寒战,高热,脉搏急促等中毒症状。新生儿和小婴儿全身症状不明显,但有烦躁、拒食、呕吐、体重减轻表现,容易延误诊断和治疗。

（3）患处局部持续性剧痛,可因轻微活动而加重,拒动,早期局部压痛不明显,数日后开始局部肿胀,皮温增高,明显压痛,叩击痛,此处常为炎症起源处。发病在肢体者,可用单指检查法,出现肢体圆柱形深压痛,提示有骨髓炎的存在。

（4）实验室检查:白细胞总数和中性粒细胞增多,核左移,血沉加快。

2. 影像学检查

（1）X线表现:急性血源性骨髓炎的X线表现分为骨质和软组织两方面。发病2~3d后只能看到局部软组织肿胀,肌肉致密度增加,并压迫周围肌肉束移位。肌肉骨膜间距离增大,肌束间界限不清,肌间隙模糊或消失,肌肉间脂肪受压,呈弧形透亮线,半球形密度增高的阴影。皮下组织和肌肉间正常光滑分界线变得粗糙、模糊不清,可以存在密度增高的条形阴影,特别是皮下脂肪层呈网状结构,其表现越粗大,越明显,其深层就是脓肿所在。当骨质破坏,骨膜发生变化时,软组织表现渐渐消退,甚至消失。10~14d后骨质炎症渗出、充血,骨骼阴影变模糊,有如烟雾掩盖,随后骨质出现斑点状脱钙,骨质疏松,骨小梁可变模糊,甚至破坏消失,系局部充血,干骺端吸收和坏死所致。断层照片上的变化出现要早。

骨膜反应常是首先出现的 X 线表现,可持续较久,不与下方皮质融合,局限性小化脓灶形成,感染部位出现一个或数个骨破坏区,为干骺端不规则的溶骨性病灶,边界不清。当病灶穿过骨皮质进入骨膜下,可引起骨膜增生,呈葱皮样、花边样外观,并有密度不均、边缘不整的致密新生骨。浓密的骨膜、新生骨围绕骨干的全部或大部,形成骨包壳。

当骨组织坏死,死骨形成后,死骨的大小不同,因受累皮质的范围而异,多数为大块死骨,X 线表现为骨干或干骺端皮质部位高密度致密阴影,严重者全部骨干都可成为死骨,且易发生病理性骨折。当干骺端位于关节囊内时,则脓肿可穿过干骺端骨皮质进入关节,形成化脓性关节炎,出现相应的表现。

(2)CT 检查:CT 表现的病理基础与其 X 线表现相同,X 线片所能观察到的现象 CT 上均可见,而且更加敏感和细致,可以轻易发现骨内小的侵蚀破坏,但空间分辨率稍差,对于急性化脓性骨髓炎早期表现的骨膜反应,常难以发现。

软组织因充血、水肿,密度较正常略低,肌束之间的脂肪层和筋膜间隙的界限,肌束和皮下脂肪间的界限消失,相互间被毛发蓬松状的软组织密度影所代替,并有软组织脓肿的典型表现。

CT 可区分骨松质和密质骨的破坏,骨松质破坏的早期表现为:局部的骨小梁稀疏,骨小梁破坏区的骨髓被病理组织取代,其 CT 值在软组织范围内,以后发展为斑片状或大片骨松质缺损,密质骨破坏的表现为骨皮质内出现小的透亮区,此为扩大的哈佛管,随后表现为骨皮质内外表面的不规则虫蚀样改变,骨皮质因内外面的侵蚀,破坏而变薄,甚至全层骨皮质缺损。骨坏死灶显示为孤立的密度增高影,与周围组织边界清楚。

CT 检查还可直接测量骨髓腔的密度改变,显示新骨形成,并明确病变范围。早期即可发现化脓性骨髓炎的髓腔密度增高及软组织的变化,进行炎症定位。

(3)放射性核素扫描:骨显像常在 24h 内出现阳性,明显早于 X 线的表现。对早期诊断、早期治疗及穿刺定位很有价值。Hadjipavlon 等报告 103 例从 3 个月 ~81 岁的急性骨髓炎病人,骨显像灵敏度为 86%,X线检查仅为 25%,二者的特异性分别为 98% 和 96%,正确性分别为 94% 和 78%。少数病人 24h 内阴性,于 48h 及 72h 再显像常有帮助,6 个月以内的小儿及老年人显像的灵敏度较低,治疗后灵敏度也降低。

急性骨髓炎的骨影像特点是:①三相影像上皆在骨病区有较局限的放射性增高;② 24h 内病变处骨 /软组织放射性比值随时间上升;③疾病早期可出现放射性缺损,是由于局部压力增高使血流降低或血栓形成所致,一般很快转为放射性增高。

对于病变早期骨骼已丧失血供,X 线仍可显示骨结构正常,放射性核素扫描表现为某段骨组织不显影,说明该段骨组织已坏死,是进行血管吻合术或死骨刮除术的指征,还可用于观察治疗后的死骨是否复活。对于较小的坏死病灶,利用针孔准直器显像或断层显像,有可能在放射性增高区中发现坏死骨的放射性降低影像,对于早期发现骨坏死很有意义。骨显像不宜用于观察疗效,因为骨愈合本身伴放射性增高。但若放射性有所下降,表明有明显疗效。

(4)MRI:在确定骨髓炎和软组织感染方面,MRI 明显优于 X 线和 CT 检查,易于区分髓腔内的炎性浸润与正常黄骨髓,因此,可确定骨质破坏前的早期感染,T_1WI 破坏表现为低或中等信号,与高信号的骨髓脂肪形成鲜明的对比,T2WI 对确定脓肿很有价值,病灶的液体成分如脓肿和出血为高信号,死骨呈低信号,其周围组织呈高信号。骨膜反应表现为与骨皮质相平行的细线状高信号,外缘为骨膜骨化的低信号,周围高信号为相邻软组织广泛水肿。

3. 诊断与鉴别诊断　根据病前有感染史,临床表现,化验检查,影像学检查可初步诊断;局部分层穿刺及血培养,具有诊断价值。早期诊断需与软组织深部脓肿、蜂窝织炎、风湿性关节炎和化脓性关节炎等鉴别。X 线片的早期改变易与骨肿瘤混淆,需临床、影像、病理三者结合,综合分析给予判断。

(1)软组织炎症:早期急性血源性骨髓炎与早期蜂窝织炎、丹毒等软组织炎症不易鉴别。这是急性血源性骨髓炎早期延误诊断,失去最有效的治疗时机,以致发展成慢性骨髓炎的主要原因。鉴别的主要依据是:①急性血源性骨髓炎最早期,全身中毒症状严重,局部疼痛剧烈;红、肿则较轻,压痛深在。软组织炎症则相反,全身中毒症状不严重;而局部红、肿明显,压痛浅。②蜂窝织炎、丹毒等多系链球菌感染所致,蜂窝织炎较早形成软组织脓肿可协助鉴别;对青霉素等抗生素治疗敏感,早期用大量抗生素较易控制全身及局部症状。③病变部位的局部症状能协助鉴别诊断。早期急性血源性骨髓炎常发生在长骨干骺端,而软组织炎症则常不局限于干骺端处。④正确判断局部分层穿刺的时机很重要。若病人全身症状严重,局部有剧痛和深压痛而红肿不明显,经大剂量抗生素治疗 2~3d 无明显好转,急性骨髓炎的可能性很大,应及时进行穿刺。两者辨别有困难时,为了避免将软组织感染经穿刺针带入骨髓腔,可在局部作小切口直达骨膜,若骨膜充血水肿增厚,则为化脓性骨髓炎。进一步作骨穿刺或钻孔。⑤放射性核素"锝"骨扫描对协助早期鉴别诊断有帮助,但偶然亦有假阳性者。

(2)急性风湿热:一般认为是甲族乙型溶血性链球菌感染后,人体发生变态反应或免疫反应引起的一种全身变态反应性结缔组织病。主要侵犯心脏及关节,其次累及皮肤、血管和浆膜等,具有反复发作的倾向。发病前 1~4 周常有链球菌感染病史,如扁桃腺炎、咽峡炎等。发病多数较急,也可较缓慢。几乎所有病人都有不同程度的心肌炎。全身症状表现较轻,白细胞计数增高,以单核为主,总数少于化脓性骨髓炎者。典型的风湿性关节炎的特点为:

①多发性:常同时侵犯多个关节呈对称性,局部红、肿、热、痛及压痛位于关节而不在骨的干骺端。

②常侵犯大关节:如膝、髋、肘、肩关节。

③游走性:一个关节炎症消退后另一个关节接着发病。

④炎症消退后,关节功能完全恢复正常。

(3)化脓性关节炎:起病急,全身症状明显,常有畏寒、高热、脉速。特点为:①迅速出现关节肿胀和积液,关节穿刺可吸出炎性渗出液;②红、肿、热、痛及压痛在整个关节而不在骨的干骺端;③早期关节活动障碍,关节各方向活动均引起疼痛加剧。

(4)恶性骨肿瘤:恶性骨肿瘤,特别是尤文(Ewing)肉瘤,有时也有发热、白细胞增多、葱皮样骨膜下新骨形成等现象,但全身症状不及骨髓炎剧烈,需与急性骨髓炎鉴别。与恶性骨肿瘤的鉴别要点:①局部迅速增大。②有明显夜间痛。③皮肤不红,表面有怒张血管。④有时局部有血管搏动感。⑤早期一般不影响关节功能。⑥尤文(Ewing)肉瘤常发生于长管状骨的骨干,范围较广。⑦X 线片上,初期主要显示骨质破坏与溶解,髓腔扩大,骨皮质有虫蚀现象,很快自骨内向周围穿破骨皮质,形成软组织肿瘤阴影,逐渐出现骨膜反应,新生骨常呈葱皮样改变,亦可呈日光放射样。早期可见 Codman 三角。⑧局部穿刺吸取活体组织检查可协助鉴别诊断。

(二)慢性化脓性骨髓炎

1. 全身表现　病变不活动阶段可以无症状,急性感染发作时体温可升 1~2℃。急性发作约数月、数年一次,由于体质不好或身体抵抗力低下可诱发。

2. 局部表现　骨失去原有的形态,骨骼扭曲畸形,增粗,皮肤色素沉着,有多处瘢痕,稍有破损即可引起经久不愈的溃疡。因肌挛缩出现邻近关节畸形,局部可有窦道口,长期不愈合,急性感染发作时局部发红,临床表现常有肿、热、痛,原已闭塞的窦道口可开放,排出多量脓液,掉出死骨后闭合。窦道口皮肤可能会癌变。儿童可因骨骺破坏而影响骨发育,偶有病理骨折者。

临床表现在病变不活动阶段可以无症状,骨失去原有的形态,肢体增粗变形皮肤菲薄,色泽暗;有多处瘢痕,稍有破损即引起经久不愈的溃疡。如有窦道口,可长期不愈合,周围肉芽组织突起,流出臭味脓液。因肌肉纤维化可以产生关节挛缩。

在急性发作时,表现为疼痛,表面皮肤红、肿、热及压痛;体温可升高 1~2℃。原已闭塞的窦道口可开放渗出增加;排出多量脓液,有时掉出死骨。在死骨排除后窦道口自动封闭,炎症逐渐消退。急性发作可数月或数年发作 1 次,反复出现。长期反复发作,使骨骼扭曲畸形、增粗、皮肤色素沉着,因肌挛缩出现邻近关节畸形,窦道口皮肤反复受到脓液的刺激可以发生癌变。儿童期的病人因骨骺破坏,影响骨骼生长发育使肢体出现短缩畸形。偶尔发生病理性骨折。

3. 影像学检查

(1)X 线片检查:X 线检查对诊断慢性化脓性骨髓炎很重要,可以显示病变范围和性质,对于有些病例,死骨被增生的骨质遮掩,或缺乏典型的 X 线表现,可以进行特殊的 X 线检查,如窦道造影,高电压投照或断层照片。

急性骨髓炎以骨破坏为主,而慢性期则以增生硬化为主,其破坏范围较局限,有死骨和空腔形成,并有窦道经久不愈。

慢性化脓性骨髓炎基本X线表现有:病变范围较广泛,可累及骨端、骨干甚至全骨;有的病人多发骨病,病变两端多有骨质疏松。病变部位骨密度显著增高,大量的骨膜成骨使骨皮质增厚,骨髓腔变窄或消失。骨外形增粗,不规则或呈纺锤形。反映了慢性骨髓炎旺盛的骨增生反应。在骨密度增高影像中,可见多个或单个散在的骨质破坏区,有的已形成骨包壳所包围的骨空洞影,表现为不规则的低密度腔,其中可有死骨的影像。

死骨在X线上表现为密度更高的不规则片状影,边缘多为锯齿形,死骨周围有一密度较低的狭窄边界,代表周围的炎性肉芽组织,小块死骨有时只能在断层照相或高电压照相时方能发现。

另外还可以发现病理性骨折或假关节形成,判断死骨及死腔的位置、大小、形状,并能了解形成的骨包壳是否坚固。为手术治疗提供依据。当病变侵犯骨骺后,破坏正常发育的骨化中心,影响了肢体的正常发育,而发生肢体短缩现象。病灶位于关节囊内的干骺端,或发生骨骺骨髓炎,脓肿可突入关节,合并化脓性关节炎,并出现相应的变化。

(2)红外线热扫描:系利用红外线辐射温度计测定体表温度,再将测定的温度转变为电信号进行摄像的一项无损伤检查技术。慢性化脓性骨髓炎在红外线热扫描上显示病变部位为高温区。

(3)放射性核素照相:利用趋骨的放射性核素Tc进行照相,可显示患病部位放射性浓聚。特别是X线片上因骨硬化使其中的骨空洞不明显时,该检查可以清楚地显示骨空洞范围的大小。

4. 并发症和后遗症　慢性化脓性骨髓炎的并发症包括全身性并发症和局部并发症。

(1)全身并发症

1)贫血、低蛋白血症:慢性化脓性骨髓炎病程迁延,长期反复急性发作,低热和窦道内脓性分泌物的排出,对全身将产生慢性消耗性损害。贫血和低蛋白血症是慢性化脓性骨髓炎的常见并发症,这些并发症的存在,进一步降低了全身及局部的抗病能力。对慢性化脓性骨髓炎的治疗更增添了不利因素,从而形成恶性循环。因此,在慢性化脓性骨髓炎的治疗中纠正贫血及治疗低蛋白血症甚为重要。

2)全身性淀粉样变:淀粉样变是病理学上组织变性的一种,分全身性与局限性两种。全身性淀粉样变常并发于像慢性化脓性骨髓炎这样的长期反复化脓性炎症。病理学表现为全身脏器的细胞间隙、血管基底膜上淀粉样物质的沉积。沉积物实际上是一种蛋白类物质,但具有遇碘变蓝的性质。病变的脏器常发生严重的功能损害。

3)局部并发症

①病理骨折:当骨的破坏严重且广泛,而骨包壳尚未形成,或者骨包壳不牢固时,在外力作用下,即便是比较轻微的外力,也可造成骨折——即病理骨折。因此,在此期间患肢应予以制动,用石膏固定或牵引治疗,以预防病理骨折的发生。待骨包壳完全形成且牢固以后,可拆除固定。

②骨不连:病理骨折发生后未进行及时正确的治疗,可发生骨不连。另外,在骨包壳尚未完全形成之前进行手术治疗,摘除大块死骨,亦可造成骨缺损或骨不连。由于局部血液循环差,病骨的破坏仍在继续进行,这种骨折愈合十分困难,日久将形成假关节,使整个治疗更加复杂和困难。假关节分两种,一种为接触型,另一种为大块骨缺损型,后者治疗更为困难。

③化脓性关节炎:干骺端化脓性骨髓炎,脓肿可通过两个途径进入关节腔合并化脓性关节炎。一是通过骺板血管交通支,脓肿穿破关节软骨直接进入关节,形成化脓性关节炎,这种情况多见于婴幼儿及成人化脓性骨髓炎;另一种情况是干骺端位于关节囊内时(如股骨颈位于髋关节囊内),则脓肿可穿破干骺端骨皮质而进入关节。关节内脓液破坏关节软骨,侵犯软骨下骨质,严重影响关节功能,甚至完全强直。

④脊髓或马尾神经受压:化脓性脊椎炎尤其是椎弓、椎板破坏后,脓肿、坏死组织及新生的纤维组织可压迫脊髓或马尾神经引起截瘫或神经根受压。这种情况多见于颈段及胸段脊椎。感染亦可波及蛛网膜引起蛛网膜炎。

⑤恶变:慢性化脓性骨髓炎发生恶变多见于病程长者,常见于病程在10年以上的中老年男性病人。

窦道周围皮肤因长期受炎性刺激可发生恶变,多数为鳞状上皮癌。临床症状为患处疼痛加剧,窦道扩大,易出血,分泌物增多且有恶臭。局部检查可见肉芽组织增生、外翻,呈菜花状。在慢性化脓性骨髓炎的基础上,发生广泛的溶骨性破坏。X线照像显示,相当于体表窦道处骨质出现边缘性宽基底的溶骨性破坏,骨膜反应少,有时可见病理骨折,应考虑为慢性化脓性骨髓炎发生恶性变的可能。

(2)后遗症

1)关节强直:当病变侵犯邻近关节软组织时可形成瘢痕或纤维组织粘连,致使关节挛缩畸形。感染侵犯关节合并化脓性关节炎时,若治疗不及时,不得当,晚期可发生关节强直。尤其是发生非功能位强直时,严重影响关节功能,需要矫正治疗。

2)脊柱后突畸形:化脓性脊椎炎,因椎体被侵犯,破坏严重者后突畸形更明显。

3)肢体短缩畸形:发育期患慢性化脓性骨髓炎的病人,如病变侵犯骨骺和髓板可影响受累骨的正常发育,随年龄增长会出现肢体短缩畸形,也可导致关节外翻或内翻畸形。如骺板中心部破坏严重,停止生长,而骺板的周围部分继续增长,在生长过程中逐渐将骨化中心埋入骨端,形成杵样短缩畸形。另一方面,有时骺板受炎症刺激而过度生长,使患骨长于健侧。骨干部偏向一侧的病变可使病骨呈弓状畸形。

5. 诊断与鉴别诊断　根据病史和临床表现,诊断不难。特别是有窦道或经窦道排除过死骨的病人,诊断更易。拍摄X线片可以证实有无死骨,了解形状、部位、大小、数量,以及附近包壳生长情况,一般病例不需要做CT检查。如骨质硬化密度增高难以显示死骨者,可做CT检查。

典型的慢性化脓性骨髓炎和其他疾病容易鉴别。其长期的炎症病史、排脓的窦道和典型X线改变是诊断的可靠依据。然而不典型病例在临床及X线诊断上发生误诊的并不少见。在鉴别诊断上应注意排除以下疾患。

(1)骨结核:骨结核无论是发生在干骺端或是骨干,都很难与不典型慢性化脓性骨髓炎相鉴别。特别是长骨干结核和扁骨结核。长骨干结核在骨关节结核中约占1%~2%,是一种少见的疾病,30岁以上的成人则极少见。多发病例的全身症状比较明显,病人有发热、消瘦、食欲不振、局部疼痛等。而单发病例全身症状则不明显,局部症状也比较轻微。可有局部压痛和触及骨干变粗。形成脓肿和窦道的仅占1/4~1/3。当病灶内脓液压力增大时,经Volkmann管和Haversian管进入骨膜下,将骨膜掀起,脓液在骨膜下蓄积并刺激骨膜产生大量新生骨。X线片可见多层新生骨,如洋葱皮样外观。由于骨质硬化增生,很像慢性化脓性骨髓炎。鉴别要点是骨干结核临床很少见,常合并其他部位结核、无混合感染时白细胞计数正常,死骨及窦道形成比较少见。即便形成脓肿或窦道,经适当非手术治疗也容易痊愈。而慢性化脓性骨髓炎所形成的窦道愈合非常困难,往往经多次手术,数月数年还不能完全根治。窦道排出物和慢性化脓性骨髓炎不同,为稀薄之结核性脓液。细菌学检查可帮助诊断。鉴别诊断有困难时,需行病理检查。

慢性化脓性骨髓炎有时不易和骨松质结核,特别是与髂骨、跟骨、肩胛骨结核鉴别。骨松质发生结核病变后,骨组织发生坏死,以溶骨性破坏为主,不易形成死骨,形成局部脓肿较多,脓肿力增大时,病灶扩大,脓液可穿破骨膜在软组织中形成脓肿,最后破溃形成窦道。X线片最初显示骨小梁模糊不清,呈一致的磨砂玻璃样改变,其密度比周围脱钙的骨质为高。而慢性化脓性骨髓炎则以增生硬化为主,且易形成大块死骨。脓液的性质、细菌学检查和病理学检查可确定诊断。

(2)骨肿瘤:临床及X线将慢性化脓性骨髓炎误诊为骨肉瘤,或将骨肉瘤误诊为慢性化脓性骨髓炎的并不罕见,有时二者的鉴别诊断最终需病理学诊断。正确的鉴别诊断十分重要,因为二者在处理上是截然不同的。

1)硬化型成骨肉瘤:硬化型成骨肉瘤与慢性化脓性骨髓炎,特别是低毒感染的慢性化脓性骨髓炎,在临床和X线表现上有时十分相似。慢性化脓性骨髓炎多数是急性血源性骨髓炎发展而来,有急性感染病史,病程较长,发展缓慢,部分病人有窦道形成。无急性感染时,无疼痛。血清碱性磷酸酶检查正常。硬化型成骨肉瘤无感染病史,发展较快,疼痛较剧烈,夜晚疼痛较白天重。血清碱性磷酸酶多高于正常值。在鉴别诊断时除注意其各自的临床特点外,X线的鉴别要点是,慢性化脓性骨髓炎的骨膜反应总是由轻变重,由模糊变为光滑。而骨肉瘤骨膜大多由层次清楚、均匀、光滑变为模糊,残缺不全或厚薄不均,不是趋向修复,而是继续破坏,显示肿瘤对骨膜新生骨的侵犯。

慢性化脓性骨髓炎骨的破坏和成骨是相互联系而又共存的。边破坏,边增生硬化,以增生硬化为主,X线显示不破坏区周围一定有新生骨或新生骨内有破坏;而骨肉瘤则相反,两种过程是互不相关的,即骨破坏周围无成骨或成骨区内无破坏。

慢性化脓性骨髓炎不出现软组织肿块,亦无瘤骨产生,而骨肉瘤常有迅速增大的软组织包块,出现放射状骨针,Codman 三角征和绒毛样骨膜增生影像。软组织块内可见到肿瘤骨。然而应该知道,放射状骨针或 Codman 三角等并不是恶性肿瘤所独有的放射学改变,在慢性化脓性骨髓炎有时也可看到这些表现,应提高警惕,以防误诊。必要时作病理学检查,以确定诊断。

另外,在动态观察下,骨肉瘤进展远比骨髓炎迅速,且是进行性的,最终表现出恶性肿瘤的特征。在临床和 X 线鉴别诊断困难的病例,进行病理学检查常常是至关重要的。

2)骨样骨瘤:是一种比较常见的良性骨肿瘤,以骨干部为好发部位。病变部位呈局部较广泛的骨皮质增厚,新生骨多的在 X 线上颇似慢性化脓性骨髓炎,但骨样骨瘤无脓肿死骨。皮质较光滑,一般是一侧性的皮质增厚,髓腔不对称地变窄。其特征性表现为骨增生区中心的瘤巢呈圆形或卵圆形透明区,通常在 1cm 以下,罕有超过 2cm 的。水杨酸钠制剂对骨样骨瘤常有良好的止痛作用,而对骨髓炎则不然。

3)未分化网状细胞肉瘤(Ewing 瘤):是需与急性血源性骨髓炎鉴别的主要疾病之一,这里需指出的是该病有时亦需和慢性化脓性骨髓炎鉴别。过去认为洋葱皮样骨膜增生是未分化网状细胞肉瘤的特征性改变,事实上并非其所独有,也可见于慢性化脓性骨髓炎。其增生改变在个别病例颇似慢性化脓性骨髓炎。

未分化网状细胞肉瘤无骨感染病史,疼痛为最突出的症状,开始为间歇性疼痛,以后变为持续性疼痛,而慢性化脓性骨髓炎除急性发作外很少有疼痛,特点是多数有窦道形成,穿刺可抽出脓液或窦道分泌物作细菌学检查可查出致病菌,而尤文瘤则无。一般来说,尤文瘤的增生仅局限于骨外膜,量也较少,常有一定形态,如葱皮样或放射状骨针,不产生死骨,而慢性化脓性骨髓炎既有骨外膜增生又有骨内膜增生,因而髓腔变窄,且往往有死骨和骨腔并存。这些特点有助于二者的鉴别诊断。

(三)化脓性关节炎

化脓性关节炎是一种由化脓性细菌直接感染,并引起关节破坏及功能丧失的关节炎,又称细菌性关节炎或败血症性关节炎。任何年龄均可发病,但好发于儿童、老年体弱和慢性关节病病人,男性居多,男女之比为(2~3):1。受累的多为单一的肢体大关节,如髋关节、膝关节及肘关节等。如为火器损伤,则根据受伤部位而定,一般膝、肘关节发生率较高。

50% 以上的致病菌为金黄色葡萄球菌,其次为链球菌、肺炎双球菌、大肠杆菌、流感嗜血杆菌等。感染以血源性感染最多见,另外细菌可由关节腔穿刺、手术、损伤或关节邻近组织的感染直接进入关节。血源性感染也可为急性发热的并发症,如麻疹、猩红热、肺炎等,多见于儿童。外伤性引起者,多属开放性损伤,尤其是伤口没有获得适当处理的情况下容易发生。邻近感染病灶如急性化脓性骨髓炎,可直接蔓延至关节。

1. 临床表现 起病前,可有身体其他部位的感染和外伤。

(1)全身症状:起病急骤,全身呈脓毒血症反应,食欲减退,高热寒战等急性感染症状。

(2)局部症状:关节局部疼痛剧烈,拒动、红、肿、皮温增高,患肢不能承重,关节积液明显,关节常处于保护位,使关节囊松弛,以减轻疼痛。膝、肘、踝等浅表性关节,处于半屈曲位,位置较深的关节如髋关节,早期皮肤无明显的发红,局部有肿胀,关节处于屈曲、外展、外旋位并伴有大腿内侧向膝关节内侧的放射痛。肩关节受累时,患肢常处于外展位,腋窝部有肿胀。

化脓性关节炎由于关节囊内积液,膨胀而扩大,关节囊周围的肌肉痉挛而造成病理性半脱位或脱位,尤其是髋关节和膝关节更容易发生,关节腔内的脓液可穿破关节囊,到周围软组织,局部疼痛症状可有所缓解,如脓液穿破皮肤,形成窦道,则反复发作,演变成为慢性化脓性关节炎。

(3)体格检查:可发现体温增高,脉搏快而有力,关节部位红、肿、周围有压痛,各个方向的被动活动均引起剧烈疼痛。触诊时,膝关节浮髌阳性,表浅的其他关节则有波动感,深部关节则不明显。

(4)实验室检查:白细胞计数及中性粒细胞增高、血沉加快,关节穿刺可为浆液性、血性、浑浊或脓性,关节液中含有白细胞、脓细胞和致病菌。

2. 影像学检查 早期有关节囊和关节周围软组织肿胀,局部软组织密度增高,关节间隙增宽。关节内渗出液增多时,可出现关节半脱位,以婴幼儿髋关节和肩关节最易发生,关节周围的骨质呈疏松表现。

关节软骨破坏后,早期可出现关节间隙狭窄,继而关节面骨质破坏。承重部位关节软骨破坏最明显,严重感染时,出现广泛的干骺端化脓性骨髓炎,并有死骨形成。关节可有病理性脱位,在儿童则有骨骺分离现象。

在恢复期,骨质破坏区边缘可显示不规则的骨硬化,病变严重者,可出现纤维性强直或骨性强直。关节周围骨质密度和骨小梁结构恢复正常。

3. 诊断与鉴别诊断 化脓性关节炎的早期诊断极为重要,及时治疗则关节功能不受影响,婴幼儿的化脓性关节炎,早期诊断较为困难,髋关节为好发部位,一般有高热、疼痛,局部肿胀和肢体活动受限等症状,在新生儿症状多不明显,如有躁动不安、原因不明的啼哭和患肢疼挛不能活动等,应高度怀疑。

化脓性关节炎根据全身及局部症状和体征,一般都可做出诊断。特别是全身和局部炎症的表现、关节各方面压痛和各方面被动活动引起剧痛,以及关节穿刺和关节液检查对早期诊断很有价值,应作细胞计数、分类计数、涂片检查、细菌培养和药敏试验,在关节穿刺之前要排除关节周围软组织感染,以免人为地将感染引入正常的关节腔内。关节镜检查除可直接观察关节内化脓性炎症的特征外,还可采取活检及吸取渗出液检查。

化脓性关节炎还应与以下疾病鉴别:

(1)关节结核:发病比较缓慢,低热盗汗,很少有高热,局部红肿等急性炎症的表现不明显。另外关节液的检查可做出区别。

(2)急性血源性骨髓炎:全身症状相似,病变以干骺端为主有局部压痛和肿胀。关节活动一般影响不大,在病变的演变过程中二者可以互相侵犯,同时并存。

(3)风湿性关节炎:常为多关节游走性、对称性肿痛,血清抗 O 试验多为阳性,关节液检查澄清、无脓细胞。愈后不留有关节功能障碍。

(4)类风湿关节炎:常为多关节发病,但无游走性,常以手、足小关节受累,有关节肿胀但不发红。类风湿因子常为阳性。

(四)外伤性化脓性骨髓炎

外伤性化脓性骨髓炎的诊断比较容易,只要详细追问病史,结合临床表现及 X 线照片检查,大多数可做出正确的诊断。极少数诊断困难者可借助放射性核素检查、CT 检查、远红外线热像仪检查及窦道造影检查协助诊断。

1. 外伤史 病人有明显外伤史,大多数是开放性骨折,伤势复杂,污染严重。伤后治疗不及时或早期处理方法欠妥当,措施不得力,如清创不彻底,错误地选择内固定治疗,抗生素应用不合理等。

2. 影像学检查

(1)急性期的影像学检查:大多数病人起病在外伤后 3~5d,开始为急性感染症状,病人寒战、发热,持续 1 周左右,并同时出现全身中毒症状;白细胞总数及中性分类增高,血沉加快。受伤部位疼痛明显加剧,有时出现跳痛。局部有红、肿、发热、压痛等急性外伤性化脓性骨髓炎的炎症表现。伤口有脓性或血性分泌物,作细菌学检查可确定致病菌种。以后局部触诊检查可有波动感,此时做局部穿刺常可抽出脓液,进行细菌培养及药物敏感试验,以指导临床治疗。

在急性感染的早期进行 X 线照片检查可显示骨折断端明显脱钙、疏松,骨密度低于正常。2 周后骨破坏和吸收逐渐明显,同时可见轻微的层状骨膜反应。在此期间,看不到骨断端的硬化现象和死骨形成。

(2)慢性期的影像学检查:显而易见,在急性期外伤局部形成脓肿,脓液压力不断增高,脓肿破溃或切开引流后全身和局部的急性炎症表现得以控制,病程进入慢性期,形成窦道。在很长的一段时间内,窦道不愈,长期有脓性分泌物排出,有时还可排除小的死骨,有时窦道可暂时愈合,当病人全身或局部的抵抗力下降时再度急性发作。窦道外口破溃,脓液流出,此时可以做窦道分泌物细菌培养和药敏试验,指导临床应用有效抗生素。

在一些局部软组织损伤严重的病例,由于未及时地切除坏死组织,采用组织移植的方法封闭伤口,导致感染后大量骨外露,以后形成大段的死骨造成大块骨缺损。

进入慢性期后,骨折断端长期受炎症刺激,在表现骨破坏的同时增生硬化更为明显,骨断端出现密度增高和一些硬化的新生骨,骨髓腔封闭,也可见到骨膜成骨反应。典型的 X 线特征是骨感染所形成的死骨、死腔及增生、硬化均以骨折断端为中心,向两侧发展,因受伤程度、范围不同可以有大块或小块死骨形成,骨端硬化后可形成假关节,大块死骨摘除后可造成骨缺损。外伤后化脓性骨髓炎的假关节的形成及大块骨缺损的发生率远比急性血源性骨髓炎高得多。

值得注意的是外伤性化脓性骨髓炎反应性新骨形成,和骨折愈合时的骨痂形成,在 X 线片上的表现很相似,诊断时要注意鉴别。

(五)火器伤后化脓性骨髓炎

从解剖学上看,在长骨干骺端有很多的终末小动脉,血液循环丰富,血流较慢,利于细菌繁殖。细菌积聚愈多,毒力愈大,则消灭愈难,发生骨髓炎的机会也就增加。有的细菌如葡萄球菌,常积聚成团,在细小动脉内可形成栓塞,使该血管的末端阻塞,使局部组织坏死,利于细菌生长和感染的发生。临床上骨髓炎的发生常和外伤(扭伤、挫伤等)有关,局部损伤常为诱因,有利于细菌生长。

1. 症状与体征 火器伤引起的开放性损伤后,多数病人有发热、贫血、全身不适等全身症状,局部红、肿、热、痛及创口有脓性分泌物。伤后早期已行清创处理的火器伤症状可能轻些。火器伤后慢性化脓性骨髓炎临床表现与其他类型的慢性化脓性骨髓炎相同,可有患肢肿胀、疼痛、窦道形成长期不愈并有脓性分泌物,创面肉芽组织水肿及慢性窦道与骨粘连的瘢痕形成。长期反复急性发作。

2. 诊断 对火器性开放损伤应考虑到并发慢性化脓性骨髓炎的可能。除上述临床表现外,病人急性发作期白细胞及中性分类增高,血沉加快。X 线照片检查,急性期无明显改变,诊断价值不大,慢性期可见骨破坏和骨端硬化,以硬化为主,骨髓腔闭塞,粉碎骨折的碎骨片成为死骨,骨痂生长较慢。部分病例可有弹片或金属异物存留。对于有慢性窦道者可行窦道造影,以确定病灶位置、形状、长度、走向及创伤的进出口,以指导治疗。

(六)椎体有菌性骨坏死

1. 化脓性脊椎炎 化脓性脊椎炎是特殊部位骨髓炎中的一种,临床少见,占所有骨髓炎的 2%~4%,多见于腰椎椎体,分为脊椎脊髓炎和椎间盘炎。急性发病者占 50% 左右,半数病人为亚急性或慢性过程。病人以 20~40 岁青壮年为多见。男性约为女性的 4 倍。

脊椎骨骨髓炎常见的致病菌是金黄色葡萄球菌、白色葡萄球菌、链球菌和铜绿假单胞菌等。多由菌血症所引起,其原发化脓病灶多见于生殖泌尿系、皮肤及呼吸道。在骨骼系统中,脊椎感染的发病率较低,椎骨骨髓炎常伴椎间盘炎症、椎旁软组织炎症,甚至椎旁脓肿,易向软组织蔓延是椎骨骨髓炎的一个显著特征。

(1)临床表现

1)分型:根据临床过程可以分为急性型、亚急性型和慢性型。以急性型最为多见。从原发感染至发病一般需 2~4 周。

①急性型:突然发病,常有恶寒,高热,神志模糊,颈项强直,谵妄甚至昏迷,颈背及腰部剧痛,背肌痉挛,脊柱活动明显困难,有局限性棘突叩击痛,白细胞计数增高,血培养阳性,血沉加快。

②亚急性型:可出现于急性期之后,亦可出现即为亚急性,发病较急性者缓慢,但仍有明确的发病时间,这一点与脊柱结核不同,全身毒血症较轻,有局部压痛,脊柱活动受限。

③慢性型和潜伏型:发病缓慢,全身反应不显著,体温常不升高,甚至到脊柱发生畸形后才被发现,局部有微痛、压痛及活动受限,不易与脊柱结核相区别。

2)症状:发病较急,往往有感染病灶或手术外伤史。急性期常有寒战发热,无力,食欲不振等症状。病人突感剧烈腰背痛,持续存在,脊柱活动困难。部分病人还可有臀部髋部疼痛,有时病变刺激腹膜引起腹痛,腹胀及腹肌紧张症状。如感染波及椎管内可引起脊髓、马尾或神经根压迫症状,严重者可致截瘫。

3)体征:常发现局部压痛和叩击痛,压痛点局限在受累脊椎的棘突。腰背肌肉痉挛而腰椎活动受限。少数病例可在病变节段出现后凸成角畸形,有的病人可表现为髋关节屈曲畸形,Thomas 征(+),或有神经根和马尾神经受压迫的神经症状。

(2)实验室检查:白细胞增高,中性粒细胞增高,血沉增快,有时血培养阳性。

(3)细胞检查:包括穿刺活检和手术活检,对组织病理学和细菌诊断学均具有确定意义,并可同时行药物敏感试验。

(4)影像学检查

1)X线平片:早期无异常,3~4周后始有阳性表现,即使行断层摄片也要在2周以后,表现为局部骨质疏松,以后骨质破坏,为虫蚀状或斑点状破坏,椎体相对面不规则呈线性,同时有小骨赘增生、骨质硬化,并向椎体中央扩散。如椎间盘破坏,可有椎间隙变窄,甚至消失,相邻椎体融合,但椎体高度保持正常。Guri根据病变部位分为边缘弥漫型、中心弥漫型、边缘局限型和脊椎附件型。

2)放射性核素扫描:在病变早期发现病灶,其中67Ga扫描较敏感。

3)CT扫描:可显示骨质密度的改变,明确病变部位和范围及椎旁脓肿。

4)MRI:早期T2加权即显示病灶信号增强,其特异性强于核素扫描,敏感性高于CT和X线片。

(5)诊断和鉴别诊断:除根据临床表现外,结合病史分析,必要时,进行断层摄片及穿刺病检,椎旁穿刺抽出脓液可明确诊断。

另本病还应与下列疾病鉴别诊断:

1)脊柱结核:①起病缓慢。②多有肺结核和淋巴结核病史。③病程多有结核中毒症状。④椎旁寒性脓肿发生率高。⑤X线片示骨质破坏为主,很少有骨质增生和骨桥形成,椎间隙多变窄和消失。如病变位于附件应首先考虑骨髓炎,必要时穿刺活检和试验性治疗。

2)脊椎转移性肿瘤:①常有肿瘤病史或原发肿瘤病灶的症状。②常累及神经根有感觉及反射改变。③X线片示椎体软骨下骨板需保持完整,椎间隙不变窄亦无骨桥形成。④核素全身骨扫描有助于发现肿瘤其他病灶情况。⑤穿刺活检可确诊。

3)强直性脊柱炎:①多见于青年男性,一般为双侧骶髂部持续性疼痛。② HLA-B27 常为阳性。③ X线片早期为骶髂关节下1/3骨质疏松,关节模糊,软骨下出现致密性改变。晚期为全脊柱骨性强直,脊柱呈竹节样改变。

2. 椎间隙感染

(1)临床表现:起病急骤或缓慢,起病时间相差较大,大多数在术后1~4周发病。

1)症状:①因手术污染所致的椎间盘感染,最常见的症状为相当于手术部位的腰背剧烈疼痛,伴有发热、寒战、乏力,食欲不振等症状,并有明显的神经根刺激症状。②血源性椎间盘感染,多见于青年人,腰椎多见,起病一般缓慢,有发热和食欲不振症状,腰椎病变者都有腰背痛和坐骨神经痛。

2)体征:腰部肌肉痉挛与压痛明显,活动障碍,腰椎生理前凸消失,呈僵直外观,原有神经根刺激症状加重,直腿抬高试验阳性,但下肢运动和感觉功能检查基本正常,肛门及尿道括约肌功能也无障碍。

3)实验室检查:血白细胞升高或正常,血沉明显加快,术前术后C-反应蛋白的变化具有诊断意义,最近尚有研究发现术后血中弹性蛋白酶α1,蛋白酶抑制物的升高与椎间盘炎有密切关系。

4)活组织检查:与血细菌培养相比,活组织检查更具有诊断价值。

5)影像学检查

①X线平片:椎间隙感染的X线片表现要在1个月左右才出现,以4~6周最多见,可以分成四个阶段:

第一阶段:椎间隙变窄,发生于起病开始的3个月以内。

第二阶段:自3个月始,表现为软骨下骨质进行性硬化,邻近椎体密度增加,侧位片上更加明显。

第三阶段:椎体邻近骨板进行性不规则,椎体缘反应性硬化,说明炎症进展。

第四阶段:为椎间隙呈气球样变,伴椎体侵蚀。

断层摄片可使诊断时间提前,有一组报告:10例病人,发病时间为术后3周至2个月。

②放射性核素:表现为感染椎间隙的局部核素浓聚,但特异性较差,且至终板发生破坏后才有阳性表现。

③CT扫描:早期表现为椎间隙的CT值减低,随后可显示椎间隙的变窄与椎体终板的破坏和硬化。

④ MRI 检查:椎间盘炎时 MRI 表现包括 T1 加权扫描图像,椎间盘及其邻近椎体的信号减低。T2 加权扫描图像,椎间盘及其邻近的信号增强。对于椎间盘的生化环境及形态学两方面的病理改变均比较敏感。

(2)诊断:对于本病的诊断关键是保持清醒的认识,当腰椎手术的病人症状缓解后又出现腰背部症状加重时应高度怀疑椎间盘炎的发生并进行相应检查以免延误治疗。

(七) 特殊部位的化脓性骨髓炎

1. 髂骨化脓性骨髓炎　化脓性细菌侵入骨质,引起炎性反应,即为化脓性骨髓炎。病变可侵及骨组织各部分,但主要为骨髓腔感染。致病菌大多数是金黄色葡萄球菌,其次是溶血性链球菌,其他如大肠杆菌,肺炎双球菌等也可引起。细菌侵入途径大多为血源性,但也可从外界直接侵入。临床表现可分为急性和慢性,慢性化脓性骨髓炎大多是因急性化脓性骨髓炎没有得到及时、正确、彻底治疗而转变的。少数低毒性细菌感染,如局限性骨脓肿等,一开始就是慢性发病,急性症状多不明显。如急性期经过及时适当处理,可能痊愈而不形成慢性炎症。

(1)临床表现:临床表现分全身及局部,发病急,有严重的败血症症状。幼年型全身和局部症状都较重,成年型较轻。寒战,高热可达 40℃ 左右。髂、臀部常有肿胀和剧烈跳痛,并常在臀部和髂窝处有窦道。当合并化脓性髋关节炎时,出现髋部疼痛,尤其负重步行时加重,跛行,患髋功能障碍等症状。也有合并化脓性骶髂关节炎者。

(2)影像学检查:早期除骨质疏松外,无任何特殊 X 线表现,约在发病后 4 周左右看到骨质破坏。最早在髋臼邻近及髂骨边缘部。表现为骨质疏松与致密相间的蜂窝状及斑点状阴影。

①因髂骨扁平,其皮质甚薄,内外有两层骨膜,并有较厚肌肉附着,血运丰富,病变容易扩散而造成骨质穿孔。

②其周围有骨硬化现象,有时可见小块死骨阴影,病变邻近髋关节者可侵犯关节,形成化脓性关节炎。
③邻近骶髂关节的病变也易使该关节受累。

(3)诊断:急性髂骨化脓性骨髓炎发病急骤,有严重的败血症症状,全身及局部症状均较重。病人可有寒战,高热可达 4℃ 左右。髂、臀部有肿胀及剧烈疼痛,髂骨有明显压疼。白细胞总数及中性分类明显增高。在压痛点明显处骨膜下穿刺可抽出脓液。

髂骨慢性化脓性骨髓炎可形成长期不愈的窦道,X 线可见骨破坏,为蜂窝状及斑点状阴影,也可出现骨质穿孔及骨硬化现象。病变侵犯髋关节时可表现出化脓性炎症的征象。

(4)鉴别诊断

1)髂窝脓肿:髂窝脓肿是髂窝淋巴结及其周围的疏松结缔组织发生感染,脓液向后穿破髂腰筋膜所致。主要为血行感染,致病菌多为大肠杆菌,由会阴部、肛门、髂窝附近的脏器感染经淋巴管扩散所致。病人起病急,往往有畏寒、发热等全身症状。可有腹股沟上方疼痛、行走困难、髋关节屈曲并出现髂窝部饱满,可触及长圆形肿块,压疼明显,伸髋时疼痛加重。本病疼痛及肿块局限在腹股沟上方髂窝部,而髂骨始终没有压痛。髂窝脓肿穿刺检查时可在髂窝部抽出脓液,而髂骨化脓性骨髓炎在骨膜下抽出脓液。X 线照片检查前者无阳性发现而后者可有骨质破坏。

2)化脓性髋关节炎:髋关节化脓性关节炎常常起病急骤,病人可出现高热、寒战、白细胞总数及中性分类增高等全身表现。伴随这些症状最早出现患髋疼痛、屈曲、下肢呈外展、外旋畸形。检查病人可发现患肢屈、伸及内、外旋运动受限,纵向叩击痛阳性,Thomas 征阳性,而急性髂骨化脓性骨髓炎时疼痛主要部位在髂骨,髋关节虽表现轻度屈曲畸形,是由于炎症刺激周围软组织,引起肌肉痉挛的结果。X 线照片早期可见关节囊阴影增宽,以后随着关节软骨的破坏,可见髋关节间隙变窄。作关节穿刺可确定诊断。

3)髂骨恶性肿瘤:不论是原发的或转移的髂骨恶性肿瘤与髂骨急性化脓性骨髓炎不易鉴别。前者起病比较缓慢,多数无畏寒、高热,早期疼痛也不严重,晚期疼痛剧烈,尤以夜间为甚。可在髂骨的病变部位发现实质性肿块,轻微压痛,皮温不高,无红肿,无波动,X 线照片表现为溶骨性改变,骨质破坏可为斑点状、虫蚀样、边缘模糊不清的病灶,病变区骨松质结构模糊,也可表现为穿凿样骨质破坏,或大块骨完全溶解消失,无边缘致密硬化现象。也偶有侵犯骨膜同时有大量骨膜新生骨形成者,有时也可呈无结构的均匀硬化,骨纹理变粗致密如大理石状。病变一般不侵犯关节。穿刺活检多为血性或炎性渗出液。实验检查碱性磷酸酶升高。

2. 指(趾)骨化脓性骨髓炎

(1)临床表现与诊断:病人全身症状多轻微,而局部症状较明显。急性期以局部红、肿、热、痛及功能障碍为主要临床表现,晚期除手指肿胀、微痛或无疼痛外,可有窦道形成。感染的伤口长期不愈,肉芽组织外翻,有很薄的脓性分泌物。

(2)X线检查早期因充血而导致非常明显的骨质疏松,周围软组织肿胀,以后则出现骨破坏,骨质呈虫蛀样改变,可见骨膜反应性增生,可有碎片状或小片状死骨。在骨破坏的同时,病变周围显示骨质硬化,增生现象。

3. 跟骨化脓性骨髓炎 病变主要表现为跟骨骨松质的破坏和增生,而骨皮质的破坏一般较轻。由于跟骨骨膜与骨质的附着非常坚实,所以脓液不易掀起骨膜,进一步形成死骨和包壳,而多表现为骨破坏后的硬化增生。脓液穿破后向软组织中扩散。通常在跟骨内侧或外侧形成窦道。反之,窦道口周围软组织瘢痕化,并与跟骨紧密粘连。

4. 髌骨骨髓炎 起病急,有全身中毒症状,膝关节前面疼痛,髌骨前方肿胀,边界不清,肤色潮红似局部蜂窝织炎,但腘窝不肿;髌骨前方明显压痛;浮髌试验阴性;X线片早期显示髌骨骨质疏松,晚期可见到小死骨形成。

5. 股骨头骨骺骨髓炎 股骨头骨骺骨髓炎较少,Green(1981)报道8例原发亚急性骨骺骨髓炎;Rosenbaum(1985)报道小儿急性骨骺骨髓炎9例;Sorensen(1988)报道小儿原发骨骺骨髓炎3例。

新生儿4个月内骺板未成熟,骺板血运屏障没有形成,干骺端与股骨头骨骺有交通血管。Ogden指出婴儿初生时股骨上端血液循环主要是后上方血管经过股骨头软骨内的纤维脂肪结构称为软斑,进入股骨头软骨。因此4个月以内新生儿,当细菌经血液循环到达股骨上端干骺端时,即可经过上述途径进入股骨头骨骺,形成股骨头骨骺骨髓炎。首先在软骨管内形成脓肿,破坏间叶组织,然后累及周围透明软骨并侵袭骺板,骨骺和骺板破坏,使股骨头、股骨颈坏死或消失。

股骨头骨骺骨髓炎有时与股骨干骺端骨髓炎症状相似,应注意鉴别。

二、特殊细菌感染导致化脓性骨髓炎

特殊细菌感染导致的化脓性骨髓炎随着抗生素的飞速发展而发生了迅速变化。20世纪70年代以前,骨与关节感染的致病菌是以金黄色葡萄球菌为主的革兰氏阳性球菌,以后革兰氏阴性杆菌感染所占比例开始增加,这种趋势在化脓性骨髓炎中尤为明显。并且革兰氏阴性杆菌所致的化脓性骨髓炎中,大约1/3的病例是与革兰氏阳性球菌(以金黄色葡萄球菌为主)的混合感染。本章讨论的特殊细菌感染导致的慢性化脓性骨髓炎,包括铜绿假单胞菌、厌氧菌、伤寒杆菌、沙门菌、布氏杆菌。大多为慢性化脓性骨髓炎的形式,可在外伤或外伤痊愈后数月、数年甚至数十年后发生。由于人们习惯上认为化脓性骨髓炎常是金黄色葡萄球菌感染,加之还存在一些混合感染的病例,所以常常忽视了这些特殊细菌感染的存在与危害,从而延误治疗,导致并发症的发生,影响预后,故应引起足够重视。

(一) 铜绿假单胞菌性骨髓炎

铜绿假单胞菌性骨髓炎临床特点如下:

1. 常有开放性外伤史,多见于污染严重的开放性骨折术后、有压疮或失神经性溃疡的病人。

2. 全身症状多不显著,可有一般发热、贫血、全身不适。

3. 局部表现红、肿、热、痛及脓性分泌物,脓液呈绿色,有恶臭味。病程长久或反复发作者,患肢可有肿胀、疼痛、皮肤色素沉着、创面肉芽组织水肿、过度生长,以及慢性窦道与骨粘连的瘢痕等现象。

4. 白细胞计数、血沉多为轻度增高。常有混合感染,此时白细胞计数、血沉均可明显增高。分泌物或脓液培养,可检出铜绿假单胞菌。

5. X线检查早期呈骨质疏松,密度不均,3周后可发现骨质不规则破坏,影像模糊,以及不同程度的骨质增生,主要表现为骨端硬化,原来的碎骨片成为死骨,骨痂生长缓慢。感染发生晚者,表现为在已经形成的骨痂内出现骨腔和死骨。

（二）厌氧菌性骨髓炎

厌氧菌是一类在无氧条件下比在有氧环境中生长好，而不能在空气(18%氧气)和/或10%二氧化碳浓度下的固体培养基表面生长的细菌。这类细菌缺乏完整的代谢酶体系，其能量代谢以无氧发酵的方式进行。它能引起人体不同部位的感染，包括阑尾炎、胆囊炎、中耳炎、口腔感染、心内膜炎、子宫内膜炎、脑脓肿、心肌坏死、骨髓炎、腹膜炎、脓胸、输卵管炎、脓毒性关节炎、肝脓肿、鼻窦炎、肠道手术或创伤后伤口感染、盆腔炎以及菌血症等。随着培养技术的不断改进，厌氧菌得以及时分离和鉴定，厌氧菌感染的报道渐渐增多，厌氧菌在细菌感染性疾病中的重要地位已日益受到临床工作者的重视。老年脑血管病病人，意识障碍、吞咽困难的病人，慢性疾病、肿瘤、器官移植、血液病病人，以及长期应用免疫抑制剂、糖皮质激素的病人均为本病易感人群。

临床表现与诊断如下：

1. 常有创伤史，尤多见于开放性骨折、广泛软组织损伤或人及动物咬伤。

2. 急性期可有全身症状，表现为发热、乏力，白细胞计数增高、核左移，血沉增快。而一般病例全身症状多不严重。

3. 局部多表现为慢性化脓性骨髓炎症状，肿胀、红斑，伤口有血性渗出或脓液流出，可形成窦道。

4. 脓液具有典型的粪臭，如为黑色素类杆菌感染，伤口血性渗出物变黑，在紫外线下呈红色荧光。感染组织中常有气体产生。渗出物或脓液培养，有时可检出厌氧菌。注意应用严格规定的方法收集和运送标本，以防止标本中的细菌暴露于空气中。

5. 病人可能用过氨基糖苷类抗生素，如新霉素、庆大霉素及阿米卡星等。

6. 影像学检查：开始为骨质疏松、骨质破坏，周围有新生骨形成，以后出现骨瘘孔、死骨影表现。

（三）伤寒菌性骨髓炎

伤寒菌性骨髓炎是伤寒杆菌或副伤寒杆菌所致的骨感染，为严重伤寒或副伤寒病后的并发症。其发病率约为伤寒病人的0.8%。大都发生于伤寒病痊愈后数周或数月，也有在病后1.5~2年，甚至数年才发现骨感染。在患镰状细胞性贫血的病中较为常见。

肠伤寒的后期或恢复期，体温又上升，长管状骨、骨盆、肋骨、脊柱有时会发生单发或多发的伤寒性骨髓炎。患病骨因为是伤寒性浸润，能够看到有锈色的脓肿。根据病史中有肠伤寒的历史，有特殊的脓，证明是伤寒菌，widal反应诊断比较容易。有时也被误诊为化脓性骨髓炎或骨结核。预后良好。四肢伤寒性骨病灶通过手术开窗清除病灶，摘除死骨，根据情况持续冲洗，伤寒性脊椎炎和脊椎结核同样经过纯粹的保守治疗，大约1年能够治愈。

1. 临床表现　多发生于男性，常在伤寒病或其他肠道疾病的恢复期，或在痊愈后缓慢地或突然地发生。全身症状与急性化脓性骨髓炎相似，如发热、寒战、脉速、全身不适，甚至可有虚脱和神志不清等。白细胞计数一般不增多，但如有化脓性细菌混合感染时，可达1×10^9/L以上，可是症状不如化脓性骨髓炎剧烈，急性症状常可自行消退，转为慢性。有时急性期全身症状不明显，起病缓慢，仅局部有压痛，肌肉痉挛。若病变在腰椎，可有放射性疼痛，多向前达腹部；脊柱活动时疼痛加剧，休息则减轻或消失。

X线检查：早期呈骨质疏松，密度不均匀。脊椎伤寒菌性骨髓炎多见椎间隙狭窄，以后椎旁韧带钙化和骨性强直。长骨可有范围较短的少量骨膜增生及新骨形成和小块骨质破坏。有1/3的病例常可侵及肋软骨。一般很少有大块骨破坏或大块死骨形成，而是细小的散在性破坏和小死骨。偶尔椎旁脓肿穿破后形成窦道。

2. 诊断　本病是一种毒性较低、症状较轻的慢性化脓性骨髓炎，所以与其他细菌所致的慢性化脓性骨髓炎难以鉴别。诊断主要依据为伤寒或副伤寒病史，血液或脓液培养和血清凝集反应。肥达试验在起病2周内常为阴性，但在后期可转变为阳性，且效价逐渐增高，有肯定的诊断意义。

肋骨受累时，应与肋骨结核或肋软骨炎作鉴别；脊椎受累时，应与脊椎结核作鉴别；长管骨受累时，应与恶性肿瘤作鉴别。与其他细菌所致的骨髓炎的鉴别主要依靠血培养，穿刺脓液培养来明确诊断。

(四) 沙门菌性骨髓炎

沙门氏杆菌感染,偶可造成骨与关节病变。任何年龄均可得病,10岁以下者占40%。常为多发性病变,全身症状较严重。本病好发于镰状细胞贫血病人,可能是因贫血及"自身脾切除"降低了对沙门氏菌的抵抗力,亦可能由于红细胞携带氧的能力降低,在肠壁上产生小的梗死,使细菌容易在该处进入血流而扩散。有沙门氏菌感染史,好发于小儿,病变为多发性以及有镰状细胞贫血等,血清副伤寒丙凝集反应阳性,更有参考价值。从脓肿中培养出沙门氏菌才能确诊。

诊断依据如下:

1. 好发部位多为肋骨、肋软骨及脊椎,四肢骨与关节也可受累。一般为单发,也可为多发。临床表现有患部疼痛、肿胀、压痛、肢体功能障碍或病理性骨折等。

2. 化验检查白细胞计数正常或偏低,排泄物、血、骨髓及脓液培养可为阳性,血清凝集反应也可为阳性。

3. X线表现多为局限而细小散在的破坏,大骨疡及死骨少见,骨质增生轻,病变周围无增生的骨壳,周围软组织肿胀。脊椎病变多局限于椎间盘,很快发生椎间隙狭窄及椎体间融合。

(五) 布氏杆菌性脊柱炎

1. 临床表现　布鲁菌病可分为急性期、亚急性期和慢性期。脊椎炎或其他骨关节病变是布鲁菌病的常见并发症,以脊椎炎为多见,常见于慢性期、亚急性期和恢复期,多在发病半年左右以后出现,也有少数发病较早。

一般均有布鲁菌病的全身症状,如发热、多汗、无力,游走性关节痛常见于髋、膝、踝、肘、肩等。神经痛,如坐骨神经痛、头痛等。脊椎炎病例常有持续性腰背痛,有时很剧烈和顽固,活动时加重。严重者可影响行走,或卧床不起,有时疼痛向下肢放射,故常会误诊为腰椎间盘脱出。脊椎运动可有不同程度受限。肌肉痉挛,局部压痛或叩痛。脊柱无明显畸形。少数病例可有腰大肌脓肿,或产生硬膜外脓肿,压迫脊髓或神经根,出现截瘫或运动与感觉障碍。

有时出现肝、脾肿大,有黄疸,以及有关淋巴结肿大。其他骨受累时,表现为慢性化脓性骨髓炎的形式。

2. X线检查　病变多发生于腰椎,少数发生于胸椎下段、胸腰段或骶椎,也有累及骶髂关节者。表现为椎体变形,椎间隙变窄,椎间关节突增生和变窄,以及椎旁软组织变化。椎体改变主要为椎体前上角边缘缺损,其缺损边缘有骨质硬化,有时破坏灶位于椎体中心。相邻椎体前下角边缘有唇样骨质增生,呈鸟嘴状。后期有骨桥相连趋势。个别病人有椎体楔形改变,未见有广泛骨质疏松。骶髂关节常有局限性骨质疏松,关节间隙增宽,周围绕以骨硬化,双侧关节面结构紊乱。有些病人有腰大肌阴影增宽,后期可有韧带钙化,形成竹节样改变。①有接触羊、牛的病史。②曾有急性期布鲁菌病的急性症状史,或现在仍具有此类症状,加上持续性顽固性和剧烈性局限腰背痛。疼痛程度与X线表现不一定相称。③血清检查:布鲁菌凝集试验试管法1:100为阳性;1:50为可疑。补体结合试验对诊断慢性布鲁氏菌病有重要意义,1:10为阳性。病程长的慢性病人凝集试验可为阴性,但多次检查时,效价可增高。在治疗过程中,效价可降低,这变化具有诊断意义。④X线变化以侧位片较明显。⑤病变区骨髓的细菌培养和组织学检查对疑难病例有帮助。⑥其他骨、关节和滑囊同时受累,有助于诊断。

应与风湿性关节炎、强直性脊椎炎、脊椎结核、腰椎间盘突出、化脓性脊椎炎相鉴别。

(六) 骨放线菌病

骨放线菌病是一种深部的真菌病,少见,本病在我国西北部偶见。以农村病人为多。发病的年龄最多在11~30岁,该病系产生多处窦道肉芽肿性疾患。从窦道排出带有"硫磺色颗粒"的脓性液为其特点。

放线菌是丝状真菌,常呈放射状排列,存在土壤中,种类较多,是人致病的是牛型放线菌。该菌革兰氏染色阳性,有厌氧特性。在正常人的口腔中,龋齿及扁桃体隐窝中均可发现放线菌菌丝,其形态与致病菌相同。除牛型外已找到五种类型,其致病菌多在组织黏膜缺氧及抵抗力减低的状况下(常见拔牙或炎症后)生长及蔓延,从口腔黏膜进入下颌角及颈部。也可由呼吸道侵入肺部造成肺部的病变,由消化道侵入回盲部。放线菌多沿结缔组织直接向周围组织侵犯,很少经血液传播,决不经淋巴系统扩散为其特性。病变扩展可累及骨骼,骨病变大多为继发性的。

1. **临床表现** 首先有软组织感染,以多发性瘘管排出带有硫黄色颗粒的脓液为其特征。骨病灶为继发性感染,以下颌骨多发,下颌骨的放线菌病多继发于口腔部,与下颌骨的慢性骨髓炎相似,起初为牙痛,疼痛轻微,齿槽肿胀,继而牙齿松动。下颌骨骨质增厚、可有颊部软组织肿胀,软组织破溃后流出由细菌组成的"硫磺色颗粒"脓液,且可形成多数瘘管,愈合后遗留瘢痕,如延误治疗,病变可扩展到眶、颅骨、脑膜及脑,向下可扩展到颈及胸部,向后扩展到颈椎,患处有轻微疼痛及压痛,脊柱活动受限。

2. **影像学检查** X线表现为下颌骨的病变大多为不规则,边缘不整齐的溶骨性破坏和骨致密。肋骨、胸骨或胸椎的病变多继发于肺、胸膜或纵隔,脊椎病变多由颈面部、胸部和腹部三种类型中任何一型扩展波及。椎体首先受累,之后累及横突、椎弓根、肋骨、棘突,受累椎体有密度不均,可见囊变及骨质硬化。

3. **化验检查** 收集脓液,提取硫磺色颗粒,将其放到玻片上,放上盖玻片,于显微镜下寻找放线菌,也可用厌氧培养基作放线菌培养。

4. **诊断与鉴别诊断** 诊断主要根据临床表现与X线检查,但确诊需要真菌及病理检查,本病须与慢性化脓性骨髓炎和骨结核相鉴别,慢性化脓性骨髓炎有急性骨髓炎病史,之后反复流脓,形成瘘道,X线片示死骨及骨包壳形成。骨结核破溃后,流出稀薄脓液,其中无硫磺色颗粒。本病常有脊椎的横突、椎弓根和肋骨头受破坏,而结核则以椎体破坏为主,少有椎体附件受累。

(七)骨与关节的梅毒感染

1. **骨梅毒** 骨的梅毒感染可分为先天性和后天性。

(1)先天性骨梅毒

1)梅毒性骨软骨炎:临床表现通常在梅毒婴儿出生后前半年中见到,先天性梅毒婴儿中70%~80%可有骨软骨炎,常见于股骨、胫骨、尺骨、桡骨等四肢长骨的干骺端。患部肿胀压痛,关节附近肌肉萎缩。患部因疼痛造成运动障碍,肢体下垂呈松弛状,合并骨骺分离时更为明显。全身症状有身体极度衰弱,皮肤苍白,皮肤松弛,皮下脂肪减少,体重减轻,患儿常有低热、哭声低哑,还可有皮炎、黏膜斑、鼻炎、头发及指甲损害等。

X线检查可见骨骺增宽,骨骺线部出现密度增高的白线呈锯齿状。

2)梅毒性骨膜炎:先天性早发性梅毒于出生后2~3个月可有骨膜炎病变,多为对称性,常见于胫骨、胫骨、尺骨、腓骨等处。晚发梅毒多在5~15岁左右发生,常见于颅骨及胫骨、锁骨、尺骨、桡骨等长骨。发生于手足部掌、跖的指、趾时,可有局部肿胀,手指(趾)呈梭形,称为梅毒性指(趾)炎。患处有钝性疼痛,夜间加重,活动增多或天气温暖时疼痛加重。浅表部位可扪及骨膜增厚,表面不平滑,局部压痛。

X线见骨膜增厚及钙化,胫骨病变主要在内侧,胫骨中部向前凸出弯曲呈腰刀状,颅骨可见骨皮质表面粗糙,骨膜增厚,密度增加。

3)骨髓炎:临床上无急性骨髓炎表现,患处稍有疼痛及酸痛。

X线检查见骨质破坏,有新骨生成,死骨出现,骨密度增加,骨膜增厚,髓腔消失。

(2)后天性骨梅毒:临床表现可发生于梅毒病的第二期及第三期,以骨膜炎为主,部分病人表现为梅毒骨炎及骨髓炎,症状与先天性表现相似。

影像学检查与先天性骨梅毒相似,但先天性梅毒性骨髓炎为弥散性骨破坏,后天性则多为局限性。

2. **关节梅毒** 按关节受累及轻重可分为四期。

1)关节痛型:多见于早期梅毒病人的膝、踝、肘、腕等关节,多为对称性关节酸痛,夜间较重,运动后减轻,但无游走性疼痛,小关节很少受累,无关节红肿及活动受限,X线检查可有阳性发现。

2)梅毒性滑膜炎型:见于早期梅毒病人,多发生在较大关节,轻微的滑膜炎仅局部有酸痛,较重的除酸痛外,关节有肿胀,有触痛,关节活动受限。少数梅毒瘤可发生破溃形成瘘管,X线可见关节肿大,关节骨质增生及破坏。

3)梅毒瘤性关节炎型:见于晚期梅毒病人,由关节周围滑囊梅毒瘤或骨端梅毒瘤破溃入关节而致。以膝关节多发,受累多为大关节,有关节肿大、微痛及运动受限,少数梅毒瘤可发生破溃形成瘘管,X线可见关节肿大,关节骨质增生及破坏。

4)夏科关节型:受累关节明显肿胀,但无疼痛,且活动受限不明显。关节穿刺液为血性,仔细检查可发现知觉和腱反射减退或消失。X线片所示关节骨质破碎严重,破碎的游离碎骨片密度增高。

(八)麻风性骨髓炎

1. 临床表现 主要表现为手和足的小骨、鼻骨受累,偶可侵及长骨或其他扁骨。早期症状不明显,晚期由于骨质损害出现手足畸形,鼻中隔穿孔及鼻梁塌陷等。

2. X线表现 主要改变为骨质萎缩与吸收,前者表现为骨皮质变薄,骨小梁纤细稀疏,骨密度减低,骨吸收可表现为末端性吸收与向心性吸收,前者见于手指骨,后者见于跖骨。

(九)松毛虫性骨关节病

1. 临床表现 可分为皮肤型、骨关节型、肿块型和混合型。按病期可分为急性早、中、后期和慢性期,病人有松毛虫接触史,多有急性皮炎和关节肿痛史。临床症状类似骨髓炎、风湿性或类风湿关节炎及关节结核。急性期表现以关节的红、肿、热、痛及功能障碍等,慢性期可有关节静止痛或关节强直等表现。

2. 影像学检查 可见关节软组织肿胀,关节面不平及软骨下骨破坏、囊性变。慢性病人可见骨质硬化、增生及关节融合。

3. 诊断与鉴别诊断 诊断主要根据病史及症状、体征,同时结合X线及病理表现可做出诊断。本病需与慢性化脓性骨髓炎、结核性骨关节炎、类风湿关节炎等相鉴别。

(十)骨雅司病

骨雅司病病因为雅司螺旋体通过表皮破口侵入体内而发病。雅司螺旋体形态与梅毒螺旋体相似,但传染力较弱。传染的主要途径是密切的接触,通过擦破的皮肤传播。早期主要为皮肤损害,如丘疹、脓疱、肉芽肿性或树胶肿性破坏,而骨雅司则为其后期的表现。其发病率在我国约为雅司病的4.5%~6.5%,也有报道约有10%~20%并发骨关节病变。

病理改变主要为骨小梁间纤维组织的增生,骨周组织的广泛坏死,而坏死组织周围又被显著增生的纤维组织包绕,有淋巴细胞,中性多核白细胞及浆细胞浸润,形成树胶肿样形态。骨病变多位于胫腓骨、尺桡骨及肱骨等,但额骨、下颌骨、股骨、掌骨、肩胛骨及肋骨也可受累。同一病人可有多处骨骼受累。病变形式可以是骨膜炎、骨炎或骨髓炎。骨膜炎主要为骨膜的增生。骨炎主要表现为广泛骨质疏松,伴多发性小圆形或卵圆形的骨质破坏吸收区。有的破坏十分严重,可致病理性骨折。若累及关节时,以肘关节、髋关节及骶髂关节等处好发。偶尔可见上腭穿孔及鼻骨破坏。

1. 临床表现 可分为三期。

第一期为雅司期,发生于感染后2~3周,触处出现丘疹、脓疱,继而长成杨梅状,触之硬似橡皮,称为前雅司。

第二期为雅司疹期,前雅司期出现后1~3个月,为全身感染期,淋巴结肿大,皮疹出现,吸收后不留瘢痕,此期可见骨膜增生,血清瓦氏反应强阳性。

第三期为结节病变皮肤产生溃疡,愈合后可留下瘢痕。因骨膜炎及慢性骨髓炎可出现军刀胫腿畸形,并有骨质疏松、上腭穿孔及鼻骨破坏等。

2. X线表现 二期雅司病表现为骨膜炎,多处受累,长骨大范围骨膜增厚,无骨质破坏。可发生多雅司性指骨炎。三期雅司病X线片显示受累骨皮质破坏,常累及胫骨、颅骨及肱骨等。

(十一)骨包虫病

骨包虫病较少见。棘球蚴开始位于骨髓腔内,生长缓慢,继而沿骨松质与骨孔蔓延,骨质破坏,引起病理性骨折。

囊肿穿破骨皮质,侵入周围软组织,出现巨大包块。若再向皮肤破溃,则形成长期不愈的瘘管,流出脓液和包虫碎屑,并可继发慢性化脓性骨髓炎。若累及关节,可引起病理性脱位。病变初期无明显症状,随着病情的发展,可出现疼痛、麻木、肢体肌肉萎缩。脊椎、骶骨等处的囊肿可压迫神经,产生神经压迫的症状和体征,甚至截瘫。

1. 临床表现 本病症状视虫囊的大小和所在的位置而不同,单纯的肌肉包虫病在早期无任何症状,虫长大后可有或轻或重的功能障碍,患处可触及光滑的包块,骨包虫病病人就诊时大多已属晚期,常有病理性骨折发生。其临床症状可分为四期:

(1)潜伏期:由于骨组织中大钩蚴生长缓慢,长期可无任何症状,少数病人可有轻度疼痛。

(2)局限期:随病变发展,病人开始有疼痛、跛行、肢体麻木萎缩等症状。但病变仍然局限,没有侵犯软组织。

(3)扩展期:因囊肿破坏了大量骨组织,此期疼痛比较剧烈。临床上常就诊于此期,受累骨骼可变粗、畸形及病理性骨折。脊柱等部位的囊肿,由于压迫脊髓及神经根,可有脊神经症状,甚至合并截瘫,脑脊液中蛋白含量可增高。

(4)晚期:囊肿穿破骨皮质,侵犯周围软组织,出现巨大包块,可穿破皮肤,形成慢性骨髓炎,此期症状明显加剧,病变可侵犯邻近骨骼,关节受累者少见。

本病常合并肝、肺等其他部位包虫囊肿。

2. X线表现　骨骼受侵犯的初期,X线片表现为骨质疏松及局部吸收,囊性变连成串,周围有小的骨小梁,骨外形早期正常,以后可有骨皮质增厚,椎旁假性脓肿形成,椎体楔形变。

3. 化验室检查

(1)包虫皮内试验(Casoni 皮肤过敏试验):采用无菌稀释囊液作为抗原,给病人皮内注射使之产生过敏反应,阳性率为95%。

方法:将预制好抗原用生理盐水稀释 1∶4~1∶100 倍,注入 0.2~0.5ml 稀释抗原于病人前臂,使局部出现 3~8mm 左右的皮丘,对侧前臂注射生理盐水作对照,注射后 5~20min 内出现大于 20mm 直径红晕者为阳性反应。

(2)包虫补体结合试验:临床比较常用,阳性率为 90%,其原理是利用人体对于包虫囊肿发生免疫反应的过程进行的血清学试验,单纯囊肿病人阳性率低,合并感染囊肿破裂或手术治疗后,阳性率可提高。

(3)血清嗜酸性细胞计数:本病病人血嗜酸性细胞数通常增加,可作为参考。

三、结核性骨坏死

(一) 骨关节结核

发病以青少年最多,一般为单发,常发生在脊椎,其次为膝、髋及肘关节等。发病缓慢,可有下午低热、患处疼痛、压痛、叩痛及肌肉痉挛,关节活动受限。稍晚期形成不红、不热脓肿,称为寒性脓肿;破溃以后,形成窦道,继发混合感染可出现关节强直。病变活动期血沉增快,白细胞分类中,淋巴细胞增高;脓液中可能找到结核杆菌,病理检查有助于确诊。X线检查可见骨质疏松及骨质破坏,椎间隙或关节间隙狭窄及脓肿阴影。治疗的关键是早期诊治,包括休息及局部制动,增加营养及应用抗结核药物,脓肿穿刺排脓并注入抗结核药物;必要时行病灶清除术、关节切除术、关节固定术及脊椎融合术。

1. 临床表现　骨与关节结核是慢性病,发病隐渐,缓慢。起病之初,有低热、盗汗、倦息、食欲不振、贫血和体重减轻。患儿熟睡后,肌肉的保护性痉挛消失,因受累关节的活动而产生疼痛,致使病儿从熟睡中痛醒而啼哭,即夜啼现象。

骨与关节结核多为单发,很少多发,病人可同时患有肺、胸膜或淋巴腺结核。如发现局部淋巴结有结核病变,将是诊断骨与关节结核的有力佐证。

浅表关节早期常有轻度肿胀,疼痛和压痛。深部关节和脊柱压痛不明显,须与健侧对比或仔细鉴别,才能发现。稍晚关节呈梭形肿胀,功能障碍和肌萎缩,脓肿常局限于病灶附近,一般没有红、热,故称冷脓肿或寒性脓肿。寒性脓肿自行破溃,或因切开引流而形成窦道。病变活跃时,窦道内分泌物较多,肉芽水肿,脓液稀薄,可有干酪样碎块或死骨碎片流出,当病变趋于静止时,窦道分泌物减少,周围肉芽组织新鲜,窦道有可能愈合。

关节活动的受限程度与病变阶段有关。关节内病变,各方向活动都有不同程度的受限,而关节旁的病变如椎旁脓肿,只能使关节某一方向的活动受限,其他方向的活动则较轻微。

2. 合并症

(1)混合感染:骨与关节结核病灶产生的脓液较多时,可形成窦道或内瘘,这时一般的化脓性细菌可沿窦道或内瘘,逆行至骨与关节病灶中,使单纯的结核杆菌感染演变成为各种细菌的混合感染。混合感染的长期存在,可导致全身虚弱,内脏淀粉样变性,肝、肾功能障碍和局部骨质硬化,增加治疗的困难。

单纯滑膜结核很少发生破溃而形成窦道,早期全关节结核而引起流脓的窦道也很少见。窦道形成多见于单纯骨结核和晚期的全关节结核。

(2)畸形和强直:晚期全关节结核可因关节结构的严重破坏而继发病理性脱位或半脱位,或因保护性肌肉痉挛,使受累关节长期处于非功能位,产生各种畸形,如髋关节多见屈曲、内收、内旋畸形。此外,病儿因骨骺线破坏而引起生长紊乱,致患肢缩短,或发生内翻或外翻畸形。

骨与关节结核与化脓性炎症不同,结核性脓液中溶软骨酶较少,受累关节如果不发生混合感染一般不易发生骨性强直,而是纤维性强直。

(3)脊髓或神经根受压:脊柱结核所产生的脓液、干酪样物质或肉芽组织坏死间盘及死骨,都可压迫脊髓,造成截瘫。由于椎体严重破坏,椎体塌陷后形成后突畸形,严重的后突畸形和增厚的硬膜可使该处脊髓紧张,发生晚发性截瘫。腰椎结核病变产物可压迫神经根,引起坐骨神经症状。颈胸椎结核压迫神经根引起相应平面的根性反射痛。

3. 影像学检查

(1)X 线检查:是诊断骨关节结核的重要手段之一,它不但能确定病变的部位和程度,且能明确病变的性质和病理改变。对早期诊断和指导治疗都有重要的意义。骨关节结核的初期,局部骨质疏松,关节间隙或椎间隙狭窄模糊,继而骨质局部骨纹理结构紊乱,密度减低,边界模糊不清。骨松质结核的一般表现为周围骨质疏松,而没有明显的增生,管状骨尤其是手足的短管状骨结核在骨质破坏的同时有骨膜增生。

病变靠近边缘,骨纹理结构紊乱发展为溶骨破坏,在 X 线片上呈现磨砂玻璃样改变,病变位于中心,在破坏区内有时可见到半溶骨的条块状密度增高的死骨阴影。死骨并不常见,常于晚期出现在大的破坏区内,死骨片一般较小,不会形成像化脓性骨髓炎那样的大块死骨。

病变处于进展期时,病灶周边境界一般表现模糊不清,而且周围骨质一般无明显密度增高的增生阴影。病变停止发展处于稳定期后,破坏区的界限比较清晰,但仍无明显的骨质增生,在治愈修复期,境界清晰并有明显的密度增高硬化现象。脊柱结核除椎体和椎间隙改变外,还可以看到脓肿的阴影大多位于椎旁。

(2)CT 检查:对于脊柱结核,CT 较一般的 X 线检查更具有优越性,不仅可以发现椎体椎间盘以及附件的改变,还可发现周围软组织的改变,从而确切定位,为手术提供依据。

4. 实验室检查

(1)血沉:常加快,是结核病活动期的一种表现,是估计病变活动程度和指导治疗的主要指标。

(2)部分病人出现贫血和低蛋白血症,白细胞计数正常或稍高,中性粒细胞一般也不高。

(3)结核杆菌培养:约需 3~6 周,脓液的阳性率为 70% 左右,肉芽组织和千酪样物质次之,关节液和死骨最低。

(4)结核菌素试验:对于 5 岁以下儿童临床意义较大。对成人一般无诊断价值,但出现强阳性反应时,应给予足够重视。

(5)动物接种:结核性脓液进行动物接种,对诊断有帮助,但方法复杂,费用较大,历时较长约 6~7 周。

(6)病理检查:穿刺活检对确定诊断有重要价值,阳性率在 70%~80% 之间。同时做抗酸染色,其特异性会更高。但取材少时诊断困难。

5. 诊断与鉴别诊断　根据病史、临床表现、X 线检查、CT 检查和实验室检查,除单纯滑膜结核外,一般都能做出正确诊断,单纯滑膜结核的确诊还需要依靠细菌学和病理学检查。本病须与下列疾病鉴别:

(1)类风湿关节炎:本病好发于 22 ~ 50 岁的女性,常侵犯多数关节如肘、腕、膝、踝等而且好发于手足的小关节,尤其是掌指关节和近侧指间关节,常为对称性。血清类风湿因子可以为阳性。

(2)强直性脊柱炎:①多发生于 16~30 岁青年男性;②发病缓慢,病程长,伴有食欲减退,乏力低热,消瘦,贫血等全身症状;③病变从骶髂关节开始,逐渐累及脊柱,以疼痛、发僵表现为主;④ HLA-B27 阳性;⑤X 线表现脊柱可见骨质疏松,小关节模糊,骨桥形成竹节样改变。

(3)化脓性关节炎:关节软骨下骨结核穿入关节内,常有急性症状,易误诊为急性化脓性关节炎。另一方面,慢性或亚急性化脓性关节炎有时也易误诊为骨关节结核,关节穿刺液的细菌学检查有助于诊断。

(4)化脓性骨髓炎:慢性化脓性骨髓炎无论在骨干、骨端及椎体,都不易与骨结核鉴别,有时需要靠细菌学和病理学检查。

(5)骨肿瘤:骨干结核须与尤文肉瘤鉴别。椎体中心性结核要与转移癌或网织细胞肉瘤鉴别,掌指骨骨结核要与内生软骨瘤相鉴别。

(6)色素性绒毛结节滑膜炎:多发生于膝关节,发展非常缓慢,体温血沉正常。受累关节肿胀,积液,穿刺液呈咖啡色,关节功能受限较少,一般活动不痛,沿关节周围可触及不规则结节状物,压痛不重,病理活组织检查可以确诊。

(7)夏柯(Charcot)关节病:又称神经性关节病,上肢病变多继发于脊髓空洞症,下肢病变多继发于脊髓结核或脊膜膨出征。受累关节明显肿胀,但无疼痛,且活动受限不明显。关节穿刺液为血性,仔细检查可发现知觉和腱反射减退或消失。X线片所示关节骨质破碎严重,破碎的游离碎骨片密度增高。另一个特点是病人症状与体征不相符。

(二)髋关节结核

诊断与鉴别诊断:髋关节结核多发生于儿童与青少年,具有典型的症状和体征,具备X线表现时诊断不难,但早期的单纯滑膜结核或髋关节结核因症状和体征较少,诊断有一定的难度。

1. 诊断　一般均具有骨外结核患病史,或较密切的接触史,部分病例同时患有其他系统的结核病。

(1)症状和体征:髋关节结核和其他结核一样是一种慢性消耗性疾病,病程长,多表现有消瘦、发热、盗汗、食欲减退并常有夜啼,化验检查一般可有贫血、血沉增快的表现。多数情况下,起病较慢,尤其在单纯骨结核和单纯滑膜结核时症状较轻,虽有髋部痛,但一经休息即可缓解。少数情况下发病,疼痛较剧烈。由于解剖学的原因髋膝关节分别受累,闭孔神经前后支的支配,加之小儿神经系统发育不成熟,对疼痛来源定位分辨不清,所以患儿往往主诉膝关节痛,而不说髋部疼痛。如忽视对髋关节的检查,很可能造成误诊,而延误治疗。

各种类型的髋关节结核,均有不同程度的功能受限,特别是伸髋及内外旋功能障碍,早期即可出现。Thomas试验、4字试验、叩击试验为阳性体征。俯卧位检查,注意双侧臀部是否对称,如发现病侧有臀部隆起,则表示该侧有脓肿或股骨头后脱位。还要注意双侧臀皱襞是否对称,若一侧变浅,消失或上移,则说明该侧髋关节已有屈曲挛缩畸形或髋关节脱位,正常髋关节有10°的后伸,髋关节结核时后伸消失,即在做后伸试验时,臀部也被抬起。

(2)X线表现:对早期诊断髋关节结核有重要价值,一般应拍骨盆正位片,双侧对比,可以发现较轻微的变化,但是X线表现往往较临床要迟,所以,X线表现不典型时,也不能排除髋关节结核的可能。

单纯滑膜结核时,髋关节X线表现为:

①病侧髂骨、股骨上段有骨质疏松,骨小梁变细,骨皮质变薄。

②患侧闭孔变小。

③滑膜与关节囊肿胀,关节间隙增宽或变窄。

X线表现不明显的病例,可做断层摄影。依照软骨面破坏程度不同,可区别早期和晚期髋关节结核,主要观察股骨头的轮廓、密度及软骨下骨板的情况,如果股骨头破坏,软骨下骨板完全模糊,表示软骨面游离,是晚期全关节结核的表现,否则为早期改变。关节破坏严重的,可见病理性脱位,关节强直,晚期髋关节结核脓肿内可见钙化,如果合并感染时间较长,可显示骨硬化。依据病史、临床表现、X线检查一般可做出诊断。

(3)结核菌素试验:对于5岁以下儿童临床意义较大。先以1:10 000低浓度溶液如为阴性,可换用1:1 000的溶液进行复试。阴性结果可排除结核,而阳性结果在诊断中只有参考作用。对成人一般无诊断价值,但出现强阳性反应时,应给予足够重视。

(4)病理检查:穿刺活检对确定诊断有重要价值。对穿刺的脓液分析,同时做细菌涂片抗酸染色,其特异性会更高,但取材少时诊断困难。对早期病例,经上诉检查后仍不能确诊,可在试验治疗的基础上,做手术探查及病理检查,同时进行病灶清除术治疗。

2. 鉴别诊断 主要应与三大部分进行鉴别：①髋关节附近病变；②关节内病变；③肿瘤性病变。

（1）髋关节附近病变：比如腰大肌寒性脓肿、腰大肌脓肿、大粗隆结核、深部脓肿等均需与髋关节结核作鉴别，这些疾病各有其特点，主要鉴别点是 X 线检查髋臼与股骨头无改变，关节囊无肿胀。

（2）关节内病变

①化脓性关节炎：多数发热急骤，寒战高热，白细胞增多明显，有核左移。下肢处于外展外旋位以相对增加髋关节的容积，降低关节内压力而缓解疼痛。对于慢性低毒性细菌感染或经治疗的化脓性髋关节炎鉴别困难时，往往要关节穿刺，病理检查来确诊。

②强直性脊柱炎：好发于男性青壮年，先侵犯两侧骶髂关节和髋关节，以后发展到脊柱，早期可有全身不适、乏力、消瘦、低热等症状，患关节疼痛、僵硬，以晨起最明显，早期关节活动明显受限，各方向均可引起疼痛，Thomas 试验阴性，白细胞正常，血沉加快，类风湿因子阳性，X 线检查早期可见软组织阴影增宽，骨质疏松，正常骨小梁结构消失，以后关节软骨下囊性变，骨组织呈磨砂玻璃样改变。因关节软骨破坏致使关节间隙狭窄。晚期关节间隙逐渐消失，出现骨性强直。

③儿童股骨头缺血性坏死（Perthes 病）：多发生于 3~12 岁的儿童，男孩较多，一般情况好，无结核中毒症状，化验检查正常，Thomas 试验阴性，关节无肿胀，X 线检查显示股骨头密度不均、致密、变扁，关节间隙增宽，股骨头骨骺呈碎裂状，股骨颈上端增宽，而近端有囊性变，髋关节呈半脱位。

④一过性滑膜炎：可见 8 岁以下儿童，常诉髋痛而不能行走，患儿可有近期上呼吸道感染病史，无明显全身症状，患髋有轻度活动受限，髋关节前方较对侧稍饱满，经磺胺药物及抗生素治疗 3~4 周可治愈。

（3）肿瘤性病变：髋臼及股骨上端的软骨肉瘤的钙化影应与寒性脓肿的钙化鉴别；骨髓瘤、纤维肉瘤、巨细胞瘤、转移瘤、股骨颈骨囊肿，应与没有死骨形成的中心性骨结核和囊肿性骨结核相鉴别。

（三）脊柱结核

脊柱结核进程较缓慢，早期常不被重视而误诊，有的直到发现寒性脓肿甚至有截瘫症状才来就诊。

1. 全身症状 早期症状很轻微且进展缓慢，常不引起注意，常有低热、全身不适、倦怠、无力、食欲不振、心悸、月经不调等轻度中毒和自主神经功能紊乱的症状。发热多在午后低热，次日晨降至正常。儿童常有性情急躁，不好嬉耍和夜啼等。有混合感染或多发活动性病变时可以有高热现象。

2. 局部症状

（1）疼痛：早期出现局部疼痛，活动后明显，可以局限在背部和沿脊神经放射，多为轻微钝痛，休息可缓解，受累椎体棘突有压痛、叩击痛。

（2）寒性脓肿和畸形：有的出现寒性脓肿包括脊柱畸形症状，多以后凸最常见，系因病变椎体受压迫而成病理性楔形压缩骨折所致。

3. 异常姿势 由于疼痛致腰背肌肉痉挛，可出现腰部僵直及腰椎活动受限。因病变部位不同，病人姿态各异，颈椎结核常有斜颈畸形、头前倾、颈短缩，用双手扶下颌。

胸腰段或腰椎结核的病人在站立和走路时，双手扶腰，尽量使头与躯干向后倾斜，使重心后移，以减轻体重对病椎体的压迫，拾物试验阳性，即病人从地上拾物时不是弯腰而是尽量屈髋屈膝，挺腰下蹲，一手撑住大腿前部，另一手去拾地上的东西。

4. 截瘫表现 胸椎结核常有与病变节段一致的束带感，系神经根受刺激所致，严重者，随后出现截瘫现象，一般是先出现运动功能障碍，痉挛性瘫痪的病人走路时是痉挛性步态或剪刀步态。下肢发硬、颤抖无力，容易跌倒。弛缓性是由于超前遏制的影响，腰膨大内的反射弧暂时丧失功能，表现为下肢无力，易跌倒。待日后超前遏制影响消失后，也可成为痉挛性瘫痪。而有时椎体病变使脊髓受损害，导致反射弧的功能障碍，也可发生弛缓性瘫痪。高位截瘫的病人，不但上肢瘫痪，呼吸也可受累，导致呼吸困难，咳嗽不利易引起窒息或发生肺部合并症。感觉功能障碍出现较晚，大小便功能障碍最迟出现，早期是排尿困难，发生尿闭，膀胱的反射功能恢复后可出现小便失禁。大便功能障碍最初为便秘和腹胀，也可有失控现象。自主神经功能障碍表现在早期截瘫平面以下，皮肤干燥无汗。截瘫恢复后排汗功能随之恢复，到晚期即使截瘫不恢复，截瘫平面以下也会出现反射性排汗。

5. 实验室检查 血沉常常加快，是估计病变活动程度和指导治疗的主要指标。部分病人出现贫血和低蛋白血症,白细胞计数正常或稍高,中性粒细胞一般也不高。

穿刺活检对确定诊断有重要价值,但取材少时诊断困难。结核杆菌培养约需 3~6 周,脓液的阳性率为 70% 左右,肉芽组织和干酪样物质次之,关节液和死骨最低。

结核菌素试验对成人一般无诊断价值,而对于儿童临床意义较大。

6. 影像学检查

(1)X 线检查:一般在发病后数月到 1 年方有阳性表现。

1)边缘型:病灶的骨破坏开始位于椎体的上下缘,为局限性破坏,局部多无死骨,而后向椎体中央扩散。

2)中央型:病灶初期在 X 线片上不易发现,可行断层摄片,开始表现为局部骨小梁模糊,磨砂玻璃样病变,面积小,边缘模糊,随之椎体中央可出现空洞,有时限于一个椎体内,有时跨越椎间盘累及两个相邻椎体,该椎间隙随之变窄,空洞内可有死骨,大小不等,形态不规则。

3)骨膜下型:病灶多表现为一个或数个椎体前方的凹陷状骨缺损。

累及相邻的几个椎体时,椎体塌陷后可见到椎体前缘楔形变形,该段脊柱呈后凸畸形,相应椎间隙变窄,而椎弓和附件一般很少受累。

另外还可见到椎旁软组织改变,如腰大肌阴影增宽伴有胸椎椎旁脓肿,颈椎侧位片则可见气管受压前移的表现。

随着病变逐渐恢复,可以有新骨生成,椎体边缘出现硬化,有人将此作为判定病变是否处于活动期的标志。当椎体皮质轮廓模糊或骨质疏松时,病变处于活动期,当椎体间发生骨性融合及有骨桥形成或椎体边缘硬化并伴有椎间隙狭窄时,则病变处于非活动期;当椎体边缘出现硬化,但无椎间隙狭窄时应为可疑活动期。

(2)B 超:可用于诊断脊柱结核合并椎旁或腰大肌脓肿。

(3)CT、MRI 和核素扫描:敏感性较高,可在早期发现较小的病灶,并了解脊柱椎管受侵犯的程度和范围,对于死骨和脓肿的定位具有很高的指导价值。

7. 诊断和鉴别诊断　根据临床表现,实验室检查及影像学表现诊断多无困难,但有些病例则很不典型,应与下列疾病鉴别:

(1)脊柱化脓性骨髓炎

1)发病急,进展快,常有明确的发病日期。

2)多有高热,腰背部或颈项部剧痛与白细胞增多表现,但在亚急性与慢性多无高热,与结核难鉴别。

3)X 线可辅助鉴别。

(2)枢椎自发性脱位

1)常有上呼吸道、寰椎椎体附近淋巴结感染病史。

2)典型临床表现为头颈部倾斜,颈部疼痛僵直,枕大神经痛等。

3)X 线片及动力位 X 线片表现为枢椎齿状突与寰椎两侧块间距不对称。

(3)脊柱肿瘤

1)多是脊柱转移性肿瘤,尤其前列腺癌、乳腺癌、甲状腺癌、肺癌、肾癌是亲骨性肿瘤,易发生骨转移。

2)年龄多在 40 岁以上,多数可找到原发病灶。

3)疼痛为持续性,伴有夜间痛。

4)有肢体功能障碍,压迫症状和恶液质。

(4)强直性脊柱炎

1)多发生于 16~30 岁青年男性。

2)发病缓慢,病程长,伴有食欲减退,乏力低热、消瘦、贫血等全身症状。

3)病变从骶髂关节开始,逐渐累及脊柱,以疼痛、发僵表现为主。

4)HLA-B27 阳性。

5)X 线表现脊柱可见骨质疏松,小关节模糊,骨桥形成。

（马志杰　傅维民　刘保一）

参考文献

［1］ 董天华,郑召民,译.骨坏死病因、诊断与治疗.郑州:河南医科大学出版社,1999.

［2］ 董天华,唐天驷,朱国梁,等.股骨颈骨折后股骨头坏死塌陷的临床观察.中华骨科杂志,1991,11(1):5.

［3］ 毛宾尧.髋关节外科.北京:人民卫生出版社,1998.

［4］ 闻善乐,闻亚非.腕关节损伤.北京:科学技术出版社,1998.

［5］ 马瑞,雪综述,吉士俊.骨髓腔内压的测定及临床意义.中华骨科杂志,1998,8(1):72.

［6］ 马承宣,房论光,刘贵林,等.Legg-Perthes氏病髋关节腔内压力的变化.中华外科杂志,1984,22(12):755.

［7］ 王新生,许振华,陈风苞,等.激素性股骨头缺血性坏死发病机制的实验研究.中华骨科杂志,1995,15(3):168.

［8］ 王金熙,董天华,陈贤志,等.实验性股骨头缺血性坏列经修复过程的生物力学研究.中华外科杂志,1993,31(6):374.

［9］ 过邦辅.幼儿型髋关节骨软骨炎.中华骨科杂志,1998,8(2):150.

［10］ 刘尚礼,何天骐.Legg-Perthes病股骨头坏死机制的研究.中华外科杂志,1987,8(4):294.

［11］ 邵光湘,曹贻训,王衍纯,等.激素药物源性股骨头缺血性坏死(附30例报告).中华骨科杂志,1989,9(5):341.

［12］ 狄郧元,金明新.成人股骨头缺血性坏死囊变区的组织学研究.中华外科杂志,1990,28(2):77.

［13］ 李毅中,乐铜.特发性股骨头缺血性坏死的诊断与治疗.中华外科杂志,1989,27(6):337.

［14］ 张子军,卢世璧,林振福.髋关节内压对股骨头血流量的影响.中华实验外科杂志,1994,11(5):268.

［15］ 张明贵,黄恭康,黄建华,等.股骨头骨内静脉造影的临床意义.中华显微外科杂志,1996,19:34.

［16］ 赵群,吉士俊.股骨头缺血性坏死的病因及病理演变.中华骨科杂志,1989,9(6):442.

［17］ 赵德伟.股骨头缺血性坏死的修复与再造.北京:人民卫生出版社,1998,1:64-73,90-104.

［18］ 陶松年,范卫民,吴乃庆.股骨头缺血坏死病人股骨上端的血液动力学变化.中华外科杂志,1991,29(7):425.

［19］ 陶松年,范卫民,丁训诏.股骨颈骨内压测量和中心减压术治疗Perthes病初步观察.中华骨科杂志,1991,11:9.

［20］ 陆裕补,胥少汀.实用骨科学.北京:人民军医出版社,1991.

［21］ 曹来宾.实用骨关节影像诊断学.济南:山东科学技术出版社,1998,1:247-268.

［22］ 韩恩荣.Perthes病.中华骨科杂志,1981,1(3):185.

［23］ 朱盛修.股骨头缺血性坏死诊疗学.长沙:湖南科学技术出版社,1999,1:188-211,218-306.

［24］ Ahbback S,Baner GC,Bohne WH.Spontaneous osteonecrosis of the knee.Arthritis kheun,1968,11:705-773.

［25］ Adams JA,Transient Synovitis of the hip joint in children.J Bone Joint Surg(Br),1963,45:471.

［26］ Belleyei A,Mike G.Acetabular development in Legg-Calve-Perthes disease,Orthopedics,1998,11:407,.

［27］ Brighton CT.Clinical Problems in epiphyseal plate growth and development.In American Academy of Orthopaedic Surgeous:Instructional course lectures,Vol 23,ST Louis,1974,Mosby.

［28］ Baner M,Johnsson K,Josefsson PO,et al.Osteochondritis ddissecans of the elbow:a long-term follow-up study,Clin Orthop,1992,284:156.

［29］ Bauer M,Jonsson K,Lindén B.Osteochondritis dissecans of the ankle.A 20-year follow-up study.1987,69(1):93-96.

［30］ Binek R,Levinsohn EM,Bersanc F,et al.Freiberg disease complicating unrelated trauma,Orthopedic,1998,11:753.

［31］ Cruess KL.Corticosteroid-induced osteonecrosis of the humeral head,Orthop Clin North Am,1985,16:789-796.

［32］ Cowell HR,Williams GA.Kohler's disease of the tarsal navicular,Clin Orhtop,1981,158:53,.

［33］ Cai RB.Early detection and classification of collapse of femoral head after Transcenical fracture,Clinese Med J,1982,95(1):25.

［34］ Catterall A.The natural history of perthes'disease,J Bone Joint Surg,1971,53(13):37.

［35］ Desmet AA,Fisher DR,Graf BK,et al.Osteochondritis dissecans of the knee:Value of MR imaging in determining lesion stability and the presence of articalar cartilage defects,Am J Roentgenol,1990,155:549.

［36］ David HG,Bridgman SA,Davies SL,etal.The shoulder in sickle-cell disease,J Bone Joint Surg,1993,75B:538-545.

［37］ Ecker ML,Lotke PA.Osteonecrosis of the medial part of the tibial plateau.J Bone Joint surg,1995,77A:596-601.

［38］ Ferguson AB,Howcrth MB.Coxa plana and related condition at the hip.J Bone Joint Surg,1934,16:781.

［39］ Ficat RP,Arlet J.Ischemia and necrosis of bone,Baltimore:Waverly press,1980.

［40］ Ficat RP,Idiop athic bone necrosis of the femoral head;early diagnosis and treatment,J Bone Joint Surg(Br),1985,67:3.

［41］ Fisher Rl.The relationship of isotopic bone imaging findings to prognosis in lgee-perthes disease,Clin Orthop,1980,150:23.

［42］ Fordyce MJF,Solomon L,Early delection of avascular necrosis of the femoral head by MRI,J Bone Joint Surg(Br),1993,

75：365.

［43］ Fisher RL，Roderique JW，Bravn DC，etal.The relationship of isotopic bone imaging findings to prognosis in Legg-Perthes disease，Clin Orthop，1980，150：23.

［44］ Gruess Rl.Experience with steroid-induced avascular necrosis of the shoulder and etiologic considerations regardin osteonecrosis of the hip Clin Orthop，1978，130：86-93.

［45］ Gruess Rl.Corticosteroid-induced osteonecrosis of the humeral head Orthop Clin North Am 1985，16：789-796.

［46］ Gill AB.Legg-Perthes's disease of the hip its early roentginographic manifestations and its cyclical course，J Bone Joint Surg，1940，zz（NS）：1013.

［47］ Green NE.Intraosseous venous pressure in Legg-Perthes disease，J Bone Joint Surg（Am），1982，64：666.

［48］ Greiff J.Early defection by 99mTc-SN-Pyrophosphat Scintigraqhy of femoral head necrosis following medical femoral neck fractures.Acta orthop scand，1980，51：119.

［49］ Green WT，Banks HH.Osteochondritis dissecans in children，Jbone Joint Surg，1953，35A：26.

［50］ Ippolito E，Tudisco C，Farsetti P.The long term prognosis of unilateral perthes's disease，J Bone Joint Surg，1987，69-B：243.

［51］ Karp MG.Kohler's disease of the tarsal scaphoid：an end-result study，J Bone Joint Surg，1937，19：84.

［52］ Kohler A.Typical disease of the second metatarsophalangeal joint，Am J koenthenol，1923，10：705.

［53］ Krause Bl，Williams JPR，Catterall A.Natural history of osgood schlatter disease，J Pediatr Orthop，1990，10：65.

［54］ Krovin HG.Pseudocoxalgia Calve-Legg-Perthes'disease，the radiographic changes outside the radiographic changes outside the femoral head，Proce　R sos Med，1947，40：886.

［55］ Koshiono T，Okamoto R，Takamura k，etal.Arthroscopy in spontaneous osteonecrosis of the knee.Orthop Clin North Am，1979，10：609-618.

［56］ La prade RF，Noffsinger MA.Idiopathic osteonecrosis of the patella：An unusual cause of pain in the knee.A case report J Bone Join Surg，1990，72A：1414-1418.

［57］ Larsin RW.Intramedullary pressure with particular reference to ruassive diaphyseal bone necrosis Ann Surg，1938，108：127.

［58］ Lucie RS.Early prediction of avascular necrosis of the femoral headfollowing femoral neck fractures，Clin Orthop，1981，161：207.

［59］ Lehman RC，Gregg TR，Torg E.Iselim's disease，Am J sports Med，1986，14：494.

［60］ Nixon JE，.Avascular necrosis of bone：A review JR Soc Med，1983，76：681-692.

［61］ Norman A，Bullongh P.The radiolucent crescent line an early diagnosis sign of avascular necrosis of the femoral head，Bull Hosp Joint Dis，1963，24：99.

［62］ Outerbridge RE.Early diagnosis of femoral head viability in subcapital fractures of the neck of the femur by the use of perosseous venography，J Bone Joint Surg（Br），1978，60：290.

［63］ Rutherford CS，CofieldRH.Osteonecrosis of the shoulder orthop Trans，1987，11：239.

［64］ Sentos JV.Changes in the head ofthe femor after complete intracapsular fracture of the neck their bearing on nonunion and treatment arch surg，1930，21：470.

［65］ Schobinger RA，Intraosseous venogoaphy New York：Grune & Stratton，19601.

［66］ Smillie IS.Freiberg's infraction Kohler's second disease，J Bone Joint　Surg，1958，40-B：765.

［67］ Trueta J Normal vascular anatomy of human femoral head during growth，J Bone Joint Surg（Br），1951，29：358.

［68］ Waldenstroon H First stages of coxa plana.J Bone　Joint　Surg，1938，20：559.

［69］ Wilk LH.Juvenile osteochondrosis of the hip JAMA，1965，192：97.

［70］ Wynne-Davie R.The etiology of perthes'disease，Genetie，epidemiological and growth factors in 310E dinburgh and G lasgoue Ptients，J bone Joint Surg（Br），1978，60：6.

［71］ Waugh W.The ossification and vascularization of the trrsal navicular and their relation to kohler's disease，J Bone Joint Surg，1958，40-B：765.

［72］ Zizic TM.The orthop surg，1987，10：273.

［73］ Khler A.ber eine hufige，bisher anscheinend unbekannte Erkrankung einzelner kindlicher Knochen.Münch Med Wschr，1908，55：1923-1925.

［74］ Nguyen NA，Klein G，Dogbey G，et al.Operative versus nonoperative treatments for Legg-Calvé-Perthes disease：a meta-analysis.J Pediatr Orthop，2012，32（7）：697-705.

［75］ Kim HK.Pathophysiology and new strategies for the treatment of Legg-Calvé-Perthes disease.J Bone Joint Surg Am，2012，94（7）：659-669.

［76］ Thompson GH.Salter osteotomy in Legg-Calvé-Perthes disease.J Pediatr Orthop，2011，31（2）：192-197.

［77］ Gips S,R uchman R B,Groshar D.Bone imaging in Kohler's disease.Clin Nucl Med,1997,22(9):636-637.

［78］ Shastri N,Olson L,Fowler M.Khler's Disease.West J Emerg Med,2012,13(1):119-120.

［79］ Khan AQ,Sherwani MA,Gupta K,et al.Khler's disease.Saudi Med J,2008,29(9):1357-1358.

［80］ Herring J.Tachdjian's PEdiatric orthopaedics.4th ed.New York:WB Saunders,2001:406-408.

［81］ 易新成,陈博昌.儿童足舟骨缺血性坏死的概述.医学综述.2014(13):2394-2396.

［82］ 王卫明,赵德伟.病灶清除自体骨髓细胞结合重组合异种骨移植治疗距骨缺血性坏死.中国骨与关节损伤杂志,2005,20(5):314-315.

［83］ 蔡杰,屈福锋,刘培珑,等.距骨缺血性坏死的手术治疗进展.中国骨与关节损伤杂志,2018,33(8):894-896.

［84］ Tezval M,Dumont C,Sturmer KM.Prognostic reliability of the Hawkins sign in fractures of the talus.J Orthop Trauma,2007,21(8):538-543.

［85］ Chen H,Liu W,Deng L,et al.The prognostic value of the hawkins sign and diagnostic value of MRI after talar neck fractures.Foot Ankle Int,2014,35(12):1255-1261.

［86］ Myerson M,Christensen JC,Steck JK,et al.Avascular necrosis of the foot and ankle.Foot Ankle Spec,2012,5(2):128-136.

［87］ Kamra AR,Pawar SU,Shetye S,et al.Avascular necrosis of talus diagnosed on Tc-99m MDP bone scan.Indian J Nucl Med,2017,32(3):211-213.

6 第六章

骨坏死的临床基础学

第一节　实验研究

非创伤性骨坏死常与变态反应性疾病、结缔组织病和器官移植等疾病应用皮质类固醇类药物治疗有一定关系。激素已确定与非创伤性骨坏死发病相关,且上述因素为全身性因素,常累及双侧股骨头。激素是非创伤性骨坏死的明确的、重要的致病因素之一,约 10%~30% 的骨坏死由使用激素导致。为探讨激素与原发性疾病在骨坏死中的作用机制,通过兔模型实验设计并进行了此实验研究。

一、抗凝药及扩张血管药联合预防兔激素性股骨头坏死的实验研究

【摘要】

激素性股骨头坏死仍然是全世界骨科领域的一个棘手问题。股骨头内血供不足是目前公认的病因,其主要由于股骨头内的血栓形成和血管收缩。本研究考察了依诺肝素和银杏叶提取物联合预防兔激素性股骨头坏死的效果。将兔随机分为 5 组(对照组、模型组、肝素组、银杏叶组和联合组),除对照组外,用脂多糖和甲泼尼龙琥珀酸钠建立兔激素性股骨头坏死的动物模型。从建模开始,依诺肝素组皮下注射 1μg/(kg·d),银杏叶提取物组口服给药 40mg/(kg·d),给药时间为 4 周;联合组同时给予两种药物。造模 6 周后,血液学数据显示三个预防组的凝血酶原时间(PT)和活化部分凝血活酶时间(APTT)延长。Micro-CT检查显示骨密度较高,结构较好。组织形态学观察到显著的病理改善。免疫组织化学实验显示 BMP-2 和 VEGF 的高表达,从而揭示更好的成骨和成血管活性。在三个预防组中,联合组的效果最显著。总之,用抗凝药和血管扩张药联合预防能够降低兔激素性股骨头坏死的发生率。

【背景】

激素性股骨头坏死往往发生在长期或者大剂量使用糖皮质激素治疗基础疾病,如系统性红斑狼疮,肾病综合征和肾移植的病人。其作为一种进行性和退行性骨病,导致股骨头塌陷,随后破坏髋关节并影响病人活动。晚期股骨头坏死病人最常见的治疗方式是全髋关节置换。然而,激素性股骨头坏死倾向于发生在 30~50 岁的中青轻人群,且关节假体对于年轻的激素性股骨头坏死病人来说耐用性欠缺。相比于全髋关节置换,探索有效的非手术治疗是十分必要的。激素性股骨头坏死确切的发病机制仍不清楚。基于对临床和动物的研究,可能与以下几种因素相关,包括凝血异常,高脂血症,内皮功能障碍和氧化应激。这些因素被认为是与骨血液循环中断有关并导致股骨头内缺血。此外,许多实验研究表明,糖皮质激素直接损伤内皮细胞,从而导致血管收缩,凝血 - 纤溶系统紊乱,股骨头内血栓形成,因此减少的血供最终导致股骨头坏死。因此,维持股骨头内的血供可能是预防激素性股骨头坏死的有效方式。

股骨头内血供不足可能是由于血栓形成及血管收缩导致的。在本研究中,低分子肝素作为抗凝剂用来预防血栓的形成。Glueck 等人,曾将依诺肝素用于预防有血栓形成和低纤溶倾向的 Ficat Ⅰ期和Ⅱ期的激素性股骨头坏死病人。在大鼠手术造成的股骨头坏死动物模型中,依诺肝素降低了股骨头坏死的发生率。应用高剂量糖皮质激素同时给予依诺肝素治疗,能够减少空骨陷窝和骨细胞坏死。银杏叶提取物的药理作用,主要包括扩张血管,防止血栓形成,降低血脂水平,清除自由基,并防止脂质过氧化。它已经被广泛用于心血管疾病以及外周血管疾病的预防治疗。银杏叶提取物通过诱导内皮细胞内钙水平的增加使大鼠胸主动脉舒张。在高胆固醇诱导的仓鼠动物模型中,银杏叶提取物通过降低血浆胆固醇水平改善内皮功能。

近期文献报道了单独应用抗凝剂或扩张血管剂预防激素性股骨头坏死的实验研究。在本研究中,笔者建立了兔激素性股骨头坏死的动物模型,联合应用抗凝药(依诺肝素)及扩张血管药物(银杏叶提取物)预防激素性股骨头坏死,其效果显著好于单独用药组,同时评估了依诺肝素和银杏叶提取物对血液学参数的影响。

【材料与方法】

1. 实验动物　成年雄性健康新西兰白兔,体重 2.5~3.5kg,购自大连医科大学。所有步骤依据国家研究中心建立的动物健康指南,兔子饲养于标准大小兔笼,给予标注量的饮食和水。实验之前兔子适应性饲养 1 周。

2. 药物和化学品　依诺肝素和银杏叶提取物购自大连大学附属中山医院。笔者研究中使用的 EGb 761 标准品为 9.6mg 银杏黄酮糖苷和 2.4mg 萜烯内酯(银杏内酯)。

3. 实验设计　将兔子分成 5 组并按如下方式处理。对照组($n=6$):正常的群体;兔子给予等量的盐水。模型组($n=6$):静脉注射 10μg/kg 脂多糖(Sigma,USA),肌内注射 20mg/kg 甲泼尼龙琥珀酸钠(辉瑞,美国)3 次,时间间隔为 24h 构建激素性股骨头坏死模型。依诺肝素组($n=6$):模型兔只注射依诺肝素[皮下注射,1μg/(kg·d)]4 周。银杏组($n=6$):模型兔只服用银杏叶提取物[口服,40mg/(kg·d)]为期 4 周。联合组($n=6$):模型兔注射依诺肝素[皮下注射,1μg/(kg·d)]结合银杏叶提取物[口服,40mg/(kg·d)]为期 4 周。6 周后,将兔子处死,获得每组兔的股骨头,并用 Micro-CT 扫描,进行组织病理学评估和免疫组织化学分析。

4. 凝血检测　动物禁食,耳缘静脉采血。注射甲泼尼龙琥珀酸钠后第 6 周获得血样。血浆用于确定凝血酶原时间(PT)和活化部分凝血活酶时间(APTT)。

5. Micro-CT 分析　使用 Inveon Micro-CT 高分辨率模式扫描所有股骨头,扫描条件为 80kV 和 500μA,有效像素尺寸为 15.48μm。从扫描区域中选择感兴趣的体积(VOI)用于三维重建,分析以下参数:CT 值,骨量 / 总量(BV/TV),小梁厚度(Tb.Th,mm)和小梁间距(Tb.Sp,mm)。

6. 组织样品制备　在 6 周时对兔子实施安乐死,获取两侧的股骨头。将股骨头固定于 4% 中性多聚甲醛溶液中 7 天,在 10%EDTA 中脱钙(pH=7.2)。每 7 天更换一次 EDTA 缓冲液。使用 micro-CT 测量脱钙程度。股骨头脱钙 8 周后,用二甲苯脱水并包埋在石蜡中。将石蜡块切成 4mm 厚的切片,部分用于 HE 染色。

7. 激素性股骨头坏死的评估　在建模后 6 周,通过组织病理学检查观察兔激素性股骨头坏死的变化和修复过程。由三位独立观察者评估骨坏死。评价标准参照 Yamamoto 等人报道,认为当骨髓造血细胞或脂肪细胞坏死,或有骨细胞坏死形成空骨陷窝或骨细胞核边缘化时认为出现股骨头坏死。本实验选取 5 个随机区域(每组 5 张切片),统计每个区域的空骨陷窝数量并计算空骨陷窝的百分比。

8. 免疫组化　免疫组化实验分析股骨头成骨和成血管能力,使用血管特异的抗体内皮生长因子(VEGF)(小鼠抗体,稀释 1∶200,Abcam,Cambridge,MA,UK)和骨形态发生蛋白 -2(BMP-2)(小鼠抗体,稀释 1∶100,Abcam,Cambridge,MA,UK)。浸入 3% 过氧化氢 10min 以阻断内源性过氧化物酶活性,然后在 PBS 中冲洗几次。10% 山羊正常血清室温封闭 30 分钟,一抗 4℃ 处理过夜,与 HRP 偶联的二抗孵育 30 分钟。为观察免疫阳性反应,与二氨基联苯胺溶液(DAB)反应。最后,切片用苏木素处理并封片。没有加一抗处理的切片作为阴性对照,观察并拍照。ImagePro Plus 6.0 软件用于定量分析和计算平均强度。每个切片中选取五个随机区域(每组中选取 3 张切片),计算平均强度作为所选区域的 IOD 值。

9. 统计分析　使用 GraphPad Prism 6.0 软件进行统计分析,表示为平均值 ± 标准差。使用 ANOVA 分析不同组之间差异的显著性,两组比较用 Tukey 分析。统计学上 $P<0.05$ 被认为差异显著。

【结果】

1. 凝血分析　为了探讨模型组、依诺肝素组和银杏叶组动物的凝血状态,笔者检测了血液中 PT 和 APTT。模型组 PT 为 (6.90 ± 0.33) s,明显低于对照组 (8.32 ± 0.33) s $(P=0.010\,6<0.05)$,显示股骨头的高凝状态。相比之下,依诺肝素组、银杏组 PT 延长,但不显著,分别为 (7.82 ± 0.23) s $(P=0.166\,2)$ 和 (7.30 ± 0.19) s $(P=0.843\,6)$,联合组显示最长的 PT 值,为 (8.08 ± 0.27) s,与模型组相比显著延长 $(P=0.041\,8<0.05)$(图 6-1 左)。对 APTT 的影响见图 6-1 右。依诺肝素和银杏叶均未引起显著性的 APTT 延长,为 (21.47 ± 1.44) s $(P=0.762\,5)$ 和 (24.12 ± 1.56) s $(P=0.932\,1)$,相比于模型组 $(20.15s \pm 1.89s)$,联合治疗组为 (29.80 ± 0.76) s $(P=0.008\,4<0.01)$,显著低于模型组,且最接近对照组 $(33.15s \pm 1.89s)$。

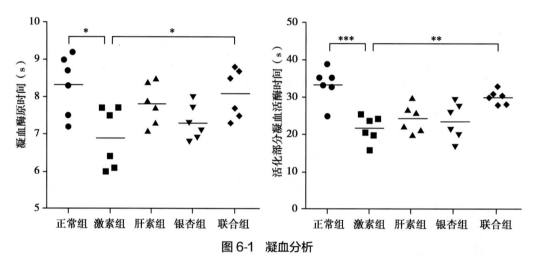

图 6-1　凝血分析

各组兔[正常组(●),模型组(■),肝素组(▲),银杏组(▼),联合组(◆)]凝血酶原时间和活化部分凝血活酶时间的凝血分析。数据显示平均值 ± 标准差 $(n=6)$,$*P<0.05$;$**P<0.01$;$***P<0.001$

2. Micro-CT　Micro-CT 图像显示,与对照组相比,模型组骨小梁骨更稀疏,排列无序(图 6-2)。模型组 CT 值,骨量与总量比值(BV/TV),骨小梁厚度(Tb.Th)均低于对照组,小梁间距(Tb.Sp)高于对照组。骨小梁的数据显示三个预防组的变化。联合组的 CT 值 $(1\,546 \pm 20.50)$ 显著高于模型组 $(1\,291 \pm 59.46)$ $(P<0.05)$。联合组 BV/TV (0.66 ± 0.09) 显著高于模型组 (0.51 ± 0.04) $(P<0.05)$。联合组骨小梁厚度 $(0.18mm \pm 0.01mm)$ 比模型组 $(0.14mm \pm 0.02mm)$ 更厚 $(P<0.05)$。联合组骨小梁间隙 $(0.087mm \pm 0.007mm)$ 比模型组 $(0.12mm \pm 0.013mm)$ 中更小 $(P<0.05)$(图 6-3)。

3. 组织学分析　组织学分析显示在模型组中观察到典型的骨坏死早期症状。骨小梁表现为无序结构,更薄,更稀疏,骨小梁断裂,坏死骨形成,小梁间隙更大。另外,观察到破骨细胞,骨细胞的凋亡导致空骨陷窝的出现。与模型组相比,依诺肝素组和银杏叶组骨小梁有序排列,空骨陷窝较少。骨髓腔中的造血细胞丰富,未发现破骨细胞。联合组与对照组病理相似,未见明显的病理改变(图 6-4)。

4. 免疫组化分析　免疫组织化学实验研究了 bmp-2 和 vegf 的表达水平(图 6-5)。黄褐色染色区域显示阳性表达。模型组股骨头骨组织中成骨细胞低表达 bmp-2,内皮细胞低表达 vegf(A,E)。肝素组(B,F)和银杏组(C,G)中观察到 bmp-2 和 vegf 表达增加。联合组与其他组相比,bmp-2 和 vegf 的强烈表达,特别是骨髓(D,H)中的表达更多。

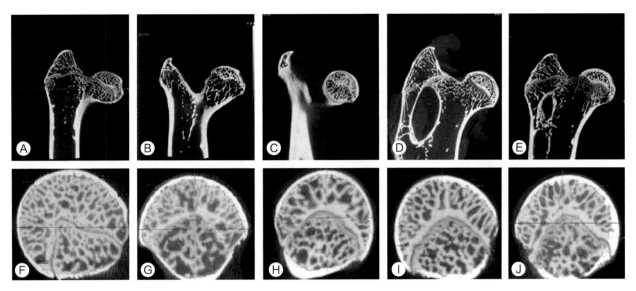

图6-2 股骨头的Micro-CT 扫描图像

模型组（B,G）的Micro-CT 图像显示,与对照组（A,F)相比,骨小梁更稀疏。在预防组[肝素组（C,H),银杏组（D,I)和
联合组（E,J)]中,骨小梁更厚且更致密。图像中的圆圈表示分析Micro-CT 参数所选区域

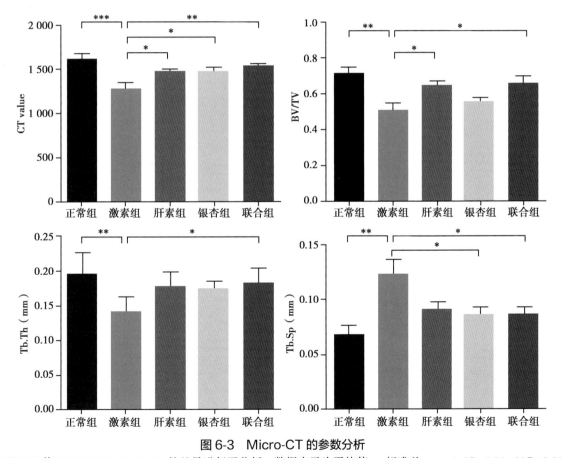

图6-3 Micro-CT 的参数分析

5 组 CT 值,BV/TV,Tb.Th,Tb.Sp 的差异进行了分析。数据表示为平均值 ± 标准差。$n = 6$,*$P < 0.05$；**$P < 0.01$

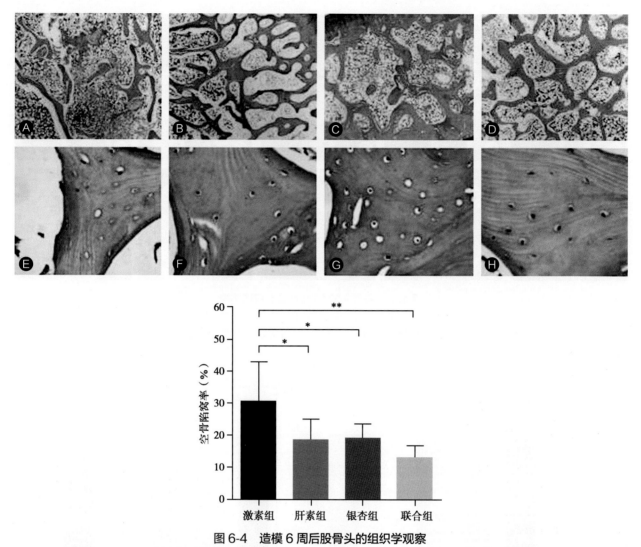

图 6-4　造模 6 周后股骨头的组织学观察

软骨下骨（A,B,C,D）的代表性 MICRO-CT 图片和空骨陷窝（E,F,G,H）。（A,E）模型组显示较疏松和无序
的骨小梁,空骨陷窝较多,周围有少量骨髓细胞和大量脂肪细胞。肝素组（B,F）和银杏组（C,G）中,骨小梁
的排列更为规律,观察到空骨陷窝的数量略有减少。联合组（D,H）显示较少的空骨陷窝,骨小梁被正常骨髓
包围。染色:HE;放大倍数:×40（A,B,C,D）,×200（E,F,G,H）。病理图下方给出了各组的空骨陷窝率

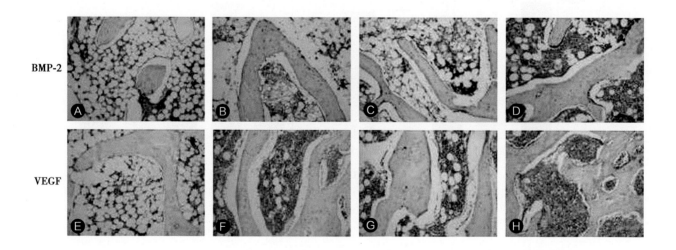

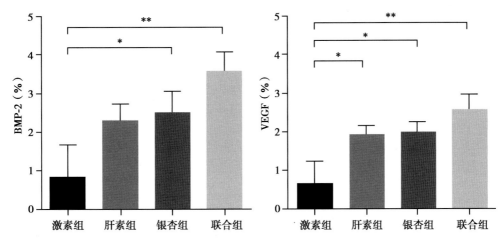

图 6-5 免疫组织化学染色(×100)和各组股骨头中 bmp-2 和 vegf 蛋白表达水平的分析

模型组(A,E)在骨组织中 bmp-2 和 vegf 表达量少,染色浅。在肝素组(B,F)和银杏组(C,G)中,观察到 bmp-2 和 vegf 表达增加。与其他组相比,联合组(D,H)显示 bmp-2 和 vegf 的强烈表达,尤其是在骨髓中

【讨论】

本研究选择 Qin 等人的造模方法,建立兔激素性股骨头坏死模型,通过比较不同组凝血参数、Micro-CT 的各项指标、空骨陷窝数量、BMP-2 和 VEGF 的表达水平等的研究,探讨联合应用依诺肝素和银杏叶提取物,维持股骨头的血供,从而预防激素性股骨头坏死的发生。

目前的研究发现,激素引起的股骨头坏死与股骨头内血供不足密切相关。Ficat、Arlet 认为使用激素可导致血液高凝状态,引起静脉血栓形成,而后者在骨坏死的发生发展中起重要作用。Guan 在之后的动物实验研究中也进一步证明了这一观点,高剂量糖皮质激素通过增加血液高凝状态诱导兔股骨头坏死的发生。此外,GC 还可以通过调节血管活性物质,增强股骨头内动脉收缩,减少股骨头的血流量。无论是激素引起的血液高凝状态,还是血管收缩,都最终导致股骨头缺血,引起股骨头坏死的发生。因此,维持股骨头的血液供应是预防激素性股骨头坏死所必需的。

在本研究中,基于 Qin 等人建立的动物模型,笔者在兔子中成功地建立了激素性股骨头坏死模型。Micro-CT 结果显示模型组 CT 值、骨量/总量(BV/TV),骨小梁厚度(Tb.Th)显著降低,而骨小梁间距(Tb.Sp)显著增高。组织学检测也显示,模型组骨小梁结构杂乱无序,空骨陷窝数量增多。这些组织学特征清楚地说明了模型组兔发生了股骨头坏死。同时,笔者也检测了凝血参数 PT 和 APTT,在模型组中,注射激素后 6 周,PT($P<0.05$)和 APTT($P<0.001$)与对照组相比显著降低。PT 和 APTT 是反映内源和外源性凝血途径效率的性能指标。PT 和 APTT 的缩短反映了血液高凝状态和血栓形成倾向。表明糖皮质激素引起血液高凝状态,促进血栓形成,导致股骨头内缺血,最终引起股骨头坏死。这些结果与以前的研究结果一致。

银杏叶提取物具有很多药理作用,它能够通过刺激儿茶酚胺的释放并抑制其降解,通过刺激前列环素和内皮舒张因子的生成而产生动脉扩张作用。现有研究发现银杏叶提取物已广泛用于心脑血管及外周血管等疾病的预防和治疗,但关于银杏叶用于股骨头坏死的预防还鲜有报道。但银杏叶提取物口服治疗可恢复卵巢已切除的老年大鼠的骨矿物质密度和微结构。基础研究发现银杏叶提取物能够促进成骨细胞发生,降低骨髓脂肪形成。基于银杏叶的作用,在本研究中选择银杏叶提取物作为血管扩张剂来缓解激素引起的血管收缩,基于先前的临床研究和动物实验研究,选择依诺肝素作为抗凝剂来预防激素引起的血栓形成。本研究结果表明,给予激素的同时单独应用依诺肝素或银杏叶,PT 和 APTT 虽然均有所增加,但与模型组相比无显著性差异,当二者联合应用时,PT($P<0.05$)和 APTT($P<0.001$)与模型组相比显著性增加,同时给药 6 周后,通过 HE 染色和 Micro-CT 扫描评价骨修复。Micro-CT 扫描显示联合组具有比模型组更多

的新骨形成和更好的显微结构参数,这也通过 HE 染色结果进一步确认。

此外,本研究检测了 BMP-2 和 VEGF 的局部表达。BMP-2 在诱导成骨,股骨头坏死的修复和重建中具有重要的意义。研究证明 BMP-2 的含量可以反映成骨细胞的骨形成能力。VEGF 的主要功能是通过血管内皮细胞的有丝分裂和血管通透性的增加促进血管的再生。另外,据报道 VEGF 可通过诱导血管生成促进骨修复和骨再生。糖皮质激素能够减少 BMP-2 的表达,抑制成骨细胞的成熟,减缓骨形成过程。同时,它降低 VEGF 的表达以破坏坏死骨中血管形成和新血管生长。免疫组织化学结果显示,与模型组相比,联合组中 BMP-2 和 VEGF 的表达明显增加,这表明在激素性股骨头坏死兔中,依诺肝素和银杏叶提取物的联合应用可增强血管发生和促进骨修复。

因此,这些结果表明,抗凝血剂和血管扩张剂可以预防或延缓激素性股骨头坏死早期的进展。虽然药物不能完全停止骨坏死的进展,但似乎增强了股骨头中的血管生成——骨生成。因此,依诺肝素和银杏叶的组合具有早期预防的潜力。未来的研究可能集中在这种预防方法的临床效果和分子机制。

二、激素诱发骨坏死的免疫组织化学研究

由糖皮质激素类药物(以下简称为激素)诱发产生的骨坏死,特别是经常发生在髋关节的股骨头坏死,常常是在应用激素作为免疫抑制剂治疗原发疾病(如:变态反应疾病、胶原性疾病、血液病、器官移植)的过程发生的。因此,对激素应用诱发骨坏死的发病机制的研究,应将原发疾病及激素在临床的治疗过程联系起来。

杨万石、王坤正等人通过两次静脉注射马血清的方法建立了变态反应模型,分为疾病组与强的治疗组。疾病组为单纯变态反应疾病组,治疗组在第 2 次注射马血清后 2 周,腹腔内注射泼尼松龙(45mg/kg)连续 3 天,治疗"血清病"(Ⅲ型变态反应)。分别在 1、2、3、5 周时解剖取出双侧股骨头标本,采用 ABC 直接法显示免疫复合物沉积的部位及免疫反应强度,光镜观察。

结果表明:

1. 免疫组织化学反应结果评价标准　对免疫复合物沉积部位及免疫反应强度的观察,以在细胞膜、细胞质以及基质中出现黄棕色反应产物为阳性,并据光镜所见,将染色强度分为 4 级:+++,骨组织(包括骨小梁、骨髓、骨内微血管)内可见大量深棕色颗粒;++,骨组织内可见较深棕色颗粒;+,骨组织内可见淡黄色颗粒,深于背景色;-,骨组织内无棕黄色颗粒,或颜色均匀一致与背景无区别。阴性技术对照标本以 PBS 替代生物素化羊抗兔 IgG,标本上均无黄棕色产物。

2. 各组动物股骨头免疫组织化学反应观察结果　从表 6-1 可以看出:对照组 10 只中仅 1 只出现弱阳性反应;第 1 组,即单纯变态反应病组,20 只中无强阳性反应;第 2 组,即变态反应病加激素治疗组,20 只中 7 只呈强阳性反应,1 只中等阳性,1 只弱阳性(均发生在第 2 周所取标本)。从这些结果可以看出,第 1 组虽有部分动物出现较弱阳性反应,而强阳性反应都出现在第 2 组。第 2 组强阳性着色的股骨头标本中,均发生了骨组织细胞的坏死,着色的部位主要在已发生坏死的骨小梁、骨髓内网状结构、新生的小血管壁周围。以第 2、3 周所取的标本为显著。

表 6-1　免疫组织化学染色结果

分组	例数	染色结果			
		+++	++	+	-
对照组	10	0	0	1	9
第 1 组	20	0	3	1	16
第 2 组	20	7	1	1	11
合计	50	7	4	3	36

3. 股骨头坏死的发生率与免疫反应染色强度密切相关　从表 6-2 可以看出：对照组动物均未发生股骨头坏死；第 1 组仅出现 2 只股骨头坏死。从对免疫组织化学染色结果及对组织结构的观察显示：机体的免疫反应强度愈高，即免疫组织化学阳性反应愈强，股骨头发生变性坏死的程度、范围愈大。

表 6-2　骨坏死的发生率

分组	例数	骨坏死例数	骨坏死率
A	10	0	0%
B	20	2	10%
C	20	7	35%
合计	50	9	18%

研究结果表明机体的免疫反应强度与股骨坏死的发生与否密切相关，从实验结果可以看出，单纯变态反应病组和激素治疗变态反应病组股骨头的坏死均发生在第 2、3 周的标本中，这与机体产生的免疫反应时间相一致，并与临床上观察到的发生症状时间基本吻合。不同的个体之间免疫反应程度及调控功能存在着差异，过度的免疫反应即可导致组织损伤，发生变态反应病。从实验中也可观察到，单纯变态反应病组 3 例中等强度染色的组织标本中有 2 例发生股骨头坏死，与坏死的发生率趋向一致。临床上用激素治疗的时间应在大量免疫复合物形成，并开始对机体产生强烈损伤之际，由于激素的免疫抑制作用，使得免疫复合物清除受阻，广泛沉积在股骨头内这样一个骨性密闭的空间中，因而在实验中可观察到数量较多的强阳性着色反应。当激素的免疫抑制作用由于机体的代谢而消失后，免疫复合物在其所沉积的部位固定并激活补体，产生生物活性介质而致组织损伤。股骨头坏死发生率随之增加。

4. 激素治疗变态反应疾病的过程中诱发股骨坏死发病机制的探讨

(1) 激素治疗变态反应疾病过程中导致骨组织结构内微血管结构损害。激素作为一种免疫抑制剂用于治疗变态反应疾病，有抑制免疫功能的作用，尤其是吞噬细胞(大单核细胞、中性粒细胞)功能被抑制，使得免疫复合物清除受阻，大量沉积在微血管基膜，特别是基膜暴露相对较广，血液流速较慢的小静脉。之后随着激素被机体代谢其免疫抑制作用消失，在免疫复合物沉积的部位由免疫复合物介导，激活补体，产生生物活性物质，引起大量白细胞浸润，受损伤的毛细血管内皮细胞增生肿胀，弹性胶原纤维损伤后增生，导致血管壁增厚，管腔狭窄，循环血流量下降，组织细胞由于缺血性缺氧而发生病变。通过对由于激素治疗变态反应疾病，自身免疫性疾病等引起股骨头缺血坏死的病例进行病理组织学的研究中也发现，进出股骨头的动、静脉受损伤，管壁增厚，管腔狭窄。但动脉狭窄的影响大，这就造成了股骨头内血流淤滞，缺血性缺氧，酸性代谢产物淤积，在股骨头这样一个骨性密闭的腔室内，必然导致骨内压升高，其结果是股骨头内缺血性缺氧加重，导致骨细胞发生变性坏死。

(2) 激素在治疗变态反应疾病过程中反复应用，加重了血液循环的损伤，抑制正常骨化，最终导致骨坏死发生。实验中观察到单纯变态反应可使骨组织发生溶骨性骨坏死和小动脉炎，这一病理变化结果与机体的免疫状态、自身的免疫调节功能密切相关。通过免疫组织化学的实验结果亦可看出，机体的免疫反应强度愈高，由体液免疫和细胞免疫所造成的循环系统的损害愈重，骨组织细胞的坏死性病变反应愈重。许多类似的研究也证实了这一点。应用激素治疗常常是在机体发病的高峰，即机体内已形成大量的免疫复合物，已开始进行排异反应之际。应用激素治疗抑制了免疫反应，免疫复合物清除受阻，广泛沉积在机体组织器官内，通过免疫组织化染色可观察到，免疫复合物广泛沉积在骨小梁、髓内网状结构及小血管壁周。当激素的免疫抑制作用消失的，又可再次在免疫复合物沉积的部位发生排异反应，对组织结构造成损伤，临床又再次应用激素治疗，在反复的治疗过程中加重组织细胞的损伤，并且，由于激素的应用导致血液黏稠度增加，循环阻力增加，血流缓慢，组织细胞缺血性缺氧，抑制毛细血管再生及正常的骨化过程，阻碍了对已变性坏死骨组织的修复重建，最终，由于组织坏死范围的逐渐扩大，难以通过正常生理过程修复，导致股骨头发生不可逆性坏死。

三、儿童股骨头坏死患髋软骨蛋白多糖及滑液血清透明质酸的生物化学研究

自 1910 年 Legg、Calve、Perthes 报道儿童股骨头坏死以来,对软骨功能的状态改变及生物化学研究及其在儿童股骨头坏死中所起的作用没有深入探讨,而软骨的生化改变往往是骨关节疾病的首发病变,所以在以上认识的基础上设计了本实验研究。通过检测软骨蛋白多糖(PG)三组分,滑液血清透明质酸(HA)来推测关节功能,分析关节性能的改变在儿童股骨头坏死病变中的作用,为该疾患软骨早期治疗提供理论依据。

结果表明:病变组与对照组结果见表 6-3、表 6-4。

儿童股骨头坏死病组与正常儿童对照组 PG 三组分有显著性差异($P<0.01$),分别是正常对照组的 56%、39%、53%。

儿童股骨头坏死病组血清 HA 浓度约是正常组的 2.03 倍,有显著性差异($P<0.01$),呈负相关,相关系数 $r=-0.663$,$t=2.505$,$P<0.05$。儿童股骨头坏死病病人关节腔液 HA 浓度与软骨 PG 含量均呈正相关($r=0.682$,$P<0.05$);儿童股骨头坏死病软骨 PG 含量与血清 HA 浓度呈负相关($r=-0.632$、$P<0.05$)。

表 6-3　儿童股骨头坏死与正常儿童 PG 三组分含量

组别	例数(女 / 男)	蛋白多糖(mg/100mg 干粉)		
		氨基己酸	己糖酸醛	硫酸基
正常儿童	10(4/6)	2.684 ± 0.875	8.325 ± 1.104	2.850 ± 0.672
儿童股骨头坏死	20(6/14)	1.504 ± 0.440	4.425 ± 1.062	1.125 ± 0.431

表 6-4　儿童股骨头坏死病组患髋关节腔液与血清

组别	例数(女 / 男)	透明质酸(μg/ml 干粉)	
		关节腔液	血清
正常儿童	10(4/6)	0	52.63 ± 22.91
儿童股骨头坏死	20(6/14)	0.92 ± 0.27	107.15 ± 38.50

(一) 关节软骨 PG,滑液 HA 含量反映关节的功能状态

PG 是软骨细胞外基质的重要组成部分,由含不同数目的氨基葡萄糖聚糖(GAG)链通过核心蛋白与—HA 主链相连而构成的大分子聚合体。GAG 是由重复二糖单位所组成的一类多糖,主要糖基是己糖胺和己糖醛酸,糖链含有许多酸性基团,其中以硫酸基为著。本实验研究的氨基己糖、己糖醛酸、硫酸基分别反映 PG 的二个主要糖基和一个酸性基团。PG 对维持软骨的形态、体积和机械稳定性,保证软骨的抗压缩能力及调节软骨的物质代谢,阻止细胞、抗体黏附和关节面血管翳的形成起着重要作用,PG 的含量与软骨抗挤压力、抗牵拉力和水分含量成正比。

HA 是一种无分支的大分子 GAG,有高度亲水性和黏弹性,对关节起着减震的活性,调节软骨细胞功能,对关节起着化学保护作用,同时还可抑制滑膜及滑膜下痛觉感受器与感觉纤维的兴奋性。

所以本实验研究以软骨 PG 含量来分析软骨的功能状态,以关节腔液 HA 含量分析关节腔液的功能状态,进而推测关节的功能状态。

(二) 对照组的选择与标本采集

1. PG 标本采集　PG 含量与局部软骨状况有关:①在表层,PG 合成较深层少,含量低,表层 CS 较多,而深层 KS 较多;②相对负重区与非负重区不同,在股骨头小凹处与股骨头前内侧软骨 PG 含量高,它们分别是股骨头退行性变最小和最大的。取材要求:统一取材部位,取反映股骨头退行性变相对较大的地方即股骨头前内侧软骨;统一取材方法,用尖刀片垂直软骨面直切至软骨下骨质,取全层软骨。

2. HA 对照组的选择与血清标本采集　下列因素可影响血清 HA 水平:①肝、肾功能有损害者,银屑

病、恶性疾患、骨关节炎、类风湿关节炎患儿,血清 HA 浓度升高;②血清 HA 水平每天有一定的周期性变化,最高峰出现于早晨起床进行日常活动后 1h;③小儿水平较成人稍高,而老年又较中青年较高,因此在设置对照组和采集血样时,本实验要求:对照组为排除以上疾患,并与病变组年龄相当的正常健康人;血样采集在早晨 6 点半~7 点半之间。

(三)儿童股骨头坏死病患髋 PG 含量

儿童股骨头坏死病患髋 PG 含量较正常对照三组分均明显降低至正常含量的一半左右,而同时血清 HA 含量却是正常的 2 倍多。导致此种变化的可能原因为:

1. 血供的因素 虽然软骨被认为是无血管组织,但是许多软骨往往可有含有血管的软骨小管通过软骨组织,并大多持续至老年。近年来放射性核素标记物和关节移植的实验研究认为,关节软骨的营养,幼年是从关节腔滑液及软骨下骨髓血管两方面而来,成熟关节营养主要从关节滑液而来,Zahir 和 Freeman 发现手术造成股骨头缺血的未成熟动物,有关节软骨的增厚和深层软骨细胞的改变。他们认为是由于软骨钙化停止造成关节软骨增厚,而后者又抑制深层软骨从关节腔液中吸收营养,而致软骨细胞异常。Trueta 等通过破坏相邻骨质和/或插入一中性物质来研究软骨生发层的营养,当生发层骺板侧血供被阻断时,血供的影响必然导致软骨功能代谢一定程度的受阻,合成 PG 减少,同时滑膜细胞也因缺血而致滑液分泌障碍,这又导致软骨营养来源减损,后者又形成恶性循环,造成 PG 合成减少,滑液 HA 浓度降低。

2. 血管翳的形成 Rutishauser 等发现在血供受阻后 3 周~1 个月,关节边缘有血管翳的侵蚀,并伴有关节软骨的破坏,这些血管翳的侵蚀,并伴有关节软骨的破坏,这些血管翳是由于关节周围组织缺血后纤维血管增生反应所致。在手术中笔者也看到滑膜组织大量增生肥厚,侵蚀至关节软骨边缘,甚至伸展至关节间隙中。这些滑膜呈深暗红色,有的微带黄色,可能是损伤、出血后、含铁血黄素沉着的结果。这些异常增生的血管翳中含有中性蛋白酶、溶酶体酶等,而后者在较低浓度下即可降解软骨内 PG。中性蛋白酶还可使 HA 连接部断裂。考虑这可能是炎性滑膜切除术能治疗儿童股骨头坏死病的原因之一。

3. 负荷传导系统的作用 髋关节面所承受的应力正常情况下均匀分布到负重关节面上。股骨头坏死使压力不均衡传导,产生应力集中。过高的物理应力损伤软骨细胞,而软骨细胞受损即分泌分解基质的代谢酶,如金属蛋白酶、血清蛋白分解酶、胶原酶和蛋白淀粉酶,它们分解 PG、HA,造成两者含量减少。

(四)关节腔液 HA、血液 HA 和关节软骨 PG 相应关系

1. 关节腔液 HA 与血液 HA 两者在儿童股骨头坏死病患儿中表现出较强的负相关性($r=-0.663$,$P<0.05$)。两者之所以呈负相关,有研究认为是由"自由性"HA 与"结合性"HA 比例变化的缘故。HA 的降解使前者较后者比例增大,前者易游离入血,故虽滑液中 HA 总量减少,但因"自由性"HA 较正常增多而使血清 HA 浓度升高。

2. 关节软骨 PG 与关节腔液 HA 本研究表明 PG 含量变化与滑液 HA 浓度呈正比,这与有关研究 OA 和 RA 病变中 PG 与 HA 关系的结果相一致。由于软骨细胞能量物质主要来源于滑液的供给,而 PG 是由软骨细胞产生的,滑液质量的下降,往往影响软骨细胞代谢,使其产生 PG 减少。在儿童股骨头坏死病中,软骨 PG 含量不仅与关节腔液呈正比,还同血清 HA 呈负相关,故可考虑通过血清 HA 来反映软骨 PG 含量。但由于多种疾病,如一过性滑膜炎、结缔组织病变、肝炎、肾炎等均可导致血清 HA 改变,而且没有将 HA 在这些疾病中的变化量与儿童股骨头坏死病中的血清 HA 变化比较,故不能确定血清 HA 含量测定对儿童股骨头坏死病诊断有特殊意义。只有在确诊儿童股骨头坏死病后,监测血清 HA 变化来反映软骨功能状态改变。

四、带血管蒂骨膜、骨瓣转移加松质骨移植成骨作用的实验研究

带血管蒂骨膜、骨瓣转移加骨松质移植,均有成骨作用,被普遍地用于股骨头缺血性坏死和骨缺损的修复。通过本实验研究进行观察,为带血管蒂的骨膜(骨)瓣转移治疗骨坏死提供理论依据。

【材料与方法】

1. 实验动物 健康家兔 36 只,雌雄不限,体重在 2.5~3.0kg,随机分为 3 组,每组 12 只,观察时间分别为术后 4、8、16 周。

2. 手术方法　仰卧位,硫喷妥钠 50mg/kg 腹腔麻醉,取右前臂前内侧"S"形切口 3.5cm 长,切开皮肤和筋膜,分开肌层,分离出桡动脉蒂后,A 组切取 1.0cm×2.0cm 桡骨骨膜,再造成 1.5cm 桡骨缺损,将骨窗填充后,带血管蒂骨膜包绕在缺损处缝合加以固定;B 组切取 0.8cm 长桡骨骨块,再造成桡骨 1.5cm 缺损,填入骨窗后把带桡动脉血管蒂骨块植入,取 2.0cm×3.0cm 筋膜缝合加以固定;C 组造成桡骨 1.5cm 缺损,填入骨窗,用筋膜缝合固定,作为对照组。缝合肌肉、皮肤,术后外固定,并适当应用抗生素。

3. 观察内容

(1)大体观察:分别在术后 4、8、16 周观察骨缺损的愈合情况,给予血管内注入墨汁,观察血管蒂通畅和骨血运情况。

(2)X 线观察:术后即摄 X 线片,并在术后 4、8、16 周摄片观察骨缺损愈合情况。

(3)光镜观察:分别在术后各阶段切取骨缺损处的骨组织,常规切片,HE 染色,光镜下观察骨痂生长和成骨细胞生成情况。

(4)电镜观察:在术后各阶段取材,2.5% 的戊二醛固定,锇酸石固定,Epon812 包埋,超薄切片,嗜酸铀枸橼酸钠染色,观察其成骨细胞和血管生成情况。

【结果】

1. 大体观察　A 组术后 4 周血管蒂通畅,大量骨痂形成,8 周已达骨性连接,16 周骨性愈合完成;B 组术后 4 周血管蒂通畅,骨缺损呈纤维连接,有部分骨痂生成,8 周大量骨痂可见,16 周可见骨性愈合;C 组 8 周有少许骨痂形成,16 周部分移植骨柴被吸收,两端骨痂形成,但中间有肉芽组织。

2. X 线检查　A 组术后 4 周明显骨痂可见,骨性桥接已基本形成,8 周骨折线已模糊不清,16 周骨质均匀,可见骨髓腔(图 6-6A);B 组 4 周见少许骨痂,8 周已完全骨性桥接,16 周骨折线模糊不清,但骨密度不均(图 6-6B);C 组直到 16 周骨折端仍有反应性增生,缺损明显可见,呈骨不连改变(图 6-6C)。

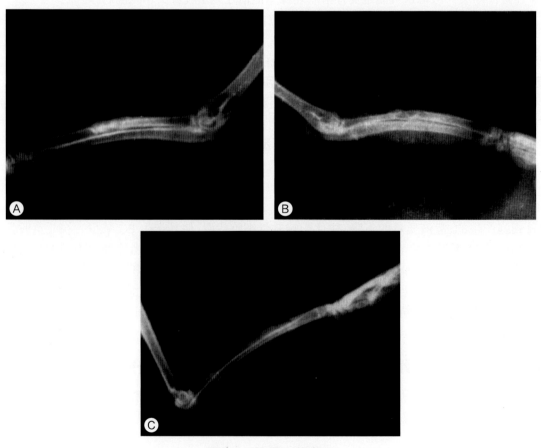

图 6-6　16 周 X 线表现
A. 骨膜组,骨愈合好;B. 骨瓣组;C. 对照组

3. 光镜所见　A 组 4 周新生骨组织相连间充质细胞增殖明显,并转化为成软骨细胞,8 周大量骨痂可见,连成一片,16 周骨小梁排列规则,骨细胞增生旺盛,细胞大小一致,骨改建完成(图 6-7A);B 组 4 周少量新生骨组织相连,有成软骨细胞可见,8 周骨痂成片状,16 周骨小梁排列较疏松,骨细胞规则,大小比较一致(图 6-7B)。C 组 16 周仍有少量移植的残留骨质,排列紊乱,周围纤维组织增生,血管充血,有少量淋巴细胞浸润(图 6-7C)。

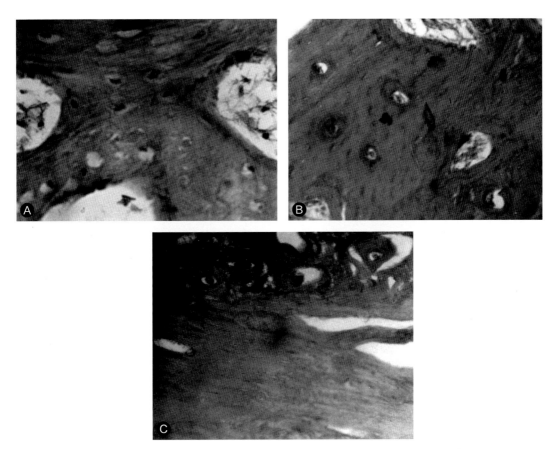

图 6-7　16 周光镜观察(×200)
A. 骨膜组;B. 骨瓣组;C. 对照组

4. 电镜观察　A 组 4 周时可见成骨细胞增殖活跃,16 周成熟的板层状骨形成,新生血管结构完好(图 6-8);B 组 4 周成骨细胞可见,16 周骨细胞成圆形,核膜清晰,趋于成熟,新生血管结构好(图 6-9);C 组 16 周可见大量纤维细胞和间质细胞,少量骨细胞不成熟,新生血管少。

带有血运的骨移植比起传统的骨移植修复骨缺损有优势已被公认。但不带血运的骨移植有诱导成骨作用,使移植骨的吸收和新骨生成同时发生,起到了"同步取代"的作用。然而,传统的骨移植除了表面的细胞可得到周围软组织的血供外,其他大部分是无血液供应的死骨,所以,大块骨移植很难完全成活。在股骨头缺血性坏死和长段骨缺损的修复中,大家已把传统的骨柴移植和带血管的骨或骨膜的方法相结合,收效较好,但几种方法的成骨方式和成骨质量却有所不同。

(1)带血管蒂骨膜:四周就已完成骨性桥接,16 周骨改建已完成,这主要是因为新生血管很快地长入受骨,使移植的骨柴尽快建立了血液循环。这样有血运营养的骨细胞大大增加,再加上移植带血运的骨膜的成骨作用,从而使骨愈合加快。由于该方法血运充足,使骨膜内层细胞分化为成骨细胞的能力也增强,这些新生骨很快长入和取代骨柴,使成骨质量得以保证。带血管蒂的骨膜不仅建立血运快,而且血运的营养面积比其他方法大得多,成骨在整个骨膜的面积内展开,所以这也是成骨好的重要因素。

(2)带血管蒂的骨瓣移植:完整的对合两端填补在骨缺损处(如吻合血管腓骨移植修复桡骨缺损或转移带血管蒂的大转子弧形骨瓣和股骨残端对合修复),使骨缺损的修复变成一个骨折愈合过程,这种修复是快捷的,目前已成为共识。但是在四肢管状骨缺损或治疗股骨头缺血性坏死时,供骨多数情况下少于或小于受骨区的需要,所以,常同时移植骨松质进行填补。这样带血管蒂的骨瓣移植"帮助"传统植骨一起成骨时,是通过移植骨的血运再建受骨及骨柴的血液循环,该方法的成骨也是通过间充质细胞逐渐分化为成骨细胞而合成新骨的。但是,骨瓣中的皮质使骨膜生发层细胞的增殖受到一定影响。同时移植骨瓣常呈软组织和皮质骨居多的片状骨或管状骨,成骨面积有限。由此可见,虽然带血管蒂骨瓣移植有较强的成骨能力,但和带血管蒂骨膜移植的成骨有所不同,成骨的速度和质量均不如后者。

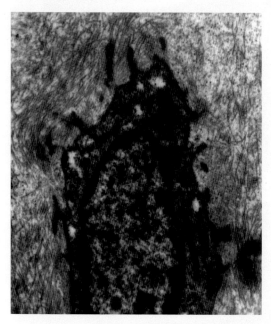

图 6-8　骨膜组 16 周电镜(×8 000)

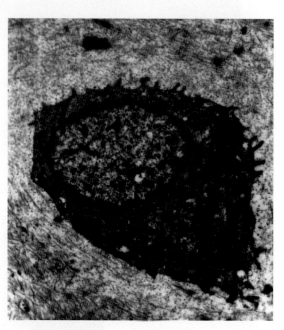

图 6-9　骨瓣组 16 周成骨细胞(×5 000)

　　由此可见,带血管蒂的骨膜植入坏死的股骨头内的成骨重建血运效果最佳,而带血管蒂的骨瓣移植到对合完好的骨缺损处,形成骨折愈合过程有一定优势。所以带血管蒂的骨膜和骨瓣转移能有效地进行股骨头修复和再造。

五、液氮冷冻制备股骨头缺血性坏死的动物模型研究

　　液氮损伤制备骨坏死模型原理:利用液氮制备股骨头缺血坏死模型属于创伤性造模的一种,其优点为:骨坏死确切、无化学物质残留、动物死亡率低。其理论依据主要包括两个方面。首先液氮冷冻可直接损伤骨细胞、骨髓间充质细胞;其次低温可造成股骨头内血管痉挛、血管内皮细胞损伤、血管内凝血,继而血管通透性增加,股骨头内髓腔发生出血和复温后的缺血再灌注损伤,进一步诱发血栓形成,冷冻区域血供减少,加重骨细胞的损伤、骨质的坏死,最终导致股骨头缺血性坏死。

　　造模过程中液氮冷冻的方式主要有单次液氮冷冻、液氮冷冻—复温多次循环和热灼联合液氮冷冻三种方式。其中,多采取液氮冷冻 - 复温多次循环,即在首次冷冻手术复温后,重复液氮冷冻对已受损的细胞有再次杀伤作用,同时可将首次冷冻前处于休眠状态的细胞激活再次杀伤,可加大损伤范围和损伤程度。一般认为 -40℃是公认的可造成各类组织坏死的温度点,所以 -196℃的液氮对组织有绝对的损伤作用。低温冷冻虽不是股骨头缺血性坏死的致病因素,但它所致的股骨头缺血性坏死实验动物模型被证实与人股骨头缺血性坏死后骨修复的病理生理过程一致。液氮冷冻制备股骨头坏死动物模型大体可分为三种:骨外部分即刻冷冻、骨外全头冷冻、骨内冷冻,同时伴或不伴有股骨头脱位及其周围血管破坏。这三个方法液氮冷冻骨质的范围、深度以及手术对实验动物的创伤各不相同。

　　骨外部分即刻冷冻方法是使用浸过液氮的棉签或纱布接触动物股骨头负重区表面,冷冻损伤由软骨面向骨质深面传导。这种即刻冷冻法比较适用于较小的动物,但体型较大的动物,仍难以模拟出十分

理想的股骨头缺血性坏死动物模型;骨外全头冷冻方法是通过剪断圆韧带完全暴露股骨头,股骨头周围组织用干纱布或无菌泡沫充填保护,随后将股骨头完全浸泡于液氮中进行冷冻损伤。此类方法冷冻效果可靠,冷冻时间可控,但破坏了股骨头几乎全部血液供应,损伤范围过大,常为全头骨质坏死,因此可用于模拟股骨头坏死晚期模型的研究;骨内冷冻方法是在不破坏圆韧带显露股骨头的基础上,通过大转子或头颈交界转孔,制备一个空间,将液氮注入,由内向外进行冷冻损伤。此类方法既避免软骨面人为损伤又加强对股骨头血供破坏的可选择性,模拟了人类股骨头缺血坏死由内到外的过程,可作为模拟临床股骨头早期坏死,对植骨及多孔棒等治疗的研究提供动物模型。下面以赵德伟等利用液氮即刻冷冻家兔股骨头缺血性坏死的实验研究为例,详细介绍液氮冷冻制备股骨头缺血性坏死的动物模型的具体实验方法。

【材料与方法】

1. 动物选取 选取健康成年家兔 60 只,雌雄不限,体重(2.5 ± 0.6)kg,随机分成三组,每组各 20 只。

2. 模型制作 硫喷妥钠 50mg/kg 腹腔内麻醉,取髋前外侧斜形切口长约 4cm,切开皮肤、皮下组织、深筋膜,暴露大转子将其向后外侧提起,顺大转子前内侧钝锐性分离直达髋关节囊,"T"形切开髋关节囊,脱出股骨头,用相当大小的纱布团蘸液氮,即刻冷冻股骨头上端,持续 10 秒,造成股骨头坏死,股骨头回位后分层缝合。

全部动物均以普通饲料喂养,术后 3、6、12 周后分别处死三组实验动物,造模前及处死前摄 X 线片,取股骨头标本,作组织学检查。

【观察项目】

1. X 线摄片及大体形态观察。

2. 光镜标本组织形态学观察 标本用 10% 甲醛固定,10% 硝酸脱钙后,常规切片 H.E 染色,观察股骨头病理变化情况。

3. 超微结构观察 术后 20 周切取股骨头标本 2.5% 戊二醛固定,锇酸石固定,Epon812 包埋,超薄切片、染色、透射电镜下观察股骨头超微结构变化。

【结果】

1. 大体形态及 X 线片影像学改变 实验动物术后 3 周摄片显示股骨头外形尚规则,但骨密度不均匀,可见软骨下月芽形阴影,股骨头标本松脆,易于凿切。术后 6 周摄片显示股骨头轮廓不规整,出现广泛的囊性变及硬化区,股骨头大体标本可见股骨头关节面出现皱缩(图 6-10)。实验动物 12 周摄片股骨头明显塌陷变形,囊性变进一步扩大,可出现股骨头碎裂及髋关节脱位,股骨头大体标本可见关节软骨剥脱(图 6-11)。

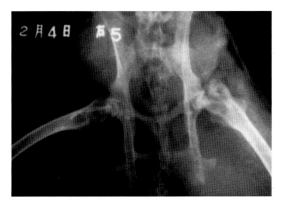

图 6-10 术后 6 周摄片
显示实验动物股骨头轮廓不规整,出现广泛囊性变及硬化区

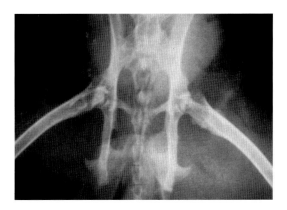

图 6-11 术后 12 周摄片
显示实验动物股骨头明显塌陷变形,股骨头碎裂

2. 组织形态学改变　术后 3 周组实验动物,可见软骨下小血管数量明显减少,可见血管壁有内膜增生,中层平滑肌细胞结构紊乱、模糊等现象,骨小梁排列紊乱,骨细胞死亡,软骨下髓腔内有新、旧的出血迹象(图 6-12A)。术后 6 周组实验动物可见骨小梁稀疏,变细,结构紊乱,有断裂现象,甚至有碎片出现,骨小梁间有少量的成纤维细胞、成软骨细胞及成骨细胞,未见明显新骨沉积性生长,在距坏死区稍远部位出现新生血管及初期骨小梁(图 6-12B)。术后 12 周组实验动物坏死骨小梁间隙有明显纤维肉芽组织增生,包绕坏死骨小梁,骨小梁萎缩及紊乱。髓腔内多核破骨细胞数量增多。骨小梁周沿稍可见梭形成骨细胞排列,但数量很少(图 6-12C)。

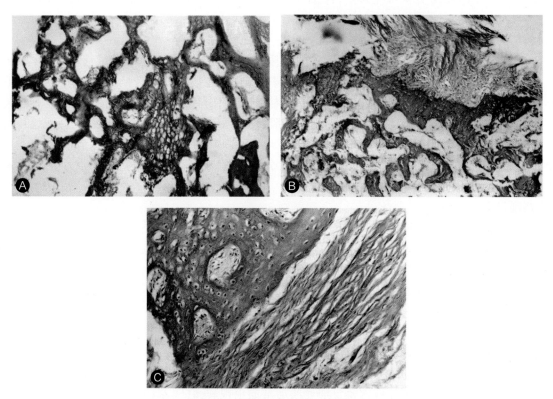

图 6-12　术后实验动物组织学切片

A. 术后 3 周显示骨小梁排列紊乱,骨细胞核部分消失、变性、坏死可见灶状出血(HE×200);B. 术后 6 周显示骨小梁排列紊乱,软骨细胞增生,其中见少量不成熟软骨,周围纤维组织增生(HE×100);C. 术后 12 周显示软骨及纤维组织增生活跃,骨小梁萎缩及紊乱(HE×400)

3. 超微结构观察　可见胶原纤维及钙质稀疏、杂乱,成骨细胞稀少,不成熟。成骨细胞内线粒体及高尔基体明显减少。

【结论】

1. 血管内凝血是骨坏死发病过程中的最后通路　液氮即刻冷冻家兔股骨头可引起股骨头内血管痉挛、血管内凝血及血管内皮细胞损伤,继而血管壁通透性增加、股骨头内髓腔出血,股骨头复温后血管再通诱发缺血再灌注损伤,最终导致股骨头无菌性坏死。本实验三周组实验动物摄片可见软骨下月芽形骨密度减低影,与人类股骨头缺血性坏死早期出现的软骨下骨"新月征"极为相似。液氮即刻冷冻后即消除了致病因素,在原发性骨坏死的基础上出现了骨组织的修复与重建,而股骨头修复组织是一种不够成熟的骨组织,其机械强度较差,在"爬行替代"的过程中容易在负重部位发生塌陷,本实验中术后 6 周及 12 周实验动物股骨头形态发生的明显变化符合股骨头缺血性坏死的病理变化特征。

2. 液氮冷冻家兔股骨头　简便易行,应用该方法制作的动物模型与股骨头无菌性坏死的病理变化基本一致,可以反映出人类股骨头缺血性坏死演变过程,为进一步从分子生物学方面更加深入地研究股骨头缺血性坏死的发病机制提供了可靠的研究手段。

六、带血管蒂骨膜或骨膜细胞移植治疗股骨头缺血性坏死的实验研究

骨膜是被覆在骨表面(除关节外)的坚固的含有微血管的结缔组织包膜,含有多种具有成骨潜能的细胞和丰富的血管,具有良好的成骨能力,在骨生长和骨修复中发挥重要作用。骨膜分为内骨膜和外骨膜,而笔者通常所说的骨膜指的是外骨膜。骨膜有三层结构,外侧的纤维层、中间的未分化层及内侧的生发层。纤维层主要由高度组织化性和方向性的胶原纤维组成;未分化层主要含有未分化的细胞和毛细血管,它能为生发层和纤维层提供祖细胞并为骨组织提供营养;生发层较薄,是间充质干细胞、成骨细胞、破骨细胞、成纤维细胞及其他细胞等的聚集地,是骨再生与修复中细胞的主要来源。

(一)骨膜在骨组织修复过程中的作用

1. 骨膜为新骨生成提供各种必要的细胞　骨膜作为间充质干细胞的主要来源之一,具有极佳的成骨能力。实验发现 2 周时可见成骨细胞及原始骨小梁,逐渐改建。6 周时已有新生骨小梁结构形成,随着毛细血管及细胞成分长入坏死骨小梁,骨膜细胞分化为成骨细胞、破骨细胞,在坏死骨小梁表面成骨,逐渐清除、替代坏死骨小梁。12 周时新生骨结构已较成熟。至 20 周新生骨结构更加成熟,骨矿化基质含量增高。

2. 骨膜为骨修复提供充足的营养物质及必要的细胞支持　骨组织的修复速率与局部血流量密切相关,骨膜含有丰富的血管,为骨修复带来具有成骨潜能的各种细胞、营养、氧气以及骨质矿化所需的矿物质,并带走代谢废物,加快新骨生成的速度。实验中将移植骨膜的内层与股骨头骨松质接触,所移植的骨膜具有较丰富的毛细血管,有利于血管发芽再生。2 周时已有血管长入股骨头,血管生长逐渐丰富,20 周时整个骨头已密布血管,为坏死股骨头重建了血液循环。同时移植骨膜具有成骨能力,其内层细胞已分化为成骨细胞、破骨细胞,在坏死骨小梁表面成骨,新生骨逐渐替代坏死骨小梁,对股骨头缺血性坏死的修复具有积极的促进作用。

3. 骨膜中富含各种生长因子,促进骨折愈合　骨膜能合成骨形态发生蛋白、转化生长因子及胰岛素样生长因子等重要的生长因子,参与骨组织的再生与修复。骨的修复与生长受多种生长因子调控,骨形态发生蛋白被公认为是目前最强的骨诱导因子,其作用于骨祖细胞,通过一系列机制诱导骨祖细胞向成骨细胞和成软骨细胞分化。转化生长因子可以促进成骨细胞的分裂,还能够促进骨胶原及基质的合成,在维持骨基质及骨密度等方面起着重要的作用。

(二)带血管蒂骨膜移植治疗股骨头缺血性坏死的研究

带血管蒂骨膜移植由于有血供,易成骨块,易塑形,对供区损伤小,并发症少,且可根据受区需要可以塑形等优点,故近年来逐渐受到学者及专家们的重视,目前已较广泛地应用于临床治疗骨不连、陈旧性骨折、骨坏死和填充骨缺损等领域,尤其在治疗股骨头坏死方面取得令人瞩目的成就。

有些学者认为以前的游离骨膜移植有失败,是由于骨膜未能迅速重建血运,骨膜细胞对缺血敏感,较长时间缺血可导致其变性坏死。带血管蒂骨膜移植保证了移植骨膜的血供及成活,成骨效果较佳,对受区的要求不严。朱盛修等对应用带血管蒂的髂骨骨膜移植治疗股骨头缺血性坏死进行了实验研究,同时为了克服常规骨膜移植时取材部位受限和骨膜需要量大等缺点,在骨膜培养成功的基础上,首次将培养的骨膜细胞移植到预制的股骨头缺血性坏死的模型内,观察骨膜细胞移植对坏死骨质是否具有修复作用,探讨治疗股骨头缺血性坏死的新方法。

股骨头缺血性坏死的病因多种多样,但病理改变有共同之处,即股骨头部缺血。实验中发现将移植骨膜的内层与股骨头骨松质接触,所移植的骨膜具有较丰富的毛细血管,有利于血管发芽再生。同时,带血管蒂髂骨骨膜移植对缺血坏死股骨头的血管重建作用优于带血管蒂髂骨移植,其成骨作用亦优于后者。作者认为带血管蒂髂骨骨膜移植具有良好的成骨作用及血管重建作用,对缺血坏死股骨头的修复具有积极的促进作用,其临床应用是可行的。

【材料与方法】

1. 健康家兔 24 只,体重 1.8~3.0kg,随机分为骨膜组和对照组。

2. 手术方法　仰卧位,取右前臂前内侧"S"形切口,切开皮肤和筋膜,分开肌层,分离出桡动脉蒂,骨

膜组取 1.0cm×2.0cm 桡骨骨膜,再造成 1.5cm 桡骨缺损,将骨柴填充后,带桡动脉蒂骨膜包绕在缺损处,缝合固定,对照组单纯骨松质移植。

3. 观察项目 术后分笼饲养,于 4、8、16 周分批处死,进行以下观察:①大体标本观察,观察骨痂生长情况;②X 线观察,观察骨折愈合情况;③光镜观察,HE 染色,观察骨小梁及骨细胞生长情况;④透射电镜观察,取标本 0.5cm×0.5cm×0.5cm,戊二醛固定,Epon 812 包埋,超薄切片,醋酸铀枸橼酸钠染色,观察骨细胞及血管生成情况。

【结果】

1. 大体观察 骨膜组术后 4 周血管蒂通畅,大量骨痂形成,8 周已达骨性连接。16 周骨性愈合完成;对照组术后 8 周有少许骨痂形成,16 周部分移植骨柴被吸收,两端骨痂形成,但中间有肉芽组织。

2. X 线观察 骨膜组术后 4 周明显骨痂可见,骨性桥接已基本形成,8 周骨折线已模糊不清,16 周骨质均匀,可见骨髓腔;对照组直到 16 周骨折端仍有反应性增生,缺损处明显可见,呈骨不连改变。

3. 光镜观察 骨膜组术后 4 周新生骨组织相连,间充质细胞增殖明显,并转化为软骨细胞,8 周大量骨痂可见,连成一片,16 周骨小梁排列规则,骨细胞增生旺盛,细胞大小一致,骨改建完成;对照组 16 周仍有少量残留的移植骨质,排列紊乱,周围纤维组织增生,血管充血,有少量淋巴细胞浸润。

4. 电镜观察 骨膜组术后 4 周可见成骨细胞增殖活跃,16 周成熟的板层状骨形成,新生血管结构好;对照组 16 周见大量纤维细胞和间充质细胞,少量骨细胞不成熟,新生血管少。

(三) 骨膜细胞移植治疗股骨头缺血性坏死的研究

在骨膜细胞移植治疗股骨头缺血性坏死的实验研究中,作者将股骨头游离,切断其自身血运,然后放入髂窝肌肉内,使其失去应力刺激,再加上关节软骨的阻隔,使股骨头内骨小梁表面的细胞不能从受区获得营养,术后股骨头迅速发生坏死。术后 2 周,只有股骨颈断面处的骨小梁偶见残存的活细胞和新骨形成。在对照组取材时,股骨头已游离 8 周,组织学检查未见到成活的成骨细胞和骨细胞,残留的骨小梁变细萎缩,提示骨吸收过程的存在,表明股骨头缺血性坏死的模型是可靠的。在实验中将培养的骨膜细胞移植到缺血坏死的股骨头内,6 周后股骨头新骨形成活跃,而对照组原已坏死的骨小梁继续萎缩,无新骨形成。表明实验组的新骨形成与移植的骨膜细胞有直接关系。新骨形成的途径可能有二:一是移植的骨膜细胞直接增殖分化成骨,二是骨膜细胞诱导受区组织成骨。骨膜移植的实验证明:骨膜具有良好的成骨能力,而其诱导成骨作用较差。将培养的骨膜细胞装入扩散盒内,移植于大鼠皮下组织。4 周后,扩散盒内形成骨和软骨组织,而扩散盒外未见骨和软骨形成。由于细胞不能穿过扩散盒的滤膜微孔,这说明盒内的新生骨和软骨组织是由骨膜细胞形成的。由此推测,实验组股骨头内新生骨可能是由骨膜细胞形成的,而不是骨膜细胞诱导成骨的作用。

机体内各种组织和细胞之间都是相互联系的。骨膜细胞移植后的增殖分化必然与受区的微环境有关。在实验中将骨膜细胞移植到肌肉内则未见骨或软骨组织形成,若将骨膜细胞移植埋置于肌肉内的股骨头内,则有大量新骨形成,这提示新骨的形成亦与坏死的股骨头有关。目前认为,无血运的骨移植后,在移植骨坏死的同时,激发了受区局部的炎症反应。几天内,纤维血管性基质形成,受区来源的血管和骨形成细胞移向移植骨,结果破骨细胞穿入移植骨,启动移植的吸收过程。因此,移植骨内虽然可有少数细胞存活,但它对骨修复的主要作用有三个:①骨传导作用;②骨吸收过程中释放骨诱导因子;③激发受区产生有利于骨修复的炎症反应。本实验将股骨头游离后埋入肌肉内,其骨质吸收的过程中可能释放骨诱导因子,刺激移植细胞的增殖分化,有利于新骨的形成。而对照组未见新骨形成,这提示骨膜细胞可能比肌肉间充质细胞具有更高的成骨潜能。

本实验选用新生犬的骨膜细胞进行培养,属于异体细胞移植,理论上讲应存在免疫排斥反应,而本实验的结果显示股骨头内新骨形成活跃,无明显的炎性细胞浸润,其原因有待进一步研究。本实验应用骨膜细胞移植修复缺血坏死的股骨头,结果显示移植细胞后股骨头内新骨形成活跃,从而为临床骨膜细胞移植治疗股骨头缺血性坏死提供了实验依据。该方法所需骨膜量少,取材方便,不受骨膜营养血管的限制,取材后对供区骨骼的结构和生物力学特性影响甚微。若切取病人自体骨膜,即可避免免疫排斥反应。因此骨膜细胞移植具有良好的潜在使用价值。

七、带血管蒂的大转子骨瓣转移重建股骨头的动物实验研究

股骨头缺血性坏死已成为骨科的常见病和多发病,由于复杂的病理转变过程,临床治疗困难,致残率较高。目前的治疗方法,早期病例(Ficat 分期 Ⅰ、Ⅱ 期)以减低关节压力,重建股骨头血运为主,而晚期病例(Ⅲ、Ⅳ 期)多以人工关节置换术进行治疗,一种手术方法不能治疗每一种病变,而且,晚期股骨头缺血性坏死的青壮年病例也不适合人工关节置换。赵德伟在临床实践中发现,股骨大转子的外侧隆起部,呈半弧形状,如转移到股骨头上部后,可以使股骨头恢复半球形状,为髋关节功能的恢复提供有利条件。股骨大转子有旋股外侧血管横支供血,属带血运的组织瓣,可以增加坏死股骨头部的血运,纠正其缺血状态。且大转子外侧附有骨膜、腱膜、滑囊等致密组织,能有效地防止粘连,在生物力学应力条件下,逐渐演变成软骨,可起到软骨的作用。为此赵德伟对旋股外侧血管横支进行了解剖学研究,在此基础上设计了带旋股外侧血管横支的大转子骨瓣及联合髂骨(膜)瓣转移的方法,治疗不同病变的股骨头缺血性坏死。赵德伟(1995)在 18 只犬的股骨头上用液氮冷冻模拟股骨头坏死,切除死骨,将带血管蒂大转子骨瓣转移,重建股骨头,通过动物实验研究从基础理论上阐明其可行性。

【材料与方法】

1. 实验动物 健康成年家犬 18 只,雌雄不限,体重 12~16kg,实验组 12 只,对照组 6 只,观察时间为 2、8、20 周。

2. 手术方法 戊巴比妥 25mg/kg,腹腔内麻醉,取髋前外侧"S"形切口 15cm 长,切开皮肤、皮下组织、深筋膜,在缝匠肌前下找到旋股外侧血管,带 0.5cm 厚的肌肉蒂,分离至大转子,切取大转子骨瓣为 1.5cm×1.5cm×0.5cm,带血管蒂长约 4cm。显露出髋关节,"T"形切开关节囊,脱出股骨头,用纱布团蘸液氮,即刻冷冻股骨头上端,持续 1 分钟,使股骨头坏死上端重,下端轻或正常,将股骨头上端坏死区彻底切除,占股骨头的 1/3(病理证明均为骨坏死)。再把带血管蒂的大转子骨瓣转移到股骨头上端,用钢丝固定,股骨头复位后,缝合关节囊,对照组除移植不带血管蒂的大转子骨瓣到股骨头外,其他步骤均同实验组。

3. 观察项目

(1)大体标本观察:观察重建股骨头的形态和愈合情况。

(2)X 线平片和血管造影观察:术后即摄 X 线平片,术后 2、8、20 周再摄平片。在取材前做腹腔动脉插管至股外侧动脉,用 76% 的泛影葡胺造影,观察血管蒂的通畅情况。

(3)光镜观察:标本用 10% 甲醛固定,10% 硝酸脱钙后,常规切片 H.E 染色,观察移植骨的变化和软骨的变化。

(4)超微结构观察:术后 20 周切取重建股骨头的大转子骨及软骨组织 2.5% 戊二醛固定,锇酸后固定,Epon812 包埋,超薄切片、染色,透射电镜下观察大转子的超微结构变化。

(5)股骨头骨密度测量:分别测量正常的和实验组、对照组的股骨头的骨密度,记录百分数并制图。

【结果】

1. 在 20 周带血管蒂大转子骨瓣重建股骨头 股骨头上端的大转子和下端正常的软骨表面已不易分辨,而对照组股骨头的大转子有部分被吸收和骨不愈合(图 6-13)。

2. X 线影像学 X 线平片 20 周重建股骨头轮廓清晰,外形接近正常。血管造影各阶段显示通畅,并有微小血管在大转子显影(图 6-14)。

3. 病理组织学 20 周光镜见试验组大转子表面有明显的软骨化生,软骨样细胞形态和正常的透明软骨相似。"软骨"下的成骨细胞排列整齐,血管丰富。对照组骨小梁结构不完整,有死骨,大转子表面纤维变,偶见软骨化生细胞(图 6-15)。

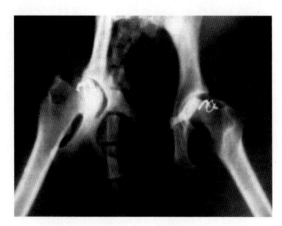

图 6-13 X 线检查

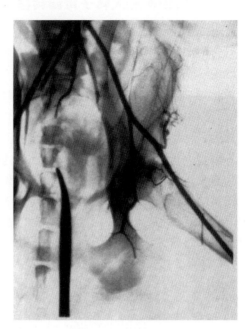

图 6-14 血管造影

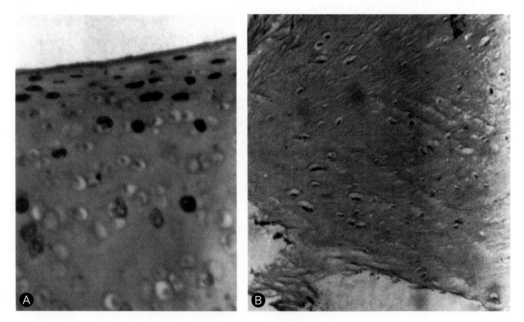

图 6-15 光镜观察
A. 试验组软骨化生(×200);B. 对照组(×200)

4. 超微结构观察 试验组 20 周,见化生的软骨团细胞,软骨细胞成熟,细胞被胶原纤维包绕,软骨细胞成圆形,核膜清晰,核染色质正常(图 6-16)。

5. 骨密度测定 股骨头骨密度在 2 周试验组、对照组和正常相比,百分数基本接近。在 8 周试验组和对照组,百分数均明显下降,试验组则高于对照组。在 20 周试验组百分数明显回升,但未达到正常的股骨头,而对照组则明显下降(图 6-17)。

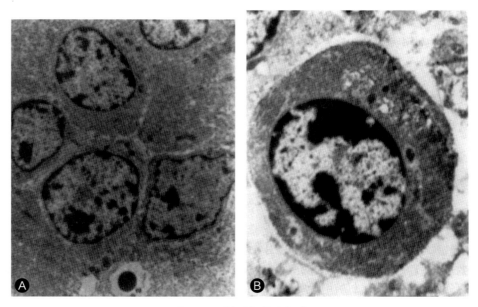

图6-16　试验组软骨细胞

A.×5 000 ;B.×8 000

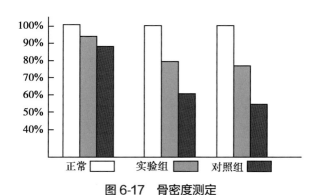

图6-17　骨密度测定

【结论】

在实验中应用血管造影证明了大转子的血管蒂在取材各阶段是通畅的,从而保证了转移骨组织的血供。组织观察中可见到重建的股骨头,骨小梁呈柱状排列,血管较丰富。而对照组骨小梁断裂,有死骨形成,血运差。X线平片也证明带血管蒂的大转子骨瓣重建的股骨头,大转子出现骨吸收和骨不愈合。由此可见:①大转子带有丰富的血运,使重建的股骨头形成了骨折的愈合过程。②大转子带有丰富的血运使自身的骨组织代谢得以保证,并在外力作用下,骨小梁排列可以顺应股骨头的压应关系。③大转子带有丰富的血运,不仅使重建的股骨头较快愈合,而且,使移植的大转子和股骨头融为一体时,可以重建一套股骨头供血系统,从根本上改变缺血状态。

大转子骨质以骨松质为主,皮质骨较薄,所以,作为带血运的移植材料,比其他的材料有一定的优势,它不仅可以进行共同重建,而且,还能进行股骨头修复和修补手术。带血管蒂大转子骨瓣转移的股骨头重建术,主要特点是,可以彻底切除股骨头上端的病灶,转移了和正常股骨头相类似的材料,并呈半弧形态,使力的传导通过股骨头上端的大转子,扩展到股骨距,而恢复了压力曲线,来改善髋关节的功能。

由于重建了股骨头的外形和恢复头颈部的压应关系,起初带血运的大转子上的滑囊、腱膜、骨膜等致密组织起到了对力的缓冲和弥补大转子表面粗糙不平。随着关节内机械压力,摩擦和关节液润滑作用的时间延长,使这些组织从间充质细胞逐渐向软骨样细胞转换,在8周的组织学观察中可以见到,胶原纤维玻璃样变,其间有软骨化生,20周时软骨化生的细胞已趋于成熟,这还因为,关节表面的低氧环境,使移行的结缔组织化生的软骨细胞,类似于透明软骨。在实验研究和临床病例的组织学观察都得以证明,带有血运的大转子表面有类似于透明软骨的软骨形成,使股骨头的重建得以圆满地完成。

八、股骨头周围血运相关研究

传统的对于股骨头骨内动脉血管分布的研究方法是通过改良血管透明技术来实现的。该股骨头血运研究方法有技术方法方面的缺陷:①破坏股骨头血管的完整性。为了对灌注过造影剂的股骨头进行清晰的 X 线摄影,首先需要对其进行彻底的脱钙,因此需要先对股骨头进行分割(切片)然后再进入脱钙环节,脱钙良好(彻底)后才便于进行清晰的 X 线摄影。②不论如何摆放或者重叠放置股骨头的切片,X 线摄影获得的影像始终是二维影像,不便于三维观察、测量和呈现。③制作过程耗时,操作繁琐。

股骨颈骨折后,存留的部分支持带动脉或股骨头圆韧带动脉能通过股骨头内血管通路继续为整个股骨头供血,让股骨颈骨折后的股骨头不出现血运障碍,从而不会出现股骨头坏死。这或许能合理地解释有部分的股骨颈骨折病人并不会出现创伤性股骨头坏死。股骨头内血管通路的存在或许能为人们提供思路客观地、合理地治疗青壮年和老年股骨颈骨折的病人,在治疗股骨颈骨折的阶段便能提早预防创伤性股骨头坏死出现(早期预防)。股骨头内血管通路的存在和股骨头动脉血运的存在将为临床常见的股骨颈骨折、股骨头坏死等疾病的保留股骨头手术和保留股骨头同时联合带血运的骨瓣(肌骨瓣)移植手术治疗提供动脉血运方面的证据支持。目前人们对股骨头内动脉血管的三维空间分布情况认识不明确,因此非常有必要利用先进的技术手段对其进行相关的研究和探索。

【材料与方法】

本实验研究共使用了由南方医科大学解剖教研室提供的、自愿捐献的新鲜人体股骨头标本 34 侧,全髋关节置换术后的新鲜股骨头标本 5 侧。30% 硫酸钡悬液和红色过氯乙烯,碘海醇注射液。Micro-CT 扫描三维成像系统(Inveon Multi Modality;Siemens,Germany),三维重建分析软件(Inveon Image Research Workplace;Siemens)(图 6-18)。

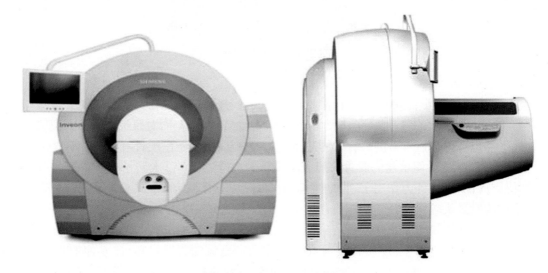

图 6-18　Micro-CT 扫描仪

1. 血管灌注技术方法　为了显示股骨头骨内血管的三维结构,血管的灌注方法参照了研究股骨头骨内血管走行的已发表文献中所使用的技术方法。选取新鲜人体股骨头标本,于腹股沟韧带中点下方切开皮肤,皮下组织,游离股动脉,插入、固定玻璃灌注管并用缝线结扎股动脉近端。造影剂为 30% 硫酸钡悬液,以恒定压力 130~140mmHg 灌注,并维持该压力约 20 分钟。所有的标本均是通过股动脉灌入造影剂,灌注结束,解剖分离出股骨近端,然后进行下一步显微 CT 扫描和数据的三维重建。

分别观察,记录发自旋股内侧动脉和旋股外侧动脉的股骨颈部的上支持带动脉,下支持带动脉,前支持带动脉等供血动脉以及发自闭孔动脉的股骨头圆韧带动脉。一些可能存在的不可预知的影响血管灌注结果的因素包括但不限于血管痉挛,或者血管内血栓的形成,灌注压力波动较大或灌注压力不足等都有可能导致灌注失败或者不能完全显示股骨头内血管的分布情况。尽管有这些不利因素的存在,本实验所用的灌注方法仍然成功显示了股骨头的各供血动脉在股骨头内相互吻合形成血管网,并且在骺内发出 1~3 级的动脉弓状结构。本实验研究涉及的知情同意及伦理学的相关问题均获得了医院伦理委员会的批准和病人的知情同意。

2. Micro-CT 扫描三维成像技术　运用 Micro-CT 扫描三维成像系统(Inveon Multi Modality;Siemens,Germany),对所有股骨头标本进行 Micro-CT 扫描。每一例股骨头标本,获取 1 024 张分辨率为 23.47μm 的高分辨率图像,并进行三维重建。所有的股骨头,股骨颈部标本的 Micro-CT 数据均通过三维重建分析软件(Inveon Image Research Workplace;Siemens)进行骨内血管三维重建,测量,分析以获得股骨头和股骨颈部的血管三维分布构筑情况。

3. 股骨颈部骨性标志定义　为了清晰简单地描述进入股骨头的股骨颈部血管分布情况,通过四条与股骨颈长轴平行的线条将股骨颈分为四个区域(图 6-19)。这四条与股骨颈平行的线条通过股骨近端四个骨性标志,这四个骨性标志分别为转子间线的上部(股骨大结节)、方形结节基底部、小转子基底部和转子间线的下部(股骨小结节)。这四条通过它们并与股骨颈长轴平行的线条则分别称为股骨大结节线、方形结节线、小转子线、股骨小结节线。通常,股骨头软骨边缘的唇线,在方形结节和股骨大结节相对应的位置形成两个突出的凸角,分别指向方形结节线和股骨大结节线。这四条线条将股骨颈部骨皮质分成后上、后下、前下、前上四个区域。股骨颈部进入股骨头的血管通过相应分区,其中股骨大结节线和股骨小结节线之间为 1 区,股骨小结节线和小转子线之间为 2 区,小转子线和方形结节线之间为 3 区,方形结节线和股骨大结节线之间为 4 区。相应地将股骨颈部分为四个区域部分。

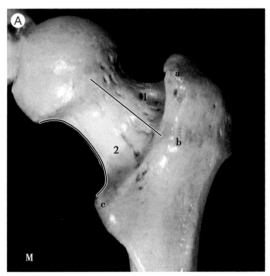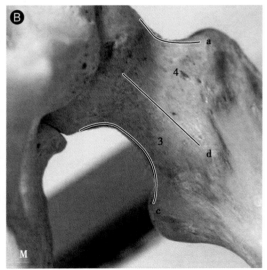

图 6-19　人体股骨头的解剖学定位标志结构

A. 后方视图;B. 内侧视图;

M 为解剖学方位的内;a. 转子间线的上部(股骨大结节);b. 方形结节基底部;

c. 小转子基底部;d. 转子间线的下部(股骨小结节)

【结果】

1. 血管造影剂灌注、血管铸型制作结果　成功进行了新鲜人体股骨头标本股骨头动脉血管造影剂灌注和血管铸型剂的灌注。分别研究观察了发自旋股内侧动脉的上支持带动脉和下支持带动脉、发自旋股外侧动脉的前支持带动脉和发自闭孔动脉的股骨头圆韧带动脉(图 6-20~ 图 6-23)。

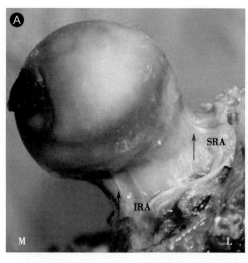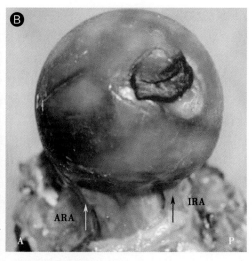

图 6-20　乳白色硫酸钡充填于血管腔

A. 后方视图；B. 内侧视图；

M,L,A,P 分别为解剖学方位的内,外,前,后；上（SRA）、下（IRA）、前（ARA）支持带动脉及股骨头圆韧带

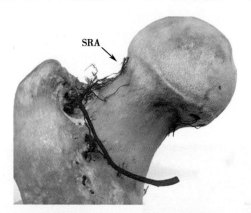

图 6-21　血管铸型所示上（SRA）、下支持带动脉后方视图

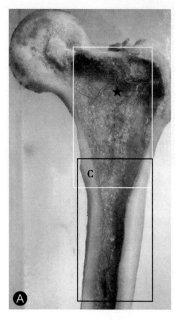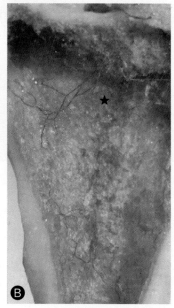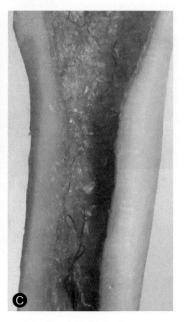

图 6-22　股骨近端骨内血管分布

图 A、图 B、图 C 所示为逐级增大的股骨滋养动脉与股骨颈部血管吻合的并进入股骨头内的血管铸型图。

白色和黑色矩形框所示分别为图 B、图 C

2. Micro-CT 三维扫描,股骨头动脉三维重建结果　通过 Micro-CT 三维扫描,扫描数据三维重建成像,重建后数据测量与数据分析等方法研究人体股骨头,股骨颈部骨内动脉血管三维构筑与分布的情况(图 6-24、图 6-25)。图 6-24 所示股骨头骺板将股骨头的动脉循环分隔为股骨头骺网和股骨头干骺网。股骨头骺网位于股骨头骺板结构的上方,股骨头干骺动脉网则位于股骨头骺板的下方。M,L,A,P 分别为解剖学方位的内,外,前,后。SRA 和 IRA 分别为股骨颈部上支持带动脉和下支持带动脉。↑,▲,△ 分别示意上,下,前股骨头干骺动脉。清晰地显示了股骨头、股骨颈部骨内血管三维分布情况并进行了各主要供血动脉血管内径测量和统计。

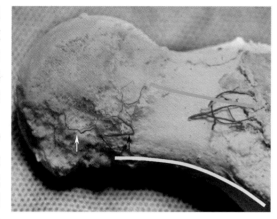

图 6-23　股骨头动脉血管铸型标本

图片显示了股骨颈部前支持带动脉的血管铸型发出分支动脉,前支持带骺动脉和前支持带干骺动脉。股骨颈前支持带动脉在股骨颈小结节线和股骨小转子线之间的区域走行

本研究发现:①股骨头的动脉供血不是分区域的;②下支持带动脉是股骨头重要的供血动脉,下支持带动脉的入骨位置靠近骺板;③上支持带动脉、下支持带动脉、前支持带动脉的骺血管分支和圆韧带动脉在股骨头内骺板结构的上方相互吻合,连接成网状形成骺基底部动脉网(骺网)并几乎垂直地向骺内发出 1~3 级动脉弓状结构;④上支持带动脉、下支持带动脉、前支持带动脉干骺分支在骺板结构的下方形成干骺血管网;⑤传统的穿过骺板达软骨下的医疗操作会损伤骺网和骺内血管弓状结构。股骨头内的动脉循环由股骨头骺循环和干骺循环组成的。二者的血管动脉网状吻合方式不同:骺网相对致密规则,平行于骺板并有弓状血管向骺内发出、干骺网相对松散而没有规律性。股骨头骺生长板将股骨头骺循环和干骺循环隔离分开,使两者相互独立,但又通过上支持带动脉、下支持带动脉、前支持带动脉将股骨头骺循环和干骺循环相互沟通,联系在一起,它们有自己独特的供血特点。为了显示所有主要的参与股骨头供血的动脉的吻合情况,图 6-25 所示为股骨头供血动脉相互吻合连接图。分别以不同的视角显示了股骨颈部的上支持带动脉、下支持带动脉和前支持带动脉相互吻合,连接形成骺网。

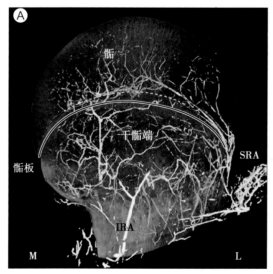
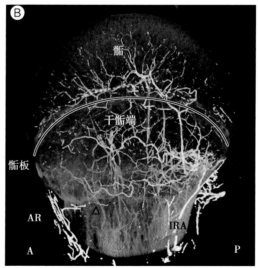

图 6-24　股骨头造影、Micro-CT 三维重建

A. 冠状位视图;B. 矢状位视图

M,L,A,P 分别为解剖学方位的内,外,前,后

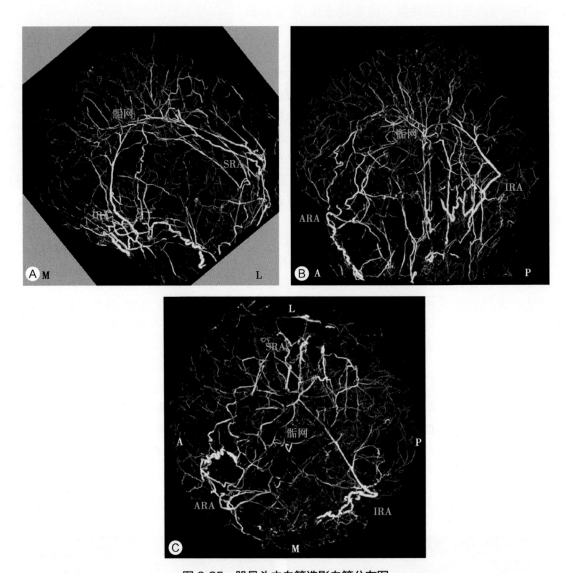

图 6-25　股骨头内血管造影血管分布图
M,L,A,P 分别为解剖学方位的内,外,前,后;A. 股骨头冠状位视图;
B. 股骨头矢状位视图;C. 股骨头水平位视图

　　3. 股骨头骺,股骨头干骺端动脉血管构筑情况　上支持带动脉、下支持带动脉、前支持带动脉和股骨头圆韧带动脉是股骨头的主要供血动脉(表 6-5)。它们相互吻合连接,在股骨头内骺板结构的上方相互吻合、连接成网状形成骺基底动脉网。股骨头骺动脉网几乎与骺板相平行,距离股骨头关节表面的平均距离约为 14.6mm。相应的在骺板下方,由上支持带动脉、下支持带动脉和前支持带动脉的干骺分支相互吻合、连接形成股骨头干骺动脉网。股骨头骨内血管灌注、Micro-CT 三维重建的影像学图像证实了股骨头内骺网和干骺网等血管网状结构的存在及其吻合方式不同(图 6-24、图 6-25)。股骨头骺网发出与其几乎垂直的 1~3 级动脉弓状血管并相互吻合,由骺网发出伸至股骨头软骨下骨(图 6-26)。股骨头下支持带动脉,在骺板的下方发出股骨头下骺动脉和股骨头下干骺动脉与上支持带动脉,前支持带动脉的相应分支吻合,参与构成股骨头骺基底动脉网和股骨头干骺动脉网,因此对于整个股骨头的供血与股骨头上支持动脉一样具有同等重要的意义。上、下、前支持带动脉在股骨头内分别发出骺动脉和干骺动脉。

表6-5　股骨头各血管直径与长度

血管直径（mm）	N	Min	Max	Mean	Std.Dev	Var.	Median	quartiles	SWstatisti	P
前支持带动脉（ARA）	11	0.36	0.74	0.47	0.13	0.018	0.42	0.380~0.570	0.865	0.167
前骺动脉	7	0.27	0.49	0.35	0.07	0.005	0.34	0.300~0.380	0.952	0.753
前干骺动脉	5	0.28	0.38	0.34	0.05	0.002	0.36	0.285~0.375	0.846	0.181
下支持带动脉（IRA）	29	0.25	1.50	0.62	0.29	0.082	0.57	0.452~0.693	0.886	0.339
下骺动脉	27	0.17	1.19	0.48	0.19	0.038	0.45	0.350~0.550	0.793	0.072*
下干骺动脉	14	0.21	0.74	0.40	0.15	0.022	0.36	0.318~0.425	0.905	0.212
上支持带动脉（SRA）	24	0.39	1.27	0.66	0.22	0.049	0.59	0.489~0.766	0.907	0.225
上骺动脉	28	0.25	1.00	0.48	0.16	0.025	0.43	0.357~0.589	0.847	0.039*
上干骺动脉	17	0.17	0.66	0.36	0.12	0.015	0.36	0.269~0.430	0.998	0.908
圆韧带动脉（RLA）	6	0.24	0.40	0.30	0.06	0.004	0.28	0.248~0.348	0.832	0.194
骺基底动脉网	21	0.23	0.56	0.31	0.07	0.005	0.30	0.270~0.345	0.977	0.948
囊内动脉环	22	0.22	0.46	0.32	0.07	0.004	0.31	0.258~0.370	0.946	0.464
动脉长度（mm）	**N**	**Min**	**Max**	**Mean**	**Std.Dev**	**Var.**	**Median**	**quartiles**	**SWstatisti**	**P**
骺网 - 关节面距离[a]	23	10.45	18.89	14.67	2.07	4.268	14.53	13.350~15.480	0.965	0.858
上骺动脉直行段	22	12.23	19.32	14.84	1.32	1.754	14.70	14.375~14.995	0.848	0.117
下支持带动脉 - 皮质骨间隔	28	0.24	3.25	1.64	0.75	0.559	1.65	1.045~2.198	0.892	0.288

[a]:股骨头骺动脉网(靠近股骨头骺板上方)至股骨头关节面的距离。Min,Max,Std.Dev,Var,mean,median,quartiles,SWstatistic and P values 分别为最小值,最大值,标准差,方差,均数,中位数,四分位数,SW 统计值和 P 值。*P 值＜0.05,不认为是正态性分布,数据仅供参考。

　　4. 股骨头骺与股骨头干骺动脉　上支持带动脉、下支持带动脉大部分由旋股内侧动脉发出,前支持带动脉由旋股外侧动脉发出。临床也可见由臀下动脉发出后上支持带动脉的病例(图 6-27)。股骨头供血的各支持带动脉经过股骨颈部的滑膜下进入股骨头,主要由上支持带动脉、下支持带动脉为股骨头供血,前支持带动脉和股骨头圆韧带动脉也参与整个股骨头的供血。这些供血动脉血管分别为:通过股骨颈 1 区的上支持带动脉组,2 区的下支持带动脉组,3 区的前支持带动脉组(图 6-25)。股骨头圆韧带动脉进入到股骨头与骺基底部血管网吻合,参与整个股骨头供血(图 6-28)。

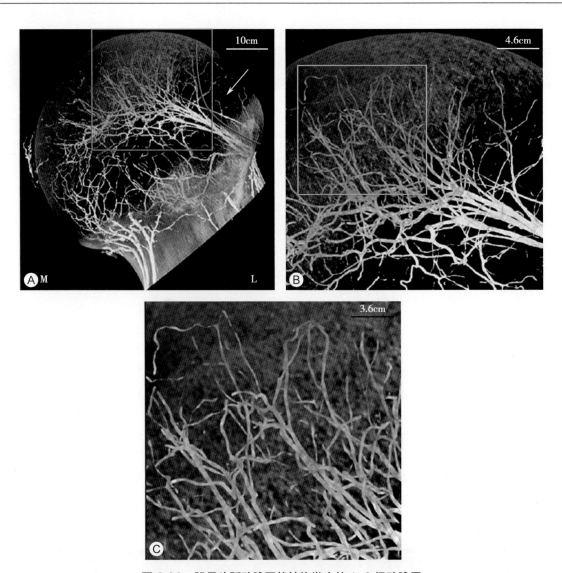

图 6-26　股骨头骺动脉网状结构发出的 1~3 级动脉弓

白色箭头所示为股骨头外侧区域,该区域动脉网发出的血管形成的动脉网状结构相对较股骨头内侧区域更少。
黄色和蓝色矩形框所示分别为图 B 图 C

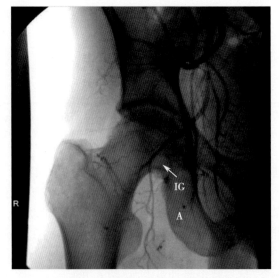

图 6-27　超选择血管造影技术显示臀下动脉成为股骨头的主要供血动脉图

臀下动脉代替了旋股内侧动脉成为股骨头主要的供血动脉;R 表示右侧髋关节

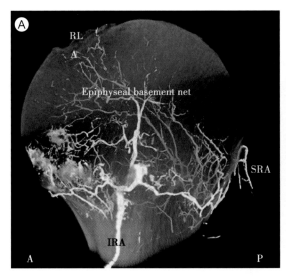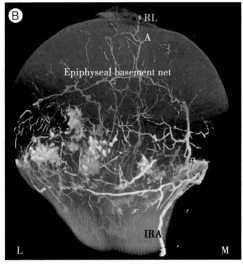

图 6-28 股骨头圆韧带动脉的血管造影图

A 为股骨头冠状位视图,B 为股骨头矢状位视图;M,L,A,P 分别为解剖学方位的内,外,前,后侧

股骨头上支持动脉通过股骨颈部股骨大结节线和方形结节线之间的区域进入股骨头骨内。通常由 3~6 条几乎相互平行的上支持带动脉组成上骺动脉组,直行约 15mm 后与骺板平行地发出血管分支。该动脉组进入股骨头后便分别发出股骨头骺动脉支(骺板上方)和股骨头干骺动脉支(骺板下方)并与下支持带动脉和前支持动脉的骺分支吻合形成股骨头骺基底动脉网(骺板上方);与下支持带动脉和前支持动脉的干骺分支吻合形成股骨干骺动脉网(骺板下方)。它们在骺板结构的上方形成一个凸形弧面血管网,靠近骺板。弧面到关节面的平均距离为 15mm。骺基底动脉网血管发出的分支与骺网几乎垂直并呈放射样垂直地指向关节面,相邻的分支相互平行然后形成 1~3 级动脉弓状血管结构。动脉弓的指向关节面,其长轴与关节面平行。2 级动脉弓状血管结构相对较多。上骺动脉直行段血管区域的弓状血管和弓状血管间的吻合较少,同时上骺动脉直行段血管区域(位于负重区)也是股骨头坏死比较容易出现也较容易塌陷的区域。这种由特征性骺网垂直并放射状发出 1~3 级动脉弓状血管结构的模式是骺内血管构筑特有模式。

股骨头干骺端动脉血运主要由来自上支持带动脉、下支持带动脉和前支持带动脉的干骺分支供血。这些血管之间相互沟通、吻合,也与股骨颈骨内的血管相互吻合。与股骨头骺血管结构相比,股骨头干骺血管吻合相对少些,并且没有典型的分级结构及动脉血管弓状结构。上支持带动脉,下支持带动脉,前支持带动脉进入股骨头骨质结构的前段,在股骨头关节软骨边缘,股骨颈部滑膜下形成以 Hunter 命名的关节血管环(囊内动脉环)。这个 Hunter 血管环在股骨颈 1 区、2 区、3 区多可见到,但在股骨颈的 4 区相对比较缺乏或少见(图 6-29)。

5. 囊外动脉环、囊内动脉环、骺网和骺内动脉弓状血管　股骨颈部上支持带动脉、前支持带动脉、下支持带动脉在进入股骨颈部骨质之前在股骨头关节软骨的边缘、关节滑膜组织下环绕股骨头颈连接部位相互发出分支形成股骨头的关节血管网围绕股骨颈。该关节血管网由 Hunter 命名,并且在股骨颈部大部分区域(1 区、2 区、3 区)都较明显,而在股骨颈部的前侧,股骨大结节线和股骨小结节线之间的区域(4 区)相对缺失(图 6-29)。

股骨颈部上支持带动脉,下支持带动脉以及旋股内侧动脉围绕在股骨颈头颈部。前支持带动脉也可通过股骨颈头颈连接部十字吻合参与构成囊外动脉环(图 6-30)。囊外动脉环和囊内动脉环(关节血管网)一起构成两个相互平行的"C"形的血管半环状结构围绕股骨颈部;因而具有沟通,调节股骨颈部上支持带动脉、下支持带动脉和前支持带动脉血液循环及调节进入股骨头骨内血流量的结构基础。骺基底部动脉网的发现完善了股骨头供血动脉的认识:股骨头的供血不是分区域供血的,而且骺基底动脉网将几乎全部进入股骨头的供血动脉(上、下、前支持带动脉和股骨头圆韧带动脉)联系为一个统一的整体,组成一个复杂的血管网分配股骨头骺、股骨干骺端和股骨颈部动脉供血。从上、下、前支持带动脉和股骨头圆韧带动脉等各供血动脉的血管直径来看,它们均属于小动脉。由此推测,血管的交感神经系统势必加入股骨头各供血动脉血管系统血流的调节与控制,这或许能为今后研究股骨头坏死疾病机制的研究提供参考。髋基底部动脉网和股骨头干骺网、囊内动脉环、囊外动脉环共同构成股骨头供血复合体。

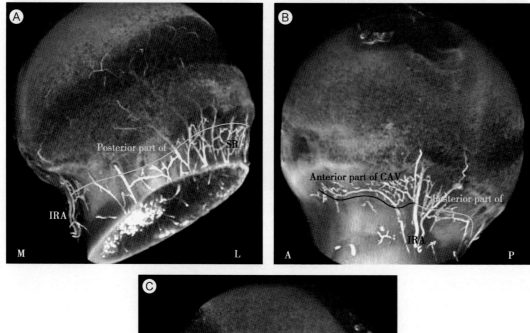

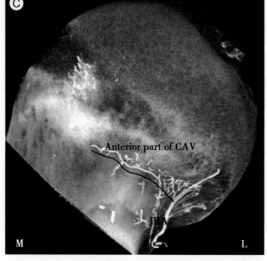

图 6-29　股骨颈部囊内动脉环的髋关节血管网

上支持带动脉,前支持带动脉,下支持带动脉在关节软骨唇缘相互吻合形成关节周围血管网;
M,L,A,P 分别为解剖学方位的内,外,前,后

  6. 股骨颈部动脉血管结构　　股骨颈部血供大部分并且几乎全部由来自 1 区的囊外动脉环的分支供应(图 6-30)。囊外动脉环的垂直动脉血管分支穿过股骨近端的皮质骨直行向下一段距离后转角大于 90°地朝向股骨颈走行,分布在股骨颈区域,并与干骺端血管相吻合。

  股骨头骺和干骺端内的血管吻合都有各自的特点。在股骨头骺和干骺端之间的骺板很少有血管通过。股骨颈和干骺端的血液循环关系密切,股骨颈部血运丰富。股骨滋养动脉与股骨颈部血管有吻合(图 6-22)。

  股骨头的动脉血运主要来自股骨颈颈部的上、下、前支持带动脉和股骨头圆韧带动脉。在股骨头内骺板结构的上方,这几组供血动脉的主要骺内动脉血管相互吻合、沟通。股骨头动脉血管灌注,Micro-CT 三维重建的血管图片显示骺基底部血管网状吻合位于股骨头骺内,骺板结构的上方沟通股骨头骺的绝大部分区域。由于股骨头骺内这种动脉网状血管交通的存在、发生囊内股骨颈骨折,虽然股骨头骺失去最重要的上支持带动脉,但是存留的下支持带动脉和股骨头圆韧带动脉仍然可以通过骺基底动脉网状血管为整个股骨头供血(图 6-31、图 6-32)。图 6-31 中所示为一例 22 岁男性病人,股骨颈骨折后行股骨颈骨折内固

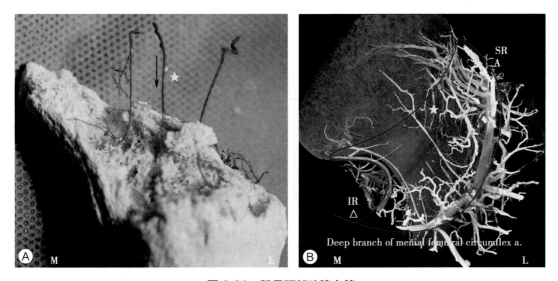

图 6-30 股骨颈部动脉血管

囊外动脉环发出分支笔直地进入股骨颈部骨内。血管造影 A 和血管铸型标本 B。
箭头显示了血流的流向为从上到下;M,L 分别为解剖学方位的内,外

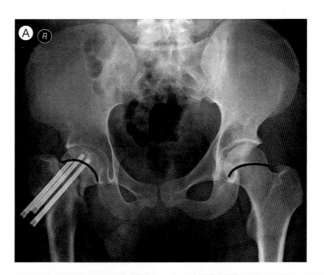

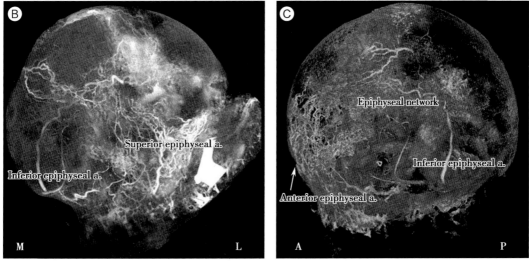

图 6-31 股骨颈骨折后全髋关节置换术后

A. 病人的骨盆正位 X 线片,所示为病人股骨颈骨折行骨折内固定术后;B 和 C. 分别为冠状位和矢状位股骨头骨内血管造影图,M,L,A,P 分别为解剖学方位的内,外,前,后;重建图 R 是病人的右侧

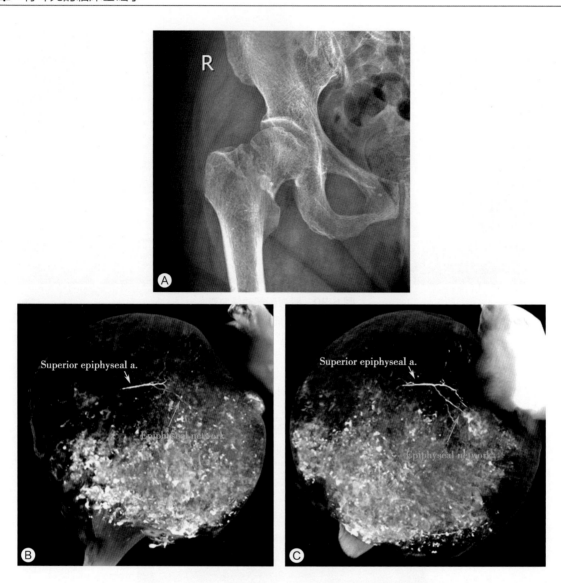

图 6-32　右侧股骨颈骨折后的骨盆正位 X 线片和全髋关节置换术后
股骨头内血管造影,重建图

定手术治疗,内固定螺钉破坏股骨头内股骨头骺动脉网。术后 15 个月股骨颈骨折未愈合,由于该固定方式并未考量提供坚强内固定的同时,保护考虑股骨头骺动脉网或者兼顾两者。病人入院后,急切希望立刻恢复右髋关节的活动功能,医生综合病人的各方面因素,最后给该病人行全髋关节置换术。关节置换术后,取下的股骨头标本行股骨头内血管造影,显微 CT 扫描,血管三维重建后发现股骨头内有许多血管存在。

　　右股骨颈骨折后 2 天选择了全髋关节置换,女性病人,77 岁,术后通过下支持带动脉造影显示骨内造影剂分布情况,显示的是股骨头骺动脉网(图 6-32)。即使在骨折 2 天后,通过下支持带的一组动脉血液仍然能进入到股骨头,到达上骺动脉。因此,尽可能早地解剖复位,能继续供血,让更多的组织存活,降低股骨头坏死风险。因此对于股骨颈骨折,早期及时稳定的内固定治疗或许能减低股骨头坏死发生的风险。前提是需要保证骺网和骺内动脉弓的完整性。因此,股骨颈骨折导致的上支持带动脉损伤、破坏可能不再是巨大的灾难。因为整个股骨头仍然可以通过下支持带动脉和股骨头圆韧带获得血供。但临床上需及时恢复断端的解剖位置,稳定骨折断端,解除股骨颈骨折后关节内出血导致的填塞效应以及骨折不稳定对周围血管刺激而出现血管痉挛、闭塞,同时应避免损伤骺网和骺内动脉弓。

　　7. 支持带动脉　供应股骨头的主要供血动脉是发自旋股内侧动脉的股骨颈部上支持动脉(或发自臀下动脉)(见图 6-27)、下支持带动脉和发自旋股外侧动脉的前支持带动脉及发自闭孔动脉的股骨头圆韧带动脉。股骨颈部上支持带动脉、前支持带动脉、下支持带动脉的股骨头骺分支在股骨头骺板的上方形成股骨头骺动脉网并发出 1~3 级的动脉弓状结构,直至股骨头关节软骨下区域,供应股骨头骺部的骨质。

股骨颈部上支持带动脉通常由 3~6 支,平均血管直径为 0.5mm 的动脉血管组成。它们通过股骨颈部大结节线和方形结节线,即股骨颈的后外侧进入股骨头。上支持带动脉与外侧皮质骨联系紧密,因此骨折时容易受到破坏。在骨内发出上骺动脉、上干骺动脉。

股骨颈部下支持带动脉通常由 1~3 支,平均血管直径为 0.5mm 的动脉组成。他们通过股骨颈 2 区、股骨颈部方形结节线和小转子线之间,股骨颈的后内侧靠近关节软骨边缘处进入股骨头。下支持带动脉与内侧皮质骨关系相对松散,在该段进入股骨头前约 2cm 长度范围内,有内侧坚强的皮质骨保护,并与内侧皮质骨骨质间有平均约 1.6mm 的解剖学间隙(见图 6-30)。这种相对松散的模式让股骨头颈部的下支持带动脉能在某些类型股骨颈骨折中幸存下来,并能继续为整个股骨头供血,降低股骨头坏死的风险。在这 1~3 支血管中通常有一支血管直径较剩下的血管管径粗,行进至骺板下方骺经过大约 100° 的大转角后穿过骺板进入到股骨头骺内参与构成骺网。下支持带动脉在股骨头干骺端内发出下骺动脉、下干骺动脉,参与股骨头骺基底部动脉网和股骨头干骺动脉网的构成。下支持带动脉组血管在几乎所有的标本中都存在。

前支持带动脉平均直径为 0.5mm。通过股骨颈 3 区,即股骨小结节线和小转子线之间的股骨颈部区域。虽然本组动脉血管在部分解剖标本中会出现缺失,但是若存在该组前支持带动脉血管,它便发出前骺分支和前干骺分支与上支持带动脉、下支持带动脉的骺分支和干骺分支相互吻合,参与构成股骨头骺基底部动脉网、股骨头干骺动脉网和囊内、外动脉环。因此前支持带动脉对于加强股骨头骺基底动脉网,对于股骨头有很重要的供血作用,存在便能减低股骨头缺血的风险。股骨颈部的前支持带动脉在干骺端内发出前骺动脉,前干骺动脉。前支持带动脉与前侧股骨颈部皮质骨联系紧密,因此骨折时容易受到破坏。

8. 股骨头圆韧带动脉 圆韧带发自闭孔动脉,有时也与旋股内侧动脉相吻合,它通过股骨头凹进入到股骨头内,与股骨头骺内动脉网相吻合。圆韧带动脉通常由 2~3 支动脉血管组成,平均直径为 0.3mm (见图 6-28)。虽然这组血管管径小,但是对于股骨颈骨折或股骨头坏死等疾病的病理生理进程有影响,并能加强股骨头骺基底部血管网血运为整个股骨头供血(图 6-33)。股骨头坏死全髋置换后血管造影显示股骨头内血管分布情况,股骨头外侧区域,该区域动脉网发出的血管形成的动脉状结构相对较股骨头内侧区域更少。圆韧带动脉相对增粗(与正常的股骨颈部的上、下支持带相比较)。说明在股骨头坏死的进程中,他为股骨头血液供应提供了代偿。这证明了股骨头内的血液供应是一个整体,能进行代偿。在实验过程中,通过向股动脉灌注造影剂时造影剂从圆韧带流出能证明这种吻合的存在。

9. 关节血管网 股骨颈部上支持带动脉、下支持带动脉、前支持带动脉共同在软骨唇缘形成关节血管网。通常这个关节血管网在股骨颈部后上方,后下方,前方即股骨颈部的 1 区、2 区、3 区等三个区域进入股骨近端干骺端。这样的解剖学结构与血管的交感神经系统共同作用,具有调节干骺端的血液供应的功能。

【结论】
股骨头的血液供应不是分区供应的;上、下、前支持带动脉骺分支和股骨头圆韧带动脉在骺板结构的上方吻合形成骺网;上、下、前支持带动脉干骺分支在骺板下方形成干骺网;下支持带动脉是股骨头重要的供血动脉。

骺网、干骺网、囊内动脉环和囊外动脉环构成股骨头供血复合体,能进行股骨头血供整合与再分布。

传统的三枚空芯钉固定技术、动力髋螺钉固定技术需要穿过骺板达软骨下,有导致医源性股骨头坏死的风险。

因此,为了减少医源性股骨头坏死的风险,外科手术时必须小心操作,避免损坏这些血管,并且需要早期及时地行股骨颈骨折解剖学复位,早期及时正确地行股骨颈骨折内固定手术。

九、酒精性股骨头坏死临床全转录组研究

股骨头坏死是由股骨血液供应中断引起的股骨头部骨细胞死亡和股骨头塌陷的一系列病理过程。近年来的研究表明,血液高凝状态、骨内血管生成的抑制、大量脂肪生成和骨重建的失衡等可能导致骨坏死的关键因素。此外,普遍认为股骨头坏死与股骨头微血管的异常凝血、血栓形成和纤维蛋白溶解能力的破

坏紧密相关。酒精的过量摄入(酗酒)导致的股骨头坏死是导致非创伤性股骨头坏死的主要危险因素之一。酒精性骨坏死的发病机制尚不明确。酒精的直接和间接的影响已被指出:异常酒精代谢可能通过产生有毒副产物如乙醛、自由基和乙醛加合物而导致股骨头组织损伤。另一方面,酒精可能通过血管内凝血和凝血级联调节发挥作用。

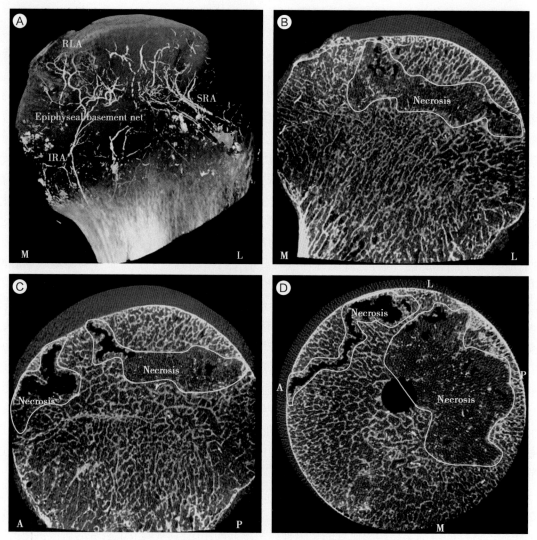

图 6-33　股骨头坏死全髋关节置换术后股骨头内血管造影

显微 CT 扫描,血管重建图

A. 股骨头坏死全髋置换后血管灌注重建;B. 股骨头冠状位视图;C. 股骨头矢状位视图;
D. 水平位视图;M、L、A 分别为解剖学方位的内、外、前侧

　　作为酒精代谢的主要器官——肝脏,一直是人们关注酒精性骨坏死的研究重点,但股骨头局部微环境本身在酒精及相应代谢产物对骨坏死的作用从未被系统研究。为了深入了解局部微环境的影响,本研究观察了酒精性骨坏死病人股骨头及正常对照组中全转录组基因的表达。

(一)深度 RNA 测序揭示了人股骨头中编码和非编码 RNA 的不同表达特征

　　从 23 名被诊断患有股骨头坏死的病人中收集了全髋置换的股骨头样本,其中 15 名患有酒精性骨坏死。来自每个病人的骨坏死区域和附近健康区域的骨样相对照。从每个样品中提取总 RNA,在去除核糖体 RNA 后,将其片段化,并转化到文库中以进行高通量测序。样本共产生 46 个文库并在 Illumina NextSeq500 测序仪上进行测序工作(cDNA 片段的每个末端产生 75 个核苷酸的读段)。RNA 测序结果显示总共获得 660 466 911(6.6 亿)读取对,超过 6.06 亿读取对(91.8%)与人类基因组(hg19)匹配,其中 381 万(57.8%)定位于外显子中,3 000 万(4.5%)定位于内含子,和 2.49 亿(37.7%)映射到基因间隔区域

（图 6-34A）。

对于 RNA 测序实验中的转录表达定量分析,将映射到单个信使 RNA 或长链非编码 RNA(lncRNA)的不同亚型的读段计数合并在一起以计算每个基因的 RPKM(每百万读段中来自于某基因每千碱基长度的读段数)。所有 mRNA/lncRNA 的均一化读段计数的散点图(β= 1.02 ;R^2> 0.99)显示股骨头坏死和匹配的正常样品之间的高度相关性,表明正常和股骨头坏死样品之间的高度相似性(图 6-34B)。

研究中还发现在人类股骨头样本中检测到的大多数(86%) lncRNA 表达量小于 1 个 RPKM,并且所有骨骼中只有 8% 的 lncRNA 表达量大于 3 个 RPKM(图 6-34D)。20 种丰度最高的 mRNA 和 lncRNA 分别占人类股骨头中总 mRNA 和 lncRNA 读段的 37.8% 和 75.7%。编码血红蛋白亚基 β 的 HBB 是股骨头中表达最丰富的蛋白编码基因,约占总转录本的 10%。有趣的是,笔者发现前两个最丰富表达的 lncRNA,H19 和 SNHG6 占人类股骨头中 lncRNA 读数的近 40%(图 6-34C,D)。此外,42 种新的 lncRNA 被鉴定出来,其中 40 种被发现具有低编码潜力,并且在至少 2 个个体样品中表达 ≥ 0.5RPKM。在笔者确定为新型人股骨 lncRNA 的这些转录物中,36 个对应于基因间隔区域,4 个可能与已知基因相交插。

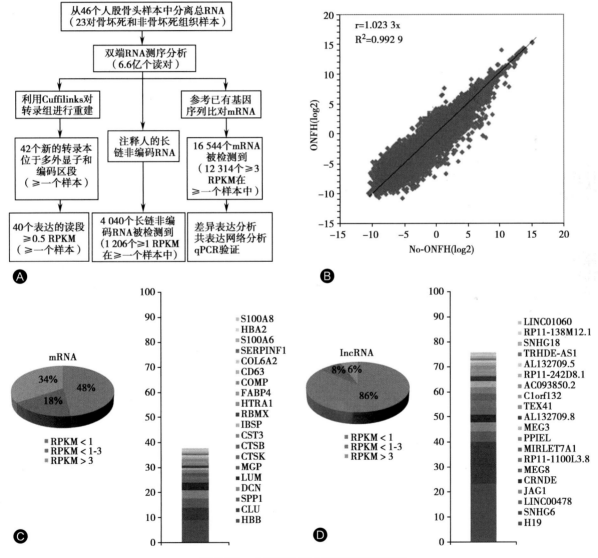

图 6-34　人股骨头的全转录组表达特征

A. 股骨头中 mRNA 和长非编码 RNA(lncRNA)测序分析工作流程,从非创伤性股骨头坏死样本中(ONFH;n=23) 和同一病人中取匹配邻近健康骨组织(NO-ONFH,n= 23) 的样品分离总 RNA,构建 Poly-A(+) RNA 文库用于配对末端 RNA 测序,RPKM 表示每百万读段中来自于某基因每千碱基长度的读段数;B. 对照和骨坏死样品之间 mRNA 和 lncRNA 基因表达的简图表明对照和 ONFH 样品之间的总转录组谱相似(R^2 = 0.99);C. mRNA 的分布百分比和前 20 种最丰富的 mRNA;D. lncRNA 占人类股骨头中所识别的总 mRNA 或 lncRNA 种类的显著不同百分比

（二）酒精性股骨头坏死中 mRNA 表达的动态调节

在使用层级聚类分析酒精性股骨头坏死和匹配的正常（对照）样品之间的差异表达基因时，发现与对照相比，共有 690 个蛋白编码基因在酒精性股骨头坏死中差异表达，其中 153 个下调基因和 537 个上调基因（FDR-adjusted $P < 0.05$）（图 6-35A）。图 6-35B 中突出显示了前 40 个最显著的差异表达基因。以 SERPINA1，IBSP 和 CLU 的基因读段对照比较为例在 IGV 浏览器中如图 6-35C 所示。

为了探索股骨头坏死中差异表达基因的功能，研究使用 GSEA 进行全面的基因富集分析。分别利用 GO terms，Biocarta，Reactome 和 KEGG 数据库富集 690 个差异表达基因，获得了 121 个显著影响的 terms 和过程（FDR 调整后 $P < 0.05$），随后将这些冗余或重叠的 terms 和过程合并为 32 个类别（图 6-35D）。计算 32 个 GO terms 和路径中每一个所涉及的差异表达基因频率，并说明了 GO terms 和过程中最常见的 50 个差异表达基因。有趣的是，在这些最显著的差异表达基因中，其中 16 个涉及止血和血管系统发育（图 6-35E）。

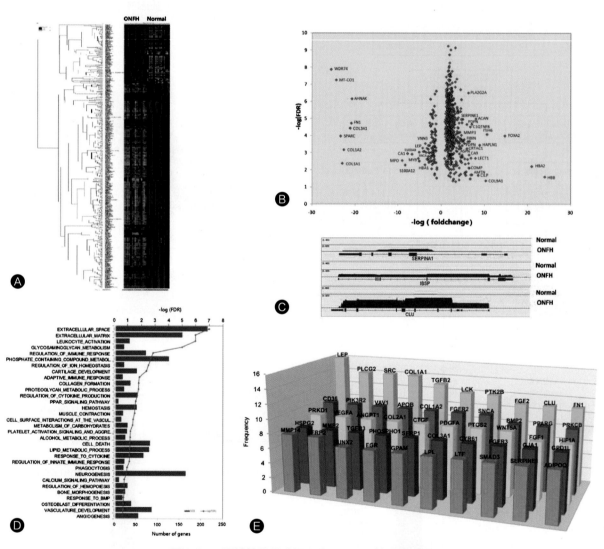

图 6-35 酒精性股骨头坏死中 mRNA 的动态调节

A. 690 个显著差异表达的 mRNA 基因的层级聚类分析热图（FDR <0.05）；B. 全基因表达的火山图，红色斑点表示呈现显著倍数变化的基因表达，其中名称注释的为前 40 个差异表达的基因；C. SERPINA1，IBSP 和 CLU 基因座对照的总读数的比较，用 IGV 浏览器绘制 RNA-Seq 读数并使其可视化；D. 差异表达基因的功能通路分析，条形图描绘了 32 个最重要的基因 GO terms；E. 32 项重要改变的 GO terms 和过程中最常见的 50 个差异基因

为了进一步阐释酒精性股骨头坏死所涉及的途径及参与的代谢途径，维恩图显示与多种途径相关的

基因在酒精性股骨头坏死中差异表达,表明它们可能在这种疾病中发挥作用。例如,调节酒精代谢过程和脂质代谢过程的途径在酒精性股骨头坏死中显示出显著的重叠区域(图 6-36A~F)。此外交互网络显示酒精代谢过程,免疫反应,白细胞活化,补体和凝血级联和骨重建是主要过程(图 6-36G)。关键蛋白质 - 蛋白质相互作用网络中,笔者发现主要的凝血和凝血因子(图 6-36H~J),免疫因子(图 6-36K、L)和骨重塑因子(图 6-36M~O)是影响酒精性股骨头坏死的关键因素。

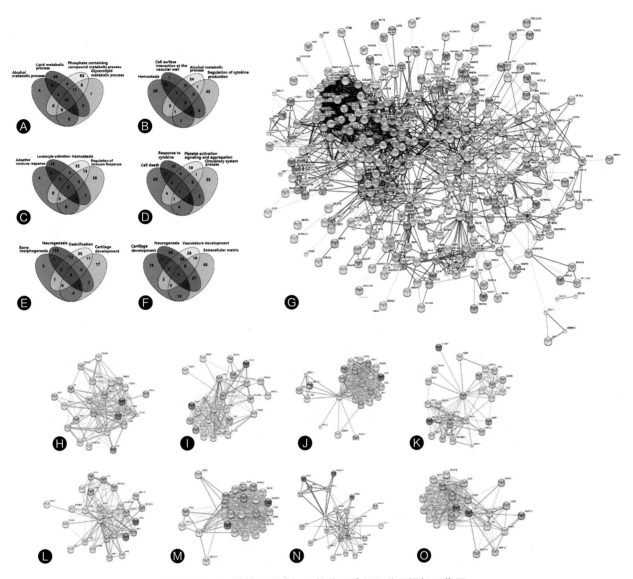

图 6-36　酒精性股骨头坏死的分子途径和分子间相互作用

A. 维恩图说明了差异表达基因在能量和脂质代谢过程中的参与情况;B. 止血,酒精代谢和炎症中常见的差异表达基因;C. 止血和免疫反应和过程;D. 血小板激活信号传导,凝集和炎症;E. 骨重塑和再吸收;F. 骨重塑和血管发育;G. 通路相互作用网络分析酒精性股骨头坏死。关键的蛋白质 - 蛋白质相互作用网络分析包括凝血因子:H. THBS1,血小板反应蛋白 1 ;I. SERPINE1,纤溶酶原激活物抑制剂 1 型;J. SERPINA1,丝氨酸蛋白酶抑制剂家族 A 成员 1 ;免疫因子:K. A2M,α-2- 巨球蛋白;L. B2M,β-2 微球蛋白;骨重塑因子:M. CLU,Clusterin;N. SOX9,SRY-box 9 ;O. TIMP1,TIMP 金属蛋白酶抑制剂 1

(三) ADH1B 编码蛋白在酒精性股骨头坏死中的显著表达与该疾病的关联

从结果中可以发现一些显著高度上调的差异基因是参与血红素合成不同阶段的关键基因,特别是 HBB(β),HBA2(α2),HBG2(γ2);参与血小板活化,信号传导和聚集以及凝血,如 SERPINE1,SERPINE2,SERPINI1,SERPINA1,PDPN,CLU,CD9;并且与血管和骨重建相关,包括 PDGFA,PLAU,PDPN,DCN,BGN,HAPLN1,POSTN,COMP,ASPN,SPP1(OPN),CA1 和 MMP3。相反,最显著下调的差异表达基因包括 S100A12,S100A8 和 C7,它们参与免疫和炎症反应以及与代谢相关的基因,如 MYB,ADH1B,CAT,MAOA,FMO3,LEP,LEPR,ADIPOQ,和 COL1A2 及细胞周期相关基因包括 HIST1H4A,HIST1H4L。

　　酒精性股骨头坏死中超过一半的改变基因均参与止血和血管发育。笔者认为,在酒精性股骨头坏死发展过程中乙醇和乙醛导致的对血管的毒性,诱导平滑肌细胞死亡,炎症因子增多,血管内皮细胞破坏,微血管损伤导致血管重建和血管生成。此外,也揭示了一些对酒精性股骨头坏死反应的关键相互作用关系,如在协助血小板和白细胞与内皮素之间的相互作用。值得引起注意的是:在骨坏死区域发现了高浓度的 SERPINE1 基因产物(PAI-1,纤溶酶原激活物抑制剂 -1)。PAI-1 与血栓形成倾向有关,它是组织纤溶酶原激活物和尿激酶的主要抑制剂,因此它也是纤维蛋白溶解的关键抑制剂。

　　此外,发现参与血管发育和血管生成的几种基因,包括 FGF2,LEP,PTK2B,FN1,FGFR2,PDGFA,在酒精性股骨头坏死中差异表达。有趣的是,这些基因大多数也参与了坏死股骨头的组织修复。例如,PDGFA 编码由血小板衍生的生长因子和血管内皮生长因子组成的蛋白质家族的成员。已显示 PDGFA 诱导内皮有丝分裂成功能性毛细血管以促进血管的结构完整性。非坏死区中 PDGFA 表达显著降低的现象表明,ARCO Ⅳ期股骨头坏死病人血管网络可能被破坏,为酒精性股骨头坏死的潜在新疗法指明了新的方向。

　　有趣的是,在酒精性股骨头坏死中最显著失调的基因里发现 ADH1B 位列其中,它已被证明在肝脏的酒精代谢途径中起关键作用。在酒精性股骨头坏死病人的股骨头中 ADH1B 表达的显著增加,促使笔者进一步研究 ADH1B 在酒精性股骨头坏死中的表达的定位。使用免疫组织化学和免疫荧光分析,笔者发现 ADH1B 仅在坏死股骨头的血管平滑肌细胞,基质细胞和脂肪细胞中表达。更重要的是,在其他类型的股骨头坏死样品中未检测到 ADH1B 的表达(图 6-37)。这一发现提高了 ADH1B 的表达紊乱可能与酒精性股骨头坏死的发病机制直接联系的可能性。为了验证这一假设,对来自酒精性股骨头坏死病人(n=15)的血液样本进行了 ADH1B 和 ALDH2 基因型分析,在股骨头坏死样本的 ADH1B 基因 3'UTR 206 区域发现了 ADH2*1 多态性与从头突变 *531A> G 的独特特征,结果经 Sanger 测序验证,表明这种新型 ADH1B 基因型可能增加酒精性股骨头坏死表型的风险。

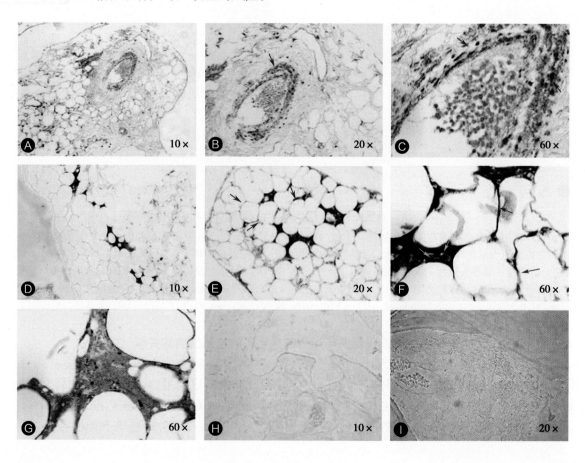

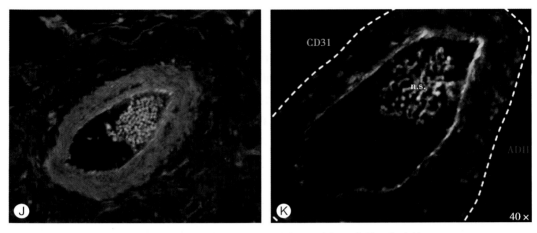

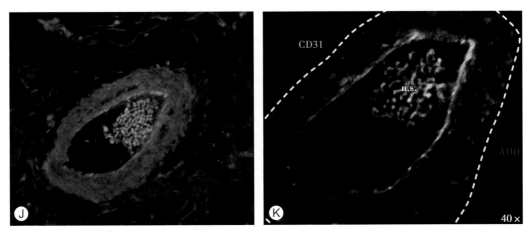

图 6-37　ADH1B 蛋白在酒精性股骨头坏死中的局部表达

A~C. 显示通过免疫组化揭示血管平滑肌细胞中 ADX1B 蛋白表达的 10 倍,20 倍和 60 倍镜下情况。红色箭头指向血管平滑肌细胞;D~G. 显示基质细胞和 / 或脂肪细胞的 10 倍,20 倍和 60 倍镜下的 ADH1B 染色,红色箭头表示脂肪细胞,蓝色箭头表示基质细胞;H. 是没有抗体的阴性对照;I. 是来自激素性股骨头坏死的组织样本;J. 是没有抗体(CD31 和 ADH1B)的阴性对照;K. 显示 ADH1B 在平滑肌细胞中表达,但在血管内皮细胞中不表达,血管用白色虚线勾勒出轮廓

　　虽然之前的研究表明,外周血和器官中乙醇脱氢酶(ADH)和乙醛脱氢酶(ALDH)的遗传变异最终会导致酒精性股骨头坏死,但酒精性股骨头坏死发展过程中局部微环境在股骨头中的作用尚不清楚。值得注意的是,与对照组(包括其他类型的股骨头坏死和股骨颈骨折样本)相比,酒精性股骨头坏死中股骨头微环境中 ADH1B 的异常高表达。相比之下,ALDH 的表达没有显著改变,表明过量的乙醛可以局部积累,这使得酒精性股骨头坏死病人股骨头血管平滑肌细胞,基质细胞和脂肪细胞中乙醛水平显著升高。笔者推测乙醛累积的细胞毒性可能直接影响血管和细胞外基质空间,引起血管平滑肌细胞结构的功能障碍和损伤。在骨内血管系统的三维解剖结构的分析表明,骨动脉和静脉网络维持整个股骨头区域的血液供应,乙醛的毒性可能借助这一网络结构,导致整个股骨头血管收缩,导致舒张功能障碍和血管舒缩活动异常,进而导致外周血压升高和股骨头高压,血液淤滞和血供不足。因此,降低局部过量乙醛积累引起的细胞毒性可能是酒精性股骨头坏死的一种有前途的治疗方法。

(四) lncRNA 的差异表达与酒精性股骨头坏死中的邻近蛋白编码基因高度相关性

　　笔者检查了酒精性股骨头坏死和匹配的正常股骨头组织中 lncRNA 的表达,对末端测序读数通过转录组重建和计算预测通道来识别新的转录本,在 42 个转录本中,40 个被鉴定为新的 lncRNA 并进行了差异表达和共表达网络分析。结果表明:lncRNA 的表达在酒精性股骨头坏死中也呈现失调状态(图 6-38A);lncRNA 和 mRNA 都是高度进化保守的。差异表达的 lncRNA(蓝色)和蛋白编码基因(绿色)的 11 个样本的序列保守的累积分布如图 6-38B 显示。笔者还记录了酒精性股骨头坏死中 lncRNA 和 lncRNA 表达的相关性,并揭示了 lncRNA 和 mRNA 的阳性共表达和阴性共表达(图 6-38C)。此外,进行所选转录物的 qRT-PCR 分析,并与 RNA-Seq 的结果进行比较。

　　大量研究表明 lncRNAs 可以调节 mRNA/ 蛋白编码基因的表达。为了探索 lncRNA 与邻近编码 mRNA 之间的潜在相互作用,本研究构建了 lncRNA 和 mRNA 之间的相关系数矩阵,以通过层次聚类分析探索 lncRNA 和 mRNA 的潜在顺式调节的共表达谱(图 6-38D)。lncRNA 及其相邻 mRNA 的表达表现出强烈的相关性,表明 lncRNA 可以顺式参与其邻近蛋白质编码基因的调节。

　　为了进一步确定酒精性股骨头坏死中 lncRNA 与其相邻 mRNA 之间的相关性,笔者接下来计算了 lncRNAs 和附近编码基因(顺式 mRNA)表达水平之间的 Pearson 相关系数,并将其与随机基因对和 mRNA:cis-mRNA 对的表达水平进行了比较。结果显示 mRNA:cis-mRNA 对呈正相关(20.7%,Pearson r> 0.5 ;中位数为 0.26),随机基因对之间未观察到显著的正相关或负相关(0.4%,Pearson r> 0.5 ;中位数为 0.07),与之前的报告一致,表明相邻基因可能通过共同的顺式调节元件共同调节。正如预期的那样,lncRNA:cis-mRNA 对显示出密切的相关性,更有趣的是,它们显示出比 mRNA:cis-mRNA 对($P<0.000\ 1$,

Fisher 精确检验)更强的相关性(41.4%,Pearson r> 0.5；中位数为 0.42)(图 6-38E)。相邻的 lncRNA 和 mRNA 之间的高度协调的表达可归因于 lncRNA 和顺式 mRNA 共有的共同调节元件的存在或者相邻 mRNA 上的 lncRNA 的正调节潜力。图 6-38F 说明了在酒精性股骨头坏死中上调的 lncRNA:顺式 -mRNA 对的实例,并显示出强烈的正相关性。值得注意的是,位于 A2M 第三内含子中的 A2M 和 lncRNA LINC00612 的表达均被酒精性股骨头坏死上调并显示出强烈的正相关性(Pearson's r=0.87,P <0.000 1；图 6-38G)。通过 qRT-PCR 分析进一步证实了这一发现(Pearson's r = 0.80,P <0.000 1；图 6-38H)。

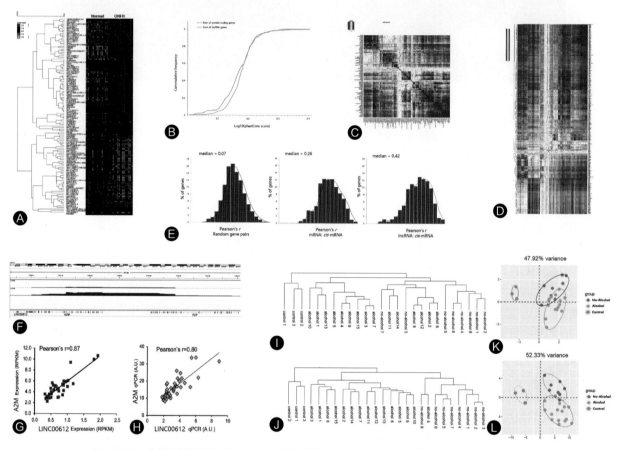

图 6-38　在酒精性股骨头坏死中不同表达的 lncRNA 和共表达与 mRNA 的相关性

A. 与匹配的正常相比,骨坏死样本中 lncRNA 的失调表达;B. lncRNA 和 mRNA 的进化保守性。累计分布于 11 个样本的序列保守性,用于表达不同的 lncRNA(蓝色)和蛋白编码基因(绿色);C. 骨坏死样本中 lncRNA 和 lncRNA 表达的相关性(红色:正相共表达;蓝色:负相共表达);D. 骨坏死样本中 lncRNA 和 mRNA 的共表达;E. lncRNA 对 mRNA 的顺式调控的相关系数分析;F. LINC00612 邻近蛋白编码基因 A2M 的顺式调节因子;G 和 H. RNA-seq 和 qPCR 中 LINC00612 和 A2M 的一致共表达;I 和 J. 前 50 种不同表达的 mRNA 和 lncRNA 的分级聚类。K 和 L. mRNA 和 lncRNA 均与对照组不同,然而,只有 lncRNA 表达(L)而非 mRNA 表达(K)能够准确地从其他类型的股骨头坏死和对照中区分酒精性股骨头坏死

　　目前许多 lncRNA 已被鉴定并在各种生物系统和疾病状态中表明。在笔者的研究中,人类股骨头中 RNA 种类的相对丰度,表达模式和类型的显著差异表明 lncRNA 的生物学功能可能与 mRNA 的生物学功能不同。在这里,笔者已经确定了股骨头坏死相关的 lncRNA,包括新的 lncRNA。例如, LINC00842 是 RNA 基因,并且隶属于非编码 RNA 类。与该基因相关的 GO 注释包括钙离子结合和钙依赖性磷脂结合。邻近基因分析进一步表明 lncRNA 可顺式调节与体内平衡有关的关键基因表达。此外,笔者的结果显示 lncRNA LINC00612 与邻近的 mRNA A2M 之间存在强烈的正相关,表明 lncRNA LINC00612 在 A2M 基因表达中具有顺式调节作用。A2M(α-2 巨球蛋白)是蛋白酶抑制剂和细胞因子转运蛋白。它涉及止血作为凝血酶的调节剂,并且在糖皮质激素诱导的股骨头坏死大鼠模型中显著上调。

(五) lncRNA 可作为酒精性股骨头坏死的特异性分子标志物

上述结果清楚地表明,lncRNA 在酒精性股骨头坏死中的差异表达。笔者接下来对差异表达的 lncRNA 进行 GO terms 和途径分析,并构建热图以显示 lncRNA 及其与分子功能的关联。这些分析表明脂质代谢,血小板活化和协同作用,止血作用和血管发育过程是酒精性股骨头坏死中受 lncRNAs 影响最大的方面。接下来,笔者进行分层聚类分析以鉴定酒精性股骨头坏死和其他类型的股骨头坏死之间差异表达的基因。前 50 个差异表达的 mRNA 和 lncRNA 的 PCA 分析显示在图 6-38K 和图 6-38L 中。尽管 mRNA 和 lncRNA 都能够从对照组中区分股骨头坏死,但只有 lncRNA 而非 mRNA 能够准确地区分酒精性股骨头坏死与其他类型的股骨头坏死。这些结果揭示了 lncRNA 可以作为差异诊断股骨头坏死亚型的新型生物标志物。

这项研究提供了酒精性股骨头坏死局部骨组织的全面的全基因组表达谱。确定了与酒精性股骨头坏死发病机制有关的骨内基因表达特征和功能途径。此外,一系列数据证实了先前确定的股骨头坏死相关的调节因子和功能基因以及可能在酒精性股骨头坏死的发展和病理学中发挥关键作用的新功能网络。此外,首次揭示了与股骨头坏死相关的 lncRNAs 以及 mRNAs 和 lncRNAs 表达之间的相关性,表明 lncRNAs 可能在股骨头坏死中发挥重要作用。对股骨头坏死中局部微环境基因表达变化的探索可为研究股骨头坏死的自然病程和发病机制提供了参考。另外,参与股骨头坏死关键途径的新型 lncRNA 和 mRNA 可能是酒精性股骨头坏死诊断的新生物标志物和治疗靶点。

十、股骨头坏死发展中基于 DSA 和 MRI 的股骨头血供障碍分期判断

【前言】

非创伤性股骨头坏死(NONFH)是一种临床骨科疑难病,在发病机制,疾病发展,诊断和治疗方面仍存在诸多未解决的问题。非创伤性股骨头坏死好发生在年轻、活跃的个体人群。如果股骨头塌陷后继续发展,将导致继发性退行性骨关节炎,进而引起剧烈疼痛和行走困难,最终病人将不得不进行关节置换术。对于关节置换手术的外科医生和病人而言,将不可避免地面临脱位、感染、深静脉血栓形成和无菌性松动等风险,同时后续的翻修也将给年轻病人带来更大的手术风险和经济压力。对于大多数年轻股骨头坏死病人,早期发现疾病以及及时预防疾病进一步发展是保留髋关节功能的首要目标。

目前,越来越多的证据涉及股骨头坏死发展的多种致病机制和病因学机制。但普遍承认的基本机制则是股骨头特定区域的血供循环中断,最终变成坏死灶区。然而,受诊断学方法的限制,目前临床上认可的骨坏死分期标准并未考虑骨内血液循环障碍这一基本因素。现在应用广泛的 Ficat & Alert,Steinberg 和 ARCO 分类系统是骨坏死分期的常用标准。他们根据骨坏死的不同发展阶段,病变程度以及坏死和塌陷程度的影像学表现来指导临床治疗。然而,这些系统的局限性在于它们确实忽略了血液循环障碍,特别是在发生骨坏死的微循环早期阶段。尽管已经报道多种股骨头保头治疗术式,包括髓芯减压,血管化或非血管化骨瓣移植和截骨术,但是笔者认为当前分类系统的局限性,直接导致各保头治疗的临床报道并不一致,甚至矛盾,无法建立标准化的保头治疗方案。

数字减影血管造影技术(DSA)可以提供股骨头内动脉、静脉和毛细血管的灌注信息,它有助于笔者研究非创伤股骨头坏死的血管内血液循环模式。MRI 也是迄今为止最灵敏,最被广泛应用于股骨头坏死诊断的影像学手段,而且它可以敏感地反映骨髓水肿征象(BME)。关于 BME 的具体发生机制虽然仍存在相当大的争议,但关于 BME 在非创伤性股骨头坏死中的发生和发展有两个令人信服的理论,一种由软骨下骨的骨折和股骨头的塌陷引起,另一种由低纤溶血质或血栓形成导致骨内静脉回流的障碍引起,正是这两点与骨内血供均具有因果关系,因此理论上表明 BME 与股骨头内的血供密切相关。

因此,本研究的主要目的是回顾性评估 2013 年 1 月至 2018 年 5 月非创伤性股骨头坏死发展分期的 33 例病人股骨头 DSA 和 MRI 影像特征,进一步研究了血供变化,BME 和 NONFH 发展过程之间的关系。结合 DSA 和 MRI,从 NONFH 的病因学角度阐述了血液循环分类体系,并且可以将其应用于年轻病人保头手术的诊疗中。

【结果】

该研究招募了 33 名病人,包含 50 髋,平均年龄为(37.15±9.11)岁。术前诊断影像学检查显示,4 例为

ARCO Ⅰ期,14 例为 ARCO Ⅱ期,18 例为 ARCO Ⅲ期,14 例为 ARCO Ⅳ期。在这项研究中,不同阶段的骨坏死病例的 DSA 评估发现,作为股骨头血液供应的主要动脉,旋骨内侧动脉(MFCA),分支的上支持带动脉(SRA)和下支持带动脉(IRA)在血管造影中得到了很好的证实。如图 6-39A 所示,SRA 和 IRA 均清楚显示。造影剂在骨内 SRA 和 IRA 及其分支的滋养血管内染色,使股骨头的血供结构可视化。此外,所有涉及的病例均发现不同程度的 BME。典型的 MRI 影像如图 6-39B 所示,表示 STIR 中的 BME 病变区域。

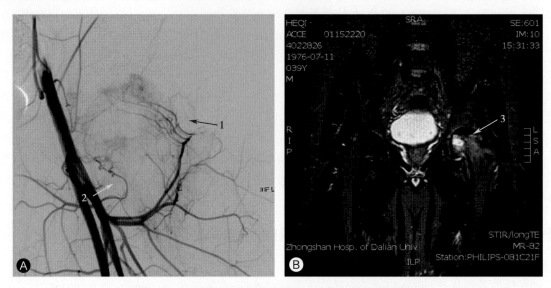

图 6-39　DSA 显示的血供结构和 MRI 上的骨髓水肿表现
A. 从 MFCA 分支的上支持带动脉(SRA)(红色箭头 1);下支持带动脉分支(IRA)(黄色箭头 2);
B. BME 病变区域(黄色箭头 3)

　　根据笔者以前的血流动力学和病理学研究(数据未显示),NONFH 的进展可分为静脉淤滞期,动脉缺血期和动脉闭塞期(图 6-40)。在本研究所涉及的 NONFH 病例的年轻病人中,疾病的进展与病因和发病机制中的股骨头的循环障碍和 BME 密切相关,并且可以通过 DSA 和 MRI 影像结果得以区分这三个阶段。

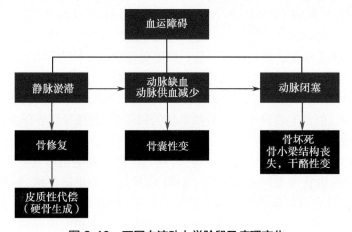

图 6-40　不同血流动力学阶段及病理变化

　　1. 静脉淤滞期　首先,笔者以典型的静脉淤滞病例为例(图 6-41)。在该病变早期阶段,股骨头内骨小梁参数并没有显著变化,平片或 CT 图像不能识别坏死病变区域,而此时 MRI 可以给出明确的诊断。在 T_1WI(图 6-41A,C),正常骨和缺血骨之间的低信号线,充分证明了局部病灶的坏死情况。股骨头的前上方有高信号,整个股骨头水肿征象明显(图 6-41B,D)。与 DSA 图像(图 6-41E)相对比,造影剂通过 SRA 和 IRA 进入并停留在股骨头内部,特别是相对应的 BME 区域中高信号带的明显信号对比,显示血管肉芽组织。以上征象表明尽管水肿对整个股骨头内血供施加较大压力,但它并不会影响动脉血的进入,而是延迟了静脉的回流。静脉淤滞回流受阻和静脉分支减少是这一时期的特征性表现。

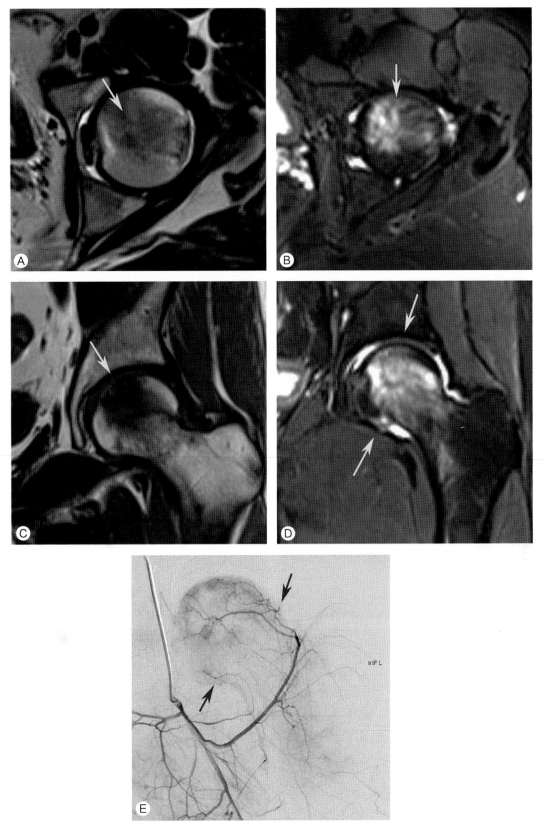

图 6-41 静脉淤滞期的典型 MRI 和 DSA 表现

39 岁的男性病人的 NONFH 资料:左侧髋关节的水平位(A,B)和冠状位(C,D) MRI 图像显示在 T_1(箭头 A,C)图像上的低信号区域,T_2 加权脂肪抑制冠状位 MRI 图像(箭头 B,D)的股骨头颈部的弥漫性 BME 信号,与 ARCO Ⅱ 期骨坏死的特征一致。没有关节软骨或软骨下塌陷的迹象。DSA 图像显示造影剂滞留在整个股骨头中的 IRA 和 SRA 分支内(箭头 E)

2. 动脉缺血期　与静脉淤滞期不同,动脉血管数量在动脉缺血期显著减少。在典型的 MRI 影像中,在 T_1WI 相中发现了软骨下带状的低信号强度区域和在前上方(图 6-42C)的新月形骨折线。T_2WI 显示股骨头承重区域 BME 信号强度增加,但股骨头前下方有明显的低信号强度。受 BME 的影响,股骨头的灌注区域有限。DSA 显示 SRA 分支的骨内血供的造影剂明显显影,但与静脉淤滞期相比,面积明显减少。IRA 变窄,骨内分支部分中断,毛细血管股骨头灌注明显减少。血管密度降低表明股骨头血液不足。骨内循环将受到这些变化和血管内闭塞的影响,受损的动脉如 SRA 不能代偿或供应整个股骨头的血供,从而引发股骨头内整个循环系统的代偿反应。但这种循环"网络"并没有完全覆盖股骨头的中心区域,因此导致坏死股骨头仅部分重建(图 6-42D、E,位于负重的坏死病灶区域)。

3. 动脉闭塞期　图 6-43 显示了动脉闭塞的阶段。坏死区域在 MRI 的 T_1WI 上显示低信号强度,左侧股骨头低信号软骨下区域由 T_2W 图像上的低信号边缘和弥漫性周围水肿包围,边界区域分离包围坏死区域。可见明显的关节坏死或股骨头塌陷的迹象。在坏死区域边缘可见囊性变和软骨下骨折。如 DSA 图像中的箭头所示,除了 IRA 之外,在股骨头中并没有观察到明显的主要骨内血管。在笔者的循环分类系统中,如果 SRA 或 IRA 缺少其中一条主供血动脉,则它们被归为动脉闭塞期。在该典型病例中,SRA 及其骨内分支被完全中断,并且较大面积负重区失去了血供,IRA 直径明显变窄。BME 的出现表明骨内动静脉血栓形成严重阻碍了整个股骨头内的血供。动脉闭塞是这个晚期坏死阶段的特征性表现。

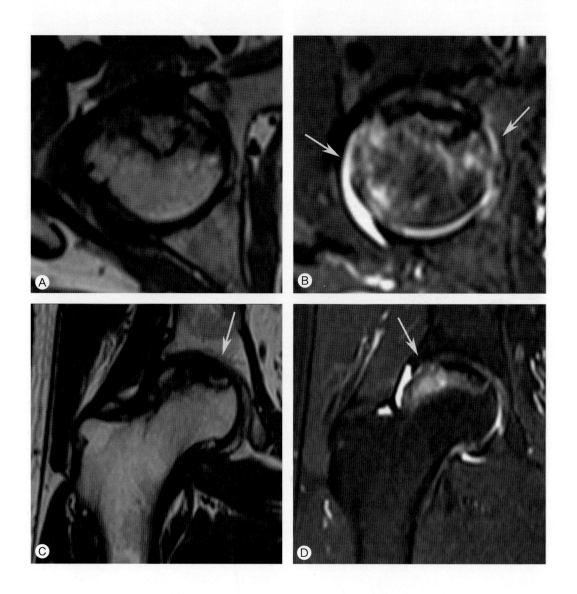

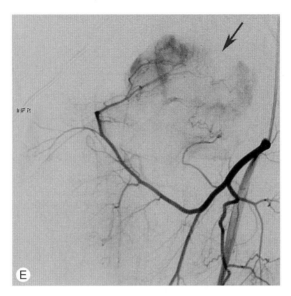

图 6-42 动脉缺血期的典型 MRI 和 DSA 发现

C. 在诊断时,41 岁男性右股骨头的 T_1 加权冠状 MRI 图像(箭头)上注明了具有信号强度明显的"带状"病变,证实了病人处于 ARCO Ⅲ 期;B,D. 在 T_2 加权脂肪抑制冠状 MRI 图像(箭头)上清楚地显示右股骨头负重区域的 BME;E. 术前 DSA 显示股骨头动脉血供不足(箭头)

    笔者进一步研究了这种循环分类系统与 ARCO 之间的相关性。由于在笔者的纳入范围内 ARCO Ⅰ型病人并未发现动脉缺血期和动脉闭塞期,因此使用加权 kappa 统计分析 ARCO Ⅱ,Ⅲ,Ⅳ 和笔者的分类系统之间的一致性。结果如表 6-6 所示。它表明 ARCO 分类与循环分类没有一致性或差的一致性(Kappa=0.000,Kappa <0.4)。从这个角度来看,除 ARCO Ⅰ 型外,ARCO 分期并未反映 NONFH 骨内循环障碍及其发展变化阶段。

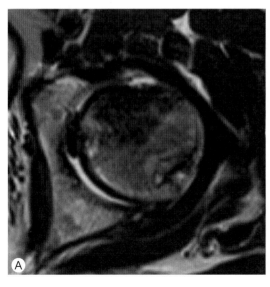

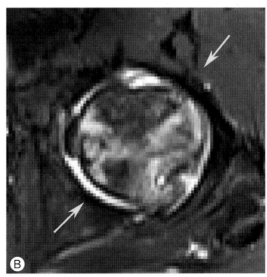

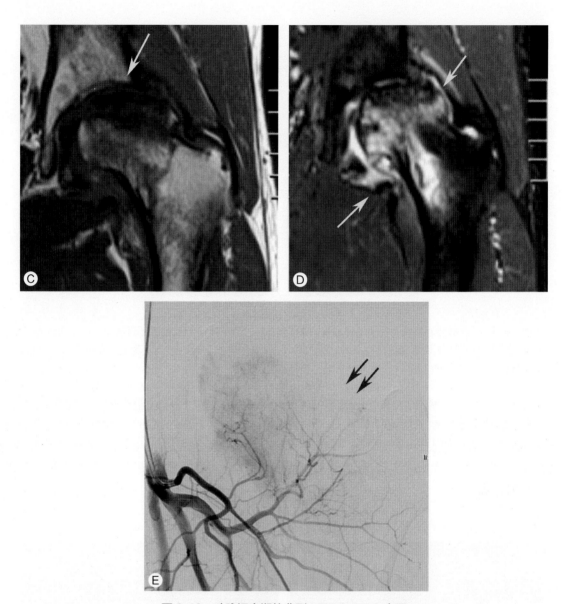

图 6-43　动脉闭塞期的典型 MRI 和 DSA 表现

47 岁的 NONFH 男性病人和相应的水平位（A，B）和冠状位（C，D）T_1WI 图像（图 C 箭头）显示无血管区域内的股骨头坏死区域，明显的股骨头塌陷，以及关节缺损迹象和股骨头塌陷，证实处于 ARCO Ⅳ 期。在 T_2 加权脂肪抑制的 MRI 图像（图 B、D 中箭头）上显示股骨头颈部的 BME。SRA 及其骨内分支在 DSA 图像中完全中断（图 E 箭头）

表 6-6　ARCO 分期与血运障碍分期的统计对比结果

血运障碍分期	ARCO			总计
	Ⅱ	Ⅲ	Ⅳ	
静脉淤滞期	9	11	4	24
动脉缺血期	2	2	6	10
动脉闭塞期	3	5	4	12
总计	14	18	14	46

Kappa<0.4

【讨论】

股骨头坏死仍然是骨科临床上一种具有挑战性的疑难疾病,病因机制尚不清楚,并且常常影响年轻病人。坏死股骨头的骨内循环变化确实在该疾病的发病和进展中起着非常重要的关键作用。然而,据笔者所知,并没有一个分类系统考虑骨内循环变化。本研究评估了股骨头内主要血液供应血管,MFCA及其分支SRA和IRA,在NONFH的不同阶段(ARCO)呈现不同的血供造影信息。从NONFH病因学的角度,首次将BME影响与血供变化相结合,引入分类评估系统。

DSA可精确地直接显示股骨头内血供情况,并提供有关MFCA及其分支动脉部位和分布的准确信息。在笔者以往的工作中,它既可以有助于手术方案的制定,还有助于术后随访中观察股骨头血供障碍恢复。与其他评估方法相比,目前为止可以说DSA更加可靠和客观。股骨头血供的变化对揭示NONFH的发病机制具有重要意义。以往的研究报道显示股骨头的血源主要来自MFCA。MFCA的深支产生2~4支支持带血管。SRA和IRA通过股骨颈,穿入颈后外侧进入股骨头内,并发出骨内上下骺和干骺端动脉。在笔者的结果中,SRA和LRA显影突出并且易于可视化。DSA研究结果表明,在股骨头外貌轮廓完整的早期-中期NONFH病例中,静脉期的显影循环区域扩大。报道显示正是股骨头的骨内高压,导致这一征象。在笔者的工作中,首先通过MRI评估揭示了这些阶段的骨髓水肿下的静脉淤滞状态。

BME是对髋部疾病的常见反应症状,在几个月内可自发消退。虽然其病因尚未确定,但最有说服力的两个理论显示静脉回流阻塞引起的缺血和软骨下骨折以及骨病变段的微骨折似乎是导致其发生的最可能病因,因为组织学发现这与早期ON十分相似。Koo和同事们猜测凝血病因子主要影响骨内静脉和髋部静脉窦,最终导致缺血的发生。另外一些研究表明,BME病人纤溶酶原激活物抑制物表达水平的升高引起的低纤溶血质或血栓形成倾向可能是引起骨内静脉回流阻塞的原因。Starklint及其同事在坏死病变和"正常"骨之间的过渡区内观察到扩张的静脉和小静脉。经MSB染色,在这些血管内检测到紧密堆积的红细胞和纤维蛋白血栓,表明扩张的血管是其他区域血栓导致的结果。这可能是对骨内高压和早期NONFH的间接解释。在笔者之前的研究中,在股骨头标本中检测到静脉淤滞和血栓形成。

此外BME还可能是ON微骨折(引起股骨头内骨折风险)表现出的最早迹象。该推论得到了一系列ON与BME相关性研究的证实,他们指出BME与软骨下骨折,疾病进展和骨塌陷严重相关,敏感性和特异性分别为94%和77%。这一发现也得到了组织学研究证实。

在笔者的研究中,首先通过DSA检测发现静脉淤滞这一先期症状。同时,由于静脉微血栓,最早出现BME征兆。在血供持续不足的情况下,动脉缺血进而发展为细胞缺氧。在这个阶段,部分主动脉血几乎无法进入股骨头内部,骨结构(软骨下骨骨折)的破坏已经发生。骨内循环将受到这些变化和血管内闭塞的影响,受损的动脉如SRA无法补偿或完成整个股骨头的血液供应(如动脉缺血的典型情况所示),因此股骨头循环系统的代偿性反应启动。由于动脉缺血引起的软骨下骨折和内皮细胞破坏,BME进一步恶化并持续发展,进而长期缺血性损伤导致NONFH的不可逆发展。DSA揭示动脉血供明显受阻或中断,股骨头灌注范围明显缩小,股骨头血供几乎丧失,最终进入动脉闭塞阶段。根据上述循环障碍分期,笔者目前的保髋技术将对于推迟晚期骨坏死更加有针对性。当然,根据这一系统,笔者对早期骨坏死治疗中的髓芯减压也有了合理的解释。采用带血蒂骨瓣移植技术,动脉缺血甚至动脉闭塞期的ONFH病人可以进行治疗,提供结构上的支持,同时恢复血供,提高缺损的愈合。

笔者的研究当然也有诸多局限性。尽管DSA可准确反映股骨头血流的变化,但由于是侵入性手术,DSA应在临床检查和影像学诊断后进行,不应作为股骨头坏死诊断的依据,从而避免给病人带来不必要的创伤。在笔者的调查病例范围内均出现了BME,这可能与年轻病人更容易患BME有关。对于所有股骨头坏死病人,需要继续扩大样本量。此外,在特定的股骨头坏死发展阶段,BME的发生和消退并未准确报道。在这个时间点,需要进一步调查。

【结论】

股骨头坏死的早期诊断对于改善临床治疗效果非常重要。总之,结合DSA成像和MRI诊断以清楚地区分股骨头的血液供应状态,确定了骨内循环障碍的阶段,这些阶段基于骨内血液循环变化,可以更好地揭示不同的治疗技术如何影响临床结果。这种新的分类系统可以证明NONFH中循环障碍的发生发展,它为临床上的年轻病人的股骨头保头治疗策略提供了指导。

十一、骨坏死发展过程中的血运变化及病理学研究

股骨头坏死的病程包含多种复杂因素,股骨头坏死的确切病理过程变化机制仍不清楚,但迄今为止股骨头内血管供应被认为与骨坏死有关。尽管 ARCO 体系仍是临床应用最广泛的一种 ONFH 分类诊断标准,但是受研究技术方法限制,ARCO 体系并没有对骨组织血液循环障碍情况这一根源性问题进行研究,导致报道的众多保留股骨头的手术治疗方式包括髓芯减压、带血运或不带血运的骨移植和截骨术的手术效果亦不相同,也未形成被广泛认可的标准化的诊疗方案。本研究采用离体股骨头支持带动脉显微灌注技术对 25 例非创伤性股骨头坏死不同时期(ARCO Ⅰ~Ⅳ)股骨头内的血管进行三维重建研究。此外,笔者同时运用硬组织切片病理技术,研究了(25 例)(ARCO Ⅰ~Ⅳ)不同阶段坏死股骨头病理学改变特点,以分析探讨血运在不同股骨头坏死分期的发生发展过程中对组织病理学变化的影响,从新的角度探讨 ONFH 的发病机制,为 ONFH 的治疗提供临床依据。

【材料与方法】

1. 临床样本数据　在本研究中,选择从 2015 年 1 月~2018 年 5 月经影像学检查(CT、X 线、MRI)确诊为股骨头坏死的 25 例(25 髋)病人纳入研究对象。纳入标准:股骨头坏死诊断明确;纳入研究时,评估髋无感染病史,无手术病史,无先天性疾患;纳入研究的关节,均行人工关节置换术且病历资料完整。其中女 10 例,男 15 例,年龄 47~75 岁;发病病程 13 个月~4.5 年,平均为 32 个月;体重指数(body mass index,BMI)18.5~32(平均 23.4)。病因:均为激素性。激素性骨坏死的激素应用标准是:连续 3 个月,摄入 2g 泼尼松龙当量。在术前影像学检查(CT、X 线、MRI)进行 ARCO 分期,ARCO Ⅰ 1 髋,ARCO Ⅱ 3 髋,ARCO Ⅲ 4 髋,ARCO Ⅳ 17 髋。

2. 股骨头内血管灌注,血供系统三维重建及分析　术后关节置换后将切取的股骨头在 Micro-CT 下进行骨量分析,以及股骨头微血管灌注,重建股骨头血供系统 3D 模型。将股骨头骺部(骺线以上区域)划分为外侧区、中央区和内侧区(各 1/3)。

3. 病理形态学观察　将人工关节置换后取下的股骨头 Micro CT 扫描后,进行组织学检测准备。股骨头后侧 1/2 标本常规进行固定、脱水、脱钙及石蜡包埋,按照常规行骨组织切片和组织学染色。观察软骨、软骨下骨及骨小梁的形态学变化;包括骨髓内造血组织、脂肪细胞、微血管或静脉窦等。评价股骨头内不同区域骨小梁特性及空骨陷窝数量。

【结果】

1. 股骨头内显微血管灌注,血供系统三维重建及区域定量分析　研究通过下支持带动脉对 25 例髋关节置换术后股骨头标本进行显微灌注,显微 CT 扫描,股骨头内血管三维重建,可以清晰观察到从 ARCO Ⅰ~Ⅳ股骨头标本的(图 6-44 A1~A4)骨骺瘢痕上方的骺动脉网络结构和骺的毛细血管分支,三维正交投影视图动脉血管显影可以清晰显示进入骨内的滋养血管的位置,血管管径大小、分支分布与相邻血管的吻合。可以看到血液从下层视网膜动脉供血至骺动脉网,然后进入股骨头内的所有细血管(图 6-44 C1~C4)。并且在 ARCO Ⅱ~Ⅳ型股骨头坏死中均出现了不同程度的动脉结构呈像缺失,其缺失范围基本与坏死区形态一致,这表明坏死区域内的动脉系统与正常区域的动脉系统不相连通且随股骨头坏死分期的发展无法重建(图 6-44B1~B4)。且随着股骨头坏死病情的发展,动脉血运结构缺失愈发严重,动脉缺损范围增大,动脉系统的缺失以骺线上方区域为主。此外,笔者发现早期(ARCO Ⅰ~Ⅱ)股骨头骺板上方血管数量增加,软骨下区域出现血管管径减小趋势,静脉淤滞(图 6-44 C1~C2);中期(ARCO Ⅲ)软骨下区血管直径变小、局部血管缺失,动脉缺血(图 6-44 C3)和晚期(ARCO Ⅳ)软骨下区血管直径进一步变小、血管缺失面积增加,股骨头塌陷,动脉闭塞(图 6-44 C4)。股骨头坏死的早期(ARCO Ⅰ 和Ⅱ)动脉系统的缺失以骺线上方外侧区为主,中间区域次之(图 6-44 B1~B2);而在股骨头坏死中晚期(ARCO Ⅲ 和Ⅳ)动脉血管结构的变化以中间区更为显著(图 6-44 B3~B4)。

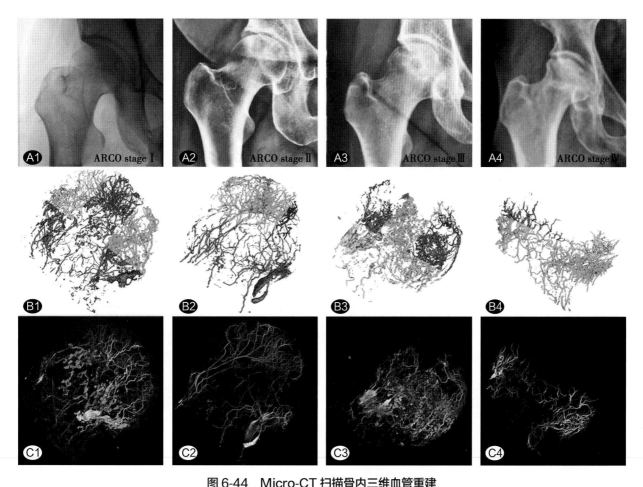

图 6-44 Micro-CT 扫描骨内三维血管重建

A1~A4. 不同 ARCO 分期的骨坏死 X 线影像图;B1~B4. 不同坏死分期股骨头骺线以上内侧区血管三维重建图;
C1~C4. 骨内血管灌注三维血管重建透视图

2. 病理学结果　进一步的病理学也显示在股骨头坏死病情进展过程中,不同病变时期不同区域骨小
梁结构的改变特点。与对照组相比,在股骨头坏死病变发展过程的早期(ARCO Ⅰ~Ⅱ)股骨头表面圆润
光滑,无股骨头塌陷,软骨下骨结构保持完整,骨小梁具有较好的结构完整性,并在健康的区域内正常排
列,发现了正常骨细胞和造血组织(图 6-45B);而在骨坏死的中期(ARCO Ⅲ)股骨头外形发生塌陷,塌陷碎
裂区骨组织被纤维组织取代(图 6-45A);软骨下骨结构部分消失,骨小梁碎裂、中断,局部区域有关节软骨
剥脱等变化(图 6-45B);硬化区骨密度增加,骨小梁排列不规则,成骨细胞可见,有致密结缔组织增生,内有
充血扩张的血管或静脉窦,少见栓塞或机化的血管,可见较多空骨陷窝(图 6-45C)。当进一步发展到股骨
头坏死的晚期(ARCO Ⅳ),与对照组相比,股骨头外形变形显著,有较多增生的骨赘形成,软骨磨损,剥脱明
显,软骨叠加分层,相互嵌入,软骨下骨骨折,骨小梁结构破坏(图 6-45B);在塌陷碎裂区,骨小梁排列杂乱
无章,厚度不均匀,骨小梁稀疏断裂,空骨陷窝数量增多,骨细胞消失,部分正常骨组织被增生的纤维组织
取代(图 6-45A)。在硬化增生区,骨小梁局部呈高密度表现,有明显的硬化地带生成(图 6-45C),且空骨陷
窝率随着 ARCO 分期病情的加重而显著性增加(图 6-45D)。

【结论】

研究阐述了股骨头内血运与股骨头坏死之间可能存在的联系。病理学结果显示在股骨头坏死病情进
展及股骨头塌陷过程中,不同病变时期不同区域骨小梁结构的改变特点不同,这种变化与股骨头内血运变
化紧密联系,基于以上所述,本研究提出股骨头坏死病变发展过程中存在早期(ARCO Ⅰ~Ⅱ)静脉淤滞、
中期(ARCO Ⅲ)动脉缺血和晚期(ARCO Ⅳ)动脉闭塞三个不同阶段的血供特点,从而进一步明确了血供
变化在整个骨坏死进程中的重要作用。因此,术前的股骨头血运评估有重要的参考价值,在 ARCO 分期

的基础上,笔者可以进一步通过对不同骨坏死阶段股骨头进行术前血运的评估,来指导临床针对不同阶段的骨坏死选择更为有效恰当的治疗方式,为临床青壮年病人保头治疗的选择提供重要的理论依据。

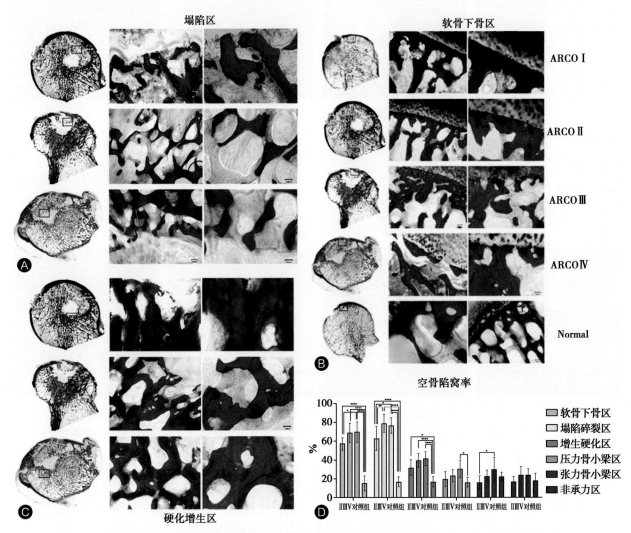

图 6-45　不同分期骨坏死标本塌陷区(A)、软骨下骨区(B)和硬化增生区(C)与对照组的硬组织切片及不同分期骨坏死的不同区域的空骨陷窝率(D)

十二、多孔钽联合自体骨髓间充质干细胞对犬体外和体内骨再生的实验研究

【材料与方法】

1. 犬骨髓间充质干细胞的分离、培养及流式细胞仪鉴定　所有动物实验均经大连大学动物伦理委员会批准。从 8 周龄雄性比格犬骨髓液中分离获得混合细胞,离心后弃上清,将沉淀重悬于含有 10%FBS 的 DMEM/F12 培养基中,补充 100UI/ml 青霉素,100μg/ml 链霉素,并接种于塑料细胞培养瓶上。48 小时后,用 PBS 小心冲洗培养物以除去未黏附的细胞并在新鲜培养基中培养。10~12 天后,细胞达到约 90% 汇合,第三代细胞用于随后的实验研究,每次实验重复 3 次。细胞用 PBS 洗涤,然后收获并计数。将 5×10^5 个细胞分散在 100μl PBS 中,取 5μl 一抗孵育 15 分钟。通过用同型 IgG 替换抗体作为阴性对照。用含有 1% BSA 的 PBS 洗涤后,使用流式细胞仪分析数值。

2. MTT 色谱法进行细胞毒性测定　将 1.0×10^7/L,3.0×10^7/L,9.0×10^7/L 的骨髓间充质干细胞分别接种在具有 DMEM/F12 培养基的 96 孔板中。使细胞在 37℃ 下沉淀 1 小时,然后向每个孔中加入灭菌的国产多孔钽或者网状玻璃碳(RVC)支架上。在共培养 1 天、3 天、5 天和 7 天后,去除多孔钽或其 RVC 支架,分别通过 MTT 色谱法检测相对细胞数。简言之,在温育后加入 20μl 四唑(5mg/ml,Sigma)。4 小时后,除去 MTT 溶液,将形成的晶体溶于 200μl 二甲基亚砜中 10 分钟,并在 490nm 测量吸光度。

3. 扫描电子显微镜(SEM)观察　骨髓间充质干细胞在多孔钽或其支架(RVC)的黏附和延展将高压灭菌的多孔钽或其支架(RVC)浸没在 PBS 中以通过静电负载来减少液体排斥。抽吸支架周围的多余液体,然后将 200μl BMSC 悬液(4×10^6 细胞 /ml)装载到多孔钽或其支架(RVC)上。将构建体在 37℃的 $5\%CO_2$ 培养箱中孵育,每 2~3 天更换培养基。在共培养 7 天、14 天、21 天和 28 天后,用 PBS 冲洗材料,用 2% 戊二醛固定 2 小时,用 PBS 冲洗。然后将这两种物质分别渗透到各种水平的 50%,70%,80%,90%,100% 脱水醇中,使 BMSC 脱水。然后将样品在临界点进行干燥,每个样品的一个表面在真空中用金子喷涂,并通过 SEM 在 JEOL(Tokyo,Japan)JSM-6360LV 仪器中进行检查。

4. 动物体内生物相容性评估　选取健康雄性犬(12 周龄)麻醉后,沿股骨方向在双侧后腿大转子处制成 $1.0cm \times 0.7cm$ 的骨缺损圆柱。然后,将 $0.9cm \times 0.6cm$ 的复合或不复合骨髓间充质干细胞(BMSCs)的多孔钽棒分别植入骨缺损部位。在复合 BMSCs 的多孔钽棒组中,将 200μl 浓度为 5×10^7 个细胞 /ml 的 BMSC 悬液滴到多孔钽上共培养 1 周。植入 3 周、6 周和 12 周后分别进行 X 线拍片。在单纯注入 BMSCs 的骨缺损组中,将 200μl 浓度为 5×10^7 个细胞 /ml 的 BMSC 悬液注射到缺损部位。无 BMSCs 的骨缺损组作为模型对照组,于术后 12 周麻醉处死,获取双侧大转子样本。在犬腹股沟部位植入多孔钽金属,术后 12 周获取含有多孔钽的结缔组织标本。准备大转子和腹股沟标本用于组织学评估。

【结果】

1. 犬骨髓间充质干细胞的鉴定　通过流式细胞仪技术鉴定第三代 BMSCs 的纯度。大多数 BMSCs 处于对数生长期。BMSCs 表达 CD44,但 CD34 及 CD45 几乎不表达。将第三代 BMSCs 用于免疫荧光染色以确定 CD44,CD34 和 CD45 的表达。BMSCs 在细胞膜和细胞质中表达具有绿色荧光的 CD44 蛋白,而 CD34 和 CD45 在 BMSCs 中几乎不表达,所以只有核被 DAPI 的蓝色荧光染色(图 6-46)。

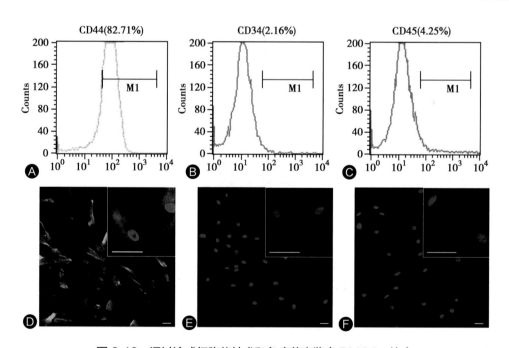

图 6-46　通过流式细胞仪技术和免疫荧光鉴定 BMSCs 纯度

用表面标志物 CD44+,CD34- 和 CD45- 鉴定 BMSCs。细胞膜和细胞质中表达具有绿色荧光的 CD44 蛋白(D),而具有红色荧光的 CD34(E)和 CD45(F)为阴性表达;Bar =50μm

2. 多孔钽或其 RVC 支架的细胞毒性检测　$1.0 \times 10^7/L$,$3.0 \times 10^7/L$,$9.0 \times 10^7/L$ 的 BMSCs 分别与多孔钽或 RVC 材料共培养 1 天、3 天、5 天、7 天。用四氮唑和二甲基亚砜进行 MTT 测定。MTT 测定的吸光度值可以直接反映细胞增殖,并间接反映多孔钽或 RVC 的细胞毒性。结果表明与对照组相比,与多孔钽或

RVC 共培养的 BMSCs 的增殖没有被抑制（$P > 0.05$）（图 6-47）。

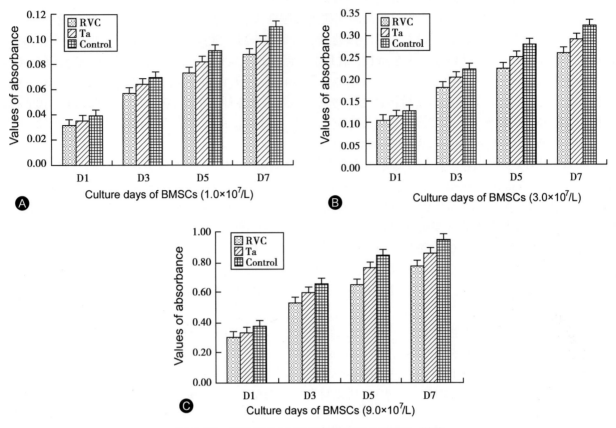

图 6-47 多孔钽或 RVC 支架表面的 BMSCs 增殖

通过 MTT 测定（490nm 的光密度）评估 BMSCs 的增殖。BMSCs 与 RVC 材料共培养 1 天、3 天、5 天、7 天，然后用四氮唑和二甲基亚砜进行 MTT 测定

3. BMSCs 在多孔钽上的黏附及生长情况 48 小时后，去除培养基，细胞用 PBS 洗涤，之后加入新的培养基。观察发现贴壁细胞呈圆形、椭圆形或多边形，其中部分细胞开始伸展。10 天后，BMSCs 汇合达到约 90%。之后使用扫描电镜观察 BMSCs 与多孔钽共培养 7 天、14 天、21 天和 28 天。多孔钽上的 BMSCs 在共培养 7 天后显现；14 天后，BMSCs 开始相互连接并显示出完全延展的表型；28 天后，贴壁 BMSCs 的数量显着高于 21 天共同培养（图 6-48）。

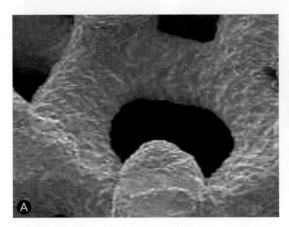
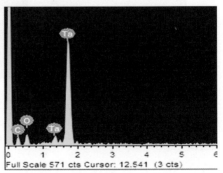

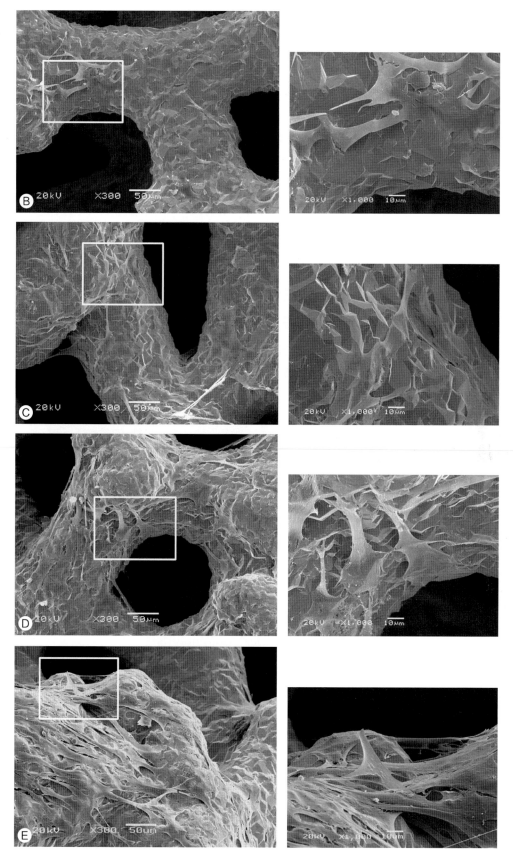

图 6-48　扫描电镜观察多孔钽上培养的 BMSCs 的形态
通过能谱分析多孔钽的组分（A）；分别将犬 BMSCs 和多孔钽共培养 7 天（B）、14 天（C）、21 天（D）和 28 天（E）；
大图像放大 300 倍，bar =50μm；小图像放大 1 000 倍，bar =10μm

4. 多孔钽在腹股沟中的生物相容性　为了观察多孔钽的骨修复功效,将多孔钽植入到作为非承重位置的犬腹股沟部位。12 周后,发现多孔钽被结缔组织包围,没有局部肿瘤形成和炎症反应 Van Gieson 的染色结果表明,皮下植入的多孔钽完全整合到结缔组织中,无免疫排斥反应(图 6-49)。

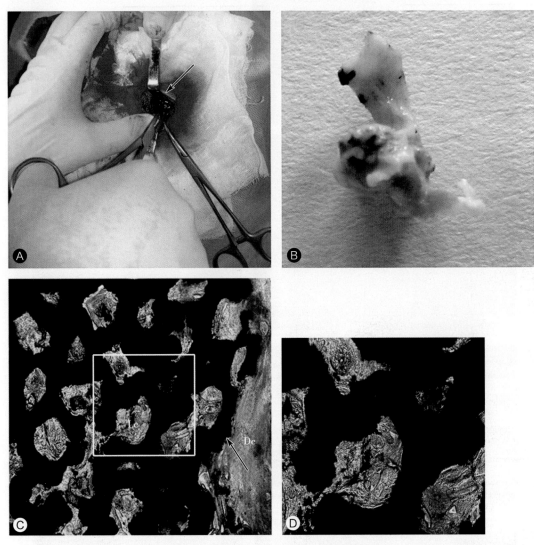

图 6-49　多孔钽在犬腹股沟内的组织相容性

多孔钽(黑色箭头)的植入部位。将多孔钽植入腹股沟(A)并在 12 周后取出(B)。C. 代表多孔钽体内植入 12 周后的
VG 染色。Lc:松散结缔组织。Dc:致密结缔组织。大图放大 100 倍;小图像放大 400 倍

5. 多孔钽或多孔钽联合应用 BMSCs 对于治疗骨缺损的生物相容性　单纯植入多孔钽 3 周后,能够在多孔钽的孔隙内部见到微量的类骨质生成(图 6-50A)。硬组织切片显示多孔钽联合 BMSCs 共培养后,植入体内 3 周,在缺损部位的边缘位置可见疏松结缔组织,在多孔钽内部可见更多数量的新生类骨质(图 6-50B)。单纯植入多孔钽 6 周后,可见一些活跃的膜内骨化作用和新生的类骨质(图 6-50C)。Van Gieson 染色显示多孔钽联合 BMSCs 共培养后,植入体内 6 周,在多孔钽内部可见更多数量的新生类骨质(图 6-50D)。在单纯植入多孔钽 12 周后,多孔钽的孔隙几乎全部被新生的类骨质所填充(图 6-50E)。有趣的是,Van Gieson 染色显示多孔钽联合 BMSCs 共培养后,植入体内 12 周,可见再生的骨小梁(红色)在多孔钽的内部,这些新生的骨小梁完全可以看做是成熟骨(图 6-50F)。对于单纯的骨缺损组,造模后 12 周水平切片显示膜内骨化过程以及在骨缺损位点生成新的骨细胞(图 6-50G)。而骨缺损联合干细胞,造模 12 周后,显示出了新生的骨小梁。之所以认为它是新生的骨小梁,因为新

生的骨小梁是杂乱无章的,粗细不均匀的(图 6-50H)。图 6-57 采用 X 线显示出多孔钽植入大转子处的骨松质后 12 周的影像学结果。

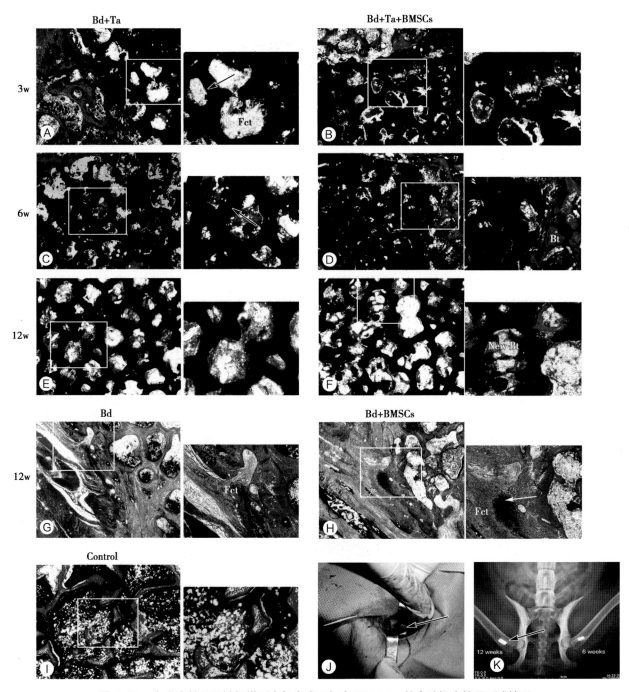

图 6-50　在犬大转子骨缺损模型中复合或不复合 BMSCs 的多孔钽内的骨形成情况

多孔钽(黑色箭头)植入犬(A,C,E),多孔钽复合 BMSCs 植入犬(B,D,F);骨缺损(G),单纯 BMSCs 注入骨缺损(H)和犬大转子部位正常对照组(I);Bt:骨小梁。Fct:纤维结缔组织。成骨细胞(白色箭头)。对照:正常骨组织。犬大转子部位植入多孔钽的术中图片(J);X 射线影像学显示多孔钽(箭头)植入骨缺损位点(K)。

【结论】

骨松质是由骨小梁组成的多孔网状结构。骨松质与皮质骨相连,在骨髓腔内呈现出不规则的三维网状结构。骨小梁的海绵样结构对皮质骨内的造血组织起到支撑作用。近些年来,人工仿生骨的研究日益广泛。理想的人工骨科支架材料应具有良好的生物相容性和多孔相通性,以支持细胞的生长和功能的表达,为血管、神经的生长,营养物质的输送提供空间,促进骨组织的生长。最常用的多孔材料是羟基磷灰石,也是骨组成的最大化学成分。但羟基磷灰石植入体内后会发生某种程度的化学溶解,限制了其有效性;其他常用的非金属多孔材料包含陶瓷、高分子聚合物以及多孔金属材料等。陶瓷虽然硬,但是太脆、易碎;高分子聚合物有良好的延展性,但是硬度不够;多孔金属材料虽然有很高的强度和韧性,但大部分的金属和合金在生物环境中都会因为腐蚀而产生较差的密度均一性。

钽金属具有极高的抗腐蚀性,与体液无反应、对机体组织无刺激。钽金属有很强的延展性和坚韧度,是所有金属中,生物适应性最好的金属之一。本实验笔者发现了两个重要的现象:①国产的多孔钽金属由于其良好的骨传导性,可促进BMSCs黏附、聚集和增殖。②国产的多孔钽金属联合骨髓基质干细胞体外培养后,植入骨缺损的犬内,能够很好地修复骨缺损,并且在多孔钽内部再生出新的骨小梁。

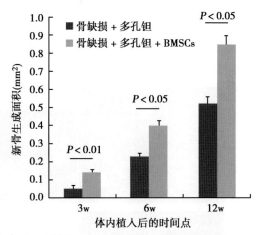

图 6-51　多孔钽孔隙中的新骨形成面积

每片切片随机选取 5 个视野,100 倍放大倍数光学显微镜拍照;通过 Image J 软件测量多孔钽孔隙中的新骨形成面积;统计学结果表明,植入后相同的时间点,自体 BMSCs 复合多孔钽棒组可以加速孔中新骨的形成

十三、骨髓间充质干细胞/国产多孔钽-软骨细胞/胶原膜双相支架修复山羊大面积骨软骨缺损的实验研究

【材料与方法】

山羊原代自体 BMSCs 和软骨细胞的提取,流式细胞仪及免疫细胞化学进行鉴定;CCK8 检测细胞在材料上的增殖情况。扫描电镜及能谱分析骨髓间充质干细胞/国产多孔钽-软骨细胞/胶原膜双相支架的组成成分及细胞的黏附特性。使用 24 只 10 个月月龄的山羊,将山羊随机分成 3 组($n = 8$),不同实验组的左后腿用于股骨头的骨软骨缺损模型。用鹿眠灵麻醉山羊,暴露左后腿的股骨头。软骨缺损由无齿环钻机制成,加入 0.9% 氯化钠以防止周围软骨组织的局部过热坏死。然后,通过齿环钻形成沿股骨方向的软骨下骨缺损。冲洗关节腔后,建立股骨头骨软骨缺损模型(直径 10.0mm,深 12mm)。将具有或不具有自体 BMSC 的多孔钽(pTa)圆柱体(10mm 直径和 10mm 高度)植入软骨下骨缺损部位。将无菌 pTa 棒和胶原膜(CM)置于 24 孔板的孔中。植入 pTa 棒后,将可注射的猪纤维蛋白密封剂置于钽棒上。尽可能将 CM(直径 10.0mm,厚度 0.5mm)用纤维蛋白密封剂黏附在钽棒上。在植入后 16 周,使用 X 射线确定钽的位置。植入后 16 周,将山羊麻醉并处死以获得股骨头样品。大体观察的 ICRS 评分用于评估支架与关节的整合。

【结果】

1. BMSCs 和软骨细胞的鉴定　骨髓分离的细胞表达 BMSC 标记分子 CD29 和 CD44(图 6-52D、G),但几乎不表达 CD79a,HLAII 或 CD14(图 6-52A、B、E)。笔者的结果表明,在成骨培养基中,从骨髓中提取的细胞在第 14 天表达碱性磷酸酶(图 6-53A)。在第 21 天,通过成骨培养基中的茜素红染色检测到钙化结节,因此表明提取的细胞进入基质矿化期(图 6-53B)。在诱导脂肪生成 21 天后观察到细胞内脂滴(图 6-53C)。用于评估软骨形成能力的阿利新蓝染色在诱导 21 天后呈阳性(图 6-53D),这些结果证实从骨髓中提取的原代细胞主要由 BMSC 组成。第 2 代软骨细胞呈短梭形或多边形,紧密排列,类似不规则鹅卵石(图 6-53E)。强阳性甲苯胺蓝染色符合软骨细胞的特征(图 6-53F)。此外,大多数细胞免疫细胞化学结果显示表达Ⅱ型胶原,该分子被认为是软骨细胞特异性表达蛋白(图 6-53G)。

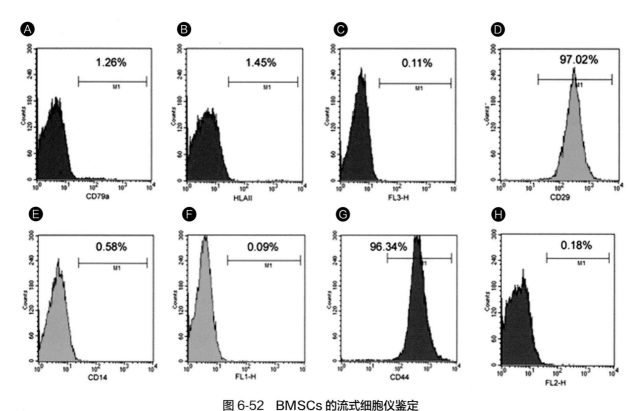

图 6-52　BMSCs 的流式细胞仪鉴定

A. 用表面标志物 CD79a(1.26%);B. HLA-II(1.45%);D. CD29(97.02%);E. CD14(0.58%);
G. CD44(96.34%);C、F、H. 通过用同种型 IgG 替换抗体产生阴性对照

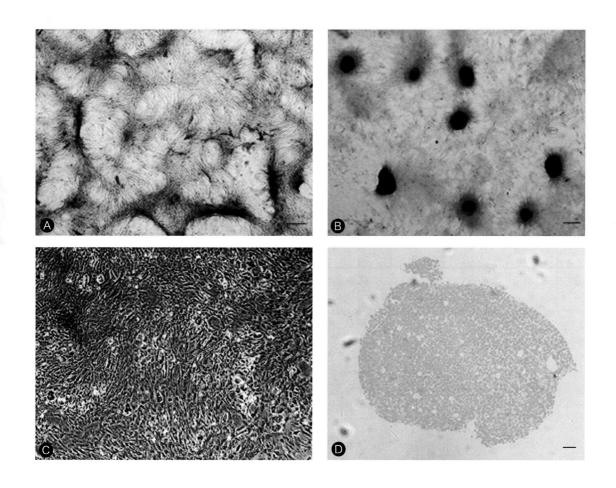

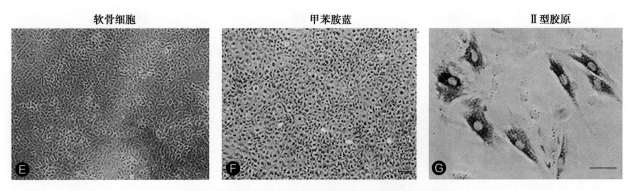

软骨细胞   甲苯胺蓝   Ⅱ型胶原

图 6-53　BMSCs 的三向诱导分化及软骨细胞鉴定

A. 在诱导成骨分化 14 天后,在细胞质中检测到在成骨诱导培养基中培养的第 3 代 BMSCs 中的碱性磷酸酶;B. 茜素红染色显示诱导成骨分化 21d 后未标记的小钙结节;C. 使用油红 O 染色检查脂肪生成;D. 进行阿利新蓝染色以评估软骨形成能力;E. 软骨细胞的光学显微镜检查;F. 软骨细胞的甲苯胺蓝染色;G. Ⅱ型胶原与软骨细胞的免疫细胞化学;bar =200μm

2. BMSCs 在国产多孔钽或者碳化硅(SiC)支架上的增殖　根据示意图制备 PTa 支架(图 6-54A)。第 3 代 BMSC,软骨细胞和 MG63 细胞用于 pTa 或 SiC 的细胞毒性测定。CCK8 的统计结果表明,与对照组相比,与 pTa 或 SiC 共培养 1 天、3 天、5 天和 7 天的所有类型细胞的增殖均未受到抑制($P> 0.05$)(图 6-54B、C、D)。笔者确定 pTa 和 SiC 对 BMSCs,软骨细胞或 MG63 细胞没有细胞毒性。

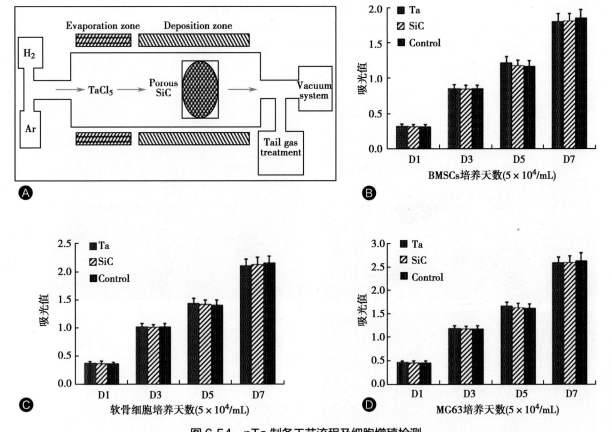

图 6-54　pTa 制备工艺流程及细胞增殖检测

A. CVD 方法的示意图:不同细胞与 pTa 或 SiC 支架共培养的增殖情况;将 BMSC(B),软骨细胞(C)或 MG63 细胞(D)分别接种于含有 DMEM/F12 培养基的 96 孔板中,通过 CCK8 测定评估细胞增殖 1 天、3 天、5 天和 7 天

3. CM-pTa 支架的特征和体外细胞黏附　用可注射的猪纤维蛋白固定 PTa 和 CM(图 6-55A)。扫描电镜(SEM)结果表明界面均匀光滑,具有牢固的黏附性(图 6-55B)。能谱分析证实 CM 仅由碳、氧和钙元

素组成,重量百分比分别为 65.77%、32.68% 和 1.55%(图 6-55C)。此外,笔者的 pTa 由碳、硅和钽组成,重量百分比分别为 12.25%、9.51% 和 78.24%(图 6-55D)。细胞黏附到材料表面是非常重要的,并且该过程对随后的细胞增殖和分化具有很大影响。物质孔中细胞的分布模式可能影响体内成骨和成软骨分化的趋势。在体外共培养的第 7 天,通过 SEM 观察软骨细胞或 BMSC 的形态和黏附(图 6-56A、C)。结果表明,软骨细胞均匀分布在 CM 的内部和表面。黏附的软骨细胞彼此接触并完全覆盖支架。黏附的软骨细胞是扁平的并且在具有长伪足的多边形形状中完全拉伸(图 6-56A)。CM 的孔隙充满软骨细胞和分泌的基质。在对照组中,观察到丝状胶原是均匀的,并且在高放大倍数下清晰可见粗糙的表面结构(图 6-56B)。在体外共培养 BMSC 和 pTa 的第 7 天,SEM 结果表明大多数孔均匀地填充有 BMSC(图 6-56C)。骨髓间充质干细胞在三维环境中呈圆形、椭圆形或梭形。在 BMSC 周围可见大量基质分泌。在对照组中,pTa 的三维结构十分清楚(图 6-56D)。此外,为了模拟体内应力,笔者分别测试了支架材料的抗压强度和抗拉强度以及界面剪切应力和结合力(图 6-57)。

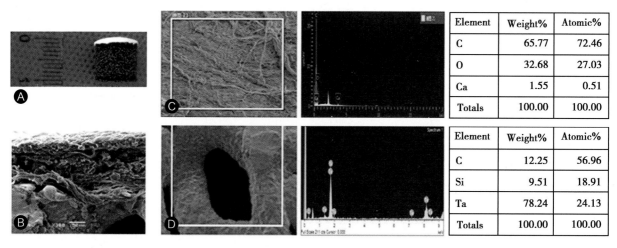

Element	Weight%	Atomic%
C	65.77	72.46
O	32.68	27.03
Ca	1.55	0.51
Totals	100.00	100.00

Element	Weight%	Atomic%
C	12.25	56.96
Si	9.51	18.91
Ta	78.24	24.13
Totals	100.00	100.00

图 6-55　CM-pTa 支架的特征

A. BMSCs/pTa- 软骨细胞 /CM 双相支架的出现;B. pTa 和 CM 之间的界面;CM(C)和 pTa(D)的组分通过能谱分析

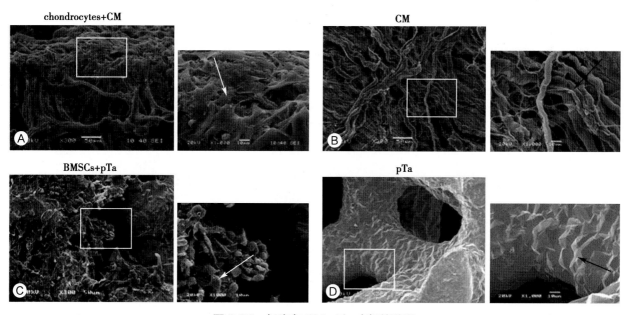

图 6-56　细胞在 CM-pTa 支架的黏附

通过 SEM 观察在 CM(A),CM 对照(B),在 pTa(C)和 pTa 对照(D)上培养的 BMSC 培养的软骨细胞的形态。
大图像被放大 300×,bar=50μm;小图像放大 1 000 倍,bar= 10μm

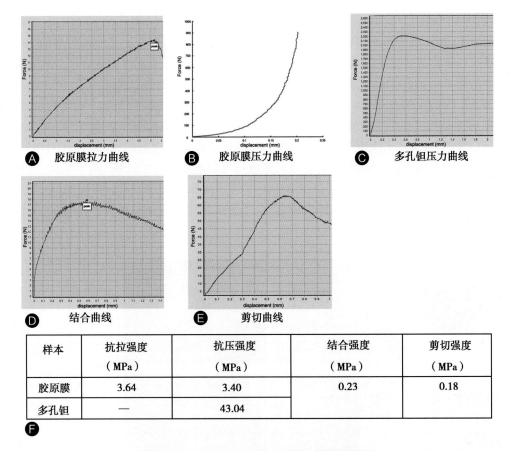

图 6-57　CM,pTa 支架及其界面的机械性能

4. 外科手术,成像和大体观察外科手术程序如图 6-58 所示。在骨软骨缺损组(图 6-59A)中,缺损区域缺乏修复。对于 CM-pTa 复合物(图 6-59B),在手术后 16 周,手术部位没有感染、水肿或积液。缺损区域的关节面光滑。修复区域与相邻的软骨组织紧密结合,未观察到软骨退化。正常的关节软骨呈白色,半透明,光滑且有光泽(图 6-59D)。类似地,在软骨细胞 /CM-BMSC/pTa 组中(图 6-59C),关节软骨略带黄色,光滑且有弹性。再生软骨的直径约为 10mm。修复区域与周围组织之间没有明显的界限。每组进行大体观察的 ICRS 评分如图 6-59E 所示。

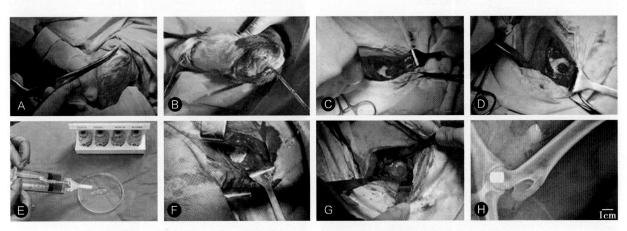

图 6-58　BMSCs/pTa- 软骨细胞 /CM 修复骨软骨缺损的骨软骨缺损和手术过程

A. 从 10 月龄山羊的膝盖上从关节软骨中分离出软骨细胞;B. 从 10 月龄山羊的股骨髁的骨髓中分离 BMSCs;C. 在股骨头部位,建立直径 10.0mm,深度 12.0mm 的骨软骨缺损模型;D. 将具有自体 BMSC 的 pTa 圆柱体植入软骨下骨缺损(10.0mm 直径和 10.0mm 深度)部位;E. 纤维蛋白黏合剂的制备;F. 用具有自体软骨细胞的 CM 通过纤维蛋白密封剂黏附到钽棒上;G. 缝合关节囊;H. X 射线显示植入后 16 周 pTa 的位置

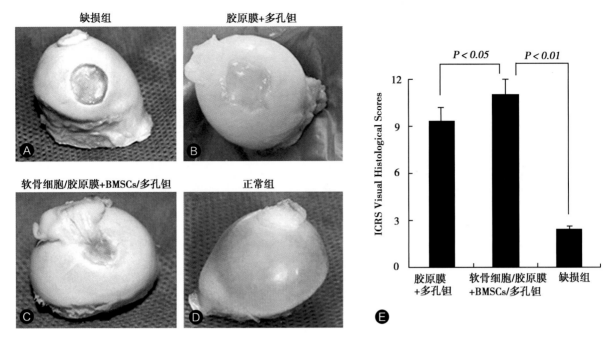

图 6-59   植入后 16 周山羊股骨头的大体观察及 ICRS 评分

5. pTa 的骨生成和 CM 的软骨形成组织学评价   将 CM-pTa 植入骨软骨缺损并形成新组织(图 6-60B，图 6-61A)。缺损区域充满了大量的拱形纤维组织。笔者观察到松散的纤维结构和分层排列。pTa 的孔隙几乎完全被新的类骨质填充，软骨组织和 pTa 之间没有明显的边界。缺损区的新生软骨细胞不成熟，小而扁平，单一分布。

软骨细胞 /CM-BMSCs/pTa 组与正常组相似。软骨腔隙在组织工程支架中形成。再生的软骨与再生的软骨下骨很好地结合，在两端与相邻软骨结合的界面处未观察到明显的接缝。免疫组织化学显示新软骨组织表达 II 型胶原(图 6-60C)而不是 I 型胶原(图 6-60G)，表明新生组织是软骨组织。在体内植入后16 周，该构建体形成具有光滑、连续软骨表面的股骨头状组织。有趣的是，在植入 pTa 加自体 BMSCs16周后，在缺损部位的钽棒孔中观察到再生的小梁。值得注意的是，pTa 和 CM 之间的界面是均匀和光滑的，通过硬组织切片观察具有牢固的黏附性(图 6-61B)。

对于骨软骨缺损组，水平硬组织切片显示骨膜骨化(图 6-60A、E，图 6-61C)。虽然在骨缺损部位观察到少量新骨细胞，但纤维结缔组织仍然是主要成分。在软骨缺损部位的边缘有一些新的软骨细胞，但软骨缺损区域似乎下垂并被纤维组织覆盖。改良的 O'Driscoll 组织学评分结果表明，CM 与自体软骨细胞相关的软骨形成明显优于植入 CM ($P <0.05$) (图 6-61E)。在植入后 16 周，联合自体 BMSC 的 pTa 棒植入组加速了孔中新骨的形成($P <0.05$) (图 6-61F)。

【结论】

临床上针对骨软骨联合病变往往只能单纯修复缺损骨，对于软骨缺损几乎没有修复，尤其在骨软骨缺损较深时。较大的骨软骨缺损修复存在更大的挑战，目前尚无"金标准"技术存在。临床上认为关节软骨全层损伤后必然会进展成难治性关节炎，最终面临全关节置换术的治疗。大面积的骨软骨缺损修复，甚至是整个关节面的骨软骨修复成为了研究热点。在本研究中，笔者主要有三大成果：①在本实验中，笔者发现国产多孔钽金属在体外能促进 BMSCs 的黏附、增殖和分化。同时在体内能够和宿主产生稳定紧密地连接。多孔钽金属联合骨髓间充质干细胞体外培养后，植入骨缺损的犬内，能够很好地修复大面积骨缺损，可以看做是一种骨小梁的替代物。②本研究使用胶原膜悬浮自体软骨细胞，植入体内 16 周后产生新生的透明软骨。笔者推测除了体内软骨缺损部位合适的环境，胶原膜的三维结构和表面形貌特征等或许也对软骨细胞表型的维持起到积极的作用。③设计构建了一种新型的一体化仿生骨组织工程复合体用于修复股骨头负重区大面积的骨软骨缺损。由于该一体化的修复材料所使用的细胞均为自体细胞，两种支架材料都是临床准入的支架材料,笔者本研究的结果为大面积骨软骨联合病变的临床治疗提供新的组织工程策略。未来应评估 BMSCs/ 多孔钽 - 软骨细胞 / 胶原膜支架在大动物负重区生理功能及机械性能的更长时间的随访。

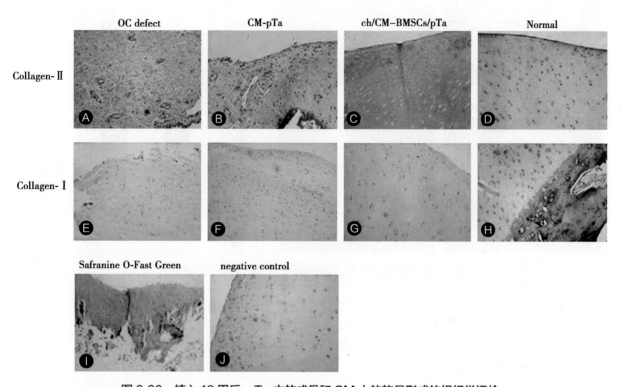

图 6-60　植入 16 周后,pTa 中的成骨和 CM 上的软骨形成的组织学评价
Ⅱ 型胶原(A~D)和 Ⅰ 型胶原(E~H)的免疫组织化学,bar =100μm；I. 番红固绿染色；J. 阴性对照

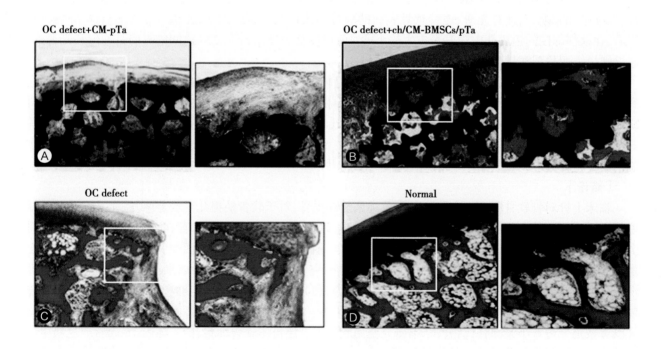

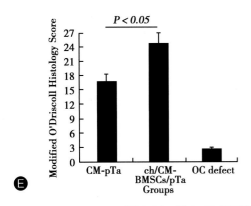 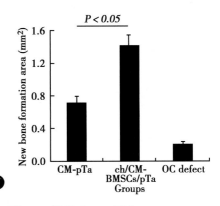

图 6-61 植入 16 周后硬组织切片和 Van Gieson 染色, bar =200μm

E. 通过改良 O'Driscoll 组织学评分描述新生软骨; F. 通过 Image J 测量 pTa 孔中的新骨形成区域

十四、骨髓间充质干细胞联合多孔钽 /Bio-Gide 胶原膜重建关节软骨和软骨下骨治疗股骨头坏死的探索性研究

股骨头坏死(ONFH)可导致股骨头塌陷和髋关节快速破坏。ONFH 通常在发病期为 20~60 岁。在美国,每年约有 20 000~30 000 名新诊断骨坏死病人。一旦在这些病人中发生股骨头塌陷,能解除这些病人疼痛的首选治疗方法就是全髋关节置换术(THA),但现在接受 THA 治疗的病人年轻化越来越严重。

迄今为止已经研究了许多技术并将其应用于软骨损伤的治疗,包括微骨折(MF),镶嵌成形术(MO),自体软骨细胞移植(ACI)和生物材料。虽然构成了一线治疗方案,但其临床结果仍然不理想。特别是大多数治疗产生的修复组织是纤维软骨,不具备天然软骨功能。附有骨髓间充质干细胞(BMSCs)的多孔钽棒移植物在组织工程研究和临床应用中已经显示出巨大的优势。笔者的实验室前期工作也表明多孔钽与骨髓间充质干细胞可以治疗骨缺损。在临床上,多孔钽植入治疗股骨头坏死也是一种有效的方法。

在目前的工作中,笔者整合了多孔钽棒和两层 Bio-Gide 膜的生物降解速率,用于进一步外科手术中的体内软骨修复。这种非交联胶原膜可以附着大量细胞,促进其双层结构下的骨与软骨再生。

【材料与方法】

1. 动物模型 大连大学实验动物中心购买一组新西兰大白兔(n =60)。兔子的年龄在 3~4 个月之间,体重为 2.5~3.0kg。对所有实验用兔进行股骨头的血液中断术造模。静脉注射戊巴比妥钠(Sigma-Aldrich,St.Louis,MO,USA)以 30mg/kg 比例进行麻醉。常规备皮、局部消毒和铺巾后,沿大转子近端作纵向切口。沿肌束方向分离臀大肌,并将臀中肌的前三分之二与骨剥离。沿着转子间脊横向切开前外侧关节囊,离断韧带,使股骨头脱位。使用 11 号刀片,沿股骨头下沿 2mm 环切一周,将股骨颈底部的骨膜与关节囊的纤维组织一起剥离。然后重新回纳股骨头,逐层缝合关节囊和肌肉及皮肤组织。将兔子放在宽敞的笼子里,不限制其活动。每天监测它们的健康和运动方式,并且术后每周进行 X 线检查,持续 3 周。

2. 兔骨髓间充质干细胞的分离培养 实验组建立后,通过穿刺胫骨和股骨获取 8ml 骨髓。合并全骨髓并重悬于 DMEM/F12,添加 10%FBS,100UI/ml 青霉素,100μg/ml 链霉素,并接种到细胞培养皿中。将细胞保存在 37℃,5%CO $_2$ 。2 天后,用磷酸盐缓冲盐水(PBS)冲洗培养物以除去非贴壁细胞并更新培养皿。10~12 天后,细胞生长率约达到 90%,进行 MTT 测定并描绘第一代到第五代细胞生长曲线。

3. BMSCs 的免疫荧光染色 PBS 洗涤后,将盖玻片上生长的细胞在 4% 多聚甲醛中固定 20 分钟。在 37℃下用 3% 血清封闭 2 小时后,将细胞与 CD105(1:200 稀释)、CD34(1:200 稀释)或 CD45(1:200)孵育。在 4℃过夜。通过用同种型 IgG 抗体进行阴性对照。用 PBS 漂洗后,将细胞与 DAPI 一起温育 30 分钟。用 Olympus BX51 荧光显微镜观测、摄像。

4. BMSC 的流式细胞术分析 取第三代 BMSCs50 000 个,重悬于 2%FBS 的 PBS 中,内含有浓度为 5μg/ml 的抗体 CD34-APC,CD44-PE 或 CD90-FITC,或相应的小鼠 IG1 同种型(均来自 BD Biosciences,

Franklin Lakes,NJ),在 4℃避光中孵育 1 小时。去除未结合的抗体;将细胞重悬于 PBS 中,使其通过流式细胞仪进行检测。

5. 兔 BMSCs 软骨分化的鉴定　将第三代生长良好的 BMSCs(1×10^8 细胞 /ml)接种到 12 孔板上并培养 24 小时。完全黏附后,将 12 孔板中的细胞分成对照组和诱导组。对照组在补充有 10%FBS 的 a-MEM 中进一步培养,而诱导组在补充有软骨诱导剂的 H-DMEM 中培养(含有 TGF-110μg/L,IGF-I110μg/L,转铁蛋白 6.25mg/L,地塞米松 10mmol/L,维生素 C 0.05mmol/L)。每 2 天或 3 天换液一次,倒置显微镜下观察细胞形态变化。利用 JSM-1200EX 型透射电子显微镜(TEM)观察诱导后细胞的形态变化。21 天后通过免疫组织化学检测 Ⅱ 型胶原,在培养 14 天后通过甲苯胺蓝染色检查实验组中的 BMSC。

6. BMSC 与 Bio-Gide 胶原膜共培养　选择具有良好生长状态的第三代细胞,0.25% 胰酶消化,重悬于单细胞悬浮液中。细胞浓度调节至 5×10^6/ml,后接种到含有 Bio-Gide 胶原膜的 24 孔板中,再添加软骨诱导剂,置于 37℃、5%CO$_2$ 的培养箱中培养。21 天后从 24 孔板中取出具有 BMSC 的 Bio-Gide 胶原膜,然后进行胶原染色并用扫描电子显微镜(SEM)进行观察。

7. BMSC 与多孔钽共培养　经高压灭菌的多孔钽浸泡在 PBS 中以减少静电排斥。吸干支架周围的多余液体。200μl BMSC 悬浮液(5×10^6 个细胞 /ml)上样到多孔钽。将复合体在 37℃、5%CO$_2$ 培养箱中温育。每 2~3 天换液,共培养 21 天后取出,PBS 冲洗,2% 戊二醛固定 2 小时后,再次用 PBS 冲洗。接下来置于 50%、70%、80%、90% 和 100% 的酒精中进行 BMSC 脱水。然后使用 JEOLJSM-6360LV 仪器通过 SEM 检查。

8. 植入 BMSC 复合支架　在成功建立骨坏死模型后,将所有兔子随机分成 5 组,随机性别。按下列要求分组:A 组为空白对照(Empty);B 组为移植有单纯多孔钽(PT)的全层关节缺损组;C 组为移植有单纯 Bio-Gide 胶原膜(BG)的全层关节缺损组;D 组为移植有 Bio-Gide 胶原 / 多孔钽复合物(BT)的全层关节缺损组,E 组为移植有 BMSCs/Bio-Gide 贴剂 / 多孔钽化合物(BBT)的全层关节缺损模组(表 6-7)。在手术期间,使用与前期手术相同的方法找到兔股骨头。使用直径为 3mm 的钻头在股骨头的承重区造缺损(直径 3mm,深度 5mm)。根据实验组的设计,不处理缺损,或者将一个或两个带有适当的细胞的支架复合体植入缺损中。用 Vicryl 5-0 缝线缝合髋关节囊和皮下组织。用 Vicryl 4-0 缝线封闭皮肤。

表 6-7　实验分组设计

组别	英文简写	支架	兔 BMSCs(细胞数)
控制对照	Empty	无	0
单纯多孔钽	PT	多孔钽	0
单纯 Bio-Gide 胶原膜	BG	Bio-Gide 胶原膜	0
Bio-Gide 胶原膜 / 多孔钽	BT	Bio-Gide 胶原膜 / 多孔钽	0
骨髓基质干细胞 /Bio-Gide 胶原膜 / 多孔钽	BBT	多孔钽和 Bio-Gide 胶原膜	10^7

9. 组织学检测　将样品在 10% 的甲醛中固定。再将其在分级乙醇中脱水并包埋用于硬组织切片。制备 10μm 厚度的切片用于 Van Gieson 染色和甲苯胺蓝染色。简言之,将切片置于甲酸中 3 分钟,然后置于甲醇中 2 小时。洗涤后,将切片与亚甲蓝在 60℃ 中温育 5 分钟。多次漂洗后,将切片置于品红苦味酸染色 15 分钟。将载玻片在脱水醇中洗涤,然后使用倒置显微镜在 40× 和 100× 放大率下观察。根据 8 个标准对切片的软骨修复程度进行评分(表 6-8)。

表 6-8　兔骨软骨修复的组织学评分系统

软骨修复的组织学	评分
新生表面组织的形态学	
仅 AC;主要是透明软骨	3
纤维软骨(> 75% 的细胞呈球形)	2

续表

软骨修复的组织学	评分
主要是纤维组织（<75% 的细胞呈球形）	1
无组织 0	0
新生软骨的形态学	
组织仅有 AC	3
主要是透明软骨	2
纤维软骨	1
只有纤维组织 / 无组织	0
新生软骨的厚度	
与周围的软骨相似	3
大于周围的软骨	2
小于周围的软骨	1
没有软骨	0
关节表面规律性	
光滑，完整的表面	3
表面裂缝（新表面厚度 <25%）	2
深裂缝（新表面厚度 25-99%）	1
完全破坏新表面	0
软骨细胞分布	
柱状	3
混合柱状簇	2
集群	1
单个或无组织的细胞	0
软骨细胞	
相似数量的软骨细胞	3
更多的软骨细胞	2
更少的软骨细胞	1
无软骨细胞	0
Van Gieson 染色	
相似的染色强度	4
染色强度更强	3
中等染色强度	2
染色强度差	1
染色强度很小	0
相邻软骨的软骨细胞和 GAG 含量	
具有正常 GAG 含量的正常细胞构成	3
具有中等 GAG 含量的正常细胞构成	2
显然较少的 GAG 含量较低的细胞	1
几乎没有 GAG 或没有软骨的细胞	0

10. 统计学分析 使用 SPSS 22.0 对所有数据进行统计学分析,并将定量数据用均值 ± 标准差(SD)表示。使用双向方差分析(ANOVA)进行多重比较。当 $P<0.05$ 时,认为有统计学差异。

【结果】

1. MTT 测定的细胞生长曲线 培养 72 小时后贴壁细胞数量增加,这些梭形细胞呈散在性分布。细胞增殖呈加速状态,培养 7 天后细胞逐渐整合到胶原膜中。每一代细胞生长曲线都显示 BMSCs 具有一些共性,接种后 3~4 小时出现贴壁细胞,2~3 天后缓慢达到对数生长期,7 天后细胞覆盖率超过 90% 并进行传代。每一代细胞形态都相对均匀,形成紧密交织的生长网络。第三代细胞增殖率在同一时间点略高于其他代,并且对数期持续时间相对较长。因此,考虑到生物学指标笔者选择第三代 BMSCs。

2. 免疫荧光鉴定 BMSC 第三代细胞表达 CD44 和 CD105,但不表达 CD34 或成纤维细胞标志物,表明这些细胞不是成纤维细胞,造血细胞或内皮细胞(图 6-62)。

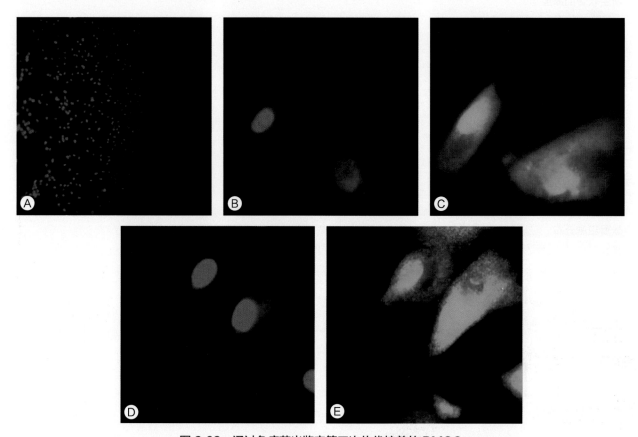

图 6-62　通过免疫荧光鉴定第三次传代培养的 BMSC

蓝色是 BMSCs 的细胞核。用标记 CD44+,CD105+ 和 CD34– 鉴定 BMSC。分离的细胞表达 CD44 和 CD105 蛋白,在细胞膜和细胞质中呈绿色荧光,而细胞对 CD34 是阴性的

3. BMSC 表型验证 在将 BMSC 与 CD34-APC,CD44-PE 和 CD90-FITC 一起温育后,通过流式细胞术(图 6-63)证实 BMSC 的表型表面蛋白表达。通过细胞计数法对 BMSC 的表征显示 CD34 的阳性染色为约 2.3%,CD44 为 74.6%,CD90 为 93.1%。

4. 鉴定兔 BMSC 分化 在软骨分化 2 周后,第三代 BMSCs 显示出许多可见的短粗微绒毛。这些细胞的细胞质含有大量细胞器,例如粗面内质网和丰富的高尔基复合体,表明细胞的旺盛分泌能力(图 6-64A)。当第三代 BMSCs 分化成软骨细胞时,软骨细胞呈纺锤形,圆形或多边形,交织生长。诱导 21 天后,阳性细胞数进一步增加,阳性反应变得更明显(图 6-64B)。甲苯胺蓝染色显示诱导的细胞呈阳性反应,可观察到细胞内部和外部的深蓝色斑块和细胞交织成网络(图 6-64C)。

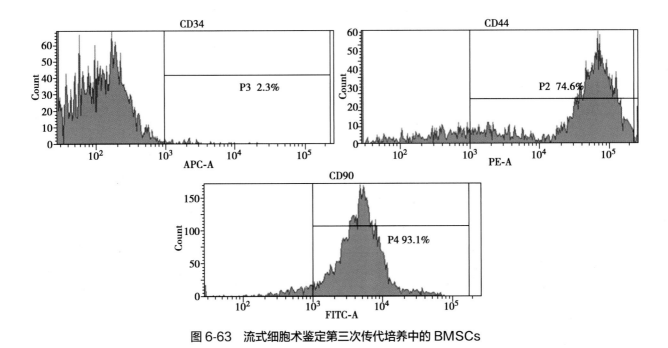

图 6-63 流式细胞术鉴定第三次传代培养中的 BMSCs

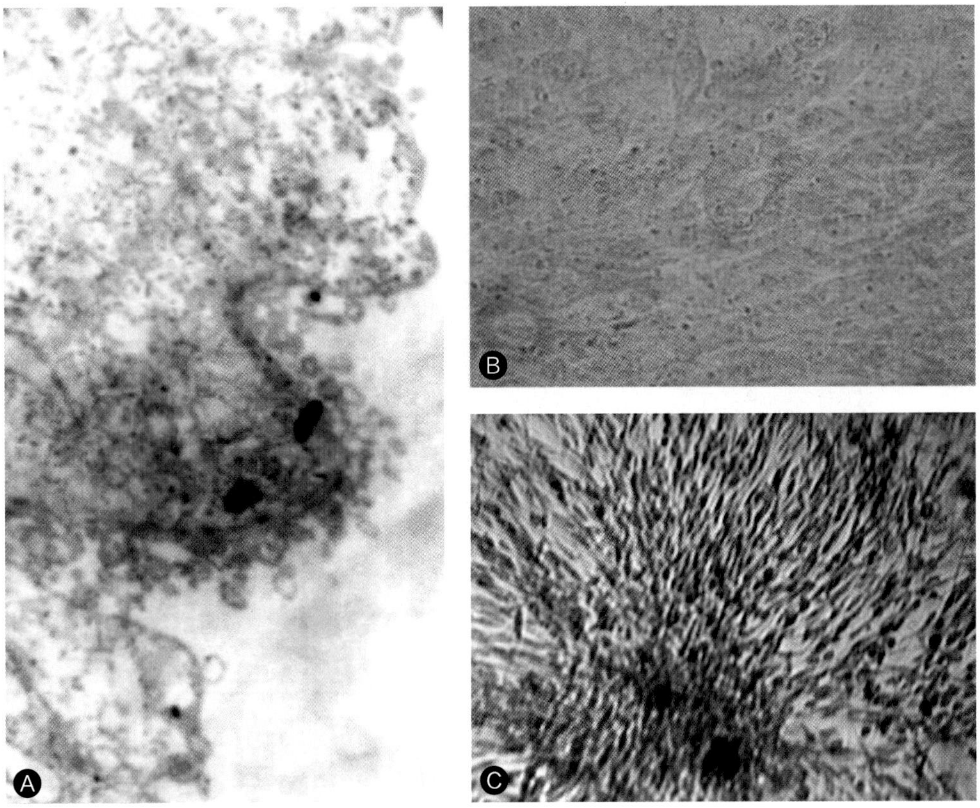

图 6-64 BMSC 显示用 H-DMEM 培养基进行软骨形成分化

5. BMSC 与 Bio-Gide 胶原膜或多孔钽共培养 将第三代 BMSC 接种在 Bio-Gide 胶原膜上进行复合培养,24 小时后一些 BMSCs 生长延伸到纤维材料中。随着时间推移多层 BMSCs 在胶原膜表面生长,TEM 检测显示 Bio-Gide 胶原膜表面有不同厚度的胶原纤维和小孔。培养 21 天后,胶原膜支架上的 BMSCs 显示出较高的密度和良好的生长状态;细胞增殖导致形成彼此紧密间隔的交织层,并且细胞体突起以互连的方式延伸。此外,BMSC 分泌大量基质,看起来呈多边形或梭型伸展,具有生物膜整合功能的长伪足延伸到生物膜中(图 6-65A)。细胞培养 21 天后,许多 BMSC 形成互连并表现出完全扩散的表型(图 6-65B)。

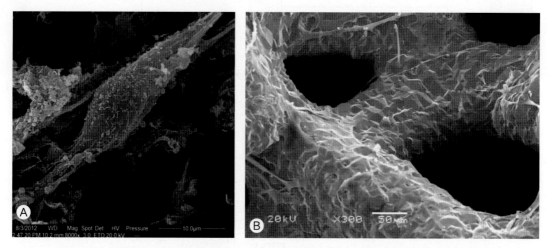

图 6-65 通过 SEM 观察与 Bio-Gide 胶原膜或多孔钽共培养的 BMSC 的形态学

6. 组织学观察和评分 空白对照组的表面组织含有大量纤维组织及纤维软骨。BG 组样品在表面上能看到透明软骨,绝大多数 PT 样品仅在缺损的钽表面上有薄层软骨细胞组织。与 BG 样品一样,两个 BT 样品在表面上含有透明软骨。BBT 样品在缺损的边缘或内部里均有透明软骨,并有一部分纤维组织位于缺损表面的中心。在对表面新生组织的形态进行评分后,观察到与 PT 和 BT 样品相比,BBT 样品具有更高质量的表面组织(图 6-66,图 6-67)。尽管 BG 样品在表面上含有比 PT 样品更多的透明软骨,但是在 BG 样品中的新透明软骨下发现了可能导致软骨塌陷的大空隙。在多孔钽的表面和 PT,BT 和 BBT 样品的孔中观察到新的骨组织和纤维结缔组织,以 BBT 为佳(图 6-67,图 6-68)。

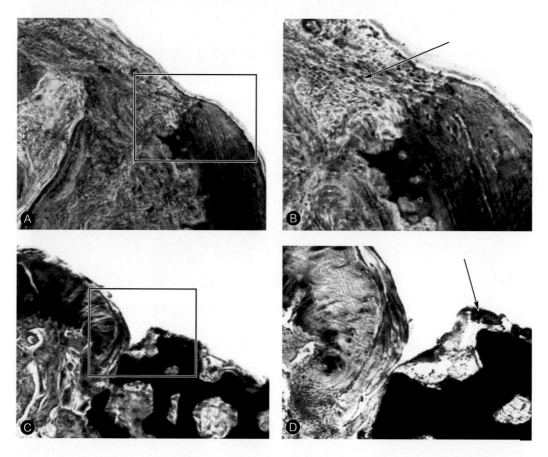

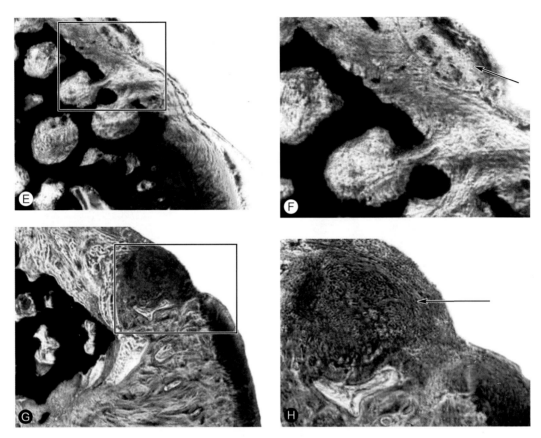

图 6-66　12 周后组织形成的代表性切片
切片用 Van Gieson 染色染色。A、C、E 和 G 中的图像放大率 ×10，B、D、F 和 H 中的放大率 ×40

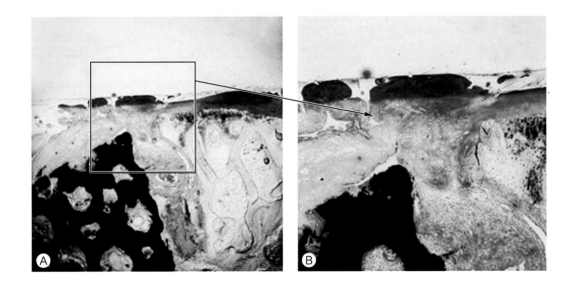

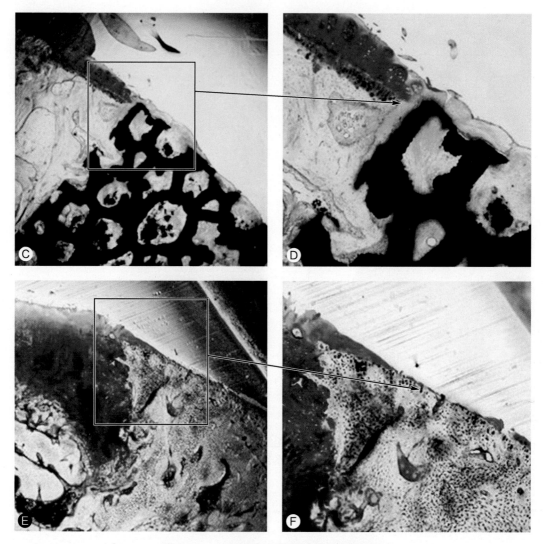

图 6-67　12 周后新组织形成的代表性切片

切片用甲苯胺蓝染色法染色。A,C 和 E 中的图像放大率 ×4,B,D 和 F 中的放大率 ×10

　　当评估在缺损部位形成的新软骨组织的形态时(图 6-67),笔者再次发现几乎所有空白和 PT 样本都显示缺损部位没有软骨生长或软骨几乎完全由纤维软骨组成。然而,大部分 BT 和 BBT 样品主要含有透明软骨而不是纤维软骨。此外,尽管一些样品显示没有软骨组织或主要呈现为纤维软骨,但组织学评分仍显示 BBT 样品中的软骨质量显著高于其他组。

　　与软骨形态的评估一致,对 Van Mieson 染色缺陷的评估显示,与空白组和 PT 组相比,BBT 样品中的染色更强烈。在空白和 PT 组样品中观察到很少甚至没有 Van Gieson 的染色,而在 Bio-Gide 胶原膜的实验组中经常观察到更明显的染色。

　　当评估新生软骨组织的厚度时,笔者发现空白组和 PT 组中的纤维软骨一般比相邻的软骨厚度更薄。相反在 BBP 样品中笔者发现新的软骨组织比邻近的组织厚。新软骨组织的厚度与 BG 和 BP 样品中的邻近组织的厚度相似。组织学评分显示 BBT 样品具有显著增厚的软骨组织,然后是 Empty,PT,BCM 和 BT 样品。当评估关节表面的规律性以及相邻软骨的软骨细胞和糖胺聚糖(GAG)含量时,可看到空白组样品显示出比 PT,BG,BT 和 BBT 样品更差的成绩。空白组和 PT 样品显示出比 BG,BT 和 BBT 样品更差的规律性。然而,BT 和 BBT 样品显示出比空白组的 PT 和 BG 样品更好的邻近软骨质量。

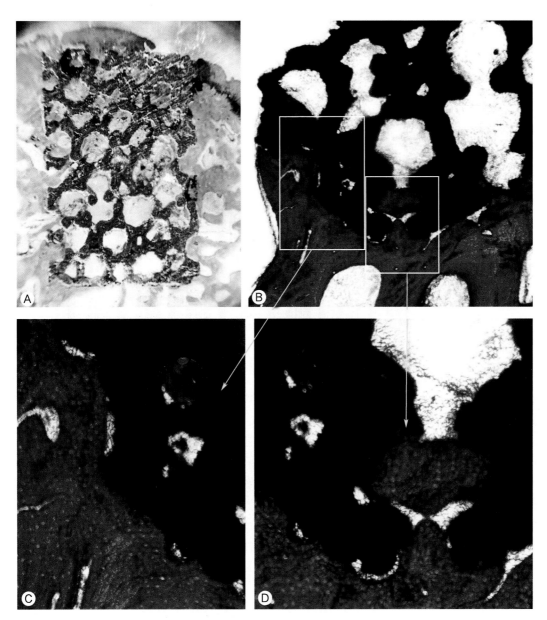

图 6-68　12 周后多孔钽周围骨生长的代表性组织切片

切片用 Van Gieson 染色

当评估组织中软骨细胞的分布时,笔者看到空白组和 PT 样品主要由个体或无组织细胞组成,而 BG、BT 和 BBT 样品主要由聚集的软骨细胞组成。因此,与其他组相比,BBT 组在软骨细胞分布中得分显然更高(图 6-68)。

当评估新软骨组织中的软骨细胞结构时,可看到 BBT 样品的得分显著高于其他样品。并且 BBT 组具有较大的样品,其具有比周围组织更高的软骨细胞密度(图 6-69)。

表 6-8 中列出了每个类别的具体评分标准。NST:新表面组织的形态。NC:新生软骨组织的形态学。TNC:新生软骨的厚度。JSR:复合体表面规律性。CD:软骨细胞分布。CC:软骨细胞的细胞性。VG 染色:Van Gieson 的染色。GAG:邻近软骨的软骨细胞和 GAG 含量。

【讨论】

ONFH 可导致股骨头塌陷,侵袭关节软骨和软骨下骨。修复全层关节软骨缺损是极其困难的,而修复这种无血供的缺损更是极具挑战性的。笔者选择预建立的 ONFH 中骨软骨缺损的模型作为该研究的动物模型。Mizuno 等人使用未成熟的 3~5 个月大的狗,在股骨颈周围系上丝线,并通过将两个薄的聚乙烯薄膜插入切割的凹槽中来阻塞内侧和外侧骨骺血管。这些作者能够实现头内的完全缺血。因此,笔者选择这种方法来中断兔模型中股骨头血供。

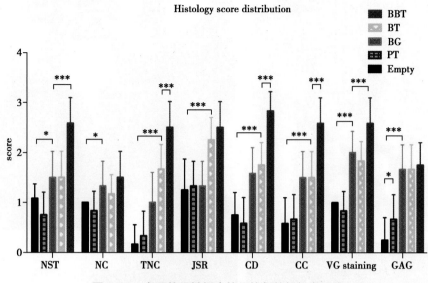

图 6-69　兔骨软骨缺损中软骨修复的组织学评分

　　临床上,长期以来一直认为自体软骨细胞具有在体内移植修复软骨缺损的能力。在本研究中,笔者在含有 TGF-110μg/L,IGF-I110μg/L,转铁蛋白 6.25mg/L,地塞米松 10mmol/L 和维生素 C 软骨诱导剂的 H-DMEM 中培养第 3 代 BMSCs。诱导 21 天后,阳性细胞数进一步增加,阳性反应变得更明显。甲苯胺蓝染色显示诱导的细胞呈阳性反应。Bio-Gide collagen 膜包含两层:①致密层,旨在防止软结缔组织细胞侵入膜保护区;②多孔层,当施用时,面向骨缺损并由松散排列的胶原纤维组成,其起到稳定凝块的作用并使骨细胞能够整合到膜中。Warnke 等人用 Bio-Gide 膜与人骨膜细胞共培养,在接种后 7 天骨膜细胞层覆盖膜表面。在笔者的研究中,将细胞浓度调节至 5×10^6/ml,接种到含有 Bio-Gide 胶原膜的 24 孔板中,然后在补充有软骨诱导剂的 H-DMEM 中培养 21 天。获得的图像显示细胞体突起与 BMSC 分泌的大量基质相互连接,可看到连接呈多边形或梭型拉伸及伪足延伸到生物膜中。其他几项研究表明,软骨细胞 / 支架在软骨和骨软骨缺损方面取得了类似的成功。

　　正如之前假设,Bio-Gide 膜与诱导 BMSCs 的复合体促进了体内软骨修复,其主要特征在于修复组织由更厚的透明样软骨组成,具有更强烈的 Van Gieson 染色。相反,在空白组、PT、BG 和 BT 组样品中形成的新软骨主要由纤维软骨组成,纤维软骨是一种常见形式的修复组织,主要由Ⅰ型胶原和少量的Ⅱ型胶原蛋白和蛋白多糖组成。纤维软骨无法承受长期的机械负荷,并且可能会随着时间的推移而更差,因此与透明软骨相比,这种组织的机械性能较差。基于组织学评分,Empty、PT、BG 和 BT 样品的相邻软骨显示出相对于 BBT 样品的退行性改变的迹象,提供了修复组织过去或未来恶化的可能性的证据。对未来研究中的其他时间点的研究可能会揭示该组织的长期稳定性。总体而言笔者能看到 BBT 样品与 Empty、PT、BG 和 BT 样品相比可形成具有更高质量组成和结构的新软骨组织。该 BBT 组织的质量与天然透明软骨更相似,并且与其他样品中观察到的纤维软骨相比,预期其将具有更优秀的功能性和使用价值。

　　一些研究报道了多孔钽优异的生物相容性,笔者之前的研究还报道了多孔钽可用于治疗塌陷后期的 ONFH。尽管以前没有相关研究,但笔者目前的研究结果表明,BMSCs 与多孔钽的共培养可以在 ONFH 中实现更好的骨向内生长。在与多孔钽共培养 21 天后,许多 BMSC 通过体外 SEM 检测显示彼此连接和完全扩散的表征。

　　植入 12 周后,在 BBT 样品中观察到更好的骨向内生长。此外,SEM 结果表明,钽的三维多孔结构促进了营养物质和代谢物的分泌和渗透,这些研究结果表明,国产多孔钽具有优异的生物相容性。该研究证明了共培养 BMSCs、Bio-Gide 胶原蛋白和多孔钽在 ONFH 兔模型中修复股骨头软骨缺损的能力。

这些结果对软骨组织工程具有重要意义，因为它们不仅证明了这种共培养可用于防止 ONFH 后期的骨崩塌，同时还能实现相当水平的软骨修复。

十五、犬激素性股骨头坏死骨内血运变化的实验研究

股骨头坏死的病因多种多样，如创伤、激素、酒精等，其共同的病理变化大都是股骨头血液供应受到破坏，从而继发的骨组织的一系列病理变化，包括骨细胞和骨髓组织的坏死，骨小梁的断裂，股骨头的塌陷。而股骨头微循环的结构和功能的变化与股骨头坏死的发生有着直接的关系。而股骨头微血管的损伤，骨内血流动力学的改变，血液的凝血状况都会直接影响股骨头的物质交换。因而研究股骨头微血管的特殊的三维结构，对于笔者研究股骨头坏死的病理生理机制有至关重要的作用。目前国内外学者普遍认为股骨头的供血是分区域供应的，上支持带动脉是股骨头的主要供血动脉。而近年来，赵德伟教授等通过硫酸钡 - 明胶灌注骨内动脉，Micro-CT 扫描三维重建后发现，股骨头的动脉供血不分区域，下支持带动脉也是股骨头重要的供血动脉；各支持带动脉分别在骺板上下相互吻合，分别形成骺基底部动脉网和干骺血管网。而根据股骨头动脉血供的这些特点，对股骨颈骨折和股骨头坏死的研究治疗提供了新的思路。本章应用相同的方法灌注犬股骨头，以研究股骨头动脉供血和人股骨头动脉供血的异同点，同时观察犬早期激素性股骨头坏死过程中的动脉供血变化，从而为股骨头的诊断和治疗提供新的血运依据。

【材料与方法】

1. 股骨头坏死模型的建立　2 岁龄杂种犬 24 只，雌雄不限。实验犬购入后，分笼饲养，第 1 周行适应性喂养，1 周后观察犬生活状态无异常方可进行试验。随机分成 2 组，实验组 16 只，对照组 8 只。于后肢内侧静脉向实验组注射 9μg/kg LPS1 次，24 小时后，每隔 24 小时 MPSL 20mg/kg 肌内注射，连续 3 天。对照组注射同等剂量的生理盐水。注射内毒素后行注射青霉素 20 万 U/(kg·d) 预防感染及中毒性休克，连续 1 周。造模后 6 周、12 周各组动物分别取半数行硫酸钡血管灌注 Micro-CT 扫描，最后处死动物行病理学检查观察骨内血管的病理变化。

2. 血管灌注 Micro-CT 扫描和三维重建　实验犬在灌注前禁食水 12 小时左右，然后用 3% 戊巴比妥钠［30mg/(kg·ml)］腹腔注射联合陆眠宁 (0.05ml/kg) 肌内注射麻醉、仰卧位固定后。取旁正中切口，切开皮肤，皮下，钝性分离腹部肌肉，切开腹膜，进入腹腔，从左肾内侧分离肾周脂肪组织，可触及腹主动脉搏动，钝性分离腹主动脉，尽量避免损伤分支，以免灌注液外流，影响灌注效果。然后结扎近端腹主动脉，远端置管。经肝素盐水抗凝，4% 甲醛溶液固定完全后，自动脉端将 50℃的明胶 - 硫酸钡混悬液。待肠管和下肢末梢可见白色硫酸钡填充为止，然后结扎腹主动脉和下腔静脉的远端，取双下肢股骨标本，4% 多聚甲醛固定，4℃冰箱过夜。运用 Micro-CT 扫描三维成像系统进行扫描，然后应用系统自带 Cobra 软件将采集到的高分辨率图像进行三维重建。

3. 骨松质骨矿物量和骨小梁显微结构分析　选择与扫描股骨头样本相同的协议扫描骨密度标准对比品，将标准件扫描图像导入分析软件，选择已知密度区域对应的 CT 值 (Hu)，建立骨矿密度工作曲线。然后将标本采集的图像导入西门子图像分析软件 IRW，选择 3D 图像分析，然后按照 Hu 值进行图像分割，在股骨头的中心区域手动选择相同位置和体积的感兴趣区 (region of interest, ROI)，骨松质 CT 值范围为 600~3 000HU，血管。根据骨小梁和骨髓阈值的不同分别提取感兴趣区域内的骨小梁和骨髓图像。然后将大于 >3 000HU 的图像以等值面重建 (isofurface) 的方法获得三维的血管造影图像。然后可计算出骨小梁的平均 CT 值，然后将该值输入骨矿密度工作曲线表，即可自动计算出骨小梁的骨矿物量。以及骨小梁显微结构的各个参数：骨小梁厚度，骨体积分数，骨小梁的数量等。计算出 ROI 内的血管体积后除以 ROI 的体积，获得血管体积分数。

4. 骨内血管形态学定量测定　将 HE 染色的骨组织切片，于显微镜下观察染色情况，并拍摄照片、保存。每张股骨头切片上下左右以及中心随机选择 5 个光镜视野进行血管形态的观察并计数。计数视野内的动脉和静脉数目，并观察血管有无狭窄，变形；将狭窄和正常无狭窄的血管分别计数。然后进行统计学分析。

【结果】

1. 血管灌注后大体标本观察　从股骨近端的大体标本笔者可以观察到发自旋股内侧动脉的上支持带动脉和下支持带动脉、发自旋股外侧动脉的前支持带动脉和发自闭孔动脉的股骨头圆韧带动脉都有乳白的硫酸钡填充,造影剂显示清晰(图6-70)。

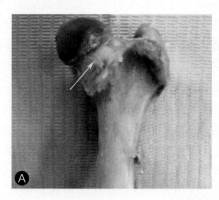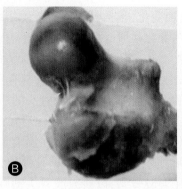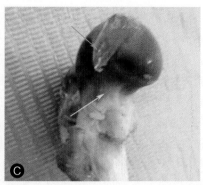

图6-70　血管灌注后的各支持带动脉及圆韧带动脉

2. Micro-CT断层图像　硫酸钡灌注后的血管CT值大于3 000HU,最大值可达到15 000HU,股骨头内松质骨骨小梁的CT值<3 000HU,因而可以将Micro-CT的断层图像上骨小梁结构及由硫酸钡反映出的血管轻易地区分开。可以实现在任意层面的骨小梁结构以及骨矿物量和血管分布的同时观察。股骨头断层图像上可见骨小梁分布规律,骨髓腔内可见散在分布的点状或长条形的高亮血管影(图6-71)。

3. 二维血管重建图像　应用大体分析模块的最大密度投影可获得血管的整体二维叠加图像,可以显示股骨头血管的二维分布(图6-72)。正常犬股骨头的骨小梁结构是一个规则、连续、完整的树枝状的三维网状结构,走行规律。模型组股骨头内血管明显受到损伤,血管总量减少,局部狭窄,部分或全部细小分支消失,走行迂曲。

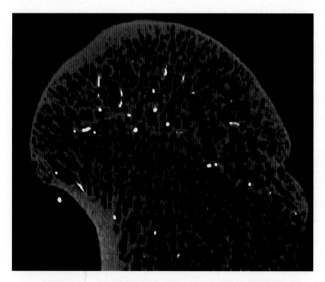

图6-71　犬股骨头灌注后Micro-CT断层图像

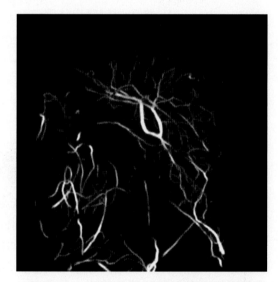

图6-72　犬股骨头灌注后最大密度投影图像

4. 正常犬与人股骨头内血管三维结构对比　三维重建后的血管灌注图像,可以在观察任意区域血管的结构,如直径、连续性、数量等,并可显示犬骨内微血管的三维分布情况。犬股骨近端血管网的三维结构显示犬股骨头的供血与人相似(图6-73):上支持带动脉、下支持带动脉、前支持带动脉和圆韧带动脉,髓内滋养动脉是股骨头的主要供血动脉。股骨头的各供血动脉无严格的分区现象;各支持带动脉进入股骨头内,分别向上向下发出分支,向上的分支(骺动脉)在骺板上分相互吻合形成骺基底部动脉网(骺网,见图

6-74);向下的分支(干骺动脉)与髓内滋养动脉相吻合成相对松散的网状结构;上支持带动脉是犬股骨头最重要的供血动脉,髓内滋养动脉也是股骨头的重要的供血动脉,其在骺板下方,股骨头的边缘与各支持带动脉相互吻合成网,并且股骨头中心位置有分支将骺上动脉网和骺下动脉网直接相连。骺板上方的动脉通过血管弓的形式相互吻合,而终末动脉,从血管弓上垂直发出。

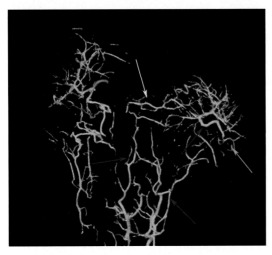

图 6-73　犬股骨近端骨内血管的三维分布

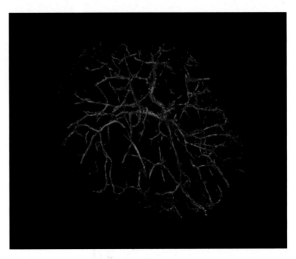

图 6-74　犬股骨头骺基底动脉网的三维形态

5. 犬股骨头坏死骨内血管及显微结构的变化　在坏死组的股骨头可以更加明显地观察无血管区以及血管密度增加区的分布方式,通过共同显像可以使三维造影图像与扫描的任意断层图像相结合,实现血管三维形态与骨结构及矿物量检查紧密结合,可以根据血管的分布情况选取兴趣区相对应部位的骨显微结构及骨矿物量进行量化计算,同时也可以根据相同的骨小梁分布形态对应相应部位的血管分布情况。

骨小梁显微结构分析可见模型组 6 周股骨头内总体骨密度减低,骨小梁变细,间距增大,骨体积分数减少,且差异具有统计学差异,而 12 周时,差异性明显加大(图 6-75)。激素性股骨头坏死骨内血管三维图像显示造模后 6 周发现,股骨头内供血动脉体积有所减少,减少的主要是终末分支,支持带动脉的分支骺动脉依然存在;而在 12 周时,支持带动脉的分支骺动脉主干明显狭窄,迂曲,甚至部分主干未显影;其对应的终末分支消失,可见无血管区的坏死区,未见明显的血管存在(图 6-76)。统计学数据显示模型组股骨头部血管体积分数低于对照组股骨头部血管体积分数,且差异具有统计学意义($P<0.05$)。

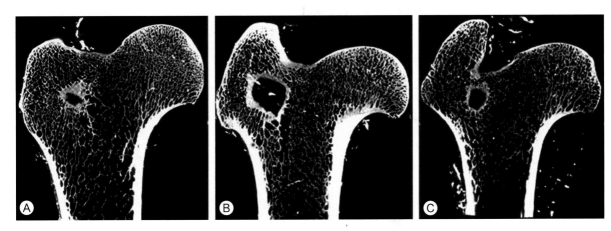

图 6-75　股骨头坏死骨显微结构变化图

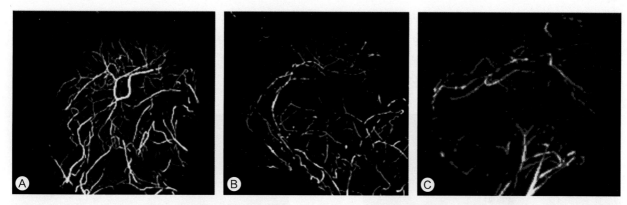

图 6-76　犬股骨头坏死骨内血管三维结构变化图

6. 犬股骨头坏死骨内血管的病理学变化　犬股骨头病理切片标本经 HE 染色后在显微镜下观察骨内动静脉的病理变化(图 6-77):造模后 6 周时骨小梁形态未见明显变化,部分骨小梁可见骨小梁的骨细胞核固缩,空骨陷窝明显增多。髓腔内发生弥漫性的微血栓,出现大量脂肪细胞及泡沫细胞,静脉受压,变形。炎细胞及新生血管,坏死骨小梁周围出现少量成骨细胞及纤维组织修复。造模 12 周时可见软骨变薄、剥脱,软骨下骨骨小梁断裂、坏死较 6 周时增多,死骨周围纤维组织增生,伴有反应性增粗的骨小梁及不定形的坏死细胞碎片,骨质边缘出现拥挤、肥胖的成骨细胞,髓腔内造血细胞明显减少,动脉管壁变厚,内膜增生,管腔狭窄,甚至闭塞。通过分别计数骨内动静脉的异常的比例,笔者发现模型制作 6 周后,骨内静脉的狭窄率明显高于对照组,而动脉的狭窄率无统计学差异;12 周时,骨内静脉的狭窄率明显高于对照组,但与 6 周时无明显差异;骨内动脉的狭窄率与对照组和模型 6 周都有统计学差异。

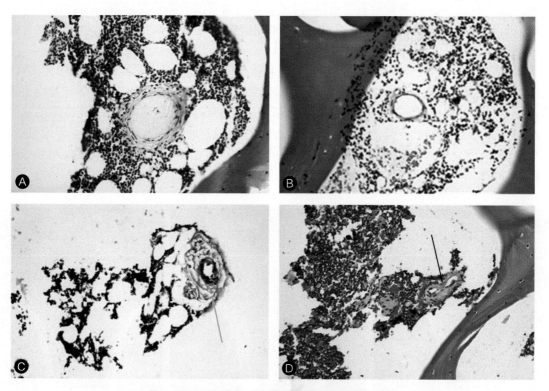

图 6-77　HE 染色观察股骨头骨内动静脉的变化

A. 正常动脉;B. 正常静脉的形态;C. 动脉壁增厚,内膜,中膜增生;D. 静脉脉受压变形,管壁增厚,管腔狭窄(400×)

【讨论】

1. 犬和人股骨头·骨内动脉血供的对比　在既往的研究中,国内外学者普遍认为股骨头的各支持带动脉供应特定的区域的,旋股内侧动脉及上支持带动脉是股骨头的主要供血动脉。赵德伟教授及其团队通过血管灌注的方法明确了人股骨头骨内动脉网的三维结构,研究发现:股骨头的动脉供血不存在明显分区现象;下支持带动脉是股骨头重要的供血动脉;各支持带动脉的分支在骺板上、下方相互吻合形成骺基底部动脉网(骺网)和干骺血管网,二者独立又通过支持带吻合;股骨头的表面血供来源于骺网垂直发出的动脉弓状结构。股骨头内的动脉循环由股骨头骺循环和干骺循环组成。本研究中发现犬股骨头的血供和人极为相似:上支持带动脉、下支持带动脉、前支持带动脉和圆韧带动脉,髓内滋养动脉相互吻合形成骺基底部动脉网(骺网);股骨头的动脉供血不分区域;上支持带动脉也是犬股骨头最重要的供血动脉。而髓内滋养动脉与骺板上方直接相通,这一点是与人动脉网的不同。犬股骨头内血管的三维结构的构筑,以及其与人相似的结构对于笔者通过犬股骨头坏死的动物模型进一步研究股骨头坏死过程中的骨内微循环形态结构的变化具有重要的意义。

2. 股骨头骨内血管灌注的现状 目前血管灌注的方法很多,骨外的血管一般采用乳胶铸型;应用于骨内的血运研究方法有明胶墨汁灌注,Microfill 灌注,Angiofil,Mercox 灌注等。明胶墨汁灌注需要做成病理切片才能观察,而且只能进行二维图形采集,因而应用有一定的局限性。Microfill,Angiofil 两种灌注剂都可以进行血管的 Micro-CT 扫描和三维重建,但由于其分子量低,需要事先进行脱钙;而脱钙就意味着骨结构的破坏,同时可能带来血管信息的丢失,为骨的纤维结构和骨矿物量的研究带来了困难。Mercox是一种血管铸型剂,但其需要电子显微镜等一系列复杂操作才能获得三维图像。临床上常常应用 CTA,MRA 等观察股骨头的血供情况,但由于分辨率有限,无法获得骨内血管的足量信息。Qiu 等曾运用明胶 -硫酸钡灌注人股骨头的离体标本,重建了人股骨头骨内动脉的三维分布。本研究应用明胶 - 硫酸钡灌注,Micro-CT 扫描血管三维重建的方法,可以精确地呈现犬股骨头内血管的三维结构。同时也保留了骨的原始结构,便于对骨小梁计量学分析。

本研究发现在坏死组的股骨头可以更加明显地观察无血管区以及血管密度增加区的分布方式,通过共同显像可以使三维造影图像与扫描的任意断层图像相结合,实现血管三维形态与骨结构及矿物量检查紧密结合,可以根据血管的分布情况选取兴趣区相对应部位的骨显微结构及骨矿物量进行量化计算,同时也可以根据相同的骨小梁分布形态对应相应部位的血管分布情况。

在三维图像上造模后 6 周发现,股骨头内供血动脉总体积减少,终末分支减少,而不仅仅是坏死区。骺动脉依然存在;而在 12 周时,骺动脉主干明显狭窄,迂曲,甚至部分主干未显影;其对应的终末分支消失,可见无血管区的坏死区,未见明显的血管存在。统计学数据显示模型组股骨头部血管体积分数低于对照组股骨头部血管体积分数;骨小梁显微结构分析可见模型组 6 周股骨头内总体骨密度减低,骨小梁变细,间距增大,骨体积分数减少,而 12 周时的骨小梁结构更加稀疏及紊乱。因而笔者认为尽管在该模型中股骨头坏死在造模后 12 周一直在向坏死的趋势进展,即坏死 > 修复。总体来看,硫酸钡灌注 Micro-CT 扫描,骨内微血管三维重建可以清晰地显示骨内微血管的三维结构,同时结合病理学结果显示,骨内血管在6 周时静脉变化更为明显,12 周时,动静脉都发生了明显病理改变。该研究结果对于股骨头坏死的血运的研究具有重要的意义。

【结论】

1. 硫酸钡 - 明胶血管灌注法可以清晰地显示犬骨内微血管的三维结构,其类似于人股骨头内的血管网。股骨头的动脉供血不分区域;上支持带动脉、下支持带动脉、前支持带动脉和圆韧带动脉的骨内分支与髓内滋养动脉相互吻合形成骺基底部动脉网(骺网);上支持带动脉也是犬股骨头最重要的供血动脉。

2. 激素性股骨头坏死,在早期静脉回流障碍期,骨内压力增高,骨内静脉狭窄甚至闭塞,骨内动脉的终末支就出现了动力性供血不足,血管体积明显减少;到动脉缺血期,骨内动脉供血已经波及基底骺板动脉网,动脉供血已经处于失代偿期,股骨头缺血引起坏死。

参考文献

［1］陈可冀,张之南,梁子钧.血瘀症与活血化瘀研究.上海科学技术出版社,1990,213-314.

［2］陈中伟,张光键,仇红宝,等.带血管蒂的髂骨膜植入治疗股骨头无菌性坏死的探讨.骨与关节损伤杂志,1997,12：12-14.

［3］崔明,杜炯,李明祚,等.复骨丸防治激素性早期股骨头缺血性坏死的血液流变学及脂代谢的实验研究.中国中医骨伤科,1999,7(5):10-14.

［4］邓洁英,史铁繁.人生长激素及其分泌.国外医学(内科学分册),1980,4：145-152.

［5］樊粤光,袁浩,何伟,等.692例股骨头缺血性坏死病因调查分析.广州中医药大学学报,1994,11(1):29-31.

［6］范遗恩,乔建民,王日光,等.滑膜切除及血管植入治疗股骨头无菌性坏死,中华显微外科杂志,1988,11：207-208.

［7］顾正义.辨证分型内外合治股骨头缺血性坏死120例.上海中医药杂志,1995,10：42.

［8］过邦辅,编译.临床骨科生物学基础,上海:上海远东出版社,358。

［9］高铁军,谭富生.国产左旋多巴促进骨折愈合的实验研究.中华外科杂志,1990,28：367-370.

［10］贺西京.肾上腺糖皮质激素引起股骨头缺血性坏死的机制的实验研究.中华骨科杂志,1992,12(6):440.

［11］贺西京,毛履真,王坤正,等.激素性股骨头坏死与骨细胞脂肪性的实验.中华骨科杂志,1996,16：44-46.

［12］李嘉奠,张达荣,朱仲刚,等.血管炎.上海:上海科学技术文献出版社,1986.

［13］李涛,杨志明.月骨摘除及豆状骨植入腕骨的应力研究.中华手外科杂志,1996,12(2):103.

［14］李仪奎.中药药理实验方法学.上海:上海科学技术出版社,1991,149,300,353.

［15］李玉军,周雪明,刘德育,等.氢廓清技术定量测定股骨头血流量.中山医科大学学报,1997,18(增刊):51-53.

［16］李玉军,周尚礼.股骨近端的血管构筑及其临床意义.广东解剖学通报,1997,19：40-44.

［17］马贵骧,张铁立,吕泽,等.左旋多巴在早期骨修复中对前成骨细胞活力的影响.中华核医学杂志,1984,4：154-156.

［18］潘家祐,伍嘉宁.NO:中枢神经系统中一个新的重要信使物质.生理学报,1993,24：293-297.

［19］裴福兴,杨志明,黄富国,等.带蒂腕豆骨移位替代月骨缺血性坏死.中华骨科杂志,1996,16：29.

［20］孙捷.股骨头缺血性坏死的中药治疗.中国中医骨伤科杂志,1994,1(2):53-54.

［21］盛民立.血管内皮细胞与疾病.上海:上海医科大学出版社,1993,12.

［22］王坤正,杨万古,王春生,等.特发性股骨头缺血坏死早期细胞学超微结构改变的实验研究.中国矫形外科杂志,1996,3(1):51.

［23］王海彬,赵启爱,沈培芝,等.激素性股骨头缺血性坏死动物血管内皮的变化及中药作用.中国中医骨伤科杂志,2000,8(3):7-10.

［24］王心生.激素性股骨头缺血性坏死动物模型的研制,中华实验外科杂志,1993,3：136.

［25］王道隐,实用药物手册.济南:山东科学技术出版社,1987：514.

［26］王全平,陆裕朴,胡蕴玉.口服左旋多巴对骨折和髌软骨缺损修复影响的实验研究,解放军医学杂志,1983,8：321-325.

［27］王义生,毛克亚,李月白.酒精性股骨头缺血性坏死发病机理的实验研究,中华骨科杂志,1998,4.

［28］徐传毅,黄涛,邹季,等.从血瘀症论治激素性股骨头坏死的实验研究,中国骨医骨伤科杂志,2000,8(4):10-13.

［29］杨瑞合,王春河,丁兆生.高脂血症的防治.天津:天津科学技术出版社,1990,92-121.

［30］袁浩,何伟,李雄,等.生脉成骨胶囊治疗股骨头缺血性坏死的临床疗效观察——附193例286髋疗效分析,中医正骨,1999,2：45-46.

［31］袁浩,李雄,何伟,等.生脉成骨胶囊预防激素性股骨头缺血性坏死的实验研究.中国中医骨伤科,1999,7(4):6-10.

［32］赵德伟,王卫明,卢建民,等.髋前入路带血管蒂骨(膜)瓣转移治疗股骨头缺血性坏死.中华显微外科杂志,2000,23(4):257-259.

［33］赵德伟,王德仁,卢建民,等.带血管蒂大转子骨瓣及联合髂骨(膜)治疗股骨头缺血性坏死.中华显微外科杂志,1998,21(4):244-247.

［34］赵德伟,郭林,陈善宝,等.带血管蒂的髂骨膜植入治疗股骨头无菌性坏死的探讨.骨与关节损伤杂志,1997,12：12-14.

［35］赵万军.激素诱导股骨头缺血性坏死的发病机理及中医药的防治.中国中医骨伤科杂志,1998,6(6):49.

［36］朱盛修,周谋望.带血管蒂髂骨骨膜移位治疗股骨头缺血性坏死的实验研究.中华骨科杂志,1993,13：60-62.

［37］ 朱盛修,周谋望,王惠敏.带血管蒂的髂骨骨膜治疗股骨头缺血性坏死.中华创伤外科杂志,1992,8:321-323.

［38］ 朱盛修,周谋望.带血管蒂髂骨骨膜移位治疗股骨头缺血性坏死的实验研究.中华骨科杂志,1993,3:60-63.

［39］ 朱盛修.骨科手术学.北京:科技出版社,1997,374-376.

［40］ 张昌颖.生物化学.北京:人民卫生出版社,1978:497-498.

［41］ 郑召民,董天华.非创伤性骨坏死血管内凝血学说研究的进展.中华骨科杂志,1998,18(10):627-642.

［42］ 诸福度,崔明,吴林康,等.股骨头缺血性坏死的中医疗法.中国骨伤,1994,7(6):46-47.

［43］ Aisaka K,Gross SS,Griffith OW,et al.NG-methylarginine,an inhibitor of endothelium-derived nitric oxide synthesis,is a potent pressor agent in the guineaplg:does nitric oxide regulate blood pressure in vivo? Biochem Biophys Res Commun,1989,160:881-886.

［44］ Boyd AE,Lebovitz HE,Pfeiffer JB.Stimulation of human-growth-hormone secretion by L-dopa.N Eng J Med,1970,283:1425-1429.

［45］ Balducci R,Toscano V,Pasquino AM,et al.Bone turnover and bone mineral density in young adult patients with panhypopituitarism before and after long-term growth hormone therapy.Eur J Endocrinol,1995,132:42-46.

［46］ Barnard R,Ng KW,Martin TJ,et al.Growth hormone(GH)receptors in clonal osteoblast-like cells mediate a mitogenic response to GH.Endocrinology,1991,128:1459-1464.

［47］ Bak B,Jorgensen PH,Andreassen TT.The stimulating effect of growth hormone on fracture healing is dependent on onset and duration of administration.Clin Orthop,1991,(264):295-301.

［48］ Bak B,Jorgensen PH,Andreassen TT.Increased mechanical strength of healing rat tibial fractures treated with biosynthetic human growth hormone.Bone,1990,11:233-239.

［49］ Cui Q.Wang GJ,Balian G.Steroid-induced adipogenesis in a pluripotential cell line from bone marrow.J Bone Joint Surg,1997,79-A:1054-1057.

［50］ Calvert PT.Effects of Vascular occlusion on the femoral head in growing rabbits.Acta orthop,scand,1984,55:526-528.

［51］ Cruess RL.The etiology of steroid induced avasculsar necrosis of bone.Clin Orthop,1975,113:178-180.

［52］ Damry N,Schurmans T,Perlmutter N.MRI evaluation and follow-up of bone necrosis after meningococcal infection and dissemminaed intravascular coagulation.Pediatric Rediology,1993,23:429-431.

［53］ Einhorn TA.Enhancement of fracture-healing.J Bone Joint Surg,1995,77A:940-956.

［54］ Ficat RP.Necrosis of the femoral head.In:Hungerford DS(ed).Ischemia and necrosis of bone.Baltimore:Williams and Wilkins,1980.171-175.

［55］ Ficat RP.Idiopathic bone necrosis of the femoral head:early diagnosis and treatment.J Bone Joint Surg(Br),1985,67-B:3-9.

［56］ Tsai CL,Chen HT.Evidence for eicosanoids within the reparative front in avascvlar necrosis of human femoral head.Clin Orthop,1992,281:305-308.

［57］ Friedlander GE.Bone grafts:The basic science rationle for clinical application.J Bone Joint Surg,1987,69A:786-790.

［58］ Glueck CJ,Freiberg R,Glueck HJ,et al.Idiopathic ostenecrosis hypofibrinolysis high plasminogen activator inhibitor,high lipoprotein(a),and therapy with Stanozolol.American journal of Hematology,1995,48:213-220.

［59］ Green H,Morikawa M,Nixon T.A dual effector theory of growth hormone action.Differentiation,1985,29:195-198.

［60］ Hirata Y.Cellular machanism of endothelin-release from endothelial cells.Jep J Pharmacol,1991,55(suppl);51-55.

［61］ Idiopathic necrosis of the femoral epiphyseal nucleus in rats.Clinical Orthopedics and related research,1992,4:277-282.

［62］ Iversen PO,Nicolaysen G,Benestad HB.Endogenous nitric oxide causes vasodilation in rat bone marrow,bone,and spleen during accelerated hematopoiesis.Exp Hematol,1994,22:1297-1302.

［63］ Indresano AT,Lundell MI.Measurement of regional bone blood flow in the rabbit mandible using the hydrogen washout technique.J Dent Res,1981,60:1365-1370.

［64］ Isaksson OG,Lindahl A,Nillsson A,et al.Mechanism of the stimulatory effect of growth hormone on longitudinal bone growth.Endocr Rev,1987,8:426-438.

［65］ Jones JP.Fat embolism and osteonecrosis.Orthop Clini-North Am,1985,16:595-633.

［66］ Jone JP.Intravascular coagulation and osteonecrosis.Clini Orthop,1992,277(4):41-53.

［67］ Jones JP.Fat embolism,intravascular coagulation and osteonecrosis.Clini Orthop,1993,294-308.

［68］ Jones JP.Intravascular coagulation and osteonecrosis.Clin Orthop,1992,277:41-46.

［69］ Jones JP.Etiology and pathogenesis of osteonecrosis.中华骨科杂志,1994,14:153.

［70］ Jackson WF.The endothelium-derived relaxing factor.J Reconstr Microsurg,1989,5:263-271.

［71］ Jones JP,Jr.Intravascular coagulation and osteonecrosis.Clin Orthop,1992,277:41-46.

［72］ Jaroma HJ,Ritsila VA.Behaviour of cancellous bone graft with and without periosteal isolation in　striated muscle.Scand J

Plast Reconstr Surg,1988,22：47-51.

［73］ Carulli C,Innocenti M,Brandi ML.Bone vascularization in normal and disease conditions.Front Endocrinol（Lausanne）2013；4：106.

［74］ Boureau F,Putman S,Arnould A,et al.Tantalum cones and bone defects in revision total knee arthroplasty.Orthop Traumatol Surg Res 2015,2：251-255

［75］ Cortes Y,Ojeda M,Araya D,et al.Isolation and multilineage differentiation of bone marrow mesenchymal stem cells from abattoir-derived bovine fetuses.BMC Vet Res,2013,9（1）：133.

［76］ Grayson WL,Bunnell BA,Martin E,et al.Stromal cells and stem cells in clinical bone regeneration.Nat Rev Endocrinol 2015,11：140-150.

［77］ Wauthle R,van der Stok J,Amin Yavari S,et al.Additively manufactured porous tantalum implants.Acta Biomater 2015,14：217-225.

［78］ Nukavarapu SP,Dorcemus DL.Osteochondral tissue engineering：current strategies and challenges.Biotechnol Adv.2013,31：706-721.

［79］ Li X,Ding J,Wang J,et al.Biomimetic biphasic scaffolds for osteochondral defect repair.Regen Biomater.2015,2：221-228.

［80］ Ding C,Qiao Z,Jiang W,et al.Regeneration of a goat femoral head using a tissue-specific,biphasic scaffold fabricated with CAD/CAM technology.Biomaterials.2013,34：6706-6716.

［81］ Xia H,Liang C,Luo P,et al.Pericellular collagen I coating for enhanced homing and chondrogenic differentiation of mesenchymal stem cells in direct intra-articular injection.Stem Cell Res Ther.2018,9：174.

［82］ Ogando CR,Barabino GA,Yang YK.Adipogenic and osteogenic differentiation of in vitro aged human mesenchymal stem cells.Methods Mol Biol 2018；doi:https://doi.org/10.1007/7651_2018_197.

［83］ Gou WL,Lu Q,Wang X,Wang Y,Peng J,Lu SB.Key pathway to prevent the collapse of femoral head in osteonecrosis.Eur Rev Med Pharmacol Sci.2015,19（15）：2766-2774.

［84］ Zhao DW,Yu M,Hu K,et al.Prevalence of Nontraumatic Osteonecrosis of the Femoral Head and its Associated Risk Factors in the Chinese Population：Results from a Nationally Representative Survey.Chinese medical journal.2015,128（21）：2843-2850.

［85］ Mont MA,Jones LC,Hungerford DS.Nontraumatic osteonecrosis of the femoral head：ten years later.The Journal of bone and joint surgery.American volume.2006,88（5）：1117-1132.

［86］ Sultan AA,Mohamed N,Samuel LT,et al.Classification systems of hip osteonecrosis：an updated review.International orthopaedics.2018,（Suppl 3）：1-7.

［87］ Wang C,Meng H,Wang Y,et al.Analysis of early stage osteonecrosis of the human femoral head and the mechanism of femoral head collapse.International journal of biological sciences.2018,14（2）：156-164.

［88］ Mankin HJ.Nontraumatic necrosis of bone（osteonecrosis）.The New England journal of medicine.1992；326（22）：1473-1479.

［89］ Hamaguchi H,Fujioka M,Takahashi KA,et al.Age-related changes in the hemodynamics of the femoral head as evaluated by early phase of bone scintigraphy.Annals of nuclear medicine.2006；20（1）：35-40.

［90］ Zhao D,Xiaobing Y,Wang T,et al.Digital subtraction angiography in selection of the vascularized greater trochanter bone grafting for treatment of osteonecrosis of femoral head.Microsurgery.2013,33（8）：656-659.

［91］ Wang B,Zhao D,Liu B,et al.Treatment of osteonecrosis of the femoral head by using the greater trochanteric bone flap with double vascular pedicles.Microsurgery.2013,33（8）：593-599.

［92］ Hernigou P,Flouzat-Lachaniette CH,Delambre J,et al.Osteonecrosis repair with bone marrow cell therapies：state of the clinical art.Bone.2015,70：102-109.

［93］ Petrigliano FA,Lieberman JR.Osteonecrosis of the hip：novel approaches to evaluation and treatment.Clinical orthopaedics and related research.2007,465：53-62.

［94］ Mont MA,Cherian JJ,Sierra RJ,et al.Nontraumatic Osteonecrosis of the Femoral Head：Where Do We Stand Today？A Ten-Year Update.The Journal of bone and joint surgery.American volume.2015,97（19）：1604-1627.

［95］ Crock HV.Anatomy of the medial femoral circumflex artery and its surgical implications.The Journal of bone and joint surgery.British volume.2001,83（1）：149-150.

［96］ Ohzono K,Takaoka K,Saito S,et al.Intraosseous arterial architecture in nontraumatic avascular necrosis of the femoral head.Microangiographic and histologic study.Clinical orthopaedics and related research.1992；(277)：79-88.

［97］ Grecula MJ.CORR Insights（R）：Which Classification System Is Most Useful for Classifying Osteonecrosis of the Femoral Head？Clinical orthopaedics and related research.2018,476（6）：1250-1252.

［98］ Fu W，Liu B，Wang B，et al.Early diagnosis and treatment of steroid-induced osteonecrosis of the femoral head.International orthopaedics.2018，（4）：1-5.

［99］ Starklint H，Lausten GS，Arnoldi CC.Microvascular obstruction in avascular necrosis.Immunohistochemistry of 14 femoral heads.Acta orthopaedica Scandinavica.1995，66（1）：9-12.

［100］ S HD.Early Diagnosis and Treatment of Ischemic Necrosis of the Femoral Head.1981.

［101］ Shah KN，Racine J，Jones LC，Aaron RK.Pathophysiology and risk factors for osteonecrosis.Current reviews in musculoskeletal medicine.2015，8（3）：201-09.

［102］ Hungerford DS，Lennox DW.The importance of increased intraosseous pressure in the development of osteonecrosis of the femoral head：implications for treatment.The Orthopedic clinics of North America.1985，16（4）：635-654.

［103］ Cao F，Liu G，Wang W，et al.Combined Treatment with an Anticoagulant and a Vasodilator Prevents Steroid-Associated Osteonecrosis of Rabbit Femoral Heads by Improving Hypercoagulability.Biomed Research International.2017，2017（370）：1624074.

［104］ Banerjee S，Issa K，Pivec R，et al.Osteonecrosis of the hip：treatment options and outcomes.Orthopedic Clinics of North America，2013，44：463.

［105］ Mont MA，Cherian JJ，Sierra RJ，et al.Nontraumatic Osteonecrosis of the Femoral Head：Where Do We Stand Today？A Ten-Year Update.JBJS 2015，97：1604-1627.

［106］ Sorich MM，Cherian JJ，Mcelroy MJ，et al.Osteonecrosis of the Hip in Hematologic Disease：A Review of Conditions and Treatment Options.Journal of long-term effects of medical implants，2015，25：253.

［107］ Fu W，Liu B，Wang B，et al.Early diagnosis and treatment of steroid-induced osteonecrosis of the femoral head. International Orthopaedics，2018，1-5.

［108］ Malizosa KN，Dailiana Z，Hantes M，et al.MR imaging findings in transient osteoporosis of the hip.European Journal of Radiology，2004，50：238-244.

［109］ Alyas F，James SL，Davies AM，et al.The role of MR imaging in the diagnostic characterisation of appendicular bone tumours and tumour-like conditions.European Radiology，2007，17：2675-2686.

［110］ Starr AM，Wessely MA，Albastaki U，et al.Bone marrow edema：pathophysiology，differential diagnosis，and imaging. Acta Radiologica，2008，49：771.

［111］ Colvin MP，Curran JP，Jarvis D，et al.Femoral artery pressure monitoring.Anaesthesia，1977，32：451-455.

［112］ Zhao D，Xiaobing Y，Wang T，et al.Digital subtraction angiography in selection of the vascularized greater trochanter bone grafting for treatment of osteonecrosis of femoral head.Microsurgery，2013，33：656-659.

［113］ Liu Y，Zhao D，Wang WM，et al.Hemodynamic changes in osteonecrosis treatment of the femoral head with iliac bone flaps pedicled with the lateral femoral circumflex artery ascending branch：A 10-year report.Technology & Health Care Official Journal of the European Society for Engineering & Medicine，2016，24：S493.

［114］ Gautier E，Ganz K，Krügel N，et al.Anatomy of the medial femoral circumflex artery and its surgical implications.Journal of Bone & Joint Surgery British Volume，2000，82：679.

［115］ Hayes CW，Conway WF，Daniel WW.MR imaging of bone marrow edema pattern：transient osteoporosis，transient bone marrow edema syndrome，or osteonecrosis.Radiographics，1993，13：1001-1011.

［116］ Ting，Han C，Arora，et al.Bone marrow edema syndrome of the hip：an update on current concepts.Current Orthopaedic Practice，2016，27.

［117］ Theruvath AJ，Sukerkar PA，Bao S，et al.Bone marrow oedema predicts bone collapse in paediatric and adolescent leukaemia patients with corticosteroid-induced osteonecrosis.European Radiology，2018，28：410-417.

［118］ Koo KH，Ahn IO，Song HR，et al.Increased perfusion of the femoral head in transient bone marrow edema syndrome.Clin Orthop Relat Res，2002，402：171-175.

［119］ Berger CE，Kröner AH，Minai-Pour MB，et al.Biochemical markers of bone metabolism in bone marrow edema syndrome of the hip.Bone，2003，33：346-351.

［120］ Orth P，Anagnostakos K.Coagulation abnormalities in osteonecrosis and bone marrow edema syndrome.Orthopedics，2013，36：290-300.

［121］ Qiu X，Shi X，Ouyang J，et al.A method to quantify and visualize femoral head intraosseous arteries by micro-CT.Journal of Anatomy，2016，229：326-333.

［122］ Zhao D-W，Yu X-B.Core decompression treatment of early-stage osteonecrosis of femoral head resulted from venous stasis or artery blood supply insufficiency.journal of surgical research，2015，194：614-621.

［123］ Liu Y，Zhao D，Wang W，et al.Efficacy of core decompression for treatment of canine femoral head osteonecrosis induced by arterial ischaemia and venous congestion.Hip International,2017,27 :406-411.

[124] Sadile F,Bernasconi A,Russo S,et al.Core decompression versus other joint preserving treatments for osteonecrosis of the femoral head:a meta-analysis.British medical bulletin,2016,118 :33-49.

[125] Zhao D,Cui D,Wang B,et al.Treatment of early stage osteonecrosis of the femoral head with autologous implantation of bone marrow-derived and cultured mesenchymal stem cells.Bone,2012,50 :325-330.

[126] Zhao D,Zhang Y,Wang W,et al.Tantalum rod implantation and vascularized iliac grafting for osteonecrosis of the femoral head.Orthopedics,2013,36 :789-795.

[127] Zhao D,Huang S,Lu F,et al.Vascularized bone grafting fixed by biodegradable magnesium screw for treating osteonecrosis of the femoral head.Biomaterials,2016,81 :84-92.

[128] Zhao D,Wang B,Guo L,et al.Will a vascularized greater trochanter graft preserve the necrotic femoral head？ Clinical Orthopaedics and Related Research® 2010 ;468 :1316-1324

[129] Zhao D,Cui D,Lu F,et al.Combined vascularized iliac and greater trochanter graftings for reconstruction of the osteonecrosis femoral head with collapse:Reports of three cases with 20 years follow-up.Microsurgery,2012,32 :546-551.

[130] Jiang S,Tan Y,Lei W,et al.Study on the epidemiology of bone marrow edema caused by femoral head necrosis.Journal of Practical Medical Imaging,2016,17(03):212-214.

[131] Trueta J,Harrison MH.The normal vascular anatomy of the femoral head in adult man.The Journal of bone and joint surgery British volume,1953,35-B(3):442-461.

[132] Sevitt S,Thompson RG.The distribution and anastomoses of arteries supplying the head and neck of the femur.The Journal of bone and joint surgery British volume,1965,47 :560-573.

[133] Wertheimer LG,Lopes Sde L.Arterial supply of the femoral head.A combined angiographic and histological study.The Journal of bone and joint surgery American volume,1971,53(3):545-556.

[134] Chung SM.The arterial supply of the developing proximal end of the human femur.The Journal of bone and joint surgery American volume,1976,58(7):961-970.

[135] Ohzono K,Takaoka K,Saito S,et al.Intraosseous arterial architecture in nontraumatic avascular necrosis of the femoral head.Microangiographic and histologic study.Clinical orthopaedics and related research,1992, (277):79-88.

[136] Hirano K,Tsutsui H,Sugioka Y,et al.Histopathologic alterations of retinacular vessels and osteonecrosis.Clinical orthopaedics and related research,1997, (342):192-204.

[137] Assouline-Dayan Y,Chang C,Greenspan A,Shoenfeld Y,Gershwin ME.Pathogenesis and natural history of osteonecrosis.Seminars in arthritis and rheumatism,2002,32(2):94-124.

[138] Johnson EO,Soultanis K,Soucacos PN.Vascular anatomy and microcirculation of skeletal zones vulnerable to osteonecrosis:vascularization of the femoral head.The Orthopedic clinics of North America,2004,35(3):285-291.

[139] Kerachian M A,Harvey E J,Cournoyer D,et al.Avascular Necrosis of the Femoral Head:Vascular Hypotheses,Endothelium,Informa Healthcare [J].Endothelium Journal of Endothelial Cell Research,2006,13(4):237.

[140] Powell C,Chang C,Gershwin ME.Current concepts on the pathogenesis and natural history of steroid-induced osteonecrosis.Clinical reviews in allergy & immunology,2011,41(1):102-113.

[141] Kalhor M,Horowitz K,Gharehdaghi J,et al.Anatomic variations in femoral head circulation.Hip international.The journal of clinical and experimental research on hip pathology and therapy,2012,22(3):307-312.

[142] Qiu X,Shi X,Ouyang J,et al.A method to quantify and visualize femoral head intraosseous arteries by micro-CT.Journal of anatomy,2016,229(2):326-333.

[143] Zhao D,Qiu X,Wang B,et al.Epiphyseal Arterial Network and Inferior Retinacular Artery Seem Critical to Femoral Head Perfusion in Adults With Femoral Neck Fractures.Clinical orthopaedics and related research,2017,475(8):2011-23.

[144] Gangji V,Hauzeur J.P.Treating osteonecrosis with autologous bone marrow cells. Skeletal Radiology,2010,39 :209-211.

[145] Pak,J.Autologous adipose tissue-derived stem cells induce persistent bone-like tissue in osteonecrotic femoral heads:not bone-like,but fat-like tissue.Pain Physician,2012,15 :75-85.

[146] Petrigliano,F.A.,Lieberman,J.R.Osteonecrosis of the hip:Novel approaches to evaluation and treatment.Clin Orthop Relat Res,2007,465 :53-62.

[147] Bozic,K.J.,Zurakowski,D.,Thornhill,T.S.Survivorship analysis of hips treated with core decompression for nontraumatic osteonecrosis of the femoral head.J Bone Joint Surg Am,1999,81 :200-209.

[148] Iorio,R.,Healy,W.L.,Abramowitz,A.J. & Pfeifer,B.A.Clinical outcome and survivorship analysis of core decompression for early osteonecrosis of the femoral head.J Arthroplasty,1998,13 :34-41.

［149］ Ito,H.,Matsuno,T.,Omizu,N.,et al.Mid-term prognosis of non-traumatic osteonecrosis of the femoral head.J Bone Joint Surg Br,2003,85：796-801.

［150］ Chen,C.C.Vascularized iliac bone-grafting for osteonecrosis with segmental collapse of the femoral head.J Bone Joint Surg Am,2009,91：2390-2394.

［151］ Nozawa,M.Rotational acetabular osteotomy for osteonecrosis with collapse of the femoral head in young patients.J Bone Joint Surg Am,2005,87：514-520.

［152］ Makris,E.A.,Gomoll,A.H.,Malizos,K.N.,et al.Repair and tissue engineering techniques for articular cartilage.Nature Review Rheumatology,2015,11：21-34.

［153］ Lee,K.B.,Wang,V.T.,Chan,Y.H.,et al.A novel,minimally-invasive technique of cartilage repair in the human knee using arthroscopic microfracture and injections of mesenchymal stem cells and hyaluronic acid e a prospective comparative study on safety and short-term efficacy.Ann Acad Med Singapore,2012,41：511-517.

［154］ Shah,R.N.Supramolecular design of self-assembling nanofibers for cartilage regeneration.Proc Natl Acad Sci USA,2012,107：3293-3298.

［155］ Sharma,B.Human cartilage repair with a photoreactive adhesive-hydrogel composite.Sci Transl Med,2013,5：28-33.

［156］ Zhao,D.Treatment of early stage osteonecrosis of the femoral head with autologous implantation of bone marrow-derived and cultured mesenchymal stem cells.Bone,2011,50：325-330.

［157］ Zhao,D.Autologous Bone Marrow Mesenchymal Stem Cells Associated with Tantalum Rod Implantation and Vascularized Iliac Grafting for the Treatment of End-Stage Osteonecrosis of the Femoral Head.BioMed Research International,2015,2015：1-9.

［158］ Rombouts,W.J.,Ploemacher,R.E.Primary murine MSC show highly efficient homing to the bone marrow but lose homing ability following culture.Leukemia,2003,17：160-170.

［159］ Karp,J.M.,Leng,T.G.S.Mesenchymal stem cell homing：the devil is in the details.Cell stem Cell,2009,4：206-216.

［160］ Lee,C.H.Regeneration of the articular surface of the rabbit synovial joint by cell homing：a proof of concept study.Lancet,2010,376：440-448.

［161］ Norman,D.,Reis,D.,Zinman,C.,et al.Vascular deprivation-induced necrosis of the femoral head of the rat.An experimental model of avascular osteonecrosis in the skeletally immature individual or Legg-Perthes disease.Int J Exp Pathol,1998,79：173-181.

［162］ Holland,T.A.Degradable hydrogel scaffolds for in vivo delivery of single and dual growth factors in cartilage repair.Osteoarthritis Cartilage,2007,15：187-197.

［163］ Falah,M.,Nierenberg,G.,Soudry,et al.Treatment of articular cartilage lesions of the knee.Int Orthop,2010,34：621-630.

［164］ Hunziker,E.B.Articular cartilage repair：basic science and clinical progress.A review of the current status and prospects.Osteoarthritis Cartilage,2002,10：432-463.

［165］ Levine,B.R.,Sporer,S.,Poggie,R.A.,et al.Experimental and clinical performance of porous tantalum in orthopedic surgery.Biomaterials,2006,27：4671-4681.

［166］ Stiehler,M.Morphology,proliferation,and osteogenic differentiation of mesenchymal stem cells cultured on titanium,tantalum,and chromium surfaces.Journal of Biomedical Materials Research Part A,2008,86：448-458.

［167］ Tang,Z.Porous tantalum coatings prepared by vacuum plasma spraying enhance bmscs osteogenic differentiation and bone regeneration in vitro and in vivo.PLoS One,2013,8：e6626.

［168］ Zhao,D.Tantalum rod implantation and vascularized iliac grafting for osteonecrosis of the femoral head.Orthopedics,2013,36：789-795.

［169］ Kozlovsky,A.Bio-degradation of a resorbable collagen membrane（Bio-Gides）applied in a double-layer technique in rats.Clinical Oral Implants Research,2009,20：1116-1123.

［170］ Brittberg,M.Treatment of deep cartilage defects in the knee with autologous chondrocyte transplantation.New England Journal of Medicine,1994,331：889-895.

［171］ Mizuno,S.,Hirayama,M.,Kotani,P.T.,et al.Pathological histology of the legg-calvé-perthes disease with a special reference to its experimental production.Medical Journal of Osaka University,1996,17：177-209.

［172］ Furukawa,T.,Eyre,D.R.,Koide,S.et al.Biochemical studies on repair cartilage resurfacing experimental defects in the rabbit knee.J Bone J Surg Am,1980,62：79-89.

第二节　中医治疗的实验研究

一、模型研究

股骨头坏死病因复杂,病程长,给实验性动物模型复制带来困难,寻找有效的动物模型有利于深入研究其发病机制。采用家兔臀肌注射醋酸泼尼松龙造成激素性股骨头坏死的模型,周强等则用地塞米松臀肌注射,也可引起骨坏死。郑召民等基于血管内凝血被视为各种非创伤性股骨头坏死的最终共同通道这一理论,采用内毒素+激素的方法制作了典型的家兔实验性骨坏死模型。袁浩、何伟等也采用这种造模方法,发现兔股骨头内可见骨小梁结构模糊,有折断,并见有坏死骨碎片,表现为典型的骨坏死。此外,沈冯君等通过手术破坏股骨头髓内滋养动脉,切断并结扎兔髋关节囊与股骨头圆韧带,造成股骨头内高压及缺血状态,进而引起骨坏死。杨明亮等通过手术的方式,先将盐酸缓慢注射入股骨头内,15分钟后再缓慢注射氢氧化钠,最后缝合伤口。结果术后2周就出现骨细胞坏死,术后6周出现典型的骨坏死,表现为骨小梁坏死、骨髓坏死,并具有成骨功能低下及微循环被破坏的特点。由于激素引起的医源性股骨头坏死逐年增多,诸多学者深入探讨了激素性股骨头坏死的动物模型。目前,内毒素加激素注射可诱导出典型的非创伤性股骨头坏死已受国内外学者的普遍认可。

二、中药对股骨头坏死的影响

(一)韦氏活骨1号胶囊治疗般骨头缺血性坏死的实验研究

1. 韦氏活骨1号胶囊的基础研究　红花多糖靶向caspase-3依赖信号通路抑制激素诱导的股骨头缺血性坏死细胞凋亡。

类固醇诱导的股骨头缺血性坏死是由于激素过量和长期使用而引起的常见并发症之一,如果不能及时补救,最终会导致骨结构的塌陷。各种治疗方法,如人工关节置换手术和药物治疗,都已经实施。然而,其中大多数没有显示出令人满意的临床效果。因此,有必要了解股骨头坏死的发病机制,并制定新的策略来破坏股骨头坏死的进展。虽然股骨头坏死的病因和发病机制仍存在争议,但新出现的数据表明,其机制包括微血管凝血、骨内高压、血管内脂肪栓塞、骨质疏松、凋亡和动脉血管损伤。近十年来,人们对骨细胞和成骨细胞凋亡与股骨头坏死的密切联系给予了广泛的关注,认为凋亡的成骨细胞和成骨细胞在股骨头坏死的发生和发展中起着至关重要的作用。Weinstein等人对14例股骨头坏死病人的骨细胞凋亡进行了评价。TUNEL染色显示股骨头坏死病人的成骨细胞凋亡率明显增加,而其他因素引起的股骨头坏死则无或很少发生凋亡。因此,股骨头坏死抗凋亡机制的保护作用是开发新的治疗药物来预防甚至消除类固醇所致股骨头损伤的初步研究热点。细胞凋亡是由多种调节蛋白和效应酶调控的细胞程序性自杀过程。caspase-3的大多数靶分子是细胞凋亡执行期的重要介导因子,已被确定为细胞凋亡的一种指标。

几千年来,中草药被广泛用于治疗骨病,副作用较小。根据中医理论,结合几十年的临床实践,赵德伟教授于1996年发明了韦氏活骨1号胶囊,其主要成分为当归、红花、麝香、延胡索、乳香、党参等佐剂。1号胶囊在股骨头坏死早期和中期成功应用,延缓病变,并与手术联合应用,促进晚期病人股骨头血运重建。动物实验证实,1号胶囊通过改善局部血液循环,重建滋养血管,促进新的成骨作用,是治疗兔股骨头缺血性坏死的有效方法。由于活性化合物的模糊性和多组分间未知的协同作用,评价胶囊抗股骨头坏死的作用,阐明其药理作用机制仍是一项艰巨的任务。

红花作为1号胶囊的主要成分,在很长一段时间内被用作治疗中风、冠心病活血化瘀的中药。现代药理实验还表明,红花具有治疗癌症、成骨不全、骨质疏松、动脉硬化、心血管疾病、妇科疾病、心绞痛和高血压的潜力。此外,一些研究表明,红花粉或提取物可促进大鼠骨折后的恢复,并促进成骨细胞的分化。红花的这些生物活性可归结为几类化合物,如醌类化合物、黄酮类化合物、生物碱类化合物、甾体类化合物、酚类化合物和红花多糖,这些化合物是从植物不同形态部位分离出来的。目前,许多多糖产品因其促进健康的特性和相对较低的毒性而成为食品和医药工业中令人感兴趣的添加剂来源。红花多糖具有免疫调节、抗肿瘤活性等方面的特性。然而,到目前为止,还没有关于红花多糖对激素性股骨头缺血性坏死的保护作用的全面报道。为此,本研究旨在从红花中分离出红花多糖,阐明红花多糖是否通过减少细胞凋亡和调节caspase-3 代谢途径来保护成骨细胞。

(1)方法

1)红花多糖的分离与化学表征:红花干(0.5kg)机械切成小块,用95% 乙醇在40℃回流下提取,去除脂类、色素等亲脂小分子。然后用蒸馏水在100℃下进一步提取脱脂粉 3 次。收集各提取液的上清液,减压浓缩,加入95% 乙醇(4 体积)于4℃过夜沉淀,用反复冻融法和塞瓦格法将沉淀溶于蒸馏水中去蛋白。去除塞瓦格试剂后,浓缩、冻干,得到粗多糖(CSPs,36.8g)。粗多糖(80mg)溶于 4ml 蒸馏水中离心,上清液加入 DEAE- 纤维素阴离子交换柱(7.0cm×30cm)。然后,以蒸馏水和 NaCl 水溶液(0.3 和 0.8M)的逐步梯度,流速为 1ml/min,依次洗脱。每组分(5ml/ 管)自动采集,苯酚 - 硫酸法测定,波长 490 nm。随后,用 Sepharose CL-6B 柱(2.5cm×100cm)凝胶渗透色谱对主要水溶性组分进行分离纯化,以 0.1M NaCl 洗脱,流速为 0.5ml/min,得到一种纯化多糖,称为红花多糖。分别用苯酚 - 硫酸法、间羟基二苯基法和 Bradford 法测定总糖、糖醛酸和蛋白质含量。

2)成骨细胞的培养:以大连大学实验动物中心 2~4 日龄新生 Wistar 大鼠骨为材料,采用酶消化法制备原代成骨细胞。经腹腔注射戊巴比妥后,在麻醉下处死胎鼠。然后用无菌技术解剖头骨,然后将其他结缔组织完全剥离。将骨组织切成约 1~2mm²,在 37℃下用 5ml 0.25% 胰蛋白酶(w/v)连续消化 10 分钟,再用 5ml 200U/ml Ⅱ型胶原溶液,每次 15 分钟。在含 10% 胎牛血清(FBS)、100U/ml 青霉素和 100μg/ml 链霉素(37℃)的 DMEM 中,5%CO₂ 加湿培养 24 小时。将未贴壁细胞丢弃,贴壁细胞置于 96 孔板上,置于上述培养基中,每隔 3 天更换培养基。

3)细胞活力测定:MTT 法检测细胞增殖。简单地说,将原代成骨细胞接种在 96 孔组织培养板上,在加入 40μl 地塞米松溶液(1μmol/L)前一夜可附着,然后再孵育 24 小时。将培养液丢弃后,将地塞米松处理细胞暴露于不同浓度(25、50 和 100μg/ml)的试验化合物中 24 小时、48 小时或 72 小时,模型对照组在相同条件下加入载体 pBS。另外,另一组成骨细胞在红花多糖暴露前不加地塞米松处理,作为正常对照。每孔加入 10μl 的 MTT(5mg/ml),37℃下再孵育 4 小时,再加入 100μl 的二甲基亚砜(100μl)溶解甲醛晶体。室温振荡 10 分钟后,用 570nm 微板阅读器测量色光强度,参考波长 630nm。以模型对照组为 100% 对照,计算细胞存活率。细胞活力百分比 =(处理细胞吸光度 / 未处理细胞吸光度)×100%。

4)ALP 活性测定:以 MTT 法处理原代成骨细胞。培养 72 小时后,取井中的培养基,用 PBS 洗涤两次,用 0.1%TritonX-100 溶解。溶解液在 1 400 转下离心 5 分钟。分离培养上清液,分别用 ALP 活性测定试剂盒和 BCA- 蛋白测定试剂盒进行 ALP 活性测定和蛋白质浓度测定。所有结果均按总蛋白含量进行归一化。以未处理样品作为 100% 对照,计算细胞存活率。ALP 活性百分比 =(治疗组平均值 / 对照组细胞平均值)×100%。

5)胶原含量测定:用红花多糖处理原代成骨细胞,与 MTT 法相同,用天狼星红比色法测定其胶原含量。培养 72 小时后,用 PBS 洗两次,用 Bouin 氏液固定 1 小时,然后取出固定液,用 200μl 蒸馏水冲洗 3 次。然后用 0.1%(wt/vol)天狼星红染料 100μl 在 37℃温和摇床中染色 1 小时。用 200μl 的 10 mMHCl 溶液进一步冲洗 3 次后,在平板上加入 0.1N 的氢氧化钠溶解所吸附的胶原蛋白 30 分钟。最后,用酶联免疫吸附法(ELISA)测定了波长 550nm 的紫外吸光度。以未处理样品为 100% 对照,计算胶原合成。胶原合成百分比 =(处理细胞吸光度 / 未处理细胞吸光度)×100%。

6)矿化分析:用染色密度表示成骨细胞矿化程度,用茜素红 S(AR-S)染色法测定红花多糖作用 72 小时后成骨细胞的矿化程度。培养后取细胞,用冰凉 PBS 缓冲液洗涤,4℃下 70% 冰冷乙醇固定 30 分钟,过滤 0.1%AR-S-Tris-HCl(pH 8.3)溶液染色 20 分钟。染色后,去除含茜素红染料的培养基,用蒸馏水冲洗 5 次。在奥林巴斯显微镜下观察成骨细胞矿化的图像(日本东京)。最后,加入 10%(w/v)氯化十六烷基吡啶溶液溶解保留在细胞中的染料,用 ELISA 仪测定 562nm 处的紫外吸光度。以未处理标本为对照,计算成骨细胞钙沉积量。矿化率 =(处理细胞吸光度 / 未处理细胞吸光度)× 100%。

7)AnnexinV-FITC/ 碘化丙啶(PI)染色法:采用 AnnexinV-FITC/IP 染色试剂盒,荧光显微镜观察细胞凋亡情况。每组细胞经胰蛋白酶消化后,用冷 PBS 冲洗两次,离心。细胞在 500μl 的结合缓冲液中轻轻悬浮,在 37℃下与 Annexin-V-FITC/PI 共同孵育 15 分钟。根据标准程序,立即用 FACScan 对细胞进行流式细胞术分析。用象限统计方法对不同象限的细胞种群比例进行分析。左下象限的细胞代表完整的细胞;右下象限的细胞代表凋亡细胞;右上象限的细胞代表坏死或凋亡后的细胞。凋亡细胞百分比以凋亡细胞数占细胞总数的比例表示。在每次分析中,记录了 10 000 起事件。

8)caspase-3 活性测定:用 Caspase 比色试剂盒测定 caspase 的活性。简单地说,用或不加红花多糖处理的细胞被收获,用冰冷 PBS 洗涤两次,然后在裂解缓冲液中溶解,然后在 4℃下以 12 000 转离心 15 分钟,收集上清液,在 37℃下的 96 孔板中加入 5μl caspase-3 比色底物,在 CO_2 孵化器中放置 4 小时。最后,用酶联免疫吸附法(ELISA)测定吸光度,波长 405nm。caspase-3 酶活性的表达与负对照 caspase-3 活性的理论密度值(OD)成正比。

为探讨 caspase-3 在红花多糖诱导的细胞凋亡中的作用,在 caspase-3 抑制剂存在与否的情况下,对细胞核进行 DAPI 染色。成骨细胞($6×10^4$/ml)在 6 孔板中培养一夜,然后用 20μM caspase-3 抑制剂(Z-DEVD-FMK)处理 1 小时,再用 100μg/ml 的红花多糖处理 72 小时,然后将细胞分离、洗涤、固定在 4% 多聚甲醛中 5 分钟。DAPI(1μg/ml)染色 37℃ 15 分钟,用 PBS 洗涤细胞,荧光显微镜下观察细胞核的 DAPI 染色。上述 AnnexinV-FITC/IP 染色试剂盒也测定了凋亡细胞的百分率。

9)Western blot:培养 72 小时后,用 PBS 洗涤两次,在冰上溶解 30 分钟(50mm Tris-HCl pH 8.0,150mm NaCl,1mm EDTA,1%TritonX-100,5mm 氟化钠,2.5mm 焦磷酸钠,1%Na_3CO_4,1mm 苯甲磺酰氟,5μg/ml)。从平板上刮取细胞裂解液,在 12 00 转离心 15 分钟后收集上清液。用 BCA 法测定蛋白质浓度。将等量蛋白质负载到 15%SDS 聚丙烯酰胺凝胶电泳(SDS-PAGE)上,转移到聚偏氟乙烯(PVDF)膜上。在室温下用含 0.1% 吐温 20 的 5% 脱脂生理盐水封闭 1 小时后,分别用 1:200、1:200、1:200、1:2 000 抗 caspase 3(1:200)、抗 p STAT 1(Tyr 701)和抗 β-actin(1:1 000)一夜之间。用含 0.1% 吐温 20 的 Tris 缓冲液冲洗 3 次,室温下与辣根过氧化物酶结合抗体(1:5 000)孵育 1 小时。最后,根据制造商的指示,用增强化学发光(ECL)试剂盒清洗和检测污迹。

(2)统计分析:所有数据表示为平均 ± S.D. 来自至少三个独立的实验。采用方差分析(ANOVA)和 Dunnett t 检验进行统计学比较($P<0.05$)。

(3)结果

1)多糖的分离纯化:采用 95% 乙醇脱脂、热水提取、蛋白质去除和乙醇沉淀等方法,从红花中提取出得率为 7.36% 的水溶性粗多糖 CSPs。在 DEAE-52 纤维素柱上,以 0、0.3 和 0.8M NaCl 为洗脱剂,以 1ml/min 的流速纯化 CSPs,得到 3 个组分(峰值 1、2 和 3)。以蒸馏水洗脱峰 1 为粗多糖的主要部分,在 Sepharose CL-6B 柱上进一步纯化。得到的纯化组分被收集并命名为红花多糖。用苯酚 - 硫酸法测定该多糖中总碳水化合物含量为 93.58%,而用间羟基二苯基法和布拉德 - 福特法分别未检出糖醛酸和蛋白质。

2)红花多糖对成骨细胞增殖的影响:在不同浓度的红花多糖暴露前,将原代成骨细胞与地塞米松预培养 24 次,观察红花多糖对地塞米松诱导的成骨细胞丢失是否有保护作用。如图 6-78 所示,地塞米松处理成骨细胞后,细胞活力明显低于正常对照组($P<0.01$)。红花多糖(25、50 和 100μg/ml)作用 24 小时、48 小时和 72 小时后,原代成骨细胞的增殖均呈剂量依赖性。与阴性对照组相比,25μg/ml、50μg/ml 和 180.2% 的细胞生长水平分别提高到 138.5%、163.5% 和 180.2%。

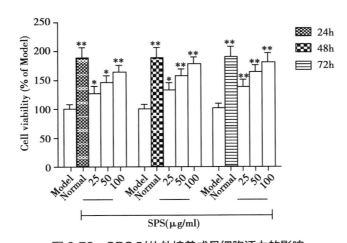

图 6-78　SPS 对体外培养成骨细胞活力的影响
结果表示为三个独立实验的平均 ±SD。与模型对照组比较，*P<0.0 5，**P<0.0 1

3）红花多糖对地塞米松诱导成骨细胞凋亡及核形态学变化的影响：为确定地塞米松对成骨细胞增殖的异常抑制作用是否被红花多糖的抗凋亡作用所逆转，采用流式细胞术及 AnnexinV-FITC 和 PI 染色检测各组细胞凋亡的百分比（图 6-79A、B）。流式细胞仪分析表明，单用地塞米松处理成骨细胞后，大量成骨细胞发生凋亡，但 25μg/ml、50μg/ml 和 100μg/ml 时凋亡率分别为 45.6%、39.4% 和 30.5%。

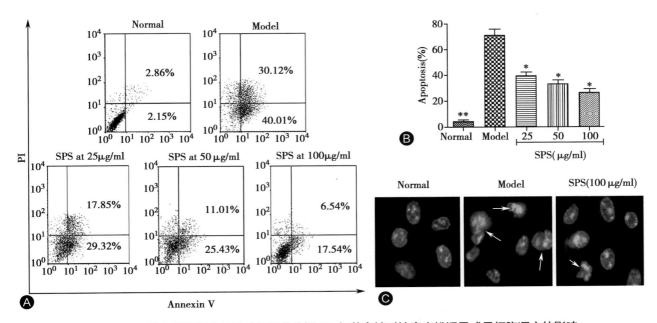

图 6-79　A. 代表细胞凋亡的流式细胞术分析；B. 红花多糖对地塞米松诱导成骨细胞凋亡的影响；
C. DAPI 染色分析成骨细胞核形态变化（×200）
*P<0.05，**P<0.01

用细胞核染色 DAPI 观察成骨细胞凋亡形态。如图 6-79C 所示，模型对照组出现染色质凝聚、DNA 断裂和凋亡小体形成等异常核形态，而对照组细胞核呈圆形，染色质完整。100μg/ml 浓度的红花多糖作用于成骨细胞 72 小时后，细胞凋亡形态学改变较少，提示红花多糖对地塞米松诱导的细胞死亡有明显的保护作用，但部分是通过诱导细胞凋亡。

4）红花多糖对成骨细胞 caspase-3 活性及 PARP 表达的影响：caspase-3 的活性在细胞凋亡过程中起重要作用。为了研究地塞米松诱导的细胞死亡是否被红花多糖通过 caspase-3 的失活而被阻断，我们测定了地塞米松处理的成骨细胞中 caspase-3 的活性水平。地塞米松处理细胞中 caspase-3 活性明显高于正常对照组（100%）2.27 倍。25、50 和 100μg/ml 红花多糖处理后，caspase-3 的活性分别是正常对照组的 1.43、1.31 和 1.20 倍（图 6-80A）。与此相一致，Western blot 分析显示成骨细胞 caspase-3 表达的变化趋势相同（图 6-80B）。

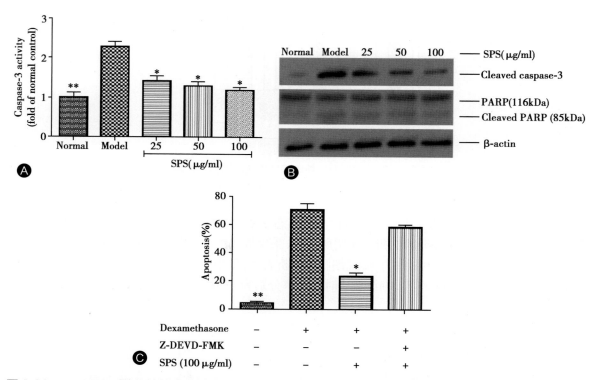

图 6-80　A. SPS 对体外培养成骨细胞 caspase-3 活性的影响；B. SPS 对体外培养成骨细胞 Caspase-3、PARP 和 PARP 蛋白表达的影响；C. caspase-3 抑制剂（Z-DEVD-FMK）对体外培养成骨细胞凋亡的影响
结果表示为三个独立实验的平均 ± SD。与模型对照组比较，*$P<0.05$，**$P<0.01$

　　然后，为了进一步阐明 caspase-3 的作用，我们研究了 caspase-3 抑制剂（Z-DEVD-FMK）预处理的成骨细胞凋亡率。凋亡细胞百分率从正常对照组的 3.8% 明显增加到地塞米松治疗组的 78.5%。100μg/ml 的红花多糖处理 72 小时后，成骨细胞凋亡明显减少，而成骨细胞仍有较高的凋亡率，caspase-3 活性被 caspase-3 抑制剂（Z-DEVD-FMK）阻断。

　　PARP 是 caspase-3 的首选底物，是 DNA 损伤和凋亡的标志。为了进一步证实红花多糖对地塞米松诱导成骨细胞凋亡的影响，我们采用 Western blot 方法研究了红花多糖处理细胞中 PARP 的断裂作用。如图 6-80C 所示，模型对照组地塞米松能将完整的 PARP（116 KDA）切割成 85kDa 片段，而正常对照组未见 PARP 的裂解形式。实际上，与模型细胞相比，PARP 裂解水平的降低具有剂量依赖性。

　　5）红花多糖对成骨细胞碱性磷酸酶活性、胶原含量及矿化的影响：ALP 活性是早期成骨细胞发生的表型标志。如图 6-81A 所示，地塞米松处理后的模型成骨细胞 ALP 活性较正常对照组明显降低（$P<0.01$）。与模型对照组相比，在 25、50 和 100μg/ml 时，与模型对照组相比，红花多糖组的 ALP 活性分别提高了 166.4% ± 16.8%、180.8% ± 17.9% 和 180.3% ± 35.0%。

　　用天狼星红比色法测定地塞米松诱导成骨细胞孵育 72 小时后，红花多糖（25,50 和 100μg/ml）对胶原合成的影响，如图 6-81B 所示，细胞内合成胶原的能力与对碱性磷酸酶活性的影响相似。在 25、50 和 100μg/ml 条件下培养 72 小时，成骨细胞胶原含量分别为 134.4% ± 11.2%、142.6% ± 13.2% 和 152.2% ± 15.2%，与模型对照组（100%）比较差异有显著性（$P<0.05$）。

　　其次，通过茜素红染色法检测细胞内钙化，检测地塞米松诱导的成骨细胞在孵育 3 天后成骨细胞的矿化活性。与对碱性磷酸酶活性和胶原合成的影响相一致，如图 6-81C 所示，25、50 和 100μg/ml 浓度的红花多糖对矿化有显著的促进作用，这可能与成骨细胞的增强有关。25、50 和 100μg/ml 组细胞内钙浓度分别为 121.8% ± 9.7%、130.1% ± 12.0% 和 133.0% ± 12.5%，明显高于阴性对照组（100%）。通过细胞内钙化染色观察红花多糖诱导的成骨细胞矿化增强作用（图 6-81D）。红花多糖的存在导致胶原的积累和钙的沉积，最终导致矿化结节的形成呈轻微的剂量依赖性。

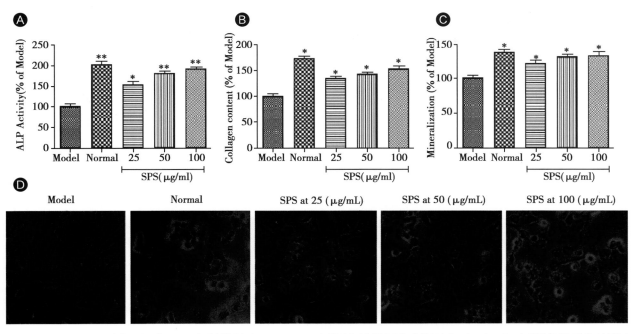

图 6-81　A. SPS 对成骨细胞 ALP 活性的影响；B. SPS 对成骨细胞胶原合成的影响；C. SPS 对成骨细胞矿化的影响表现为茜素红染色细胞图像；D. SPS 对成骨细胞矿化的影响表现为保留在细胞中的洗脱染料的吸光度值

结果表示为三个独立实验的平均 ± SD。与模型对照组比较，*$P<0.05$,**$P<0.01$

　　（4）讨论：股骨头坏死的发病机制极其复杂，尚未完全了解，目前尚无令人满意的治疗方案。越来越多的证据表明股骨头坏死是骨髓细胞缺血坏死的一种多因素疾病。因此，股骨头坏死治疗的基本策略是促进骨的形成和血管的再生，新的数据证明，有效的治疗骨细胞坏死是优先考虑的。凋亡在骨细胞坏死过程中的参与是股骨头坏死的主要改变。即使骨细胞凋亡已经发生并广泛存在，血管也没有明显变化。无论激素或酒精性股骨头缺血性坏死，在股骨头缺血坏死修复过程中防止细胞凋亡已成为不可缺少的手段之一。

　　本研究从红花中分离纯化的多糖红花多糖，从新生 Wistar 大鼠颅骨中制备原代成骨细胞，观察其对地塞米松预处理后成骨细胞的保护作用。红花多糖作用 24、48 和 72 小时后，地塞米松诱导的成骨细胞存活率明显降低，72 小时和 25、50 和 100μg/ml 时效果最好。流式细胞仪检测结果还表明，地塞米松诱导成骨细胞凋亡的比例在 25、50 和 100μg/ml 浓度时明显降低，提示地塞米松可抑制地塞米松诱导的骨结构破坏。DAPI 染色结果与成骨细胞核形态变化符合较好。红花多糖处理组 DNA 片段数和凋亡小体数明显少于未处理对照组。已有报道 caspase-3 参与了与股骨头坏死相关的凋亡，因此，我们研究了 caspase-3 的表达及其底物，切割 PARP 产物，在处理前 72 小时地塞米松在成骨细胞中的表达。与模型对照组相比，红花多糖处理细胞的 caspase-3 活性明显降低。与此一致，在红花多糖处理的成骨细胞中，caspase-3 和 PARP 的蛋白表达呈浓度依赖性降低。为了进一步阐明 caspase-3 在成骨细胞中的作用，我们观察了 caspase-3 抑制剂（Z-DEVD-FMK）作用 72 小时后成骨细胞凋亡率的变化，发现 caspase-3 被阻断后，不能有效抑制地塞米松诱导的细胞凋亡。结论：红花多糖抑制 caspase-3 在成骨细胞凋亡过程中的活化，从而抑制细胞凋亡和坏死。

　　成骨细胞是一种负责骨形成的细胞，它涉及一系列复杂的事件，包括成骨细胞的增殖和分化，以及矿化的细胞外基质的最终形成。评估成骨细胞分化过程的最常用的信号包括 ALP 活性、胶原含量和矿化。

成骨细胞分化过程分为两个阶段。在早期,成骨细胞发生的两个早期标志 ALP 和胶原在增生晚期和基质沉积期强烈表达。在晚期,细胞外基质逐渐被钙沉积矿化。由于碱性磷酸酶(ALP)活性、胶原含量和矿化作用在成骨细胞分化过程中起中心作用,通过与阴性对照组(100%)比较,观察红花多糖对成骨细胞这些标记物的成骨作用。体外实验证实,25、50 和 100μg/ml 的红花多糖可逆转地塞米松诱导的成骨细胞碱性磷酸酶活性和胶原含量的下降,从而促进成骨细胞的矿化。与阴性对照组相比,红花多糖处理细胞的矿化量也呈剂量依赖性增加。细胞图像清楚地表明,红花多糖的存在能有效地促进细胞内钙染色所提示的钙化,且呈轻微的剂量依赖性。这些结果表明,红花多糖能促进成骨细胞从早期到晚期的分化过程,是一种促进成骨细胞形成的有效药物。

综上所述,我们的数据首次表明,从红花中分离出的红花多糖通过下调 caspase-3 介导的细胞凋亡,促进成骨细胞的体外分化。因此,进一步研究该多糖是否能促进股骨头坏死动物模型中成骨细胞的分化具有重要意义。这将为设计治疗股骨头坏死的新方法提供进一步的见解。

2. 韦氏活骨 1 号胶囊的动物实验研究 股骨头缺血性坏死是一种严重影响肢体功能的常见病,赵德伟等在解剖学研究及动物实验的基础上设计了带旋股外侧血管横支的大转子骨瓣联合髂骨转移的方法,治疗不同病变的股骨头缺血性坏死,与此同时还研制了中成药制剂韦氏活骨 1 号胶囊治疗早期病变并配合手术促进晚期病例股骨头血运重建。通过动物实验研究,了解韦氏活骨 1 号胶囊治疗股骨头缺血性坏死的效果,为临床应用提供理论依据,并在此基础上进一步研究股骨头缺血性坏死不同时期的病理变化。实验利用液氮即刻冷冻法制备家兔股骨头缺血性坏死的动物模型。实验组术后予韦氏活骨 1 号胶囊成药粉(150mg/kg)配制成悬浮液灌喂,对照组仅予生理盐水灌喂。第 6、12、20 周分三批处死两组家兔各 6 只,分别观测股骨头大体形态变化、血碳性磷酸酶活性、X 线平片、光镜组织学形态变化、股骨头骨质及软骨超微结构变化及股骨头骨密度变化,并进行统计学分析。

实验研究表明应用韦氏活骨 1 号胶囊后实验组及对照组 6 周股骨头略有塌陷变形,关节面完整光滑;第 12 周对照组股骨头明显塌陷变形,关节面出现皱缩,实验组股骨头外形较 6 周时无明显变化;关节软骨完整光滑;第 20 周对照组股骨头塌陷畸形、关节软骨出现碎裂,并有病理性骨折,实验组股骨头外形仍无进一步变化,关节面仍保持光滑。造模后 20 周内两组动物血 AKP 活性均有不同程度的升高,实验组高于对照组。第 6 周时两组之间无显著差异(F=0.12,P>0.05);第 12 周时实验组达高峰,明显高于对照组;第 20 周实验组 AKP 活性下降但仍明显高于对照组,对照组 20 周内未出现高峰(表 6-9)。

表 6-9 动物血 AKP 活性比较(XS)(单位:金氏 u/L)

	6 周	12 周	20 周
实验组	104.9 ± 28.1	136.6 ± 18.9	130.7 ± 28.7
对照组	96.5 ± 27.9	102.4 ± 19.7	96.1 ± 7.6

*(P<0.05)

X 线摄片及组织学观察:实验组及对照组第 6 周 X 线摄片显示股骨头略有塌陷,对照组出现骨质疏松,组织学切片实验组可见坏死骨小梁间有大量成纤维细胞、成软骨细胞及成骨细胞,在距坏死区稍远的部位出现大量的新生血管及初期骨小梁,对照组切片观察可见骨小梁稀疏,炎性细胞浸润,新生血管少;第 12 周摄片实验组股骨头外形较前无明显变化,对照组股骨头明显塌陷变形并出现囊性变(图 6-82、图 6-83),组织学切片实验组显示骨小梁间细胞成分有所减少,有丰富的新生血管,骨小梁密度有增加,对照组骨小梁进一步减少,软骨细胞亦出现不同程度的变性坏死,软骨下骨出现囊性变;第 20 周摄片对照组股骨头塌陷畸形进一步加重,可见髋关节脱位及股骨颈病理性骨折,股骨头出现硬化骨,实验组骨小梁分布渐趋均匀(图 6-84、图 6-85),组织学切片见骨小梁排列整齐,分布均匀,对照组可见骨小梁排列杂乱、稀疏、囊性变进一步扩大,囊壁有致密胶原纤维及钙质沉着,局部软骨层缺如(图 6-86、图 6-87)。

(1)超微结构观察:20 周实验组标本可见胶原纤维及钙质分布均匀,骨细胞及成骨细胞形态规则,对照组显示胶原纤维及钙质稀疏、杂乱,成骨细胞稀少,成骨细胞内线粒体及高尔基体明显减少。

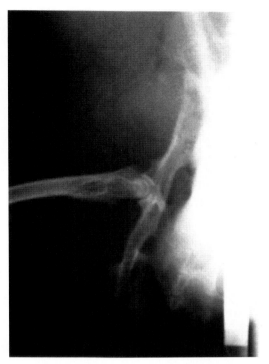

图 6-82 实验组术后第 12 周摄片股骨头外形
无明显变化

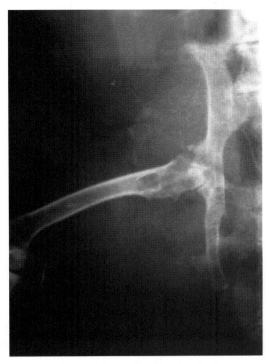

图 6-83 对照组术后第 12 周摄片股骨头
明显塌陷变形并出现龛变

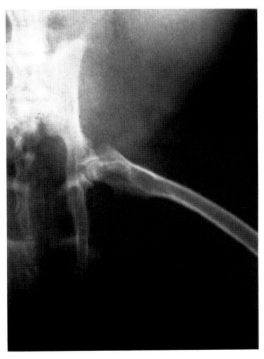

图 6-84 实验组术后第 20 周摄片骨小梁分布
逐渐均匀

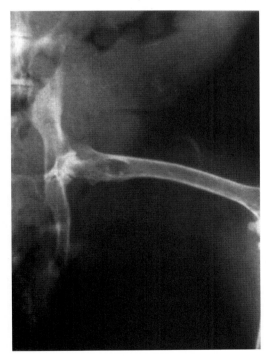

图 6-85 对照组术后第 20 周摄片,股骨头
塌陷畸形,出现硬化,股骨颈病理性骨折

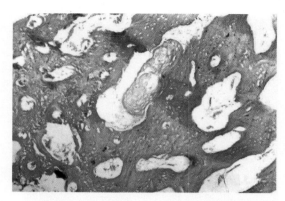

图 6-86　实验组术后 20 周组织学切片，
骨小梁排列整齐,分布均匀

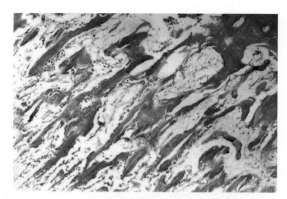

图 6-87　对照组术后 20 周组织学切片，
骨小梁排列杂乱、稀疏

（2）骨密度观测:通过对正常及实验组、对照组 20 周股骨头骨密度（g/cm³）的观测,表明实验组股骨头骨密度明显高于对照组（表 6-10）。

表 6-10　两组动物实验术后 20 周股骨头密度比较（g/cm³）

	造模前	20 周
实验组	0.858 ± 0.132	0.871 ± 0.145
对照组	0.856 ± 0.127	0.846 ± 0.221

*（$P<0.05$）

本实验中,实验组术后第 6 周可见坏死骨小梁间有大量的细胞成分,同时在距坏死区稍远的部位出现大量的新生血管及初期骨小梁,第 12 周实验组显示骨小梁间细胞成分有所减少,有丰富的新生血管,骨小梁密度有增加,第 20 周摄片,实验组骨小梁分布渐趋均匀。骨坏死这种模式的修复与重建必须在两个前提下才能完成:一是血供丰富;二是细胞活跃。从本实验组织学切片所见,试验组标本有大量的新生血管,大量的成纤维细胞、软骨细胞及成骨细胞,因此坏死骨重建加速。

引起血供丰富及细胞活跃有多方面的因素,其中 1973 年 Urist 等提出的诱导物质（inductor）最引人注目,Uristi 认为诱导骨生成的物质可能是不溶性非胶原蛋白或多肽称之为骨形态发生蛋白（BMP）。目前有关 BMP 的研究方兴未艾,这种蛋白质主要存在于骨基质中,已能从人、牛、猪、鼠、羊等动物的骨基质及人、鼠骨肉瘤组织中提出。在诱导物质的作用下,骨折愈合才能加速进行。现已证实成骨细胞中有 AKP 存在,成骨细胞功能活跃时分泌出来的 AKP 渗入血液,使 AKP 明显增加,可作为代表骨重建活跃和成骨细胞活性增加的指征。韦氏活骨 1 号胶囊是一种用于创伤和骨科临床的中成药,主要成分有当归、红花、麝香、延胡等十余味中药。本实验表明实验组动物坏死骨重建明显加速,血 AKP 活性增加,推测韦氏活骨 1 号胶囊主要成分中可能含有某种骨诱导物质。因其具有多种蛋白及多肽成分,里面是否有某些蛋白质含有BMP 的诱导作用,需进一步实验证实。另外,在韦氏活骨 1 号胶量组方中有麝香等活血化瘀药物,可以促进局部血液循环,改善骨血供,舒通经络,化瘀生新,加速新骨的生成。从镜下所见实验组动物的病灶区内有大量的新生血管,使病灶区域血供丰富,故加速了死骨的修复重建过程。

（二）系列生脉成骨方药治疗股骨头缺血性坏死的实验研究

大量临床实践表明,中药治疗股骨头坏死具有独特疗效,特别是早期病变。动物实验表明,中药的药理作用,包括改善微循环、降低血液黏度、增强骨细胞活力,提高骨的机械强度、降血脂、性激素样作用等,补肾中药可能会通过提高机体性腺功能,促进成骨、抑制骨吸收;另外在保护血小板,抑制其积聚方面有一定的作用。活血化瘀中药可降血黏度,保护血管内皮细胞而起到防治股骨头坏死的作用。诸多研究显示,活血化瘀法已成为股骨头坏死中医药治疗的根本大法。基于此,在经验方生脉成骨胶囊的基础上加入活血化瘀的经典名方——桃红四物汤,组成复方生脉成骨胶囊,进一步加强其活血化瘀的功效、以方探药、以药探理。用现代的研究手段阐释中医"瘀去新生"理论的生物学内涵,探讨活血化瘀中药对股骨头坏死发病与修复过程中各种病理环节的影响。

动物实验造模方法采用内毒素加甲泼尼龙注射造成股骨头坏死模型,模型成立后应用活血化瘀中药进行治疗,以模型组和空白组动物作为对照,分别于4周、8周、12周进行组织病理学,超微结构、生化、血清学、免疫组化、原位杂交等方面的检测,并进行统计分析。

实验研究表明股骨头坏死动物应用活血化瘀药物治疗后,TXB2较模型组随着时间的推移有逐渐降低的趋势。6-keto-PGFIα较模型组随着时间的推移有逐渐增高的趋势。血浆 T/K 比值较模型组随着时间的推移有逐渐降低的趋势。这些改变与组织病理学及超微结构表现都提示了活血化瘀中药能够改善股骨头坏死的淤血状态。而血清中 BGP 有逐渐增高的趋势、股骨头组织中的成骨细胞数量明显增多、骨小梁质量提高以及 iNOS 酶免疫组织化学和 1 型胶原 mRNA、VEGFMRNA 原位杂交在成骨细胞、血管内皮细胞和软骨细胞等结构中的表达逐渐增强,显示股骨头内的血管生长与骨修复有活跃的趋势。说明活血化瘀药物能够促进成骨细胞活性,促进坏死股骨头中新生骨的形成,加速骨的新生与改建脂肪栓塞、血管内凝血、静脉淤滞、骨内高压等是股骨头坏死发病过程中的重要环节,这些病理改变与中医学理论对于病理本质的理解是一致的,这为中西医结合创造了一个切入点。股骨头坏死的修复过程中,活血化瘀中药通过降低血液黏度、保护微循环、促进血管的生成,促进股骨头坏死的修复,新生骨形成,达到防治股骨头坏死的目的。证实了活血化瘀中药对于股骨头坏死的防治作用主要是通过瘀去新生的途径来实现的。而瘀去新生的现代生物学内涵就是充分的血液供应是新骨形成的基础。证实了瘀去新生在股骨头坏死的防治中有重要的意义。除了中医治则的研究外,还进行了系列方药的研究,为中药的临床应用提供理论依据。系列方药以生脉成骨方为基础,经过科学设计的动物实验研究表明该药具有以下作用特点:

1. 活血化瘀作用 该药能促进微循环血流,改善异常血液流变状态,从而减少或消除瘀血的形成,使气血运行通畅,达到活血化瘀、通经活络的目的。

2. 消肿止痛作用 该药对二甲苯致小鼠耳肿胀有明显的抑制作用;对大鼠足肿胀也有很好的抑制作用,能抑制大鼠棉球肉芽肿,能抑制醋酸致小鼠腹腔毛细血管通透性的增高;在热板法和扭体试验中,该药有明显的抑制疼痛作用。

3. 补肾健骨作用 对维甲酸致骨质疏松模型,该药能显著提高血钙含量,降低碱性磷酸酶含量,提高大鼠的 BMC 和 BMD。病理切片观察发现还能显著提高骨小梁数量及质量,降低破骨细胞数量,促进成骨细胞生长;对于激素导致的兔股骨头坏死模型,该药能显著提高股骨头密度,X 线示股骨头坏死明显好转,光镜下骨小梁形态正常电镜观察形态结构接近正常、骨组织代谢动力学提示对骨生长观测值高于其他组;原位杂交观察显示,该药能增加 I 型胶原 mRNA 在成骨细胞内的表达。因此,该药有比较好的促进骨质修复的作用。

4. 促进血管生长、修复和再生 动物实验生脉成骨方用药组在光镜下血管计数明显高于股骨头坏死模型组,而且血管壁结构较模型组清晰,骨髓内无出血迹象。原位杂交观察显示,生脉成骨方用药组股骨头内血管内皮、成骨细胞内胞浆中的血管内皮生长因子(VEGF)的 mRNA 呈强的阳性表达,说明了生脉成骨方能促进血管的再生与修复。

5. 安全无毒 急性毒性试验显示最大耐受量为 20g/kg,相当于临床用量的 250 倍,长期毒性试验均未发现该药对大鼠和犬有明显异常和毒性反应。通过一系列的动物实验,证实了其不仅可以治疗激素性股骨头坏死,而且可以预防激素导致的股骨头坏死。它的作用机制是通过促进和改善微循环,从而保持骨细胞正常生理功能的运转达到防治股骨头坏死的目的。

(三) 健脾活骨方治疗股骨头缺血性坏死的实验研究

股骨头坏死作为一种难治病,属于中医的"骨痹"范围,传统研究认为肾虚、血瘀为股骨头坏死的主要病机,故多以"肾主骨生髓"为基本原则,以活血和补肾为常用的治疗原则,但临床疗效并不理想。中国中医科学院望京医院陈卫衡主任医师在对早中期股骨头坏死的辨证施治过程中,对其证候进行了动态观察和研究,发现除了局部病变部位的证候变化外,全身证候变化也很明显。证属本虚标实,本虚以气虚为主,标实为痰湿、血瘀。基于此提出非创伤性股骨头坏死的病机变化为"痰浊内生,由痰致瘀,痰瘀同病"。此外课题组前期通过对激素性股骨头坏死的中医证型进行研究发现,激素性股骨头坏死早中期病人痰瘀阻络型占44.24%,多于经脉痹阻型的34.52%和肝肾亏虚型的21.24%。采用证素聚类、频数分析法研究发现,NONFH病人早期出现与脾相关证素者占71.43%,远高于与肾相关证素的23.80%;相反,晚期与脾相关证素者只占12.19%,远低于与肾相关证素的87.80%。提示NONFH早期病机在脾、晚期在肾的证候特点,也为早期"从脾论治"提供了辨证依据。基于此,陈卫衡主任创立了防治早中期股骨头坏死的健脾化痰、活血通络法,并组建了由苓桂术甘汤与四物汤化裁的健脾活骨方。并且通过现代的研究手段观察了健脾活骨方对多种非创伤性股骨头坏死动物模型的治疗作用,探讨了健脾化痰、活血通络法对股骨头坏死发病与修复过程中各种病理环节的影响,进而阐释股骨头坏死"从脾论治"理论的生物学基础。

为观察健脾活血方对实验性股骨头坏死的治疗作用,分别建立了激素性股骨头坏死鸡、激素性股骨头坏死大鼠、酒精性股骨头坏死大鼠以及液氮冷冻性股骨头坏死兔模型等多种实验性股骨头坏死模型,并给予健脾活骨方治疗,进行组织病理学、X线片以及Micro-CT扫描等检测。结果显示,与模型组相比,健脾活骨方可以降低组织病理学的空骨陷窝率、脂肪细胞面积和脂肪细胞直径,提高micro-CT中骨体积分数(图6-88),骨小梁厚度,骨小梁模式因子,骨小梁数量和骨密度明显升高,增加股骨头内血管体积、血管表面积和血管厚度。可见健脾活骨方能明显降低骨坏死发生率,减缓股骨头坏死的进展以及骨破坏程度。与经典的补肾壮骨方相比,健脾活骨方的疗效相当,但健脾活骨方在股骨头坏死早中期效果较好,而补肾壮骨方在中晚期表现较佳。这从实验方面验证了临床股骨头坏死三期四型的辨证论治规律,即将骨坏死的辨证按早、中、后三期,气滞血瘀、痰瘀阻络、经脉痹阻、肝肾亏虚四型论治,也就是说,早期重在健脾化痰,中晚期重在补肾活骨。

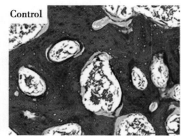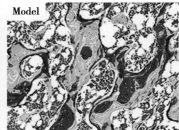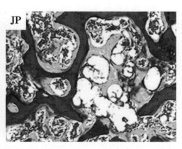

图6-88 健脾活骨方促进激素性股骨头坏死鸡股骨头的修复(Masson染色,×20)
Control:正常对照;Model:激素性股骨头坏死模型;JP:健脾活骨方

进一步,通过现代实验技术,对健脾活骨方防治股骨头坏死的作用机制进行系列研究,结果发现其可能的作用机制如下:

1. 纠正脂代谢紊乱,改善凝血功能 脂肪代谢及凝纤功能紊乱在激素性股骨头坏死发病中起着重要作用。激素导致的脂质代谢紊乱、骨髓内脂肪细胞肥大、增生是激素性骨坏死的初始病变,而血管内凝血引起骨内微循环障碍是导致激素性骨坏死的直接原因,因而在治疗中纠正脂肪代谢紊乱,改善血液循环状态是治疗激素性股骨头坏死的重要治疗原则。而健脾活血方能明显降低血清TG、TC、LDL,纠正血脂代谢紊乱,同时两组中药均能降低全血、血浆黏度及FIB的含量,延长TT时间,改善激素所致的血液高凝状态。有学者从生化角度提出了血中升高的血脂和脂蛋白代谢紊乱为中医所称的"无形之痰",是血中痰浊的生化物质基础,也是造成血管内皮功能损伤、导致血流变异常的原因之一。这从生化基础上阐释了本方"健脾化痰"的治法治则:通过健脾调控血脂紊乱,进而清除血中痰浊。

2. 调节骨髓干细胞成骨-成脂分化平衡 激素及酒精性股骨头坏死的发生与骨髓间充质干细胞的成骨和成脂分化失衡相关,病理观察以及磁共振图分析,认为股骨头坏死出现了严重的骨髓脂肪化。不管是整体动物实验,还是体外细胞实验的结果均显示了健脾活骨方可以促进骨髓间充质干细胞的成骨分化,并抑制其成脂分化。化学研究发现健脾活骨方的水提部分是促进髓间充质干细胞的成骨分化的主要物质基础，而乙酸乙酯部分则主要发挥抑制成脂分化作用（图 6-89）。进一步的研究发现激活 Wnt 及 BMP 通路，抑制 PPARγ 信号通路是其调控成骨成脂分化的主要分子机制。这也是健脾化痰治法发挥治疗作用的分子基础。

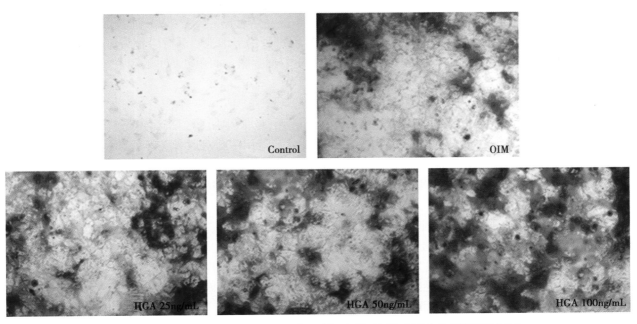

图 6-89　健脾活骨方水提部位促进骨髓间充质干细胞成骨分化（茜素红染色）
Control：正常对照；OIM：成骨诱导培养基；HAG：健脾活骨方水提部位

3. 促进骨形成及骨修复　骨和软骨组织中含有多种参与调节骨骼发育及生长的多肽类生长因子。此类因子通过自分泌、旁分泌或者内分泌的方式，在细胞与细胞之间，细胞与细胞外基质之间传递信息，参与复杂的骨形成调节过程。研究结果发现，健脾活骨方还可以激活 TGFβ1、BMP2 和 Smad4 通路，调控 OPG/RANK/RANKL 系统，促进骨形成和修复，抑制骨吸收。

4. 提高局部组织的再血管化　在股骨头坏死修复与重建中，血管与骨的新生是一个病理逆转的关键，而骨的新生又离不开血管的新生。研究结果显示了健脾活骨方可显著增强股骨头坏死组织周围的血管化，体外研究也表明健脾活骨方提取物可以显著促进血管新生（图 6-90）。

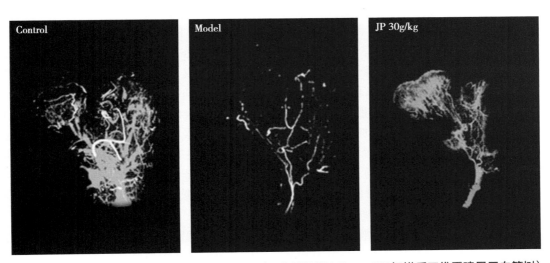

图 6-90　健脾活骨方显著提高股骨头的血管化（经血管造影 Micro-CT 扫描后三维重建显示血管树）
Control：正常对照；Model：激素性股骨头坏死模型；JP：健脾活骨方

此外,还在方药组成上进行了拓展研究,主要是基于引经理论的现代探索研究。"引经"是在归经理论基础上,通过长期临床实践总结出来的一种用药规律。引经药具有明显的作用趋向,它的作用既可体现引他药归经脉,也可引导它药作用于病变部位。在健脾活骨方的基础上,分别加入专入肾经之细辛,既入肾经又善下行之独活,专性下行之牛膝,以观察引经药促进骨髓干细胞定向归巢治疗股骨头坏死的作用。结果发现在健脾活骨方的基础上加入引经药牛膝可进一步提高活骨汤的治疗效果,通过促进骨髓干细胞归巢可能是其机制之一。而加入独活、细辛无明显提高其促进骨髓干细胞归巢对股骨头坏死的治疗作用;活骨汤加入桔梗反而降低了其治疗作用。这从骨髓间充质干细胞归巢的角度,初步探讨"引经报使"的科学内涵。

(四) 其他有关股骨头缺血性坏死的中药实验研究

股骨头坏死又称股骨头缺血性坏死、股骨头无菌性坏死,是骨科临床常见病,也是较难治愈的疾病,致残率高。中药治疗股骨头缺血性坏死疗效独特,国内外学者运用中药对股骨头坏死动物模型进行了大量实验研究。现根据活血化瘀、补肾健骨、活血补肾、祛痰逐瘀等治疗原则对中药(经方、经验方、单味药)进行分类,对其治疗股骨头缺血灶坏死的实验研究进行综述,同时对中药提取物和活性成分治疗股骨头坏死的实验研究也进行总结。

1. 以活血化瘀为主要治疗原则中药的实验研究 中医认为股骨头缺血性坏死的核心病机在于气血痹阻、髓死骨枯,治疗的关键在于活血化瘀。因此,活血化瘀法被广泛应用于激素性股骨头缺血坏死的治疗,活血化瘀中药的作用机制也成为目前研究的热点。桃红四物汤以祛瘀为核心,辅以养血、行气之功。齐振熙、陈磊、谭旭仪等发现桃红四物汤能明显改善激素性股骨头缺血性坏死模型家兔和大鼠的血流变异常和血液黏稠度,促进股骨头局部微血管再生,改善股骨头局部血运,从而促进坏死股骨头的修复,其机制可能与升高血清和股骨头血管内皮生长因子(VEGF)、碱性成纤维细胞生长因子(bFGF)、TGF-β1 的蛋白和基因表达水平有关。康靖东等报道其能对激素性股骨头缺血性坏死大鼠 TGF-β1 的表达也具有相似的促进作用。朱耀等则研究发现桃红四物汤还能明显促进创伤性股骨头缺血性坏死大鼠外周血中 EPCs (CD34+、CD133+) 的蛋白表达以及股骨头中 GPR48 的基因表达,从而防治股骨头坏死。

活血通络汤是来源于成都中医药大学的经验方,由黄芪、丹参、地龙、川芎、当归、怀牛膝、巴戟天、鸡内金等组成,共奏活血化瘀、益气补肾功效,在治疗早中期的激素性股骨头有较好的临床疗效。药理研究结果显示,活血通络汤既能治疗又能预防激素所致的家兔股骨头缺血性坏死,促进骨修复和重建,且预防效果优于治疗效果,疗效与剂量、时间呈正相关,相关机制为:①降低坏死股骨头家兔血浆 TXB2 和 TXB2/6-keto-PGF1a(T/K)含量,并升高 6-keto-PGF1a 含量,改善凝血状态;②下调血浆 ET 含量,提高血浆 BGP 含量,改善缺血环境;③上调骨组织中 BGF、TGF-β1、bFGF、PDGF 表达,下调 APK 表达,从而促进骨坏死的修复;④促进 Jagged1 的上调并维持股骨头 BMP2 浓度,降低血和股骨头中 VEGF 蛋白和基因表达及下调血中 TNF-α 含量,共同促进骨修复和血管生成;⑤抑制血中 AKP 的水平,参与成骨细胞形成新骨;⑥早期作用于 Notch1 或其他成员导致其表达发生变化,从而激活 Notch 如 Notch1-DLL1 信号传导通路,增加 Notch1 胞内 NICD 的表达,促进下游靶基因的转录表达,促血管生成;⑦抑制 Notch1 和 HERP1 的表达,下调 DLL3 表达水平,降低空骨陷窝率,促进骨坏死的修复;⑧抑制 Notch2/DLL1/Hes1 信号途径的表达,减轻激素对于股骨头血供的影响,改善股骨头的血供;⑨通过抑制 Notch3 蛋白和基因表达而上调 BMP-2、TGF-I3 的表达来诱导骨髓间充质干细胞向成骨细胞、成软骨细胞及造血细胞的增殖与形成,并减少激素对破骨细胞分化增殖的刺激效应,进而抑制骨吸收,延缓骨坏死,促进股骨头局部骨组织修复与再生。另一来源于自贡市中医院的活血通络汤,主要由川芎、黄芪、白芍、桑寄生、红花、当归、丹参、怀牛膝、鸡内金等药物组成,具有活血祛瘀、强健筋骨的作用。王勇报道其能促使激素性股骨头坏死兔股骨头组织修复,抑制病情发展,且疗效与用药剂量、持续时间密切相关。

复方丹参注射液(又称香丹注射液)主要含丹参、降香,丹参祛瘀止痛、活血通经,降香活血散病、止血定痛之功。现代学者采用单纯激素或马血清加激素诱导建立兔股骨头缺血性坏死模型,经口服灌胃(赵万军等)、耳缘静脉注射(童培建等)、股骨头骨髓腔内注射、肌内注射等不同给药途径的复方丹参注射液治疗后,能改善坏死股骨头微循环和血液流变异常,保护股骨头缺血性坏死血管内皮功能受损状态和骨细胞、有效治疗坏死股骨头。史风雷和罗清建等也分别报道复方丹参注射液经肌内注射对鸡和经血管介入治疗对犬激素性股骨头坏死有较好的防治作用，能调节全身脂代谢紊乱和改善股骨头微循环。此外，曹斌、李为等采用马血清加激素建立兔股骨头缺血性坏死模型，将丹参缓释剂植入到兔坏死的股骨头内，发现其能改善股骨头血供，促进坏死骨的吸收、修复与重建，其机制与调节坏死股骨头内 BMP-2 和 PPAR-γ 的蛋白和基因表达有关。

骨蚀灵胶囊由丹参、白芍桃仁、红花、川芎、土鳖虫、自然铜、乳香、没药、香附、木香、牛膝等十多味中草药研制而成，具有益气活血、补肾壮骨之功效，主治气滞血瘀型股骨头缺血性坏死。其治疗股骨头坏死的相关作用机制：①调节血脂：可早期调节激素性股骨头坏死家兔和大鼠血清脂质水平，升高体内脂质代谢密切相关的游离脂肪酸（FFA），改善兔坏死股骨头中血浆和花生四烯酸、亚油酸、油酸三种游离脂肪酸的代谢；②调节激素性股骨头缺血性坏死家兔骨内压及凝血异常：降低激素性股骨头缺血性坏死家兔血浆中 TXB2、T/P（TXB2/6-ke to-PGF1A）的含量，升高 6-keto-PGF$_{1A}$；③促进成骨和血管新生、抑制骨坏死：升高激素性股骨头缺血性坏死家兔股骨头中的 BGP 阳性表达以及 VEGF 的蛋白和基因表达水平，并降低坏死股骨头 Bcl-2 mRNA 的表达水平。另一骨蚀宁胶囊，是安徽中医院大学丁锷教授临床治疗股骨头缺血性坏死的经验方，由当归、川芎、蜈蚣、全蝎、土鳖虫、地龙、水蛭、肉桂、姜黄、冰片组成，共收破瘀通络之功。白良川等用马血清和甲基强的松龙造模，4 周后造模成功，然后用骨蚀宁治疗，结果表明，骨蚀宁可通过改善股骨头局部组织血流量、抗炎性反应达到治疗激素性股骨头坏死的作用。李文君等研究发现骨蚀宁胶囊可促进激素性股骨头坏死兔股骨头局部 TGF-β1 的表达，从而促进坏死股骨头的修复。

补阳还五汤来自清代王清任《医林改错》，具有补气活血通络之功。曾荣香等研究发现补阳还五汤可有效抑制激素性股骨头坏死大鼠的低纤溶状态，改善高凝状态，从而有利于改善股骨头内血液循环，阻止或延缓股骨头坏死的发生发展。王连兴等报道补阳还五汤还可明显降低激素性股骨头坏死兔血清中胆固醇及三酰甘油的含量，升高骨钙素含量，减少抗酒石酸酸性磷酸酶（TRAP-5b）。

此外，具有活血化瘀功效的复元散、三益注射液、伤科接骨片、健骨活血汤、中药化瘀活骨汤、生骨再造散、益气化瘀剂、健骨胶囊、活血化瘀中药复方也都被报道能有效防治实验性股骨头坏死。

2. 以补肾健骨为主要治疗原则中药的实验研究　中医认为肾阳亏虚在激素性股骨头坏死的发病中贯穿始终，由此确立了温阳补肾的治则治法，其中补虚重在补肾，补肾又重在温肾壮阳。右归饮是来源于《景岳全书》的温阳补肾经典名方。现代学者采用单纯激素或大肠杆菌内毒素加激素联合建立大鼠或家兔激素性股骨头坏死模型，给予右归饮口服治疗，结果发现其有效防治激素性股骨头缺血性坏死，并改善坏死股骨头大鼠的行为学变化。其治疗股骨头缺血性坏死的相关机制可能为：①调节骨代谢：改善激素性股骨头缺血性坏死大鼠血清钙、磷水平；上调激素性股骨头缺血性坏死大鼠促骨生长基因尤其是 BMP-2 的表达；提升激素性股骨头缺血性坏死大鼠股骨头缺血性坏死局部和血清脂联素含量，提高骨修复速度；②调节脂质代谢：调节激素性股骨头缺血性坏死家兔和大鼠的血脂水平；抑制激素性股骨头坏死兔的股骨头髓腔内骨髓脂肪化；③促进软骨分化：体外诱导激素性股骨头缺血性坏死病人股骨近端的和兔的骨髓基质细胞定向分化为软骨细胞；④促进成骨分化、抑制破骨分化：体外诱导人 MSCs 分化为成骨细胞，促进体外培养的激素性股骨头坏死大鼠成骨细胞的增殖和分化，并可提高成骨细胞 OPG mRNA 的表达量而对 RANKLmRNA 有降低作用；抑制激素性股骨头坏死大鼠体外成骨 - 破骨共育体系破骨细胞的形成、分化；⑤改善内分泌：提高激素诱导的股骨头缺血性坏死兔机体内分泌功能，改善下丘脑—垂体—肾上腺轴、性腺轴功能，增加体内的性激素（E2、T）水平，调整内环境，从而抑制骨吸收；⑥影响氧化应激：基因芯片检测结果显示其可影响大鼠激素性股骨头坏死组织中氧化应激相关基因如为 Gclc、SOD3 和 COX6A2 的表达，促进坏死股骨头的修复。除了单独用药外，研究还发现右归饮联合用药也能有效治疗股骨头缺血性坏死。童培建等采用液氮冷冻法建立早期比格犬股骨头缺血性坏死模型，给予右归饮联合 MSCs 介入治疗，发现其对早期股骨头缺血性坏死疗效显著，可改善坏死股骨头的血供、促进修复、预防塌陷。王萧枫等报道右归饮协同转染 VEGF 的 MSC 在治疗家兔激素性股骨头坏死中能发挥更好的疗效，有较好的改善血运与骨修复重建作用。

补肾中药淫羊藿可抑制激素引起的股骨头空骨陷窝比率升高、脂肪细胞直径增大及骨小梁面积比降低,从而具有防治家兔和大鼠激素性股骨头坏死的作用,其机制可能为:降低激素引起的高血钙水平及升高激素引起的低血磷水平,从而促进骨代谢和钙磷沉积;改善激素性股骨头坏死血流变因素,改善脂肪代谢紊乱;促进体外成骨细胞增殖及分化成熟,抑制破骨细胞活性,促进股骨头骨再生;抑制激素引起的坏死股骨头 PPARγmRNA 的高表达水平,防止骨髓基质干细胞向脂肪细胞分化,同时抑制激素所引起的 Osteocalcin mRNA 的低表达水平,还升高 ALP 活性;上调成骨相关因子 IGF1 和 BMP-2 的蛋白和基因表达,促进骨修复;拮抗激素导致的大鼠 OPG/RANKL mRNA 比值异常。

宋红梅等研究发现,由巴戟天、淫羊藿、骨碎补、鹿角胶、丹参、郁金、三七、黄芪、牛膝、甘草等组成的温阳补肾方能激活激素性股骨头坏死兔血清和股骨头中 RANKL/RANK/OPG 通路,提高 OPG 表达的同时,抑制 RANK、RANKL 的表达,从而抑制破骨细胞的功能及活性,这可能是其有效防治股骨头坏死的机制之一。魏迎辰运用改进马血清联合甲强龙造模法建立激素性股骨头坏死模型,经给予温阳补肾方治疗后,发现其能提高坏死股骨头组织中 VEGF 的表达,促进血管新生,从而增加股骨头坏死区的血供。

李卫华等建立激素性股骨头坏死动物模型,应用六味地黄丸干预,探讨六味地黄丸预防股骨头缺血性坏死的可行性及分子机制。结果显示:①对激素应用导致的肝脏脂质代谢紊乱具有明显的预防作用;②具有改善骨代谢、保护骨细胞的作用,可通过抑制激素对成骨细胞活性的影响,阻止骨吸收,促进骨形成和骨修复;③可以拮抗激素对 OPG 和 OPGL 蛋白表达的影响,从而促进成骨细胞增殖,降低并抑制破骨细胞的活性,有效改善骨代谢;④显著减少激素应用所致骨细胞凋亡,保护骨细胞。此外,体外实验结果显示六味地黄丸可抑制酒精引起的成骨样细胞死亡和凋亡,改善激素引起的成骨细胞的蛋白表达异常,保护成骨细胞。

补肾方是来源于中国中医科学院望京医院陈卫衡教授临床治疗股骨头缺血性坏死的经验方,由熟地黄、山药、山茱萸、肉桂、杜仲、鹿角胶(烊化)、当归、菟丝子、狗脊等组成,具有补肾壮骨、活血通络的功效。实验研究显示其能明显改善激素性股骨头坏死大鼠股骨头组织病理学和影像学改变,增加血清中骨形成代谢标志物 BGP 及 CT 的含量,进而促进骨修复,同时其还能通过增加股骨头内 VEGF 和 FLK1 蛋白表达,进而促进股骨头血管修复,改善股骨头血液微循环状态。

此外,来源于临床的经验方如承载丸、复方巴戟天合剂、复骨健步冲剂诸氏复骨丸、壮药生骨汤、增骨健步汤、生骨片、二仙益骨汤治疗家兔激素性或创伤性股骨头缺血性坏死疗效确切。

3. 以活血补肾为主要治疗原则中药的实验研究　由于激素导致"阳胜劫阴",阴精不能滋润、濡养骨骼,就会导致骨坏死。中医治疗本病,强调整体观念,认为该病本在骨,病源在血,其根在肾。因此,活血化瘀和补肝肾、强筋骨为其治疗的基本原则。研究显示,用骨复生(丹参、鹿角胶、骨碎补、三七)治疗激素性股骨头缺血性坏死家兔,能调节激素性股骨头坏死血液流变学异常,增加纤溶酶原激活剂,降低血浆内皮素含量、升高血浆 NO 浓度、保护血管内皮功能,提高家兔血清 BGP、BMP-2 与 TGF-β 水平、增强成骨细胞活性,降低 TNF-α 水平,恢复激素性股骨头缺血坏死家兔 TXA2-PGI₂ 系统平衡,从而改善微循环和血瘀状态、抑制血栓形成、保护骨细胞,发挥治疗股骨头缺血性坏死的作用。

活骨注射液是黑龙江中医药大学院内制剂,由丹参、川芎、骨碎补 3 味药提纯而得,具有活血行气、补肾强骨之功。段洪超等采用液氮冷冻法复制家兔股骨头缺血性坏死模型,观察活骨注射液对股骨头缺血性坏死的疗效和机制,结果显示活骨注射液可能通过促进坏死股骨头内 VEGF 及其受体 2、IGF-1、bFGF、TGF-β1 的表达而促进血管再生,调节坏死股骨头内 bcl-2、bax 和 caspase-3 的表达而抑制骨细胞凋亡,同时上调坏死股骨头内 BMP-2、OPG 和 RANKL 表达,升高 OPG/RANKL 比值,抑制破骨促进成骨,从而发挥防治股骨头坏死的作用。

来源于河北医科大学中医院的骨复活汤,由仙灵脾、熟地黄、骨碎补、鸡血藤、丹参、怀牛膝、水蛭等药物组成,具有补肾健骨、活血化瘀作用。现代学者通过建立激素性股骨头缺血性坏死家兔模型,骨复活汤口服治疗,实验结果表明骨复活汤改善股骨头坏死家兔的血液流变学和脂代谢紊乱,降低血浆内皮素含量、升高 NO 含量,促进 VEGF 等细胞因子的分泌从而加速股骨头的再血管化,改善激素诱导的骨细胞、成骨细胞凋亡及坏死,从而对股骨头缺血性坏死具有一定的治疗作用。

赵宏斌等研究中药恒古骨伤愈合剂(由三七、黄芪、人参、红花、杜仲、鳖甲、陈皮等组成)对兔激素性股骨头坏死的作用,结果显示,恒古骨伤愈合剂可有效促进早期激素性股骨头坏死兔坏死股骨头的修复,改善组织形态学,增加股骨 BMD,升高坏死股骨头内源性 VEGF 和 BMP-2 基因表达来促进血管与骨的新生与改建,对正常兔股骨头内 BMP-2 基因的表达无影响,还增加坏死股骨头内源性 cbfα1 基因的表达。

刘又文和段卫峰等通过建立家兔激素性股骨头坏死模型,给予股骨头坏死愈胶囊(由鹿茸、杜仲、续断、黄芪、鸡血藤、连翘、乳香(制)、没药(制)组成,具有补益肝肾、温经通络、益气活血的功效)治疗,探讨其对股骨头坏死的防治效果及作用机制。结果显示股骨头坏死愈胶囊可以降低全血黏度、血浆黏度,调节激素诱导的脂肪在体内的转移过程,减少血管壁的受损和减少动脉硬化、抗血栓,提高血清骨钙素与降钙素水平,抑制激素促使 VEGF 表达持续减弱的趋势,促进坏死骨的修复和新生骨的再生,改善股骨头内微循环,扭转股骨头缺血状态,达到防治激素性股骨头坏死的发生和发展的目的。谭旭仪等进一步观察股骨头坏死愈胶囊含药血清体外对大鼠骨髓间充质干细胞(BMSCs)凋亡的影响,结果显示股骨头坏死愈胶囊含药血清可提高大鼠 BMSCs 的存活率,对全反式维甲酸所致的细胞凋亡有保护作用。

临床上不少学者自拟补肾活血方药治疗股骨头缺血性坏死,并对其进行了药理研究。如李峻辉等发现补肾活血中药治疗家兔股骨头缺血性坏死,降低血脂,改善血液循环,促进坏死骨修复和新生骨再生。袁普卫等通过实验证明补肾活血方(由黄芪、丹参、三七、土鳖虫、鹿角胶、牛膝、生甘草等药物组成)对激素性股骨头坏死家兔骨髓基质干细胞的增殖有明显促进作用,并且其作用强度随浓度、时间而改变。帅波等报道补肾活血方(由鹿角片、熟地、桂枝、丹参、苏木、骨碎补、透骨草、土鳖虫、山楂等组成,具有以活血化瘀、温阳益肾功效)通过增强 rhBMP-2 诱导的激素性股骨头坏死大鼠股骨近端骨髓单个核细胞的 ALP 含量及 TGF-β1 mRNA 的表达,促进骨髓间充质干细胞的分化,从而在骨坏死的修复中起关键作用。李新建和周李学等研究发现补肾活血汤[由熟地、杜仲、杞子、破故纸(补骨脂)、菟丝子、归尾、没药、萸肉(山茱萸)、红花、独活和淡苁蓉(肉苁蓉)组成,具有补益肝肾、活血化瘀的功效]对兔激素性股骨头坏死有治疗作用,并且调节体内钙磷代谢紊乱状态,加速基质合成,提高股骨头的强度;增强骨的应变能力和最大载荷值,提高骨的弹性模量,改善骨质疏松状态,使骨在结构力学和材料力学方面得到了重塑与稳定;它还可以促进 BMSCs 向成骨细胞分化,同时抑制其向脂肪细胞分化,其机制主要是通过增强 Wnt/p-catenin 信号通路中成骨因子 Wnt10b、Wntl.p-catenin、FZD6 和 Ror2 的基因和蛋白表达,同时抑制成脂因子 DDK1、sFRP4 的表达来实现。

另外,活络骨康丸、活血补髓汤、健骨胶囊、股密葆、生骨胶囊、活血健骨汤、骨痹通消颗粒、骨康、骨灵颗粒、健骨方、鹿瓜复生胶囊、金骨片、促骨塑膏、促骨塑颗粒、丹仙康骨胶囊、骨痛仙、活骨汤、股骨头Ⅰ号等以活血补肾为主要治疗原则的中药复方也报道能有效防治家兔、大鼠或鸡激素性股骨头坏死或家兔液氮冷冻股骨头坏死。

4. 以祛痰逐瘀为主要治疗原则中药的实验研究 从痰瘀理论论述股骨头缺血性坏死的病因病机,其发病特点为本虚标实、痰湿蕴结、脉络瘀阻,其中痰瘀又紧密相关,互相影响,或因痰致瘀,或因瘀致痰,或痰瘀同病。祛痰逐瘀法方剂由二陈汤和桃红四物汤加减组成,全方配伍精当合理,共奏祛痰逐瘀的功效。陈镇秋等建立家兔激素性股骨头缺血性坏死模型,观察祛痰逐瘀法(由茵陈、半夏、陈皮、白术、茯苓、桃仁、红花、当归、川芎、炙甘草组成)对激素性股骨头缺血性坏死股骨头组织病理学和 BMSCs 变化。结果显示,中药可以改善股骨头缺血性坏死区域的组织形态学,可以有效治疗兔激素性股骨头缺血性坏死;增强骨髓基质干细胞增殖与成骨能力明显。说明祛痰逐瘀法预防激素性股骨头坏死可能与调控骨髓基质干细胞成骨分化有关。

中药健脾补肾方由茯苓、白术、甘草、元胡、补骨脂、骨碎补、红花等组成,健脾化痰、活血祛瘀、补肾生髓,现代研究证实其可改善激素性股骨头坏死家兔的组织形态学、脂代谢紊乱及血液高凝状态,阻止局部微循环中脂肪及血栓栓子形成,预防股骨头坏死的发生。进一步的机制研究显示健脾补肾方含药血清可以促进 rMSCs 的骨向分化,通过降低 PPAR-γ 的表达抑制向脂肪细胞转化。生骨再造散、健骨方也能改善激素引起的血脂代谢紊乱,对家兔激素性股骨头缺血性坏死有预防作用。

5. 中药提取物和活性成分的实验研究 多项研究表明,活血化瘀中药三七的有效成分——三七总皂苷对兔激素性和酒精性股骨头坏死具有一定的防治作用。王大伟等利用透射电镜检测结果证实三七总皂苷可有效促进早期兔酒精性股骨头坏死骨细胞超微结构形态修复。滕居赞等发现经三七总皂苷降低激素性股骨头坏死家兔血液全血黏度、血浆黏度、红细胞聚集数、红细胞比容,表明其具有改善血液流变学的作用。黄进和韩杰等发现三七总皂苷可提高激素性股骨头坏死兔血清和骨组织中 VEGF mRNA 和 BMP2 mRNA 的表达水平,从而促进骨组织血管新生及骨的修复。吴惠斌等报道三七总皂苷股骨头局部介入注射对兔早期坏死股骨头的组织病理形态有一定的修复作用,能延缓酒精性股骨头坏死的病变。王大伟等观察到三七总皂苷对酒精诱导兔骨髓基质干细胞成脂分化有抑制作用,进一步发现其可能抑制酒精诱导的兔骨髓基质干细胞成脂分化,促进兔成骨细胞的增殖和分化,并能提高成骨细胞的 OPGmRNA 的相对表达量而对 RANKLmRNA 有抑制作用。

羟基红花黄色素 A 是活血化瘀中药红花的最有效水溶性部分,齐振熙的研究团队用单纯激素或马血清加激素建立兔激素性股骨头缺血坏死早期模型,行髓芯减压术后髓腔内注射或耳缘静脉注射羟基红花黄色素 A 治疗,发现其可有效治疗股骨头缺血性坏死,相关机制为:①降低血液黏稠度,降低股骨头内压力;②促进股骨头内 VEGF 的表达及血管内皮细胞新生,增加微血管密度;③促进股骨头髓内及离体 BMSCs 成骨标志物碱性磷酸酶、Cbfα1、Collagen-I 的表达,抑制成脂标志物甘油三脂的表达,抑制股骨头髓内及离体 BMSCs 成脂分化,促使其成骨分化;④通过激活 MAPK 信号转导通路,上调通路中与增殖关联的 p-ERK 蛋白的表达,下调凋亡相关联的 p-JNK,p-P38 蛋白的表达,促进股骨头髓内及离体 BMSCs 增殖,抑制其凋亡,减轻激素诱导的骨髓基质干细胞凋亡。

研究显示,股骨头穿刺注射川芎嗪可增加激素诱导的兔坏死股骨头的血流量,有效地抑制组织缺血时血小板的聚集与激活,使血中 TXAz/PGI2 保持平衡;降低全血和血浆黏度及血细胞比容,减少血浆纤维蛋白原的产生,改善血液流变,增加对组织的血液供给,减少破骨细胞的生成和功能,上调血管新生因子表达,促进局部血管增生,促进股骨头缺血性坏死的修复。动脉灌注川芎嗪能增加生脉成骨方的促成骨疗效。此外,金雀异黄素、鹿茸提取物对大鼠激素性股骨头缺血性坏死模型、木豆叶总黄酮对大鼠液氮冷冻股骨头缺血性坏死模型均表现良好的治疗作用。

6. 小结与存在问题　综上,中药治疗股骨头坏死的实验研究包括动物实验研究和细胞实验研究,且以动物实验研究为绝大多数。动物实验中所采用的模型有激素性(单纯激素、马血清加激素、细菌内毒素加激素)股骨头坏死模型、酒精性股骨头坏死模型、液氮冷冻型股骨头坏死动物模型、切开关节囊和切断周围韧带手术法造成股骨头坏死模型等 4 种,其中激素诱导的动物模型最多,酒精次之,手术诱导的最少。所采用的模型动物中,家兔最多,其次是大鼠,小鼠、鸡和犬极少使用。细胞实验基本以骨髓间充质干细胞为研究载体,软骨细胞偶有报道。

实验研究中主要采用组织病理学、影像学、电镜技术、生化、免疫组化 / 荧光、ELISA、RT-PCR、Western-blot 等技术,基因组学、代谢组学、细胞转染等技术偶见。因此,总体研究水平比较低,研究方法和指标也是低水平重复,极少结合新技术和方法。

实验研究中涉及的中药有复方、单味药、提取物、活性成分群和单体,且以复方(经方、经验方)最多占 57 种、单体 3 种、有效成群 2 种、提取物和单味药最少均为 1 种,其中复方中以活血化瘀为治疗原则的有 14 种、以补肾健骨为主要治疗原则的有 12 种,活血补肾为主要治疗原则的中药最多为 27 种,而祛痰逐瘀为主要治疗原则的中药最少为 4 种。在给药途径上以口服灌胃最多,还包括少数的关节外服、耳缘静脉注射、动脉灌注、股骨头骨髓腔内注射、肌内注射、血管内介入治疗等;在给药形式上以单独给药最常见,极少数与其他治疗方法联合应用,值得注意的是已有实验报道中药与骨髓基质干细胞联合介入治疗股骨头坏死。

总体来说,中药能够通过改善血液流变学状态、调节脂质代谢、改善高凝及低纤溶状态、促进血管修复及再生、改善血管内皮细胞受损状态、促进骨髓间充质干细胞成骨抑制成脂、调节成骨细胞 - 破骨细胞分化系统、促进骨形成、抑制骨破坏等,从而防治股骨头缺血性坏死。但是中药对股骨头坏死治疗作用机制非常复杂,是否还存在其他机制以及何种机制仍需我们进一步的深入研究。

由于任何一种实验方法都无法从每个角度模拟人体股骨头坏死的病理生理、解剖及生物力学变化过程特点,且目前使用的动物模型都是疾病模型、没有病症结合模型,难以体现中药的作用特点。因此,需进一步探讨,需有思路明确的科研设计,运用现代科学技术和方法,并能与股骨头坏死的辨证分型、病变分期相结合,结合临床和基础,进行综合研究。此外,目前对中药治疗激素性股骨头坏死的研究较多,对酒精性和创伤性股骨头坏死的研究较少,且对于复方中药到底是哪种或哪些有效成分发挥了作用仍不清楚,故加强中药有效成分的研究,提高中药的利用率以发挥中药的最大效益,将是我们未来研究的重点。

三、激素性股骨头坏死风险基因及中医证候标志的发现和验证

(一)激素性股骨头坏死的易感基因研究

创伤、酒精、激素等是导致股骨头坏死的最常见因素。在诸多病因中,激素越来越引起学者们的重视。因为肾上腺糖皮质激素作为临床上不可或缺的药物,在很多疾病包括器官移植、免疫性疾病、过敏性疾病、血液病等必需应用,故由此诱发的股骨头坏死也逐年增多。国外报道器官移植术后使用激素者股骨头坏死发病率约为 30%,国内学者报道肾移植术后 6 个月的 36 位病人中,发生股骨头坏死者达 10 例。糖皮质激素在 2003 年抗 SARS 治疗中起到了不可替代的作用,然而据我们的临床统计发现,已有超过 50% 的 SARS 病人发生了股骨头坏死,而且研究表明激素性股骨头坏死占了 49.7%。可见,激素在诱导非创伤性股骨头坏死的发病中起到很重要的作用。有报道表明,激素性股骨头坏死的发病率已超过创伤性和酒精性股骨头坏死,激素也成为了股骨头坏死的第一大致病因素。

临床实践中发现即使同样的激素用量,也仅有部分病人发生股骨头坏死,提示了个体对于激素的敏感性存在差异。Lausten 等报道了股骨头坏死病人氢化泼尼松的清除率较无股骨头坏死病人低 33%,半衰期延长 33%,提示股骨头坏死的发生可能与激素在体内的代谢过程有关。而机体对药物的敏感性及体内代谢差异往往与药物代谢酶,或者药物靶分子中的基因多态性以及它们的基因突变有关。此外,20 世纪 90 年代 Jones 提出非创伤性骨坏死的血管内凝血(intravular coagulation,IC)学说,认为引发的血管内凝血是非创伤性股骨头缺血性坏死发生的最后共同通路,而骨内微循环血管(毛细血管和静脉窦)内凝血进展为广泛静脉栓塞和较少见的逆行动脉闭塞最终引起非创伤性骨坏死,这一过程常由一些潜在的危险因素所触发,如遗传性因素、环境因素等。这正如一些学者提出的假说:股骨头坏死具有遗传易感性。因此,检测激素代谢、转运、抵抗和激素受体以及凝溶血系统中受激素作用影响的因子的基因多态性和基因突变,对了解病人对激素敏感程度的个体差异,预测股骨头坏死发生的可能性有重要意义。

国外已对激素性股骨头坏死进行较多的分子遗传学研究。关于基因多态性的研究表明,其参与了股骨头坏死的发病基础,所谓基因的多态性(gene polymorphism)是指人群中个体间基因的核苷酸序列的差异性。单核苷酸多态性(single nucleotide polymorphism,SNP)作为人类基因组中最常见的遗传变异,被称为"第三代遗传标记",是构成个体的表型差异、不同群体和个体对疾病的易感性及对药物反应差异的主要遗传学基础。关联分析主要是通过研究遗传标记物与疾病之间的统计相关性去寻找和定位致病基因,其通过比较患病群体和正常群体多态性位点的特定等位基因频率是否有显著差异,来确定该位点与该疾病有无关联,是目前研究基因易感性的最常用方法。

以往关于激素性股骨头坏死易感基因的研究,多针对激素致病的某一途径选择基因,再选择其中的单个或多个位点的 SNP 进行研究。取得了一定的成果,发现了一些与发病风险相关的单基因位点。然而单个基因的作用还无法从高危人群中甄别确定发病,也由于种族、地区差异,实验设计方案不同等因素的影响,各家研究结论并不完全一致。同时,人们也认识到,除很少一些疾病纯粹由遗传(如先天性遗传病)或环境因素(如车祸)引起外,绝大多数疾病是遗传和致病因素共同作用的结果,尤其是对于复杂性状的慢性病如股骨头坏死,基因和致病因素的交互作用在其中扮演着十分重要的"角色"。为探明激素性股骨头坏死的发病风险基因,陈卫衡教授及其研究团队基于临床样本,分别设置服用激素患和未患股骨头坏死者作为疾病组和对照组,通过 SNP 芯片检测及全基因组关联分析,发现 13 个与激素性股骨头坏死发病风险相关的基因突变位点,进一步的功能挖掘表明,上述基因突变与机体的激素代谢、脂代谢、血管内凝血通路密切相关(图 6-91)。可见,探索激素性股骨头坏死发病风险与易感基因的相关性,可为筛选高危人群、进行一级预防提供依据。

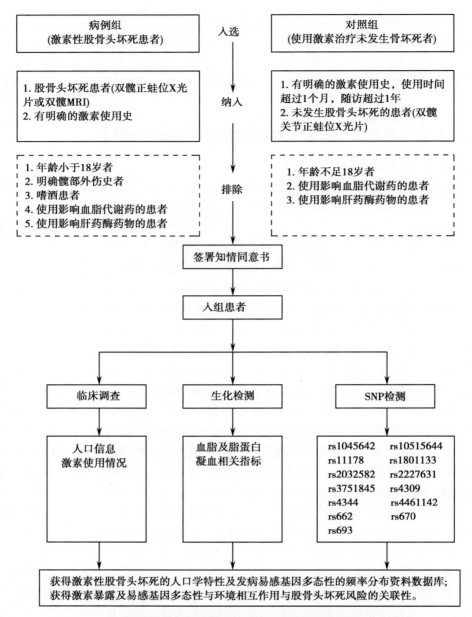

图 6-91 激素性股骨头坏死发病风险基因发现研究的技术路线图

1. 激素性股骨头坏死疾病组和对照组样本的临床收集

(1)研究对象:采用分子流行病学中的病例对照研究,以 2011 年 4 月 ~2012 年 1 月在中国中医科学院望京医院就诊的 68 例激素性股骨头坏死病人为病例组,以同时期在中国医学科学院血液病医院就诊使用激素而无股骨头坏死者为对照人群进行研究。

(2)纳入及排除标准

①病例组(case):纳入符合目前国际通用的股骨头坏死诊断标准——Mont 诊断标准,具有相关原发病并有明确的激素使用史,符合激素性股骨头坏死诊断标准,签署"知情同意书";排除以下情况,原发病病情严重,需其他治疗替代激素治疗者;正在使用影响血脂代谢及肝酶药物的病人;不符合激素性股骨头坏死诊断标准,为创伤性股骨头坏死和具有其他髋关节疾病的病人;不愿接受本次研究的病人。

②激素对照组(control):纳入与病例组有同等暴露信息,患有相关原发病,并经过疾病诊断标准确诊,接受系统激素治疗,有明确激素使用量及时间超过一个月,随访一年未发生股骨头坏死者,愿接受本次研究的病人,签署"知情同意书"。排除以下情况,不愿接受本次研究的病人;正在使用影响血脂代谢及肝酶药物的病人;不愿接受本次研究的病人。

(3)临床调查表设计及调查方法

1)设计临床调查表:按 DME 要求设计调查表,调查年龄、性别、身高、体重、病程、月经史、嗜好(吸烟、饮食习惯)、病史、家族史等一般情况、临床表现与体征、原发病病史、使用激素史及用量。

2)调查方法:采用面对面的调查方法,排除标准中的有关信息主要通过病史询问和病案查询等方法获得。

(4)血样本采集及保存:所有病人均空腹 12~14 小时后,于早晨 8 时抽血,采用检测 SNP 的血液用 ACD 抗凝的采血管收集研究对象的外周静脉血 5ml,保存于 −80℃冰箱中。检测血脂及凝血四项的血液抽取周围静脉血后立即送交实验室检测。

(5)血脂检测:在室温下,将血样离心 1 分钟,然后将其放入奥林巴斯全自动生化分析仪(OlypasAU 400,日本奥林巴斯工业株式会社)。该仪器采用酶法测出总胆固醇(total cholesterol,TC)和甘油三酯(triglyceride,TG);胆固醇脂酶法测出高密度脂蛋白胆固醇(HDL-C)和低密度脂蛋白胆固醇(LDL-C);免疫比浊法测出载脂蛋白 AI(apoAI)和载脂蛋白 B(apoB)。

(6)凝血四项检测:北京普利生血凝仪(型号:C2000-4)测定纤维蛋白原定量(FIB)、凝血酶原时间(PT)、凝血酶时间(TT)、活化部分凝血活酶时间(APTT)。

2. SNP 芯片检测及数据挖掘

(1)基质辅助激光解吸电离飞行时间质谱检测步骤

1)PCR 扩增。

2)SAP 酶处理。

3)延伸引物单碱基延伸反应。

4)树脂除盐纯化。

5)Nanodispenser SpectroCHIP 芯片点样。

6)MassARRAY Analyzer Compac 质谱检测。

7)TYPER4.0 软件分析实验结果,获得分型数据。

(2)实验数据质量控制:质控方案如下所示。

1)阴性对照:在进行实验时,以水作为阴性对照的检测物,即按照样品数的 1% 加入水进行检测,如果阴性对照结果中并未出现假阳性结果,即可认为质控检测合格。阴性对照的主要目的是为了检测扩增产物是否存在污染情况。

2)室内质控标准品对照:室内质控标准对照是为了确定为待测 SNP 位点所设计的引物是否足够可靠。根据本公司选取的细胞株 DNA 作为模板作为对照样本进行室内质控标准品对照,同样将样品数量 1% 的对照品进行检测。由于模板中 DNA 的 SNP 位点都能够在 NCBI 的数据库中查询到,故如果其位点检测的结果与 NCBI 查询到的结果一致时,即可判断指控合格。

3)样本重复实验复核:样本重复实验检测是为了检验实验的稳定性和重复性。在实验时,从待检测的样品中选取 5% 进行重复性复核,如果某一位点的检测数据符合度超过 98%,则可认为指控检测合格。

(3)统计分析:采用 R 2.14.2 统计软件及 SPSS13.0 进行数据分析,单位点基因型及基因频率的分析,采用拟和优度 x^2 检验;采用三种(additive\dominant\recessive)模型假设下对一般的 SNP 标记进行 Logistic 回归分析;对单 SNP 模型中显著水平高于 0.2 的 SNP,在 Logistic 回归中两两引入交互作用项。

(4)基因频率的检验:如表 6-11 所示,rs3751845 是两组间具有显著差异的 SNP。

表 6-11　单个 SNP 在两组中的基因分布频率 prop.test 检验

SNP	基因型	病例组(%)	对照组(%)	P 值
rs1045642	C	59(50.86)	42(38.89)	0.096
	T	57(49.14)	66(61.11)	
rs10515644	A	65(56.03)	63(58.33)	0.832
	G	51(43.97)	45(41.67)	

续表

SNP	基因型	病例组（%）	对照组（%）	P 值
rs11178	T	60（51.72）	55（50.93）	1
	C	56（48.28）	53（49.07）	
rs1801133	T	64（55.17）	67（62.04）	0.365
	C	52（44.83）	41（37.96）	
rs2227631	G	70（60.34）	66（61.11）	1
	A	46（39.66）	42（38.89）	
rs3751845	G	80（68.97）	59（54.63）	0.038
	A	36（31.03）	49（45.37）	
rs4309	T	82（70.69）	71（65.74）	0.515
	C	34（29.31）	37（34.26）	
rs4344	G	70（60.34）	51（47.22）	0.067
	A	46（39.66）	57（52.78）	
rs4461142	C	63（54.31）	61（56.48）	0.848
	T	53（45.69）	47（43.52）	
rs662	G	67（57.76）	68（62.96）	0.51
	A	49（42.24）	40（37.04）	
rs670	G	81（69.83）	74（68.52）	0.957
	A	33（28.45）	32（29.63）	
rs693	C	112（96.55）	104（96.3）	1
	T	4（3.45）	4（3.7）	

（5）单 SNP 标记与疾病关联的检验：如表 6-12 所示，rs3751845、rs2032582 与疾病的关联具有显著性（$P=0.05$）。

表 6-12　单 SNP 标记基本分析

	SNP 标记基因型分布频率		Co-dominant （Logistic analysis controlling BMI）
SNP	病例组	对照组	P-value
rs1045642	C/C：27（47%） C/T：5（9%） T/T：26（45%）	C/C：16（30%） T/C：10（19%） T/T：28（52%）	0.125
rs10515644	A/A：31（53%） A/G：3（5%） G/G：24（41%）	A/A：28（52%） A/G：7（13%） G/G：19（35%）	0.194
rs11178	C/C：14（24%） T/C：28（48%） T/T：16（28%）	C/C：12（22%） T/C：29（54%） T/T：13（24%）	0.704

	SNP 标记基因型分布频率		Co-dominant （Logistic analysis controlling BMI）
rs1801133	C/C：12（21%） T/C：28（48%） T/T：18（31%）	C/C：5（9%） T/C：31（57%） T/T：18（33%）	0.311
rs2032582	A/A：1（2%） G/A：13（22%） G/G：9（16%） T/A：18（31%） T/G：6（10%） T/T：11（19%）	A/G：11（20%） G/G：5（9%） T/A：25（46%） T/G：10（19%） T/T：3（6%）	0.041
rs2227631	A/A：9（16%） G/A：28（48%） G/G：21（36%）	A/A：4（7%） G/A：34（63%） G/G：16（30%）	0.176
rs3751845	G/A：36（62%） G/G：22（38%）	A/A：1（2%） G/A：47（87%） G/G：6（11%）	0.002
rs4309	C/C：7（12%） T/C：20（34%） T/T：31（53%）	C/C：6（11%） T/C：25（46%） T/T：23（43%）	0.622
rs4344	A/A：21（36%） G/A：4（7%） G/G：33（57%）	A/A：25（46%） A/G：7（13%） G/G：22（41%）	0.228
rs4461142	C/C：17（29%） C/T：29（50%） T/T：12（21%）	C/C：17（31%） C/T：27（50%） T/T：10（19%）	0.965
rs662	A/A：11（19%） G/A：27（47%） G/G：20（34%）	A/A：7（13%） G/A：26（48%） G/G：21（39%）	0.737
rs670	A/A：3（5%） A/N：2（3%） G/A：25（43%） G/G：28（48%）	A/A：3（6%） A/N：2（4%） G/A：24（44%） G/G：25（46%）	0.818
rs693	C/C：54（93%） C/T：4（7%）	C/C：50（93%） C/T：4（7%）	1.000

　　（6）不同模型假设下的单 SNP 标记分析：采用三种（additive\dominant\recessive）模型假设下对 12 个一般的 SNP 标记进行 Logistic 回归分析，分析结果与上表类似，只有 SNPrs3751845 是显著的（表 6-13）。

表 6-13　单 SNP 标记的 Logistic 回归分析（调整因素 BMI）

SNP	addictive OR（95%CI） P	dominant OR（95%CI） P	recessive OR（95%CI） P
rs1045642	0.805（0.525~1.23） 0.318	0.876（0.397~1.936） 0.744	0.52（0.229~1.183） 0.119
rs10515644	0.803（0.521~1.237） 0.319	0.811（0.363~1.808） 0.608	0.548（0.236~1.276） 0.163
rs11178	1.008（0.577~1.763） 0.977	1.231（0.503~3.015） 0.649	0.815（0.319~2.079） 0.668
rs1801133	0.62（0.335~1.149） 0.129	0.639（0.271~1.509） 0.307	0.404（0.123~1.322） 0.134
rs2227631	0.921（0.498~1.703） 0.794	1.321（0.57~3.064） 0.517	0.398（0.11~1.435） 0.159
rs3751845	5.285（1.854~15.061） 0.002	5.091（1.755~14.77） 0.003	9522433（0~Inf） 0.991
rs4309	1.187（0.663~2.126） 0.563	1.437（0.651~3.174） 0.37	0.895（0.259~3.09） 0.861
rs4344	1.33（0.875~2.023） 0.182	1.935（0.871~4.3） 0.105	1.455（0.655~3.235） 0.357
rs4461142	0.981（0.558~1.725） 0.947	1.021（0.433~2.407） 0.962	0.916（0.339~2.479） 0.863
rs662	0.825（0.467~1.458） 0.508	0.758（0.333~1.727） 0.509	0.804（0.272~2.374） 0.693
rs670	0.903（0.463~1.759） 0.764	0.968（0.44~2.132） 0.936	0.58（0.102~3.308） 0.54

（7）二阶交互作用分析：对单 SNP 模型中显著水平高于 0.2 的 SNP，在 Logistic 回归中两两引入交互作用项。如表 6-14 结果显示，没有二阶交互项是显著的。

表 6-14　二阶交互作用分析（调整因素 BMI）

	SNP1	SNP2	P 值
1	rs1045642	rs10515644	0.452
2	rs1045642	rs2227631	0.55
3	rs1045642	rs3751845	0.841
4	rs10515644	rs2227631	0.916
5	rs10515644	rs3751845	0.328
6	rs2227631	rs3751845	0.617

3. 激素性股骨头坏死发病风险基因的生物学意义诠释

（1）激素性股骨头坏死与脂质代谢紊乱密切相关：激素主要通过影响糖代谢、蛋白质代谢、脂肪代谢、核酸代谢、水和电解质代谢发挥治疗效应,同时它的副作用也主要体现于这些代谢的紊乱。其中,以脂代谢与股骨头坏死关系最为密切。早在 20 世纪 90 年代,Jones 报道在坏死股骨头小血管内发现大量的脂肪栓子;后又发现糖皮质激素大剂量长期使用能导致高胆固醇血症,与激素性股骨头坏死密切相关。Vande-Berg 等证明激素性股骨头坏死存在骨髓脂肪化,并且与骨缺血性坏死显著相关。Pengde K 等最新研究结果发现安慰剂组的血脂水平明显高于洛伐他汀组,其骨坏死发生率也远高于洛伐他汀组。我们前期研究发现,股骨头坏死的发生和发展与血浆中的总胆固醇(TC)、甘油三酯(TG)、高密度脂蛋白(HDL)、低密度脂蛋白(LDL)、载脂蛋白 AI(apoAI)、载脂蛋白 B(apoB)等的异常变化有密切关系。本研究显示,病例组病人载脂蛋白 AI(apoAI)低于对照组,apoAI 是 HDL 的主要结构蛋白,对体内脂类转运和代谢以及维持体内恒定的血脂水平起重要作用,由于 apoAI 对含 apoAI 脂蛋白的组装、分泌和分解过程至关重要,故其基因变异可能导致血浆中这些脂蛋白数量和性质的变化,从而引发某些病理改变。研究认为,apoAI 可催化卵磷脂 - 胆固醇酰基转移酶,将组织内多余的胆固醇转运至肝脏处理,清除组织中的脂质,从而发挥抗动脉粥样硬化的作用。对于易患动脉粥样硬化的转基因小鼠,使其表达人类 apoAI,即可增加 HDL 水平,减轻动脉粥样硬化。陈卫衡教授及其团队的研究结果提示,在激素所致血脂代谢紊乱及脂代谢异常中,apoAI 的异常与股骨头坏死的发生关系更密切,其相关机制有待进一步探讨。

(2)激素性股骨头坏死与凝血功能障碍关系:关于激素性股骨头坏死的发病机制,除了脂肪代谢紊乱学说外,血液黏滞状态及血管内凝血等学说,也越来越被广大学者接受,Glueck 等发现股骨头坏死病人合并有高脂血症,其纤溶酶原活化素(tPA-Fx)活性很低,而纤溶酶原激活物抑制物(PAI-Fx)及其抗原(PAI-Ag)很高。也有研究表明服用激素后,兔血浆血栓素(TXB2),6- 酮 - 前列腺素 1a(6-Keto-PGF1a)下降和血栓调节蛋白(TM)升高,组织型纤溶酶原激活剂(t-PA)活性下降,纤溶酶原激活物抑制因子(PAI)升高,造成血液高凝低纤溶状态。另外高脂血症时血中的低密度脂蛋白和氧化型低密度脂蛋白增多与血管内皮上的受体结合,通过三磷酸肌醇细胞内信号传递系统促进内皮素的合成和释放,由于内皮素(ET-1)具有强的收缩血管的作用,并且对静脉血管的收缩作用明显强于动脉血管,这样会在股骨头内形成高灌低排、髓内血液淤滞,且血液高凝,易形成血栓。陈卫衡教授及其团队的研究结果显示,病例组 INR、TT 低于对照组,Fib、APTT 高于对照组,APT、PT、TT 时间缩短,纤维蛋白原水平显著上升,则血液高凝程度加剧,t-PA 作为纤溶系统的主要启动因子,其活性及含量的改变直接影响了体内纤溶功能的发挥,与高凝状态关系密切,这些提示,在激素性股骨头坏死的发生中 INR、TT 对高凝状态的影响作用更明显。

(3)激素性股骨头坏死与发病易感基因的相关性:随着对激素性股骨头坏死发病机制研究的不断深入,研究者们根据发病机制展开了相关基因多态性的研究,Lausten 等报道了股骨头坏死病人氢化泼尼松的清除率较无股骨头坏死病人降低 33%,半衰期延长 33%,提示股骨头坏死的发生可能与激素在体内的代谢过程有关。而机体对药物的敏感性及体内代谢差异往往与药物代谢酶,或者药物靶分子中的基因多态性以及它们的基因突变有关。这正如一些学者提出的假说:股骨头坏死具有遗传易感性。因此,检测激素代谢、转运、抵抗和激素受体的基因多态性以及它们的基因突变,对了解病人对激素敏感程度的个体差异,预测股骨头坏死发生的可能性有重要意义。

转运蛋白 P- 糖蛋白(P-glycoprotein,P-gp)是一种膜蛋白,能将底物从细胞内转移到细胞外,在药物的吸收和分布中起重要作用。多药耐药基因(multi drug resistance gene,MDR1,ABCB1)是转运蛋白 P-gp 的编码基因,Asano 等进行了 ABCB1 基因的三 0 组亚型:3435TT 亚型、3435TC 亚型、3435CC 与股骨头坏死的关系研究,发现 3435TT 亚型的病人肾移植后激素性股骨头坏死的发病率显著降低。而 CREB 结合蛋白(CREB binding protein,CBP)作为很多转录因子的共激活剂,通过与糖皮质激素受体(GR)结合在糖皮质激素的生物学效应中发挥重要的共因子作用。Tamura 等研究发现肾移植术后激素性股骨头坏死病人的 CBP 基因(JST103922)亚型中 AG、AA 这两组亚型与股骨头坏死发生有很高的相关性。

Hirata 等检测了 apoAI 和 apoB 的基因多态性,发现激素性股骨头坏死的病例 apoB 基因的 7623TT 或 CT 的基因型出现频率更高,具有统计学意义,而其他基因型如 apoB G12619A、apoAI G75A、apoAIC83T 和该病无显著联系。根据我们的前期研究结果,股骨头坏死病人的 apoAI 基因的启动子 –75bp 处的 A/A 基因型频率与对照组相比,显著升高,而 G/A 基因型频率与对照组相比则显著降低(P<0.01)。而股骨头坏

死组 apoAI 基因的 +83bp 位点,apoB 基因的 EcoRI、XbaI 位点和 3'-VNTR 区域与对照组相比无明显差异。该研究表明,apoAI 基因启动子的 −75bp 位点的 SNP 可能是非创伤性股骨头坏死的易感基因之一。该结果与国外的结果并不完全相符,可能与地域和民族的差异有关。

早在 20 世纪 90 年代自 Jones 等首次发现高凝血状态是股骨头坏死的一个致病因素,认为血栓形成倾向和低纤溶状态是高凝状态的主要影响因素。其后也开展了高凝血状态相关基因多态的研究,Ferrari 等对 228 例肾移植术后 26 例患有 ANFH 的病人纤溶酶原激活物抑制剂(plasminogen activator inhibitor-1,PA I-1)基因进行了研究,发现 PAI-1 4G/4G 基因型导致的低纤溶是肾移植后激素性股骨头坏死的重要发病原因,而日本 Asano 等研究发现 PAI-1 4G/5G 基因型或 PAI-1 浓度和 ANFH 的发生没有关系。Hong 等研究发现血管紧张素转化酶(angiotensin-converting enzyme,ACE)位点 rs4309、rs4344 及 rs4461142 的多态性与激素性股骨头坏死发病相关。Kim 实验发现膜联蛋白(annexin)rs10515644 位点的多态性与激素性股骨头坏死发病相关。

(4)基于激素性股骨头坏死发病机制的多基因研究:尽管研究结果显示基因多态性在股骨头坏死的发生发展中起重要作用,然而这些报道大多数是研究单基因、单位点与股骨头坏死的相关性,尚未见在同一人群中研究多基因、多位点与激素性股骨头坏死发病相关的文献报道,同时股骨头坏死作为一种多因素疾病,不仅涉及多个基因及其相互作用,还涉及一些环境因素及其与基因的相互作用,研究单基因及其多态性显然不能全面揭示其发病机制。

陈卫衡教授及其团队基于激素性股骨头坏死发病机制的血脂代谢紊乱学说,血管内凝血学说及激素代谢相关基因学说,筛选了 13 个可能与激素性股骨头坏死发病风险相关的基因位点进行研究,分别比较每个 SNP 在病例组和对照组之间的差异及对疾病发病风险的影响,研究结果显示,在选取的 rs1045642、rs10515644、rs11178、rs1801133、rs2032582、rs222763、rs3751845、rs4309、rs4344、rs4461142、rs662、rs670、rs693 位点中,CREB 结合蛋白基因 JST103922(rs3751845)位点 G 基因频率和 G/G 基因型频率,病例组分别为 68.97% 和 38%,对照组分别为 54.63% 和 11%,病例组均高于对照组($P<0.05$),而 A 基因型和 G/A 基因频率型病例组分别为 31.03% 和 68%,对照组为 45.37% 和 87%,病例组低于对照组,差异具有统计学意义($P<0.05$);转运蛋白 P 基因 G2677T/A(rs2032582)基因型分布频率病例组与对照组之间差异具有统计学意($P<0.05$)。该研究还对单个 SNP 标记在共显性模型(co-dominant)下进行计算,rs2032582 和 rs3751845 与股骨头坏死发病风险相关,而 rs3751845 在加性模型(additive)和显性模型(dominant)下,与激素性股骨头坏死的发病风险正相关性更加显著。同时也对基因间的相互作用进行了关联性分析,但在该研究中未发现易感基因间的关联性作用。该研究结果提示,激素性股骨头坏死的发病与机体对药物的敏感性及药物代谢酶基因多态性关联性较高。

(二)激素性股骨头坏死不同中医证型的标志基因研究

中医学典籍中虽无股骨头缺血性坏死这一病名的直接记载,但根据其症状、体征及发病机制,中医认为骨坏死应归属"骨痹""骨蚀""历节""骨疹",属痹证范畴。本病的发生以正虚为本,邪实为标。本病的内因是先天不足,外因是湿热之邪外侵,日久则先天更虚,肾阳亏损。其病主要为肾虚、血淤、痰湿等,肾虚又有阳虚、阴虚之分。在损伤、外邪袭入、正气不足的致病因素作用下,而致气血淤滞,造成经脉气血阻塞不畅,中医所谓痹既闭塞不通之意,而"不通则痛",随之出现临床症状。

1. 股骨头坏死症的中医辨证分型　根据中医的辨证规律,马氏将股骨头坏死症分为七个证型,即气滞血瘀型、气虚血瘀型、气血两虚型、肾阳虚型、肝肾两虚型、历节阳虚型和湿热型。张铁刚等人认为,本病的病机是因瘀致痹,虽有不同的证型,但都以血脉闭塞不通为病理基础。其将本病分为三型,由外伤所致者为气滞血瘀型;病情逐渐则可损伤肝肾,导致筋脉失养,辨为肝肾亏虚型;病在晚期者则耗气伤血,形成气血亏虚之证。邓沂等认为血瘀是本病最主要的病理机制,且久病体虚易致肝肾亏虚,病变中、晚期多兼寒证,主张将股骨头坏死分为以下五型:气滞血瘀型,多为创伤所致;筋骨劳损型,多为慢性劳伤所致;寒湿凝滞型,多为感受寒湿所致;内损型,多为长期使用激素所致;气血两虚、肝肾亏损型,多为病久所致。诸福度等分为血瘀气滞、瘀结寒凝、瘀湿挟热、瘀湿气滞、痰湿寒凝、痰湿挟热、肾阳虚及肾阴虚八型。

陈卫衡教授及其课题组前期研究发现股骨头坏死症的病因和病程阶段与其中医证候存在相关性,因而,将本病的分型与分期及病因相结合,提出股骨头坏死症的三期四型理论,根据病程的长短分为早、中、晚三期。早期股骨头坏死分为两型,即气滞血瘀型和痰瘀阻络型,中期为经脉痹阻型,后期为肝肾亏虚型。①气滞血瘀型:本型以创伤多见,髋部创伤损伤了局部血络,致使气血运行受阻,气血郁阻于股骨头内,"不通则痛",股骨头得不到濡养,故"不荣则痛",治当活血化瘀,通络止痛。②痰瘀阻络型:该型以应用皮质激素和饮酒多见,这些因素都可导致血脂水平的升高,升高的血脂是血中痰浊。痰瘀为体内病理产物,随气血循行周身,阻于局部血络,致使正常气血不能营养股骨头,而致股骨头发生坏死,治当活血化痰,逐瘀通络。③经脉痹阻型:早期治疗不及时,随着病情发展,进入中期经脉痹阻型,气血及痰瘀不但郁阻于局部,而且向外瘀阻于经过髋部的经脉,经脉不能正常运行气血而拘急,经脉痹阻故见髋关节功能活动明显受限,治当补气活血,化痰通络。④肝肾亏虚型:病至后期,气血不足,肝肾亏虚,肌肉萎缩,经脉进一步痹阻不通,股骨头长期没有气血的营养,又加上长期负重,导致股骨头塌陷,髋关节功能进一步受限,屈伸不利,关节强直,治当补益肝肾佐以活血化瘀。此外,该病还采用"证素辨证"方法,即对证候(症状、体征等病理信息)进行辨识,从而确定的病位和病性证素,来研究股骨头坏死的证素组合规律及证型特征。其结果表明,股骨头坏死的病位证素以筋骨、肾、脾、肝为主,早期多在脾,中期多在脾肾,晚期多在肝肾。病性证素以痰(湿)、血瘀(气滞)、寒、阳虚、阴虚、气虚、血虚为主。与 ARCO 分期相结合分析,痰(湿)在Ⅰ期、Ⅱ期、Ⅲ期出现率极高,血瘀(气滞)在所有分期中的出现率都超过了一半以上,阳虚频率在Ⅲ期、Ⅳ期频率超过一半,寒在Ⅲ期、Ⅳ期出频率接近 50%;阴虚则集中于Ⅳ期出现。其研究结果与三期四型理论的辨证方法相吻合。

2. 中医药在激素性股骨头坏死防治中具有较大优势　辨证论治是中医学理论体系中的重要组成部分,与整体观念并称为中医学的两大特点。它是中医学认识和处理疾病的基本原则,也是中医学在治疗方面的巨大优势。证候是指疾病某一阶段或某一类型的病理概括。而辨证论治指的就是通过临床收集的资料确立疾病的证候,确立相应的治则和方法,这样就避免了不顾病人的具体病情而笼统处方的弊端。目前,国内对于股骨头坏死的治疗临床多以手术疗法为主,其近期效果明显,但远期效果不理想。而中医药综合疗法以保留骨结构及其功能为目的,从整体观念出发,内外并治,筋骨并重,以动静结合为原则而进行辨证论治,可弥补手术疗法之不足。马在山通过不同辨证分型对 2 133 例股骨头坏死病人进行辨证治疗,优良率达到 85%,总有效率达到 97.4%;石关桐等采用益气活血、补肾壮骨之再生九治疗股骨头缺血性坏死 54 例,优良率达到 48.2%,有效率 88.9%;周虎林等以活血化瘀、补肾壮骨之复骨汤加减治疗股骨头坏死病人 62 例,治愈率 82.2%;李振平等采用活骨九和复骨丸治疗股骨头坏死 226 例进行疗效观察,按照《中医病症诊断疗效标准》进行疗效判定,总有效率达到 98.2%;高辉采用补蚀散外敷法治疗股骨头坏死病例 156 例,进行为期半年的疗效观察,应用成人股骨头缺血性坏死疗效评价法进行疗效评价,结果优良率达到 92.3%;从文献报道看中医治疗股骨头坏死的有效率均在 80% 以上。何伟等通过动物模型证明,中药能预防甚至在发病早期逆转激素性股骨头坏死的发生。前期研究表明激素性股骨头坏死病人中,痰瘀阻络型及肝肾亏虚型为多数,占 80.5%,早期使用中药作为预防措施能够降低肾移植术后使用激素药物病人的股骨头坏死发病率。

3. 筛选激素性股骨头坏死不同中医分型分子标志物的必要性　由于中医辨证分型方法多样、缺乏规范的辨证分型标准、严谨合理的设计和严格的质量控制标准,致使各种辨证分型的疗效之间难以横向比较,也使中医药对股骨头坏死的疗效难以得到广泛的认可。因此,有必要筛选与股骨头坏死症不同中医分型密切相关的分子标志物,形成较为规范统一的分型标准,从而为该病的早期诊断和早期治疗提供科学依据。

4. 激素性股骨头坏死不同中医证型分子标志物的发现研究　为发现激素性股骨头坏死不同中医证型分子标志物,已有研究应用基因芯片检测痰瘀阻络型(早)、经脉痹阻型(中)及肝肾亏虚型(晚)激素性股骨头坏死病人外周血中基因的差异表达状况;系统分析基因表达谱与 SANFH 不同分型的关系,阐明早 - 中 - 晚恶性演变过程中关键基因表达失衡的机制;选取与 SANFH 进展密切相关的差异表达基因,构建其相互作用网络,并筛选关键网络节点作为各分型的分子标志物;针对其基因表达水平,运用偏最小二乘法,构建诊断预测模型,期望为 SANFH 的早期诊断和防治提供新型、高效且无创的工具(图 6-92)。

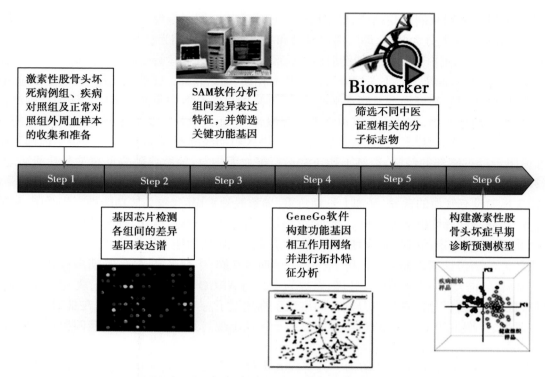

图 6-92　激素性股骨头坏死不同中医证型分子标志物发现研究的技术路线图

（1）激素性股骨头坏死不同中医分型标志基因发现样本集和标志基因大规模独立验证样本集的外周血采集

1）病例来源：收集 2014 年 1 月～2017 年 10 月在中国中医科学院望京医院与郑州中医骨伤病医院诊断为激素性股骨头坏死的病人 60 例（包括痰瘀阻络证组、经脉痹阻证组、肝肾亏虚证组各 20 例）作为疾病组，排除以下情况：①原发病病情严重，需其他治疗替代激素治疗者；②正在使用影响血脂代谢及肝酶药物的病人；③不符合激素性股骨头坏死诊断标准，为创伤性股骨头坏死和具有其他髋关节疾病的病人；同时选择中国医学科学院血液病医院与激素性股骨头坏死疾病组年龄（±5 岁）、民族和居住地相匹配的接受激素治疗且随访一年未发生股骨头坏死病人 20 例为对照组。随机抽取 30 例疾病组（包括痰瘀阻络证组、经脉痹阻证组、肝肾亏虚证组各 10 例）和 10 例对照组作为训练集，用于中医证型标志物的发现和辨证模型的构建；其余 30 例疾病组（包括痰瘀阻络证组、经脉痹阻证组、肝肾亏虚证组各 10 例）和 10 例对照组作为验证集，用于证型标志物的 qPCR 验证和辨证分型模型的性能评估。

2）诊断标准：股骨头坏死的诊断参照 Mont 等提出的诊断标准。

3）临床资料收集：按 DME 要求设计调查表，调查年龄、性别、身高、体重、病程、月经史、嗜好（吸烟、饮食习惯）、病史、家族史等一般情况、临床表现与体征、原发病病史、使用激素史及用量。

4）中医辨证分型方法：由两位高年资中医医师共同采集四诊信息，二名研究生填写证候观察表，由副主任中医师职称以上骨伤科临床医师进行辨证分型。

5）训练集与验证集病人基本信息：训练集与验证集病人性别、体重指数、年龄、使用激素时间等一般临床资料比较结果表明，差异无统计学意义（P>0.05），具有可比性。

6）血清样本采集：训练集与验证集病人均于治疗前清晨空腹抽取静脉血 2.5ml 入 PAXgene Blood RNA Tubes 中，上下颠倒混匀后，放 –20℃冰箱保存。

血清：用促凝剂加分离胶试管抽取，3 500r/m 离心 10 分钟分离血清后 –80℃保存，备用。

（2）激素性股骨头坏死不同证候标志基因发现及痰瘀阻络证、经脉痹阻证和肝肾亏虚证三种不同证型的诊断预测模型建立

1）利用痰瘀阻络证、经脉痹阻证和肝肾亏虚证与对照组样本相比的差异基因间的相互作用，先后建立

痰瘀阻络证、经脉痹阻证和肝肾亏虚证相关分子网络,通过网络拓扑特征计算,筛选出在三个网络中处于拓扑中心位置的关键 hub 节点,并以此作为痰瘀阻络证(101 个)、经脉痹阻证(154 个)和肝肾亏虚证(101 个)的相关基因(表 6-15)。

表 6-15　组间差异表达基因汇总

组别	差异表达基因总数	上调表达基因数	下调表达基因数
痰瘀阻络证组 vs. 对照组	3 044	1 864	1 180
经脉痹阻证组 vs. 对照组	5 290	3 382	1 908
肝肾亏虚证组 vs. 对照组	5 212	3 400	1 812
经脉痹阻证组 vs. 痰瘀阻络证组	195	36	159
肝肾亏虚证组 vs. 痰瘀阻络证组	521	273	248
肝肾亏虚证组 vs. 经脉痹阻证组	208	121	87

2)提取三种证型相关基因的交集,作为激素性股骨头坏死发病相关基因(46 个),并从中筛选在疾病组显著过表达的基因作为激素性股骨头坏死候选标志基因(8 个:BIRC3、CBL、CCR5、LYN、PAK1、PTEN、RAF1、TLR4)。

3)为筛选并建立痰瘀阻络证、经脉痹阻证和肝肾亏虚证辨证预测模型,采用全基因组表达谱芯片检测和生物分子网络分析相整合的方法,从相关基因中剔除与其他证型相关基因的冗余部分,并取证型组之间显著差异基因的交集,最终分别获得痰瘀阻络证(4 个:CD28、CD4、PLCG1、PRKCA)、经脉痹阻证(4 个:PTGS2、SOS2、STAT6、TLR4)和肝肾亏虚证(5 个:IFIT1、IRF7、ISG15、MAPK14、RHOU)的候选标志基因。

4)采用偏最小二乘法,建立了激素性股骨头坏死发病诊断预测模型,并基于各证型候选标志基因在芯片检测样本中的表达量信息,分别建立了痰瘀阻络证、经脉痹阻证和肝肾亏虚证诊断预测模型。

(3)基于大规模独立验证样本集的基因表达量,采用十倍交叉验证,对疾病预测模型和三种中医证型的鉴别诊断模型的预测性能进行评估,结果表明,四种模型的预测性能良好且稳定。

1)经过十倍交叉验证,计算得到各模型的预测性能。其中,激素性股骨头坏死的发病诊断预测模型性能最优,准确率达到 90% 以上,且三个辨证模型的预测性能也较好,准确性均在 72% 以上(表 6-16)。

表 6-16　基于训练样本集,采用十倍交叉验证,各模型的平均预测准确性和 ROC 曲线下面积

项目	痰瘀阻络证	经脉痹阻证	肝肾亏虚证	激素性股骨头坏死
建模基因	CD28,CD4,PLCG1,PRKCA	PTGS2,SOS2,STAT6,TLR4	IFIT1,IRF7,ISG15,MAPK14,RHOU	BIRC3,CBL,CCR5,LYN,PAK1,PTEN,RAF1,TLR4
预测准确性(%)	72.40 ± 9.62	81.20 ± 6.83	76.50 ± 11.21	91.20 ± 7.92
预测综合性能(ROC 曲线下面积,ACC)	0.858 ± 0.063	0.886 ± 0.128	0.820 ± 0.081	0.901 ± 0.136

2)基于 QPCR 的基因表达量检测结果(GAPDH 和 Actin 两个内参,产出两组表达量数据),经过随机分组,重复 100 次的迭代验证,无论是激素性股骨头坏死的发病诊断预测模型和各证型的鉴别诊断预测模型,其平均预测准确率和 ROC 曲线下面积均与训练集十倍交叉验证的结果相符(表 6-17)。

表 6-17 基于独立样本集，重复验证 100 次，各模型的平均预测准确性和 ROC 曲线下面积

项目	痰瘀阻络证	经脉痹阻证	肝肾亏虚证	激素性股骨头坏死
建模基因	CD28，CD4，PLCG1，PRKCA	PTGS2，SOS2，STAT6，TLR4	IFIT1，IRF7，ISG15，MAPK14，RHOU	BIRC3，CBL，CCR5，LYN，PAK1，PTEN，RAF1，TLR4
准确性(%)-Actin	77.04 ± 11.28	75.54 ± 13.23	87.94 ± 8.46	81.96 ± 13.08
AUC-Actin	0.857 ± 0.066	0.862 ± 0.073	0.888 ± 0.033	0.827 ± 0.112
准确性(%)-Gapdh	75.84 ± 8.21	80.58 ± 9.96	87.44 ± 8.29	81.34 ± 16.25
AUC-Gapdh	0.815 ± 0.043	0.856 ± 0.076	0.777 ± 0.069	0.804 ± 0.126

3）除计算百次迭代验证的平均预测性能，本研究还筛选出四个模型相关基因参数的最优权重值和卡值，并计算相应的最优预测准确性和最优 ROC 曲线下面积（表 6-18~ 表 6-21）。

表 6-18 激素性股骨头坏死发病预测模型的最优权重、阈值和预测性能评估结果

Genes in model 1	BIRC3	CBL	CCR5	LYN	PAK1	PTEN	RAF1	TLR4
Optimum weight（GAPDH）	−0.097	0.019	−0.316	0.292	0.681	0.375	0.428	0.129
Optimum threshold（GAPDH）	0.040							
Accuracy（%，GAPDH）	95.00							
AUC（GAPDH）	0.857							
Optimum weight（Actin）	−0.012	−0.329	−0.254	0.332	0.561	0.422	0.469	−0.052
Optimum threshold（Actin）	0.024							
Accuracy（%，Actin）	90.00							
AUC（Actin）	0.893							

表 6-19 激素性股骨头坏死痰瘀阻络证预测模型的最优权重、阈值和预测性能评估结果

Genes in model 2	CD28	CD4	PLCG1	PRKCA
Optimum weight（GAPDH）	−0.698 6	−0.699 1	−0.152 7	−0.114 8
Optimum threshold（GAPDH）	0.226			
Accuracy（%，GAPDH）	90.00			
AUC（GAPDH）	0.863			
Optimum weight（Actin）	−0.619 2	−0.770 2	0.153 3	0.751 9
Optimum threshold（Actin）	0.009 1			
Accuracy（%，Actin）	86.67			
AUC（Actin）	0.826			

表 6-20　激素性股骨头坏死经脉痹阻证预测模型的最优权重、阈值和预测性能评估结果

Genes in model 3	PTGS2	SOS2	STAT6	TLR4
Optimum weight（GAPDH）	0.776 6	0.41	-0.478 4	-0.151 5
Optimum threshold（GAPDH）	0.024 6			
Accuracy（%,GAPDH）	83.33			
AUC（GAPDH）	0.835			
Optimum weight（Actin）	0.503 7	0.477 3	-0.720 1	-0.614 9
Optimum threshold（Actin）	0.021 8			
Accuracy（%,Actin）	86.67			
AUC（Actin）	0.85			

表 6-21　激素性股骨头坏死肝肾亏虚证预测模型的最优权重、阈值和预测性能评估结果

Genes in model 4	IFIT1	IRF7	ISG15	MAPK14	RHOU
Optimum weight（GAPDH）	0.558 4	0.477 9	0.433	0.383 5	0.353 9
Optimum threshold（GAPDH）	0.158 7				
Accuracy（%,GAPDH）	93.33				
AUC（GAPDH）	0.975				
Optimum weight（Actin）	0.554	0.414 9	0.404 8	0.522 2	0.290 6
Optimum threshold（Actin）	0.054 7				
Accuracy（%,Actin）	90.00				
AUC（Actin）	0.980				

4）为验证建立模型的必要性和有效性，本研究基于 QPCR 检测所得的基因表达量，比较四种模型与其相应建模基因对疾病和相应证型的预测性能，结果表明四种模型预测性能良好且稳定（图 6-93～图 6-96）。

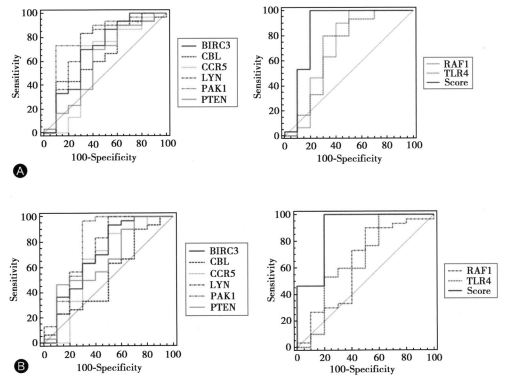

图 6-93　激素性股骨头坏死发病预测模型性能评估的 ROC 曲线图

A. 基因表达量计算以 GAPDH 为内参；B. 基因表达量计算以 Actin 为内参

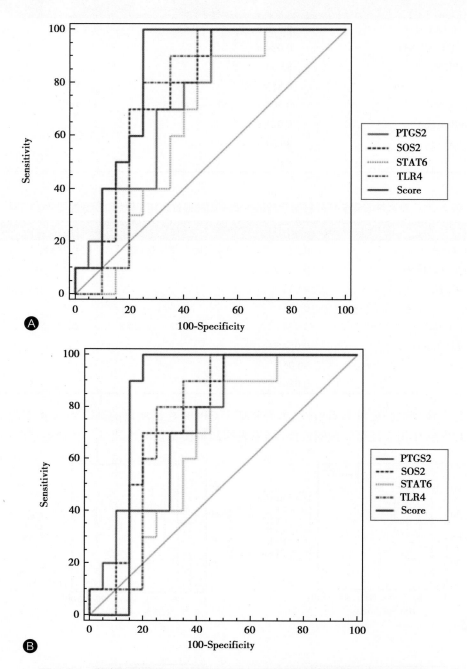

图 6-94　激素性股骨头坏死痰瘀阻络证预测模型性能评估的 ROC 曲线图
A. 基因表达量计算以 GAPDH 为内参；B. 基因表达量计算以 Actin 为内参

（4）激素性股骨头坏死发病及三种中医证型分子标志的生物学意义诠释：股骨头坏死严重危害病人健康和生活质量，已是不争的事实。随着医疗技术不断提高，保髋手术的成功率也在不断提升，但是仍然有不少病人因股骨头塌陷、关节功能丧失而不得不接受 THA。课题组早期研究发现激素性股骨头坏死发病年龄低于创伤性股骨头坏死与酒精性股骨头坏死，且 80% 的激素性股骨头坏死病人初次就诊时即处于 ARCO 分期 ⅡC 以上。这就意味着激素性股骨头坏死病人相对于其他 ONFH 病人在更小的年龄即面临 THA 经济压力与翻修的心理压力。

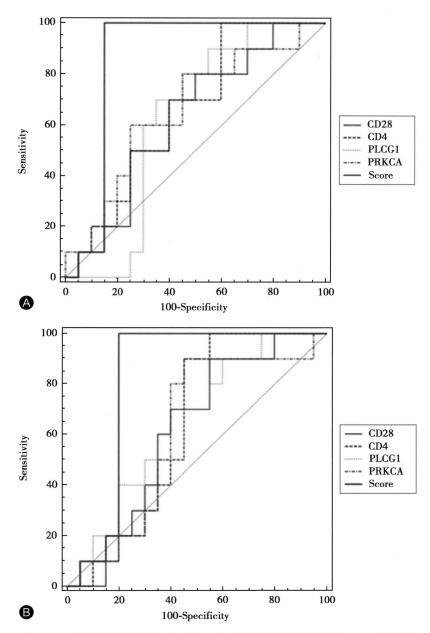

图 6-95 激素性股骨头坏死经脉痹阻证预测模型性能评估的 ROC 曲线图
A. 基因表达量计算以 GAPDH 为内参;B. 基因表达量计算以 Actin 为内参

　　由于西医尚无治疗早中期股骨头坏死的有效药物,仅以镇痛药物(非甾体抗炎药、曲马多等)、阿仑膦酸钠、肝素等药物控制病情及延缓疾病进展。但由于上述治疗并未针对股骨头坏死的病因对症治疗,疗效往往差强人意。中医药治疗股骨头坏死疗效已在临床中证实,且采用中西医结合治疗股骨头坏死可明显提高保髋手术的保髋成功率。因此中华医学会骨科学分会关节外科学组与中国医师协会骨科医师分会显微修复工作委员会分别于 2015 年版股骨头坏死临床诊疗规范与 2016 年版成人股骨头坏死临床诊疗指南中也对中医药治疗进行推荐,说明西医同道同样也认识到中医药治疗股骨头坏死的优势。辨证论治作为中医基本特点之一,是中医药防治疾病的理论根基,只有通过综合分析临床资料、症状和体征,辨识疾病的病因、性质,才能治病求本,标本兼治。然而股骨头坏死辨证混乱,至今尚无统一的辨证标准,课题组前期研究发现仅股骨头坏死中医证型多达 85 种之多。由于中医辨证分型方法多样、缺乏规范的辨证分型标准、严谨合理的设计和严格的质量控制标准,致使各种辨证分型的疗效之间难以横向比较,也使中医药对股骨头坏死的疗效难以得到广泛的认可。因此,有必要筛选与股骨头坏死不同中医分型密切相关的分子标志物,形成较为规范统一的分型标准,从而为该病的治疗提供科学依据。

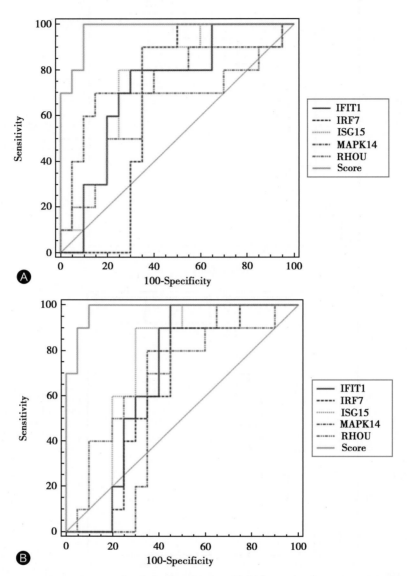

图 6-96　激素性股骨头坏死肝肾亏虚证预测模型性能评估的 ROC 曲线图
A. 基因表达量计算以 GAPDH 为内参;B. 基因表达量计算以 Actin 为内参

　　前期疾病生物标志和治疗靶点筛选的研究多基于疾病不同病理阶段组织间的差异分子表达谱分析,往往会丢失那些差异表达特征并不显著而在疾病进展过程中发挥重要功能的候选标志。鉴此,该研究将疾病相关组学数据与生物分子网络分析相整合,在获得激素性股骨头坏死三种中医证型相关基因表达谱的基础上,建立证型相关基因互作网络,通过衡量基因差异表达特征和网络拓扑重要性,分别获得 4 个、4 个和 5 个激素性股骨头坏死痰瘀阻络证(CD28、CD4、PLCG1、PRKCA)、经脉痹阻证(PTGS2、SOS2、STAT6、TLR4)和肝肾亏虚证(IFIT1、IRF7、ISG15、MAPK14、RHOU)的候选标志基因。根据 Arlet 等的股骨头坏死病理分期,可以将股骨头坏死病理过程概括为骨组织坏死到修复的过程。该研究采用的股骨头坏死的三期四型辨证方法遵循中医的辨证规律将非创伤性股骨头坏死按早期(痰瘀阻络)、中期(经脉痹阻)、晚期(肝肾亏虚)三期分型。痰瘀阻络证标志基因与拟制成骨细胞分化、促进破骨细胞的发育和功能、骨破坏、细胞凋亡等相关;经脉痹阻证标志基因与炎症免疫反应;肝肾亏虚证标志基因与拟制破骨细胞形成、血管收缩、血栓、凝血、细胞增殖等相关,这与股骨头坏死的病理转归一致。进一步,基于上述三种证型候选标志基因的表达量建立辨证预测模型,经十倍交叉验证和独立测试集样本,均表明各证型预测模型的性能稳定且良好,且从反向验证了候选标志基因与三种证型的紧密关联性。

该研究整合转录组学数据挖掘和生物网络计算,分别获得激素性股骨头坏死不同中医证型的候选分子标志物,并依此构建各证型的诊断预测模型,为中医临床针对激素性股骨头坏死的辨证分型提供新型、高效且无创的辅助工具。

第三节　骨坏死的生物力学

一、骨骼生长发育的生物力学基础知识

骨骼的发育、生长和维持是涉及许多细胞和组织活动的一种错综复杂而有序的过程。在胚胎生长期间,长骨最初形成间充质细胞凝块,再软骨化后成为软骨原基。随着发育的进行,软骨细胞肥大,细胞外基质不断矿化,初级骨化中心形成;然后软骨细胞凋亡,矿化的软骨通过成骨细胞和破骨细胞的协调活动,逐步塑形成骨。大多数的成骨细胞继续分泌细胞外基质,最终被包埋在基质内成为骨细胞,其余的成骨细胞附着在骨表面成为衬细胞。软骨细胞肥大、细胞外基质矿化、软骨细胞凋亡和骨形成的周期,贯穿在骺端向骨干的演变过程中。对某些骨而言,当初级骨化中心沿轴向生长时,次级骨化中心通过类似的软骨内骨化过程形成,生长板即位于两个骨化中心之间。在生长板的纵向生长过程中,软骨细胞不断分裂和肥大,直至骨成熟。同时,通过骨外膜表面成骨细胞的骨沉积,以及骨内膜表面的破骨细胞吸收,骨干实现径向生长。与骨骼的矿化过程平行进行的是,关节表面软骨层发育成关节软骨,纤维原基发育成肌腱和韧带。在软骨基质的中间带中形成关节腔。从力学生物学的角度看,可追溯至 Roux 提出的概念,这些基本的生物学过程都是通过力学载荷产生的由细胞感知的信号所调控的。

在骨折愈合期间,以及骨对植入物的适应性改建期间,成熟的组织内也进行着软骨分化和骨形成的过程。这些过程同样涉及肉芽的组织分化,由纤维结缔组织到软骨再到骨。从肉芽组织到软骨的分化途径是一个随时间变化的渐进过程,然而矿化过程则是一个"突发事件",是即时发生且不可逆的。它明显而完全地改变了组织的力学性能与形态,没有一个软骨细胞会留存下来。骨化以后,股的分化仍继续在组织内进行,成骨细胞和破骨细胞造就了皮质骨和骨松质的微观结构,这种结构塑型和生长被称为骨改建。骨小梁沿外力方向的排列方式,表明力学因素也影响骨改建过程,可以最小的重量实现最优化的结构和最大的强度。当组织成熟以后,破骨细胞的骨吸收和成骨细胞的骨形成仍然继续以维持骨的完整性,这一过程称为骨重建。骨重建的目的在于去除微裂纹和微损伤,也即所谓的"维持"作用。微裂纹可导致骨细胞的凋亡并吸引破骨细胞的趋化。在骨成熟后,骨改建仍会因体力活动的变化而进行,运动将使骨量增加,而不活动则会减少骨量。人到老年时会发生骨质疏松,其病因也被认为是受骨力学生物学因素的影响。另外,老年人骨关节炎的形成也与力学载荷相关。

要了解力学刺激是如何产生生物学信号并使细胞分化或组织适应的,我们必须先理解相关的刺激信号、信号的传导通路和反应过程。和其他科学研究一样,将实验与理论分析结合起来是理解骨骼对力学适应性的关键。实验提供了直接的观察和数据,并可进一步在理论模型的框架内进行分析。

1. 骨骼的发育　在长骨的胚胎发育期间,软骨组织发育为骨组织,这个软骨内成骨的过程经历了软骨细胞的增殖、软骨细胞肥大(主要是通过水的集聚实现),以及软骨基质的矿化等阶段。矿化过程始于骨雏形中段的初级矿化中心,然后朝周围延伸,并逐渐向骨的远端发展。基质小泡在矿物质沉积初期具有十分重要的作用,但是实际上矿化过程是一个无力过程,钙磷酸盐沉淀在细胞外基质中。矿化过程非常快,例如在老鼠跖骨的胚胎期,1/4 的跖骨在一天内完成矿化。有研究表明,在微失重条件下,老鼠跖骨的矿化相对要减弱。也有观察发现,老鼠跖骨的矿化开始于妊娠第 16 天,也就是在其足部发生第一次肌肉收缩

时。那么,外力是如何传入到细胞层面上,又是哪一种机械刺激引起了他们的反应呢? 一些研究发现,力学刺激会影响软骨细胞的新陈代谢。也有证据表明,在关节软骨细胞上存在张力门控型的膜离子通道,所以细胞变形就可能影响细胞的活动。Guilak 等研究表明,细胞变形改变了细胞质中钙离子的浓度。对关节软骨施加静态压缩载荷一般会导致细胞活动相应的减弱,但是细胞对动态载荷的反应却不一致。当动态应变施加于包埋在琼脂糖中的关节软骨细胞时,软骨细胞的增殖会增加。体外软骨细胞的活动也会随渗透压、液体流动、流体静压、电位梯度和 pH 的变化而改变,所有这些信号都不一定是独立的。通过这些体外实验可以清楚地发现,软骨细胞对其周围的许多生物物理信号都会产生响应。需要注意的是,在体内,细胞不是孤立的而是包埋于基质中,基质本身也会对细胞活动产生影响;在体内,载荷是通过这些包埋细胞的基质传递到细胞中去的。基质的力学性能决定了机械力将以何种方式、何种大小和动态特性传递到细胞。

许多学者提出循环剪切应力能加速软骨内骨化过程,而动态流体静水压会阻止该过程。由于软骨的固相主要是胶原和蛋白多糖,而液相由充溢在间隙中的水组成,因此包括了固相和液相两种成分的双相或多孔弹性体的有限元模型,将能提供更为真实的信息。这种模型的另一个优点在于,除了计算应力和应变外,其他变量如压力梯度和间隙中流体流动都可进行研究。在妊娠骨发育阶段,软骨基质矿化后不久,软骨细胞就通过凋亡而死亡。血管长入组织,已矿化的软骨被破骨细胞吸收,成骨细胞在残存的矿化软骨上形成骨。在骨的远端,次级骨化中心形成,并经历着相似的过程。这些中心形成了骨骺端的骨松质。在初级与次级骨化中心之间,留下了软骨生长板,在该处继续着软骨化骨化过程。骨以这种方式增长,从生长期至成熟期,细胞增殖、分泌基质和细胞的肥大决定了骨纵向生长的速率。到成熟期,软骨细胞增殖停止,生长板闭合。除了关节表面留有一层关节软骨外,其他所有软骨都被骨组织替代。机械力在软骨矿化过程中起到重要作用,但是具体机制尚不完全清楚。

2. 骨改建与骨重建　在新骨从生长板向骨髓腔生长以后,残存的骨组织也在生长,并逐渐融合形成骨松质结构。一开始由编织骨组成,在这一阶段很少有骨的吸收,但随后通过骨吸收和形成的过程编织骨被板层状骨松质所替代。皮质骨与骨松质结构的生长与发育以及其形态适应性定义为"改建",而将最后阶段骨松质结构的动态平衡定义为"重建"。在现代生物力学研究中,"重建"这一术语经常也用于描述适应性。然而一般来说,骨重建在定义上却是与骨基质的更新和维持有关。改建意味着形态适应,指的是外力增加或减小时发生的骨的生长和响应。

骨所具有的改建与重建这一新陈代谢的功能具有许多优点,如有能力进行自我修复,并能适应环境的改变。如果通过诸如物理活动而增加机械负荷的话,则会使骨量增加。但是如果因卧床休息或制动而减少负荷的话,则将导致骨量的减少。顺应外力变化的不仅是骨量,还包括骨的结构。在成年期,骨小梁是顺应着主要的应力方向排列的。因此,骨松质的密度和结构是与日常生活中所受到的各种动态和外在的负荷相适应的。

骨重建是新骨替代旧骨的过程,起作用是维持骨的力学性能,防止因微损伤的积累而导致结构破坏。骨重建过程是破骨细胞与成骨细胞共同完成的过程。骨重建过程的触发始动因素尚不清楚,目前普遍的假设是由于经常承受机械负荷而产生的微裂痕和微损伤起到了十分重要的作用,可能是由于衬细胞与骨细胞网之间的联系因机械损伤或缺乏机械"泵"而受阻,由此引发了破骨细胞募集的信号。一旦骨重建过程被启动,破骨细胞就沿着主要的负荷方向骨吸收,这是基于骨单位的排列与负荷方向一致的观察。然而外力引起局部破骨细胞活动的途径和确切机制,目前仍不甚明了。

骨骼为了适应其力学功能的要求会不断进行骨改建。运动减少或重力缺乏将引起类似骨质疏松的骨量丢失。运动训练将增加骨量,骨创伤将导致骨变形,牙齿受非正常外力作用后将会在下颌骨内移位,这些骨骼的功能适应性的改建遵循 Wolff 定律。许多骨科手术也依据这样的原理而开展,手术的主要目标即"通过创造适宜的力学和生物学环境,以满足骨骼组织愈合、适应和维持自身完整性的要求,达到重建骨骼功能的目的"。

成年期骨松质的骨量和结构与日常生活中正常的外力负荷相适应。对青少年骨松质结构与机械力之间的适应性还缺乏更多的研究数据。在动物试验中发现,随着动物的生长发育,骨骼的负荷在逐渐增加,骨密度和结构也在发生相应变化。因负荷增加而提高的骨密度只与骨形成有关,但是骨松质的适应性改建涉及骨形成和骨吸收两个因素。显微CT提示骨小梁结构随着年龄发生明显的变化。年轻的骨结构精细,老年的骨结构粗糙。骨体积比在最初的生长阶段快速增加,而形态上的各向异性则在生长后期开始增加。另外,最大骨体积比的出现要早于最大各向异性,由于骨强度和刚度密切相关,骨松质随年龄增长逐渐变得更强壮。骨体积分数和身体的总重量并没有严格按照同一趋势发展,骨小梁结构的适应性变化会通过各向异性来进行调节,通过增加各向异性,减少或稳定骨小梁的密度,骨小梁结构可以更有效地抵抗在主要载荷方向上的负荷。力学负荷的骨骼的生长、重建、改建都起到了非常重要的作用。

二、股骨头坏死及其生物力学分析

1. 股骨头坏死相关的生物力学理论

(1)骨重塑理论:Wolff在《骨转化的定律》提到骨骼是一种自优化的器官,可以快速适应力学环境,按照一定的数学法则,以其特定的方式改变骨的内部结构和外部形态,达到以最简结构承受最大应力的目的。股骨颈骨折后如果骨折复位不良,股骨头颈部的应力传导会发生变化,导致股骨头负重区的骨小梁难以承受原有应力强度而发生微骨折;大量使用糖皮质激素会导致股骨头的骨小梁出现骨质疏松,进而难以承受负重发生微骨折。随着有害应力的积累,微骨折超出了骨质本身的修复能力,使得骨小梁断裂成为不可逆过程,进而机体启动骨细胞凋亡等一系列反应,最终造成股骨头坏死和塌陷。

(2)Frost力学调控系统假说:1987年,Frost提出了著名的"力学调控系统假说",该系统是由许多相关生物机制组合而成的类似"人体温度调节系统"的闭环系统,可根据外部机械应力的大小转换成相应强度并作用于骨内的生物信号,进而调节骨微结构。该假说的核心为力学调控,即通过外界载荷刺激应力感受装置,使之产生不同的应变,进而控制骨代谢活动。

例如,股骨颈骨折病人骨折开始愈合之后,随着肢体下地负重,机体可感受到明显的应力变化,造成局部骨小梁微骨折,从而引起骨修复、骨塑建和改建等一系列过程。在骨折愈合阶段,长期存在这种力学刺激,会引起过度骨改建的发生,即骨松质向骨形成方向过度转化。此时,骨小梁走向变得杂乱无章,形成相对各向同性的编织骨,使其刚度上升,即形成硬化带。当骨质增加无法补偿这种长期高应力刺激时,骨单位改建受阻,微骨折不能修复,出现炎性纤维肉芽组织浸润和增生。如此反复过载和过度应变可引起骨小梁微骨折,而微骨折又可降低骨骼的整体力学性能,最终导致股骨头坏死并塌陷等严重并发症。

2. 正常髋关节的生物力学

(1)股骨近端生物力学特点:股骨近端骨结构的股骨颈与股骨干有两个主要角度——颈干角和前倾角。颈干角使股骨干偏离骨盆,使附着于大转子外展肌保持应有长度和张力,增加了下段的力量和活动度,并使体重亦在较宽的基础上,符合下肢关节具有的负重和稳定的功能要求。颈干角过大髋外翻或过小髋内翻均将影响髋关节负重,活动度和稳定性,将使下肢处于内旋状态;前倾角过大使部分股骨头裸露于髋关节外,走路时为维持髋关节的稳定性,将使下肢处于内旋状态;前倾角过小则将出现外旋步态。

股骨近端骨骼形态的发育成形依赖作用于其上的压力。在人体发育过程中,股部肌力的异常将改变该关节的负重和活动度,也必然会影响股骨上端的正常发育。

股骨近端骨小梁的排列具有一定的规律,位于小转子深面的纵形骨板,即股骨距,是股骨颈内部负重系统内侧骨小梁的基点,它向上呈扇形展开直达股骨头关节面,承受着架于股骨头上端的压应力,而从股骨干外侧骨皮质向上,向内延伸成弧形分布的骨小梁主要承受着张力,它与压力骨小梁在股骨头部相会,另外,从小转子平面内侧骨皮质另有一组向外向上的骨小梁,与张力骨小梁相交,在这三组骨小梁系统之间有骨密度较稀疏的区域——Ward三角,因此,长期以来人们都将股骨上端的负重结构与街灯或起重机相比较,即股骨颈上承受张力而股骨颈下线承受压力。

(2)股骨头生物力学特点:股骨头负重的关节面上的反作用力与内侧骨小梁系统相平行,说明该系统对负重有重要性,外侧骨小梁系统还有对抗附着于大转子的展肌所产生的压力作用,此外股骨颈内侧骨小梁系统直接通向股骨头关节面负重区,该处骨小梁最粗,即使在骨质疏松的病人,这组骨小梁仍存在并承担负重功能。

　　从解剖上可以看到,骨小梁的排列是使轴线正好沿着关节压力的作用线,既避免了骨小梁承受剪力,又最大限度降低了弯矩,使力的传导沿着骨小梁向下传递,处于轴力为主的十分有力的力学状态。

　　(3)股骨头与髋臼的受力状态:正常关节应力分布的形式,决定于通过关节所传递的全部力的大小和位置,正常关节的摩擦系数很小,平行于关节面的力(剪力)可以不计。股骨头与髋臼的负荷形式主要是压力,经关节软骨面传递至邻近关节的软骨下骨松质,在髋臼关节面,压应力从髋臼的凹面向外放散,由宽大的骨盆骨骼来分担,其单位面积所受的压应力就显得较小。在股骨头正相反,当压力从股骨头凸面呈放射状向内传递时,其应力增高。又因股骨颈的横切面比股骨头的横切面小,应力经股骨颈传至股骨干时,股骨颈骨小梁承受的压应力要比股骨头为大。髋关节的 CE 角越大,髋臼与股骨头的接触面积就越大,如果承受相同的压力,CE 角大的髋关节的峰值压力就小,CE 角小的髋关节的峰值压力大。CE 角为 0° 的髋关节峰值压力大约是 CE 角 50° 髋关节的 2 倍。虽然在正常的日常生活中,0°~50°CE 角的髋关节应力峰值都没有超出生理压力范围,但是 CE 角较小的髋关节长期承受高压力,终究会出现软骨的损伤退变或软骨下骨、骨小梁的应力性骨折。另外,髋关节在步行与坐下 - 起立过程中应力集中的区域位于股骨头的前上方与上方,此区域也是 ONFH 的常见部位。如果应力集中与骨坏死之间存在一定关联性的话,那么 CE 角较小的人群更容易出现 ONFH。Ollivier 等对比分析了特发性 ONFH 病人与健康人群的髋关节 CT 影像资料,发现特发性 ONFH 组的髋臼对股骨头的覆盖更小,特发性 ONFH 的 CE 角平均为 25.7°,而健康人群的 CE 角平均为 35°,两者之间差异有统计学意义。Ollivier 推测髋关节解剖结构的异常可能导致更多的应力集中于股骨头的软骨下骨。

　　利用有限元法可以辅助分析髋关节解剖结构异常时关节内的应力分布情况。首先需要利用 CT 扫描获得髋关节的影像数据,导入 Mimics 软件中进行三维重建处理(图 6-97)。

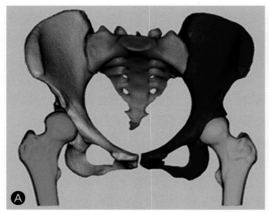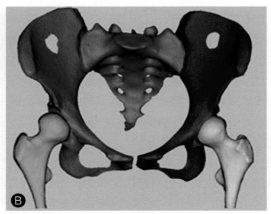

图 6-97　髋关节的三维模型
A. 双侧髂骨、双侧股骨的皮质骨模型;B. 双侧髂骨、双侧股骨骨松质模型

　　在 Mimics 软件中,利用冠状位二维图像,找到左侧股骨头中心所在的平面,调整髂骨的蒙板大小,分别定义 CE 角为 0°、10°、20°、30°、40°、50°(图 6-98),将不同 CE 角的髂骨蒙板分别生成三维几何模型,再对 3D 模型进行光滑、填充等优化处理,获得不同 CE 角的模型(图 6-99)。

　　将各模型导入有限元分析前处理软件 hypermesh 软件,在 hypermesh-Ansys 模块中,检查网格质量,消除孔洞、缺损,调整凌乱、密集、不连续的区域,形成封闭的表面。对模型进行网格划分,所有骨骼模型均采用 solid185 单元,四面体单元类型。设定骶髂关节处、耻骨联合处、股骨远端各节点的自由度完全约束。为了减少髋关节周围肌肉、韧带对力学传导的影响,将载荷施加于股骨头中心。然后进行有限元计算与分析,结果发现,随着 CE 角的减小,峰值 Von Mises 应力越来越大,CE 角为 0° 时最大,髋臼软骨为 7.209 MPa,股骨头软骨为 7.433 MPa;随着 CE 角的增大,峰值 Von Mises 应力越来越小,CE 角为 50° 时最小,髋臼软骨为 4.210 MPa,股骨头软骨为 4.721 MPa。髋臼与股骨头的应力集中区域均位于前上方(图 6-100、图 6-101)。

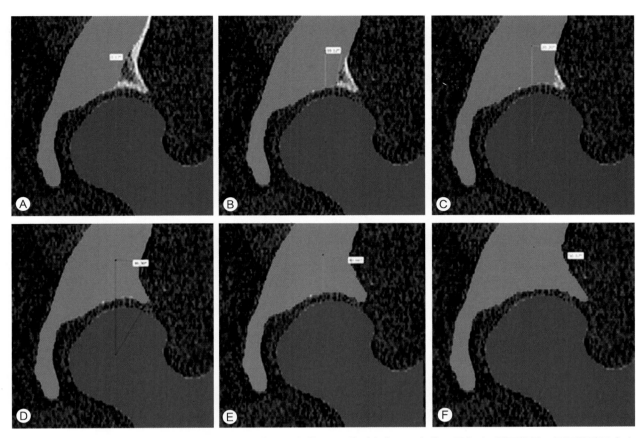

图 6-98 利用冠状位二维图像,找到左侧股骨头中心所在的平面,分别定义 CE 角为不同角度,利用蒙板工具调整髂骨大小

A~F. 分别为 0°、10°、20°、30°、40°、50°

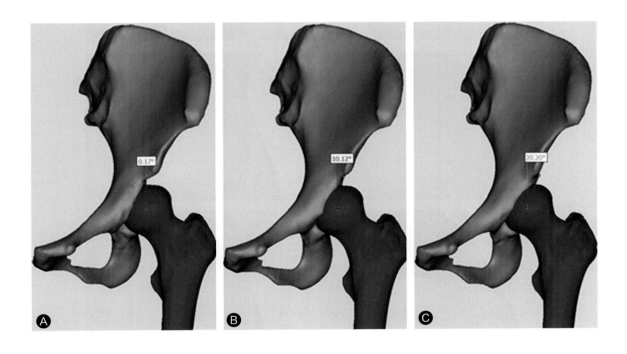

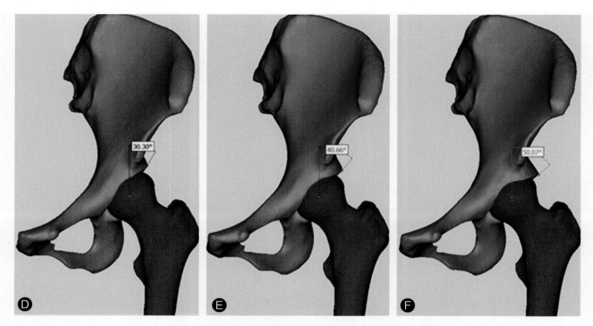

图 6-99　分别生成不同 CE 角的髋关节模型

A~F. 分别为 CE 角 0°、10°、20°、30°、40°、50°

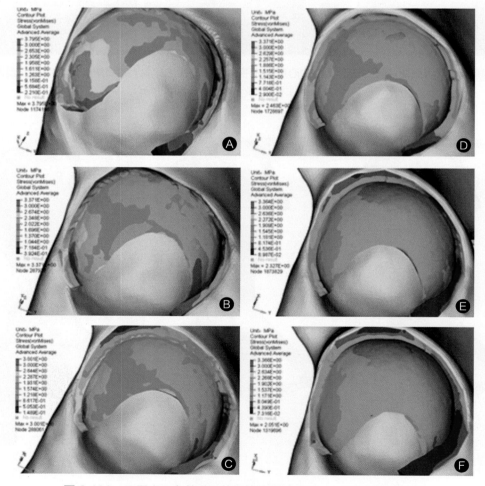

图 6-100　不同 CE 角的髋臼软骨峰值 Von Mises 压力的变化趋势

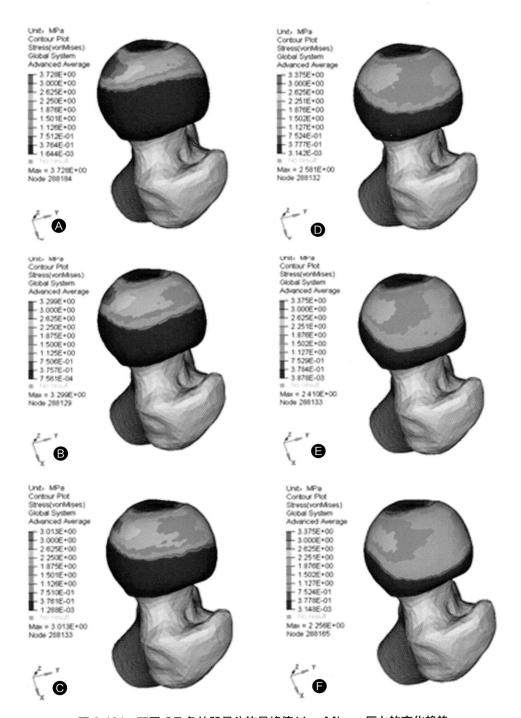

图 6-101　不同 CE 角的股骨头软骨峰值 Von Mises 压力的变化趋势

在髋关节中,CE 角越大,髋臼与股骨头的接触面积就越大,如果承受相同的压力,CE 角大的髋关节的峰值压力就小,CE 角小的髋关节的峰值压力大,本研究的结果也证实了该理论,同时给予了量化,CE 角为 0° 的髋关节峰值压力大约是 CE 角 50° 髋关节的 2 倍。虽然在正常的日常生活中,0°~50°CE 角的髋关节应力峰值都没有超出生理压力范围,但是 CE 角较小的髋关节长期承受高压力,终究会出现软骨的损伤退变或软骨下骨、骨小梁的应力性骨折。

由于软骨的弹性模量远低于软骨下骨的弹性模量,因此软骨的弹性模量变形更大,柔性更好,易变形;而与软骨相比,软骨下骨则刚度大、不易变形、脆性更强。一般来说,根据 Wolff 定律,力学会刺激骨骼的重建,使骨骼更强壮,长时间的力学刺激会使应力高的区域骨骼的质量优于应力低的区域。因此,我们推断髋臼前上缘长期反复的高应力,对局部的股骨头可能造成两种情况。第一种可能的情况是,局部反复的高应力刺激加快软骨下骨的重塑速率,使局部皮质骨增厚,压力区域骨小梁增粗,软骨长期接受较高压力,最终超出其耐受度,出现软骨损伤退变,形成骨性关节炎。Ng KC 等通过有限元分析研究得出 Cam 畸形的股骨髋臼撞击症病人在畸形处的应力与畸形程度相关,Cam 畸形越严重,局部的应力越大,越容易出现骨性关节炎。因此,如果病人伴有严重 Cam 畸形,髋臼前上方及对应的盂唇更容易出现损伤。第二种可能的情况是,局部长期反复受到高应力刺激可能会首先出现骨小梁骨折,随后在修复的过程中如果继续受外力作用,会影响骨修复的进程,同时骨吸收会增加,最终骨吸收大于骨修复导致完全性骨折。这个过程是疲劳性骨折的病理过程,疲劳性骨折多见于运动员、军人,以胫骨、跖骨比较常见。据我们所知,目前尚没有报道股骨头疲劳性骨折,从力学角度来说,日常活动中正常的股骨头所承受的应力均在其生理压力范围之内。但是,对于一些从事特殊职业的人来说,比如需要长期弯腰搬重物或长时间蹲位工作,股骨头的前上部位持续承受着远大于生理压力范围的应力,如果出现骨小梁的损伤,而且同时没有得到有效的修复,骨损伤不断加重,最终可能表现为股骨头的疲劳性骨折。此时,在磁共振上的表现为 T2WI 大片状高信号的骨髓水肿表现,T1WI 可见线状低信号影,而临床医生针对这样的影像表现首先考虑股骨头坏死,实际上疲劳性骨折的 MRI 表现也是这样的。1990 年,Grignon 描述了第一例股骨头软骨下骨骨折,随后又有一些学者报道了系列病例,病例数都比较少,病人大部分是骨质疏松的中老年女性病人,常常无明确的诱因。但是也有少部分中青年病人,Kim、Iwasaki、Urakawa 等报道了几例中青年病人在运动之后出现了股骨头软骨下骨骨折。

总之,CE 角越大,髋关节的峰值压力越小,反之亦然。髋关节发育不良的病人因 CE 角较小,髋关节长期承受高压力,最终可出现骨关节炎以及软骨下骨骨折坏死、股骨头塌陷变形。

(4)关节软骨生物力学特点:髋关节负重面由两层薄的透明软骨构成,其间有一层软薄的滑液相隔,滑液系由滑膜产生,通过弥散作用营养软骨细胞,防止退变。关节软骨厚度为一般在 2~7mm 之间,呈海绵状结构,含孔率约为 80%,受压时滑液由孔流出,使软骨发生形变,类似充满水的海绵,这种形变,在于水分的增减而丧失,属于弹性形变。卸载后很快复原,根据流体特性,软骨能负担较强屈服应力,关节软骨有着凸凹不平的约 2.75μm 的表面,由于滑液从孔中溢出减少了软骨面摩擦,在人体生理状态下,关节具有最优润滑,使关节软骨经久耐用,几十年甚至上百年不用更换,这是人工机械难以比拟的。因此,关节软骨有两个重要功能:①在广泛区域内使关节负荷分散,如此可减少接触关节面的应力;②可在相对关节面上发生一定活动度,有最小的摩擦和耗损。

关节软骨能承受多少应力幅度取决于关节负荷的总值和如何将负荷分散于关节软骨上的接触区。在接触区内任何过度应力集中将成为组织退化的主要原因,许多常见的情况可引起关节软骨上的过度应力集中,而使软骨衰竭。这些应力集中多数是由于关节面不平导致接触区变得异常小,这种关节不平整的原因包括继发于髋臼发育不良,股骨头滑脱,股骨头缺血坏死晚期畸形,关节内骨折等。从大体上看,应力施加的部位和关节面上的应力集中对关节有深远的影响,关节面上的高接触压力将减少滑膜润滑的可能性,以后的真正粗糙端的面对面接触,将引起显微应力集中,这将导致以后更多组织的破坏。不论什么原因,关节软骨的破坏会中断组织的正常负荷能力,从而破坏关节运行时的正常润滑程序,润滑的功能不全可能是骨关节炎病因的基本因素。

(5)软骨下骨的力学特性:软骨位于比较厚的骨松质垫子上,减少软骨承受压力,这就需要把负荷分布可能大的接触面上,关节负重时软骨和骨骼变形。虽然软骨比其下面的骨松质柔顺 10 倍(比较不硬),但软骨薄,实际变形的总量有限,软骨下的骨松质虽较硬,却很厚,能发生足够的变形和最大限度的负重接触面,使关节极大地适应负荷。关节软骨主要是负重面,且把承受的压力传递给下面的骨床。骨髓部的软骨下骨松质有两种作用:①负重大时由于骨骼变形,关节获得最大的接触面,负重面积也最大。②骨松质排列呈放射状,把大部分的应力向下传给股骨干。因为软骨下骨对关节适应负重有重要作用,软骨下骨若失去顺应性,关节应力就增加,导致关节软骨的应力高度局部集中。

(6)髋周软组织的机械作用:维持髋关节稳定的髋关节周围结构的关节囊、关节周围韧带、髋臼盂唇。髋周关节囊和关节韧带是维持髋关节稳定的重要因素,防止髋关节因极度活动引起脱位。由 3 个不同的韧带共同形成一个复杂的韧带系统,以维持髋关节稳定:①髋关节前侧为髂股韧带,限制髋关节过伸和内旋;②前内侧耻股弧形韧带限制髋关节外展和外旋;③后侧围坐骨韧带,当髋关节屈曲时限制髋关节内旋和内收。后侧韧带的强度明显低于前侧韧带强度。

位于髋臼边缘的盂唇是由一种缺少弹性纤维的纤维软骨组织构成,盂唇增加了髋臼的有效深度,并增加了对股骨头的覆盖范围,从而增加了髋关节的稳定性。另外,盂唇有封闭关节腔的作用,进而阻止内侧关节液的外溢和外侧液体涌入关节间隙,这种由盂唇造成的封闭的稳定功能,除非在股骨头和髋臼失去对合关系的情况下,否则不会消失。盂唇的封闭作用同时增加了负重关节内的压力,可以提高关节面的光滑度,减少摩擦。另外,在切除髋臼盂唇后,有实验证明在负重情况下增加了关节软骨的损伤程度。临床证据证明在切除盂唇或盂唇出现病理性改变后与髋关节过早发生骨性关节炎等关节疾病密切相关。当盂唇被撕裂后,关节软骨的磨损速度会加倍发展,盂唇的撕裂会削弱髋关节的稳定性。

作用于髋关节的静力:当人体直立双足靠拢站立,每髋承担全部体重的1/3,亦占髋以上体重的1/2,事实上作用于关节静力远较上述假设复杂,为了维持人体主动稳定性,髋外展肌、臀大肌、髂腰肌等均有一定的收缩力,它们所产生的力将大大增加髋关节负荷。作用于髋关节的静力与体重、运动水平、肌收缩力及人体重心与髋关节负重线间的距离等均密切相关,为了对髋关节受力的分析,仅从冠状面上对单腿站立的髋关节进行分析。单腿站立时髋关节静力分析见图6-102,作用于股骨头上有三个主要的方向力:①重力臂b为股骨头旋转中心至人体重力中心线的垂直距离,W为体重减去负重侧下肢的重量,相当于体重的5/6;②Fm为外展诸肌肌力,力线按肌起止点方向,外展诸肌力臂c为股骨头中心至外展诸肌力线的垂直距离;③关节反应力Fr。

根据解析法计算得出,影响髋关节负荷Fr的一个关键因素是外展肌力臂c与重力臂b的比值。图6-102给出了这个比值与关节反应力的关系,两者呈反比,例如:在全关节置换术时向外侧移动大转子后,由于增加了肌力杠杆臂,c/b比率增加,从而降低了关节反应力,将假体杯很深地植入髋臼内,将减小重力杠杆臂,从而增大c/b比率,减少了关节反应力。

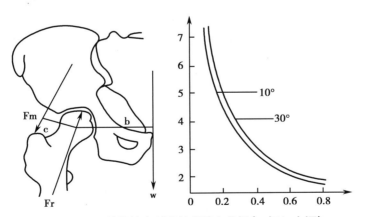

图6-102　单腿站立时髋关节静力分析(c与b之间)

应该指出上述计算是假设各力均作用于冠状面,且只有外展肌力参与躯体平衡,但在矢状面上重力能落在髋关节后面一定距离,这样就需要屈肌参与平衡,而屈肌距离旋转中心的力臂又很少,考虑这一因素后,关节反应力可达6倍体重,所有跨越关节的肌肉或多或少对关节产生一定压力,特别当关节疼痛或病理性张力增加时,则关节受力更大。

3. 生物力学因素在ONFH发生发展中的作用　许多学者在进行动物ONFH造模的过程中发现力学因素在其中起到了重要的作用。Conzemius等发现同样是应用切断股骨头周围血管并在股骨头内注射液氮的方法造模,双足负重的大型动物鸸鹋的造模成功率要远大于四足动物。组织病理学检查可见造模成功的鸸鹋股骨头内骨小梁骨折塌陷,部分可见新月征,骨髓腔内充满纤维肉芽组织,间接证明了机械应力在 ONFH 发生发展中起到了重要的作用。Hirano 等将自发性高血压大鼠的坐骨神经切断使其髋关节减少负重,结果发现该组大鼠的 ONFH 发生率明显降低;Mihara 等将自发性高血压大鼠分装到两个特制的笼子里,一组大鼠站立位,另一组俯卧位,结果站立位大鼠的 ONFH 发生率为 40%,俯卧位大鼠仅为 5%。同样的,国内有学者将 40 只大鼠随机分为两组,一组在生理状态下正常负重,另一组在跑步机上超负荷负重,两组大鼠都使用激素制作股骨头坏死模型,结果显示超负荷运动组造模成功率远比对照组要高,且具有统计学差异。这几组大鼠造模试验均有力地证明了 ONFH 与力学因素的相关性。

在 ONFH 的临床治疗中,限制负重是非常关键的手段,对治疗早期 ONFH 和控制疾病的进展具有重要意义。Mont 等研究发现大约三分之一的 Ⅰ~Ⅱ 期 ONFH 病人通过限制负重可以极大地改善髋关节功能。髓芯减压术是治疗早期 ONFH 的有效术式,近年来,在生物力学思想的指导下,髓芯减压术与钽棒或其他植骨材料结合改变股骨头内力学结构、加强整体力学性能,提高手术的疗效。Veillette 等研究证实髓芯减压结合钽棒植入术在保护股骨头形态方面要优于单纯髓芯减压术,该结果提示生物力学因素在 ONFH 治疗中的重要性。

4. ONFH 的生物力学改变 股骨头坏死后所继发的软骨下骨折、囊变及负重区塌陷在临床上非常常见,是股骨头坏死中晚期的标志,也是临床治疗方法选择及估计关节功能的决定因素。据此可将股骨头坏死后骨材料力学的变化分为三期:

(1)坏死早期:组织学表现为骨髓腔细胞和骨细胞已失去活力,但骨小梁结构尚保持完整,骨力学性能和 X 线密度均无明显改变。

(2)塌陷前期:坏死区出现再血管化和新骨形成,修复反应从股骨颈向股骨头近侧延伸,但由于股骨头的血运障碍,这种缓慢的不充分的再血管化缺乏足够的成骨诱导物质使修复反应不完全和中断。X 线片出现密度改变,只是股骨头外形仍完好,软骨下骨和中部骨松质力学性能均下降,以骨松质的变化更为明显,此期由于不全修复过程的启动出现骨结构损害和力学性能降低,最终导致股骨头塌陷。其原因可能是:①骨坏死修复时,骨母细胞增生的同时破骨细胞活动也增加,导致骨质吸收;②未完全钙化和塑形的新生骨力学性能较低;③坏死骨和活骨之间可产生应力集中,Vco 等用有限元的方法分析了股骨头缺血性坏死的力学变化。认为坏死骨和应力集中是引起病情进展的主要原因,由于修复作用,引起修复区和坏死区骨组织的弹性模量存在较大差异,而形成力的薄弱点。应力集中可导致力学薄弱点极易发生股骨头内骨折,不仅影响局部力学性能,而且阻断修复过程的扩展,负重区软骨下骨折往往难以得到骨性修复。对坏死股骨头的软骨下骨化中部骨松质分别做了力学测定,证实负重区软骨下骨力学性能的降低与股骨头塌陷的关系更为密切。这是因为:①软骨碎裂后形变能力明显下降,不能有效地消减部分负荷,并把力均匀向下扩散;②软骨下骨板顺应性降低使关节应力增强。

(3)塌陷期:组织学证明股骨头近端已有大量新骨形成,但负重面软骨下区骨性修复不全,死骨和纤维肉芽组织并存,骨质吸收,骨小梁断裂,与塌陷前期相比,此期软骨下骨的力学性能下降十分明显,而中部骨松质的变化不甚明显。

股骨头塌陷最常见于股骨头外上区,这可能是因外上区血供受损最重,且为主要负重区之故。股骨头塌陷后发生以下几点改变:第一、软骨下骨小梁折断并塌陷后可产生关节软骨下的半月形缺损,日后关节软骨缺乏支持而塌陷。第二、由于滑膜炎症和血管闭塞以及缺乏生理运动和负荷等因素,导致关节软骨营养障碍而逐步发生退行性改变。第三、股骨头变形后髋关节应力分布异常,包括①股骨头变扁增大后,股骨头旋转中心向外下方移位,使重力臂 b 增大,同时股骨头向上脱位,使外展肌力 c 臂变小,两者均使 c/b 比值变小,从而使髋关节内负荷增大,加上由于疼痛等因素亦使髋关节内反力增大,这种超负荷的应力将促使软骨骨面受损而形成骨关节炎;②股骨头塌陷后表面凸凹不平,使髋关节随着应力不能均匀分布在负重面上,在塌陷局部产生应力集中;③股骨头坏死后变扁塌陷,有效负荷面积较正常半球形股骨头面积明显减小,单位面积承受的应力大;④塌陷后弹性模量及抗压能力减低,使力不能正常向下传递,而使关节软骨承受起较大负荷;⑤关节面上的高接触压力将影响滑液向关节软骨面释放,极大地降低了关节的表面润滑,使关节表面剪力增大,增加了关节表面的应力。

上述多种因素加重了关节软骨的退变,最终导致继发性关节炎,以后由于关节软骨的撕裂、剥脱,破坏了关节运行时的下沉润滑程序,以致更多组织发生破坏,产生骨赘及关节游离体。

5. 利用有限元分析的方法分析坏死后软骨面塌陷问题　股骨头坏死的病人如果出现了软骨面塌陷,就会形成骨关节炎,治疗效果很差。有的病人囊变区会出现天线,有些则不会,这是生物力学因素作用的结果。利用三维有限元分析的方法可以分析不同部位囊性变股骨头塌陷的危险程度,预测股骨头塌陷的危险性,从而指导临床治疗。

利用 Ansys 软件可构建髋关节的三维有限元模型,将密质骨、骨松质、坏死的囊性变区域赋予不同的弹性模量,即可模拟不同部位囊性变的股骨头坏死,给予施加模拟载荷,即可分析股骨头内各个部位的应力分布情况。在股骨头内模拟不同部位囊性变(图 6-103)。囊性变 1 变位于股骨头正中冠状切面中间,距软骨下骨板 0.5cm;该囊变正下方 0.5cm 为囊性变 2;再往下 0.5cm 为囊性变 3;囊性变 1 内侧为囊性变 4,距软骨下骨板 0.5cm,其与股骨头中心连线和囊性变 1 与股骨头中心连线夹角为 60°;囊性变 1 外侧为囊性变 5,距软骨下骨板 0.5cm,其与股骨头中心连线和囊性变 1 与股骨头中心连线夹角为 60°;在正中矢状面模拟囊性变 6、7,距软骨下骨板也是 0.5cm,前方的囊性变 6 与股骨头中心连线和囊性变 1 与股骨头中心连线夹角为 60°,后方的囊性变 7 与股骨头中心连线和囊性变 1 与股骨头中心连线夹角为 60°。

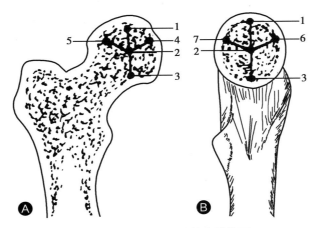

图 6-103　股骨头内囊性变的位置

A. 冠状面;B. 矢状面(引自:崔旭,赵德伟,古长江. 股骨头缺血性坏死塌陷预测的生物力学研究.
中国临床解剖学杂志,2005(23):193-198)

股骨头坏死出现囊性变后,囊性变区主要为纤维肉芽组织,弹性模量为 1Mpa,应力下传到该部位后下传受限,在囊性变边缘区产生应力集中。在股骨头正中冠状切面上,位于软骨面下方的囊性变 1、4、5应力集中最明显,且随股骨头承受载荷的增加而加大,其中又以位于最上方的囊性变 1 最突出,因为其离负重区最近,应力变化表现为软骨下骨板及其下方骨松质处于高压力状态,向下逐渐递减,而到达囊性变上缘时又表现为高张力状态,囊性变的下缘也是处于张力状态(图 6-104)。所以囊性变周围的应力集中主要表现为张力集中,而并非是压力集中,外侧的囊性变 5 因为靠近股骨颈的张力区,所以除内侧面以外均被张力区包绕,张力集中的结果使囊性变趋于变扁塌陷。但最先断裂的是骨板下方骨松质,当股骨头承受 15W 载荷时,囊性变 1、4、5 的骨板下骨松质承受的应力已超出其屈服强度发生断裂,其应力 / 强度比值分别为 1.5、1.32、1.38,此时囊性变 1 上缘的应力偶度比值为 0.80 也处于断裂的边缘,反复疲劳应力刺激也会出现断裂。当囊性变位于股骨头的前方和后方时,囊性变上缘表现为张应力集中,但不是很明显,而且其上方骨松质及软骨下卟板骨的应力偶度比值比正常值低,这说明股骨头受压后,中央区域表现为压应力,而前方和后方区域则表现为张力,符合球体受压后的膨胀趋势。当囊性变位于股骨头的中心和下方时,其上下缘的张力集中不是很明显,囊性变上方骨松质应力 / 强度比值基本正常,塌陷断裂风险不大。

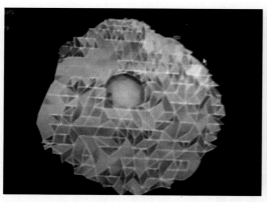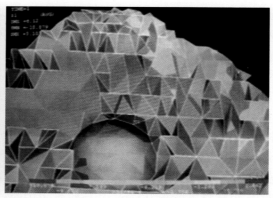

图 6-104　股骨头内囊性变应力集中情况(左图),股骨头内囊性变上缘与软骨下骨板之间的应力变化情况(右图)
(引自:崔旭,赵德伟,古长江.股骨头缺血性坏死塌陷预测的生物力学研究.中国临床解剖学杂志,2005(23):193-198)

通过三维有限元分析发现,囊性变部位的不同,股骨头软骨面塌陷的风险是不一样的。即使是位于软骨面下方相同距离的囊性变,其塌陷风险也不同,负重区下方的囊性变最易引起软骨面塌陷,其次为其内侧和外侧的囊性变,而位于股骨头前方和后方的囊性变,周围应力集中不是很明显,引起股骨头软骨面塌陷的风险不大。位于股骨头中心和下方的囊性变,因为其距离关节面较远,应力传到囊性变区时已经减弱,所以囊性变周围应力集中不是很明显,引起股骨头软骨面塌陷的风险不大。这样我们通过病人的 CT 片或者 MRI 片显示的股骨头内囊性变,可以初步判断股骨头关节面塌陷的风险。还可以进一步建立三维有限元异物同构模型,按缓步行走(2.75w 载荷)等不同情况,于股骨头施加不同载荷,来估计股骨头关节面塌陷的危险性,从而指导临床制定正确的治疗方案。

6. 带血管蒂骨瓣转移治疗股骨头缺血性坏死的生物力学作用　股骨头坏死后力学性能的改变是股骨头塌陷最直接的原因。目前常用的方法主要致力于增加股骨头血供,恢复股骨头活力,而对导致塌陷最直接原因——力学因素还缺乏足够的认识,因此我们就此问题进行详细论述。

(1)带血运骨瓣植入股骨头的力学作用:对股骨头坏死的塌陷前期,带血运骨瓣可以重建一套供血系统,加快了股骨头再血管化和再骨化的速度,使原始间叶细胞快速向骨母细胞转化,以便使患肢在开始正常负重前,股骨头坏死区已基本修复,此过程有以下几点力学作用。

坏死骨清除后施以充足血运的骨瓣,保证了移植骨的正常代谢,骨化,形成骨折愈合过程,使得骨母细胞增生大于破骨细胞的活动,新生骨较快钙化成熟,力学性能得以加强,从而使由于骨组织弹性模量和抗压能力不同而引起的力学薄弱点得到强化,应力集中消失,阻止病情进展。

带蒂骨移植具有完好的血供,能在受区发芽新生血管,从而可使缺血骨组织恢复血供,为坏死的股骨头提供了血管再建的来源,使修复过程向软骨下骨板扩展,因此软骨下骨板得到了骨性重建。力学性能得以恢复,其结果是软骨下骨板恢复顺应性和形变能力,关节负荷得以正常消减并均匀向下传导。

紊乱和碎裂的骨小梁为新生骨小梁取代,逐渐成熟并形成新的哈佛系统,恢复了骨松质骨小梁的连续性,较好地实现了张力,压力骨小梁系统的载荷方式,使关节应力能沿着骨小梁的排列传递,处于轴力为主的十分有利的力学状态。

带蒂骨瓣对关节软骨面起到机械性支撑作用,同时由于囊性变的修复和新生骨的重建,使股骨头的强度加强,有效防止塌陷。

(2)带血管蒂的大转子重建股骨头的力学作用:对于坏死塌陷期的股骨头,力学关系明显失衡。将大转子的外侧隆起部转移到股骨头上,而恢复股骨头的半球状态,是重建髋关节功能的关键,恢复半球形态的力学作用。

1)基本接近正常的解剖关系,使髋外展肌力臂和重力臂的比值恢复正常,而明显降低了关节内压力,同时降低了骨内压,有利于供血系统的重建和再骨化,并为关节软骨的增生分化提供有利的条件。

2)彻底清除了坏死骨,转移的大转子和股骨头残留部分紧密贴合形成骨折愈合过程,解决了导致塌陷的基本因素。

3) 恢复了股骨头的受力面积,使单位面积骨小梁承受的应力减小,使骨小梁在吸收震荡变形后发生的显微骨折频率比愈合频率低。这是一种可修复性生理变化,骨松质的可变形性不会有明显改变。

4) 张力、压力骨小梁系统得以重建,使股骨头颈部承重支架恢复,满足正常关节活动的载荷。

5) 在早期大转子表面的滑囊、腱膜、骨膜等致密组织起到了对力的缓冲作用,弥补了大转子表面的粗糙不平,大大减少了关节负荷总值和由于塌陷而引起的关节表面应力集中。

6) 头臼同圆,有利于再造股骨头的发育,并沿着轴应力方向改造塑形,同时各方向运动灵活,恢复了关节稳定性。

7) 大转子与股骨头残端的接触面为水平面,从生物力学角度具有最佳稳定性。

8) 大转子骨小梁与股骨头骨小梁性质相同,可以重建股骨头骨小梁的支撑作用。

9) 大转子转移后恢复股骨头的球形,使髋内各部的应力均匀传递到股骨颈,保持股骨颈的轴向压应力,剪应力及弯曲应力不变(图 6-105)。

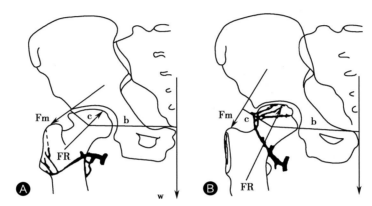

图 6-105 股骨头重建前后的变化
A. 重建前;B. 重建后

利用医学图像处理软件 Mimics(MaterializeLtd.USA)对骨坏死病人的髋关节 CT 进行建模,建立股骨头部的三维几何模型。根据 CT 图中的坏死区域,手工用一个平面切除掉该区域来得到坏死模型;在坏死模型的基础上,根据坏死区域大小,从股骨大转子部分切除一块骨骼并移动到坏死部位,使切除的部分与坏死部分能比较吻合。这样便可以分别构建正常股骨头模型、坏死股骨头模型及修复后股骨头模型(图 6-106)。

通过有限元分析可以得到不同模型的最大 Mises 应力及最大位移。坏死模型结果与正常模型结果对比发现,坏死模型的股骨最大应力及最大位移分别比正常模型增大 20.8% 和 2.9%。而经过骨瓣移植手术修复后其最大应力和最大位移分别增加了 9.9% 和 0.26%,说明骨瓣移植手术能够有效地恢复股骨头周围的受力环境,使之更加接近正常状态(图 6-107)。修复模型大转子部位切除一块骨骼后,局部的最大 Mises 应力增加了 7.2%,对大转子部位的整体力学环境无太大影响。

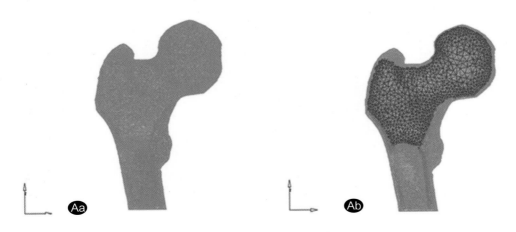

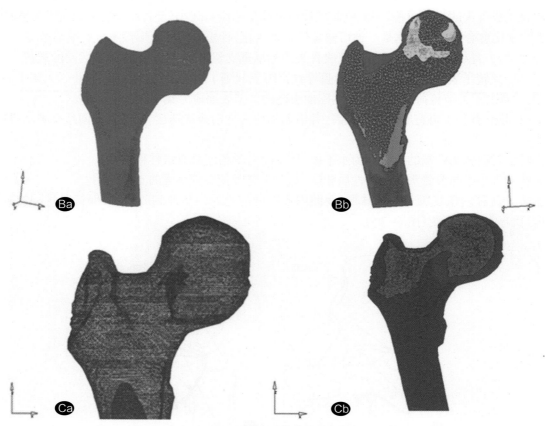

图 6-106 股骨近端的有限元模型图

A. 正常模型;B. 为坏死模型;C. 为修复模型

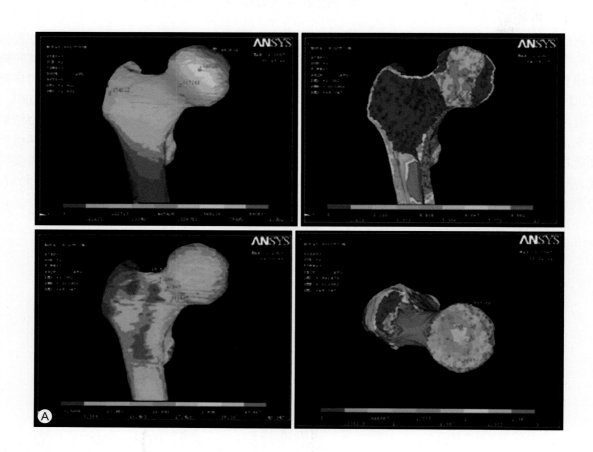

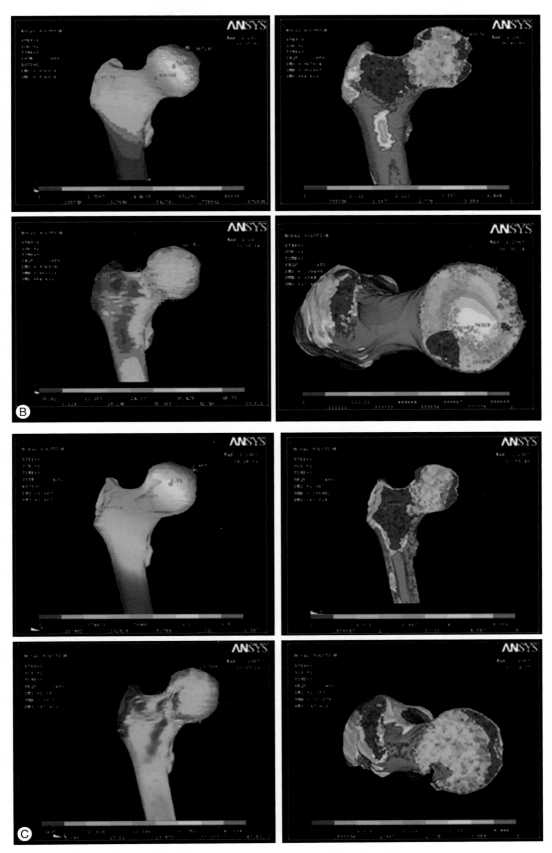

图 6-107　三种模型的 Mises 应力及位移分布图
A. 正常模型；B. 为坏死模型；C. 为修复模型

（3）重建关节软骨面的力学作用：在关节愈合过程中，连续活动使滑液形成，并给关节面的修复组织层造成应力。由于重建了股骨头的外表和恢复头颈部的压应关系，使关节面相互协调，应力合理，受压的滑液所传递的流体静压力有利于大转子表层的致密组织从间充质细胞向软骨样细胞转化。随着关节由机械压力、摩擦和关节液润滑作用的时间延长，软骨样的支撑面成熟，组织呈玻璃样变，在关节表面的低氧环境下，使移行的结缔组织化生的软骨细胞类似于透明软骨。

关节软骨重建后起到较强的承压能力，很好的弹性就变为最优的润滑，是关节功能恢复的关键，不但能承受生理状态的负荷，而且活动灵活，充分，经久耐用。

关节软骨重建后，由骨松质构成的大转子变成软骨下骨，负荷时骨骼变形形成较宽大的载荷骨床，把压应力沿骨小染呈放射状传递给下面的骨干。因此，股骨头缺血性坏死的修复与再造是通过带有血运的骨膜或骨瓣转移来恢复股骨头、颈异常的内负重系统和损坏的关节软骨作用，使关节功能得到改善。

（4）钽棒联合带血管蒂骨瓣转移治疗股骨头坏死的力学作用：髋周带血管蒂骨瓣移植治疗股骨头坏死已经在临床广泛应用，获得了良好的临床疗效，但对于坏死体积较大的病人，由于清除坏死骨后骨缺损体积较大，股骨头在术后早期缺少有效的力学支撑，使得股骨头有继续塌陷的可能。多孔钽棒可以对软骨下骨提供生物力学支持，对坏死区域提供再血管化和骨长入途径，因此，国内外骨科医师将其应用于早期股骨头坏死的病例。多孔钽棒具备良好的生物相容性、近似于骨的力学性能、满意的骨长入特性，得到了国内外学者的广泛认可。利用三维有限元分析的方法可以证实钽棒在股骨头坏死修复前后股骨近端力学特征的变化。

利用 CT 扫描获取股骨近端图像，以 Dicom 格式保存后导入 Mimics 软件中，通过逆向工程技术建立股骨近端三维几何模型。将得到的模型以 IGES 格式导入 MSC.Patran 软件中，以高精度十节点四面体单元划分网格，从而获得正常股骨、坏死股骨、钽棒修复后股骨三组三维几何模型（图 6-108）。给予皮质骨、骨松质、坏死骨、钽棒分别赋予不同的材料属性，便可以获得各自的有限元模型。按照人体正常解剖位置固定模型，限制远端各节点所有方向的运动。模拟存在髋关节外展肌力时的情形，通过股骨头中心并沿髋关节合力方向进行加载。加载区域为股骨头负重区，加载大小为分别相当于 0.5、2.75、4、7 倍体重的合力，进行生物力学分析，得到股骨近端应力、位移变化情况。

通过对比三组模型可以发现，负重状态下三组模型股骨内侧主要承受压应力，股骨外侧则为拉应力。股骨颈内侧应力明显高于外侧及前后侧，应力最高部位为股骨矩。股骨颈前方的应力值较内、外及后方低。坏死模型呈囊性变的压力骨小梁与正常骨小梁交界处存在应力集中。钽棒联合骨瓣修复模型降低了坏死囊性变周围的应力集中。三组模型最大位移均出现在股骨头负重区，并沿大转子区域由上向下、由内向外逐渐减小（图 6-109）。随着载荷的增大，股骨近端的最大应力值增加；在同一载荷下，三组模型中，坏死模型的最大应力值较正常模型明显增大，钽棒联合骨瓣修复模型与正常模型接近。随着载荷的增大，股骨近端的最大位移值增加；在同一载荷下，三组模型中，坏死模型的最大位移值较正常模型显著增大，而钽棒联合骨瓣修复模型的最大位移值较坏死模型显著降低。在单腿站立时（2.75 倍体重）分别为正常组：0.389 2mm，坏死组：0.531 4mm，钽棒联合骨瓣组：0.384 3mm。这提示表明：①在应力作用下股骨头会产生弹性形变，从而适应头臼关系的改变；②坏死组最大形变出现在正常骨与坏死骨之间，此处应力最为集中，一旦形变超出坏死骨的形变能力，将导致该区域发生节段性塌陷；③钽棒对移植的骨瓣提供了强大的生物力学支撑。钽棒周围整体应力分布均匀，没有明显的应力集中现象，钽棒半球性尖端及钽棒远端与股骨外侧皮质接触区域应力相对较高（图 6-110）。

多孔钽金属具有介导骨生成特性及优良的生物相容性，其表面结构接近股骨头骨小梁结构，适合骨组织快速长入。Bobyn 等的研究表明，多孔钽金属植入动物模型后骨长入迅速、固定力牢固。钽棒近似于骨的力学性质，对软骨下骨提供了强大的生物力学支持。近期 Varitimidis、汪亮、Liu 等的临床研究也取得了令人鼓舞的结果。Shi 等的三维有限元分析表明，当股骨头坏死角度小于 60° 时，钽棒植入会明显降低负重区域的塌陷值。Heiner 等研究发现钽棒植入的最佳位置在股骨外上侧，以便其接触并支持软骨下骨板。当植入物位于移植骨瓣下方时，最大应力和最大位移明显减小。钽棒植入应有严格的手术适应证，主要适用于股骨头缺血性坏死 ARCO 分期中Ⅰ~Ⅱ期病人。钽棒半球性尖端及钽棒远端与股骨外侧皮质接触区域应力相对较高。从生物力学方面提示，股骨头缺血性坏死中晚期病人单纯钽棒植入临床疗效不佳。钽棒近端是抵抗压力及支撑移植骨瓣的部位，而钽棒末端的螺纹设计可与骨质产生高摩擦力，使植入物位置稳定，故这两处的应力相对较高，但与股骨近段的最大应力相比，相对较小。三维有限元方法分析证明了钽棒联合骨瓣转移治疗股骨头缺血坏死没有破坏股骨近端的主要应力传导结构，同时消除了坏死囊性变四周的应力集中，改善了股骨头内的血供，并且钽棒对转移的骨瓣提供了强大的力学支撑，明显改善了股骨头的力学性能，此方法是安全、有效的。

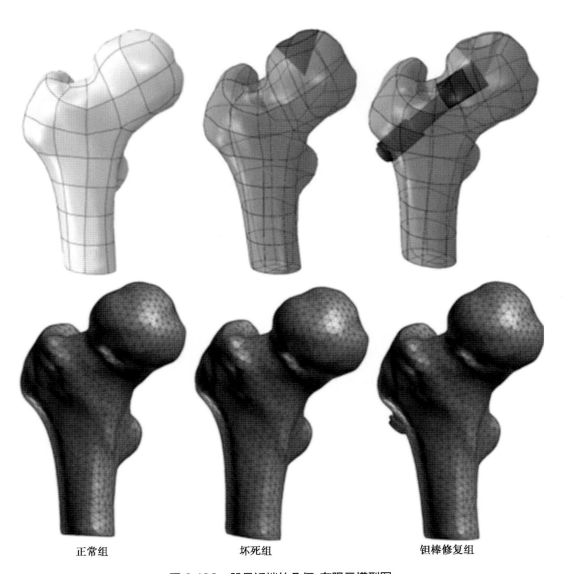

正常组　　　　　　　坏死组　　　　　　　钽棒修复组

图 6-108　股骨近端的几何、有限元模型图

(引自:赵杰,赵德伟,许东 . 钽棒联合带血管蒂髂骨瓣转移治疗股骨头缺血性坏死的有限元研究 .
中华骨与关节外科杂志,2017(10):136-147)

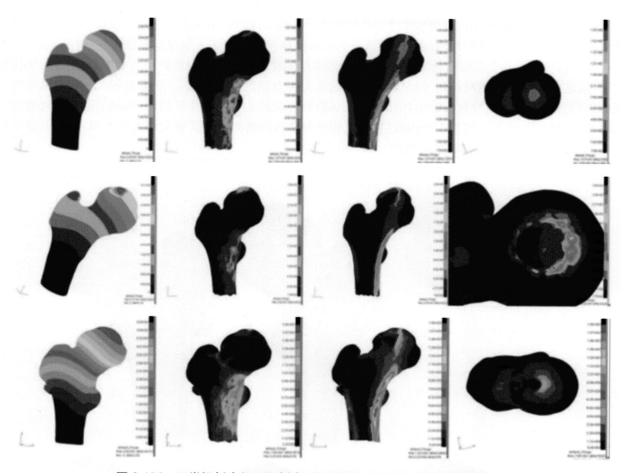

图 6-109　正常组(上)、坏死组(中)和钽棒修复组(下)的应力、位移分布图
(引自:赵杰,赵德伟,许东.钽棒联合带血管蒂髂骨瓣转移治疗股骨头缺血性坏死的有限元研究.
中华骨与关节外科杂志,2017(10):136-147)

三、膝关节周围骨坏死及其生物力学分析

1. 正常膝关节的生物力学　膝关节属于一种铰链关节,主要用来承受身体的重量,是人体内最大的,也可能是最复杂的一个关节。它由胫骨、股骨和髌骨三个部分所组成,有两个关节结构,含有胫股关节和髌股关节。除了可作弯曲、伸直运动外,还允许部分的内外旋转,内外翻,由于膝关节承受较大的应力,并处于身体两个最长的杠杆臂之间,所以特别容易受伤。膝关节的运动模式并非一个简单的屈伸运动,而是一个兼有屈伸、滚动、滑动、侧移和轴位旋转的复杂得多的自由度的运动模式。在膝关节,关节面的运动发生于胫骨髁和股骨髁之间,以及于股骨髁和髌骨之间。在胫股关节面的活动同时发生于三个面上,但运动主要是在矢状面上,水平面和冠状面上的运动极小。在矢状面,膝关节的伸屈运动并非围绕着同一个旋转中心,而是根据运动的过程产生多个瞬时旋转中心。当接触面的质点速度方向切于关节面时,运动的阻力最小,并可在根据接触面的垂线上求出瞬时旋转中心,如瞬时中心不在此线上,膝关节将

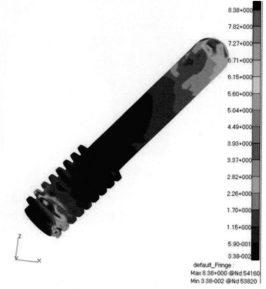

图 6-110　钽棒周围应力分布图
(引自:赵杰,赵德伟,许东.钽棒联合带血管蒂髂骨瓣转移治疗股骨头缺血性坏死的有限元研究.中华骨与关节外科杂志,2017(10):136-147)

出现滑动运动。在正常的膝关节上,任何瞬时中心的速度方向将切于关节接触面,在膝关节由伸而屈的过程中,连续标出每个运动的瞬时旋转中心,则会在股骨髁上形成一个"J"形轨迹。髌股关节面的运动可同时发生于两个面上,以冠状面的运动最大。膝关节的铰链结构是由股骨髁和胫骨平台上的浅窝所形成,胫骨髁间隆起介于胫骨平台之间将胫骨平台分隔为二。胫骨内髁比外髁大,且受力也较大。胫骨的顶端有两个半月型的纤维软骨,称为内侧半月板和外侧半月板。此二半月板可随胫骨向前和向后滑动而增加接触面积,增加胫股关节的接触面积,将关节应力均匀地分布在胫骨平台上。正常胫股关节间力的传递和应力分布与正常的半月板和关节软骨的功能密切相关。在膝关节的运动和受力相中,由于半月板随着关节活动的相对位移,以及具有黏弹特性的正常半月板和关节软骨组织的应变,使关节间的压强变化趋于缓和。髌股关节是参与膝关节伸屈运动的重要结构,在膝关节活动中有着特殊的意义。髌骨位于膝关节前方,主要作用是传递股四头肌的拉力和承受髌韧带的张力,增加股四头肌的力臂,使肌力得到最充分的发挥。髌骨关节面的构造使其与股骨间的关节面达到最大的接触面积,使髌股关节面间的应力分布均匀。

膝关节的稳定由周围软组织来维持,包含前十字韧带、后十字韧带、内侧副韧带、外侧副韧带和周围的关节囊。前十字韧带的作用是防止胫骨相对于股骨向前位移,后十字韧带的作用是防止胫骨相对于股骨向后位移。膝关节两侧有内侧副韧带和外侧副韧带。内侧副韧带由股骨内髁连到胫骨内髁,而其深层与半月板的外层结合。外侧副韧带由股骨外髁而至腓骨小头。此二侧副韧带主要提供膝关节两侧的稳定。除此之外,关节内部还有许多滑液囊可分泌润滑液,维持关节的正常功能。

正常膝关节的股骨髁与胫骨平台的接触是球型,胫股关节由完全伸直至完全弯曲,股骨大部分均在胫骨上滑动,但胫股关节不是一个单纯的屈戌关节,而有螺旋形活动。胫骨在屈伸时的螺旋活动起缘股骨内髁的形状。正常膝关节的内髁比外髁长1.7cm。胫骨自完全屈曲至完全伸直时活动,它按股骨内髁的曲线先下沉,然后上升,同时外旋。自完全伸直至完全屈曲时的活动,运动方向同上述相反,这种旋紧功能可使膝在任何部位产生最大的稳定力,使膝关节的稳定度比一般简单的枢纽关节为高。胫股关节最大运动范围在矢状平面上由伸直至完全弯曲共约140°。在横截面的运动为内、外旋转,因为股骨内侧髁较外髁为长,当膝关节完全伸直时,旋转几乎完全被胫骨与股骨髁的组合装置所完全限制;当膝关节弯曲时转动范围即可增加,当弯曲90°时达到最大值,即内旋可达30°、外旋则可达45°,当弯曲超过90°后,因为软组织限制的关系,旋转范围则降低。胫股关节在冠状面的运动为内收、外展,也受关节弯曲程度影响,完全伸直时即排除了所有在此平面的运动;当弯曲达30°时,被动的外展和内收可增加;当弯曲超过30°后,同样因为软组织限制的关系而降低活动度,内收和外展平均约为11°。髌股关节主要为滑动运动,自完全伸直至完全屈曲,髌骨在股骨髁处向下滑动约7cm。股骨的内髁与外髁在完全伸直和90°屈曲时,均与髌骨接连。超过90°,髌骨乃外旋,只有股骨内髁与髌骨连接。在完全屈曲时,髌骨乃沉入髁间沟内。髌骨有两项重要的膝关节生物力学功能,一是在整个运动范围内,产生股四头肌的向前变位,协助膝的伸直,并可增加股四头肌的杠杆力臂;二是通过增加髌腱与股骨之间的接触面,使挤压应力的分布更均匀。

膝关节中胫股关节是由股骨和胫骨髁承受压应力,韧带和关节囊传递张应力并通过关节整合为压应力。利用静力平衡的关系可以发现膝关节周围的肌力对于关节作用力有很大的影响,在两个关节面上,可达体重的数倍。胫股关节在站立期中的受力最大约达体重的2~4倍。在步态周期中,关节作用力系由内侧转移到外侧平台,在站立期初期作用力达最大值,主要落于内侧胫骨平台,最大接触力量有3.06倍体重,外侧胫骨平台的最大接触力有1.25倍体重,膝关节受力总和约为4.31倍体重,外髁与内髁之接触比为1:2.5。

在髌股关节内,膝屈曲也会影响关节的反应力,膝屈曲越大,形成的关节反应力也越大。膝于伸直时,髌骨可在整个运动范围内有助于延长股四头肌的杠杆力臂,使挤压应力能在股骨上广泛分散。人体步态中,股四头肌肌力随膝弯曲而改变,髌股骨关节之作用力也随之改变。膝弯曲也影响髌骨肌腱与股四头肌韧带间的夹角。夹角越小造成二边张力之合力越大,增加髌股骨关节面的作用力。在步态周期中,髌股骨关节作用力最大约0.7~1.3倍体重。日常生活中随弯曲的增加,作用力可达2.5~3倍体重,下楼梯则约3.3倍。由于前述膝关节的骨性结构、半月板、关节囊及附属韧带结构的共同作用,膝关节可以保持静态与动态的稳定性。

2. 膝关节周围骨坏死对膝关节的生物力学作用　膝关节周围骨坏死主要以骨梗死的形式存在。骨梗死又称骨髓梗死、骨脂肪梗死，多发生于干骺端和骨干，多发生于股骨下端、胫骨上端和肱骨上端，呈多发性和对称性改变。基本病理过程分为细胞性坏死阶段和骨修复阶段。细胞性坏死为骨组织血供中断，骨细胞死亡。6~12 小时骨髓细胞成分死亡，12~48 小时以后骨细胞、破骨细胞及骨母细胞死亡，最后骨髓脂肪细胞 2~5 天坏死。骨髓脂肪细胞坏死为骨梗死末期的改变。骨梗死发生后则进入骨修复阶段，包括血管再生、肉芽组织生成、死骨吸收、新生骨形成。血管再生是骨修复的开始，死骨吸收，形成纤维结缔组织和致密新生骨则是骨梗死的晚期阶段。一般情况下由于膝关节周围骨坏死多发生于干骺端骨髓内，骨皮质相对完整，因而对于膝关节力学影响较小。但当骨坏死发生在骨干部位或者干骺部位坏死较大累及关节面时，由于病变部位骨质破坏、新生骨组织排列紊乱支撑力差等原因，膝关节应力分布将会发生改变。由于膝关节作用力主要集中于内侧胫骨平台和股骨内侧髁，当这两部位发生骨坏死时，胫股关节相对关系发生紊乱，将影响膝的伸直和胫骨的外旋发生的联合动作。膝关节在水平面的旋转运动是以内侧髁为中心，当坏死累及膝关节内侧结构时，这种旋转方式使得膝关节内侧关节面出现应力集中现象，关节软骨磨损加快，关节面严重磨损并进行性塌陷，内侧间隙易于发生退变，出现典型的内侧单腔室骨关节炎和膝内翻畸形。晚期出现软骨、半月板和交叉韧带变性、断裂，膝关节无法保持静态与动态的稳定性。膝关节在完全伸直位，关节发生扣锁机制受影响，而不能获得最大的关节稳定性，这是因为膝处于完全伸直位时，股骨在胫骨上向内旋转；而于过度屈曲位时，股骨则向外旋转，此时由于骨坏死破坏了关节骨性结构及软组织，因而影响关节面的咬合和交叉韧带的制导作用，从而关节的稳定性下降，在应力作用下股骨与胫骨平台相对运动距离增加，加速了关节的磨损与退变。如果病情进一步加重骨坏死范围加大，骨小梁破坏，骨性结构支撑能力下降，关节面则不可避免地出现塌陷。骨性缺损不仅导致关节畸形，还能够导致周围软组织结构异常，例如内侧支持带松弛、外侧支持带挛缩等。Q 角减小使得髌骨出现程度不同的半脱位，髌股异常对线，其直接结果导致关节面应力或称髌股接触压的分布异常。一方面，关节面局部的应力集中可致关节软骨的病损，另一方面，关节面的接触压降低和失去接触也会导致软骨的退变。由于软骨面的退变导致的软骨厚度的丧失还可导致正常软骨面的应力重新分布，导致整个软骨病损的扩展。另外，在运动过程中一般情况下股四头肌张力随膝的屈曲而增大。在放松直立时，肌四头肌只需最小的力来抗衡髌股关节的小的屈曲力矩，因为身体重力中心是在膝以上，几乎直接处于髌股关节的旋转中心之上。随着膝屈曲的增加，重力中心移离旋转中心，从而增加屈曲力矩，由股四头肌力来抗衡。由于股四头肌力升高，也提高了髌股关节的反应力。在需要膝关节大幅度屈曲活动时，股四头肌力和关节反应力必然有所增高，在髌骨坏死引起的髌股关节紊乱，这种活动必然使疼痛加剧。为了减小这些力，有效的方法是限制膝的屈曲程度。胫骨结节由于股四头肌反复强力收缩，通过附着于其上的髌韧带的牵扯而受伤，使正在生长中的胫骨结节产生部分撕裂，撕裂部随后发生缺血坏死。

四、踝关节周围骨坏死及其生物力学分析

1. 正常踝关节的生物力学　踝关节参与下肢的运动功能和负荷，是由胫距关节、腓距关节和远侧胫腓关节所组成。踝关节的解剖形态酷似髋关节，具有内在的稳定性，其稳定性比膝关节为强。膝关节需要韧带和肌肉的制约以获得稳定，而踝穴是由胫距关节、腓距关节和远侧胫腓关节三个关节的形态来维持，加上内、外侧副韧带系统，关节囊和骨间韧带。韧带结构中以内侧结构、外侧结构和下胫腓联合尤为重要，此三个结构中有两个是稳定的，则踝关节稳定。在踝关节处于跖屈或背屈位时，三角韧带对踝关节及小腿的旋转稳定性会起到非常重要的作用。踝关节处于极度背伸和跖屈位时，踝关节均内翻，而三角韧带可以有效限制距骨外旋而保证踝关节的稳定。另外，踝关节的屈伸运动与距下关节和足的运动是联合的。当踝关节跖屈时足内翻、内旋，当踝关节背屈时足外翻、外旋。

踝关节基本是一个单面铰链关节。距骨主要是在矢状面上沿横轴而运动，这个横轴从冠状面上来看，在外侧略偏后。行走时，作用于踝关节上的力可超过体重的 5 倍；其运动为足的背屈和跖屈。胫腓关节只有数度活动，因为胫骨与腓骨被骨间膜紧密连结在一起。踝关节面的活动主要是在胫距关节和腓距关节，跖屈时，在远侧胫腓关节内可有一些活动，以适应距骨后方的狭窄。用踝关节的静态模式，可测出腓距关

节承受小腿下传的应力的 1/6。

2. 距骨坏死对踝关节的生物力学作用　踝关节周围骨坏死主要表现为距骨骨坏死,其原因在于距骨表面约 2/5 为关节面,无肌肉附着,仅由滑膜、关节囊和韧带与周围相连,无单独营养血管,周围分支血管经这些组织进入骨内多较集中,且距骨为骨松质,受伤时可因被压缩而损伤骨内血管,易损伤骨内血液循环,造成距骨缺血性坏死,因而距骨坏死一部分原因是源于踝关节异常应力,包括急性的外伤及慢性劳损。

距骨在踝穴内可沿矢状轴旋转数度,距骨坏死、骨骺损伤、韧带损伤或胫骨骨折的不良连接可引起踝关节轴斜度的偏离,即使是轻微的对线错误也可造成明显的病理变化。距骨坏死可不同程度地影响总的踝关节运动。与正常人比较,距骨坏死时踝关节在矢状面上的活动显示整个运动幅度均减小,背屈减小最大。在正常踝关节内,关节面在运动开始时有一定分离,然后发生移动,关节面相互卡住后,运动乃停止。在相反方向活动时,开始时挤压面被拉开,在整个活动范围内进行滑动,然后再卡住。当出现距骨坏死时,接触点变位方向没有衡定形式,胫距关节面的拉开没有一定规律,可在中立位出现卡住现象而不是在背屈位的终了。由于踝关节有较大的负荷面,所以承受的应力比膝或髋均低。如果踝关节的解剖略有偏异,就会有大的负荷变化,造成应力集中。早期距骨坏死表现为距骨局部骨小梁稀疏破坏,但骨小梁结构尚保持完整,骨力学性能无明显改变;病情发展,坏死区出现再血管化和新骨形成,由于新生骨组织力学性能较差,而且修复区和坏死区骨组织的弹性模量差异较大,而形成力的薄弱点,在应力作用下可导致该薄弱点发生微骨折,进一步影响局部力学性能。此时如坏死骨在吸收过程中未得到骨性重建,则会在骨组织内形成囊性变或被纤维组织所充填,则导致距骨机械强度减弱,当承受应力时,负重区软骨下骨板断裂,裂隙可向深部发展,沿死骨与重建骨交界处延伸。同时负重区下方未得到完全修复的骨松质,在应力下进一步受到破坏。在应力作用下出现关节的塌陷变形,使踝关节出现显著的生物力学变化,此时软骨下骨的力学性能下降十分明显,关节面出现明显的接触应力,发生退行性改变,周围韧带松弛进而影响踝关节的稳定性。因此异常应力在距骨坏死发生发展中起到推动作用,所以在治疗方式选择中不仅要考虑改善坏死区域血供,更要注意恢复坏死区的骨性支撑,改善局部力学环境。

五、足部骨坏死的生物力学分析

1. 正常足部的生物力学　足的生物力学比较复杂。它与踝关节的生物力学明显的不同,但也有人认为足的一部分和踝是一个单位。第二跖跗关节在足中部回缩,与中间楔骨形成一个关键性结构,这种结构限制第二趾线的运动,加强第一趾线的稳定性。外侧趾线的活动大于第二趾线。所以第二趾线的相对僵硬在站立后期起重要作用,为了趾离地,负荷将转移至前足,这样加大的负荷将落在第二跖骨上,第二趾线的强度必须加大。过高的重力负荷传至这趾经上,可使第二跖骨变厚。在分析站立时负荷传导至各个跗骨关节时,虽无法追踪力通过的各个纵向行径,但负荷最大处应在纵弓的最高点,它们也承受最大的负荷。Lisfranc 关节(由跗跖关节组成)是在足中部,可稳定第二跖骨,使之成为前足最坚实的部位,能在行走时承受最大的负荷;在站立时,负荷平均分布于后跟和跖骨头。第一足趾承受的负荷是其他跖骨所承受的 2 倍,在行走时,多数负荷传至第二跖骨;在行走时,地面反作用力在后跟着地时,略偏于后跟中心的外侧,然后再向外移至骰骨,最后在趾离地时,又移至第二跖骨和第一足趾。

足部的有效运动依赖于足部内侧纵弓的完整性,在足部传递力量过程中内侧纵弓的功能至关重要,有助于减震和分散传递至足部的力量。足弓的被动结构,即骨、韧带和关节囊,形成了足的纵弓和横弓。通常情况下,将前后方向的足弓称为纵弓,分内侧和外侧纵弓;内外方向的称为横弓。内侧纵弓的骨性结构由跟骨、距骨、足舟骨、内中外 3 块楔骨以及 1~3 跖骨共同构成;胫骨后肌肌腱、趾长屈肌肌腱、拇长屈肌肌腱、足底方肌、足底筋膜以及跟舟足底韧带等共同参与维持和稳定。内侧纵弓比外侧纵弓高,且具有弹性、较大的活动度和较强的缓冲作用,故内侧足弓亦称为弹性足弓。外侧纵弓相对较低,腓骨长肌肌腱、足底长韧带、跟骰足底韧带共同参与足弓的维持,外侧纵弓弹性较差,主要以支撑负重为主。横弓主要有腓骨长肌肌腱、胫骨前肌肌腱、拇指收肌横头参与维持,其中,距骨头是横弓主要的力量传递结构,腓骨长肌肌腱是主要的稳定维持结构。

虽然这些足弓之间是相互独立的结构,足底筋膜和足底韧带支撑起足底的半弧形形态,但是,局部的动态支撑还是需要依靠足部固有的内在肌肉（intrinsic foot muscles）和间接的外在肌（extrinsic foot muscles）收缩。附着在足部的肌肉与肌腱也就是足部运动的主动结构，具有稳定足弓和控制足部外在整体运动的功能。由此可见，骨、韧带结构参与维持足弓的结构性稳定，而足的内、外在肌则维持了动态运动中足弓的功能与稳定性。

足弓的解剖结构和功能的相互生物力学作用是十分复杂的，其在静态和动态活动中扮演重要的角色。在站立中，足部主要起到支撑作用；运动中可将其视为一个动力链，在不同步态运动中，其最主要的两个功能为支撑与推动（propulsion）。在支撑早期，足部必须进行屈曲以吸收在不同平面着地而导致的冲击能量；在支撑后期，足可作为一个刚性的杠杆，将推进身体向前运动的力作用于地面；然而，在支撑中期，足部需要根据运动进行功能调整和负荷衰减。

人体足部作为一个灵活的结构，在下肢与地面之间保证力量传递的有效性，这种功能是通过足部很多小关节之间的相互作用实现的。在支撑期，足弓会发生拉长和压缩，并将冲击负载作为足弓的弹性应变能量进行吸收。在支撑末期，当跖趾关节伸展时，通过足部的绞盘效应（windlass mechanism）有效提高足弓的刚度，足底筋膜的被动弹性回弹产生向前推进身体的正功。这种压缩-回弹的过程被称为"足部弹簧"机制，在足部每一次着地时，可以进行机械能的贮存和随后的释放，提高步态的效率。

足底筋膜的绞盘效应在人类步态中维持足部的刚度是十分重要的。从支撑中期到支撑末期，跖趾关节的伸展可以增加足底筋膜的张力，随后通过屈曲和内收跖趾关节伴随后足旋后而缩短纵弓。这些骨结构之间的变化强化了足部的刚度，衰减足部的缓冲性能，使足部过渡成一个刚性的杠杆，配合踝关节跖屈力矩有效传递至地面。已有研究证实，该过程中被动的韧带结构对这种机制的贡献，但是却很少有研究关注纵弓的收缩成分在这一过程中的作用。

很多研究关注了足底筋膜贮存弹性势能的功能。这种韧带主要是保证足弓骨性结构的完整性，以及在推进过程中保障足部作为杠杆功能的刚度。足底筋膜可以进行弹性势能的贮存和释放，其这种功能在跑步中的贡献尚未充分研究。但是，足底筋膜是足部唯一可以因为足弓压缩和跖趾关节伸展而被拉长的结构。足底筋膜因为这种特点可以将其视为一个有效弹簧，当冲击力作用于足弓而使其产生压缩时，可以根据不同的应力调整足部的弹性功能，所以，弹性势能也可以贮存在内侧纵弓的其他韧带。

关于跑步中足底筋膜应变调节的研究提到，支撑期足底筋膜应变逐渐增加，直到支撑期的60%时，该应变达到峰值。这一过程中，足底筋膜贮存了弹性势能，在支撑期后40%阶段，由于内侧纵弓的回弹，足底筋膜的弹性势能开始释放。而足弓回弹的功能主要是产生重力势能和动能以推进身体向前运动。当对患有严重足底筋膜炎的病人实施足底筋膜切开术后发现，通过足底传递的力量会大打折扣。

除了足底筋膜本身的能量贮存和释放的特性外，足底筋膜还可以在跖趾关节和足弓之间传递能量，辅助其做功。这种功能并不罕见，如下肢双关节肌如腓肠肌，可以为近端关节和远端关节传递能量。足底筋膜传递能量的机制具有两个优势：①跖趾关节和内侧纵弓骨性结构之间传递额外的能量有利于帮助推进；②在推动阶段，足底筋膜对足弓做功的贡献，而不单纯依靠其之前储存的弹性应变能量，所以应变导致的足底筋膜的损伤风险会更低。

核心稳定性已经受到了临床医学和运动损伤领域的广泛关注。其概念主要专注于脊柱-骨盆-髋关节稳定性在正常的下肢运动模式中的作用，包含起到稳定效果的深层小肌群和外层控制运动范围的大肌肉群。现已有学者将核心稳定性的概念引入到足部，认为足部的内在肌和外在肌同样起到维持足弓的稳定性和整个足的运动。然而，近期几篇关于临床证据的研究和指南中提到，足底筋膜炎如胫后肌腱功能障碍、内侧胫骨应力综合征和下腿痛等疾病一样，都没有在治疗过程中加入足部肌肉力量强化。

足的内在肌和外在肌作为足弓的主动支撑结构附着在足部，可见足弓还受局部的稳定结构和外在运动控制结构影响。局部的稳定结构为足底内的4层起始于或止于足部的肌肉。对足底内在肌的描述最多的即其功能与纵弓和横弓的半弧形结构有关。浅层的两层肌肉排列与足内外侧纵弓一致，深层的两层肌肉与前后横弓相似。这些肌肉通常有较小的力臂，较小的横截面积，在每一次的步态中，4层足内肌控制着足弓的变化角度与速度，承担足弓的负荷，对足弓的运动进行协同与调整，稳定足弓。同时，足的外在肌，起始于小腿，跨过踝关节，止于足部，通过其较长的肌腱控制足部整体运动。这些肌肉有较大的横截面积，较大的力臂,是足部的主要动力,同时也为足弓提供一定的稳定性。例如,跟腱源自小腿三头肌,与足底腱膜有共同的接点,小腿三头肌的肌力增加会造成足底筋膜的张力增加。该现象对于足部的运动来说,是非常重要的,在步态中影响足部灵活性和刚性之间的协调与转换。足外在肌的肌腱方向清楚地说明了它们对纵向足弓和横向足弓提供动态支持和控制的能力。这些控制足部整体运动的肌肉在动态任务中既可以吸收冲击,也可以提供推进力。

2. 足跖骨头骨坏死的生物力学　由于第二跖骨长于其他跖骨,而且第二跖骨近端又被三块楔骨所包绕,活动度最小,负重时该跖骨头因承受过度压力可引起骨质压缩、髓内压上升和血管栓塞,最终导致骨坏死。足内结构的轻微变化将改变负荷的分配。负重的轻微改变也会改变负荷的分布。在步态站立相时,负荷中心向前很快伸延至第一足趾。站立相的后期,增加的负荷倾向于传递至第二跖骨头。增加负荷的原因有:第二跖骨比其他跖骨均长,所以后跟抬高,负荷向前移动时,由于第二跖骨头比其他跖骨头在更远侧,有倾向将地面反作用力集中于第二跖骨头。此外与其他足中部关节比较,第二跗跖关节较僵硬,因而在负荷下很少会屈服。由于第二跖骨最长,活动度小,负重时承受的压力过大,反复发生微骨折,软骨下骨质缺血,骨松质凹陷,致软骨面变形,并且常伴发滑膜炎,如果病程迁延且加重时,可出现活动受限,特别是伸趾活动的受限,使跖骨干所承受的应力增加,导致骨皮质增厚,骨软骨碎裂。

六、腕关节周围骨坏死及其生物力学分析

1. 正常腕关节的生物力学　腕关节是一个结构复杂的关节复合体,包括八块腕骨和桡骨远端的多面性连接,尺腕间隙内的结构,掌骨,以及其间的相互交接。腕关节的稳定性因素包括四个方面:腕关节中近侧关节和腕关节中关节的存在形成了双铰链的系统,能提供其固有的稳定性;复杂的韧带限制和精确的多关节面相对使关节稳定;手指和腕周围伸肌和屈肌系统的排列使外力和内力有一个好的平衡,有利于腕关节的稳定性;腕关节联合体是由桡骨末端以及两排腕骨组成。桡尺骨末端关节是由尺骨和桡骨的 C 形凹槽构成的,最佳的关节接触和稳定性大约出现在前臂旋前和旋后的手腕中立位。腕关节韧带是一个高度分化的复杂连接体系,不但具有限制过度活动、稳定腕关节的作用,而且还有传导应力,协调腕骨运动的功能。

腕骨一般分为近侧排和远侧排。腕关节运动包括屈、伸、桡偏与尺偏。在桡偏和尺偏时,稳定力来自双 V 系统,由掌侧内在韧带、桡 - 月韧带和尺 - 月韧带所构成。腕关节的功能性运动需有 65° 的屈伸弧、腕关节有较大的活动范围,可稳定手,并可在空间内给予最佳的位置。近侧排和远侧排形成一个双肌肉链和双接连链,使之在挤压时呈锯齿形塌陷。稳定来自关节面的精确对合和内在韧带与外在韧带的紧密制约。尺侧腕伸肌、拇短伸肌和拇长展肌是腕关节的动态性侧副系统。腕的位置会影响手指的屈曲和伸直的最大功能,并使手达到有效的捏握。尺 - 腕复合体对震荡挤压负荷,穿越关节起显著作用。尺侧腕屈肌是最强的腕运动单位,它有将腕关节置于屈曲和尺偏位的倾向。

腕关节韧带是一个高度分化的复杂连接体系,不但具有限制过度活动、稳定腕关节的作用,而且还有传导应力,协调腕骨活动的功能。有学者对腕关节部分掌侧韧带的张力,在不同运动状态的变化做过研究,发现掌侧韧带总是处于张力状态,即使腕关节在中立位没有负重。中立位时,三角头韧带和桡舟头韧带远侧部分受力;桡偏时,桡月韧带受力;尺偏时,尺月韧带受力;旋前时,桡舟韧带近侧部分受力;旋后时尺月韧带受力;背伸时,尺月韧带、桡月韧带和桡舟头韧带受力。无论在任何位置,一些韧带的张力要比另一些韧带张力大。桡月韧带、尺月韧带和桡舟头韧带的张力最大,而月三角韧带和舟大小多角头状骨韧带的张力最小。有学者对腕关节运动时部分掌侧和背侧韧带的长度变化做过研究。掌侧桡舟头韧带和背侧桡三角韧带,屈腕时的最大长度变化较尺桡偏时大。最大桡偏时较中立位没有韧带明显伸长。最大尺偏时,桡舟头韧带、桡月韧带、三角头韧带的近侧部分和背侧腕关节韧带较中立位时明显伸长。最大背伸时,桡舟头韧带、桡月韧带的远侧部分和三角头韧带的近侧部分伸长明显,背侧腕关节韧带明显缩短。最大屈腕时,只有背侧腕关节韧带轻度伸长,其余韧带无明显伸长,桡舟头韧带、桡月韧带和三角头韧带明显缩短。掌侧月三角韧带,无论手腕做任何运动,其长度都没有明显变化。同时还注意到宽韧带的近、远两侧长度变化是不同的。如尺偏时,桡月韧带的远侧伸长,而近侧部分无变化;三角头韧带的远侧部分缩短,而近侧部

分无变化。背伸时,三角头韧带的近侧部分伸长,而远侧部分无变化。有学者研究了锻炼活动对腕关节韧带刚度的影响,发现手腕的锻炼活动可以明显降低腕关节韧带的刚度,腕骨的位移活动度增加。休息1小时后,腕关节韧带的刚度部分恢复到活动前水平。24小时后与活动前一样。说明了锻炼活动腕关节,可以降低腕关节韧带的刚度,增加了腕关节的松弛度,可以减少运动引起的损伤。

2. 腕关节周围骨坏死的生物力学 腕关节运动学研究认为,腕骨上无肌腱直接附着,只有三个肌腱系统通过腕关节,在这个系统中舟状骨起着稳定桡、月、头及掌骨链的作用,假如不是舟骨跨入腕中关节,在压力的作用负荷下这个链有塌陷的危险。Aararro 提出了柱状腕骨或力学柱的概念,认为腕骨形成三个力学柱。在这个系统中,外侧柱(舟状骨)跨过月头关节起稳定杠杆的作用。另外一种理论认为腕骨是一个横形的环,由远近两排和两生理连接组成,受力柱由桡骨远端、月骨、舟骨近端2/3、头状骨、小多角骨及第二三掌骨与腕骨相关关节部分组成,其功能是传导手向前臂产生的力量,Maccomail 强调舟骨与月骨,三角骨与月骨之间的钳夹压力对正常腕关节功能的重要性。单纯月骨切除后,破坏了腕关节之间的钳夹作用。使远排腕骨及舟状骨向月骨切除后所遗留的空间隔移动,头状骨下沉,破坏了腕关节的稳定,使腕关节排列紊乱,远期腕高发生改变,引起腕部运动无力,发生腕关节退变,导致创伤性关节炎的发生。

生物力学研究表明,腕骨可分为三列,即内侧列、中央列和外侧列。中央列由月骨与远排四块腕骨组成,参与腕的屈伸活动。其中舟-月关节、月-三角关节、头-月关节对腕关节的运动与稳定起着十分重要的作用。Taleisnik 总结了大量资料,提出腕骨间运动轴是以T形的中央列为主,其中以月骨最为重要,是腕骨运动的轴心,是腕关节的承力柱,承担了大部分由远端向近端的压力传导。头状骨居于承力柱的中心,承受的压力最大,因此应力也最大。月骨位于头状骨及尺、桡骨之间,在近排腕骨中应力最大。月骨的缺血性坏死最终可导致月骨的压缩变形,而且还引起周围相关诸骨的移位。稳定舟骨的韧带为桡舟头韧带、长桡月韧带及舟月骨间韧带,其中限制近极向背侧移位的是长桡月和舟月骨间韧带。在晚期月骨无菌性坏死,由于月骨的缺血、坏死、塌陷及碎裂,可造成长桡月及舟月骨间韧带在月骨的止点破坏,从而失去其限制近极向背侧移位的作用;同时,由于桡舟头韧带完整,可限制近极向掌侧移位,因而可出现近极向背侧移位,即舟骨发生旋转半脱位,在X线片上则表现为舟骨环形征。韧带断裂后,在掌屈、背伸、桡偏和尺偏位时,月骨窝应力减小;月骨窝内应力要达到正常相应体位时的应力,需要腕关节支配肌产生更大的收缩,使其压缩负荷增大,才能使腕关节产生足够的蓄备势能,以完成手部运动。Palmer 等通过应变片的方法测量了舟月骨间韧带及桡月韧带断裂后,舟骨窝及月骨窝的应力变化,认为在稳定舟骨的韧带断裂后,舟骨窝、月骨窝及三角纤维软骨复合体所承受的负荷均增加。长桡月韧带及舟月骨间韧带断裂后,中立位时,月骨窝的总平均应力增大;掌屈、背伸、尺偏及桡偏位时,月骨窝的总平均应力减小。同样,韧带断裂后月骨窝的总平均应力变化与各亚区的变化相一致;中立位时,各亚区的应力增大,掌屈、背伸、桡偏及尺偏位时,各亚区的应力减小或无差异。根据该实验结果,正常腕关节背伸位时,月骨窝应力最大,即在固定负荷下(12kg),背伸位时月骨窝的总平均应力为最大。虽然应力增大,但与正常最大应力相比较,其平均应力仍小于月骨窝的最大应力。

腕关节中央列是主要承重柱,对腕关节功能的发挥具有重要意义。韧带断裂后,在掌屈、背伸、桡偏和尺偏位时,月骨窝应力减小;月骨窝内应力要达到正常相应体位时的应力,需要腕关节支配肌产生更大的收缩,使其压缩负荷增大,才能使腕关节产生足够的蓄备势能,以完成手部运动。因而,在临床上腕关节不稳定或月骨无菌性坏死的病人常主诉患腕无力;但在压缩负荷增大的同时,舟骨窝的应力亦必然随之增大,因而后期可出现桡舟关节创伤性关节炎。后期的关节炎改变也可波及邻近的三角骨、舟状骨和头状骨。

月骨坏死变形或切除后,舟骨的应力显著增加,为近排腕骨中应力最大者,其次为头状骨,再次为三角骨。由于腕-舟关节与应力方向有一定的夹角,在应力的作用下,舟骨向中线旋转移位,头状骨移向近端,造成腕骨排列的进行性移位,继发骨性关节炎。当月骨切除后,进行假体置换,可充填月骨切除后的间隙,恢复腕关节的整体结构和力学传递系统。主要包括肌腱瓣、硅胶、豌豆骨等替代摘除的月骨,但均因远期疗效差而被淘汰。Mariconda 等报道了肌腱瓣虽然可充分填塞空腔,但肌腱强度较低,术后不能较好传导应力,而且术后容易出现腕骨间滑膜炎和桡舟关节变化。Viljakka 等指出硅胶植入是禁忌的,因为硅胶虽然硬度高,但组织相容性差,容易发生脱位,并发硅胶滑膜炎,假体破坏磨损,加重邻近关节损伤,因此难以满足病人长期功能的需求。Saffar 描述了用移位的带血运的豌豆骨来替代月骨,由于豌豆骨形状细小导致头状骨下移,腕高比值降低,腕骨排列出现不稳定趋势,进而出现腕痛和功能障碍。

Palmer 和 Wemer 于 1988 年共同研究了各种手术对月骨负荷的改变,舟骨、大多角骨、小多角骨融合和舟骨、头状骨融合均可减轻桡骨月骨窝的负荷,并使负荷分布到腕骨外侧柱,而桡骨缩短和尺骨延长术使负荷分布到腕骨内、外侧,Watsoh 等采用舟骨、大多角、小多角骨融合术能减轻月骨负荷,防止舟骨旋转脱位,维持腕高。舟骨和头状骨融合与舟骨和大多角骨、小多角骨融合具有同样的生物力学效应,均使负荷分布在腕骨外侧柱。

月骨切除舟-头-三角骨架桥融合术治疗月骨缺血性坏死,取得了较好的效果。舟-头-三角骨架桥融合,使其三块腕骨融合为一体,满足了腕骨之间的钳夹作用,防止腕骨塌陷,提高了远期效果。并使桡骨端月骨窝的负荷分布到腕骨的内、外侧柱。其空间内有血肿机化,起充填物的作用,保持了桡腕关节运动的解剖学基础,但是不得不牺牲中柱腕骨间的适动度,因此也减少了一定的腕关节活动范围,可腕骨间的稳定得到了保证。此种手术方法克服了单纯月骨切除后所造成的继发性改变恶果,维持了腕高,解决了伸展腕无力的问题。

腕舟骨四周大部分为关节软骨覆盖,舟骨营养血管主要由背侧面中外侧和掌侧结节部进入,在骨内形成放射状的血管丛,相互吻合,保证了各部骨质均有足够的血运,但在舟骨腰部骨折时,阻断了骨内血管丛的供血,影响舟骨的营养、再生和愈合,易发生舟骨坏死和骨不愈合。另外,由于舟骨跨越了远、近排腕骨,在功能解剖上起到"桥"的作用,控制和协调桡腕关节和腕中关节的运动功能,因此在腕关节外伤时较易发生骨折,且骨折后复位固定困难,而腰部骨折及近端骨折剪力大,骨折远、近端易随远、近排腕骨活动难于自行愈合,易发生舟骨骨不连。舟骨全部或部分切除,可引起头骨、月骨移位,导致腕间诸骨解剖关系紊乱,影响腕部功能。桡骨茎突切除加带血供的骨瓣移位术,在解决舟骨缺血问题的同时,改善了其生物力学关系,可促进和加速骨质的愈合和修复。

七、肩关节周围骨坏死及其生物力学分析

1. 正常肩关节的生物力学 肩关节是人体最复杂的一个关节复合体,包括四个关节,即盂肱关节、肩锁关节、胸锁关节和肩胛胸壁关节的联合与协同动作,可使上臂置于最有效的空间位置。

胸锁关节围绕水平轴、垂直轴及前后轴形成六个方向的运动。分别为向前的旋转、向后的旋转、前伸、后伸、上举及下压。其中上举可达 35°,前、后伸 35°,延锁骨长轴的轴向旋转可达 45°~50°。肩锁关节最重要的喙锁韧带由锥状韧带和斜方韧带两部分组成,其中斜方韧带更加粗壮一些。另外上部肩锁关节囊增厚形成了肩锁韧带。其运动可包括锁骨相对于肩胛骨在三个方向上的运动,即前后运动、上下运动以及轴向旋转运动。目前对于肩锁关节各个方向上的运动角度的研究较少。研究的重点集中于韧带结构对肩锁关节运动的限制作用上。对于锁骨相对肩峰前后方向的旋转运动的限制作用主要来自于肩锁关节囊的前后部纤维。喙锁韧带,主要是锥状韧带限制了锁骨相对肩峰的向上方的运动。实际上并没有韧带结构限制锁骨向下方的运动。锁骨潜在可达到的运动范围超过在实际活动中所达到的运动范围。在上肢上举的整个过程中锁骨相对于肩峰的轴向旋转活动不超过 10°,因此临床上可以看到发生肩锁关节骨性融合的病人其上肢上举功能无明显受限。对于上肢活动来说,更重要的是发生在胸锁关节的锁骨轴向旋转运动,将锁骨与喙突以螺钉固定并不会明显影响肩关节的上举活动,但若胸锁关节强直则上肢即不能上举超过 90°。

整个肩胛带的活动范围超过了人体上其他任何一个关节的活动度,上肢可外展上举近 180°,内、外旋活动范围加起来超过 150°,围绕水平运动轴的前屈及后伸活动范围加起来接近 170°。运动范围是发生在胸锁关节、肩锁关节、盂肱关节及肩胛骨胸壁关节的运动范围所综合在一起达到的。其中主要的运动发生在盂肱关节和肩胛骨胸壁关节上,而在运动范围的极限部分,胸锁关节的运动也很重要。

静息位:肩胛骨的静息位是相对躯干的冠状面向前旋转 30°。另外从后方看,肩胛骨长轴相对于躯干的长轴向上方旋转 30°。最后,从侧方看,肩胛骨静息时相对于躯干的冠状面前屈 20°。肱骨头静息时位于肩盂的中心,肱骨头及肱骨干均位于肩胛骨平面内。肱骨头关节面相对于肱骨干有 30° 的后倾。肱骨

头的关节面约占整个球型的表面积的三分之一，并呈 120° 的圆弧状。相对肱骨干长轴，肱骨头关节面有 45° 的向上倾斜。相对于肱骨远端两髁之间的连线，肱骨头关节面后倾 30°。肩盂的形状像一个反向的逗号。一般来说，肩盂关节面相对于肩胛骨内缘有约 5° 的向上倾斜，并且肩盂关节面相对于肩胛骨有平均 7° 左右的后倾。肩关节上举动作，由盂肱关节和肩胛胸廓关节联合完成。肩关节初期的 30° 外展，盂肱关节起主要作用。而外展的最后 60° 则由上述两关节共同完成。一般来说，在肩关节总的上举活动度中，盂肱关节占三分之二，肩胛胸廓关节占三分之一。在上肢极度上举时必伴随肱骨头的外旋以使肱骨大结节能避开喙肩弓从而避免发生撞击。上举时肱骨的外旋运动还可放松盂肱关节下方的韧带结构使上臂能达到最大限度的上举。有学者设计了实验来说明在肩胛骨固定的模型上，上臂上举时上举角度与肱骨外旋角度的关系。发现上臂最大限度地上举发生在肱骨活动平面位于肩胛骨平面前方 23° 时，肱骨在肩胛骨平面前方的任一角度的位置上举时，均伴有肱骨干的外旋。最大限度上举时肱骨干外旋达 B/A。而在肱骨干内旋时上臂最大上举位于肩胛骨平面后方 20°~30° 的平面内，且此时上臂上举最大仅为 115°。盂肱关节旋转中心位于肱骨头几何中心旁(6±2)mm 范围内。这表明在盂肱关节旋转过程中，肱骨头的移位很小。在整个上臂上举的过程中，肱骨头仅向上移位约 4mm。因此，若肱骨头向上移位过大，可能意味着存在肩袖的缺损或肱二头肌长头腱的断裂。上举过程中肩胛骨的旋转中心位于肩峰尖端。

　　肱骨的活动空间可超过半球。盂肱关节的杵臼形状有其极小的制约，所以肩关节复合体的运动范围广泛。肩关节是全身活动范围最大的关节，由于它缺乏内在的骨稳定，关节依赖静态与动态的软组织稳定因素，包括关节囊、盂唇和肩袖肌。其稳定性主要依靠静态稳定作用以及动态稳定作用来维持。

　　静态稳定结构主要包括软组织、喙肩韧带、盂肱韧带、盂唇、关节囊以及关节面的相互接触、肩胛骨的倾斜和关节内压力。解剖上肱骨头关节面有 30° 的后倾，这对于平衡关节周围肌肉力量显然是很有意义的。目前对于关节面的对应关系对关节的稳定程度影响的研究主要集中于肩盂侧。一般认为肩盂的大小、解剖形态对于关节的稳定性都很有意义。这可以从肩盂发育不良的病人易出现复发性肩关节不稳定这一现象上得到证实。另一方面，盂唇对于扩大肩盂的面积，增加肩盂深度很有意义。在有盂唇存在的情况下，肩盂的关节面的面积约占肱骨头关节面面积的 1/3，而去除盂唇这一比例则降至 1/4。但对于盂唇组织能在多大程度上增加肩关节的稳定性仍有争议。

　　肩盂关节面有 5° 的向上倾斜，这与上部关节囊及盂肱上韧带一起对防止肱骨头向下方脱位有很大意义。肩关节囊及韧带组织是肩关节周围的重要静态稳定结构，盂肱下韧带又是其中最重要的部分。关节内压力是另一个重要的稳定因素。试验证明正常的肩关节内总存在负压，若这种负压因关节囊被切开或空气被泵入关节内而被抵消，则肩关节极易发生向下方的半脱位。整个关节囊韧带复合体作为一个整体，通过协同的作用来保持肩关节的稳定性。关节内压力是另一个重要的稳定因素。试验证明，正常的肩关节内总存在负压，若这种负压因关节囊被切开或空气被泵入关节内而被抵消，则肩关节极易发生向下方的半脱位。实际上关节内的负压对保持肩关节多方向的稳定性均有重要作用，决不仅限于下方稳定。负压的大小随盂肱关节相对的位置、关节外的负荷等因素的变化而变化。研究表明，关节内负压在上臂轻度上举时最小而在上臂极度上举时最大。肩关节囊的生物学组成与包括肘关节在内的全身其他关节的关节囊一致。试验表明，对于小于 40 岁的年轻人若要使肩关节脱位需 2 000N 的外力，相比之下脱位肘关节所需外力为 1 500N。随着病人年龄的增加，所需外力下降，但这种下降的趋势在肩关节更加明显。肩关节的关节囊很薄而且有很大的冗余，这种关节囊的冗余程度与遗传相关，每个人各不相同。因此，每个人的关节的松弛程度不同，如果关节过于松弛则可能导致好发肩关节不稳定。

　　动态稳定结构主要包括肩袖、肱二头肌及三角肌。肩关节周围的肌肉在运动过程中收缩产生动态稳定作用，其作用机制体现在四个方面：①肌肉本身的体积及张力；②肌肉收缩导致关节面之间压力增高；③关节的运动可以间接使周围静态稳定结构拉紧；④收缩的肌肉本身有屏障作用。肩袖肌肉由于其本身的肌容积及张力，即有助于保持肩关节的稳定性，肩胛下肌是肩关节前方重要的屏障，以防止肱骨头发生向前方的脱位，而冈上肌、冈下肌及小圆肌对于维持肩关节后方的稳定性亦有很重要的作用。肱二头肌长头腱被认为是可使肱骨头下压的重要结构。在上臂外旋时肱二头肌长头腱作为肩关节的稳定作用最为明显，而内旋时其稳定作用最不明显的三角肌的作用对应其不同的区域有高度的分化，其前部及后部纤维对肩关节的稳定性有一定的帮助。

静态与动态稳定结构的作用并不是互不相关的。研究学者通过尸体试验研究了两者之间的关系,认为在静态稳定结构中盂肱韧带及喙肱韧带的作用相对更重要一些,而在动态稳定结构中肩袖肌肉和肱二头肌的作用更重要。当肱骨头移位较小时,动态稳定结构的作用更重要,而当肱骨头移位较大时,静态稳定结构的稳定作用更明显。关节囊韧带组织可感知位置、运动以及牵拉,这些信号经由静态稳定结构通过反射弧传至动态稳定结构,这被称为本体感觉。有学者报告在复发性肩关节前脱位的病人中这种本体感觉被破坏。注意到当上臂屈曲 90° 时对其施以向后的力,这时在肌电图上冈下肌的电位明显增强。在人的喙肱韧带、肩峰下滑囊、关节囊及盂唇组织上都发现了机械活动的感受器。研究发现复发性肩关节前方不稳定的病人在术前、术后 6 个月、术后 12 个月分别检测其双侧肩关节的本体感觉水平。结果发现术前患侧较健侧本体感觉降低而在术后最终恢复到正常水平。在试验中刺激腋神经的前支和下支可使肱二头肌和肩袖肌肉收缩而刺激腋神经的后支可使三角肌收缩。

关节承载力除与载荷大小直接相关外,肩关节的具体位置影响也很大。当肩关节启动外展时,三角肌、冈上肌的收缩使盂肱关节出现应力,肩胛下肌、冈下肌和小圆肌作用于肱骨的剪切力,对抗外展过程中肱骨的上移。这两种应力随着肩关节外展角度的增大而逐渐增加,当外展达到 60°,压力和剪切力两者变为等值,同时剪切力达到顶峰。继续加大外展至 90°,压应力和两者合力均达到峰值。为保持盂肱关节的正常对位,合应力的作用方向应维持在关节接触弧内。研究表明,正常肩关节当处于旋转中立位时,合应力的方向指向肩胛盂下缘。当外展 30°~60° 时,合应力朝向肩胛盂的上方,超过 60° 时,应力方向逐渐指向肩胛盂中心。当肩袖丧失功能时,盂肱关节压应力减少,相对剪切力增加,结果应力偏向关节面外上方,出现关节向上脱位。

盂肱关节之所以有非常大的活动度得利于关节、关节囊韧带组织和动态稳定结构之间复杂的相互作用。稳定取决于盂唇的大小恰当、向后倾斜的关节盂臼、肱骨头的后倾、关节囊与盂唇的完整性,以及有完整功能的肩袖。盂肱关节面活动,包括旋转、滚动和滑动(位移)。肩袖由覆盖于肩关节前、上、后方的肩胛下肌、冈上肌、冈下肌、小圆肌所组成。肩胛下肌止于肱骨小结节,其余三肌自前至后抵止于大结节上。它们的总作用是使肩关节内旋和外旋,在上肢抬举时,尚有稳定肱骨头的作用。上肢完成外展和上举动作有赖于肩袖的活动和三角肌的正常功能。盂肱韧带系统主要防止肩关节过度的外旋;其下部的韧带结构还是防止肩关节向前脱位的最重要的结构,肩袖、肱二头肌和三角肌组成动态稳定结构,这些不同的稳定机制之间通过本体感觉系统相互联系共同作用,以提高肩关节稳定性。

2. 肱骨头骨坏死的生物力学 虽然全肩关节活动需要所有四个肩关节均有正常运动,但一个或数个关节功能受限时,其他关节能有足够的代偿性活动。肱骨头坏死后当肩关节外展 80°~90° 时,肱骨头球形关节面与肩胛盂相抵,受到较强的水平方向的压力,常在上方出现凹痕,关节面塌陷。晚期关节软骨面磨损破坏,坏死骨碎屑可移入关节腔,关节间隙变窄,可出现关节脱位及肱骨头劈裂,呈骨关节炎表现。非创伤性肱骨头坏死早期由于肱盂关节面间的压力较小,病人多症状不明显,当出现关节面塌陷变形后逐渐出现不同程度的肩关节活动痛,晚期则出现肩关节僵硬,三角肌萎缩,主动活动范围减少。

7 第七章

骨坏死的临床治疗学

第一节　缺血性骨坏死的非手术治疗方法

一、一般性治疗

（一）常规治疗

常规保守治疗的主要目的是减少或避免股骨头负重,以待股骨头骨质自身修复,防止股骨头软骨面的塌陷,同时应用抗凝、扩张血管及补钙药物,促进股骨头内的血液循环,增加股骨头血供,促进股骨头内的骨质修复。保守治疗适用于股骨头缺血性坏死 Ficat 分期 I 期或 II 期早期病人。对于股骨头内有大的囊变及死骨的 II 期晚期病人,保守治疗很难使囊变消失,死骨亦难爬行替代,因为这些死骨常被新生骨小梁包裹,破骨细胞难以达到。III 期病人保守治疗亦不能使塌陷的软骨再次腾起,与 IV 期病人一样是保守治疗的禁忌证,只能采取手术彻底治疗。保守治疗根据文献报道及笔者的治疗经验,效果欠理想,有报道非手术治疗只有 24% 的股骨头能保持 2~3 年的正常外形,其余 76% 均出现股骨头塌陷。国外统计临床改善率仅为 22%,而 X 线的改善率分别为 I 期 35%,II 期 31%,III 期 13%。

首先应去除病因治疗,激素性骨坏死病人,应停止激素使用,酒精性骨坏死病人应停止饮酒,减压病性者应停止高压作业,血液病性者则应积极治疗血液病等。其次是休息,非负重关节应减少高强度活动,负重关节则应避免负重。主动的关节运动因有肌肉拉力的作用,应尽量避免。被动性的活动对防止关节粘连、肌肉萎缩是有益的。病人可以扶双拐行走,带坐骨支架,或用助行器。药物治疗是保守治疗经常采用的方法,常用的西药有双氢麦角碱(hydergine)、甲基磺酚妥拉明、潘生丁、阿司匹林等,其作用原理是扩张血管、抑制血小板凝集,增加骨组织的血液供应,改善骨缺血状态。镇痛药物应采用非甾体类药物,但亦有长期应用吲哚美辛止痛药物有诱发骨坏死的报道。这些药物一方面使关节疼痛减轻,以致使病人更多地使用患病关节,另一方面能抑制前列腺素产生,妨碍骨质修复。

笔者保守治疗股骨头缺血性坏死的方法是:

1. 卧床　患肢避免负重皮牵引 1 个月,牵引重量 2~4kg,之后扶双拐下地,3 个月内患肢不能负重。

2. 应用抗凝、扩血管、扩容药物　静脉滴注低分子右旋糖酐注射液 500ml,复方丹参注射液 16ml,有条件的病人可使用前列地尔注射剂(凯时)10~20μg,加入 250ml 生理盐水或 5% 葡萄糖溶液中静滴,上述药物连续应用 3 周。口服潘生丁片,每次 25mg,3 次 /d;银杏叶片,每次 9.6mg,3 次 /d;肠溶阿司匹林 40mg,2 次 /d,口服;钙片 2 片,3 次 /d,口服;维生素 AD 丸 2 丸,3 次 /d,口服,时间 3~6 个月。可同时口服笔者自制的韦氏活骨 I 号,3 粒 / 次,3 次 /d,口服,连续应用 3~6 个月。

3. 高压氧治疗 10 天为一个疗程,可连续 2~3 个疗程,治疗期间应注意氧中毒等并发症,一旦发现则应立即停止。

4. 冲击波治疗 可采用单次足量法或适量多次法,单次足量法选择坏死区及周边缘(硬化带)4~8 个治疗点,每点 600~800 次,总量 3 000~6 000 次;适量多次选取 3~4 个治疗点,每点 400~600 次,总量 1 500~2 000 次,连续三天或隔日三次。总量在 5 000~6 000 次为一疗程,可根据病情适量增加,三个月后可重复。

5. 治疗期每月复查 X 线片 有条件的病人可复查 CT,一旦发现坏死加重,则应立即放弃保守治疗,尽快手术,以防股骨头塌陷。

笔者单位共保守治疗 Ficat Ⅰ期及早Ⅱ期病人 102 例,有效率为 60%,40% 的病人疼痛无缓解,或缓解一段时间后再度加重,为防止股骨头软骨面塌陷,进一步采取了手术治疗。根据笔者的经验,病情轻,如 Ficat Ⅰ期早期病人,效果理想,但对于Ⅱ期有较多囊性变的病人保守治疗效果较差,Ⅲ、Ⅳ期保守治疗效果更差,应尽早手术治疗。早期病人股骨头软骨面尚未塌陷,往往认为自己病情很轻,常会拒绝手术治疗,但作为医生,应该向他们交代耽误手术治疗的不良后果,尽最大努力动员其手术治疗。

(二) 介入治疗

介入治疗股骨头缺血性坏死的原理是直接将溶栓剂大剂量注入股骨头供血动脉内,疏通髋关节附近的微血管,改善患肢骨的血液供应,继而增加侧支循环和疏通股骨头营养血管,使坏死骨质逐渐被吸收,新骨形成,股骨头得以修复。该方法适合于 Ficat Ⅰ期及Ⅱ期早期病人,但有效率不高。于笔者单位接受手术治疗的病人,很多是经过介入治疗后,因为效果差,最终不得不接受手术者。该治疗没有从根本上消除导致股骨头坏死的致病因素。

治疗方法:采用 Seldinger 穿刺术经股动脉插管,将 5.5F Cobra 导管超选择送至旋股内、外动脉,注入 76% 泛影葡胺 8~10ml 进行血管造影,并在 X 线电视下进行点片,以观察股骨头的血液供应情况;并可进行数字减影血管造影,造影后经导管注入尿激酶 10 万 ~40 万单位,低分子右旋糖酐 10~30ml,复方丹参注射液 10~30ml 或其他活血化瘀的中药。注药后,再次拍摄造影片,对于临床症状及血管再通改善不明显者,可间隔 3~5 天采取同样方法再行第 2 次或第 3 次治疗。每次介入治疗后,患肢静脉滴注尿激酶 5 万单位 / 天,共 5 天,并口服鱼肝油和钙片 3~4 周以加强疗效。

(三) 电刺激治疗

Marvine 于髓芯减压后,将骨松质植入股骨头内,将直流阴极电线纵向置入减压遂道的骨松质内,电源置于大腿前侧皮下,植入骨松质后,与线圈相连,经过平均 21 个月随访,92% 的病人 X 线有改善。

Rock 等将带有电磁场的装置放于大转子处,每天 8 小时,共 2~18 个月,证明电磁场在 2~3 年内能减轻股骨头坏死的临床症状,改善 X 线表现,其治疗效果优于髓芯减压。尤其对于 Ficat Ⅱ期病人,有效率达 87%。对于 Ficat Ⅲ期病人电磁场治疗亦优于髓芯减压。

关于阴极低强度直流电能促进骨生长的机制,还不十分清楚,由于这种疗法是将金属电极直接接触骨组织,故有电解反应,阴极下电解反应的结果是组织酸碱度偏碱,另外是无氧产生,又由于静电力的关系,带正电的 Ca^{2+} 吸向电极及其周围,而带负电的氧离子被排斥到离阴极较远的组织,其结果是局部可能出现氧浓度低、pH 上升和 Ca^{2+} 浓度高的局面。1960 年国外学者曾发现骨代谢主要为无氧代谢,20 世纪 70 年代国外另一些作者亦发现干骺端生长旺盛区的氧张力仅为 20mmHg,但骨干部位的则高达 110mmHg,在体外培养骨组织,低氧环境也适于骨生长。有人报道低氧张力可以刺激静止的多能细胞分化成成骨母细胞和软骨母细胞,并且也有利于钙盐从软骨细胞线粒体内释放而钙化。另一些作者则发现骺板等骨生长旺盛区,肥大细胞层 pH 也相对高,因此可以推测,直流电阴极引起的低氧、高碱性和高 Ca^{2+} 浓度环境可增加膜通透性和物质交换,以及扩张局部血管改善局部血液循环的作用,这可能是促进骨生长的重要原因。

(四) 高压氧治疗

高压氧可迅速提高血氧张力,增加弥散量和弥散距离,促进侧支循环的形成,所以对于新生血管的形成和成骨细胞的生长有促进作用。高压氧还可能增加机体的自身免疫力,高压氧可用于治疗骨科的骨缺血性坏死、骨折、骨不连、断肢(指、趾)再植及神经损伤等。

治疗方案：一般采用 200kpa 氧压 30 分钟 ×2 次,间歇 10 分钟,每日治疗 1 次 ×20~30 次方案。可连续实施,也可分阶段实施。

(五)冲击波治疗

体外冲击波(extracorporeal shock wave,ESW)作为声波的一种,是有效的力学刺激,通过解压缩和压缩(疏密)的交替介质传播,发挥空化作用、拉伸力以及剪切力而达到对组织细胞的无损伤机械刺激,激活组织细胞的自愈机制,按其不同的震波源分为液电式、电磁式和压电式。20 世纪 80 年代中期,一些学者在动物实验中,发现 ESW 可促进成骨细胞的成骨作用,于是开始将 ESW 应用在治疗肌肉骨骼疾病中。美国 FDA 在 2002 年首次批准运用 ESW 治疗近端足底筋膜炎。在过去的 10~15 年,ESW 在骨科疾病的治疗上,主要用于足底筋膜炎、肱骨外上髁炎、肩关节钙化性肌腱炎、骨不连等。近期,ESW 已扩大到对髌骨软化及早期骨性关节炎,股骨头缺血性坏死的治疗。ESW 作为一种新型的非侵入性治疗方法在欧洲(德国、奥地利、意大利等国)、南美洲(巴西、哥伦比亚、阿根廷等国),亚洲(韩国、马来西亚等国,中国台湾等地区)和北美洲(美国、加拿大)受到广泛认可。近年来,随着 ESW 基础和临床研究的不断深入,该疗法已逐渐扩展至陈旧性心肌梗死、阳痿、糖尿病足、皮肤溃疡及软化瘢痕、肿瘤靶向治疗等疾病,在心内科、皮肤科及肿瘤科等方面展现出体外冲击波疗法(extracorporeal shock wave therapy,ESWT)的广泛应用前景,其适应证、禁忌证也在随着技术的探索应用不断更新。

股骨头坏死是慢性进展致残性疾病,其病因及发病机制尚未完全阐明,如髋部外伤,器官移植,使用类固醇激素,酗酒,凝血功能障碍,以及遗传多态性等都是其发病诱因。股骨头坏死病情发展到晚期通常是股骨头塌陷继发性骨关节炎,最终导致关节疼痛和功能丧失。目前,对股骨头坏死的治疗方法仍存在较大争议,主要分为保守治疗和外科手术两大类。外科手术包括髓芯减压,带血管或不带血管蒂的植骨,肌蒂移植术,旋转截骨术,全髋关节置换术等。而非手术治疗包括 ESWT 和脉冲磁场,药物治疗如双膦酸盐,他汀类药物,抗凝血剂等。ESWT 作为一种非手术治疗的主要方式,从 20 世纪末开始应用到股骨头坏死中。

1. ESWT 基础研究进展 国内外学者对 ESWT 的作用机制进行了大量研究。研究表明,ESWT 可促进组织细胞因子如 VEGF、TGG-β1 及 IGF-I 等的释放,促进血管生成并激活骨髓间充质干细胞介入,在缺血性疾病的防治中有新的应用前景。一些体内研究发现,ESWT 通过增强那些与血管再生有关的血管内皮生长因子(VEGF)、内皮细胞型一氧化氮合酶(eNOS)的表达水平,促进新血管的再生和骨骼系统损伤的修复。目前一些研究也显示,ESWT 的机械刺激作用可直接作用于细胞外基质,启动细胞生成和细胞核反应,通过信号传导通路机制刺激细胞的生成,分化、凋亡等。但其在细胞水平和分子生物学水平的作用机制仍未阐明。

早期,研究人员观察到在 ESWT 泌尿系碎石术后,病人的骨盆骨密度增加。后研究发现,ESWT 在创伤后假关节中有促进新骨形成的作用。有学者进而推测 ESWT 也可能刺激骨坏死的新骨形成,开始尝试使用 ESWT 治疗股骨头坏死。

ESWT 治疗股骨头缺血性坏死的可能机制:ESWT 穿过流体和软组织,在股骨头内产生极高的速度和压力,这一般发生在一个阻抗变化部位,如骨与软组织界面或坏死区与正常组织之间的硬化带等,ESW 还可以在正常骨与坏死组织不同界面发生反射或能量沉积,这种能量沉积可能是造成成骨和血管生成的原因。Ma 等人研究 ESWT 作用于兔股骨头坏死模型,发现 ESW 可促进 VEGF 蛋白及其 mRNA 表达。由于 VEGF 可作用于血管内皮细胞,刺激血管内皮细胞的增殖,从而促进血管新生,并增加血管通透性,因此本研究结果表明,ESW 可通过 VEGF 的表达上调促进血管新生和改善血液供应。这些研究人员还在其他动物实验中发现,在 ESWT 作用后可增加 BMP-2 的生成和 mRNA 表达,而 BMP-2 是骨骼发育和修复的一种重要调节因子。台湾学者 Chen 发现,跟腱炎病人在 ESWT 治疗后 TGF-beta 1 及 IGF-I 明显增加,病变部位肌腱细胞出现增殖和血管新生,他认为细胞因子介导了损伤肌腱再生。他还在鼠的研究中发现经 ESWT 治疗后,TGF-beta1 及 VEGF-A I 表达明显增加,刺激骨髓间质干细胞介入并促进了骨髓间质细胞分化为成骨细胞,说明 ESWT 通过细胞因子及干细胞介导促进骨修复功能。Goertz 等在烧伤的鼠模型中发现经 ESWT 治疗后,血流得到改善且白细胞数量明显增加,代谢指标明显改善,确认 ESW 的血管生成效应。国内有学者在一些体内研究中发现,ESW 促进血管生成的作用,主要通过一氧化氮(NO)的作用,ESWT 增强那些与血管再生有关的血管内皮生长因子(VEGF)、内皮细胞型一氧化氮合酶(eNOS)表达水平,促进新血管的再生和骨骼系统损伤的修复。

这些基础研究表明:ESWT 作用于组织后,出现细胞因子释放、干细胞激活、血管生成等激活组织细胞的自愈机制。

2. ESWT 治疗股骨头坏死临床研究 中国台湾的 Wang 将 48 例(57 髋)股骨头坏死病人随机分为两组,一组 23 例(29 髋关节)接受单次足量 ESWT 治疗,另一组 25 例(28 髋)病人实施外科手术(髓芯减压和不带血管蒂的腓骨移植)。在术后 6、12 和 24 个月分别对两组病人进行随访,ESWT 组 Harris 评分及平均疼痛评分明显优于手术组($P<0.001$),影像学方面,ESWT 组在每个时间点上的病灶缩小明显优于手术治疗。最近 Wang 报道了这批病人 8~9 年的随访结果,ESWT 组总体优良率 76%,而手术组优良率仅 21%,实施全髋置换的百分比上,ESWT 组仅为 24%,明显优于手术组的 64%。因此得出结论:在早期股骨头坏死的治疗上,ESWT 明显优于髓芯减压和带血管蒂的腓骨移植。

在 Wang 的另一项研究中,48 例(60 髋关节)股骨头坏死病人随机分为两组,一组仅实施 ESWT(25 例 30 髋),另一组 23 例(30 髋)实施 ESWT 后连续服用 1 年阿仑膦酸钠(70mg/周)。结果显示两组在疼痛及功能评分及影像学病变和骨髓水肿的缩小上都没有差异,这个结果证实 ESWT 治疗早期股骨头坏死是有效的,但阿仑膦酸钠的合并使用没有带来益处。Wang 还对 14 例(14 髋)全髋关节置换术的股骨头进行了病理组织学和免疫组化分析,其中 7 例(7 髋)实施过 ESWT 手术(研究组),对照组为 7 例(7 髋)没有接受 ESWT 的股骨头。通过对包括血管性血友病因子(vWF)、血管内皮生长因子(VEGF)、血小板内皮细胞黏附分子-1(PECAM-1)增殖细胞核抗原(PCNA)等进行检测,结果发现研究组(实施过 ESWT 手术)在骨重塑和再生及新的血管形成和增加血管生成相关生长因子表达方面明显优于对照组。Ludwig 对 22 例平均年龄为 54.9 岁的股骨头坏死病人进行了研究,其中 14 名病人成功接受了 ESWT 治疗,而另外 8 名病人未接受治疗。术后 1 年检查结果显示,治疗组在 Harris 评分、VAS 疼痛评分及磁共振成像(MRI)显示的病灶缩小程度上明显优于未接受治疗组。由 Lin 报道了一个 19 岁的女性病人因 SLE 服用激素治疗后出现双侧股骨头坏死,实施 ESWT 后 3 年随访表明其双髋关节无痛且功能良好,MRI 显示骨髓水肿明显消失且无塌陷。

国内也有不少专家学者开展了 ESWT 治疗股骨头坏死的研究,邢更彦于 1995 年开始探索对股骨头坏死实施 ESWT 治疗,报道 69 例股骨头坏死经 ESWT 治疗取得良好疗效,其 Harris 评分及影像学优于对照组。朱振安报道了 30 例 40 髋股骨头坏死病人经采用高能 ESWT 治疗后 Harris 和 VAS 评分及影像学表现与对照组有显著差异,得出 ESWT 在早中期股骨头缺血性坏死的近期疗效明显,主要表现为疼痛症状减轻和功能改善的结论。笔者用高能量 ESWT 治疗早期股骨头坏死 335 例病人(528 髋),在治疗后 3、6、12 个月进行随访,结果发现大部分病人(83.9% 髋)疼痛症状明显缓解,髋关节活动度增加。磁共振成像结果显示 ESWT 治疗后股骨头骨髓水肿显著减少,而且坏死区域有减少趋势,截至 2017 年上半年已使用 1 600 余髋,取得良好疗效,见典型病例(图 7-1~ 图 7-3)。

不过,目前的临床研究存在明显缺陷,如缺乏双盲设计、无大样本长时间随访结果,此外 ESWT 缺乏统一的治疗规范,如如何规范确定电压、焦点的大小、频率、能流密度、脉冲数等。

3. 治疗经验

(1)定位:采用 X 线定位,结合治疗前影像学资料,双髋正位蛙式、双髋 CT 平扫加二维重建及 MRI 定位坏死区位置,尤其坏死周围硬化带位置为主要治疗部位,要求 ESWT 治疗点与影像学资料显示坏死区准确耦合,C 臂正斜位准确定位,治疗中随时监测,及时纠正治疗点偏移(图 7-4)。

(2)治疗方法:病人取仰卧位,反射体置于患髋侧方或前外,注意避开重要神经血管组织,如有内固定也注意避让。一般不需全麻或腰麻硬膜外联合麻醉,可使用利多卡因凝胶表面麻醉并助耦合,治疗应由低能级开始,根据病人疼痛耐受度逐渐过渡到治疗能级,能流密度为 $0.20~0.44mj/mm^2$(多尼尔 Compact Ⅱ 的

B~C 级),治疗过程注意 C 臂透视定位监测。

可采用单次足量法或适量多次法,单次足量法选择坏死区及周边缘(硬化带)4~8 个治疗点,每点 600~800 次,总量 3 000~6 000 次;适量多次选取 3~4 个治疗点,每点 400~600 次,总量 1 500~2 000 次,连续三天或隔日三次。总量在 5 000~6 000 次为一疗程,可根据病情适量增加,三个月后可重复。

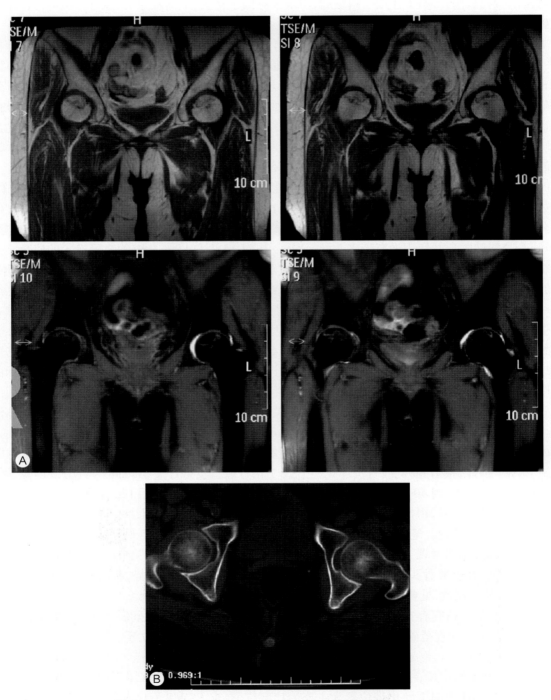

图 7-1　65 岁女性 ANCA 相关性免疫疾病使用激素后 3 个月
A. MRI T_1 和 T_2 相显示坏死区;B. CT 阴性

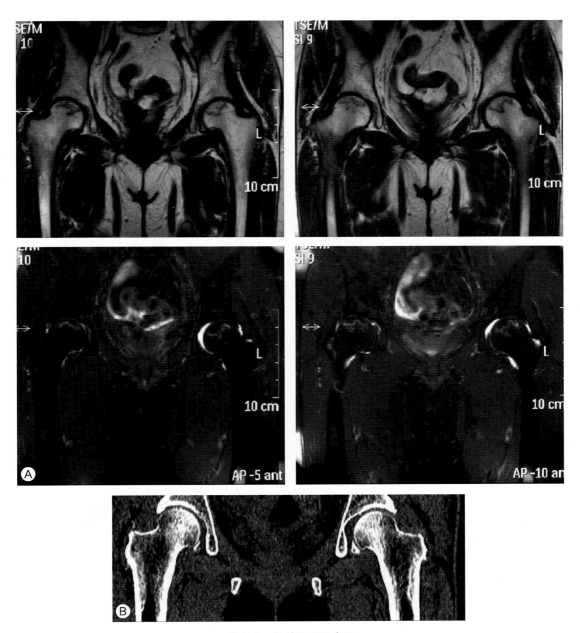

图 7-2 治疗后 30 个月
A. MRI 显示坏死区缩小，B. CT 显示坏死区硬化修复

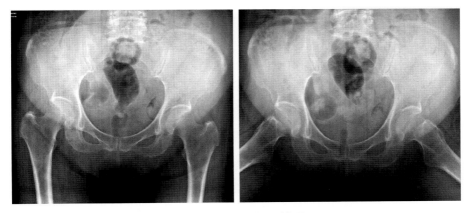

图 7-3 术后 4 年 X 线图
显示双侧股骨头无塌陷，HSS 评分 100 分

术后注意保护下负重 3~6 个月,根据复查情况确定是否弃拐。病人分别在治疗后 3 个月、6 个月、12 个月及每年复查,行双髋正位蛙式位 X 线,必要时结合双髋 CT 平扫加二维重建及 MRI 检查,明确股骨头坏死修复及进展等变化情况。

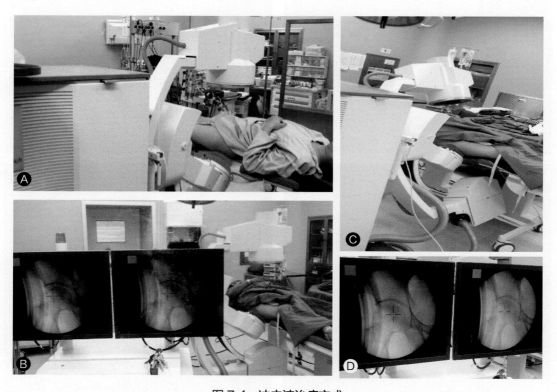

图 7-4　冲击波治疗方式

A. 病人取仰卧位,治疗头置于髋关节外侧;B. C 臂正位定位治疗点;C、D. C 臂斜位确认骨坏死治疗点

4. 结论　体外冲击波疗法作为骨科领域新兴起的非侵入性治疗方法,作用于局部组织后导致细胞因子释放、干细胞激活、血管生成等从而激活组织细胞的自愈机制。在临床应用中证实对股骨头坏死,尤其是早期股骨头坏死疗效明显,可明显减轻疼痛、改善功能,影像学上病灶明确缩小、骨髓水肿明显减轻甚至消除,促进血管形成及骨修复,可延缓甚至避免塌陷,影响疾病进行的自然病程。大量文献研究证实 ESWT 有效甚至优于一些手术治疗方法,值得同行认可与借鉴。

（谢　辉　王本杰　孙　伟　赵德伟）

二、中药治疗

祖国医学典籍中虽无骨坏死这一病名的直接记载,但根据其症状、体征与发病机制,可认为归属于"骨蚀""骨痿""骨痹"等。《灵枢·刺节真邪篇》曰:"虚邪入于身也深,寒与热相搏,久则内著,寒胜其热,则骨痛而肉枯,热胜其寒,则烂肉腐肌为脓,内伤骨为骨蚀。"这里将"骨蚀"分为寒、热两类,显然属热者符合骨关节化脓性感染引起的骨坏死,而属寒者与现代医学骨缺血性坏死较为相似。限于历史条件,后世医家对"骨蚀"缺少专门论述,其辨证施治的主要内容散见于"骨痹""骨痿"等篇章中。"痹"乃闭也,骨痹即骨内气血闭塞而不通。《素问·长刺节论篇》曰:"病在骨,骨重不可举,骨髓酸痛,寒气至,名骨痹。"此处所指的临床特点显然与现代骨坏死的认识一致。"痿"即痿软无力,《素问·痿论》曰:"肾气热则腰脊不举,骨枯而髓减,发为骨痿。骨痿者生于大热也,骨痿既发则足不任身,故《下经》曰:骨痿者,生于大热也",《脾胃论》曰:"脾病则下流于肾……则骨乏无力,是为骨痿,令人骨髓空虚,足不能履也。"本病病人晚期常出现患肢乏力,关节功能障碍,故表现为"骨痿",病理上骨坏死的部分吸收、骨小梁变细塌陷,也是骨痿无力生长的表现。清代《医宗金鉴》曰:"髋骨外向之凹,其形似臼,以纳髀骨之上端如杵者也,名曰机,又名髀枢……或因跌打损伤,以致枢机错努,青紫肿痛,不能步履,或行上欹侧艰难。"即与最常见的骨坏死——股骨头坏死之病因及临床表现极其吻合。先天不足、后天失养,劳损、外伤、失治误治等均可导致骨坏死的发生。下面以股骨头坏死为例,叙述缺血性骨坏死的发病机制和中医辨证施治。

(一) 病因病机

一般认为股骨头坏死为涉及多器官、多脏腑的复杂病变,其发生与肝肾亏虚、正虚邪侵、气滞血瘀有关,其中肝肾亏虚为主要病因,气滞血瘀为关键因素,正虚邪侵为重要病因。肖正权等认为瘀血阻滞是其主要病机。中医理论认为"久病从瘀,久病入络",不论是由于长期使用激素还是长期酗酒导致的股骨头坏死,其共同的病机特点都是有较长期的致病因素刺激,并且最终均导致股骨头局部毛细血管的堵塞。因此不论是中医和西医都较支持瘀血致病这一理论。

1. 肝肾亏虚为主要病因　肾为先天之本,主藏精,精生髓,髓藏于骨中,滋养骨骼。肾精充足则骨髓生化有源,骨骼得以滋养而强劲有力;肾精亏虚则骨髓生化无源,骨骼失养,并最终导致股骨头坏死。肝与骨的生长发育有密切关系,"七八肝气衰,筋不能动……精少,肾脏衰,形体皆极……令五脏皆衰,筋骨懈……"肝藏血,主筋,主疏泄,司运动,肝、肾经脉相连,五行相生,肝为肾之子,肾为肝之母,亦有"肝肾同源""乙癸同源"之说。若肝血不足,筋失所养,营卫失调,肢体屈伸不利,累及肾精亏虚,髓枯筋燥,痿废不起,最终发为骨痿。研究表明,肾虚可通过多个途径影响骨代谢:肾虚可引起内分泌功能紊乱,下丘脑-垂体-靶腺(性腺、甲状腺、肾上腺)轴功能紊乱,免疫力下降,参与骨代谢的局部调节因子功能紊乱;此外,肾虚造成体内的微量元素发生变化,从而影响人体生长发育,进而影响骨骼和全身组织的结构和功能,最终导致股骨头坏死发生。张琳等研究发现,股骨头坏死发病过程中股组织钙、磷等元素含量降低,会出现不同程度骨微结构的改变,最终导致股骨头塌陷。刘文刚等研究结果表明,肝细胞色素 P4503A 酶活性与股骨头坏死面积及坏死率均呈负相关。提示肝肾亏虚在股骨头坏死的发病历程中具有重要地位。

2. 气滞血瘀为关键因素　气为血之帅,血为气之母,二者相互依存,相互为用,气血充盈,统摄有权,则气血运行畅通,精髓充,骨骼得以滋养而强劲有力;若气血不和,则百病由生。"血气不和,则变生百病",气滞可导致血行不畅,血瘀则造成气行受阻,营卫失调,闭塞不通,骨骼失养而导致股骨头坏死的发生。一般认为,血流动力学、血液黏度等异常导致微循环障碍是股骨头坏死发生的可能机制之一。研究表明,血瘀与骨代谢关系密切,其机制可能为引起骨内微循环障碍,从而导致成骨细胞与破骨细胞的代谢功能下降,旧骨吸收与新骨合成的速率减慢,引起骨重建失衡,最终造成骨痿。

3. 正虚邪侵为重要病因　风、寒、湿邪为本病主要致病外邪。若素人体虚,营卫气血阴阳不足,外邪易侵,而风寒湿三气杂至,寒湿内侵,凝结为痰,痰湿阻滞,气血瘀滞,致骨骼失养,合而为痹,《普济方》有"皆因体虚腠理空虚,受风寒湿而成痹……"论述。而正虚亦能造成气血运行无力,瘀血涩滞,痰湿内生,痰瘀互结,筋骨失养,筋脉拘挛,骨痹强直,最终发为本病。

纵观各医家,中医理论认为,本病以肝肾亏虚为本,气滞血瘀为标,夹杂正虚邪侵,乃本虚标实之疾患。其发病非单纯的线性因果关系,而是多虚多瘀、虚中有实、多因多果的关系。

(二) 股骨头坏死的辨证分型

目前,股骨头坏死中医辨证分型尚缺乏统一的标准,《中医骨伤科学》(新世纪第二版)将其分为肝肾亏虚、正虚邪侵、气滞血瘀 3 种分型。何伟等根据李同生基于祖传经验及个人临床经验认为,股骨头坏死当从气滞血瘀、肝肾亏虚、脾虚失运、心阳不足四大证型论治。于潼等认为股骨头坏死一般痰瘀阻络证居多,其次为肝肾亏虚证,最后发为气滞血瘀证。鲁超等提出股骨头坏死早期以脾气亏虚、痰瘀阻络为主,中期以气虚血瘀、经脉痹阻为主,后期以气血不足、肝肾亏虚为主。

1994 年国家中医药管理局统一了股骨头坏死的诊断标准,将股骨头坏死分为 5 种类型,并发布了《中医病证诊断疗效标准》。具体内容如下:

肝肾不足型:髋部隐痛,缠绵不愈,关节活动不利,有僵硬感,下肢、腰背酸软无力,失眠,健忘,急躁易怒,口干欲饮,面色潮红,舌淡,苔白,脉沉细。

风寒湿痹型:髋部疼痛,关节难以屈伸,喜温热,畏寒怕冷,遇寒加重,并伴有麻木感,舌淡,苔白腻,脉弦。

气滞血瘀型：髋部疼痛，痛如针刺，时轻时重，痛处固定不移，夜间加剧，关节屈伸不利，髋部活动轻微受限，舌质紫暗，有瘀斑，脉涩。

气血虚弱型：髋部疼痛，若隐若现，喜揉喜按，肌肉萎缩，下肢痿软无力，筋脉拘急，髋关节明显受限，伴神疲气短、心悸，舌淡红，苔薄白，脉细弱。

痰湿型：髋部疼痛、重着，痛处固定，关节肿胀散漫，屈伸不利，伴有肌肤麻木，舌淡，苔白腻，脉濡缓。

随着医药事业的发展，当代医家对股骨头坏死的中医药治疗在古代医家辨证论治的基础上有了更深刻的认识。目前医家对本病的辨证论治观点主要有以下几方面。

1. 血瘀为主论

(1) 从病机及证候特点论血瘀：近些年关于血瘀证与股骨头坏死相关性的研究较多，多数医家认为本病辨证的主线应为血瘀。股骨头坏死的主要症状表现为髋关节疼痛，关节活动障碍等，中医认为"不通则痛"，主要应将之归为因气血的凝滞不通，从瘀血理论来辨识本病有重要意义。胡心愿等认为本病之病因、病机皆因"瘀"，气血瘀阻不通，瘀而致痹，用药均不离活血，使血流运行而祛除死骨，则新骨生，为"祛瘀而生新"之理。袁浩教授治疗激素性股骨头坏死亦以血瘀为定论，以活血化瘀为治疗大法，并贯穿中医治疗的全过程。

(2) 从微循环障碍论血瘀：血瘀导致股骨头坏死的病因虽然很多，但最基本的病理改变是一致的，即股骨头血供障碍。血流动力学、血液黏度等的异常，导致微循环障碍是发生股骨头坏死的可能机制之一。将血瘀定为本病辨证主线，大体源于众医家对这一发病机制的认识。叶建红等研究发现，气滞血瘀型病人的高切全血黏度和红细胞聚集指数较正常对照组显著升高。陈卫衡等对本病的分型研究表明，痰瘀阻络型中血浆纤维蛋白原数值最高，认为纤溶机制被抑制，使血液呈高凝状态。可见，瘀血理论与微循环障碍关系密切这一观点是目前较多医家的共识。

(3) 祛瘀药物治疗后各项指标的观察：在应用祛瘀中药治疗股骨头坏死同时从血流动力学、骨细胞超微结构、生物化学等方面进行探讨，亦揭示该类药物疗效显著。齐振熙等研究发现，使用活血化瘀中药可使血液流变异常指标明显改善，改善血液黏稠度，减少血管内凝血，并能保护血管内皮，还可以减轻骨钙丢失和骨基质合成减少的程度，促进生化代谢，纠正负钙平衡，从而多途径抑制股骨头坏死的发生和发展，并经比较研究发现活血化瘀中药防治激素性股骨头坏死较渗湿化痰和补肾壮骨中药的作用全面、显著。血瘀证与股骨头坏死相关性的众多研究，支持以血瘀作为本病辨证论治的主线，该主张更能与现代科技接轨，有利于学术交流。

2. 肾虚为主论

(1) 从病机及证候特点论肾虚：祖国医学认为肾为先天之本，主骨生髓。肾精生髓而髓能养骨，肾健则髓充，髓充则骨坚，反之，则髓枯骨痿。基于肾主骨的理论，部分医家认为肾虚是股骨头坏死的根本原因，肾精气不足，髓不生骨是本病的重要病机，故应把补肾强骨作为治疗本病的主要法则。涂扬茂等认为该病临床表现为髋部及膝部疼痛，关节活动受限，跛行，畏寒肢冷，腰背酸痛，精神不振，不耐劳累等，其主要病机为肾虚血瘀，但以肾虚为本，据此拟定补肾益气，活血通络之法治疗本病。

(2) 相关实验研究：吴承亮等研究发现，具有补肾作用的右归饮可抑制骨髓脂肪化，促进骨髓基质细胞向成骨方向分化增殖，同时可以降低骨内压，改善股骨头内微循环障碍，从而加速骨坏死的修复。还有研究表明，温补肾阳中药可通过改善下丘脑-垂体-肾上腺轴、性腺轴的功能，增加体内的性激素水平，达到抑制骨吸收、增加骨形成，起到防治股骨头坏死的作用。因此，根据肾精气亏虚来辨证用药，可以给骨细胞提供一个良好的内外环境，缩短修复时间，阻止和延缓股骨头坏死的发生和发展。

3. 分型或分期论治　也有医家认为，不同原因引起的股骨头坏死以及疾病进展的不同时期需分别进行辨证治疗。如此辨证比较符合临床实际，也更具备中医特色。牛振华等将本病分为：气滞血瘀型：活血祛瘀、行气通络、消肿止痛、佐补肝肾；风寒湿痹型：祛风除湿、温通经络、祛寒止痛、佐补气血益肝肾；肝肾不足，气血虚弱型：补髓滋肾，调补气血，益肝健脾，佐活血化瘀；痰湿阻络型：利水除湿、祛痰通络、益气补肾、佐活血通脉。孙饮霞等认为酒精所致股骨头坏死多为湿热、脉络瘀阻所致，治疗应以清热利湿、活血通络为主，激素所致多为湿热浸淫、气滞血瘀、肾阳不足或阴阳亏虚，治疗以补肾强骨、活血化瘀为主；同时又将本病划分为三期,早期以活血化瘀为主,中期应祛瘀生新、温经散寒,后期则活血通络、健骨生髓、强筋壮骨。有学者主张活血化瘀,补益肝肾是股骨头缺血性坏死的两大主要治则,在辨证论治时应二者并重。杨春梅强调气血亏虚,邪侵脉痹是本病的一个重要原因,认为机体在正气虚的情况下风、寒、湿三气侵犯人体而导致此病,治当以益气养血、祛风通络止痛为法则。另外有学者提出了"痰"为发病的重要因素,认为痰瘀同治应当成为治疗股骨头坏死的最基本治则。

临床中具有如此多种类的辨证治疗,实际上源于中医辨证的灵活性。但无论以哪种辨证为主,均应与临床实际相符合,并结合目前实验研究成果,以取得显著疗效。目前大多数研究是基于实验动物模型,并不进行中医辨证,研究结果实际是观察了各个成方的药理效果。临床应用这些药物是否能达到和实验动物一样的效果还有待进一步究,而且中医治疗的核心是辨证论治,治疗需要个体化,这也给临床实验带来不小的难题。

(三)中医辨证施治

1. 中医内治法　大部分早期骨缺血性坏死都可采用非手术治疗,包括限制负重、高压氧、中医中药治疗等。以股骨头坏死为例,临床上将骨缺血性坏死分为以下四型进行辨证施治。

(1)气滞血瘀

治则:行气活血,破积散瘀。

方药:身痛逐瘀汤加减,疼痛明显加三棱、莪术、两面针。

(2)肾阳亏损,脉络瘀阻

治则:温补肾阳,活血祛瘀。

方药:右归丸或二仙汤加川芎、丹参、当归等。

(3)温热浸淫,气血凝滞

治则:清利湿热,活血祛瘀。

方药:四妙散加泽泻、益母草、山楂、泽兰、川芎、当归、丹参等,肾阴不足者加制首乌、菟丝子,肾阳亏损者加淫羊藿、肉桂。

(4)肾阴亏损,先天不足:此型多相当于小儿股骨头坏死。

治则:填阴补精,强壮筋骨,佐以活血祛瘀。

方药:六味地黄汤加川芎、丹参、牛膝、当归、龟胶等。

2. 中医外治法　中医药外治法是运用中草药通过人体皮肤、孔窍、腧穴及病变局部对各种疾病进行治疗的一种方法。中药外治法的治疗原理概括起来有以下四个方面:

(1)局部的刺激作用:即利用具有一定刺激作用的因子,可使局部血管扩张,促进血液循环,改善周围组织的营养,从而起到通行气血、消炎止肿的作用。

(2)药物的直接渗透作用:通过药物外用的方法,能直接透过皮肤,切近病灶,增加局部药物的强度,起到活血化瘀、运行气血;清营凉血,消肿止痛,促进血管新生、吸收死骨、形成新骨等功效。

(3)经络的调节及脏腑的输布作用:在体表给药,通过经络血脉或信息传递,通过不同的药物之性味作用,由经脉入脏腑,输布全身,直达病所,借以达到补虚泻实、协调阴阳等作用而达到调治全身性疾病的目的。

(4)皮肤的吸收作用:皮肤是人体最大的外围屏障,面积大、毛孔多,除了有抗御外邪外,尚有排泄和吸收的新陈代谢作用。

本疗法就是通过药物的渗透性和皮肤的吸收而使药物进入体内,再通过经络、脏腑的调节,输布作用,或直接作用于局部病灶而起到全身或局部的治疗作用。

1)药浴法:基本方药为骨碎补、透骨草、伸筋草、莪术、丹参、川芎等。本方重用骨碎补,补肾填精、活血化瘀;透骨草活血化瘀,祛风除湿;伸筋草祛风除湿,舒筋活络;莪术、丹参、川芎活血化瘀。

药浴方法:药液调温至40℃,每日药浴1次,每次浴泡40分钟,3个月为一疗程。

注意事项:①患有心脏病、肝脏病、性病、皮肤病及体质虚弱者禁浴;②保持浴室内空气流通;③水温不宜过热,以免出汗过多,引起虚脱;④浴后注意不要感受风寒。

2)中药外洗法:基本方药为威灵仙,透骨草,钩藤,苏木,荆芥等,以奏舒筋活血通络,消肿散瘀止痛之功效。每日外洗 1~2 次,3 个月为一疗程。

3)中药敷贴法:对于早期的症状明显者,采用双柏散类以清营凉血,消肿止痛;对于活动不利者采用舒筋活络、温经散寒、活血通痹类药物;如羌活、独活、五加皮、红花、川芎、宽筋藤、伸筋草、海桐皮、威灵仙等;对于肝肾阳虚者,则采用补肝益肾、强筋壮骨兼以舒筋活血类药物;如透骨草,五加皮、川续断、桑寄生、当归、鸡血藤、白及、泽兰、木瓜,干姜、桂枝等。将制好的膏药贴于患处,1 次 /d,每次 1 贴。

3. 药膳疗法 运用中医审因辨证观点对股骨头坏死病人进行药膳调护,一可纠正病人治病心切而盲目投食所贻害病情或延误治疗。二可使护理日臻完善起到辅助治疗作用。

(1)酒精性湿热型

饮食调护:解毒渗湿,活血祛瘀,养护肝肾。

饮食宜:①白糖葛粉或白糖菱角粉;②白糖菊花茶;③田鸡黄煲鸡蛋;④水芹菜煲田螺。

饮食忌:酒类、烟、肥甘厚味之品。

(2)激素性肾阳亏虚型

饮食调护:健脾祛湿,平补气血。

饮食宜:①鹌鹑煲芡实扁豆苡米汤;②牛肉炒海带;③淮山扁豆芡实煲瘦肉。

饮食忌:肥腻及各种动物内脏等。

(3)外伤性气滞血瘀型

饮食调护:行气活血,健脾益肝肾。

饮食宜:①北芪杞子炖乳鸽;②沙参玉竹煲老鸭;③木瓜生姜煲米醋;④牛奶及富含维生素的水果、蔬菜。

4. 按摩疗法 按摩手法有疏通经络、增加关节活动幅度,调节肌肉及皮肤营养状态的功能。按摩中按肌肉走行方向动作,增加关节活动度,改善肌肉痉挛,但手法宜轻柔和缓,千万不能用暴力,以防止骨关节损伤,尤其防止骨折及骨化性肌炎。

方法:病人仰卧位,医者立于病人患侧,先用掌根揉法分别按揉髋部肌群约 5 分钟,再沿腹股沟自上而下施行掌擦法,以透热为度。而后用拇指在压痛部位施按压法 1 分钟,并弹拨痛点 1 分钟,最后做髋关节屈曲、内旋、外旋,摇动 15~30 次,以加大髋关节的活动度。按摩过程中用力适中,防止损伤。每日 1 次,1 个月为一个疗程。病人也可采用自我按摩法。取坐位,患侧髋关节及膝关节均屈曲 45°,先热敷患侧髋部 5~10 分钟,放松肌肉,然后用摩、揉、点、捏拿等手法自我按摩,以达到疏通经络、化瘀止痛之功效。另外,应用时须针对骨坏死损伤特点和不同时期中按摩所起的作用选择合适的手法。对于手术病人,创伤修复期即术后 2~3 周,出血期已过,可采用轻柔的手法,由下肢的远端向近端做向心性按摩,以消除肿胀,促进血液循环,淋巴回流,缓解痉挛及疼痛。骨质修复期即术后 4~12 周,按摩以促进血液循环,预防并发症及后遗症,增加肌力,并配合推拿手法作屈伸、外展、内收、内旋、外旋的被动与主动运动,改善关节活动度为主。操作顺序一般是由远端,手法深重,特别是对梨状肌及内收肌止点的弹拨更应持久、有力,从而达到深度,各期之间也无明显界限,须根据病情灵活应用。

5. 功能锻炼 功能锻炼是贯彻局部与整体、动与静结合的原则,促使早日恢复功能的一种有效手段。功能锻炼应以自动为主,被动为辅,动作要协调,循序渐进,由小到大,由少到多,逐步增加。应根据股骨头缺血坏死的期、型,骨关节周围软组织的功能受限程度及体质,选择适宜的站立、坐、卧位方式进行功能锻炼。

日常锻炼:特别强调患肢不要负重,为防止肌肉萎缩、关节粘连、关节功能受限,要求做髋关节周围肌肉伸屈、外展、内收、内旋、过伸等运动,以卧位较稳妥,循序渐进,每种动作每日 50 次起步,到 1 500 次左右,在关节磨合的应力下促使软骨的再生修复,恢复血液循环及供养。为防止肌肉萎缩,肌张力失衡,保持关节及功能改善和恢复,特别强调动静结合。

术后功能锻炼:功能恢复训练对于改善肢体血运,促进骨质修复、恢复关节活动的功能,提高手术疗效、缩短疗程,是必不可少的一个环节。

术后早期:①跖踝屈伸:病人仰卧或坐位,将患肢的踝关节尽量跖屈和背伸,每次锻炼 20~40 次,此动作有促进下肢血液循环和防止踝关节粘连强直的作用。②股肌收缩:病人仰卧,作股部的肌肉收缩和放松锻炼。此动作有防止股部肌肉萎缩的作用。

髋关节功能重建期(瘢痕挛缩期):术后 2~3 个月是瘢痕挛缩期,对抗瘢痕挛缩是功能恢复的关键,晚上患肢在小腿套牵引下,拉开关节间隙,使关节软骨得以休息修复。白天进行主动和被动对髋周围肌肉的训练,经过两个月的训练,功能要达到屈髋 90°,外展 20°,内收 10°,内旋 10°,外旋 15°~20°,后伸 5°,这是功能重建的最低要求。

髋关节功能康复期(瘢痕软化期):术后经过 3 个月左右住院治疗、康复,功能恢复已打下基础,此时将进入瘢痕软化期,病人必须坚持功能锻炼,功能将不断好转,练功中要求必须感到轻中度疼痛(自己能耐受),经过 2~3 年的功能锻炼,可取得较满意的功能,此时股骨头坏死已达到临床基本治愈,达到了治疗目的。

6. 中药治疗股骨头坏死的临床研究进展　股骨头缺血性坏死属于传统医学"骨蚀"范畴,现代医学认为股骨头缺血性坏死主要与长期大量使用激素、创伤及饮酒等有关,其发病机制主要是骨内血管的栓塞、淤滞,造成股骨头内高压、缺血的状态,从而导致骨坏死。早期病人,在股骨头软骨面尚未塌陷前用中药治疗,活血化瘀,补益气填髓壮骨,亦能收到良好的效果。中药治疗股骨头缺血性坏死,以内服法和外用法为主。亦有采用髋关节内注射者。作者检索大量文献,现综述报道如下:

(1)内服法:作者将治疗股骨头缺血性坏死的内服中药分为以下几类:

1)活血化瘀类:丹参、川芎、桃仁、红花、生地黄、血竭、水蛭、急性子、虻虫、土鳖虫、归尾、鸡血藤、无名异等。

随着现代科技的发展,治疗手段不断丰富,研究者已经通过提取中药有效成分而达到治疗作用。现代研究表明,多种中药对股骨头坏死的治疗具有一定的疗效,用于治疗股骨头坏死的核心中药有牛膝、骨碎补、淫羊藿、红花等。赵德伟教授通过前期的动物试验(详见第六章),已经证明采用中成药物韦氏活骨Ⅰ号治疗兔 ONFH 可以改善股骨头局部血液循环,加速新骨生成。临床上在皮牵引的基础上加用韦氏活骨Ⅰ号 2 个疗程。成骨细胞中有碱性磷酸酶存在,成骨细胞功能活跃时分泌出来的碱性磷酸酶渗入血液,使血碱性磷酸酶明显增加,可作为代表骨重建活跃和成骨细胞活性增加的指征。实验组碱性磷酸酶较治疗前明显增加,与对照组相比在服用 6 个月即 2 个疗程后有显著差异,证明了韦氏活骨Ⅰ号可提高新骨生成的能力,促进坏死股骨头的"再生"。而血液流变指标的改变进一步证实了韦氏活骨Ⅰ号具有促进了股骨头及全身的血液循环,改善骨血供,舒通了经络的作用。赵德伟教授在 230 例中早期股骨头坏死病人采用韦氏活骨Ⅰ号治疗,出现进一步坏死的病人中有 2 例为股骨头坏死Ⅲ期病人,由于病情较重导致效果不佳。而另外 3 例病人为激素性股骨头缺血性坏死,考虑为激素残留造成修复后再次出现血运瘀滞造成,其余病人均得到治愈,治愈率为 96.1%,效果显著。通过血清碱性磷酸酶、血液流变指标以及股骨头影像学检查和 Harris 评分的比较,都证实了实验组的疗效明显优于对照组。同时,从结果中可以看出,1 个疗程(3 个月)结束时,实验组和对照组没有统计学差异,而当治疗进行完第 2 个疗程(6 个月)时,实验组和对照组的差异已经明显显现。特别值得注意的是,当 2 个疗程结束、治疗停止以后,实验组的各项考察结果仍然与治疗前表现显著差别,而对照组则与其治疗前无明显差异,这提示韦氏活骨Ⅰ号胶囊的药效存在后遗效应,对病情的有利影响持续时间更长,甚至有益于病人的自我康复,对股骨头坏死的治疗研究也提供了一个借鉴的方向。

商震等研究显示,牛膝作为一种引经药在股骨头坏死的治疗中发挥了重要作用,它可通过提高血清中胰岛素生长因子-1 含量及血管内皮生长因子(VEGF)表达水平来促进股骨头坏死的修复。亦有研究发现,骨碎补总黄酮有改善激素性股骨头坏死病人血磷、血钙的变化,改善空骨陷窝率,促进体外成骨细胞增殖及分化成熟,抑制破骨细胞活性,促进股骨头再生的作用,这为其治疗激素性股骨头坏死提供了初步依据。李磊研究发现,淫羊藿苷可通过诱导骨髓间充质干细胞增殖及成熟以治疗股骨头坏死。鲍远等的研究结果类似,同时指出淫羊藿苷能促进成骨分化相关基因的表达,显著增加钙结节沉积,促进骨小梁的生成。李新建等研究显示,羟基红花黄色素 A 能改善激素性股骨头坏死模兔血流动力学指标,促进 VEGF 高表达及血管内皮细胞新生,从而促进股骨头内微循环的建立,进而改善股骨头坏死病人临床症状,此外,还能显著降低股骨头内压力。

2)滋补肝肾类:熟地黄、枸杞、杜仲、苁蓉、牛膝、山萸肉、巴戟肉、淫羊藿、龟甲、补骨脂、菟丝子、首乌、山药、紫河车、鹿茸粉等。

卢文志采用骨坏死康丸(黄芪、首乌、狗脊、杜仲、海马、冬虫夏草、枸杞、当归、鳖甲、龟甲、珍珠、全虫、白花蛇、牛膝、丁香等30余味纯中药密制成丸,丸重9.0g,每日1次,每次2丸,晨起空腹冲鸡蛋水送服,鲜姜1片为引,3个月为一疗程)治疗 INFH,他认为骨坏死康丸可以协调机体内外环境,使其达到巩固阴阳平和。以重补微温肝肾为主,兼搜风通络止痛,和脾胃,达到驱邪扶正,平衡阴阳的目的。

刘新认为应以补肝肾益气血,活血化瘀为治则,健骨生丸主要以三七、当归等活血化瘀,温经通络,营养生骨的中药所生成,各方使得瘀血化,气血足,寒湿祛,肝肾健,精髓生。刘柏龄选用独活寄生汤化裁,治宜补肝益肾,除痹祛瘀,对不同辨证加减,创伤者配以补血活血,佐之理气药;劳伤者配以补气养血之品;寒湿者,偏寒加祛瘀散寒温经之品,偏湿加行气活血利湿之品;内损者加补益气之品;肝肾两虚者重补肝肾。许书亮运用中医辨证分为脾肝肾虚,气血两衰及跌伤劳损,气滞血凝两型,按各型之主证分别以脾肾双固,气血兼补及活血行滞,补肾壮骨而立法论治;采用中药复原Ⅰ号(党参、茯苓、苍术、黄芪、山茱萸、当归、莪术、巴戟肉等)和复原Ⅱ号(无名异、牛膝、三棱、莪术、骨碎补、黄芪、白术、熟地黄等)内服。郭万禹内服"复原丸"(熟地黄、骨碎补、血竭、鸡血藤、淫羊藿、枸杞、乳香、无名异、三七、自然铜等)活血祛瘀,补肝肾、强筋骨,配外用药,治疗30例,治愈率达93.3%。顾铁成报道用活血通络,补肝肾,壮筋骨之缀骨散(水蛭、地龙、全蝎、赤芍、丹参、桑寄生、牛膝、黄芪、川芎、续断等30味中药)治疗156例,其中早期18例,均痊愈;中期79例,痊愈27例,显效43例;晚期59例,痊愈12例,显效26例。阎贵旺采用活络骨化丸(莪术、木瓜、穿山甲、鹿含草、川乌、桂枝、乌梢蛇、地龙、鹿角胶等)治疗,以为该药具有补肾,活血化瘀,舒筋止痛之功效。马在山由初期运用祖传秘方研制的骨丸,通痹行气,活血化瘀,解骨中之毒气,治疗外伤和药源引起的 INFH,发展至现在对创伤性 INFH 分三型论治,气滞血瘀型用马氏骨片2号(石菖蒲、土鳖虫、百草霜、乳粉等),气虚血瘀型用马氏骨片3号(生黄芪、白芷、首乌、穿山甲),肝肾两虚用马氏骨片4号(骨碎补、杜仲、穿山甲、鸡血藤等),治疗510例,优198例,良187例,总有效率95.5%,对激素型用 INFH 分五型治之,肾虚血瘀型用马氏骨片1号(象皮粉、骨碎补、血竭、石菖蒲等),肝肾两虚马氏骨片1号加六味地黄丸内服,脾肾阳虚型用马氏骨片3号,气血两虚型用马氏骨片1号加马氏骨片3号,气滞血瘀型用马氏骨片2号,治疗1 323例,优915例,良258例,可134例,差16例,对髋臼发育不良性 INFH 分两型治疗,肾虚血瘀型服用马氏1号骨片,4号骨片,并用4号熏洗,配合功能练习及下肢牵引;脾肾阳虚型内服马氏1号骨片及右归饮,1号熏洗药外洗,治疗60例,83髋,优41例,良25例,优良率79.5%。此外马韶杰运用中药洗浴治疗 INFH,肾虚毒瘀型治当补肾生骨,扶正解毒,药用骨碎补、透骨草、急性子等水洗浴。

李义垣采用益气补肾法,以阳合汤合当归回逆汤加减,治疗1例取得较好疗效。郭金铭以补骨汤(首乌、丹参、当归、山甲、龟甲、水蛭、红花、鹿茸等)为基础方辨证加减内服,配神效散(血竭、乳香、没药、仙桃花草、蜈蚣、麝香等)局部外敷,内外合治,共奏活血化瘀补肾壮骨之功效。张安桢根据临床病情变化分三期治疗。急性期,理气止痛,应用"理气化瘀汤"(当归、郁金泽兰、枳壳、大黄、槟榔、赤芍、红花等)和"活血镇痛汤"(白芍、生地黄、当归、三七、骨碎补、连翘、桃仁、防风等)。坏死期,和营扶正,代表方跌打营养汤(西洋参、熟地黄、枸杞、当归、黄芪、破故纸等),参茸大补汤(洋参、鹿茸、首乌、川芎、杜仲、续断、生地黄、肉桂等)。恢复期,强筋壮骨,跌打补骨丸(三七、血竭、五加皮、骨碎补、苏木、桃仁、茯苓、自然铜等)为主,治疗时配合外敷、贴膏、涂擦按摩,熏洗等方法治疗10例髋部损伤并发 INFH 的病人,9例取得良效。诸福度根据本病人不同除段辨证论治,急性期瘀浊,清湿热,加味三妙丸(黄檗、苍术、牛膝、防己、槟榔、丹参等)内服,配消肿散外敷。坏死期,活血化瘀为先,佐以理气,林氏理气化瘀汤(当归、郁金、泽兰、枳壳、苏木、吴萸、槟榔、香附、红花等)主之;瘀化之后,正气不足者,当和营扶正,大补骨髓,方用肖氏活血补髓汤(当归、生地黄、熟地黄、赤芍、红花、山萸肉、山药、附子、肉桂、补骨脂、淫羊藿等)。外治艾灸、坎离砂热敷、三益膏,丁香散外贴等,恢复期补肾壮骨,内服六味地黄丸,健步虎潜丸,配合活络药水外擦、按摩等外治,治疗5例,均获得良效。

丁锷以病在骨髓,非一般用药能奏效,一面自拟汤剂(丹参、香附、桂枝、当归、木瓜、枳壳、党参、姜黄、女贞子、骨碎补等)内服,全身调节,活血行气,和营止痛,扶正祛邪;一面用入骨攻坚的虫类药(蜈蚣、全蝎、土鳖虫、水蛭、地龙等)为主,辅以行气透路之品,制成散剂吞服,冀药力直达痛所,功积减压,化瘀生新;外敷芳香透络,温经活血之剂(五加皮、白芷、菖蒲、生乳没、花椒、红花等),旨在散瘀止痛,改善局部循环,以为对本病早期,股骨头坏死轻者疗效尚好,治疗 21 例,疗效优良者 14 例。腾义和辨证分三型,自拟补肾健骨髓汤(熟地黄、肉苁蓉、山药、地龙、鸡血藤、牛膝等)加减治之。肾阳虚型,治疗宜补肾壮骨,活血通络;血瘀型,治宜活血化淤、强筋壮骨;气血两虚型,治宜益气血,补肝肾,通经活络。治疗 70 例,优 40 例,良 16 例,优良率 81.4%。罗元方分两期四型论治,早期:外伤劳损型,补气益血,活络通痹,八珍汤加味;瘀血化热型,补肾活血,解毒止痛,补肾活血解毒汤主之。中后期:气血滞型,益气活血,健脾补肾,补阳还五汤加味;肾虚寒凝型,治疗补肾活血,健脾补肾,补阳还五汤加味;肾虚寒凝型,治疗补肾活血,散寒除湿,补肾活血通痹汤主之治疗 14 例,优 8 例,良 6 例。

郑培就活血化瘀汤(生黄芪 30g、丹参 30g、当归 30g、何首乌 15g、生地黄 15g、补骨脂 30g、煅龙杜 15g、血竭 2g,随症加减,日一贴,水煎,分 2 次服。3 个月为一个疗程,之后复查 X 线片)治疗 INFH156 例,总有效率为 97.4%。贾全章用骨蚀灵(川芎、白芍、红花、丹参、土鳖虫、血竭、乳香、没药、自然铜、木香、制马钱、甘草,每味等量,干燥粉碎后装胶囊,制马钱为其他药量的 1/5)、健骨灵胶囊(杜仲、山芍、枸杞子、淫羊藿、蛤蚧、鹿角霜)治疗 INFH,收到满意效果。刘育才自拟"滋骨丸"(生地黄、熟地黄、鸡血藤、龟甲、黄芪、巴戟、丹参各 100g,当归、川芎、枸杞、鹿角片、猴骨、淮故子各 50g,以上诸药,加工制成细末,密制成丸,每丸约 6g,每日 3 次,每日 1 丸)治疗。王子建采用活血化瘀药物:柴胡、当归、桃仁、红花、牛膝、丹参各 15g,瓜蒌根、山甲各 20g,酒大黄、甘草 10g,每日 1 剂,早晚两次水煎服,连服 3 周,而后采用药物续筋接骨:土虫、自然铜(醋淬 7 次,碾成细末)各 25g,乳香、没药、骨碎补、血竭、大黄、硼砂、当归、红花各 15g,黄瓜籽 30g,共为细末,蜜调后早晚两次,每次 10g,温开水送服,连服 6 周,配外敷药物。袁浩采用生脉成骨胶囊治疗 193 例(236 髋),疗效满意。

此外,陈雷雷等认为,量化评估坏死区的骨微结构及环境是评价药物疗效的重要依据,通过联合高分辨率 MRI 和 Micro-CT 技术扫描家兔模型的股骨头,评价桃红四物汤对于股骨头坏死微观骨性结构破坏的修复作用。结果提示桃红四物汤能修复力学失衡,有效改善骨微结构状态,促进坏死区骨组织的再生和修复。宫云昭等发现,补肾壮骨通络汤可改善肝肾亏虚型早期股骨头坏死病人血液指标,调节血液黏滞状态、改善微循环及脂质代谢异常,从而修复坏死股骨头;李盛华等将陇中损伤散应用于激素性股骨头坏死中得出类似结论。曹玉举等探讨了骨蚀再造丸和丹郁骨康丸治疗股骨头坏死的疗效,结果显示二者疗效相似,均无明显的不良反应,复发率低,但远期疗效骨蚀再造丸明显优于丹郁骨康丸。周志玲观察加味青娥丸治疗早期股骨头坏死的临床效果,结果表明,病人 VAS 评分、Harris 评分及脂联素、一氧化氮、肿瘤坏死因子 α、C 反应蛋白水平均得到明显改善,优良率达 84.62%,说明加味青娥丸治疗早期股骨头坏死疗效显著。任维龙等认为中医药能有效改善病人临床症状,对治疗股骨头坏死有积极作用。中药复方讲求整体观念,辨证论治;使用中药复方治疗股骨头坏死时,如能兼顾病人自身具体情况针对不同证型病人进行辨证施治,方可在体现中医药治疗特色的同时取得满意的疗效。

(2)外用法:外用法主要包括外敷法及熏洗法。祖国医学主张内外兼治,即内服外用相结合。马氏 1 号骨片及右归饮内服时,配合 1 号熏洗液外用。郭金铭以补骨汤内服,同时局部外敷神效散。诸福度服加味三妙丸时配消肿散外敷治疗急性期 INFH,坏死期瘀化之后,正气不足者又以肖氏活血补髓汤内服,坎离砂热敷,三益膏,丁香散外用。恢复期内服六味地黄丸、健步虎潜丸,同时活络药水外擦。郭万禹内服"复原丸"同时外用中药,局部透入,渗入皮肤,直达病变深部,温通经脉舒解筋痉。许书亮外治以温经通络,活血行滞为主,方用复原外洗方(细辛、荆芥、防风、川芎、红花、桃仁、无名异、伸筋草、冰片等)。王子健外用药敷于大转子处,同时内服中药。内外兼用效果更佳。

赵岩采用承载散治疗 INFH,承载散方剂组成:水蛭 50g,蜈蚣 20g,当归 20g,川芎 30g,炮甲 40g,川续断 30g,灸二乌 30g,大黄 50g,麝香 1.0g,冰片 25g,用法:上药研细末,每次 10g,温姜水调糊,装入纱布袋中备用,承载散用中药离子透入机,运用电脉冲,红外释放,使中药成分呈离子状态,在人体相关穴位上导入吸收,达其肌里,透其筋骨,达到调节经络,舒筋活血,通脉化瘀,祛腐生新,消肿止痛,修复组织,加速骨愈合的功效。

此外,贾全章采用纯中药提取水针剂骨增灵(延胡索等三味中药经浸泡浓缩提练精制而成,每支 5ml),行髋关节腔内注射,同时口服骨蚀灵或健骨灵,治疗 96 例,108 髋,总有效率达 96.09%。

近些年来,全国各地涌现出大量的治疗股骨头坏死的中医药疗法,其疗效是令人鼓舞的,正显示着祖国医学的独特优势。

1)分型治疗:郭维淮将股骨头坏死分为三型论治,瘀滞型治宜活血化瘀,益气通络,给复活汤加减,用当归、黄芪、续断、枳壳、木瓜、土鳖虫、淫羊藿、生山楂、骨碎补、莪术、甘草等。痰阻型治宜豁痰通经,给通阻豁痰汤加减,药用黄芪、白附子、制南星、当归、续断、独活、木瓜、丹皮、淫羊藿、白术、甘草等。气虚肾亏型治宜益气强身,补肾壮骨,给益气填髓汤加减,药用黄芪、党参、当归、续断、白芍、淫羊藿、独活、甘草等。马占山等用马氏骨片治疗股骨头坏死,并将其分为气滞血瘀型,治以行气通络,活血化瘀,药用马氏 2 号骨片;肾虚血瘀型治以补肾强骨,活血化瘀,药用马氏 1 号骨片;气血两虚型治以补气养血,舒筋通络,药用马氏 3 号骨片。共治疗 128 例,结果优 69 例,良 36 例,可 18 例,差 5 例。开翔采用中医辨证综合治疗股骨头坏死,将其分为创伤型,治疗在补肝肾的基础上,配以补血,活血,理气止痛,方用三痹汤化裁;寒湿型,治疗在补肝肾的基础上偏寒者加祛瘀散寒,温经之品,偏湿者加行气活血,利湿之品,方用独活寄生汤化裁;内损型治疗在补肝肾的基础上加补中益气活血之品,方用二仙汤加味;肝肾两虚型,治疗重补肝肾,用培元固肾药物以达骨,方用滋阴复骨汤加减;再配合牵引法,导引法,避重法,综合治疗 230 例,结果痊愈 62 例,显效 94 例,有效 46 例,无效 28 例。

2)分期论治:有些学者根据股骨头坏死病人在病变不同阶段有不同临床表现和病理特点,提出采用分期论治。高峰对早期病人应用补肾活血汤,药用牛膝、当归、狗脊、红花、赤芍、五加皮、自然铜、续断等,重在活血化瘀补肝肾;中晚期病人应用麻黄附子细辛汤。王子健先以活血通络之柴胡、当归、桃仁、红花、牛膝、丹参等,尔后采用续筋接骨药土虫、自然铜、乳香、没药、骨碎补、血竭、大黄等,共治 21 例,疗效尚可。高书图等采用股骨头坏死病人减压术后配合中药内服,中药分三期辨证,早期活血化瘀,通经活络,消肿止痛;中期和营生新,接骨续损;后期补益肝肾,强健筋骨。治疗早期股骨头坏死 42 例,优 23 例,良 16 例,差 3 例。

3)单方治疗:方臣芷认为 ANFH 的病机是肝肾虚弱,络瘀血阻,治宜补益肝肾,活血通络,应用健髋汤(熟地黄、地龙、黄芪、骨碎补、续断、蜈蚣等)加减治疗 60 例,总有效率为 86.7%。范朝阳认为本病治宜益气化瘀。王令喜认为激素导致肾阳虚损,阴虚火旺,灼伤经络,治以补肝肾为本,益气通络为标,方用麝香风仙膏。郭万禹认为 ANFH 属“骨痹”,是瘀血痹阻,肝肾亏虚,正虚邪实所致,治宜活血祛瘀,滋补肝肾,强筋壮骨,药用熟地黄、骨碎补、血竭、鸡血藤、淫羊藿、续断、乳香、没药、自然铜、牛膝等,研末炼蜜为丸内服,共治 30 例,除Ⅳ期 2 例 1 年后手术外,其余均获治愈。诸福度提出内外八法,在内治八法中提出以补肾(壮阳)复骨为主,因创伤致骨坏死者配以祛瘀血治标,因激素性骨坏死者配以祛痰湿为治标。张晓刚等统计分析了 17 年来国内中医药治疗股骨头坏死内服方 101 首,外用方 29 首,发现当归、黄芪、川芎、丹参、赤芍五种药物应用最多,以方测证,提示活血化瘀法为本病治疗的基本治则。

魏峰等应用补肾活血汤治疗 38 例早期股骨头坏死病人,其活血化瘀、补益肝肾的疗效显著。陈卫衡等将股骨头坏死分为三期进行治疗,早期为痰瘀阻络型和气滞血瘀型,治疗时以活血通络、祛瘀化痰、通络止痛为主;中期为经脉痹阻型,治疗时注重化痰通络、补气活血;后期为肝肾亏虚型,治疗当滋补肝肾为主,活血化瘀为辅。

运用治疗瘀血证的方剂来治疗股骨头坏死也取得了较好的进展。梁伯进等运用加味身痛逐瘀汤治疗了 44 例 GANFH 取得了较好的临床疗效,治疗 44 例,37 例有效,明显优于对照组。胡心愿等亦认为瘀血是导致本病的一个重要因素。李复耀运用活血通瘀汤治疗 18 例无菌性股骨头坏死,也取得较好的效果。一般认为,王清任所创立的活血化瘀方剂具有较好的活血化瘀的疗效,具有去瘀生新,活血通脉的的疗效。实验研究和临床观察均证明这类方剂能够很好地达到加快血流速度,改善血液黏稠度,加快酸性代谢产物排泄的效果,而正好印证了中医关于瘀血的定义和治疗效果的期望。一般采用在逐瘀汤类方剂中再配伍适量的活血化瘀药物,如桃仁、红花、丹参等,使得活血化瘀效果更为加强。实验验证活血化瘀药当中所含的有效成分能够明显地改善外周血流量和改善血液黏度。因此,中医在从瘀血论治股骨头坏死时总体具有较好的疗效。

中医认为肾主骨,肝主筋,而涂扬茂等认为股骨头坏死对病人造成的主要影响即是髋部及膝部疼痛,关节活动受限,跛行,畏寒肢冷,腰背酸痛,精神不振,不耐劳累等,因此认为临床治疗当从肝肾不足论治。而其代表方剂为独活寄生汤,补益肝肾,强筋健骨。其能增加股骨头部的钙沉积,骨密度,同时止痛效果较好。而有学者认为,有效的消炎镇痛,减少局部炎症反应,是治疗无菌性股骨头坏死的重要方法。而独活寄生汤的补益肝肾与其消炎镇痛作用有何联系,原文并未提到。由于从无菌性股骨头坏死的致病因素(包括应用激素、酗酒、高脂饮食等)看来多属实证,故临床当中补益肝肾的方法也较少应用。但是,通过补益肝肾来给骨细胞营造一个良好的内环境,确实有利于延缓股骨头坏死的发生和发展。

由于长期使用激素和激素导致的后续效应以及酗酒、高脂饮食常常导致血脂等血生化指标升高,从而导致股骨头部的毛细血管发生不可逆的阻塞。而这些生化指标所对应的中医意义,大致是痰湿。痰湿停滞于身体某处的络脉,阻塞局部气机的运行,营卫不能周荣身体则会导致废而不举的现象,不通则痛则会有强烈的疼痛想象出现。在这方面的治疗方法中医主要以清利湿热、消瘀化痰的治法为主,方剂以苓桂术甘汤合桃红四物汤加减为主,苓桂术甘汤能够健脾利湿,温通经络,而桃红四物仍以活血化瘀为主。因而可以看出,瘀血理论在整个辨证施治中的地位。同时通过实验和临床均可以证明清利湿热,消瘀化痰在实践当中还是有确切疗效的。范春兰运用苓桂术甘汤治疗骨伤类疾病取得了较好的临床疗效,包括椎间盘突出症和髋关节置换术等,其在辨证上均属于痰湿阻络证。

结合中医对股骨头坏死的认识和各医家对股骨头治疗的经验认识到,补肾可以推动气血在脉中畅通运行,改善缺血状态,提高股骨头坏死恢复的生长动力。活血化瘀药物的使用促进了股骨头坏死部位及其周围的血液循环,加快了骨质的吸收,促进了新骨质的生长。肾的激发和滋养有助于骨质的修复与再生。治疗时注重补肾与活血,有效地降低了血液血栓素和内皮素的含量,降低血液黏稠度,使微循环得以改善,血小板聚集和血管收缩得以抑制,提高坏死组织修复的速度。

温补肾阳:肾主骨,可以生髓长骨。当骨因外伤或者因疾病导致骨受到损伤,此时促进骨自我修复的能力就来自于肾气。肾阳不足就会使精髓难以得到温养,肾气不足将导致气血运行迟缓,经脉阻塞,从而导致股骨头供血不足而导致股骨头坏死。

在中医治疗股骨头坏死时,首先必须固本求源,温补肾阳。温补肾阳的中医药有很多,常用的有淫羊藿、枸杞子、狗脊、骨碎补等。这些药物虽然都能温补肾阳,但是它们的功能也各不相同。

淫羊藿:补肾壮阳,强筋壮骨,祛除风湿。主要用于阳痿、遗精,筋骨疲软,风湿痹痛,手足麻木、四肢拘挛等。

枸杞子:滋肾养肝、润肺消渴。主要用于肝肾阴亏、腰膝酸软、头晕目眩、健忘遗精、虚劳咳嗽等。

狗脊:补肝益肾、强腰壮膝、祛风除湿。主要用于风寒湿痹、腰僵背痛、四肢无力、小便失禁、白带过多等。

骨碎补:壮骨补肾,续伤祛痛。主要用于肾亏腰痛,双耳蜂鸣,牙齿摇动,跌打损伤等。

通筋活络中药治疗股骨头坏死,在固本求源的基础上,还应该打通经络,通过活血化瘀,直攻瘀滞。通则不痛,痛则不通。只要疏通了经络,就能够给股骨头保持正常供血,起到治疗效果。常用的药物很多,其中功效比较强的有:地龙、炮山甲、蜈蚣、全蝎、土鳖虫等。

地龙:祛热平肝、通络止喘。主要用于通络除痹、熄风止痉、平喘、利尿。

炮山甲:化脓消肿、活血散瘀、通络镇痛。主要用于风寒湿痹、痈疽疮肿、症瘕积聚。

蜈蚣:祛毒抗癌、祛风散痉、消炎治疮。主要用于抗痉挛、抗真菌、抗肿瘤。

全蝎:祛风通络、解毒止痛。主要用于风寒湿痹、半身不遂,手足拘挛、抗癌等。

土鳖虫:破瘀血、续筋骨。主要用于筋伤骨折,跌打损伤,活血祛瘀等。

股骨头坏死的中药成方分析:通过温补肾阳和通筋活络的中药相搭配,可以组成治疗股骨头坏死的优良成方。有学者以下面的温补活络汤和仙灵骨葆胶囊相配合可以达到理想的效果。

温补活络汤:狗脊 10g、独活 12g、淫羊藿 15g、骨碎补 10g、生草 5g、川芎 10g、桑枝 12g、地龙 10g、土鳖虫 10g、鹿衔草 10g、川续断 10g,蜈蚣 1 条。

在药物配合的过程中,仙灵骨葆中君药是淫羊藿,仙灵脾在补肾壮阳上药力迅猛,臣药则有补骨脂和川续断进行配合,可以起到补肝益肾,强筋壮骨的功效,使药则使用地黄和知母,可以防止在君臣药物互相作用下使肝肾阴虚的病人相火旺盛。温补活络汤以川芎、川续断为君药,不但可以起到活血化瘀,祛风止痛的作用,而且还可以起到补肝益肾,强筋壮骨的功效,臣药则有狗脊、鹿衔草等进行辅助,同时还有地龙、土鳖虫、蜈蚣等药物,可以起到疏通筋络的作用,使药则使用剩余其他药物进行调和,同时也起到了活血化瘀,滋补肝肾的功效。

综上所述,股骨头坏死的中医药治疗多以活血化瘀与补肝肾、壮筋骨的药物为组方基础,应用中医药治疗本病具有很好的前景。中药治疗股骨头坏死,在活血化瘀、滋补肝肾的基础上主张辨证施治,同时要内外兼治,口服中药的同时配合外敷、熏洗、透入、按摩等。Ficat Ⅰ、Ⅱ期病人可用中药治疗的同时,限制肢体活动,患肢牵引,而对于 Ficat Ⅲ、Ⅳ期病人,因股骨头软骨面已塌陷,则应积极手术治疗。

7. 中医针灸与艾灸 王秋月等认为,选择合适的腧穴能通畅经络,促进全身气血运行,改善股骨头微循环,促进死骨吸收和新骨形成,采用整体与局部治疗相结合,针刺"股六针"治疗股骨头,疗效确切。钟自辉采用针灸配合自拟中药方治疗 48 例病人,1 个疗程为 3 个月,观察 2 个疗程后,总有效率为 91.6%。刘汉胜采用针刀治疗股骨头坏死筋脉瘀滞型,结果显示针刀松解可较快缓解髋关节疼痛,维持髋关节功能的恢复。赵家胜等认为,针刀治疗股骨头坏死的作用机制可能是,通过中断骨内高压与氧自由基损伤的恶性循环链条,减轻对股骨头的病理损害。王占有等认为,针刀能缓解髋关节疼痛、改善髋关节功能、恢复髋关节生物力学平衡,比较针刀与针灸治疗早中期股骨头坏死的疗效差异,结果表明二者均能显著改善病人髋关节功能,针刀治疗优于常规针灸治疗及单纯髓芯减压术。

杨声强认为,艾灸通过对经络穴位的温热刺激,加强机体气血运行,起到行气化瘀通络作用,与针灸同用具有协同作用,疗效确切。唐伟伟等根据银质针导热及臭氧疗法作用机制及股骨头坏死的发病原因,推测并证实联合应用能提高疗效。此外,推拿疗法联合中药(口服护骨胶囊,外用中药热敷)治疗中晚期股骨头坏死病人,结果表明,病人髋关节疼痛、关节活动、行走及生活能力得到较好改善。需要注意的是,目前关于艾灸、推拿等疗法,多联合针刺、中药等其他疗法治疗,对于其单独应用是否具有良好疗效尚不明确;上述疗法用于股骨头坏死治疗相关文献报道较少,样本量及随访时间尚不足,其中远期疗效有待进一步观察分析。

可以看出中医药治疗股骨头坏死有确切疗效,但目前仍强调治疗应在股骨头缺血的早期阶段。不同病人症状表现有所不同,股骨头坏死因其发展阶段不同,其证候特点也各异,治疗既要及时又要有所侧重,需准确辨证,处方用药也要灵活加减,才能取得满意的治疗效果。

8. 体会

(1)早期诊断,及时治疗:股骨头坏死的理想治疗应在早期阶段,尤其是在 X 线片发现之前。此时如迅速采取有效措施,可防止股骨头塌陷,保存关节功能。然而股骨头坏死早期 X 线片改变不明显,临床表现又无特异性,故要详细寻问病史,注意与股骨头坏死有关的危险因素,如应用糖皮质激素、嗜酒、创伤、减压作业和放射病等。对髋部疼痛而 X 线片阴性的病人,若有上述病史,应高度怀疑本病,并进一步采用骨扫描、MRI 等诊断措施以明确诊断。

(2)注重预防:中医历来就重视疾病的预防,早在《内经》就提出了"治未病"的思想,强调防患于未然。①预防股骨头坏死的发生。在研究其发病原因的同时,防止滥用糖皮质激素和过量饮酒,积极预防和治疗创伤,积极去除与股骨头坏死有关的危险因素和原发病如镰状红细胞贫血、凝血障碍、肾病等。②对早期病变,防止头塌陷。③对已出现头塌陷,髋关节功能受到影响,防止髋关节残疾的恶化加重和继发性病残。

(3)中医药治疗的指征:①股骨头坏死早期(Ficat Ⅰ、Ⅱ期),由于股骨头外形良好,关节间隙正常,在不负重的情况下,运用中医药手段可达到改善血运,促进骨质修复,恢复关节功能的作用,且疗效肯定。②对于 65 岁以上老年病人,身体状况较差,不能耐受手术,且患髋疼痛不是很严重,功能中度受限,采用中药治疗 3~6 个月,可使病人疼痛减轻,功能改善,生活基本达到自理。③对于Ⅲ期以上病人,若有手术禁忌证,虽然保守治疗不能够恢复股骨头外形,但治疗后能缓解疼痛症状,改善髋关节功能,可取得基本好转。④对于中、后期股骨头发生塌陷,有大块死骨甚至全头坏死的病人,仅仅采用非手术疗法将难以达到满意的疗效。因此必须采用手术清除病灶,植入血管骨(膜)瓣,恢复股骨头外形和正常头臼关系,然后配合中医中药治疗,促进血运恢复、死骨吸收和新骨形成,明显提高了治疗效果。后期充分利用中医外治方法,运用药蒸、药浴、针灸按摩、体疗牵引,加速肢体功能的康复。因此中后期采用中西医结合治疗较单纯手术具有明显的优势。最终目的是使早期病人可单纯中药治疗而避免手术,中晚期病人可中药配合手术治疗而避免或推迟人工关节置换。

(4)在我国,中医药治疗股骨头坏死,特别是非创伤性坏死具有优势。现代医学已经表明,非创伤性的股骨头坏死是全身病变在股骨头局部的表现,因此除了局部治疗外,应注重全身整体治疗。大量临床与初步实验研究表明,中医药对股骨头坏死更多的是发挥调节气血运行,补益肝肾等整体治疗作用,从而达到缓解疼痛、改善功能、促进坏死修复的目的,但总体上仍处在探索阶段;同时也必须清醒地看到,对于多数中青年中晚期病人,单纯中医药治疗又有局限性,而且其疗效的判定标准差异较大,疗效的机制尚不完全清楚。针对这样一种状况,有必要建立更完善、更准确的诊断、分期、分型标准,中医辨证分型标准以及疗效评价体系,开展更为严谨的临床与实验研究,使得中医药治疗得到医学界的广泛认同,并与国际接轨。

(何 伟 刘又文 陈卫衡 赵德伟)

第二节 股骨头缺血性坏死的常用手术入路

髋部的手术入路有很多种,本章节中介绍几种常用的髋关节手术入路。

一、前侧入路

Smith-Petersen:切口始于髂骨嵴的中部,向前切开至髂前上棘,向远端并稍向外侧倾斜,切开10~12cm,根据暴露的要求可适当延长。切开浅深筋膜,注意保护股外侧皮神经。离断阔筋膜张肌和臀中肌在髂骨嵴的附着点,用骨膜起子骨膜下剥离髂骨外侧面臀中肌及臀小肌的附着点,在髂骨的外侧面与剥离的肌肉之间用纱布填塞,控制此部位滋养血管的出血。在阔筋膜张肌和缝匠肌及股直肌之间间隙进入,切断或结扎间隙内的旋股外侧动脉的升支。切开关节囊即可显露整个髋关节(图7-5)。

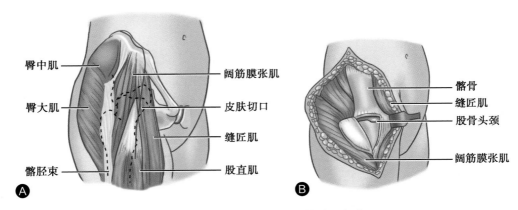

图7-5 Smith-Petersen前髂骨入路
A. 皮肤切开;B. 从髂骨的外侧牵开阔筋膜张肌及臀中肌后显露关节囊切开关节囊

二、前外侧入路

　　Smith-Petersen 改良入路：患侧垫高半侧卧位，沿髂嵴前 1/3
向大粗隆前缘做皮肤切口，切开皮下脂肪层，沿阔筋膜张肌前缘
切开筋膜，寻找并保护股外侧皮神经。沿髂嵴整齐切开外侧附着
的肌肉，骨膜下剥离，牵开臀小肌及臀中肌前部，向前方牵开股直
肌，即可完整显露髋关节前方关节囊，必要时可切断股直肌，可以
更充分地显示髋关节（图 7-6）。

三、外侧入路

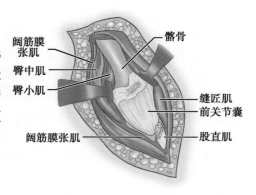

图 7-6　Smith-Petersen 前外侧入路

　　1. Watson-Jones 髋关节外侧入路　　切口始于髂前上棘远端
和外侧 2.5cm，向远端和后侧切开，经过大粗隆的外侧和股骨干外侧至大粗隆远端约 5cm 处。切开浅筋膜，
确定臀中肌和阔筋膜张肌的间隙，沿其间隙切开深筋膜，分别向前后牵拉阔筋膜张肌与臀中肌，显露髋关
节关节囊，切开关节囊即可显露股骨颈前上方。如需更广泛的显露，需从粗隆上游离臀中肌的前部纤维，
或施行大粗隆截骨术，并将其前上部分及臀中肌的附着点向近端翻转（图 7-7）。

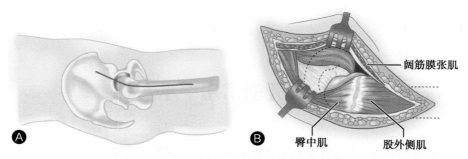

图 7-7　Watson-Jones 髋关节外侧入路
A. 皮肤切口；B. 入路已完成，关节囊未切口

　　2. Harris 髋关节外侧切口　　患侧垫高，使身体冠状面与手术床呈 60° 夹角。大粗隆后缘为基底部，做
U 形切口。在距髂前上棘后侧稍靠近端 5cm 处开始，向远端向后切至大粗隆的后上角，然后纵向延长约
8cm，逐步弯向前方及远端，直至 U 形的两臂对称为止。切口浅深筋膜，显露臀中肌、大粗隆、股外侧肌，然
后向远端牵开股外侧及起点，在外展肌群与关节囊上表面之间放置牵开器，在股外侧肌结节远端 1.5cm 处
至展肌群与关节囊的间隙行大粗隆截骨，游离展肌。在大粗隆上分开髋关节囊的上部分切断外旋肌群的
止点，此时可完整显露髋关节关节囊外侧、前部、后部。向上方牵拉大粗隆及附着的展肌，切开关节囊，可
显露完整的髋关节，可向前或向后脱位髋关节（图 7-8）。

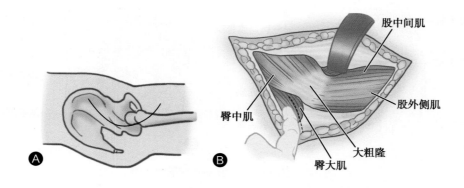

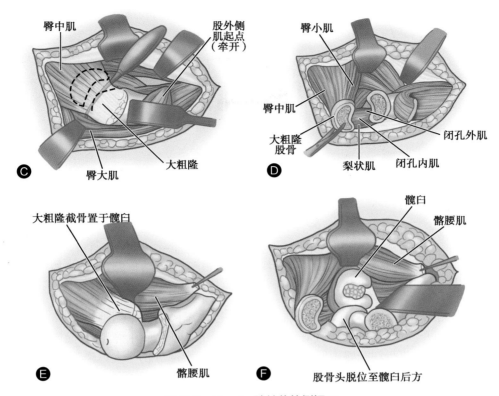

图 7-8　Harris 髋关节外侧切口

A. 于髋关节外侧做一长约 10cm 弧形切口；B. 近端分离髂胫束到大粗隆，手指放置臀大肌止点髂胫束，同时切开阔筋膜；C. 在反折的阔筋膜处做短斜切口；D. 大粗隆截骨并向上牵拉；E. 显露股骨头周围所有组织；F. 向上牵拉大粗隆将股骨头向后方脱出，显露整个髋臼

3. McFarland 及 Osborne 外侧或后外侧髋关节入路　患侧垫高半侧卧位。以大粗隆为中心做外侧中线皮肤切口，切开浅筋膜，切开臀筋膜及髂胫束。向后牵开臀大肌，向前牵开阔筋膜张肌，暴露臀中肌及大转子。确认附于大粗隆后缘的臀中肌隆凸后缘，由此向远端斜行切开，跨经大粗隆直到股骨的外侧中线，切开筋膜及骨膜，直至骨质。沿股外侧肌向远端进一步切开直至皮肤切口的远端止点。然后，用手术刀或者锋利的骨凿将臀中肌附着部、骨膜、臀中肌与股外侧肌腱性结合部以及股外侧肌的起点一起从骨面上剥离下来。向前整体牵开臀中肌、股外侧肌及其腱性结合部。切开臀小肌肌腱，并向近端牵开即可显露完整的髋关节关节囊（图 7-9）。

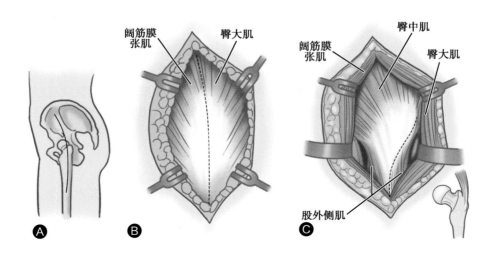

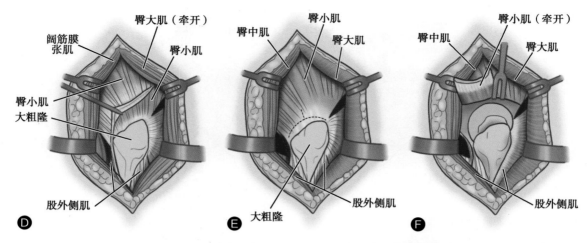

图 7-9　McFarland 及 Osborne 外侧或后外侧髋关节入路

A. 皮肤切口；B. 臀筋膜及髂胫束沿外侧中线切开；C. 斜经大粗隆切开至骨，远端至股外侧肌；
D. 把臀中肌，股外侧肌向前方牵开；E. 劈开臀小肌肌腱，切断后向近端牵开；F. 切开关节囊，显露关节

4. Hardinge 外侧或后外侧髋关节入路　病人取仰卧位或患侧垫高半侧卧位，以大粗隆为中心取反向的略呈 J 形的切口，切开浅筋膜、阔筋膜，向前牵开阔筋膜张肌，向后牵开臀大肌，显露股外侧肌的起点和臀中肌的止点。经大粗隆斜行切断臀中肌肌腱，保留肌腱的后半部分仍与大粗隆附着。在臀中肌中后 1/3 结合处沿肌纤维方向向近端分离，切断臀小肌，显露髋关节囊的前部（图 7-10）。

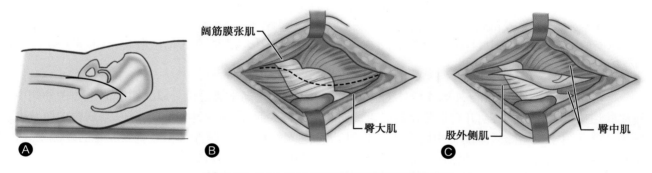

图 7-10　Hardinge 外侧或后外侧髋关节入路

A 近似 J 形外侧皮肤切口；B 向前牵开阔筋膜张肌，向后牵开臀大肌，臀中肌肌腱切口线已标出，
后半部分保留附着于大粗隆；C. 显露髋关节囊的前部

四、后外侧入路

改良的 Gibson 髋后外侧关节入路：病人侧卧位，皮肤切口的近端始于髂后上棘的前方 6~8cm，向远端延伸至大粗隆的前缘，再沿股骨向远端走行 15cm 左右，切开浅筋膜，切开大粗隆及股骨近端的阔筋膜，沿臀大肌前缘或肌纤维分离切开臀肌筋膜。钝性分离，分开臀中肌后缘与邻近的梨状肌肌腱。切断臀中肌及臀小肌的止点，保留足够的肌腱附于大粗隆，以便于缝合。或者采用大粗隆截骨保留肌肉止点，然后将肌肉向前牵开即可显露髋关节囊（图 7-11）。

五、后侧入路

Moore：病人侧卧位，皮肤切口始于髂后上棘远端约 10cm 处，沿臀大肌纤维方向向远端及外侧延伸至大粗隆的后缘，然后平行股骨干向远端延长 10cm 左右。切开浅筋膜、深筋膜，钝性分离臀大肌纤维，避免损伤臀下动脉及臀下神经。牵开显露大粗隆，显露并切断梨状肌、孖肌和闭孔内肌，缝线标记以便术后缝合。牵开臀中肌与外旋肌群，髋关节囊的后方即可完整显露（图 7-12）。

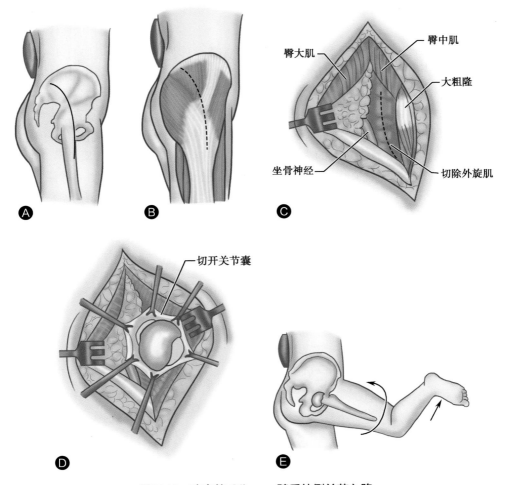

图 7-11 改良的 Gibson 髋后外侧关节入路

保留关节囊的前部,防止术后髋脱位,髋臼显露欠佳,但对于取出股骨头及植入假体,本切口已经足够

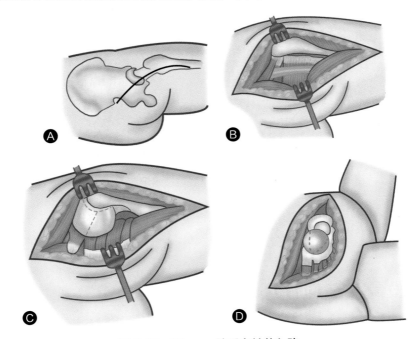

图 7-12 Moore 髋后方关节入路

A. 皮肤切口;B. 将臀大肌纤维劈开并牵开,显露坐骨神经,大粗隆及短外旋肌;C. 从股骨切断外旋肌并向内侧牵开,显露髋关节囊;D. 打开髋关节囊,屈曲、内收内旋大腿使髋关节脱位

六、外科脱位入路

股骨头血供主要来自旋股内侧动脉深支,并从股骨头颈交界处外上方进入股骨头。应用髋关节外科脱位入路进行大转子截骨并向前翻转,保护大转子后方外旋肌群的完整性,使在其中穿行的旋股内侧动脉得以保护。

病人取侧卧位,选择 Kocher-Langenbeck 切口,然后将大腿内旋,找到臀中肌后缘与大转子的后上方转子窝。用摆锯做一个厚度约为 1.5cm 左右大转子截骨,注意保护大转子窝旁骨组织的完整性,避免损伤其下方走行的旋股内侧动脉深支。将分离的大转子连同臀中肌推向髋关节前方,从关节囊后下方向前上方剥离臀小肌,注意保护或小心切断梨状肌腱,因其下方有支配股骨头的旋股内侧动脉深支穿行,显露关节囊的前部、上部和后上部。为了避免损伤旋股内侧动脉在股骨头的穿支,需要沿着股骨颈长轴在大转子的前方纵行切开关节囊,之后呈 "Z" 形在关节囊在股骨颈内侧的附丽处切开并延长,在髋臼交界处转向后方切开股骨头后上方的关节囊。切开关节囊时应注意保护切口下方的股骨头软骨和关节盂唇结构。极度屈曲外旋股骨,切断圆韧带,股骨头即可脱出。在髋臼前方和下方横韧带处放置骨撬,此时全部髋臼与股骨头颈结构完全暴露清楚(图 7-13)。

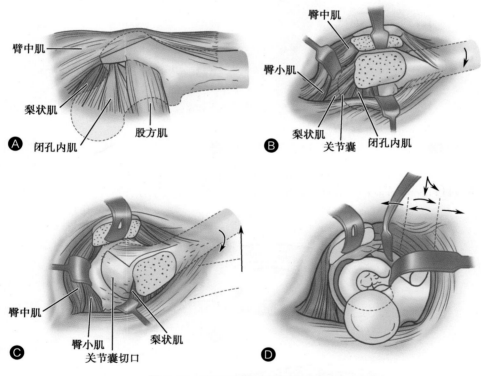

图 7-13　常见外科脱位技术示意图

第三节　股骨头缺血性坏死的手术方法

手术治疗是治疗股骨头缺血性坏死的最彻底和最有效的方法,治疗的方法目前已有很多种,采用哪一种方法,应综合考虑病因、年龄、全身情况、病程长短及病变严重程度等因素,作者总结自己治疗股骨头缺血性坏死病人 2 000 余例的经验,并结合国内外文献的报道,概括了以下十种方法:带血管蒂骨(膜)瓣移植,关节镜监视下的手术,及吻合血管的腓骨移植等显微外科治疗方法,目的在于保留股骨头,这些术式虽不同,但其治疗目的是相同的:

1. 增加股骨头内的血供。
2. 减低股骨头内压,促进静脉回流。
3. 清除股骨头内的死骨,促进骨质修复。
4. 植骨增加股骨头内的支撑,防止股骨头塌陷。
5. 应用带血运骨转移修复或重建股骨头外形

一、带血管蒂骨(膜)瓣转移治疗股骨头缺血性坏死

(一) 髋前入路带血管蒂骨(膜)转移术

1. 应用解剖　笔者曾先后三次进行解剖学研究,分别解剖了 32 侧、40 侧、32 侧经股动脉灌注红色乳胶的成人下肢标本,对旋髂深动脉、旋股外血管升支、横支、降支的走行和分布进行了观察,结果如下。

(1) 旋髂深动脉:起于股动脉者占 42.5%(17 侧),起于髂外动脉者占 57.5%(23 侧)。起始部位最高者在腹股沟韧带上方 1.3cm,最低者在韧带下方 2.4cm。旋髂深动脉起始处外径平均 2.8mm。该血管沿腹股沟韧带外侧的深面向外上方斜行走向髂前上棘稍内侧,然后沿髂嵴前部内侧向后行至髂嵴上缘。在行程中,发出一些分支(2~7 支)至邻近肌肉。髂嵴段在行程中发出 4~10 支细小动脉,从髂嵴的内侧唇和上缘进入髂嵴的骨质,成为髂嵴前部的营养动脉,髂嵴中部的血管外径是(0.5 ± 0.1)mm。旋髂深动脉长度为(13.6 ± 1.2)mm。旋髂深动脉向后主要和髂腰动脉髂支相吻合,如需要较大切取骨瓣时,可向外后分离血管蒂。

(2) 旋股外动脉:该动脉由股深动脉发出占 95%,仅 5% 直接发自股动脉。根据旋股外侧动脉起源和分支情况可分出 4 种类型:Ⅰ型(80%):旋股外侧动脉发自股深动脉,分出升支,横支和降支;Ⅱ型(5%):股动脉发出旋股外侧动脉,分出升支、横支和降支;Ⅲ型(5%):股动脉发出升支,股深动脉发出旋股外侧动脉分出横支和降支;Ⅳ型(10%):股动脉发出旋股外侧动脉,分出升支和横支,降支从股深动脉发出。旋股外侧动脉主干长度为(11.9 ± 2.7)mm,起始处外径(4.9 ± 1.3)mm。

1) 旋股外侧血管升支:旋股外侧血管升支在起始外径为(3.5 ± 0.9)mm,升支主干经股直肌深面向外上走行,进入阔筋膜张肌肌门后分出髂嵴支,臀中肌支和阔筋膜张肌支。髂嵴支沿阔筋膜张肌内侧向上走行,在髂前上棘分出 2~3 支,进入髂嵴前外侧骨质。升支长度(8.5 ± 3.0)cm,灌注墨汁的新鲜标本可见髂嵴前外侧部 8cm × 4cm 骨外膜及骨质墨染。

2) 升支的臀中肌支:臀中肌支是旋股外血管升支在阔筋膜张肌肌门处向后上的分支,经肌门深面横过其后缘进入臀中肌,在与阔筋膜张肌相对应的臀中肌肌支内走行,分出数支,一部分向上走行,距髂嵴下方 3cm 处分出数条分支,分布到髂嵴外侧面,另一部分向臀中肌支止点方向走行,成网状分布于大转子尖端的上面和外侧面。臀中肌支起点外径(1.01 ± 0.33)mm,一般有 2 支,起点至大转子止点长度(39.51 ± 13.64)mm。该支起点距离升支起点距离(48.59 ± 8.72)mm,灌注墨汁的新鲜标本可见大转子上面和外侧 2.0cm × 2.5cm 的骨外膜墨染,骨内亦可见骨质墨染,手术切取的骨瓣范围可达 1.5cm × 2.5cm × 1.5cm(图 7-14)。

3) 旋股外侧血管横支:距旋股外侧动脉起点外侧(2.3 ± 1.4)cm 处发出横支,横支起始处的血管外径为(3.2 ± 0.9)mm,该动脉在股直肌深面向外走行,于阔筋膜张肌肌门处向外,向下深面和外缘,发出大转子前支、外侧支,一般 2~3 个分支,在发出点的外径为(1.7 ± 0.3)mm。横支主干在大转子下方向后和旋股内侧动脉分支相吻合,旋股外侧动脉横支长度

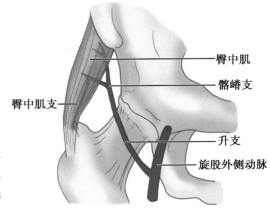

图 7-14　旋股外侧血管升支臀中肌支的走行

臀中肌
髂嵴支
臀中肌支
升支
旋股外侧动脉

(6.5±1.2)cm,一般有2条静脉伴行。旋股外侧动脉升支(或降支)至横支的血管蒂长度为(7.8±1.2)cm,向横支血管内注入墨汁后进行观测,该血管供应大转子前外侧的范围为3.5cm×2.0cm×4.0cm。

4)旋股外侧血管降支:降支于股直肌深面的股中间肌向外下行,穿入股外侧肌内面,此段长度为(12.6±2.4)cm,降支在股外侧肌内走行,穿出该肌到膝关节外侧和膝上外侧动脉,膝下外侧动脉的交通支相吻合,旋股外侧动脉降支的起始处向外下方(4.0±1.1)cm处发出骨膜支,发出点外径(1.2±0.5)mm,该分支在股直肌深面走行,于股内侧肌和股中间肌之间或穿过股中间肌,分布于股骨干中上段前内侧骨膜上,该分支在起始处分为2支有11侧(34%),其余均为一个主要分支,骨膜支的长度(7.0±1.8)cm。降支起始处至骨膜支的总长度为(11.1±2.9)cm。灌注墨汁该血管在股骨干中下内侧染墨范围为5cm×9cm(图7-15)。

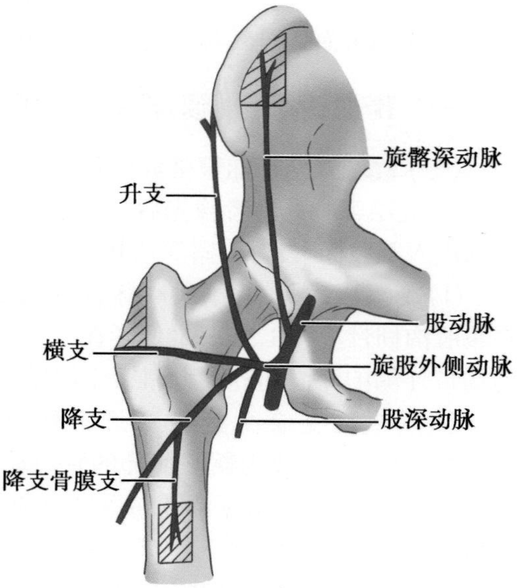

2. **手术方法**　根据解剖学研究结果,笔者经髋前部手术入路可设计以下方法。

(1)麻醉和体位:硬脊膜外麻醉,侧卧位,患侧垫高40°,切口选择在髂前上棘和髌骨外缘连线上,沿髂骨至髂前上棘下3cm处转向大转子外侧,然后,再转回到连线上形成一近双S形切口。根据不同方法决定切口的长短。

(2)手术步骤:切开皮肤、皮下组织和筋膜,保护股外侧皮神经,在髂前上棘和下棘处切断缝匠肌,股直肌起始处(有些术式不切断肌肉)透过筋膜可见到旋股外侧动脉。

1)带旋股外侧血管升支髂骨(膜)瓣转移术:在髂前上棘处切断缝匠肌和股直肌起始部,将阔筋膜张肌向外拉开,筋膜下可见旋股外侧血管升支主干(图7-16A)沿髂嵴方向

图7-15　旋股外侧血管升支、横支、降支的走行

分离直到阔筋膜张肌起始处(髂嵴支较细,可连同臀中肌肌支一并带上)。在髂前上棘外侧取髂骨瓣约3cm×4cm。如切取骨膜瓣可取3cm×4cm,带少许骨皮质,以免损伤骨膜上的血管网,将骨膜向外翻转缝合1~2针做成蘑菇状。将其转移到股骨头颈开窗处,填入股骨头内(图7-16B)。

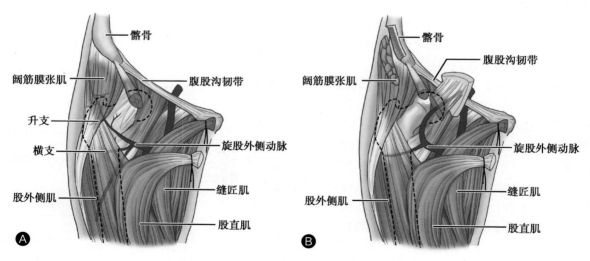

图7-16　旋股外侧血管升支髂骨(膜)瓣转移术
A. 旋股外侧血管升支;B. 切取旋股外侧血管升支髂骨(膜)瓣

2)带旋股外侧血管臀中肌支大转子骨瓣转移术:在股直肌深面筋膜下找到旋股外侧血管升支,解剖分离至阔筋膜张肌肌门处,切开阔筋膜张肌,继续分离,结扎升支髂棘支及阔筋膜张肌支显露臀中肌支(图7-17A),带1cm肌肉分离升支臀中肌支至大转子的上外侧止点,用骨刀切取大转子骨瓣

1.5cm×2.5cm×1.5cm,将其转移到股骨头颈开窗处,嵌入股骨头内(图7-17B)。

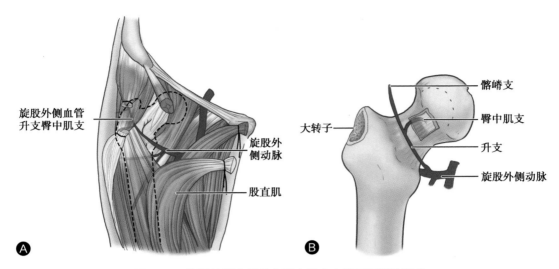

图 7-17　旋股外侧血管升支臀中肌支大转子骨瓣转移术
A. 显露旋股外侧血管升支、臀中肌支;B. 将旋股外侧血管升支臀中肌支大转子骨瓣植入头颈开窗处

3)带旋股外侧血管横支的大转子骨瓣转移术:在筋膜下分离出旋股外侧动脉,向外上距该血管起点1.5~3cm处找到横支(图7-18A),在阔筋膜张肌内面肌门向外分离,于股外侧肌起点下1~2cm处切开肌肉显露出横支血管,游离出血管蒂,为了保护大转子分支可带部分肌肉。在前外侧大转子处,切取带血管蒂骨膜瓣2cm×1.5cm×2cm~3cm×2cm×4cm。将其转移到股骨头颈开窗处,填入股骨头内(图7-18B)。

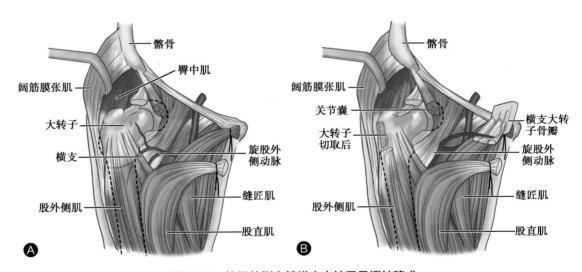

图 7-18　旋股外侧血管横支大转子骨瓣转移术
A. 显露旋股外侧血管横支;B. 切取旋股外侧血管横支大转子骨瓣

4)带旋股外侧血管降支骨膜支的股骨骨膜瓣转移术:向下延长切口后解剖出降支,向外下分离,距起始点下3~6cm处找到骨膜支(图7-19A),结扎沿途血管,分离血管蒂长6~8cm,在降支骨膜支发出后结扎降支,将带降支骨膜支的骨膜直接转移到股骨头下开窗处(图7-19B)。

5)带旋髂深血管蒂的髂骨(膜)瓣转移术:沿切口向上于髂嵴前段切开腹外斜肌、腹内斜肌,暂时切断腹股沟韧带,解剖拉开精索或子宫圆韧带,切开腹横筋膜可见到旋髂深血管(图7-20A),向外上分离血管时分辨并结扎升支和进入肌肉血管,在髂骨内侧面保留肌肉约0.5cm。以血管走行中心,切取4cm×5cm骨瓣备用。也可切取4cm×5cm骨膜带少许骨组织,取下后注意残端血管的处理,外翻骨膜,用丝线缝合3针,以血管蒂为轴(蒂长 7~8cm),沿髂腰肌隧道,填入开窗的股骨头内(图 7-20B)。

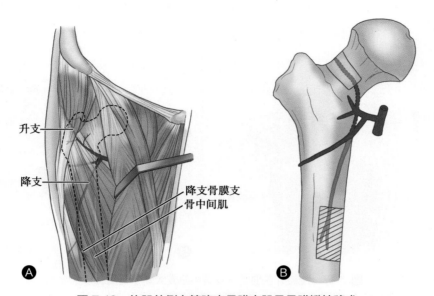

图 7-19 旋股外侧血管降支骨膜支股骨骨膜瓣转移术
A. 显露旋股外侧血管降支骨膜支;B. 将旋股外侧血管降支骨膜支股骨骨膜瓣植入

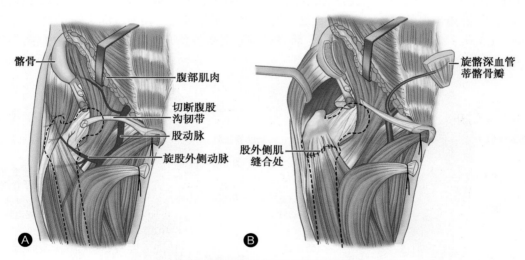

图 7-20 旋髂深血管蒂髂骨膜瓣转移术
A. 显露旋髂深血管;B. 将旋髂深血管蒂骨(膜)瓣植入头颈开窗处

3. 股骨头的修复与再造术 如果出现股骨头塌陷,畸形严重,甚至出现髋关节融合时,可以选用下列术式。

(1)股骨头腾起加股骨头修复术

1)适应证:此法适用股骨头明显塌陷,软骨面,虽然已有皱折,但无断裂,关节软骨下有大范围死骨和囊性变。

2)麻醉、体位、切口:连续硬膜外麻醉,仰卧位,患侧垫高 40°,在髂前上棘和髌骨外缘连线上,沿髂骨至髂前上棘下 3cm 处转向大转子外侧,然后,再转回到连线上形成一近双"S"形切口。

3)手术步骤:如为第 1 次手术治疗,在进入关节之前,先切取旋股外侧血管升支的髂骨膜瓣 3cm×2cm 大小备用(同本章第一节),然后,显露出髋关节囊,"十"字切开,将股骨头脱出,如果股骨头上端的软骨面有塌陷,但无断裂时,则在头颈部凿开 2cm×2cm 大小骨窗,然后清除软骨下的坏死骨囊性变(可于关节镜监视下进行),直到关节面已可上下浮动时为止。切取同侧髂骨骨柴,填入开窗的股骨头内,适力夯实,直至股骨头软骨面被腾起为止。最后,将带血管蒂的骨瓣转入头颈开窗处,嵌入股骨头内的骨松质之间。开窗为 2cm 宽,而骨瓣为 1cm 宽,所以嵌入后可给骨瓣带的软组织留有余地,避免将其剥离。如已做过髋前入路手术,也可选用隐蔽在股外侧肌深面的旋外侧血管横支的大转子骨瓣,或向上分离切取带旋髂深血管蒂的髂骨(膜)瓣。术毕缝合上方的关节囊,逐层缝合肌肉、皮下组织和皮肤(图 7-21)。

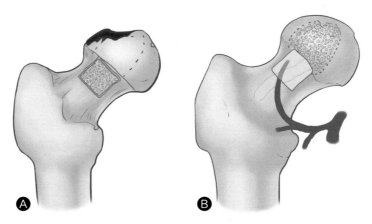

图 7-21 股骨头腾起前后带血管髂骨植入

4)术后处理:术后皮牵引重量在 5~6kg 为宜,一般在 45 天后,开始持续被动屈膝屈髋功能锻炼(CPM 功能练习),3 个月后方可负重行走。

(2)股骨转子间旋转截骨加带血管蒂骨瓣转移术

1)适应证:股骨头缺血性坏死负重区在上端有 1/3 破坏者。如超过 1/3 破坏区应用时应慎重。全头型塌陷禁用。

2)麻醉、体位、切口:分离旋股外侧血管升支血管,切取髂骨(膜)瓣同前。

3)沿髋臼唇切开关节囊,将股骨头脱出后,观察股骨头破坏情况后,股骨头复位,用电锯垂直股骨颈纵轴,在转子线远端 1cm 处作转子间截骨。再于小转子基底部和大转子顶部和转子间截骨线垂直截骨。使股骨头向前旋转 45°~90°,股骨头坏死区避开负重区。旋转时要注意保护旋股内侧动脉在股骨头后侧的分支,然后用两枚加压空心钉固定。在转旋后近股骨头破坏区的头颈交界处开窗,将带血管蒂的骨膜或骨瓣植入,开窗边缘钻小孔,用羊肠线缝合固定(图 7-22)。

4)术后处理:皮牵引 3 周,CPM 功能练习 10 天,2 个月可行走。

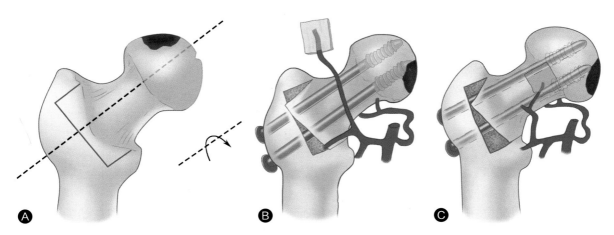

图 7-22 股骨转子间旋转截骨加股骨头修复术
A. 转子间截骨;B. 空心钉内固定及切取升支血管髂骨膜瓣;C. 旋股外血管升支髂骨膜瓣植入

（3）股骨头修补与部分重建术

1）适应证：在经 X 线和 CT、MRI 检查，属股骨头负重的上部 1/3 为坏死骨，软骨面已部分断裂的青壮年病人。

2）麻醉：硬膜外麻醉。

3）体位：平卧位，患侧垫高 45°。

4）切口：髂前部取以"S"形切口。

5）手术步骤：切开皮肤，皮下组织和筋膜，保护股外侧皮神经，在髂前上棘处和下方切断缝匠肌、股直肌起始点。透过筋膜可见到旋股外侧动脉，向外上分离，一般在旋股外侧动脉起点到升支的 1.5~3cm 处（少数在降支或直接起于主干）发出横支。在阔筋膜张肌内面肌门向外侧走行，结扎升支血管后，拉开阔筋膜张肌，分离横支血管要注意结扎股骨颈前分支。在股外侧肌起点下 1~2.5cm 处切开肌肉显露横支血管。为了保护发出的大转子前外侧支血管，可带前面部分股外侧肌 0.5~1cm 厚。将向外后侧的横支血管结扎，以免出血，游离出血管蒂后，加以保护备用。把股外侧肌切开推向外下，切断臀中肌、臀小肌止点，将臀大肌的大转子外侧部分切开，翻向后内侧附着处。显露出大转子后，切开关节囊，根据股骨头上端软骨损坏的轻重程度，设计切取不同形状的带血管蒂大转子骨瓣转移。

股骨头修补术：股骨负重区如有软骨部分脱落和死骨形成者，给予清除病灶后，股骨头软骨保持完好，只有少部分缺损。可以根据缺损的大小，在大转子外侧隆起处，凿取带血管蒂圆形骨瓣，转至股骨头修复缺损处，并用 3 号肠线固定（图 7-23）。

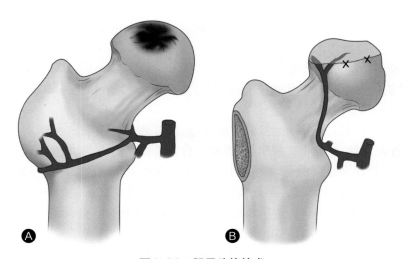

图 7-23　股骨头修补术

A. 股骨头上部 1/3 坏死；B. 切除坏死区，带血管蒂大转子骨瓣转位

股骨头部分重建术针对变扁畸形的股骨头达 1/2 或 1/3 者。在这种情况下，将整个外侧的大转子连同血管蒂一并取下，转到股骨头上端，用克氏针钻 3 个小孔，穿过肠线加以固定（图 7-23）。股骨头还纳后，见髋关节活动良好，缝合部分关节囊。

术后处理：患肢应用稍内旋的矫正鞋加皮牵引 45~60 天，CPM 功能练习 10 天，3 个月负重行走。

（4）全股骨头再造术

1）适应证：经过 CT 扫描和 X 线经切线位或 MRI 显示为全头形破坏的股骨头缺血性坏死。

2）麻醉、体位、切口：连续硬膜外麻醉，仰卧位，患髋抬高 40°。在髂前上棘和髌骨外缘连线上，沿髂骨至髂前上棘下 3cm 处转向大转子外侧，然后，再转回到连线上形成一近双"S"形切口。

3）手术步骤：切开皮肤，皮下组织及深筋膜，在髂前上棘下方切断缝匠肌和股直肌起始处。在筋膜下分离出旋股外侧动脉，向外上距该血管起点 1.5~3.0cm 处找到横支，在阔筋膜张肌向外分离，于股外侧起点下 1~2cm 处切开肌肉显露出横支血管，游离出血管蒂，为了保护大转子分支可带部分肌肉。然后再沿旋股外侧动脉或横支向上找到升支主干向外上分离在阔筋膜张肌上段的肌门处，沿分离出髂嵴支至穿入该肌的起始处。如髂嵴支偏细,应一并取臀中肌支。在大转子上臀中肌、臀小肌和部分臀大肌附着点处,切断并缝合结扎做为标记。然后,用骨刀将带血管蒂的外侧大转子骨瓣一并取下,一般为 4cm×2cm×2cm 大小,保护备用。再将附着肌肉整个缝合固定。在髂嵴内侧面行骨膜下分离,于髂前上棘和髂嵴下 2~3cm 处带部分阔筋膜张肌的肌肉。如带臀中肌支时则应带少许臀中肌,切取骨膜应带少许骨质,以免破坏骨膜上的毛细血管网,取下带血管蒂的骨膜一般为 3cm×4cm。然后,将骨膜由内向外翻卷缝合固定备用(图 7-24A)。

给予十字形切开关节囊,脱出股骨头,鉴于股骨头部软骨已完全脱落,骨质破坏严重,并呈乳白碎渣样改变,彻底清除病灶后一般只残留股骨颈及头下端,呈碗样创面,创面应有新鲜渗血为止。在股骨头颈交界处,开一 1cm×2cm 骨窗与股骨头下端碗样创面相通,先将带升支血管蒂的髂骨膜植入,尾端在开窗两边缘钻孔,用丝线缝合固定,将残留的碗口样创面空隙,取髂骨骨松质屑填平。然后,将带横支血管蒂的大转子转移到股骨头创面上覆盖,四边钻孔用羊肠线和股骨头残留端固定。还纳股骨头,见关节屈伸活动好,缝合部分关节囊(图 7-24B)。

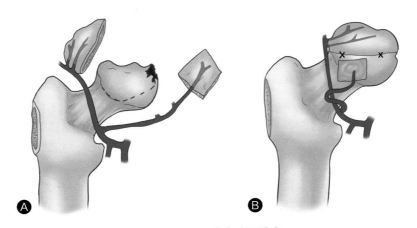

图 7-24　股骨头全头再造术
A. 切取升支血管髂骨膜瓣;B. 股骨头碗状创面填入骨屑、植入髂骨膜,大转子覆盖在股骨头上再造完成

4)术后处理,患肢用稍内旋的矫正鞋加皮牵引 50~60 天,CPM 功能练习 10 天,3~4 个月负重行走。

(5)股骨头颈部再造术

1)适应证:股骨头严重病变,出现全股骨头和部分股骨颈缺损。

2)麻醉、体位、切口:同本节股骨头修复与部分重建。

3)手术步骤:在进入关节前、切取出带旋股外侧血管横支大转子骨瓣 3.5cm×2cm×4cm,再分离取出带旋股外侧血管升支的髂骨三角形骨瓣 5cm×1.5cm×4cm,不带内板(切取方法同本节全股骨头再造术),然后,将切口向外上延长,于髂嵴前段切开腹外斜肌,腹内斜肌,暂时切断腹股沟韧带,解剖腹股沟管,拉开精索或圆韧带,切开腹横筋膜便可见到旋髂深血管,向外上分离血管,结扎肌支血管,越过升支取骨处,向外后分离血管约 8~11cm,在髂前内侧面保留肌肉 0.5cm,以血管走行为中心,切取 5cm×1.5cm×4cm 三角形骨瓣,不带外板(如第二次手术,旋股外侧血管升支已破坏,除了切取上述骨瓣外多带骨膜为 5cm×4cm,取游离的粗大髂骨备用)(图 7-25A)。

切开关节囊,脱出股骨头,清除股骨头颈残端的死骨和硬化骨,凿出新鲜骨创面,将带血管蒂的 2 个三角形髂骨瓣转移到颈部,插入股骨颈内,用钢丝或螺钉固定(如只有一种带血管蒂的髂骨膜瓣,转移到股骨颈后,取出游离的髂骨瓣,一并插入股骨颈固定后,将带血管蒂骨瓣的骨膜包绕在游离骨瓣上缝合固定。然后,将带血管蒂的大转子骨瓣转移到两个髂骨瓣上端,再用钢丝固定,将再造的股骨头复位后缝合上端关节囊)(图 7-25B)。

4)术后处理;患肢穿矫正鞋加皮牵引 60 天。CPM 功能练习 10~15 天。4 个月后负重行走。

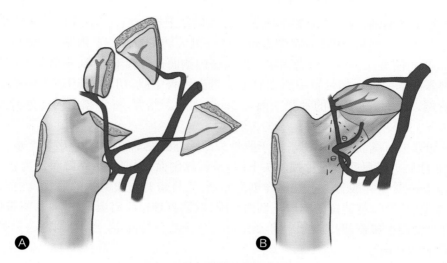

图 7-25 股骨头颈再造术

A. 切取三种不同的骨瓣;B. 两块三角髂骨瓣插入再造股骨颈、大转子骨瓣覆盖在两髂骨上头颈再造

(6)髋关节成形术

1)适应证:股骨头缺血性坏死晚期治疗不当引起的髋关节融合,年龄在 18~45 岁为宜。

2)麻醉、体位、切口:同本节股骨头修复和部分重建术。

3)手术步骤:切开皮肤、皮下组织和筋膜。在髂前上棘处和下方,切断缝匠肌,股直肌起始处,透过筋膜可见旋股外侧动脉,向外 1.5~3cm 处发出横支,拉开阔筋膜张肌,在股外侧肌深面,向外侧分离,便可见大转子外侧和前支。带 0.5~1.0cm 大小的肌肉组织。在大转子附近切取部分筋膜,形成筋膜多于大转子骨瓣。然后将取下的带血管蒂大转子骨与筋膜瓣,用盐水纱布保护备用,切开关节囊。用骨凿、髋臼凿将融合的股骨头,从髋臼内取出,一般股骨头小于原头,髋臼内有部分残留骨组织,给予刮除,并用髋臼钻或锉把髋臼扩大和成形,一般到髋臼硬化骨层为止,修整股骨头的上端要稍平,使大转子转移后形成半球形的股骨头,将带血管蒂的大转子骨与筋膜瓣转移至股骨头上部,根据情况可用钢丝,螺钉或羊肠线钻孔固定在股骨头上。筋膜部分一般用羊肠线固定包绕在股骨头的前端。股骨头复位活动灵活后,缝合部分关节囊(图 7-26)。

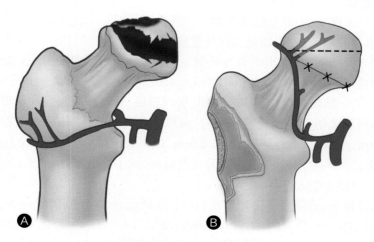

图 7-26 髋关节成形术

术后患肢屈髋 40°,皮牵引固定 45 天,CPM 功能练习 15 天,术后 3 个月患肢不负重。

(7)带血管蒂骨瓣转移修复陈旧性股骨头骨折及缺血性坏死:根据股骨头骨折的 Pipkin 分型情况,设计不同的手术方案,主要是根据旋股外侧血管的两个分支来设计的。股骨头骨折块较大,复位后能较好地固定者,选用升支的髂骨瓣。股骨头骨折块粉碎或从负重区分离又较小,不易固定,须切除者,可取横支的外侧大转子骨瓣,进行股骨头修补术。

1)麻醉:硬膜外麻醉。

2)体位:患侧髋垫高45°。

3)手术步骤:①切口同本节股骨头修复术和部分重建术;②切开皮肤及皮下组织及筋膜。在起点处切断缝匠肌和股直肌,在筋膜下分离出旋股外侧血管。

a. 在外上方分离出升支,在阔筋膜张肌上段处找到髂嵴支。直到穿入该肌的起止处。如髂嵴支偏细应一并切取臀中肌支。在髂前上棘和髂嵴下2~3cm处,带部分阔筋膜张肌,切取髂骨瓣3cm×1.5cm×2cm(根据骨折不同情况选择大小),不带内侧髂骨板。分离出关节囊"十"字切开。脱出损伤的股骨头,取出骨折块,清理残端,将骨折块复位。视骨折的分型选用钢丝,螺钉和空心钉内固定。股骨头复原后,在骨折两端凿一个骨槽,将带升支的骨瓣嵌入(图7-27)。

b. 在旋股外侧血管的外侧1.5~3cm处找到横支血管。在阔筋膜张肌内面肌门向外侧走行,拉开阔筋膜张肌。分离横支血管要注意结扎股骨颈前分支。在股外侧肌起点下1~2.5cm处切开肌肉,显露横支血管,为了保护发出的大转子前外侧支血管,可带前面部分股外侧肌0.5~1cm厚,将向外后侧的横支血管结扎避免出血,游离出血管蒂后显露大转子。根据股骨头缺损情况,切取大转子骨瓣。脱出股骨头,清除骨块,清理残端,将带血管蒂大转子转移到股骨头缺损处,钻三个孔用羊肠线加以固定。然后,缝合部分关节囊,肌肉和皮肤(图7-28)。

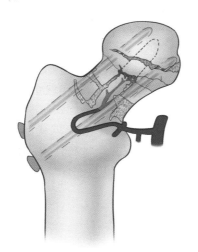
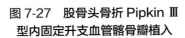

图 7-27　股骨头骨折 Pipkin Ⅲ
型内固定升支血管髂骨瓣植入

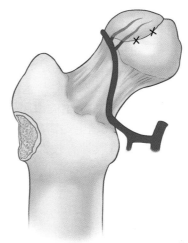

图 7-28　股骨头骨折 Pipkin Ⅱ
型横支大转子骨瓣修补股骨头

4)术后处理:术后给予患肢抬高40°,皮牵引45~60天,再行关节被动练习,3个月可行走。

(二)髋外侧入路带血管蒂骨瓣移植术

1. 应用解剖　髋外侧入路是从阔筋膜张肌和臀中肌间隙进入,从外侧显露髋关节的手术入路(图7-29),该入路无需损伤髋关节前方的肌肉及软组织,减少术后由于髋关节前方粘连和肌肉肌力减弱造成的髋关节屈曲受限。避免了前方入路对股静脉的牵拉刺激,减少术后深静脉血栓的发生。

该入路前方为阔筋膜张肌,肌肉内有旋股外侧血管升支髂棘支,向上分离可切取升支髂棘支髂骨(膜)瓣。入路下方阔筋膜张肌外缘之间可解剖分离旋股外侧血管横支,可切取大转子骨瓣,旋股外血管升支臀中肌支穿过阔筋膜张肌深面,横过其后缘进入臀中肌,之后分为两支,有一支向下行止于大转子上面和外侧面,经此入路亦可解剖分离,切取旋股外血管升支臀中肌支大转子骨瓣。关于旋股外血管升支髂棘支、臀中肌支及旋股外侧血管横支的起止、走行详见本章第一节,髋前入路带血管蒂骨瓣转移术。

2. 手术方法

(1)带旋股外侧血管升支髂骨瓣转移术

1）麻醉、体位、切口：采用连续硬膜外麻醉,仰卧位,患髋垫高40°,取髋外侧入路,切口起自髂棘前1/3,至髂前上棘,然后向大转子方向延伸,至其下5cm处,成一双S切口,长约12.0cm。

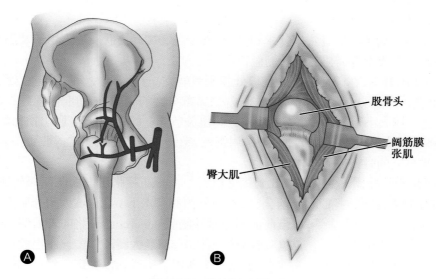

图7-29　髋外侧手术入路

2）手术步骤：切开皮肤、皮下组织,于臀中肌、阔筋膜张肌间隙分离。在阔筋膜张肌中份后缘切断部分该肌,之后向前于其深面解剖出旋股外侧血管升支主干(图7-30A),至其入该肌肌门处,带部分阔筋膜张肌肌袖分离升支的髂棘支至髂前上棘,中途结扎臀中肌支及阔筋膜张肌支,如髂棘支较细,可连同臀中肌支一并带上,切取髂骨外板骨瓣3cm×4cm,盐水纱布包裹备用。将阔筋膜张肌向前牵开,臀中肌向后牵开,显露髋关节囊,十字切开,切除炎性增生的滑膜组织,切除股骨头的骨赘,将头修圆。于头颈交界处用骨刀开窗,大小为2.0cm×2.0cm,用高速电钻清除股骨头内的死骨及肉芽组织,直至软骨下,于髂骨取骨松质颗粒,填入股骨头内,适力夯实,将股骨头软骨面腾起,最后将带血管蒂的髂骨瓣转入头颈开窗处,嵌入股骨头内的骨松质间,无需固定,缝合上端的关节囊,逐层缝合关闭切口(7-30B)。

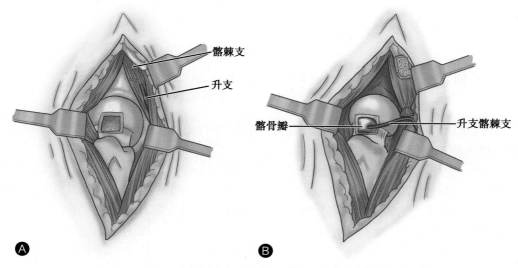

图7-30　髋外侧入路,旋股外侧血管升支髂骨瓣转移术
A. 显露旋股外侧血管升支；B. 将升支血管髂骨瓣插入头颈开窗处

3）术后处理：术后下肢外展中立位皮牵引一个月,之后CPM功能锻炼,至髋关节活动范围满意,扶双拐下地,每月复查X线片,术后3~4个月患肢不负重。

（2）带旋股外侧血管升支的臀中肌支大转子骨瓣转移术

1）麻醉、体位、切口：采用连续硬膜外麻醉，仰卧位，患侧髋部垫高45°。切口选择髋外侧切口，起自髂前上棘外下2cm，向大转子方向延伸，成一双"S"形切口，长约12cm。

2）手术步骤：切开皮肤、皮下组织及腱膜部，于阔筋膜张肌与臀中肌间隙进入，将阔筋膜张肌后缘从髂嵴附着处部分切断，向近侧翻开，于其深面肌质内找到旋股外侧血管升支，逆行分离至阔筋膜张肌内侧肌门，以保证血管蒂长度，中途结扎髂嵴支，显露臀中肌支（图7-31A）。然后再顺行分离臀中肌支至大转子止点，分离过程要带1cm肌袖，切取大转子骨瓣1.5cm×2.5cm×1.5cm。将阔筋膜张肌向前侧拉开，显露髋关节囊，十字切开，于头颈交界处用骨刀开窗2.0cm×2.0cm大，用高速电钻清除股骨头内坏死的骨质及肉芽组织，直至软骨下。切取骨松质，填入开窗的股骨头内，适力夯实，将骨头腾起，最后将带血管蒂的骨瓣转入头颈开窗处，嵌入股骨头内的骨松质之间，无需固定。缝合阔筋膜张肌附着处，缝合上端的关节囊，逐层缝合关闭切口（图7-31B）。

3）术后处理：术后皮牵引45天左右，CPM功能锻炼，每月复查X线片，3个月内患肢不负重。

（3）带旋股外侧血管横支大转子骨瓣转移术

1）麻醉、体位、切口：硬脊膜外麻醉，仰卧位，患侧髋部垫高45°。以大转子为中心取"S"形切口，近端弧线绕大转子前缘，切口两端向上下延伸共约14cm。

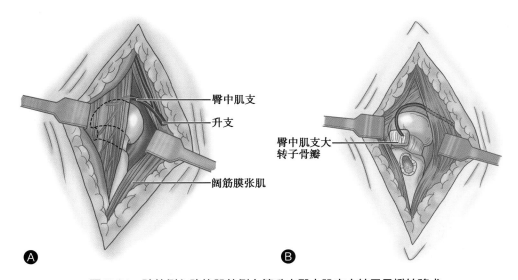

图7-31　髋外侧入路旋股外侧血管升支臀中肌支大转子骨瓣转移术
A. 显露旋股外侧血管升支臀中肌支；B. 将臀中肌大转子骨瓣植入头颈开窗处

2）手术方法：切开皮肤，皮下组织和深筋膜，在大转子水平阔筋膜张肌外缘与股外侧肌之间向前下分离，于股外侧肌起点下1~2cm切开该肌，游离出横支血管并向近端分离延长血管蒂（图7-32A），为了保护大转子分支可带部分肌肉。在大转子前外侧，切取带血管蒂骨膜瓣2.0cm×3.0cm，并于大转子骨瓣切取部位凿取自体骨松质屑备用。于股骨头颈部前外侧开骨窗2.0cm×2.0cm，以高速电钻清除病灶部位坏死骨及肉芽组织，直到软骨下，将骨松质屑填入股骨头内，适力夯实。将带血管蒂的大转子骨瓣转移入头颈开窗处，冲洗切口，逐层缝合（图7-32B）。

3）术后处理：术后患肢皮牵引制动，35天后行床上肢体功能练习，术后两个月扶拐下地部分负重行走。

（三）关节镜在手术中的应用

1. 应用解剖　仰卧位、侧卧位髋关节镜检查，分别以髋前方（股动脉外侧4cm，腹股沟韧带下4cm）为第1及第3进镜点，所以应注意防止股神经及股动、静脉损伤。股动脉为髂外动脉的直接延续，起自腹股沟中点后面，沿髂耻沟（即髂腰肌与耻骨肌之间的凹陷）下行至股三角尖处进入收肌管。股静脉全程与股动脉伴行，于腹股沟中点位于股动脉内侧。股神经是腰丛中最大的神经，发出后，先在腰大肌与髂肌之间下行,在腹股沟中点稍外侧,经腹股沟韧带深面、股动脉外侧到达股三角(图 7-33)。

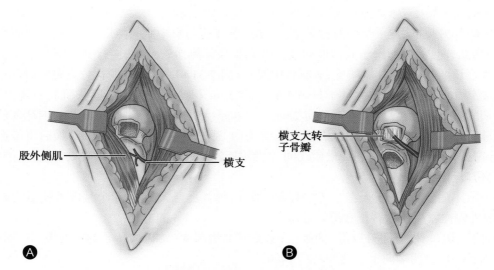

图 7-32　髋外侧入路旋股外侧血管横支大转子骨瓣转移术

A. 显露旋股外侧血管横支;B. 将横支大转子骨瓣植入头颈开窗处

大转子后上方则是仰卧位和侧卧位关节镜检查的第 2 进镜点,应注意防止其后方坐骨神经的损伤。坐骨神经是全身最粗大的神经,经梨状肌下孔出盆腔,在臀大肌深面,经坐骨结节与股骨大转子之间至股后,在股二头肌深面下降,一般在腘窝上方分为胫神经和腓总神经。

关节镜检查行患肢牵引时,会阴部位应垫好衬垫,以防损伤阴部神经,阴部神经由骶丛发出,与阴部内血管伴行,共同绕过坐骨棘经坐骨小孔至坐骨肛门窝,向前进入阴部管,在管内发出肛神经,分布于肛提肌,肛门外括约肌,肛管下部及肛周皮肤等。主干行至阴部管前端,即为会阴神经阴茎背神经(女性阴蒂背神经)。患肢牵引时,小腿部牵引装置应防止腓总神经损伤。

旋股外血管升支、横支、降支、骨膜支的解剖见本章第二节,髋前入路带血管蒂骨(膜)瓣转移术应用解剖。

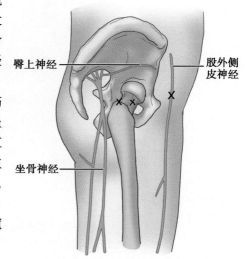

图 7-33　髋关节镜检查应用解剖

2. 手术方法

(1)关节镜检查法:同第五章第二节股骨头缺血性坏死关节镜检查法。

(2)关节镜监视下闭合性股骨头钻孔骨髓细胞移植术

1)手术方法:连续硬膜外麻醉,侧卧位,患髋在上,患肢向上分开 30°,安放在牵引架上,并将足固定在牵引鞋上,会阴紧贴会阴杆,并放好衬垫,大腿被托起,并牢固固定好,牵引使髋关节间隙缓慢地增宽,牵引力不能过大,以 10~25kg 为好,通过牵引系统,施加外侧的脱位应力不断造成内脱位,结果关节间隙可增加到 6~8mm,为插入关节镜造成条件。入镜口在大转子隆起点和股骨水平线上 2cm 处,切开 0.5cm 切口,插入注水器前,应首先用 18 号腰穿针向髋关节腔内注入生理盐水,然后在外侧向上 5°,向前 10° 的方向插入套管针,也可在 X 线影像系统的监视下进行。当穿刺针进入关节腔,会有水流出,插入 30° 关节镜观察,关节镜置在股骨头上端,从上端向前内、前外观察,然后从上端向后内、后外观察,换 70° 关节镜观察范围将更广泛。如果关节软骨无破坏时,于其大腿外侧以大转子为中心,作 3~4cm 纵形切口(图 7-34A),切开皮肤及皮下组织,分开股外侧肌,在大转子下股骨外侧用环钻在骨皮质上钻孔,然后用 8mm 的空心钻,方向对准股骨头的病变处或中央钻入,一般在关节面下方 0.3cm 退出空心钻,用高速电钻进一步扩大钻孔至 1cm 直径。沿钻孔骨道将关节镜置入,观察骨小梁的变化情况(图 7-34B)。如有骨小梁变性,可取出活检,标本送病理检查。用高速长柄电钻清除死骨后,骨缺损在 2cm 直径时可在大转子处切取少量骨松质植入减压孔,并于髂嵴处骨穿抽取骨髓 2~4ml,用长针头注入股骨头腔内,逐层缝合切口。

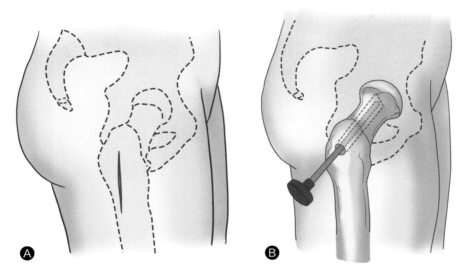

图 7-34　关节镜监视下闭合性股骨头钻孔及骨髓细胞移植术
A. 手术切口;B. 关节镜监视下病灶清除

2)术后处理:患肢皮牵引 30 天,CPM 功能锻炼 7 天,可下床活动,3 个月内不负重。

(3)关节镜监视下带血管蒂髂骨瓣移植术

1)手术方法:连续硬膜外麻醉,侧卧在牵引床上,患肢向上分开 30°,固定在牵引架上。沿髂骨外缘经髂前上棘再向大转子做一 S 形切口约 15cm 长,切开皮肤、皮下组织,沿阔筋膜张肌和缝匠肌、股直肌间隙进入,分离牵开肌肉后,在股直肌下深筋膜下,找到旋股外侧血管升支(图 7-35A),在阔筋膜张肌肌门处分离找到升支髂棘支,结扎臀中肌支及阔筋膜张肌支(如髂棘支过细,可将上臀中肌支一并带上)。带少许肌肉在髂骨外侧切取 1.5cm×3.5cm 骨瓣(不切取内板)备用。拉开肌肉,在前外至外侧的关节囊上,切开 1.5cm 长,将髋关节间隙逐渐牵开约 1cm,然后经此口置入关节镜,先充入生理盐水或关节冲洗液约 60~100ml,再按如下顺序:从外上→后内→后下→外后下,外前上→前内→前下→外前下,分别从不同角度对髋臼、圆韧带、股骨头及颈部、滑膜进行全面观察判断(髋关节内侧间隙存在小范围盲区,必要时可于该处切口置镜进入即可)(图 7-35B)。如关节软骨破坏严重,可扩大切口,改用股骨头重建术或人工关节置换术。若关节面光滑完好,或只有小范围散在隆起,可用刨削器予刨平修整。再用气钻在头颈处开窗约 1.5cm×1.5cm 大,边用关节镜观察,边进入病灶,旨在关节镜指导下尽量彻底清除坏死及囊性变的骨质,并注意避免过多地损伤正常骨质。根据股骨头内骨质缺损的范围,决定移植骨松质量。取髂骨骨松质填入,塌陷的股骨头可将其腾起,最后将带血管蒂的髂骨瓣嵌入骨窗内,适力夯实固定,不用缝合关节囊,逐层缝合关节切口(图 7-35C)。

2)术后处理:术后皮牵引 30 天,CPM 功能锻炼 7 天,可下床活动,3 个月内患肢不负重。

(4)关节镜监视下带血管蒂大转子骨瓣转移术

1)手术方法:麻醉、体位、切口同前。于阔筋膜张肌及缝匠肌、股直肌间隙进入,在股直肌深面筋膜下分离出旋股外侧血管,向外上距该血管起点 1.5~3cm 处找到横支,在阔筋膜张肌内面肌门向外分离,于股外侧肌起点下 1~2cm 处切开肌肉显露出横支血管,游离出血管蒂(图 7-36A),带 1cm 肌袖分离该血管至大转子外,切取带血管蒂大转子骨瓣 2cm×2cm。拉开肌肉,在前外至外侧的关节囊上,切开 1.5cm 长,将髋关节间隙逐渐牵开约 1cm,然后经此口置入关节镜。关节镜下观察关节内情况,然后于关节镜监视下股骨头颈开窗,病灶清除及植入骨松质后,将带血管蒂大转子骨瓣转位嵌于开窗处(图 7-36B)。

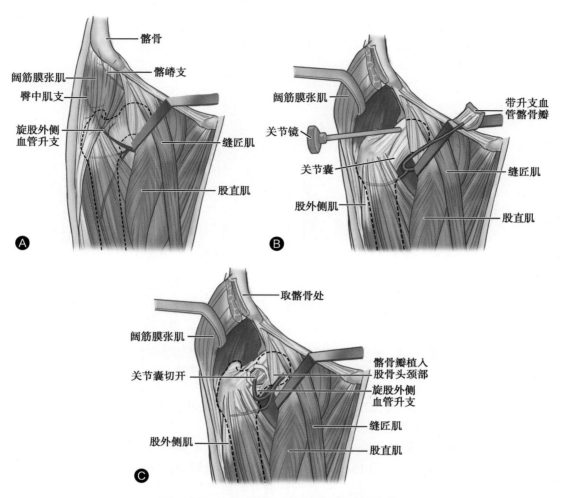

图 7-35 关节镜监视下带血管髂骨瓣转移术

A. 显露旋股外侧血管升支;B. 切取升支髂骨瓣后关节镜观察股骨头内情况;C. 将带血管蒂髂骨瓣植入股骨头颈开窗处

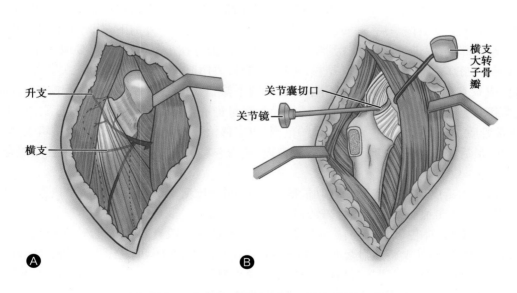

图 7-36 关节镜监视下带血管蒂大转子骨瓣转移术

A. 显露旋股外侧血管横支;B. 切取带血管蒂大转子骨瓣后,关节镜观察股骨头内情况

2）术后处理同前。

（5）关节镜监视下带旋股外侧血管降支骨膜支骨膜瓣逆行转移术

1）麻醉、体位、切口同前。

2）手术方法：于阔筋膜张肌及缝匠肌、股直肌间隙进入，在股直肌深面筋膜下分离出旋股外侧血管，向下解剖出降支，距降支起点下 3~6cm 处找到骨膜支，切开部分股直肌，结扎沿途血管，分离降支骨膜支至其入股骨中上段前内侧骨膜处，降支骨膜支蒂长 6~8cm（图 7-37A），切取股骨中段前内侧骨膜瓣 4cm×6cm，为保护骨膜生发层不受损伤，切取骨膜瓣时需带一薄层骨质。在降支骨膜支发出前结扎降支，形成逆行供血以远端为蒂的降支骨膜支骨膜瓣。将骨膜的生发层向外翻转缝合 2~3 针。拉开肌肉，在前外至外侧的关节囊上，切开 1.5cm 长，将髋关节间隙逐渐牵开约 1cm，然后在前外至外侧的关节囊上切开 1.5cm 长，将髋关节间隙逐渐牵拉开约 1cm，然后经此口置入关节镜。关节镜下观察关节内情况，然后于关节镜监视下股骨头颈开窗，病灶清除及植入骨松质后，将带旋股外侧血管降支骨膜支骨膜瓣转移到股骨头颈开窗处（图 7-37B）。

3）术后处理同前。

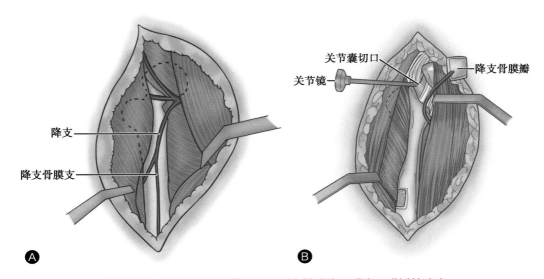

图 7-37　关节镜监视下带旋股外侧血管降支骨膜支骨膜瓣转移术

A. 显露旋股外侧血管降支骨膜支；B. 切取降支骨膜支及关节镜观察股骨头内情况

（四）髋后入路带血管蒂骨（膜）瓣转移术

1. 臀上血管深上支为蒂的髂骨瓣转移术

（1）应用解剖：臀上动脉经髂后上棘与股骨大转子尖端连线上方 7.2cm 处，穿过梨状肌上孔进入臀部，出梨状肌上孔后分为浅支和深支，臀上动脉深支在臀中肌深面，距起始部前方约 1.3cm 处分为 1~3 支，按支数分型，可分为三型：1 支型占 20%，2 支型占 93.4%，3 支型占 4.6%，2 支型的 2 个分支分别称为臀上动脉深上支和臀上动脉深下支。臀上动脉深上支一般在臀中肌深面与臀小肌始部上缘之间筋膜鞘中前行，至髂前上棘下缘后方约 8mm 处，旋股外侧动脉升支及旋髂深动脉等相吻合，臀上动脉深上支循髂嵴弓向前，除起始段外，几乎全程都走在髂后上棘，与髂前上棘连线的上方，该动脉主要供应髂嵴的前部和中部，其终点距髂嵴上缘约 1.4cm，该动脉具有 2 条伴行静脉，分别位于动脉两侧（图 7-38）。

（2）手术方法

1）麻醉和体位：麻醉同前。侧卧位，患侧在上。

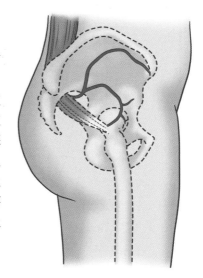

图 7-38　臀上血管深上支的走行

2)操作步骤

a. 切口：从髂嵴后 1/3 起沿髂嵴向前至髂前上棘，再向下延伸 3~4cm。

b. 显露血管：切开皮肤，向下翻转皮瓣，将臀大肌上缘的起、止端各切断 2~3cm，拉向后下方。在臀中肌后下缘和梨状肌上缘之间即可找到臀上血管及其分支。将臀中肌向前上方翻转，便能见及臀上血管深上支沿臀小肌上缘（臀前线）自坐骨切迹上方弧形向上，走向髂前上棘，沿途有分支在髂嵴下 2~3cm 处进入髂骨。为了更好显露，可循血管走行方向切断部分臀中肌。亦可采取逆行法分离血管蒂，即切开皮肤，向下翻转皮瓣，在髂嵴中点距外唇下方 3~3.5cm 处，纵行分开臀中肌纤维后，即可见及臀上血管深上支的中段，该段血管与髂嵴平面约呈 70°~80° 角。此后沿该血管走行，向前上方切开部分臀中肌至所要切取骨瓣处。如要求血管蒂长度超过 5~6cm，则需切断部分臀大肌，向近端分离臀上血管深上支至其起始处。笔者认为采用逆行法分离血管蒂，操作安全、简便。

c. 切取骨瓣：按预定范围，于骨膜下剥离内板，由内板向外凿取骨块，所取骨块的宽度约在 3cm 以上，以避免损伤深上支血管及其分支。在切断骨块四周软组织时，对骨块下缘的外骨膜须特别小心，因臀上血管深上支部紧贴外骨膜的浅面。至此，带臀上血管深上支为蒂的髂骨瓣已完全游离待用（图 7-39）。

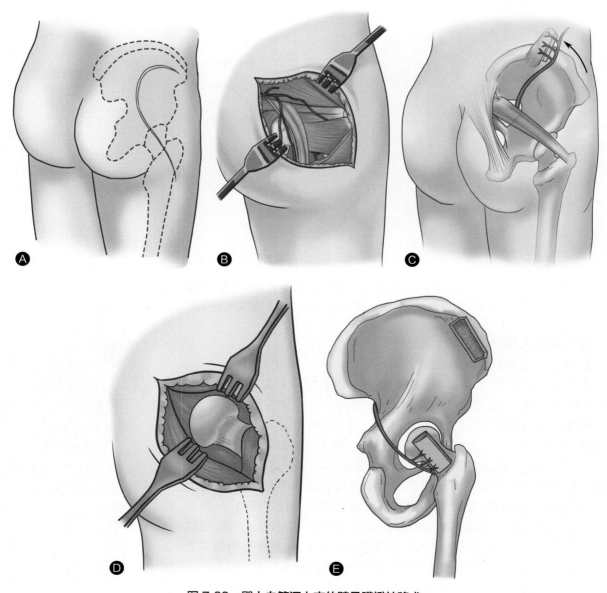

图 7-39　臀上血管深上支的髂骨膜瓣转移术
A. 切口；B. 显露坐骨神经；C. 切取带血管蒂髂骨瓣；D. 显露股骨头颈部；E. 髂骨瓣植入

2. 旋股内侧血管深支为蒂的股骨大转子骨瓣移位术

（1）应用解剖：旋股内侧动脉深支经短收肌与闭孔外肌之间达髋关节后方，继经股方肌与闭孔外肌之间循股骨颈基部的后面行向外上，末端潜入孖肌和闭孔内肌腱深侧，沿途分支供应邻近肌肉、股骨颈后面和大转子后部。旋股内侧动脉深支根部外径平均为1.7mm。发大转子支前外径平均为1.2mm。根部至大转子支发出点之间干长平均4.0cm，走向基本与转子间嵴方向一致。旋股内侧动脉深支的两条伴行静脉，外径平均为2.3mm和2.4mm。

大转子支单纯发自旋股内侧动脉深支者占65%，外径平均为0.7mm。发出点位于股方肌上缘下方平均6.2mm，距转子间嵴平均7.9mm处。大部分经股方肌与下孖肌之间外行浅出，越过转子间嵴，呈扇形分支分布于大转子后部。臀下动脉吻合支经坐骨神经的前面外行，逐渐潜入股方肌与孖下肌之间的结缔组织，其中约有30%至股骨颈基部与旋股内侧动脉深支吻合成动脉袢。由动脉袢发出大转子支，后者的外径、走行位置和分布区与发片旋股内侧动脉深支的大转子支类似。另有5%的大转子支系直接由臀下动脉吻合支延续而成（图7-40）。

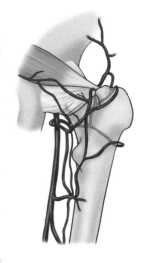

图7-40　旋股内侧血管深支的走行及臀下血管吻合支的走行

（2）适应证

1）移位性股骨颈头下型粉碎骨折（G Ⅲ~Ⅳ）。

2）陈旧性股骨颈骨折。

3）单纯股骨头缺血性坏死，一般宜选择Ficat Ⅱ、Ⅲ期病人，但也适用于部分第Ⅳ期病人。

4）适用于青、中年病人。

（3）麻醉和体位：宜选用硬脊膜外麻醉。侧卧位，患侧在上，髂部必须以盆托前、后牢靠固定。患侧的大、小腿还需分别搁放在两个特制的上、下呈凹面的工字形托架上，使托架上凹面支撑住患侧下肢，其下凹面恰好骑跨于健侧下肢而放置在手术床上，以便保持患肢处于严格的中立位或外展位，同时也有利于掌握下肢的内、外旋转，以显露股骨头、颈各部位。

（4）操作步骤

1）切口：切口起自髂后上棘的外下方约3cm处，沿臀大肌纤维方向至大转子上方略偏前，再向下延伸约5cm。

2）显露血管：切开皮肤、皮下组织和腔筋膜，钝性分离臀大肌纤维，将臀大肌在髂胫束附着处纵行向下切开，并切断部分臀大肌在股骨的止点。向两侧牵开臀大肌，先认清坐骨神经及越过该神经表面的臀下动脉吻合支，以免误伤。内旋患肢，使股骨颈和大转子后方组织得到充分的显露，分清大转子后方的结缔组织后即可清晰见及大转子支呈鸟爪状分布于大转子后方骨面，从大转子支起处切开股方肌，沿转子间嵴向小转子方向跟踪旋股内动脉深支。与此同时应与股方肌、下孖肌之间寻觅是否存在与旋股内侧动脉深支交通构成动脉袢的臀下动脉吻合支。当有该支存在时，应选用组成动脉袢的主要动脉为血管蒂，也可将二条血管蒂均匀保留。在切断上、下孖肌和闭孔内肌时要仔细保护臀下动脉吻合支。

3）切取骨瓣：按需要量在大转子后方，以转子间嵴为内侧界，上达大转子尖端，下至小转子上缘，凿取长条形骨块，一般长4~5cm，宽2cm，厚1.5cm。骨瓣所需宽度约为2cm，但其骨膜范围可略大，构成一骨、骨膜瓣，将更有利于修复股骨颈骨折。

4）骨瓣移位植骨：如为股骨颈骨折，在直视下将骨折两端复位并采取多针固定，此法除具有操作简便、固定可靠等优点外，更因其对股骨颈占位小，故有利于骨瓣植骨。骨折复位后颈部后侧每遗有较大的骨缺损，应切取大转子处骨松质进行充填，当复位和内固定完成后，用骨凿在颈后侧修整植骨床，并向头内凿成深1~1.5cm左右骨沿，留供骨瓣植入。骨瓣必须与头、颈及其基底部紧密嵌贴，用1枚克氏针将其尾端固定。如系股骨头缺血性坏死，应先切除增生滑膜组织，或修整股骨头边缘骨赘，然后沿颈纵轴凿一槽沟，向股骨头内挖出死骨和囊性变的肉芽组织。对关节面的部分塌陷者，用特制的圆头冲击器，将之复位。取大转子处骨松质充填股骨头残腔后嵌入骨瓣。骨瓣应深入头部1.5~2.0cm。因颈部所凿的槽沟较深，故骨瓣嵌入后一般均很稳定，必要时可在大转子处取带皮质的小骨片，楔入骨瓣与骨槽之间，以加强固定。

(5)术后处理:新鲜股骨颈骨折病人术后取伸髋位,穿矫正鞋或行皮肤牵引4周后可扶双拐下地不负重活动。在骨折完全愈合前,患肢严格做到不负重。如系陈旧性股骨颈骨折或新鲜骨折且颈部有严重粉碎者,术后当以髋部人字石膏或带腰的长腿外固定架固定8~12周,3~6个月不负重。

3. 臀下血管吻合支大转子骨瓣转移术

(1)应用解剖:臀下动脉吻合支发出点位于梨状肌下缘,经坐骨神经表面或深面行向外下,潜入股方肌与孖下肌之间的结缔组织中,至股骨颈基部,其主干与旋股内侧动脉深支直接吻合者占78%,末端分数小支与深支吻合或深支呈网状吻合者占22%,在构成吻合前从主干段每发一小分支直接分布于大转子后上方。

(2)手术方法

1)麻醉和体位:全麻或硬膜外麻醉。病人侧卧位,手术侧在上。

2)操作步骤

①切口同前。

②显露血管:切开皮肤、皮下组织,将臀大肌纤维钝性分离,纵行切开臀大肌在髂胫束的附着处,向两侧牵开臀大肌,显露坐骨神经及越过该神经表面的臀下动脉吻合支,从吻合支根部向下外方游离,分开股方肌与孖下肌间隙至近转子间嵴处,切开股方肌的止点,显露出旋股内侧动脉深支及其大转子支,注意保护吻合支与深支吻合部的完整性,切断结扎吻合部近侧的旋股内侧动脉深支主干及其远侧的终支。

③凿取骨瓣:切断部分股外侧肌起始处,推向下方,以大转子支的走向为纵轴,于大转子后、外部切除一椭圆形骨瓣,保留其表面的纤维组织筋膜。

④移位植骨:倒T形切开关节囊,脱出股骨头,切除病变骨组织,或先行凿除部分病变骨质后再行脱出清理。修整骨瓣,移位于股骨头残端,以两枚2mm的克氏针贯穿骨瓣固定,针尾留皮下待拔。之后,凿除臼缘骨赘,臼内不平者亦应予以修整。纳入股骨头,经测试关节活动良好,缝合部分关节囊。

⑤术后处理:伸髋位穗形石膏固定4周,改以皮牵引4~6周,并逐渐开始髋关节功能锻炼,6个月内不负重。

二、吻合血管腓骨移植术

(一)应用解剖

腓骨是小腿的非主要负重骨,上端称腓骨头,不参与膝关节的组成,下端形成外踝,是踝关节的重要组成部分。腓骨体有四缘、四面。前面有趾长伸肌和踇长伸肌及第三腓骨肌附丽;后面有比目鱼肌、踇长屈肌附着;内面有胫骨后肌附着;外侧有腓骨长、短肌附着。

腓骨具有多源性血液供应,除腓动脉外,尚有胫前动脉和膝下外动脉等均可作为游离腓骨瓣的营养血管。

1. 腓动脉 距腘肌下缘2~3cm,亦相当于腓骨头(指腓骨头尖端,下同)下方平均6.6cm处自胫后动脉发出,起点外径平均为3.7mm。有两条伴行静脉外径平均为4.5mm,和主干行向外下,起始部距腓骨平均1cm,越向下越靠近腓骨,跨过胫骨后肌上部后面,再沿腓骨后面与踇长屈肌之间下行,终支为跟外侧动脉。

(1)腓骨滋养动脉:多数为1支,起点距腓骨头下平均14.2cm,外径平均1.2mm。滋养动脉于腓骨中段、距腓骨头下方平均15cm处,经滋养孔进入骨内,分为升支和降支。

(2)弓状动脉:亦称肌骨膜支,有7~9支起自腓动脉,呈节段性分布于腓骨干供应腓骨骨膜。第2弓状动脉发出处距腓骨头下方平均9.2cm,起始部外径平均为1.4mm。此后每支间距3~4cm。弓状动脉起始后,有的紧贴骨膜表面,有的则先穿行一小段肌纤维后再达腓骨表面,成为骨膜支,由后向外向前环绕腓骨,弓状动脉互相之间存在丰富的吻合,分布于邻近的骨膜和肌肉。

(3)皮支、肌支:经小腿后肌间隙营养小腿外侧皮肤,其中尤以腓骨小头下9~20cm之处3支较为粗大而恒定,外径平均1.6mm。

(4)踝部吻合支:分为穿支和交通支,穿支分为升支和降支,降支下行与外踝前动脉、跗外侧动脉和跟外侧动脉吻合。

交通支：自外踝上 6~7cm 发出，向内经屈肌深侧，与胫后动脉相交通（图 7-41）。

由于上述穿支、交通支以及腓动脉的终支等在踝部形成交通网，故临床上可作成带血管蒂逆向腓骨瓣和逆向小腿外侧岛状皮瓣。

2. 胫前动脉 在腘肌下缘中点，相当于腓骨头下约 3.5cm 处，由腘动脉分出，起始部外径平均 3mm；有 2 条伴行静脉外径平均为 3.1mm 和 2.8mm。主干略向下斜穿骨间膜，然后紧贴骨间膜前面，在胫前肌和趾长伸肌之间下行。

（1）胫前返动脉：以单一血管干起自胫前动脉者占 90%，另有 10% 系与腓浅动脉共干。起点在腓骨头下平均 4.4cm，外径平均为 1.7mm，有两条伴行静脉，外径平均为 2.1mm 和 1.9mm。胫前返动脉起始后沿胫骨外侧面上行，发出诸多分支，其中有恒定的腓骨头支（1~3 支）分布于腓骨头的前、内侧面。其主干段很短，平均 0.6cm，无法构成可供吻合的血管蒂。胫前返动脉及其分支与腓总神经、腓深神经及其分支相互交错，且大多数血管支均位于神经的深面。

（2）腓浅动脉：距腓骨头下方平均 5.4cm 处发自胫前动脉，起点外径平均为 1.2mm，有两条伴行静脉，外径平均为 1.3mm 和 1.5mm。主干沿腓骨长肌与趾长伸肌之间下行，于起始部平均 2cm 以内向上发出返支（1~2 支）营养腓骨头，主干支在浅出外侧肌间隔之前，发出肌骨膜支（1~2 支）营养近段腓骨。

（3）营养腓骨干的肌骨膜支：胫前动脉在下行过程中发出数支肌骨膜支营养腓骨上 1/2~2/3 段，并与腓骨的肌骨膜支构成吻合。

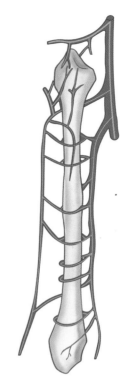

图 7-41 腓骨的血供

3. 膝下外动脉 距腓骨头上方平均 2.1cm 处，自腘动脉发出，起点外径平均为 1.5mm，2 条伴行静脉外径平均为 1.7mm 和 1.4mm。主干在腓肠肌外侧头和跖肌起始部深面走向外侧，至股二头肌腱和腓侧副韧带深面时发出下行支（2~3 支）分布于腓骨头。终末支贴外侧半月板外缘走行，参加膝关节动脉网。膝下动脉的主干段（指起点至下行支发出处）平均长 3.9cm，其下行支平均长 1.1cm。

（二）手术方法

1. 麻醉、体位、切口 连续硬膜外麻醉，仰卧位，患侧髋部垫高 30°。取髋部 Smith-Peterson 切口（图 7-42A）。

2. 手术步骤

（1）切取腓骨瓣：取对侧小腿中上 1/3 处外侧切口，沿腓骨长短肌和比目鱼肌之间达腓骨（图 7-42B），游离腓骨长短肌起点，保留少许骨膜外组织，从腓骨小头下 5cm 处向下切取腓骨 6~8cm（图 7-42C），牵拉腓骨，剪开骨间膜及部分肌组织，显露腓骨动静脉，保留相应长度血管，剪断结扎，将腓骨滋养血管对侧的骨膜纵行切开，向两侧剥离达腓骨周径的 1/3，使腓骨骨膜成扇形展开。

（2）头颈开窗，腓骨瓣移植：髋部取 Smith-Peterson 切口，纵行切开关节囊，清理骨赘，炎性增生的滑膜及血管翳组织，股骨颈前外侧凿成与腓骨外径相应的骨槽，沿骨槽方向向股骨头内凿骨洞，在 C 型臂 X 线机监视下达软骨下区，对坏死骨囊变区，进行凿刮处理后，取髂骨植骨，然后将腓骨远端插入股骨头骨洞内，余部嵌入骨槽内，腓骨骨膜已剥离面与股骨颈骨槽部相接，以一枚螺丝钉固定腓骨。腓骨动静脉与旋股外动静脉相吻合（图 7-42D）。

（3）术后处理：术后患肢外展中立位皮牵引 3~4 周，4~6 个月后根据 X 线改变决定负重时间。

（三）吻合血管腓骨移植术临床经验与技巧

股骨头缺血性坏死是一种进行性破坏的多病因疾病，病情进展常导致股骨头软骨下骨塌陷和关节软骨破坏、继发骨性关节炎。相关病因较多，近年来呈年轻化趋势。若未采取积极的治疗措施，很多病人最终需接受全髋关节置换。但人工髋关节置换术有较高的风险和一定的并发症，且大宗病例随访显示，与其他疾病相比较，因股骨头坏死接受全髋关节置换术的疗效要较因骨性关节炎进行同样手术的疗效要差。目前认为，对股骨头坏死在早、中期（Ficat Ⅰ、Ⅱ 期、Ficat Ⅲ 早期）采取积极有效的治疗措施，可以达到治愈或阻止、延缓病情进展的目的，推迟或避免行人工关节置换术。

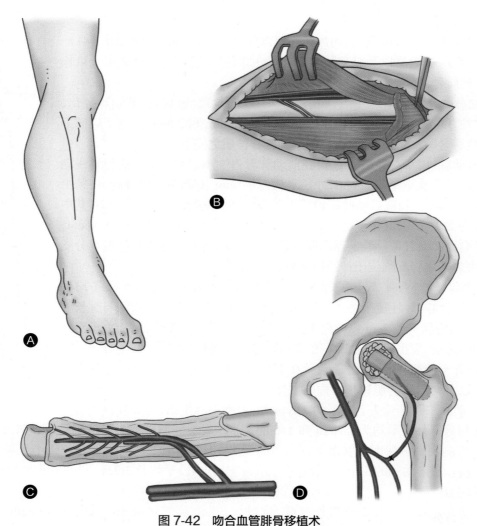

图 7-42 吻合血管腓骨移植术
A. 切口；B. 显露腓动静脉；C. 切取腓骨瓣；D. 将腓骨瓣植入头颈开窗处

股骨头坏死有很多保留股骨头的治疗方法，吻合血管腓骨移植是其中应用效果较好的一种方法。我科 1985 年 6 月~2016 年 6 月采用吻合血管腓骨移植治疗 Ficat Ⅰ、Ⅱ、Ⅲ期的股骨头坏死，现就其临床诊治经验进行叙述。

对单侧病例，常规取腓骨侧对侧。仰卧位，取腓骨侧需常规安置气压止血带（图 7-43）。

1. 带血管蒂的腓骨切取技巧 取健侧小腿中上 1/3 外侧切口，沿腓骨长、短肌和比目鱼肌之间显露腓骨，游离腓骨长、短肌起点并保留少许骨膜外组织，从腓骨小头下约 5cm 处向下切取腓骨 6~8cm，分离骨间隙及部分肌组织，显露腓骨动静脉，保留相应长度血管，剪断结扎，体积分数 1/1 000 肝素盐水冲洗后备用。纵行切开腓骨滋养血管对侧骨膜，向两侧剥离到约腓骨周径的 1/3，使腓骨骨膜成扇形展开。

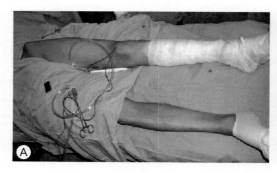
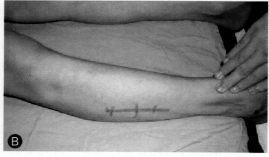

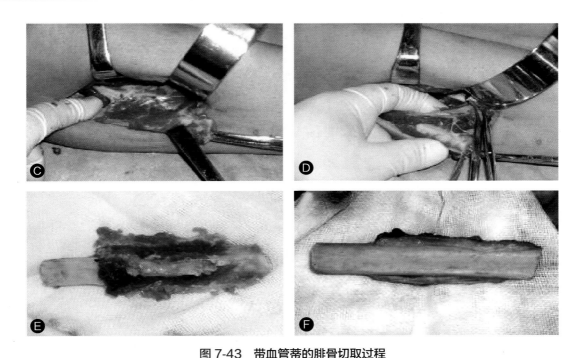

图 7-43 带血管蒂的腓骨切取过程

A. 手术体位;B. 腓骨手术切口;C、D. 显露腓骨动静脉,保留相应长度血管,剪断结扎;

E、F. 纵行切开腓骨滋养血管对侧骨膜,向两侧剥离到约腓骨周径的 1/3,使腓骨骨膜成扇形展开

2. 髋部手术技巧　患髋取 Smith-Petersen 切口入路(图 7-44A),切开阔筋膜,沿缝匠肌和阔筋膜张肌肌间隙进入(需要辨明股外侧皮神经并加以保护)(图 7-44B)。在髂前下棘下方约 1cm 处,切断股直肌直头,在髋臼上缘切断反折头。翻起股直肌,辨认出其深层的旋股外侧动、静脉的升支并分离保护(图 7-44C)。选择直径相应的血管,离断结扎后作为受体血管待用(图 7-44D)。

暴露并纵行切开前侧关节囊,清理骨赘、血管翳组织及炎性增生的滑膜组织,用骨凿和电钻在股骨颈前外侧凿成与腓骨外径相应的骨槽。在"C"形臂 X 线机监视下直达软骨下区,用骨钻和骨匙通过骨槽刮除坏死囊变区内的死骨直至软骨下 3~5mm(图 7-44E)。

凿刮完毕后,将修剪的腓骨插入股骨头内(血管蒂朝前以便吻合),透视调整腓骨位置,使其能起到足够的支撑作用。连接腓骨骨膜剥离面与股骨颈骨槽部,向股骨头内植入自体骨松质(取同侧髂骨),以一枚可吸收螺钉将腓骨段与股骨颈固定。腓骨动静脉与旋股外侧动静脉升支以 10-0 尼龙线间断缝合(图 7-44F)。

观察腓动脉的搏动,如吻合通畅,移植腓骨会有渗血。彻底冲洗伤口,逐层关闭。患髋置 24 小时负压吸引后拔除。

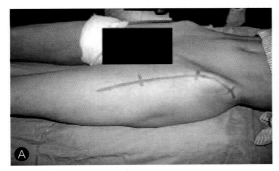
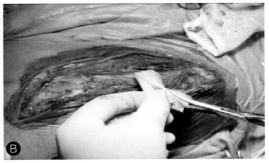

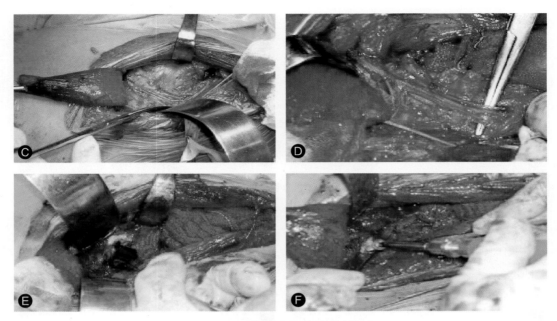

图 7-44 带血管蒂的腓骨切取过程

A. SP 入路的皮肤切口;B. 辨明股外侧皮神经并予以保护;C. 翻起股直肌,辨认出其深层的旋股外侧动、静脉的升支并分离保护;D. 选择直径相应的血管,离断结扎后作为受体血管待用;E. 股骨颈前外侧凿成与腓骨外径相应的骨槽并刮除坏死骨质;F. 单枚可吸收螺钉将腓骨段与股骨颈固定

3. 术后处理　皮牵引 3~4 周,3~6 个月后根据影像学改变确定负重时间。常规应用抗生素,术后第 2 天皮下注射低分子肝素钙 4 100IU/d,连续 5~7 天;第二天即开始股四头肌等长收缩运动,3~4 周内避免患髋活动,患髋适当给予皮牵引,4~6 周后可行不负重功能锻炼,3 个月后可部分负重,6 个月后完全负重。双侧股骨头坏死均需行手术治疗者,第二次手术可考虑在第一次术后 1~2 个月后进行。

4. 经验总结　目前保髋的手术方法可大体分为:髓芯减压术、各类骨移植术和各类截骨术三大类。这些治疗应符合下述原则:①创伤小,简便易行;②疗效好,结果可重复;③减少了日后行人工关节置换术的困难和并发症。有学者认为,单纯骨移植所提供的机械支撑力明显小于正常股骨头骨质,也存在着加速股骨头塌陷的风险。带肌蒂或血管蒂的骨松质移植也被较多采用,但由于不能对股骨头进行支撑,临床报道有效率不高。截骨术主要适用于非激素性的、年龄 <45 岁、髋关节屈曲 >90°,股骨头坏死范围 <30% 的病人。截骨术对技术要求比较高,且进一步破坏股骨头血运,截骨后股骨近段扭曲,不利于日后全髋关节置换的实施,应当慎重选择。因为预后的不确定性,截骨术并没有被广泛接受为治疗股骨头坏死的标准方法。

开展的血管吻合腓骨移植术具有一定的临床优势,可以防止和改善股骨头塌陷,促进局部骨血管化。其机制在于:①腓骨作为坚质骨为软骨下骨提供结构性支撑,防止骨小梁骨折及股骨头塌陷,为股骨头再血管化提供较好的环境;②骨内压升高可以导致股骨头坏死,此手术可以有效地达到减压及硬化带清除的目的;③游离腓骨移植是以较大的旋股外动静脉对股骨头颈部进行供血,可弥补关节囊切开造成的血管损伤,又可通过腓骨扇形张开的骨膜对腓骨与股骨相接处进行供血来促进其愈合;④选择在股骨颈部开槽,既达到关节囊切开的治疗作用,又使吻合后的腓骨动静脉等血管不至于受周围组织绞窄、挤压而发生闭塞,充分保证了股骨头血供。

临床随访采用电话随访、信函调查、亲自登门拜访、门诊复查等相结合的方式,复查内容为髋关节疼痛、功能活动评估、X 线摄片,部分病人行 CT 或 MRI。电话随访、信函调查一方面根据评分表内容对病人进行评估,另一方面邀请其来笔者所在医院行免费的影像学复查。对本市及周边地区无法联系的病人,研究者则登门拜访,并协助完成 X 线的复查拍摄工作。关于髋关节功能评分笔者采用了 Harris 评分标准。本研究随访时间较长,术前髋部疼痛的病人,术后症状均有不同程度的缓解,绝大多数再无须服用止痛药。

参与社会活动的病人,大多数不影响工作和日常生活,少数不能适应长距离步行。绝大多数病人对术后状况满意,对恢复充满信心。术后患髋的影像学改善不如临床症状显著,但股骨头关节面未出现恶化病例,且各期术后 X 线片改良率均较高,充分展现了手术效果。

吻合血管的游离腓骨移植是目前所有股骨头坏死保头手术中疗效最确切的方法,通过远期随访,发现其能够阻止或延缓病情的发展,改善患髋功能,提高病人的生活质量。目前该术式是否适用于已有股骨头塌陷的病人仍有争议,有支持者提出对于年龄 <35 岁、股骨头有 2~3mm 塌陷且尚未累及髋臼者,血管化骨移植仍然是一个治疗选择。吻合血管腓骨移植对于早期、股骨头塌陷前的坏死疗效好,而一旦发生塌陷,则效果相对较差。本方法对于 Ficat Ⅰ 期的病人虽能取得较好的疗效,但由于手术较大且减压的疗效尚可接受,因此对于 Ficat Ⅰ 期治疗也可以髓芯减压为主。但对于那些核心减压无效、有进展倾向或已开始出现Ⅱ期征象的病例应行本法治疗。选择该方法时还应考虑病人年龄因素,20 岁以上、Ficat Ⅲ 期以前、活动尚可的中青年病人均可考虑采用此法。总之,本法对于那些年轻、不宜行人工关节置换、髓芯减压无效、有进展倾向的病例,不失为一种较好的选择。

三、血管束及骨松质植入术

(一)应用解剖
同旋股外血管升支、横支、降支解剖。

(二)手术方法
1. 麻醉、体位、切口 硬膜外麻醉或全麻,仰卧位,患侧臀部垫高 5cm。取患髋关节前外侧改良的 Smith-Peterson 切口。

2. 手术步骤

(1)切取血管束:切开皮肤、皮下组织,于股外侧皮神经外侧切开深筋膜、显露缝匠肌。阔筋膜张肌,骨膜下剥离髂骨外板的肌肉,将股外侧皮神经、缝匠肌牵向内侧,轻轻提起股直肌肌腹,于股直肌反折头下,距髂前下棘约 8~10cm 处小心打开返折头,即暴露旋股外侧血管主干。术者佩戴手术放大镜(放大 2~3 倍),更换小血管外科器械,仔细分离旋股外侧血管的升、横、降支及其属支,直至肌肉内的终末小支,尽可能获得最大长度,每分离出 1 条血管,以 3-0 号丝线结扎末端,最后按血管归属,汇合成两束,生理盐水纱布包裹置股直肌与股中间肌间隙内保护备用。

(2)头颈部钻隧道、血管束植入:显露并切开关节囊,切除增厚的滑膜,于前下方切除一三角形关节囊(以便植入血管束),剥离髂腰肌于小粗隆之附丽,小心脱出股骨头,用直径 0.6~0.8cm 之空心钻自头颈部前方向坏死区钻两个骨隧道,穿孔坏死区外周的硬化带,直达软骨面下(髓心送活检),通过骨隧道刮除死骨及肉芽组织,尽量刮通囊腔间隔。软骨面塌陷者,取同侧髂骨之骨松质经隧道植入将其垫高,直至股骨头恢复或接近球形,软骨面有折裂、游离者,应做缝合固定;软骨面有缺损者,可取胫骨游离骨膜修补;股骨头有骨形成者,应凿除之,头增大者修小、锉圆,此总称为股骨头成形术。最后用肠线结扎血管束末端,将血管束经骨隧道引入股骨头达软骨面下,肠线穿出软骨面相互打结固定血管束,检查血管束无受压,无扭曲,小心还纳股骨头,逐层缝合切口(图 7-45)。

(3)术后处理:术后患肢外展中立位皮牵引 2~4 周,早期离床,扶双拐不负重行走,并指导病人功能锻炼,通过髋关节的屈曲得到塑形。术后 3~6 个月是功能恢复的关键时期。具体负重时间要根据临床症状、X 线片、ECT 等检查结果确定。

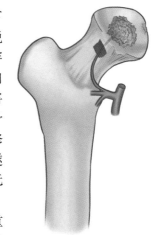

图 7-45 血管束植入及骨松质植入术

四、转子间旋转截骨术

(一)应用解剖
股骨头缺血性坏死的病变,常位于股骨头的外上方的前部,而股骨头的后部常保留有完整的外形、正常的软骨面及带有血液供应的软骨下骨,因此 1973 年日本 Sugioka Y 设计了转子间旋转截骨术,旨在转移坏死区,使其避免承重,收到了一定的效果,1984年Suigika Y报告其手术结果时指出:股骨头的完整部分大于股骨头总面积的1/3者,手术成功率为95%,而股骨头完整部分小于1/3者,手术失败率达38%,对股骨头缺血坏死范围大者不宜采用此术式。

股骨头大转子为臀中肌、臀小肌及梨状肌止点,小转子为髂腰肌附丽,梨状肌、上孖肌、闭孔内外肌、下孖肌附丽于股骨转子窝,股方肌附丽于转子间嵴,转子间截骨应避开肌肉附着处,一来可以避免手术损伤,二来可以避免术后带来的肌力丧失。股骨距位于股骨颈干结合部内侧内后方,为多层致密骨质构成的纵行骨板,为股骨上端内侧负重系统的重要组成部分,转子间旋转截骨应保留股骨距的完整性。

(二)手术方法

1. 麻醉、体位、切口　连续硬膜外麻醉,平卧位,患侧垫高45°,采用Smith-Peterson切口。

2. 手术步骤　切开皮肤、皮下组织及阔筋膜,于阔筋膜张肌与股直肌缝匠肌间隙进,用电刀切断阔筋膜张肌在髂嵴外板的附着至髋臼上缘,将阔筋膜张肌拉向外侧,缝匠肌及股直肌拉向内侧,显露髋关节囊,用剥离器剥离开关节囊表面髂腰肌,十字切开关节囊,将股骨头脱出,观察股骨头破坏情况,股骨头复位,用电锯垂直股骨颈纵轴,在转子线远端1cm处作转子间截骨,再于小转子基底和大转子顶部和转子间截骨线垂直截骨,股骨头颈游离后,使股骨头向前旋转45°~90°之间,股骨头坏死区避开负重区(图7-46),旋转时要注意保护旋股内侧动脉在股骨头后侧的分支,然后用三枚空心钉固定,冲洗切口,缝合关节囊,放置胶管引流,逐层缝合关闭切口。

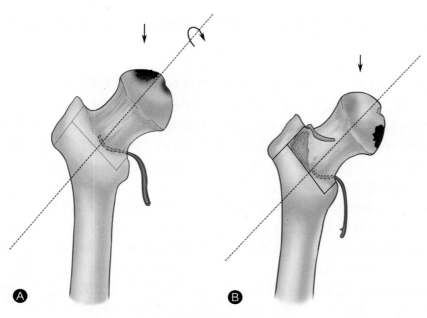

图7-46　转子间旋转截骨术

A. 旋转前;B. 旋转后

五、髓芯减压术

(一)髓芯减压及自体骨髓移植术

1. 麻醉、体位、切口　连续硬膜外麻醉,仰卧位,患侧垫高45°。

2. 髓芯减压　沿皮肤切开,直到大转子,剥离大转子下方的股骨外侧骨膜约2.0cm,在大转子下1.0cm用电钻在皮质上钻孔,穿透皮质后,用直径8mm的空钻从皮质孔钻入,方向对准股骨头的中心,股骨头部于摄片时用皮肤标记标明,待空心钻进入预计深度或感到钻入费力时,再摄X线片,了解空心钻的位置,股骨颈前倾角术前必须做出估计,手术亦可在C型臂X线机下进行,空心钻进达软骨面下4~5mm为宜,退出空心钻,取活检标本送病理检查。用直径4mm的空心钻经同一钻孔向另一方向钻入股骨头,使之成为另一减压道。

3. 自体骨髓细胞移植 于髂前上棘处进行骨髓穿刺,抽取自体骨髓 3ml,并于大转子处取少量骨松质,将二者混合,顺髓芯减压通道送入股骨头内,如要增加手术效果,可于髂前上棘下 4.0cm 切开 20cm 直达深筋膜,于 C 型臂 X 线机监视下,将关节镜套芯,顺切口刺入髋关节囊,于股骨头颈交界处刺入股骨头,达软骨面下,顺此孔道,用注射器将自体骨髓注入股骨头内,术毕,关闭切口(图 7-47)。

4. 术后处理 术后患肢外展 30° 中立位,皮牵引一个月,之后扶双拐下地,术后三个月内患肢不负重。

(二)髓芯减压及血管束植入术

1. 应用解剖 旋股外侧动脉降支骨膜支以 1 支占大多数,2 支仅占 34%(11 侧),起始后在股直肌深面经股内侧肌与股中间肌之间走行或穿股中间肌分布于股骨体前部中上段内侧骨膜。骨膜支的长度(7.1 ± 1.8)cm。降支起始处至骨膜支的总长度为(11.1 ± 2.9)cm。如为逆行供血降支的股外侧肌段至骨膜支共(15.6 ± 2.7)cm。经旋股外侧动脉灌注墨汁,测量降支骨膜支染墨范围为 5.0cm×9.0cm 或 4.5cm×10.0cm(图 7-48)。

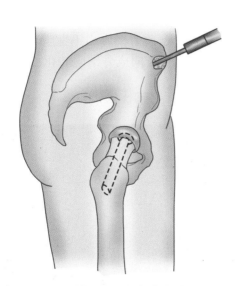

图 7-47 髓芯减压自体骨髓细胞移植术

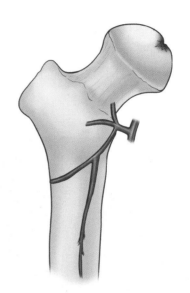

图 7-48 旋股外血管降支骨
膜支走行

2. 切口 在大转子和髌骨外缘连线上,S 形切口,上方弧度偏向大转子,下方弧度偏向大腿内侧。

3. 髓芯减压 方法同上。

4. 切取旋股外血管降支骨膜支,向下延长切口后解剖出降支,并向外下分离,距起始点下 3~6cm 处找到骨膜支,结扎沿途血管,分离血管蒂长 6~8cm。在降支骨膜支发出后结扎降支。将降支骨膜支血管直接转移到大转子骨道口,顺骨道送入股骨头内,将血管外周组织与隧道口处大转子表面筋膜缝合固定,以防血管蒂脱出,术毕,冲洗切口,逐层缝合关闭切口(图 7-49)。

5. 术后处理 术后患肢皮牵引 3 周,之后扶拐下地,每月复查 X 线片,3 个月内不负重。

(三)髓芯减压加脱钙基质植入术

方法同髓芯减压术,只是在减压后,顺大转子隧道向股骨头内注入脱钙骨基质,脱钙骨基质在临床上常用于刺激骨形成。脱钙骨基质包含

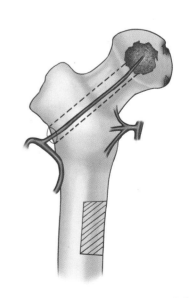

图 7-49 降支骨膜支植入股骨头内

一定数量的骨诱导成分,主要成分为骨形态发生蛋白 - 转移生长因子(BMP-TGF2)超基因家族,还可能在此基础上刺激新生血管形成和骨诱导。

(四)髓芯减压联合骨髓基质干细胞植入术

干细胞提取与培养:髓芯减压术后,病人改为俯卧位,术区消毒,铺无菌巾,选取髂后上棘为穿刺点,10% 利多卡因(10ml)局部浸润麻醉,以含 2ml 肝素钠的注射器抽取骨髓液 20ml。加入 percoll(1.073g/ml)细胞分离液,采用密度梯度离心法,2 000r/min 离心 15 分钟,吸取单核细胞层后,加入 DMEM 低糖细胞培养液,2 000r/min 离心 10 分钟,重复漂洗 2 次,加入含体积分数 10% 的胎牛血清 DMEM 低糖培养液,以体积分数 $5\%CO_2$、37℃培养 3 天后,半量换液,之后每 3 天全量换液。待细胞 80% 融合即开始进行传代培养。培养约 2 周后,第 2 代细胞以 0.25% 胰蛋白酶消化,加入生理盐水振荡后计数,并制成细胞浓度为 2×10^6 L-1 的细胞悬液备用。细胞消化终止培养后,经多次洗涤后制成细胞悬液,同时还进行细菌、衣原体等检测,检测为阴性后方可备用。光镜观察细胞形态。免疫荧光组织化学染色鉴定后细胞表型:取第 2 代的贴壁细胞制备细胞爬片,吸出培养基,向培养板里加入 PBS 洗涤 3 次,加入冷 40ml/L 多聚甲醛固定 20 分钟,PBS 洗涤 3 次,行 CD44、CD90、CD34 抗体免疫荧光染色(图 7-50)。

待髓芯减压两周后顺大转子隧道向股骨头内注入培养扩增后的骨髓基质干细胞悬液液,其两周髓芯减压通道内血肿激化形成网络状纤维连接类似天然细胞支架,将骨髓基质干细胞悬液注入后,可为细胞提供三维立体生长空间,供细胞间物质交换,有利于细胞生长及向成骨细胞转化,进而促进新骨生成(图 7-51、图 7-52)。

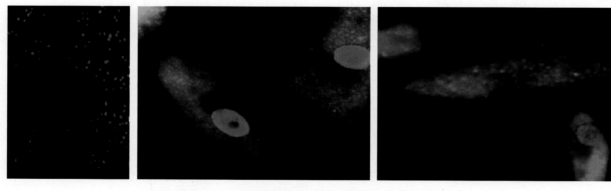

图 7-50　骨髓基质干细胞鉴定结果(免疫荧光染色)
骨髓基质干细胞呈 CD44 阳性(红色),CD90 阳性(绿色),不表达 CD34

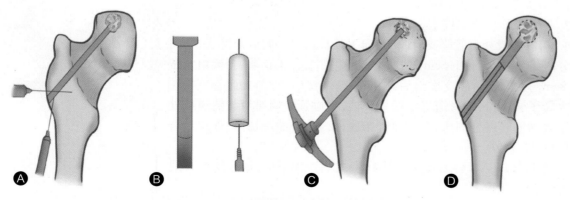

图 7-51　髓芯减压骨髓基质干细胞提取流程图
A. 环钻钻孔减压,大转子处多点抽取骨髓达 20ml;B. 提取环钻内骨质,近端骨柱取病理,远端骨柱保留,用克氏针于中央处钻孔备用;C. 打开环钻远端切刀,清除坏死骨,将中央处钻孔的远端骨柱原位回植;D. 远端以骨蜡封口

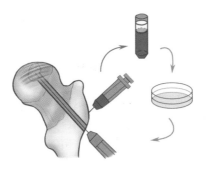

图 7-52　髓芯减压联合骨髓基质干细胞植入术流程图

【典型病例】

1. 男性,48 岁,左侧激素性股骨头缺血性坏死,经髓芯减压联合干细胞治疗术后 36 个月随访,其影像学改变,显示坏死区逐渐缩小及局限(图 7-53)。

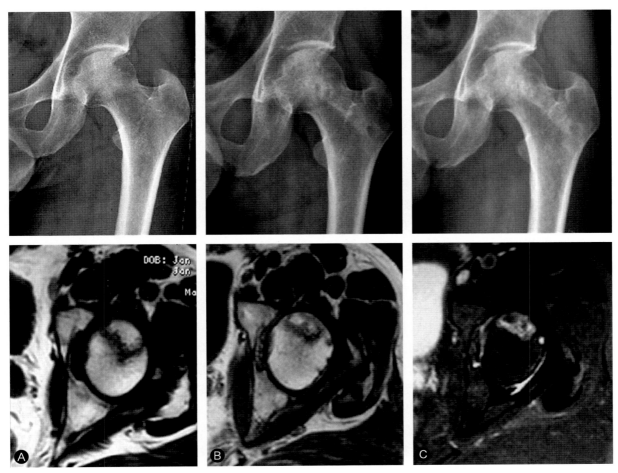

图 7-53　病例 1 患者影像学表现
A. 术前 X 线及 MRI;B. 术后 12 个月 X 线及 MRI 片;C. 术后 36 个月 X 线及 MRI

2. 女性,22 岁,双侧激素性股骨头缺血性坏死,经髓芯减压联合干细胞治疗术后 36 个月随访,其影像学改变,显示坏死区逐渐缩小及局限(图 7-54)。

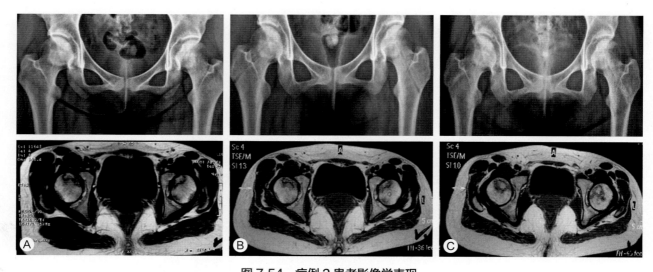

图 7-54 病例 2 患者影像学表现
A. 术前 X 线及 MRI 片；B. 术后 12 个月 X 线及 MRI；C. 术后 36 个月 X 线及 MRI 片

六、打压支撑植骨术

受髓芯减压和骨移植理念的启发，自 2002 年笔者采用髓芯减压 + 坏死病灶清除 + 骨松质粒打压植骨 + 异体腓骨螺钉支撑术（简称"打压支撑植骨术"）治疗"围塌陷期"股骨头坏死，经过长期临床观察，早中期及静脉淤滞型骨坏死疗效满意，现将其原理、适应证、手术技术、手术效果和发展前景介绍如下。

（一）打压支撑植骨术的原理

Phemister 于 1949 年首次报道经股骨颈减压孔道植入皮质骨技术，疗效报道不一。一般认为带血运植骨更利于生物学修复，文献报道带血运植骨疗效良好，而打压植骨可以获得局部结构良好的初始稳定性。股骨头坏死塌陷对股骨头及髋关节造成的最主要和最直接影响是各种形式的不稳定，临床可见股骨头软骨与骨分离、软骨下骨与骨分离。因此，笔者在传统经股骨颈行不带血管腓骨植骨的基础上，借鉴打压植骨理念，开展打压支撑植骨手术。传统的腓骨植骨技术将腓骨尽量植于接近关节面的位置，以更好地提供力学支撑，但不带血运的皮质骨再血管化过程慢，且与周围骨松质强度不一，容易产生应力集中，这可能也是其易失败的原因之一。笔者在尽量清除死骨后，先采用自体或异体骨松质进行层层打压植骨，改善塌陷，而非靠器械或腓骨直接打击软骨下骨来纠正塌陷，理论上避免了可能产生的应力集中。在软骨下骨附近植入骨松质有利于早期再血管化，而在打压植骨下方植入皮质骨条则加强了对上方植骨的支持。且植入皮质骨条时采用同种异体腓骨，能尽可能减少对正常解剖结构的损伤及并发症。皮质骨条旁拧入的空心加压螺钉为股骨头的力学稳定提供了机械支撑，也稳定骨条及骨条周围坏死区可能存在的断裂，在重建生物学骨传导途径的同时，重建了股骨头的力学稳定，可防止或延缓塌陷。同时空心螺钉有利于降低股骨头内压作用，促进血管爬行替代，改善局部血液循环，促进死骨的修复。以清除死骨使植入骨有良好骨床接触来改善局部血运，以骨松质骨粒有层次地打压植骨来实现早期股骨头内部稳定，支撑植骨术为坏死股骨头的修复提供了良好环境。

不带血管植骨虽然在改善血运方面没有直接血管束移植或带血运植骨效果好，但通过打压植骨可以恢复股骨头良好结构，为进一步修复提供了基础。经股骨颈隧道的不带血管植骨避免了带血运植骨所需的分离或吻合血管，创伤较小。6~8cm 皮肤切口，有限的软组织损伤，不经关节就可达病灶；使用同种异体腓骨条避免破坏病人其他部位的正常解剖结构，减少并发症的发生。该方法对局部解剖干扰也较小，一旦失败后可进行其他保髋术式或关节置换术，且术后康复时间明显缩短，符合微创理念。此外，不带血管植骨术操作简便，有动力髋螺钉内固定治疗经验的医生及 C 型臂 X 线机配备经过一段时间实践即可开展。因此，打压支撑植骨术具有手术操作简单、创伤小、并发症少等优点。

（二）手术适应证

股骨头坏死之所以成为骨科疑难病就在于单一的方法不能治愈所有病人,应根据坏死的病因、分期、分型、病变大小以及年龄等因素采用个体化的方法,以获得满意疗效。因此把握每种治疗方法的适应证尤为重要。

打压支撑植骨术主要适用于确定为血运分型的静脉淤滞型股骨头坏死,包括 ARCO 分期 Ⅱ 期以及 ARCO ⅢA 期的年龄小于 45 岁的中青年股骨头坏死病人,对部分 ARCO ⅢB 期病人,如坏死范围小,正蛙位 X 线片显示坏死区未超越髋臼外侧缘也可采用手术方式。而对于 ARCO ⅢB 期坏死区位于股骨头前外侧,尤其是髋臼外侧缘的外侧,进一步塌陷的可能性很大,笔者建议采用其他方法治疗。

（三）手术方法及术后处理

1. 术式　髓芯减压 + 坏死病灶清除 + 骨松质粒打压植骨 + 异体腓骨螺钉支撑术(简称打压支撑植骨术,图 7-55)。

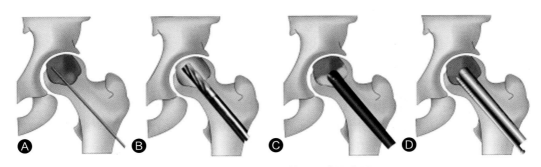

图 7-55　打压支撑植骨手术示意图

A. 于大转子下 2cm 股骨外侧中线处,以病灶为中心钻入直径 2mm 克氏针至股骨头下 5mm 进行定位;B. 扩孔器钻出骨隧道至软骨下 5mm,扩大骨隧道,清除坏死病灶;C. 经隧道填骨松质粒,用不同直径及角度的植骨棒打压改善或矫正塌陷的股骨头轮廓;D. 植入同种异体腓骨,拧入钛合金骨松质螺钉,挤压固定腓骨

2. 手术步骤　硬膜外麻醉,仰卧位,术侧臀后略垫高约 20°(如双侧手术则臀部同时垫高),使股骨颈与手术台平行,手术操作在 C 型臂 X 线机引导下进行。

(1)髓芯减压、病灶清除:常规消毒铺巾后,大腿外侧股骨大转子下方做纵行切口长约 6~8cm,暴露股骨大转子,于大转子下 1.5cm 股骨外侧中线处沿股骨颈中轴偏向坏死区中心钻入一枚直径 2mm 导针至股骨头下 0.5cm 进行定位。确定定位准确后,沿导针用动力髋螺钉(DHS)的扩孔器钻出骨隧道至软骨下 3~5mm,然后根据干燥异体腓骨直径(外包装有标记腓骨直径及长度)用自制"T"型扩孔器扩大骨隧道,清除坏死病灶,同时收集骨隧道内健康的骨泥备用。用一长柄角度刮匙伸入骨隧道达坏死区内搔刮,以便尽量清除死骨,注意操作过程不要穿破关节面。

(2)打压、支撑植骨:病灶清除完毕,充分冲洗骨隧道后,经隧道填充骨松质粒(自体骨混合同种异体骨),用不同直径及角度的自制植骨棒适当打压改善或纠正塌陷的股骨头轮廓,骨松质厚度约 5~10mm,然后测量植骨棒位于骨隧道的长度,植入相应直径及长度的干燥异体腓骨。

(3)挤压螺钉固定:紧贴腓骨后下方钻入导针,深度不要超过腓骨,测量导针长度,拧入 1 枚或者 2 枚相应长度直径 7.3/6.5mm AO 钛合金骨松质螺钉挤压固定腓骨,使骨松质、腓骨条和螺钉成为三位一体的稳定联合体,注意螺钉深度不要超过腓骨。

(4)术后处理:该术式简单,安全且损伤小,失血少,手术平均时间为 40(30~50)分钟,平均出血量为 65(40~100)ml。术后即可主被动活动,也可作短时间牵引。术后病因治疗(如戒酒),术后 1 周即可扶双拐患肢无负重行走,3 个月后根据 X 线片显示的股骨头修复情况决定是否部分负重行走。术后常规应用预防性抗生素。

（四）临床疗效

崔永锋等(2009 年)报道 110 例 ONFH 病人 135 髋,按 ARCO 分期,Ⅰ 期 6 髋(4.5%),Ⅱ 期 84 髋(62.2%),

Ⅲ期 45 髋(33.3%),其中 63 髋为激素性 ONFH(男 27 髋,女 36 髋,共占 46.7%),72 髋为酒精性 ONFH(均为男性,共占 53.3%),平均年龄为 40.1 岁,平均术后随访时间为 20.4 个月(18~30 个月),结果激素性 ONFH 优良率为 66.7%,总有效率为 85.7%,而酒精性 ONFH 的优良率为 79.2%,总有效率为 95.8%。认为植骨支撑术是治疗股骨头坏死的有效方法,激素性股骨头坏死疗效较差。

庞智晖等(2009 年)报道 35 例激素性 ONFH 病人 61 髋,按 ARCO 分期Ⅱb 6 髋,Ⅱc 17 髋,Ⅲa 10 髋,Ⅲb 8 髋,Ⅲc 20 髋;正位分型 B 型 7 髋,C1 型 30 髋,C2 型 24 髋;蛙位分型 B 型 4 髋,C1 型 34 髋,C2 型 23 髋。平均术后随访 24.64 个月,有效率为 87.5%。同时发现蛙位分型与预后和保髋疗效显著负相关,蛙位 C2 型保髋失败率高达 40%。认为植骨支撑术是治疗激素性 ONFH 的有效方法,同时术前应将正蛙位分型相结合可以减少观察盲区,有利于判断预后和评价保髋疗效。

王海彬等(2009 年)报道 45 例 56 髋围塌陷期股骨头坏死,根据 ARCO 分期标准,ⅡA 期 6 例,ⅡB 期 15 例,ⅡC 期 9 例,ⅢA 期 3 例,ⅢB 期 15 例,ⅢC 期 8 例。结果:随访 12~27 个月,平均 17.5 个月,临床评价总的优良率 85.7%,Ⅱ期优良以上结果有 27 髋(90.0%),Ⅲ期优良者 21 髋(80.7%)。影像学评价总的优良率为 37 髋(66.0%)。认为植骨支撑术能有效地治疗股骨头坏死。

何伟等对 2004 年 8~12 月期间采用该术式的 40 例(58 髋)股骨头坏死病人进行中期疗效评估,其中自体腓骨组 20 例(27 髋),平均 41 岁,按 ARCO 分期Ⅱ期 22 髋,Ⅲ期 5 髋;异体腓骨组 20 例(31 髋),平均 40 岁,ARCO 分期Ⅱ期 23 髋,Ⅲ期 8 髋。以再行保髋手术或转行全髋关节置换作为观察终点。结果 40 例病人均获随访,随访时间 36~40 个月,平均 37.5 个月。自体腓骨组与异体腓骨组股骨头保存率分别为 92.6%、90.3%。末次随访 Harris 评分自体腓骨组由术前(70.82 ± 8.26)分提高至(86.36 ± 6.27)分,异体腓骨组由术前(69.94 ± 9.59)分提高至(87.45 ± 7.03)分,两组治疗前后比较差异均有统计学意义($P<0.05$),术后两组间比较差异无统计学意义($P>0.05$)。影像学评估显示,自体腓骨组和异体腓骨组术后塌陷纠正或未加重分别为 17 髋(63.0%)和 21 髋(67.8%),获得良好修复分别为 20 髋(74.1%)和 22 髋(71.0%),两组比较差异无统计学意义($P>0.05$)。认为植骨支撑术治疗股骨头坏死可取得较好中期疗效;异体腓骨与自体腓骨作为支撑材料,疗效相似。

陈镇秋等对 2004 年 1 月至 2007 年 12 月采用植骨支撑术治疗 163 例股骨头坏死病人,均为男性且伴有长期酗酒史;获随访 93 例 123 髋,年龄 25~65 岁,平均年龄(41.01 ± 8.46)岁;按 ARCO 分期:Ⅱ、ⅢA、ⅢB~C 期分别为 33、63、27 髋;术前正位分型 C1、C2 分别为 24、99 髋;术前蛙位分型 C1、C2 分别为 32、91 髋;Harris 评分平均为(80.63 ± 6.38)分。随访时间 18~52 个月,术后平均随访 36.4 个月;术后 ARCO 分期:Ⅲ、Ⅳ期分别为 36、87 髋;术后 Harris 评分(91 ± 7.291)分;以关节置换为终点事件股骨头生存率约 82.2%。25~35 岁、36~45 岁、46 岁以上的股骨头生存率分别为:100%、87.1%、63.3%。25~35 岁、36~45 岁年龄阶段的股骨头生存率比 46 岁以上年龄阶段的股骨头生存率高;术前蛙位 C1、C2 的生存率分别为:100%、77.6%。术前蛙位分型为 C1 的股骨头生存率高于蛙位分型为 C2 的股骨头生存率。认为植骨支撑术治疗早期股骨头坏死的初期疗效良好,治疗效果与股骨头坏死病人的年龄及坏死蛙位分型有关,尤其适用于年龄小于 45 岁,蛙位分型坏死范围未超过髋臼外侧缘的股骨头坏死早期病人。

陈雷雷等对 2006 年 3 月至 2010 年 7 月采用打压支撑植骨术治疗的股骨头坏死病例 67 例(77 髋),获随访 54 例(64 髋),男 44 例,女 10 例;年龄 20~55 岁,平均(35.44 ± 8.86)岁。按病因分类:创伤性 5 髋、激素性 23 髋、酒精性 28 髋、酒精 + 激素合并型 4 髋、特发性 4 髋;按 ARCO 分期Ⅱ期 14 髋、Ⅲ期 50 髋;按 JIC 分型 B 型 6 髋、C1 型 23 髋、C2 型 35 髋。手术失败定义为术后患髋改行其他手术或 Harris 髋关节评分为差(<70 分),股骨头生存时间定义为病人接受打压支撑植骨手术与手术失败之间的时间间隔。全部病例随访 5.13~10.84 年,平均(8.61 ± 1.45)年。末次随访时 Harris 髋关节评分优良率为 81.3%(52/64),随访 8 年以上优良率为 76.0%(38/50)。手术失败 10 例(12 髋),失败率为 18.7%(12/64),股骨头 8 年生存率为 92%。术前年龄、病因、疼痛时间、ARCO 分期、JIC 分型各组间差异无统计学意义($P>0.05$)。不同病因病人术后 Harris 评分及优良率差异无统计学意义($P>0.05$);20~30 岁、31~40 岁组与 >40 岁组比较术后 Harris 评分及优良率差异具有统计学意义($P<0.05$);初次疼痛发生时间 ≤ 6 个月组、7~12 个月组与 >12 个月组相比,术后 Harris 评分及优良率差异有统计学意义($P<0.05$);Ⅲa 期与Ⅲc 期相比术后 Harris 评分及优

良率差异具有统计学意义($P<0.05$);JIC C1 型与 C2 型相比术后 Harris 评分及优良率差异具有统计学意义($P<0.05$);多因素 Logistic 回归分析显示,疼痛时间、ARCO 分期、JIC 分型与股骨头坏死病人打压支撑植骨术后 Harris 评分优良率显著相关($P<0.05$)。结论认为打压支撑植骨术治疗股骨头坏死中长期随访疗效满意,尤其是初次疼痛发生 12 个月内、塌陷程度 <2mm、股骨头外侧壁保留疗效更佳。

打压支撑植骨术作为一种治疗早中期股骨头坏死的方法,其疗效是肯定的。但仍有一部分病人出现后期塌陷,继之出现髋关节炎,以至日后不得不行关节置换术。针对塌陷问题,许多学者进行了此方面的探索。

近年来,随着对分子生物学研究的深入以及技术的改进,骨形态发生蛋白(BMP)和干细胞(MSC)移植已从基础实验到应用于临床对股骨头坏死的治疗,用来弥补或生物材料移植的不足。骨髓多能干细胞是骨髓的一种间充质细胞,来源于中胚层,具有多向分化潜能,在特定的理化条件与细胞因子诱导下,可定向地向成骨细胞方向分化形成骨细胞。BMP 则能促进并诱导其向成骨细胞方向分化,并增强其成骨功能。尤其是由于病人本身的干细胞破坏严重,骨髓间充质干细胞的移植比单纯自体骨移植效果要好得多。Hernigou 等用单纯自体骨髓移植治疗股骨头缺血性坏死,共治疗 116 例 189 侧 I～IV 期的股骨头缺血性坏死,疗效满意。Gangji 等比较了髓芯减压术加骨髓干细胞移植与单纯髓芯减压术治疗早期股骨头坏死的疗效,提示髓芯减压术加骨髓干细胞移植治疗早期股骨头坏死的疗效明显优于单纯髓芯减压术。章建华等应用髓芯减压加自体多能干细胞、脱钙骨基质(含 BMP)植入用于临床治疗早期股骨头坏死均取得较好疗效。植骨支撑术对股骨头起到良好的机械结构支撑作用,防止或纠正股骨头的塌陷,笔者希望以后工作在不断明确手术适应证和改进手术技巧的同时,增强股骨头局部成骨的能力,植入 BMP 或者 MSC 等材料来加速坏死骨修复,同时,笔者也正在从三维有限元角度分析股骨头坏死塌陷的生物力学作用机制,增加对股骨头负重区支撑作用,从而提高保髋的成功率。

总之,植骨支撑术对治疗早中期股骨头缺血坏死是一简单、安全和相对有效的方法。对中青年病人来说,该术式是目前阻止或纠正股骨头塌陷,延缓或者避免全髋关节置换时间最好的、危险性较低的方法之一。

(何 伟)

七、带肌蒂骨瓣转移术

(一) 缝匠肌蒂髂骨瓣

1. 应用解剖　缝匠肌位于大腿前面及内侧面的皮下,在腹股沟韧带及阔筋膜张肌之间起自髂前上棘及下方的骨面,向内下方走行,绕过股骨头内收肌结节的后方至小腿,与半腱肌、股薄肌共同形成鹅足,止于胫骨平台下方,肌全长 52.3cm,肌腹长 46.4cm,在髂前上棘下方 10cm 处肌腹宽 2.3cm,厚约 1cm。缝匠肌的血供呈节段性分布。肌的上部主要有股深动脉,旋股外侧动脉和股动脉近侧段的分支供应,肌的下部主要有膝降动脉的分支供应,缝匠肌蒂骨瓣主要涉及肌上部血供,上部血供主要来自股深动脉的缝匠肌支、旋股外侧动脉降支的缝匠肌支及股动脉近侧段直接发出的缝匠肌支,这些动脉均在髂前上棘下方 10~18cm 处由肌内侧缘入肌(图 7-56A)。

2. 手术方法

(1)麻醉、体位、切口:连续硬膜外麻醉、仰卧位,患侧髋部垫高 30°。切口采取 Smith-Peterson 切口,长约 12.0cm,切口起自髂嵴前部,沿髂嵴向前达髂前上棘,然后沿大腿前外侧向远侧延伸。

(2)手术步骤:切开皮肤及皮下组织,切开缝匠肌两侧的阔筋膜,找出股外侧皮神经,游离并向内侧牵开,于髂前上棘处凿取骨瓣 3.0cm×2.0cm×1.5cm 大,向远端游离缝匠肌蒂,约 6.0cm,盐水纱布包裹骨瓣备用,于髂嵴外缘切开臀中肌与阔筋膜张肌的附着部,用骨膜剥离器行骨膜下剥离。在剥离过程中以干纱布或温热生理盐水纱布填塞于髂骨外面及翻转的骨膜、肌肉之间,将股直肌向内侧牵开,阔筋膜张肌向外侧牵开,显露髋关节囊,注意关节囊下方 5cm 处的旋股外侧动脉升支,应将其切断、结扎,用骨膜剥离器剥离髋关节囊表面的髂腰肌和脂肪组织,T 形或十字切开髋关节囊,切除增生的骨膜,修整股骨头边缘增生的骨赘,于股骨头颈部开窗,清除死骨及肉芽组织,取髂骨骨松质填入,适力夯实,将带缝匠肌蒂的髂骨骨瓣嵌入松抽骨内,无需固定(图 7-56B)。

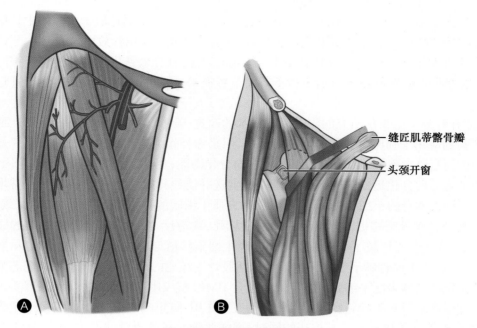

图 7-56 带肌蒂骨瓣转移术

A. 缝匠肌的血管分布;B. 缝匠肌蒂髂骨瓣转移术

(3)术后处理:术后患肢外展中立位皮牵引 1 个月,之后 CPM 功能锻炼,髋关节功能恢复满意后扶拐下地,3 个月内患肢不负重,每月复查 X 线片。

(二)阔筋膜张肌蒂髂骨瓣转移术

1. 应用解剖 阔筋膜张肌位于髋部和大腿外侧,居于缝匠肌和臀中肌之间,以腱膜组织起于髂前上棘和髂嵴外侧唇的前部,全肌包在两层阔筋膜之间,上厚下薄,逐渐移行于髂胫束,髂胫束向下止于胫骨外侧髁,该肌全长 16.1cm。阔筋膜张肌的主要营养血管是旋股外侧动脉升支,升支主干经股直肌深面向外上走行,至阔筋膜张肌肌门,分出髂嵴支、臀中肌支和阔筋膜张肌支。髂嵴支沿内面向上走行,在髂前上棘分出 2~3 支,升支长度(8.5 ± 3.0) cm(图 7-57)。

2. 手术方法

(1)麻醉、体位、切口:连续硬膜外麻醉、平卧位,患髋垫高 30°。取髋前外侧 Smith-Peterson 切口。

(2)手术步骤:切开皮肤及皮下组织,切开阔筋膜张肌前缘,保护股外侧皮神经,分离阔筋膜张肌、股直肌间隙,显露股直肌深面的旋股外侧动脉,分离至其入阔筋膜张肌肌门处,注意勿损伤。于髂前上棘处切到髂骨外板骨瓣 3.0cm × 2.0cm × 1.5cm,将骨瓣向远端翻开,游离其肌蒂,长约 6.0cm,结扎肌肉断面的血管,盐水纱布包裹备用,余手术步骤同缝匠肌蒂髂骨瓣(图 7-58)。

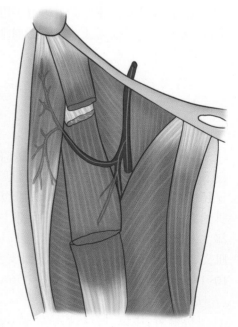

图 7-57 阔筋膜张肌的血管分布

(3)术后处理同前。

(三)股方肌蒂大转子骨瓣转移术

1. 应用解剖 股方肌起于坐骨结节外侧面,肌束斜行向后方,下缘小部肌束绕坐骨下缘至坐骨外缘,此部称水行部;之后转向水平向外上延于转子间嵴及其外侧的骨面,此部称水平部。股方肌止点的下缘在小转子上缘水平。股方肌终止部全部为肌性者占 99%,上部大部分为肌性,下 1/3 为腱性者仅占 1%。股方肌的血液供应主要来源于臀下动脉、旋股内侧动脉深支、股深动脉第 1 动脉升支的分支,并与股方肌止点的血管存在吻合支,股方肌主要靠多条血管分出的肌动脉分布供应,在肌表面和肌质内形成良好的吻合,分布到大转子区的血管,同时也分布到肌肉,而股方肌又以肌性终止于大转子。大转子筋膜血管亦来自以上血管,且与大转子骨膜血管存在广泛的吻合,切取股方肌大转子骨瓣包括了大转子供血范围,可以形成带肌蒂和血管蒂的骨瓣,血供丰富(图 7-59)。

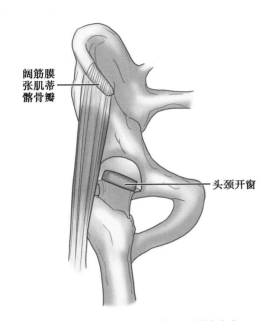

图 7-58　阔筋膜张肌蒂髂骨瓣转移术

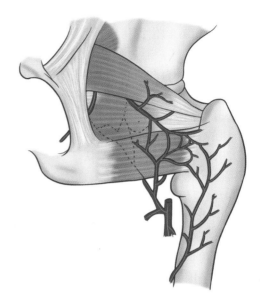

图 7-59　股方肌的血管分布

2. 手术方法

(1)麻醉、体位、切口:连续硬膜外麻醉,俯卧位,髋关节后外侧切口,起自髂后上棘外侧 5~6cm,斜向大转子顶部前缘,继沿股骨干走向远侧,止于粗隆下 8~10cm 处。

(2)手术步骤:切开皮肤及皮下组织,于臀大肌外上缘处将其沿肌纤维走行分开,切开阔筋膜张肌后缘,显露臀大肌止点,切断部分臀大肌止点,将臀大肌牵向内侧,显露髋关节外旋肌群,注意保护坐骨神经,内旋髋关节,切断梨状肌、闭孔骨外肌与上下孖肌的转子间上点,向内侧分离显露关上后部。分离股方肌上方的疏松结缔组织,于股方肌附着处,用骨刀切取 3.0cm × 2.5cm × 1.5cm 大小长方形骨瓣,向近侧翻转,盐水纱布包裹。T 形或十字切开髋关节囊,切除增生的滑膜,将髋关节后脱位,切除股骨头边缘增生的骨赘。于头颈交界处开窗,清除股骨头内的死骨及肉芽组织,植入髂骨骨松质,适力夯实,将带股方肌蒂大转子骨瓣嵌入开窗处的骨松质内,缝合关节囊及切断的外缘肌(图 7-60)。

(3)术后处理:下肢外展中立位皮牵引 1 个月,每月复查 X 线片。术后 3 个月逐渐负重行走。

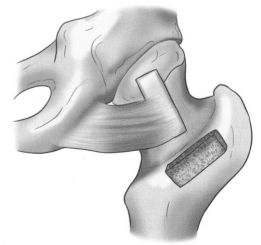

图 7-60　股方肌蒂大转子骨瓣转移术

八、带血管蒂骨瓣移植联合多孔钽金属棒植入腾起术

多孔钽金属具有良好的生物相容性和介导骨生成的特性,其表面结构与股骨头内骨小梁结构非常

接近,其表面的孔隙率为 75%~80%,与骨的结构较类似,平均孔隙为 550μm,因此适合人体组织快速长入。Bobyn 等的实验表明,多孔钽金属植入物植入动物模型后出现迅速的骨长入和固定力。多孔钽金属棒植入物弹性模量为 3GPa,介于软骨下骨板(1.SGPa)与皮质骨(15GPa)之间,远低于常用的钛合金植入物(110GPa),多孔钽金属棒的弹性模量与人股骨头软骨下骨相当接近,具有承担生理负荷的能力。Heiner 等制作股骨头坏死模型并行生物力学测试,评估多孔钽金属棒对软骨下骨板的支持强度和有效性,结果显示植入后软骨下骨板骨缺损平均减少 29%,植入物本身的强度是植入股骨头后所受压力的 9.3 倍,且经受住 4 倍于体重的疲劳试验。因此,多孔钽金属棒植入是安全有效的。多孔钽金属植入物的外形设计为直径 10mm 的圆柱体,长 70~130mm(以 5mm 递增),末端螺纹部分长 25mm,直径 14mm,此设计可与骨质产生高摩擦力,使植入物位置稳定,而半球形尖端则用于抵抗压力及支持软骨下骨板。钽金属具有优异的生物兼容性和力学特性。通过特殊加工工艺制成的骨小梁钽金属有 80% 的孔隙率,其蜂窝状结构类似于人体的骨小梁,并且具有和人体骨质相同的弹性模量。Pederson 等分析了钽棒治疗股骨头坏死三维有限元特点,认为植入钽棒不会形成应力遮挡,可对股骨头提供结构性支撑。同时 Bobyn 等的动物试验研究证实,钽棒内部的蜂窝状构造便于骨组织修复和成骨细胞快速、牢靠地长入,4 周后软组织长入即可达 1cm。Zimmer 公司的骨小梁重建—ONFH 钽棒是针对早期 ONFH 开发的一种植入物,先后在欧洲和加拿大应用于临床,2005 年获得美国 FDA 认证。

多孔钽金属棒的作用如下:①直达坏死区域,打破坏死区与正常组织区域的界限,有利局部组织的再血管化;②为修复后股骨头提供力学支撑;③诱导骨生成。

联合应用带血管蒂髂骨瓣或大转子骨瓣转移、钽金属棒植入治疗 ONFH 是与保头手术的基本要求吻合的,即彻底清除了坏死骨、恢复了股骨头的正常轮廓、为修复后的股骨头提供了力学的支撑及有利于修复后股骨头的再血管化及骨再生,其主要适应证为 ARCO Ⅱ~Ⅲ 期股骨头坏死病人,如果 ARC Ⅳ 期病人较为年轻亦可采用此手术方式进行股骨头重建。

1. 麻醉、体位、切口 采用连续硬膜外麻醉,仰卧位,患侧髋部垫高 45。根据选取骨瓣的不同,可选择不同切口。

2. 手术步骤 可选取带血管蒂的髂骨瓣和大转子骨瓣,在上述取骨瓣的基础上,加入多孔钽金属棒植入支撑骨瓣。下面以选取髂骨瓣联合多孔钽金属棒植入为例,过程如下。

(1)髂骨瓣切取:取髋外侧手术切口,切口起自髂峰前 1/3,至髂前上棘,然后向大转子方向延伸,至其下 5cm 处,成一双 "S" 切口,长约 12.0cm。切开皮肤、皮下组织及腱膜部,于阔筋膜张肌与臀中肌间隙进入,将阔筋膜张肌后缘从髂棘附着处部分切断,向近侧翻开,于阔筋膜张肌深面肌质内找到旋股外侧血管升支,逆行分离至阔筋膜张肌内侧肌门,以保证血管蒂长度,中途结扎髂峰支,显露臀中肌支。然后再顺行分离臀中肌支至大转子止点,分离过程要带 1cm 肌袖,切取髂骨瓣 2.0cm×2.5cm×2.0cm,并取少量骨松质,备用。将阔筋膜张肌向前侧拉开,显露髋关节囊,"十"字切开,于头颈交界处用骨刀开窗,面积约 1.5cm×2.0cm×1.5cm,根据术前影像学评估,用高速电钻清除股骨头内坏死区的骨质。将备用骨瓣及取自髂骨的骨松质植入坏死骨清除后的股骨头病变区域,适力夯实,尽量恢复塌陷股骨头的外形。

(2)钽棒植入:定位由影像学提示病变区域中心点或小粗隆稍上方水平线与股骨外侧皮质的交点(即骨皮质由厚到薄的交界点)来确定导针的位置。插入导针,以 10°~15° 前倾角从设计好的进针点钻入股骨头,直达 X 线侧位片上距离关节面 5mm 处,在此过程中需有 C 型臂机辅助,导针放置到位后不可外旋或内旋髋关节,以使导针在侧位和正位片上均位于股骨颈中央。扩钉道,顺导针以空心扩孔钻将钉道直径由 8mm 扩至 9mm,在此过程中,应清除钉道中的骨屑,再次扩钉道至 10mm。测深,拔出导针,以测深器测钉道长度。根据结果,确定采用不同长度的植入物(规格为 70~130mm,以 5mm 递增,表面空隙率为 75%~80%)。精确测量,避免假体露出皮质骨后导致软组织摩擦引起疼痛。攻丝,因植入物末端螺纹是非自攻的,故需要攻丝。旋入钽棒,需保持旋转方向与钉道一致,否则可能导致植入物断裂。将钽棒旋入至骨瓣移植处,促使塌陷处腾起,恢复股骨头外形。缝合上端的关节囊,逐层缝合关闭切口。

(3)带血管蒂大转子骨瓣转移联合多孔钽金属棒植入示意图见图 7-61~图 7-69。

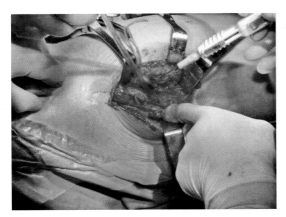

图 7-61　分离保护血管蒂

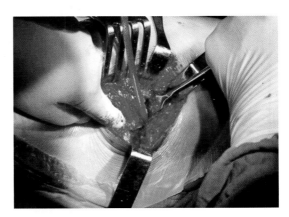

图 7-62　切取骨瓣备用

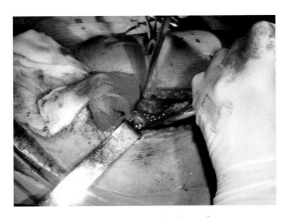

图 7-63　股骨头颈部开窗

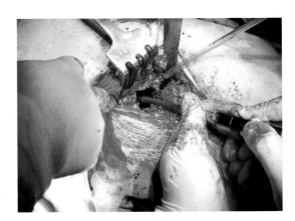

图 7-64　高速磨钻清理坏死骨

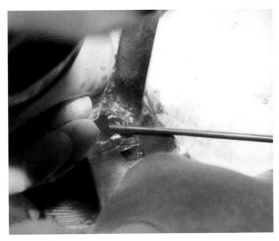

图 7-65　插入导针，C 型臂引导下至关节面下 5mm

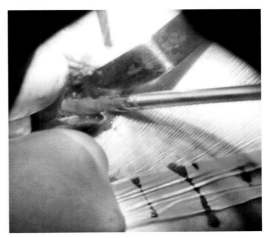

图 7-66　顺导针以空心扩孔钻将钉道直径
由 8mm 扩至 9mm

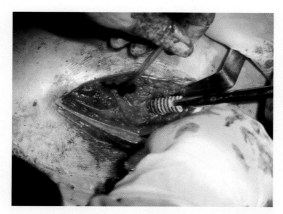

图 7-67　植入钽棒

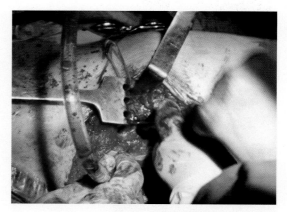

图 7-68　植入带血管蒂骨瓣

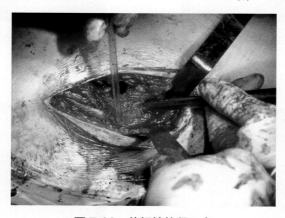

图 7-69　将钽棒旋紧压实

（4）带血管蒂髂骨瓣转移联合多孔钽金属棒植入示意图见图 7-70~ 图 7-80。

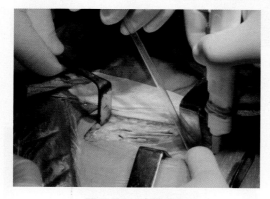

图 7-70　皮肤切口

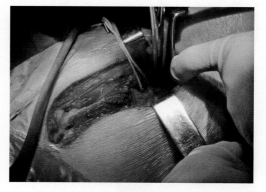

图 7-71　游离分离血管蒂

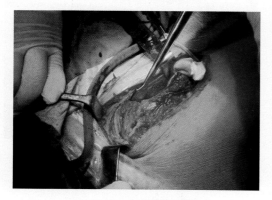

图 7-72　切取骨瓣备用

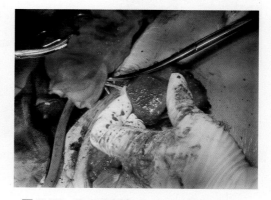

图 7-73　取下骨瓣备用，可见骨瓣血运良好

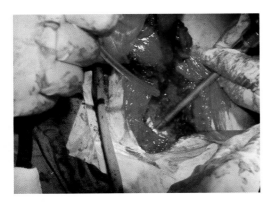

图 7-74　高速磨钻清理股骨头内坏死骨

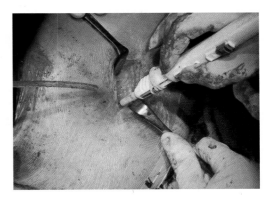

图 7-75　大转子下缘纵切口长约 2cm

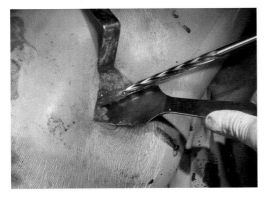

图 7-76　导针指引后空心扩孔钻将钉道直径由
8mm 扩至 9mm

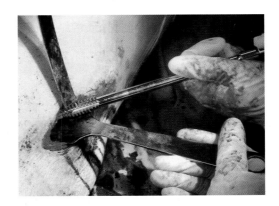

图 7-77　尾端攻丝

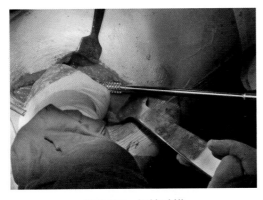

图 7-78　钽棒试模

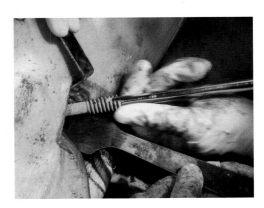

图 7-79　植入钽金属棒

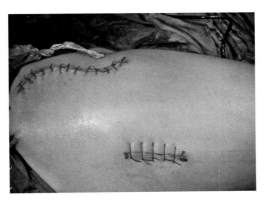

图 7-80　术后切口

3. 术后处理 去枕头平卧 6 小时,观察生命体征变化,并常规给予抗生素应用 3~5 天,丹参、复方右旋糖酐、利伐沙班等活血抗凝治疗,术后患肢穿丁字鞋,外展中立位,轻重量皮牵引 45 天左右,行 CPM 功能锻炼;3 个月内患肢不完全负重,3 个月后逐步外展承重,塑形疗法行走,至恢复正常生活工作。术后 6 个月以及 12 个月随诊。

总结:笔者选择用带血管髂骨瓣转植联合多孔钽金属棒植入术,结合了众多手术方式的优点。带血管蒂的骨瓣或骨膜瓣移位术由于无需进行显微吻合,移植的骨瓣带有独立的动、静脉系统,可与病灶周围的组织建立血运联系,重建股骨头内的血液供应。移植后的骨松质和骨瓣可为股骨头提供力学支撑,恢复股骨头的外形。笔者前期临床研究已经证实,应用带血管蒂骨瓣转移的系列方法治疗中、晚期临床成功率较高,但该术式机械支撑力不够,术后早期需要严格卧床制动,否则股骨头会有再塌陷的可能,卧床时间相对人工关节置换较长。多孔钽金属棒的出现很好地解决了这一问题。

多孔钽金属具有良好的生物相容性和介导骨生成的特性。其表面结构与股骨头内骨小梁结构非常接近,孔隙率为 70%~80%,与骨松质的结构相类似,承载生理应力该结构使得软组织能够快速、牢靠地长入,促进坏死区域再血管化和新骨生长多孔钽金属棒的弹性模量与人股骨头软骨下骨相当接近,具有承担生理负荷的能力。Bobyn 等制作股骨头坏死模型并行生物力学测试,评估多孔钽金属棒对软骨下骨板的支持强度和有效性,结果显示植入后软骨下骨板骨缺损平均减少 29%,植入物本身的强度是植入股骨头后所受压力的 9.3 倍,且经受住 4 倍于体重的疲劳试验。因此,多孔钽金属棒植入是安全有效的。本研究联合应用带血管蒂髂骨瓣转移联合多孔钽金属棒植入腾起治疗 ONFH 是与保头手术的基本要求吻合的,即彻底清除坏死骨、恢复股骨头的正常轮廓、为修复后的股骨头提供力学的支撑,有利于修复后股骨头的再血管化及骨再生。

通过对本组病人临床随访发现在平均术后一年中由术前 Harris 评分 68 分提高到术后平均为 89 分(临床成功率为 89.65%),笔者认为带血管蒂髂骨瓣转移联合多孔钽棒植入腾起术适用于病变在 ARCO Ⅲ 期前的早中期股骨头坏死病人,即在股骨头未塌陷或轻微塌陷的年轻病人中应用该术式疗效最为满意。虽然远期疗效尚不明确,但该术式的开创,无疑为 ONFH 的保头治疗提供了一种新的选择。

九、带血管蒂骨瓣转移复合组织工程术

在股骨头坏死早期(ARCO Ⅰ 期),采用髓芯减压术治疗,临床效果是比较确切的,但针对股骨头坏死中期(ARCO Ⅱ~Ⅲ期)的保髋治疗一直存在争议,相关治疗术式也是最多的。目前常用的两种保髋术式:吻合游离腓骨瓣移植术和带血管蒂髂骨瓣转移术,前一种术式需要切取病人一部分腓骨作为移植物,另外需要进行血管吻合,要求较高显微外科技术,因此不能广泛地普及,临床开展受到局限;带血管蒂髂骨瓣转移经过多年的临床随访突显出良好的临床效果,其在同一个切口内可完成手术,血管解剖恒定并易于分离,移植骨充分等优点,但其骨瓣移植后移位及再塌陷也是亟须解决的问题。骨瓣转移后出现移位和再塌陷有两种因素导致的结果:①移植后的骨瓣自身成骨不全,与宿主骨愈合较慢;②移植骨瓣以骨松质为主,缺乏相应的生物力学支撑,负重后引起相应部位塌陷。如何解决上述问题,组织工程学技术给出了很好的答案,综合前期各项研究结果表明,骨髓基质干细胞具有促进成骨细胞生长及促进骨坏死区域修复的功能,作为良好的种子细胞应用于组织工程学研究也是取得了较好的临床效果。在前述章节笔者通过髓芯减压联系干细胞回植治疗骨坏死,经过随访显示股骨头坏死的治疗效果确切。因此笔者设计了带血管蒂髂骨瓣转移联合多孔钽棒复合骨髓间充质干细胞组织工程技术治疗股骨头坏死,其中移植的骨瓣供养血管解剖位置恒定,血供确切,有效重建股骨头内血运系统,多孔钽棒植入给予所植骨瓣提供有效生物力学支撑,有效的三维立体空间给予回植的干细胞进行黏附、生长和增殖,促进骨细胞的生成修复。手术技术方法操作简单,不需要进行血管吻合,手术创伤较小,不影响二次行人工关节置换术手术。经过早中期随访,临床治疗效果满意,此手术治疗方法将会为中晚期股骨头坏死的保髋治疗提供新的选择。

1. 麻醉、体位、切口 连续硬膜外麻醉,仰卧位,患髋垫高 30°,切口取髋前外侧 Smith-Peterson 切口。

2. 手术方式

(1)骨髓基质干细胞提取与培养:病人俯卧位,术区消毒,铺无菌巾,选取髂后上棘为穿刺点,先行局部

浸润麻醉(10% 利多卡因 10ml)后,以 50ml 注射器(内含 2ml 肝素钠)抽取骨髓液 20ml。将骨髓液送至百级层流实验室,采用密度梯度离心法,将提取的骨髓加于 perco Ⅱ(1.073g/ml)细胞分离液面上,离心 15 分钟(2 000r/min),在血清与分离液交界面形成一云雾状单核细胞层。仔细吸取单核细胞层后,加入 DMEM 低糖细胞培养液,离心 10 分钟(2 000r/min),依此重复漂洗 2 次后,加入含 100 ml/L 的胎牛血清 DMEM 低糖培养液,并转移至培养瓶中。将培养瓶置于培养箱中培养(培养箱内环境要求:CO_2 体积分数 0.05,温度 37℃),3 天后半量换液,之后每 3 天全量换液。光镜下观察:1 天后可见瓶底有单个或数个呈长梭形散在的细胞贴壁,7 天后形成纤维细胞集落,待细胞 80% 融合即开始进行传代培养。约 2 周后,第 2 代细胞应用 0.25% 胰蛋白酶消化,加入生理盐水振荡后计数,并制成 $2×10^8/L$ 的细胞悬液备用。笔者采取部分骨髓间充质干细胞进行鉴定:①倒置显微镜下观察可见细胞呈较长梭形,类似成纤维细胞。②免疫荧光组织化学染色,2 代的贴壁细胞制备细胞爬片,吸出培养基,向培养板里加入 PBS 洗涤 3 次,加入冷 40mL/L 多聚甲醛固定 20 分钟,PBS 洗涤 3 次,行 CD90、CD34 抗体免疫荧光染色。免疫荧光染色的结果显示 CD90 阳性表达,CD34 呈阴性表达(细胞消化终止培养后,经多次洗涤后制成细胞悬液,同时还进行细菌、衣原体等一系列的检测,可备用)。

(2)手术技术:病人取仰卧位,患侧髋部用软垫垫高约 45°~60°,采用连续硬膜外麻醉。采用髋关节外侧入路,做“S”形切口,起自髂前上棘外下方 2cm,延伸至大转子方向,切口长约 8~12cm。依次切开皮肤、皮下组织达阔筋膜张肌腱膜表层,将部分阔筋膜张肌于其在髂嵴附着处进行离断,牵开,在深面肌质内寻找并暴露旋股外侧动脉升支,标记后,以该血管支为蒂向髂前上棘方向行钝性分离(为保护旋股外侧动脉升支主干,分离时需保留约 1cm 肌袖),至髂前上棘骨面。用骨刀切取髂骨骨瓣约 2.0 cm×2.5cm×2.0cm 大小,并取少量骨松质用以植骨备用。向前牵开阔筋膜张肌暴露髋关节囊,行“十”字形切开暴露股骨头,用骨刀于头、颈交界处开 2.0cm×2.0cm 骨窗,参考术前影像评估,自骨窗用高速电钻及刮匙彻底清理股骨头内坏死的骨组织,边缘磨至新鲜血渗出。将取自髂骨的骨松质填入坏死骨清除后的股骨头病变区域,适力夯实,恢复塌陷股骨头的外形。由影像学提示病变区域中心点或小粗隆稍上方水平线与股骨外侧皮质的交点(即骨皮质由厚到薄的交界点)来确定导针的位置。插入导针,取小粗隆稍上方水平线与股骨外侧皮质交点处确定导针位置,做皮肤切口约 2cm,分离皮下组织、筋膜至骨面,插入导针后,在 C 型臂 X 线机透视下,以 10°~15° 前倾角从设计好的进针点沿股骨颈长轴钻入股骨头,使导针在侧位和正位片上均位于股骨颈中央。顺导针方向用空心扩孔钻将钉道直径扩大,同时清除钉道中的骨屑,经两次将钉道直径由 8mm 分别扩至 9mm 及 10mm。拔出导针,以测深器测钉道长度,根据测深结果选用相应长度型号的钽金属棒植入物(新型多孔钽金属棒,表面孔隙率 75%~85%,规格为 70~130mm,以 5mm 递增)。攻丝后旋入钽棒,并将带血管蒂的骨瓣经头颈部骨窗植入股骨头内,嵌入至之前已填埋夯实的骨松质之间,再适度夯实,无需固定。此时,以无菌注射器抽取预制的自体骨髓基质干细胞悬液约 50ml,注入髂骨瓣与股骨头软骨下间隙间及钽金属棒表面,缝合上端的关节囊尽量防止干细胞液外漏,依次缝合阔筋膜张肌、皮下组织及皮肤。

3. 术后处理和随访 去枕头平卧 6 小时,观察生命体征变化,并常规给予静脉输注抗生素应用 3~5 天(2 次/天),输注银杏叶复方制剂,低分子右旋糖酐,低分子肝素皮下注射等预防血栓及改善微循环治疗,术后病人持续患肢皮牵引一周,穿防旋鞋,外展中立位固定,足踝泵每天 30 分钟按摩,主动及被动活动股四头肌及踝关节,并采用连续被动活动进行功能锻炼;术后 4 周挂双拐下地,半负重;术后 12 周可在医生指导下进行逐步全负重行走至恢复正常活动。

总结:笔者采用带血管蒂骨瓣移植多孔钽棒植入术联合骨髓基质干细胞组织工程技术治疗方法,结合了几方面的优势:首先,骨髓基质干细胞是人类发现的多潜能干细胞在成人组织包括骨髓、滑膜组织和脂肪组织,骨髓间充质干细胞被证明二次分化为成骨、软骨、肌肉和脂肪组织,笔者采用 10ml 骨髓基质干细胞进行提拍培养及扩增,两周后达到 $2×10^6$ 浓度进行回植,笔者利用干细胞成骨分化的这一机制,将有效地提升了股骨头坏死的临床治愈率。笔者采用髋周自带血运的骨瓣转移不需要进行显微外科技术吻合,植入后的骨瓣本身带有一条动脉及一条静脉,因此拥有独立的供血系统,可与股骨头开窗处周围未坏死的骨组织建立有效的血液循环网,有效地恢复了股骨头内血液供应。植入的带血运骨瓣及骨松质在软骨下可提供一定的生物力学支撑,以填充、修复塌陷的股骨头。经过多年的临床研究及随访,已经证实了带血运骨瓣转移的方式对保留髋关节具有较高的成功率,但是也存在一定的弊端,其术后要严格卧床4~6周,半年内患肢不能完全负重;与人工关节置换相比较,卧床时间相对较长。

多孔钽已被开发成为一种生物材料的各种外科应用,如血管夹,作为骨移植替代物。多孔钽亦被称为骨小梁金属,因其具有多孔结构和介导骨生成的特性,便于和引导骨组织长入,此外还具有绝佳的生物相容性和良好的生物力学性能;多孔钽的孔隙率约为70%~80%,其表面结构接近骨松质骨小梁。多孔钽棒的弹性模量介于软骨下骨板(1.3GPa)与皮质骨(15GPa)之间,约为3GPa,与人股骨头软骨下骨接近,可承载该部位生理负荷,同时,远远低于钛合金材料(110GPa)。Bobyn JD 等研究证实了多孔钽植入物的强度远大于植入股骨头后所受压力(约9.3倍),且多孔钽金属可经受4倍体重的疲劳试验,因此,多孔钽金属的强度和可靠性已被充分证实。本研究通过清除坏死骨组织,采用骨移植的方式填补清除后的骨缺损,应用钽金属棒的支撑作用将骨瓣腾起,重新恢复股骨头的正常形态,同时采用结合骨髓基质干细胞,从多个方面为修复的股骨头提供再血管化和骨组织再生提供有力条件,其思路与保留髋关节的基本要求是吻合的。通过多年研究,笔者认为以下几种因素是必须要把握的:①切开关节囊,减轻关节囊内压力进而股骨头内压力降低,可减轻因为股骨头内压力增高所引起的缺血;②彻底清除坏死骨,有利于股骨头内骨的再生及重建;③髋周带血运骨瓣的植入,通过原始骨痂塑形加速骨再生及骨诱导作用;④有效的生物力学支撑,恢复股骨头的球形结构,减少髋关节炎的发生。股骨头坏死的病因复杂,坏死机制更是多样化,如何有效地采取干预措施十分必要。

十、髋关节融合术

(一)髋关节内外融合术(handson)

1. 麻醉、体位、切口　连续硬膜外麻醉,仰卧位,患髋垫高30°,切口取髋前外侧 Smith-Peterson 切口。

2. 关节内融合术　于股直肌与阔筋膜间隙进入,注意保护股外侧皮神经,结扎、切断髋关节囊前方血管,切开髋关节囊内收外旋脱出股骨头,切除增生的滑膜及股骨头剥脱的软骨面,清除股骨头内的死骨,直至正常骨松质,用髋臼阴锉锉去髋臼软骨直至软骨下骨,修整股骨头,使之能与髋臼对合于功能位,切取髂骨颗粒填塞髋关节间隙内。于大转子下方3cm处向股骨头方向拧入骨松质螺丝钉,使之空穿过关节间隙进入髋臼内,固定髋关节于外展15°屈曲15°~20°位。

3. 关节外植骨固定　于髂前下棘、髋臼上臼及股骨转子窝凿骨槽,长4.0cm,宽2.0cm,依骨槽大小于髂嵴前部切取长方形骨瓣,将其嵌入骨槽内,用一枚骨松质螺钉固定(图7-81)。

4. 术后处理　术后髋人字石膏固定3个月,若X线片显示髋关节已融合,可去除石膏,若骨融合欠佳,应延长石膏固定期。

(二)带肌蒂骨瓣髋关节融合术

1. 麻醉、体位、切口同上。

2. 切取带肌蒂骨瓣　于髂前上棘切断缝匠肌,显露髂嵴前部(图7-82A),于髂骨翼内侧骨膜下剥离腹肌及髂腰肌,用骨刀切取带阔筋膜张肌和臀中肌的骨瓣,大小为4.0cm×2.5cm(图7-82B)。

3. 关节融合术　关节内融合术同 Handson 法,关节外融合即将带阔筋膜张肌及臀中肌蒂的骨瓣,嵌入股骨转子窝、髋臼上缘及髂前下棘处凿出的骨槽内,用一枚螺丝钉固定(图7-82C)。

4. 术后处理同 Handson 法。

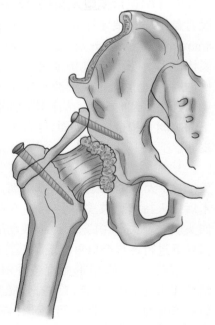

图7-81　髋关节内外融合术

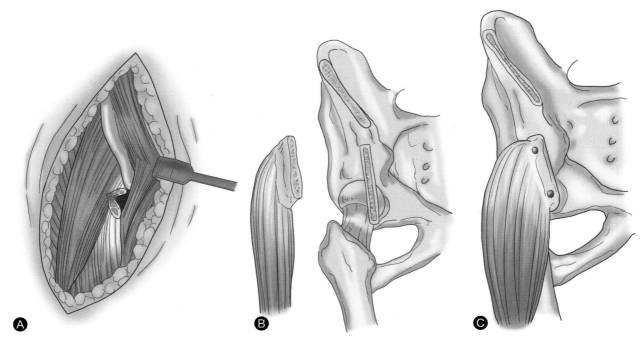

图 7-82　带肌蒂骨瓣髋关节融合术

A. 显露带肌蒂植骨块；B. 切取植骨块，并于股骨头颈及髂骨开槽；C. 将植骨块固定到髂骨和股骨头上

十一、人工关节置换术

随着科技的进步，各种高分子非生物型医用材料的改进，关节置换以术后关节活动好，可早期下地活动，减少老年病人长期卧床的并发症等诸多优点，近年来得到了迅猛的发展，但由于仍存在着一定的并发症如假体松动、下沉，所以应严格掌握其手术适应证及禁忌证。

（一）非骨水泥型人工全髋关节置换术

1. 术前准备　术前 1~2 天开始大剂量抗生素静滴，严格地术前皮肤准备，手术室严格的无菌环境及医生的无菌操作，对预防术后感染是很重要的。

2. 手术方法

（1）手术入路：根据医生的习惯和病人的病变特点来选择不同的手术入路。下面以髋关节后外侧手术入路为例介绍手术方法。

取髋关节后外侧常规切口（图 7-83），劈开臀大肌，将臀中肌向前牵开，暴露梨状肌腱。在臀中肌和臀小肌之间使用牵开器牵开，臀小肌（在臀中肌的深部）的后缘紧靠梨状肌上缘。在间隙处用电刀分开直达关节囊，在大转子缘切断梨状肌和外展肌群并向后牵开，注意保护坐骨神经。如果病人体型较高且肌肉发达，可将臀大肌切断，留下残端以后用缝合线修复，这有利于股骨向髋臼外侧和前方移动。将牵开器插入臀小肌后缘和关节囊之间，向前上方剥离臀小肌，用牵开器暴露关节囊。可用下面三种方法测量下肢长度：①在髂骨上插一根克氏针，用缝线测定转子和髂骨之间的距离；②在手术消毒单上做标记进行测定；③下肢长度测量仪器。在后关节囊上、前、下方切开后关节囊，使后方关节囊保持连续。髋关节屈曲、内旋使股骨头向后侧脱出。

（2）股骨颈截骨：股骨颈的截断水平可根据术前设计和手术中具体情况，在手术中利用小转子确定股骨颈截骨定位板的位置、定位。将股骨颈截骨定位板放在近段股骨上，应用电烧

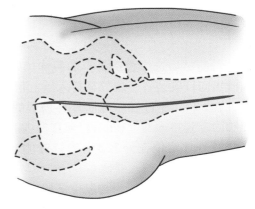

图 7-83　髋后外侧入路皮肤切口

或亚甲基蓝标记截骨水平，一般在小转子上方 1.0~1.5cm，用震动或摆动锯沿标记线截骨，注意锯片应与股骨颈垂直，并且截骨时不要向外侧大转子延伸，并在大转子内侧缘做截骨并与股骨颈截骨线相延续。

（3）髋臼的准备：用常规方法松解和切除髋臼周围软组织，为髋臼锉提供最好的暴露，去除髋臼盂唇和周围的骨赘以便更好地观察髋臼处的骨性解剖，便于髋臼锉的操作。将牵开器的头置于髋臼前缘，牵开股骨和周围的软组织。牵开器向下压可牵开周围组织，能更好地暴露髋臼（图 7-84）。为保证髋臼锉在操作过程中处于外展 / 前倾（45°/25°）的正确方向，可将一个导向杆固定到髋臼锉柄上。当导向杆垂直于病人的长轴时，髋臼锉的外展角度即为 45°（图 7-85），然后将髋臼锉前倾 20，调节导向杆上的左 / 右前倾棒，使其与病人的长轴平行。

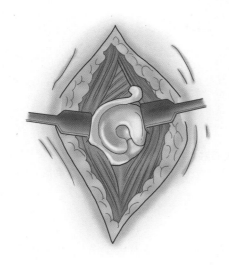

图 7-84　显露髋臼

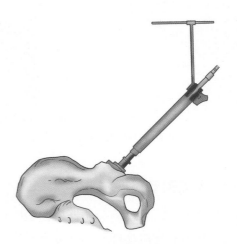

图 7-85　髋臼锉外展 45°

在开始锉髋臼时建议选择比测量的髋臼尺寸小 4mm 的髋臼锉。更换髋臼锉时每次增加 1mm 直至达到最后要求的尺寸。髋臼必须锉磨到足够的深度，髋臼锉应完全座入髋臼内。注意不能用髋臼锉随意扩大或歪曲髋臼，髋臼最后应为去除软骨后的半球形，软骨下骨应保持完整，并应保留髋臼前壁。

在髋臼准备好之后，用假体外杯试模进行测试，通过试模的窗口可以观察试模与髋臼是否相配。将内衬试模放到带孔外杯试模上，髋关节复位后观察假体试模的稳定性，将带孔外杯试模的稳定位置标记在髋臼边缘（图 7-86），这个标记表示髋臼假体在这个位置能达到最好的稳定性。

（4）非骨水泥压配型髋臼金属外杯和内衬的安装：在用假体试模进行测试后选择合适大小的假体。如果必要的话，可将外展 / 前倾导向杆安装在金属外杯打入器上帮助定位，一般角度为外展 45，前倾 20。通过髋臼金属外杯顶部的固定孔将金属外杯通过螺扣固定到打入器上，然后打入髋臼内。通过导向杆与病人垂直将金属外杯定位在外展 45° 的位置（图 7-87）。金属外杯的前倾角可以通过移动打入器使左 / 右倾棒与病人长轴平行来确定（图 7-88）。用手锤将金属外杯固定到髋臼内，金属外杯上的标记线要与复位试验时在髋臼边缘所作的标记线相对应（图 7-89），这种方法可使聚乙烯内衬达到最稳定的位置。将金属外杯紧密地、牢固地固定在髋臼上，放松导向杆上的固定旋钮，取出导向杆，

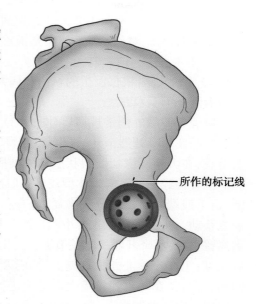

所作的标记线

图 7-86　标记试模的稳定位置

小心旋出并取下臼杯打入器。通过位于金属外杯顶部的孔观察金属外杯的位置,如果金属外杯的位置不满意,重新应用打入器调整金属外杯在髋臼内的位置。

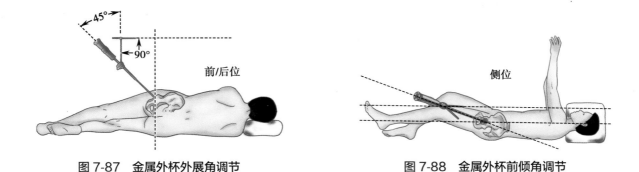

图 7-87　金属外杯外展角调节　　　　　　　　　　图 7-88　金属外杯前倾角调节

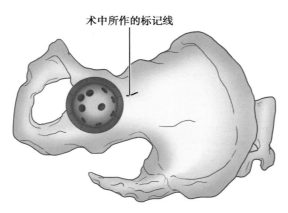

图 7-89　金属外杯的投放

　　对于无螺钉的髋臼假体,需安装髋臼假体顶部孔塞,将顶部的塞子固定到特制的螺丝刀的头上,然后将塞子插入无螺钉的髋臼假体,旋转手柄上的棘齿轮使箭头对应手柄上右边的箭头,然后顺时针方向旋转手柄将塞子牢固地固定到臼顶部孔内,如有需要,髋臼假体可用螺钉加强固定。将金属外杯安装完毕后,用内衬试模重新评价金属外杯的位置和髋关节活动情况。通过聚乙烯内衬打入器,将聚乙烯内衬打入金属外杯内。

　　(5)骨水泥型髋臼假体的安装方法:选择相应型号的骨水泥型髋臼假体,髋臼外允许 2mm 厚的骨水泥层,钻好锚固孔,按照骨水泥使用原则进行操作。选择和髋臼假体直径相配的髋臼固定器的头(22mm,26mm,28mm 或 32mm),将髋臼假体安装在固定器头上,并下推导向杆至锁定位置。导向杆应与地面垂直,这时髋臼假体应外展 45°(图 7-90),前倾杆应调到合适的角度,将前倾杆旋至于病人长轴呈 90° 位置(图 7-91)。将髋臼假体维持在正确位置直至骨水泥固化。

　　(6)股骨假体的安装:先用开髓钻在转子窝处开孔(图 7-92)。用峨眉凿或盒子刀将有助于这一步骤的操作。开髓钻的顶端尖锐,钻入髓腔后要达到后续髓腔扩孔钻应达到的深度。之后使用的锥形髓腔扩孔钻顶端圆钝,在扩髓时其齿槽要完全进入股骨髓腔,深入转子窝下 1~2mm。根据这个插入深度可以判断股骨颈的截骨水平。髓腔扩孔钻的尺寸按型号逐渐增大,最后使用的锥形髓腔扩孔钻应紧贴髓腔皮质骨内壁(图 7-93)。一般最后使用的锥形髓腔扩孔钻正好与术前测量的假体尺寸一致。髓腔试模锉用来准备股骨近端的内侧、前侧和后侧,以及股骨侧的试模复位。髓腔试模锉正确的插入深度是将近端的齿插到股骨颈的截骨水平(图 7-94)。在最后安装股骨假体前要使用由髓腔试模锉、股骨颈试模和股骨头试模共同组织的股骨柄试模进行试模复位,以判断股骨假体安装位置是否正确,术前设计时选择的颈长和股骨头直径是否合适。假体复位后要测试其各方向的活动度,稳定的假体至少应该能够达到伸直 0°、外旋 30°、屈曲 90° 和内旋 45° 的活动范围。在去除髓腔试模锉后髓腔用生理盐水脉冲冲洗,可以去掉骨松质屑,但不要去除坚实的股骨骨松质和皮质骨内壁。通过螺扣将股骨柄打拔器安装到股骨假体的外上方,须将打拔器完全固定到假体上以防止螺扣和器械的损害,然后用一个带凹槽的手锤将假体打入髓腔。

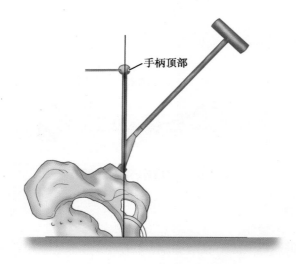

图 7-90 骨水泥型髋臼假体外展 45°

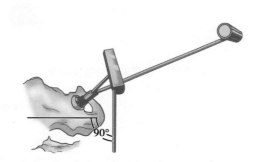

图 7-91 骨水泥型髋臼假体前倾角的调节

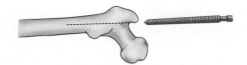

图 7-92 开髓钻在转子窝处开孔

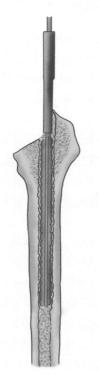

图 7-93 髓腔扩孔钻扩髓

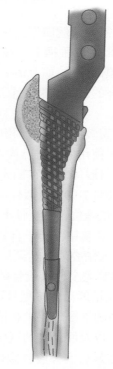

图 7-94 髓腔试模锉扩股骨近端

(7)关闭伤口:用一个钻头导向器隔开周围的软组织,防止钻孔时周围软组织的干扰。用钻头通过钻头向导器在大转子上打孔,然后将环行缝线穿过梨状肌和大转子。缝线在股骨外旋位打结。将梨状肌和关节囊缝合到大转子上。放置负压引流,常规关闭切口。

3. 术后处理　术后3天内卧床,患肢置于外展位。3~7天后可依靠助行器作床边活动,2~6周持双拐作不负重或部分负重活动,再逐步弃拐活动。

(二)骨水泥型人工全髋关节置换术

1. 手术入路和髋臼假体的安装　同非骨水泥型人工全髋关节置换术。

2. 骨水泥型股骨假体的安装方法　按照应用骨水泥的原则和方法仔细准备髓腔。在骨水泥粉液混合之前,首先用股骨髓腔清洗刷清洗髓腔,正确的清洗可以提高骨水泥的镶嵌作用和骨界面的结合力,将清洗刷插入髓腔后剧烈旋转并沿髓腔内壁上下刷洗(图7-95)。在刷洗后应用骨水泥栓之前再用脉冲冲洗可以有效地冲去骨松质屑和碎渣,脉冲冲洗能够去除骨表面微孔中的微细骨屑和凝血块。将骨水泥远端塞完全旋紧到插入杆上,然后插入髓腔内直至遇到一定的阻力(图7-96),到达适当的深度后逆时针方向旋转插入杆,将骨水泥远端塞轻轻安置好,可用骨水泥型髓腔试模锉加上锥形远端接头检查安装是否合适。

在充填骨水泥前髓腔内壁尽可能保持干燥,这样可以避免骨水泥中掺入脂肪或血液影响骨水泥的强度。将止血条从保护套中取出,用大约10ml生理盐水注入髓腔,然后将止血条插入髓腔底部,生理盐水即可扩散到骨松质表面。将止血条的系带留在髓腔外面以供止血条的取出。止血条的海绵吸水后变软并膨胀,能够吸附周围骨组织中的液体产生一定的压力达到止血的目的。止血条放置大约1分钟,正好在骨水泥充填前通过系带将止血条取出。骨水泥中置器可以插到骨水泥型股骨假体远端对应的孔中,由此决定骨水泥远端的充填空间(图7-97)(不要扭转股骨假体远端PMMA骨水泥中置器,以免中置器上形成刻痕甚至断裂)。在使用股骨假体近端PMMA骨水泥中置器时,先将少量的PMMA骨水泥放在示指,刀柄或其他器械上,然后将PMMA骨水泥涂到股骨假体近端内侧股骨颈领下面。这样可以保证股骨柄近端表面(前侧、内侧、后侧)干燥,否则可能影响骨水泥层的完整。用打凿器将股骨假体打入(图7-98)。在股骨头安装前,须用股骨头试模进行测试。选择合适的股骨头,将其放到股骨柄的轴上轻轻旋放,然后用股骨头打入器以中等力量敲打两次(图7-99)。

3. 术后处理同前。

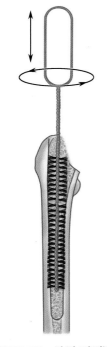

图7-95　清洗刷刷洗髓腔

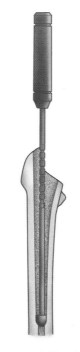

图7-96　安放骨水泥远端塞

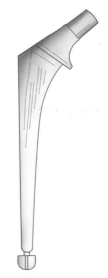

图7-97　安放骨水泥远端中置器

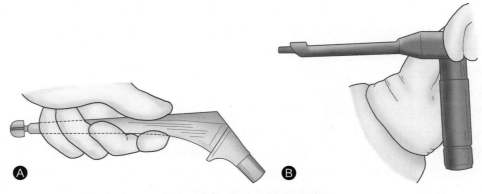

图 7-98　用打击器打入股骨假体

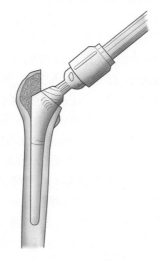

图 7-99　安放股骨假体

（赵德伟）

第四节　其他缺血性骨坏死的治疗

一、肱骨头缺血性坏死的治疗

肱骨头缺血性坏死的早期可采用非手术治疗,如肩关节理疗,避免上举过头及剧烈的运动,口服非甾体类消炎镇痛药物等。同时可进行适当的被动活动,以防肩关节强直。早期病人也可施行髓芯减压术,减轻骨内压,促进骨内静脉回流,对于关节内出现游离体有关节交锁症状者可采用肩关节镜下清理术,术后病人疼痛症状会得到很大程度的缓解,并可推迟肩关节人工假体置换的时间。显微外科治疗本病目前国内报道尚少,只有湖北医科大学附属二院谭金海报道的旋肱后血管为蒂的肱骨骨膜瓣转位治疗。施行全肩关节或半关节置换术应慎重,尤其对年轻人,因为术后患肩功能丧失很大。只有病人有明显的静息痛或继发性关节炎时,方可考虑关节置换。Ficat Ⅳ期病人由于关节面已塌陷,是施行肩关节置换的指征。本节介绍肩关节镜下清理术、人工肱骨头置换术、全肩关节置换术、旋肱后血管为蒂的肱骨骨膜

瓣转位术。

（一）旋肱后血管为蒂的肱骨骨膜瓣转位术

1. 应用解剖 旋肱后动脉是腋动脉第2大分支，有48.1%与肩胛下动脉或旋肱前动脉共干起于腋动脉，有32.5%直接起于腋动脉，起点外径为（2.4 ± 0.4）mm，距大结节顶点垂直距离为（6.5 ± 1.0）cm，它紧贴外科颈与腋神经共同穿四边孔至三角肌深面，在四边孔处发三角肌肌支和大结节骨膜支，肌支管径为（1.9 ± 0.3）mm，本干继续前行，其末端与旋肱前动脉呈直接吻合。旋肱后动脉主干长为（8.2 ± 1.6）cm。

旋肱后动脉主干在出四边孔处大结节顶点下（5.6 ± 0.9）cm自发大结节骨膜支，沿大结节后外侧面向其顶点走行，沿途分出4~5条侧支呈扇形分布于大结节后外侧面骨膜，其起点管径为（1.2 ± 0.2）mm，供骨面积为3.0cm × 5.0cm（图7-100）。

2. 手术方法

（1）体位与切口：病人俯卧位，头倾向对侧，患侧肩部垫砂枕，患肩外展，略前屈。切口采用肩后侧入路，即自肩锁关节开始，向后越过肩峰至肩胛冈，再弯行向外下，约在腋窝后襞上4.0cm。

（2）显露骨膜支和骨膜瓣切取：切开皮肤、皮下组织及深筋膜，找出三角肌后缘。向前游离，在其起点下方1.0cm处切断，并在骨膜下剥离直至肩锁关节，即可显露冈上肌、冈下肌和小圆肌，在小圆肌下方即四边孔出口处即可见旋肱后血管和腋神经主干及其分支，仔细分离腋神经，妥善保护旋肱后动脉的大结节骨膜支和三角肌肌支。在大结节后外侧面，以大结节骨膜支走行为纵轴，切取一宽3.0cm长5.0cm大小的骨膜瓣，将骨膜的生发层朝外，用可吸收缝线制成烟卷样备用，术中仔细结扎三角肌肌支和旋肱后血管延续支。

（3）病灶处理与骨膜瓣移位：在冈下肌和小圆肌距其止点切断，纵行切开关节囊，显露肱骨头后部，从大结节顶点后上方沿解剖颈中间部分直达肱骨头中央区凿一骨洞，洞深1.5~2.0cm，清理肱骨头坏死的肉芽组织及死骨，若肱骨头塌陷，则用特制的冲击器冲击肱骨头，尽量使其恢复正常。于大结节处凿取少量骨松质充填，然后将带蒂骨膜瓣移位植入骨洞，外周与周边软组织缝针固定，以防滑脱，再缝合关节囊及切断的冈下肌和小圆肌。

（二）肩关节镜下清理术

1. 麻醉与体位 全麻或臂丛麻醉，侧卧于台上，身体向后倾斜20，腋下放软垫，以保护腋部，患肢外展70°、前屈15°皮牵引，重量4.5~7.8kg（图7-101）。

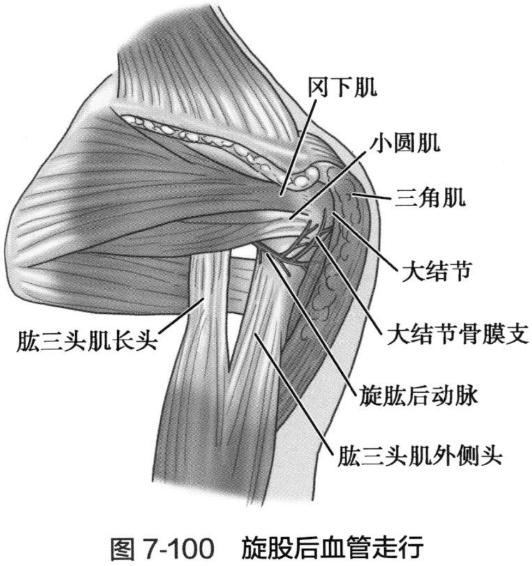

图7-100 旋股后血管走行

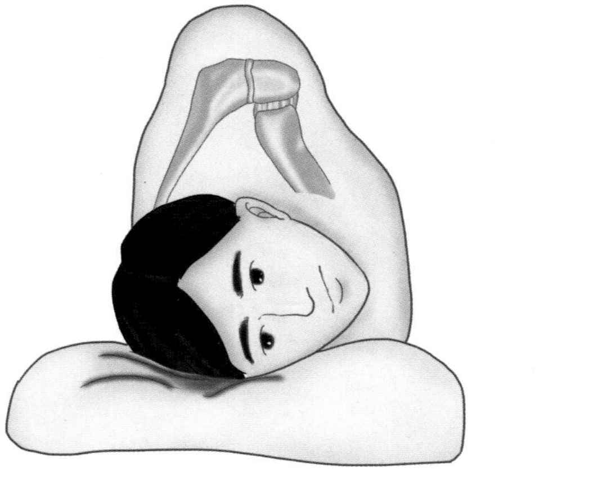

图7-101 肩关节镜检查体位

2. 关节镜入口 可选用后方入口、前方入口及上方入口三种入口。后方入口用于插入关节镜。前方入口或上方入口作为进水、放入探针、器械等。

（1）后方入口：以肩峰外侧顶点为标志点，向下、向内各 1~3cm 作为入点。此点相当于冈下肌与小圆肌之间（图 7-102A）。首先用 18 号针头插入后入口点，对准喙突穿刺入盂肱关节，注入 1∶1 000 肾上腺素盐水 50ml 扩张关节囊，回抽液体以证实针头在关节腔内。抽出针头时于皮下软组织注入盐水肾上腺素以减少出血。拔出针头，于插针处作 5cm 的皮肤切口，用 4.5mm 直径的关节镜套管及锐管芯向着喙突方向插入关节（图 7-102B），也可以于进关节后改用钝头管芯，拔出管芯后放入 30°4mm 直径的关节镜，于套管侧方连接入水管，接上光源及摄像头。

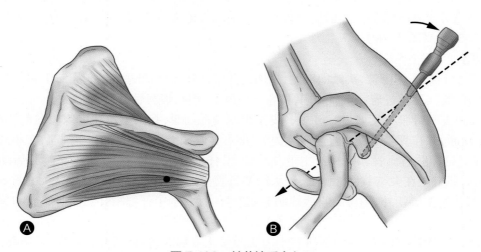

图 7-102　关节镜后方入口
A. 后方入口在网下肌小圆肌之间；B. 进口方向

（2）前方入口：于喙突及肩峰前外缘之间，在后方关节镜监视下，使从前方刺入关节内之针恰好位于肱二头肌头、肱骨头和关节盂形成的三角形中间（图 7-103），也可将关节镜插入三角区，从皮外见到亮点，在光点处插针。第三种方法是将关节镜对准三角区后拔出，放入斯氏针，向前穿出皮肤，并将皮肤切口扩大，另一塑料管套入斯氏针导入关节之后，从前方拔除斯氏针，前方入口放入器械，或进入管。

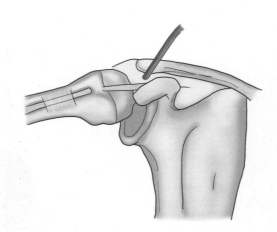

图 7-103　前方入口方向

（3）上方入口：位于锁骨上窗，即锁骨后缘、肩峰内缘的外侧（图 7-104）。用 18 号针通过冈上肌腹直接向着关节，针进入关节后，拔掉针头，于该点作 0.5cm 切口，放入 4.5mm 关节镜套管及管芯，作为进水管，或放入塑料套管插入器械。

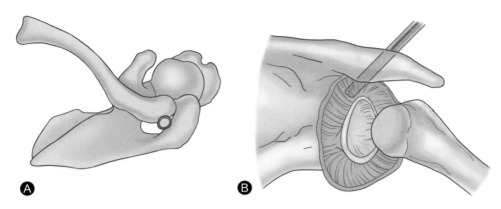

图 7-104　上方入口方向
A. 上方入口的解剖标志；B. 从关节内看上方入口的位置

3. 关节镜下清理　镜下发现因骨软骨骨折引起的关节面塌陷和分层时，骨软骨碎块用探针钝性剥离并托起，再用刨刀予以清除，修平软骨面，保护肱骨头的形状，对关节腔内的游离体尽量摘除干净。清理同时，可于关节镜监视下，于肱骨解剖颈处，用粗克氏针，向肱骨头内穿 4~5 个孔，至软骨面下，即为髓芯减压术，可起到减低骨内压，促进骨内静脉回流的作用。

（三）人工肩关节置换术

人工肩关节假体分为四种类型：①非制约型假体，适用于肩关节盂受累，关节面不光滑者；②制约型假体，适用于肩袖损伤难以修补者，三角肌功能良好者；③半制约型假体，适用于肩袖损伤者；④双极型，适用于肩关节盂完好无破坏者。

1. 非制约型人工全肩关节置换术

(1) 体位、麻醉、切口：仰卧位，肩胛骨下垫高 30°，肩关节外展外旋，位于手术台边缘，病人半坐位。取肩关节前内侧入路，切口起自锁骨水平，沿喙突至三角肌止点前缘，长 15cm。

(2) 手术步骤

1) 肱骨准备：切开皮肤、皮下组织。于三角肌、胸大肌肌间沟暴露并结扎头静脉，向外牵开三角肌，切开胸锁筋膜，至喙肩韧带处。在肩峰下插入骨撬，屈曲并外旋肩关节，结扎切断旋肱前动静脉，距止点 2cm 切断肩胛下肌腱，分离显露肩关节囊，注意保护腋神经。切开关节囊，清除所有滑膜，游离体。用假体试膜测量并标记截骨面，切除肱骨头（图 7-105A）。按假体柄的形状及大小用髓腔锉扩大骨髓腔。插入肱骨头假体试膜，肱骨头假体应在结节水平，后倾 30° 左右。

2) 肩关节盂准备：显露关节盂（图 7-105B），于关节盂上开一骨槽，大小与关节盂假体相同（图 7-105C），刮除肩胛盂的髓腔，至喙突基底，做出一空腔，有利于骨水泥的固定（图 7-105D）。清除关节盂软骨，用探针测出关节盂腔的长度、宽度、深度，置入关节盂假体试膜，复位肩关节，检查肩关节的活动。

3) 假体安装固定：肱骨假体插入后，应后倾 30°，对着关节盂，略高于大结节水平。用骨水泥固体关节盂假体和肱骨假体（图 7-105E）。将肩关节复位。检查关节活动度，冲洗关节腔，缝合肩胛下肌腱，不必缝合关节囊。缝合胸大肌、三角肌肌间隙。

(3) 术后处理：术后用悬吊巾固定手臂。4~5 天后去掉悬吊巾，开始功能锻炼。术后 6 周内进行辅助主动运动和等长运动。6 周后进行主动功能锻炼。

2. 制约型人工全肩关节置换术

(1) 麻醉、体位同前。

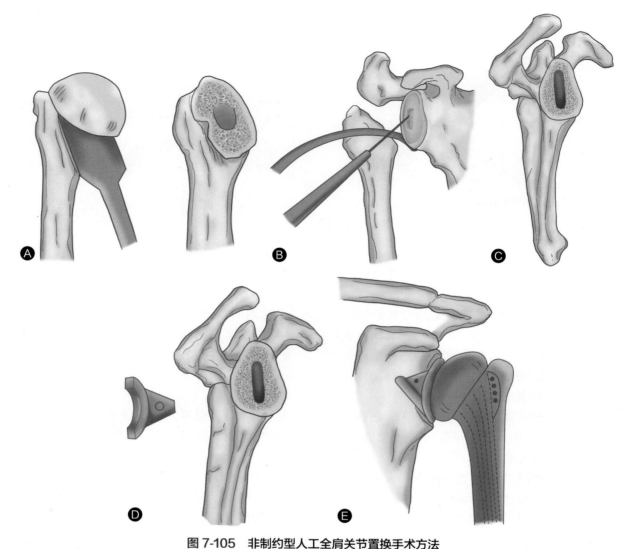

图 7-105　非制约型人工全肩关节置换手术方法
A. 沿肱骨头边缘切除肱骨头；B. 用板构拉开肱骨近端显露关节盂；C. 在关节盂面上开一骨槽；
D. 清除关节盂软骨面以便骨水泥固定假体；E. 假体植入

　　（2）手术方法：切口起自肩峰上外侧，弯向内侧，之后向远侧越过喙突，延胸肌三角肌沟向远侧延伸，长约 15cm，将三角肌瓣翻向远侧，切开胸锁筋膜，距上点 2cm 切断肩胛下肌腱，切开关节囊，切断结节间沟内的肱二头肌腱长头，将其断端固定于肱骨上端，于肱骨解剖颈截断肱骨头，截骨线在冠状面应与股骨轴线成 45°。截骨应与肱骨髁冠状面成内旋 25°。

　　切除关节盂表面的软骨和盂缘，用关节定位器在关节盂上钻 3 个孔，上、下孔直径为 3.2mm，中央孔直径为 6.3mm，孔深 2cm。检查关节盂假体合适后，于关节盂的三个孔内涂上骨水泥，金属杯的底面亦涂上骨水泥。将金属杯的柄插入中央孔，上下孔各拧入一 2.5cm 长的螺钉，用髓腔锉锉开肱骨髓腔，填入骨水泥，置入肱骨假体。假体后倾约 25°。骨水泥凝固后，将肱骨假体和关节盂假体的边接起来，冲洗切口，在锁骨和肩峰上钻孔，缝合三角肌断端。放置引流管，逐层缝合关闭切口（图 7-106）。

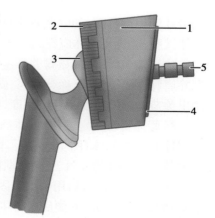

图 7-106　制约型人工全肩关节假体
装配好的制约型假体，其中"1"为金属肩盂假体；"2"为金属杯；"3"为肱骨头假体；"4"为螺钉固定孔；"5"为肩盂假体固定柄

（3）术后处理同前。

3. 半制约型人工全肩关节置换术（图 7-107A）

（1）麻醉、体位同前。

（2）手术方法：切口起自锁骨外 1/3，跨过喙突，沿三角肌胸大肌肌间沟向远侧延伸，切口长 17cm，结扎切断头静脉，牵开三角肌，胸大肌间隙，切开筋膜组织，将肱二头肌短头，喙肱肌向内侧拉开，注意保护肌皮神经。保护好腋神经，外旋肱骨，切开关节囊，显露肱骨头颈部，用肱骨假体试膜测量并标记截骨面，截骨面与肱骨干成 60°，截断肱骨头（图 7-107B），显露关节盂面，用关节盂定位器在关节盂上开窗（图 7-107C、D），清除关节盂表面的软骨及盂缘，刮除开窗处深层的骨松质，至喙突深面（7-107E、F），插入关节盂假体，位置满意后取出假体在空腔内填入骨水泥，固定关节盂假体（图 7-107G）。

髓腔锉锉通肱骨髓腔（图 7-107H），插入肱骨假体试模，复位肩关节，肩关节活动满意后，冲洗髓腔，填入骨水泥，植入肱骨假体（图 7-107I），假体后倾 30° 冲洗关节腔，复位肩关节（图 7-107J），缝合关节囊和肩胛下肌，缝合三角肌，胸大肌间隙。

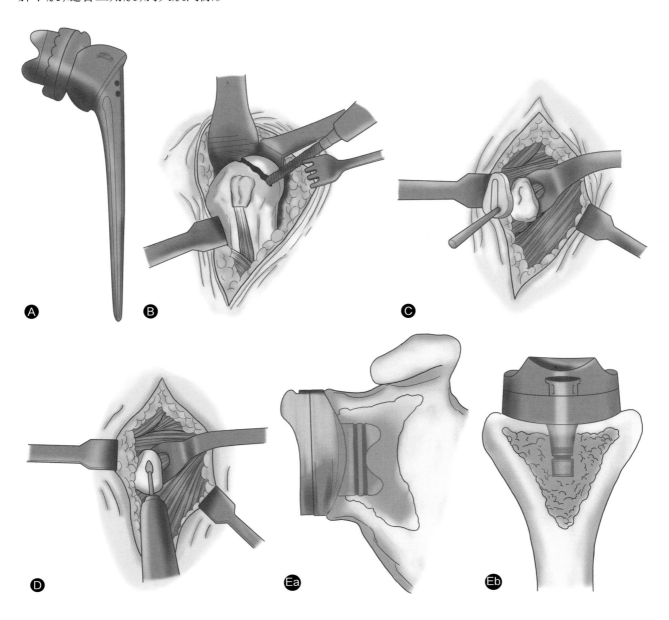

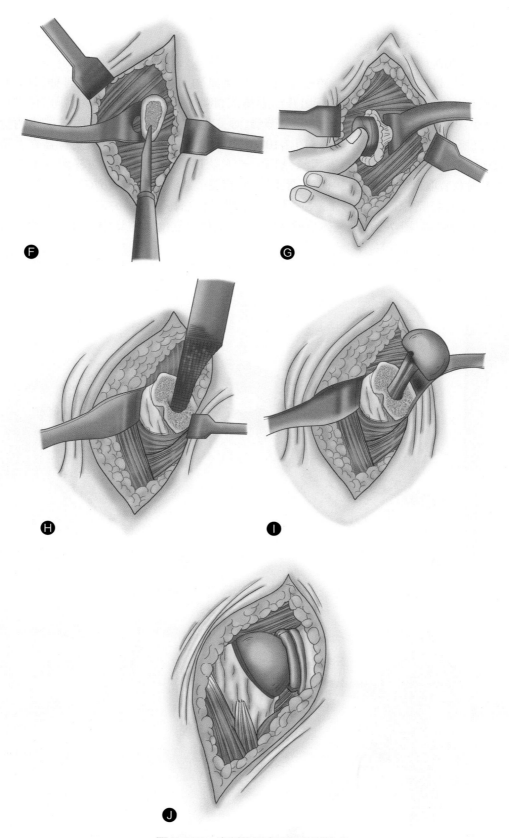

图 7-107　半制约型全肩关节置换术

A. 半制约型全肩关节；B 切除肱骨头；C. 显露关节盂表面用导引器标出肩胛盂上开槽位置；D. 用磨钻在肩胛盂上开槽；E. 清理肩胛盂穹隆，以便接受肩胛盂假体上起固定作用的金属突起；F. 刮除喙突下和肩胛骨腋缘区的骨质；G. 插入肩胛盂假体直至骨水泥凝固；H. 用髓腔锉扩大肱骨干髓腔；I. 插入肱骨假体；J. 将假体复位

4. 双极型人工全肩关节置换术

（1）麻醉、体位同前。

（2）手术方法：取肩关节前内侧入路，起自肩锁关节水平越过喙突，向下至上臂内侧，长约15.0cm，于三角肌、胸大肌之间隙进入，显露头静脉，结扎、切断，显露喙突，截断喙突，连同附着的联合肌腱一起向远侧翻开。外旋肩关节，暴露肩胛下肌腱，距肱骨小结节起点2cm切断肩胛下肌腱及肩关节囊显露肩关节，于关节盂上缘止点切断肱二头肌腱长头，向远侧游离。外旋肩关节，使肩关节脱位，切除肱骨头，大结节后尽量予以保留，也可将大结节带其上的肌肉一起截下，切除肱骨头，病变的滑膜及关节盂骨赘。用髓腔锉锉通髓腔，插入肱骨假体试膜，肱骨头的中心应后倾30°，并位于肱骨解剖颈上。关节活动度满意，取出假体，若肱骨大结节截断，于肱骨近端钻孔，用涤纶线穿过大结节及肱骨穿孔处。于髓腔内打孔，于肱骨前面钻孔，将线尾引出（图7-108A），用于缝合关节囊和肩胛下肌腱，冲洗钻口，向髓腔远端置入一骨栓，填入骨水泥，将双极肱骨头假体植入（图7-108B），骨水泥凝固后，冲洗关节腔，缝合关节囊和肩胛下肌腱（图7-108C），将肱二头肌腱远段与关节囊缝合（图7-108D）。检查关节活动度，喙突可缝合于关节盂前缘（图7-108E），以防假体向前脱位，放置引流管，逐层缝合关闭切口。

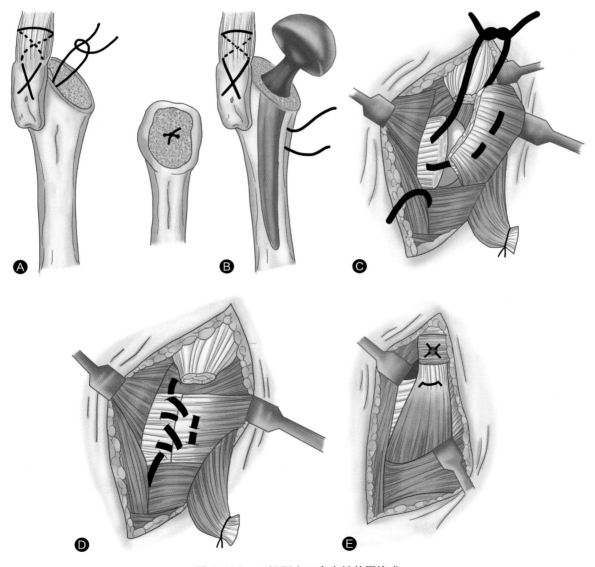

图7-108 双极型人工全肩关节置换术

A. 将肱骨大结节缝回原处；B. 植入肱骨假体；C. 缝合关节囊将涤纶线自肱骨钻孔处穿出；
D. 将肱二头肌腱长头缝合在关节囊上；E. 重新固定喙突

（3）术后处理同前。

二、月状骨缺血性坏死的治疗

腕骨骨坏死以月骨多见,早期治疗以保守治疗为主,可以局部理疗和石膏固定,疗效满意率可达80%,亦有主张对早期病人施行尺骨延长及桡骨缩短术,以减轻月骨承受的压力。对于晚期病例,以手术治疗效果为佳,治疗方法很多,主要是显微外科治疗,亦有采用月骨置换、近排腕骨切除及月骨摘除等手术者,也可获得较满意疗效。

（一）骨间后血管尺骨远段骨（膜）瓣转位术

1. 应用解剖　骨间后动脉从骨间总动脉发出,向后经斜索与骨间膜上缘之间穿过骨间膜,至其后面,穿出点位于肱骨外上髁下方7.4cm。穿出骨间膜的骨间后动脉首先走行于拇长展肌与旋后肌尺骨附着部之间。走行于尺骨背侧缘与骨间后神经之间,位于骨间后神经旋后肌穿出点内侧平均0.8cm处。在此,发出骨间返动脉。骨间后动脉主干下行于骨间后神经内侧的前臂伸肌浅深层之间。下行约1cm后便向外下方发出桡侧肌皮支,之后主干逐渐浅出至尺侧腕伸肌与小指伸肌之间的深筋膜中下行。远端在尺骨茎突上方平均2.5cm,与经小指伸肌深侧由外向内横行的骨间前动脉腕背支的分支相吻合。骨间后动脉在尺侧腕伸肌与小指伸肌之间的深筋膜中下行至尺骨茎突上6.0cm处起,开始有骨膜支经尺侧腕伸肌深面向内,分布于尺骨相应水平后面的骨膜,在吻合支以上发出骨间后动脉的骨膜支平均为2~3支,外径0.4mm,在吻合支水平以下,吻合支向下发1~2支由尺骨头外侧行向远端;吻合支尺侧端沿尺骨后面下行的分支可以视为骨间前动脉腕背尺侧骨皮支向下的延续,该支向两侧分支分布于尺骨头（图7-109）。

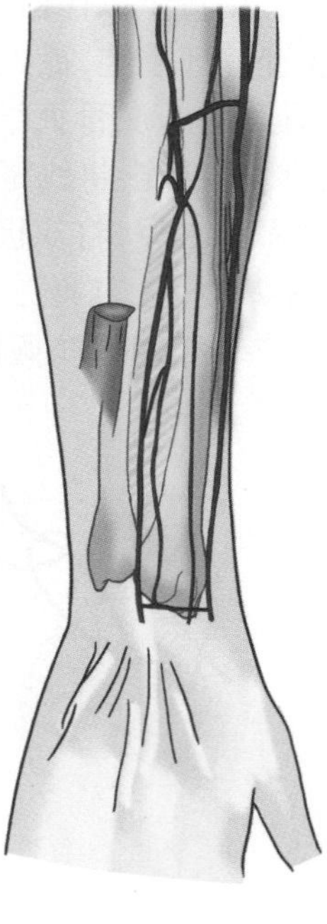

图7-109　骨间后动脉的主要分支

2. 手术方法

（1）麻醉、体位、切口:臂丛麻醉,仰卧位,前臂置台旁小桌上,上臂缚止血带。尺骨头桡侧纵向切口,长6cm。

（2）手术步骤

1）切开皮肤、皮下组织:在尺侧腕伸肌背侧和小指伸肌背侧切开深筋膜,将二肌腱牵向两侧可见位于尺侧腕伸肌桡侧的骨间后血管束,用骨刀凿取尺骨茎突上2.6cm以上,1.2cm×0.4cm×0.4cm的骨（膜）瓣,结扎切断骨（膜）瓣近端的骨间后血管束,以骨间前血管腕背支之间的吻合支为蒂。

2）病灶清除,骨（膜）瓣移植:于腕背S形切开潜行剥离皮肤,并向两侧牵开,越过手术区内的静脉,可结扎也可拉向一侧,切口中部为腕背侧韧带,远侧为掌背筋膜。于拇长伸肌腱及指总伸肌腱之间切开腕背侧韧带,将拇长伸肌腱牵向桡侧,指总伸肌腱、示指固有伸肌腱牵向尺侧,纵行切开桡骨骨膜及腕关节囊,显露月状骨,清除月骨内的坏死骨组织。于非关节部凿取1.0cm×0.4cm×0.5cm的骨槽,将骨间后血管尺骨远段骨（膜）瓣顺皮下隧道,嵌入已凿好的骨槽中,用克氏针固定,骨（膜）瓣的边缘与腕背软组织缝合,修复腕背侧韧带,缝合切口。

（3）术后处理:术后石膏托固定腕关节于功能位6~8周,复查X线片满意后,拔除克氏针,去除石膏托。

（二）桡动脉茎突返支血管蒂桡骨茎突骨瓣转位术

1. 应用解剖　桡动脉由桡骨前面绕过茎突下端,斜过拇长伸肌腱和拇长展肌腱深面,至腕背侧的鼻烟窝内,于茎突下方(1.2±0.3)cm处向尺侧发出1支较粗的腕背支。由桡动脉腕背支的近侧发出分支返回茎突尖部,或直接由其近侧的桡动脉主干发出分支返回茎突尖部,即桡动脉茎突返支。桡动脉茎突返支为1支者占76%,2支者占24%。桡动脉茎突返支平均长(1.2±0.3)cm,起点外径(0.4±0.2)mm,起始处在茎突尖平面远侧0~1.2cm处。根据桡动脉茎突返支的起始类型和支数,可归纳为4型。

（1）单支型:由桡动脉干发出1支返回茎突,占65.8%。

（2）双支型:由桡动脉干发出2支各自返回茎突占15.8%。

（3）共干型：茎突返支与腕背支共干，也可以看作从腕背支发出到达茎突部，占 13.2%。

（4）混合型：从桡动脉干发出 1 支，同时有 1 支与腕背动脉共干，占 2.6%（图 7-110）。

2. 手术方法

（1）麻醉、体位、切口：臂丛麻醉，仰卧位，前臂置台旁小桌上，上臂缚止血带。采取经鼻咽窝长轴的腕关节外侧纵行切口或 S 形切口（图 7-111）。

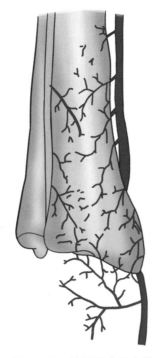

图 7-110　桡骨茎突的血供

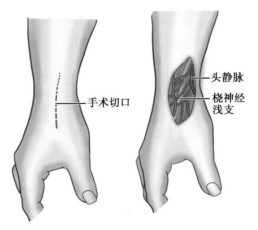

图 7-111　桡动脉茎突返支骨瓣修复月骨
手术切口

（2）手术步骤

1）切取骨（膜）瓣：切开皮肤后，将桡神经浅支和头静脉拉向一侧，距桡骨远侧 1.2cm 处，拇长伸肌腱和拇短伸肌之间找到桡动脉，沿桡动脉尺侧向近端寻找到茎突平面，可见桡动脉向尺侧发出的腕背支和由桡动脉干或腕背支发至桡骨茎突的茎突返支。桡动脉茎突返支有时于高位发出，起始处在拇长展肌腱和拇短肌腱深面以茎突返支为蒂，沿该血管分布区切取桡骨茎突骨瓣 0.8cm×1.2cm。如切取骨膜瓣，可于茎突背外侧，拇短伸肌腱和桡侧腕长伸肌腱之间切取骨膜瓣 0.8cm×1.2cm，此处无肌腱覆盖。

2）骨（膜）瓣的转位：将腕关节囊切开，显露月骨。腕关节尺屈，充分显露月骨，用骨凿清除月骨内的死骨，将骨瓣嵌入用一枚克氏针固定。或将骨膜瓣卷成一条，生发层向外，植入月骨内，骨膜瓣根部与腕关节韧带缝合（图 7-112）。

（3）术后处理：术后石膏托固定腕关节于功能位 6~8 周，每月复查 X 线片，视 X 线片情况决定拔除克氏针及去除石膏托。

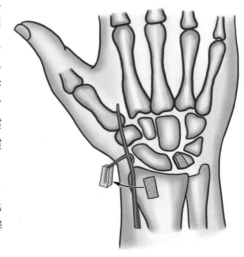

图 7-112　茎突返支骨瓣植入月骨

（三）旋前方肌蒂桡骨远端骨（膜）瓣转位术

1. 应用解剖　旋前方肌位于前臂远侧，拇长屈肌和指深屈肌深面，紧贴尺桡骨及骨间膜的前面，为近似四方形的扁肌，其血供有骨间前动脉，桡、尺动脉的旋前方肌支和骨间后动脉的穿支。临床上采用的骨膜瓣有以桡侧旋前方肌支血管为蒂旋前方肌桡骨膜瓣或以骨间前血管为蒂旋前方肌骨膜瓣,以旋前方肌为蒂的旋前方肌骨(膜)瓣。

骨间前动脉主干在旋前方肌中部深面下行,至肌的下 1/3 或下缘分为 2 终支,骨间前动脉共发出 7~10 条旋前方肌支,肌支外径 0.3~0.8mm。动脉多数在肌的内中 1/3 和外中 1/3 入肌。

桡动脉旋前方肌支有 1~4 支,距桡骨茎突 4.5cm,桡动脉发出一恒定的肌支,分布于旋前方肌桡侧半下 2/3(图 7-113)。

2. 手术方法 臂丛麻醉,仰卧位,患肢置于台旁桌上,不驱血,上臂扎气囊止血带。于腕横纹向近端作大"S"形切口,切开皮肤、皮下组织,切开腕掌侧韧带,找到正中神经,加以保护,自掌长肌及拇长屈肌之间进入,向两侧牵开上述二肌,可见位于拇长屈肌和指深屈肌深面的旋前方肌,骨间前血管神经束紧贴骨间膜的前方下降,在旋前方肌上缘分成数支,与尺桡动脉的分支形成血管网。以桡骨血管为蒂,分离旋前方肌尺骨附着部,切取尺骨骨(膜)瓣 2.0cm×2.0cm(图 7-114),如以旋前方肌为蒂,可切取尺骨骨(膜)瓣 2.0cm×2.0cm,亦可以骨间前血管为蒂切取旋前方肌桡骨骨(膜)瓣。切开腕横韧带,于拇长屈肌及指深屈肌之间进入,显露腕关节囊,切开,显露月骨,清除病灶,将带旋前方肌蒂的尺、桡骨远端骨膜瓣植入,术中注意勿损伤正中神经返支,勿使肌骨膜瓣的蒂部扭转。Z 字缝合腕横韧带,术后石膏托固定腕关节于功能位 6~8 周。

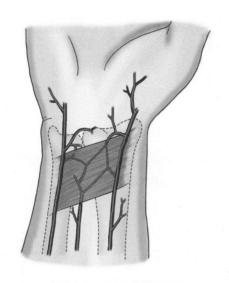

图 7-113 旋前方肌的血供

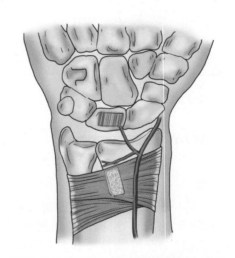

图 7-114 旋前方肌血管蒂骨瓣植入月骨

(四)带蒂头状骨移位术

1. 应用解剖 头状骨的头与月骨近侧关节面均为近似于球形的关节面,两个关节面的外径、弧长与弧高相似,连贯性的横径与上下径基本相同(图 7-115)。应用头状骨移位替代月骨,相容性强,形成的桡头关节面接触面积大,受力分布均匀,不会发生关节面的软骨损伤和腕骨脱位(图 7-116)。头状骨血供以背侧为主,由腕背动脉网的分支供给,而腕动脉网由桡、尺动脉背支和骨间前动脉背支所组成(图 7-117)。

骨间前动脉腕背支位置恒定,出现率 100%,于旋前方肌上缘穿骨间膜下缘至前臂背侧,有 2 条静脉伴行,走行于桡骨远端和腕骨的背侧,终支直接参与腕背侧动脉网的构成。该支起点在桡骨茎突上 6.0cm,外径(1.3±0.2)mm,末端外径(0.7±0.1)mm,设计以骨间前动脉腕背支及伴行静脉为顺行血管筋膜蒂,带部分腕背动脉网,可保证移位的头状骨有充足的动脉供血和静脉回流,不会发生头状骨的缺血坏死。模拟带血管筋膜蒂头状骨移位术模型,在动脉起点顺行灌注墨汁,可见血管蒂动脉充盈,头状骨断面有大量墨汁流出,证明头状骨血供的可靠性。

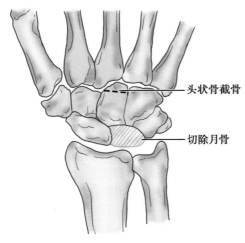

图 7-115 切除月骨及头状骨

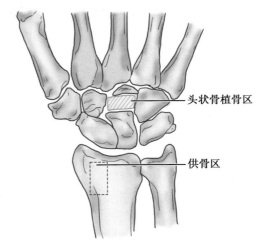

图 7-116 两骨断端植入桡骨块

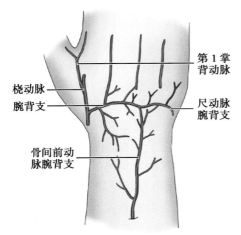

图 7-117 以骨间前动脉腕背支为蒂头状骨移位术,
腕动脉网的构成,腕背支为蒂头状骨移植

2. 手术方法

(1)切口和显露:臂丛麻醉,驱血,上臂中 1/3 上止血带。腕背侧做 S 形切口,依次切开皮肤,皮下组织和远侧部分腕背横韧带,向两侧牵开拇长伸肌腱和指总伸肌腱,可见骨间前动脉腕背支及伴行静脉走行于桡骨远端及腕骨的背侧。

(2)游离血管筋膜蒂:由桡骨远侧缘至头状骨基底远端,以骨间前动脉腕背支及伴行静脉为轴心,切取宽约 1.5cm 的血管筋膜蒂,蒂部带有部分腕背侧韧带,注意保护好筋膜蒂与头状骨的连接。

(3)切骨:在头状骨背侧基底距腕掌关节近侧 2mm,垂直切断头状骨的基底部,同时在腕骨掌侧韧带下切断其在头状骨的附着点,向近侧掀起头状骨,继而切除月骨(图 7-118)。

(4)桡头关节成形,植骨及内固定:顺行将头状骨平行移向近端,头部球形关节面与桡骨远端相嵌合,于桡骨远端背侧切取 1.0cm × 1.0cm × 1.8cm 骨松质块,植入头状骨体与基底的断面间,用 2 根克氏针由背远侧斜向掌近端,交叉固定头状骨基底,植入骨块,头状骨体部及桡骨,血管筋膜与周围韧带缝合,修复腕骨背侧韧带。

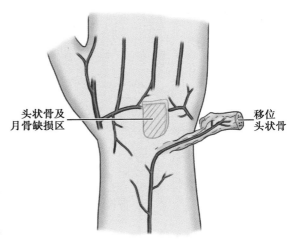

图 7-118 以骨间前动脉腕背支为蒂头状骨移位

（5）闭合创口及术后处理：伸肌腱复位，逐层间断缝合腕背横韧带、浅筋膜和皮肤，掌侧石膏托外固定，由肘下至手掌指关节。术后 6 周拆石膏，拔针，开始功能练习。

（五）带蒂豌豆骨移位术

1. 应用解剖

（1）豌豆骨：豌豆骨形状似豌豆，为椭圆形，位于腕骨的内侧，三角骨的掌侧，是腕骨中最小者，在小鱼际的近侧容易摸到。背侧有一卵圆形的关节面，与三角骨相关节。其余各面均较粗糙，掌侧面为屈肌支持带、尺侧腕屈肌、小指展肌、腕尺侧副韧带、豆掌韧带的附着部。除掌面和背侧关节面外，其余的内、外、远、近四侧均有滋养血管孔。

（2）尺动脉供血系统：尺动脉主干在腕部发出 1~2 条小动脉，长约 5mm，经豌豆骨的桡侧走向豌豆骨，在豌豆骨的远端附近，尺动脉发出掌深支，向背侧经过豆钩韧带和豆掌韧带之间穿行，也发出细小的返支至豌豆骨的远端；尺动脉在尺骨茎突附近发出腕背支，由腕背动脉网构成，腕背支经尺侧腕屈肌腱的深面，发出 1~2 条小动脉至豌豆骨的尺侧。豌豆骨周围的这些血管相互吻合，血液供应十分丰富。

（3）手术解剖学基础：豌豆骨的纵径与月骨的横径相似，可将豌豆骨的远端向桡侧旋转 90°，将纵向的豌豆骨改成横向位置，刚好可填补月骨的缺损。同时尽可能保留豌豆骨两侧面的少量软组织，以弥补豌豆骨体积略小的不足，以尺侧腕屈肌腱为蒂豌豆骨替代月骨，由两骨的远端不在同一平面上，豌豆骨的远端比月骨的远端突出 5.5mm，因此向桡侧移位后，豌豆骨正好能达月骨的定点位置。为适应腕关节的功能，将豌豆骨在横向轴上向掌侧旋转 90°，嵌入月骨摘除后的空隙，即桡骨远端和头状骨之间，豌豆骨的背侧关节面朝向近端，与桡骨远侧关节面相对应形成桡腕关节，豌豆骨的掌侧面与头状骨相对应。

2. 手术方法

（1）麻醉、体位、切口：臂丛麻醉，仰卧位，上肢置台旁小桌上，于腕尺掌侧作 S 形切口。

（2）显露豌豆骨：切开皮肤，皮下组织，向两侧游离皮瓣，显露腕横韧带、尺侧腕屈肌腱、尺神经、尺动脉。于腕横纹近端，沿尺动脉主干向远端分离，可发现由尺动脉或小鱼际肌动脉发出的豌豆骨营养血管，斜向下内走行，进入豌豆骨，小心保护，切断附着在豌豆骨上小指外展肌，保留豆状骨周围组织少许。保留尺侧腕屈肌腱的附着部。从尺侧切开豆、三角骨关节囊，游离豌豆骨，保留营养血管及尺侧腕屈肌腱附着部（图 7-119A），注意勿损伤尺神经。

（3）显露月骨：在腕掌部，切开腕横韧带，将正中神经及屈指肌腱向桡侧牵开，显露腕管底。在桡腕关节囊掌侧，U 形切开关节囊，向远端翻转关节囊瓣，显露月骨及其周围关节面，用小咬骨钳咬除月骨。

（4）带蒂豌豆骨移位：将已游离的豌豆骨向桡骨侧旋转 90°，植入月骨摘除后的间隙（图 7-119B），注意不使血管蒂扭转及有张力。若血管蒂有张力，可在豆状骨远端结扎切断尺动脉主干，携带尺动脉一起旋转植入月骨间隙。将腕管底掀起的 U 形皮瓣复位，与豌豆骨周围韧带作 Z 形缝合，扩大腕管。然后缝合皮肤。

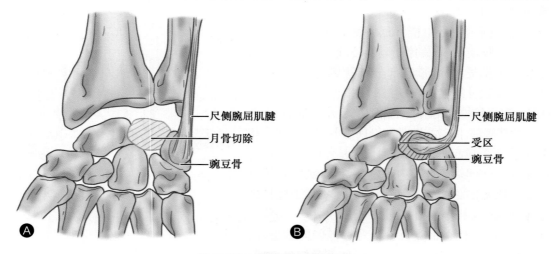

图 7-119 带蒂豌豆骨移位术

A. 切除月骨；B. 带蒂豌豆骨移植术

(5)术后处理:术后石膏托在腕关节背屈 20° 位固定。麻醉消失后,开始手指屈伸活动,以避免肌腱粘连。术后 3 周去除石膏,拔出克氏针,开始腕关节功能锻炼。

（六）带血管蒂第 1~3 掌骨瓣转位术

1. 应用解剖

(1)第 1 掌骨:血供主要来自拇主要动脉、拇指背桡侧动脉和鱼际支。在桡骨茎突下方 1.4cm 处与腕背支发出点相对,拇指背桡侧动脉由桡动脉桡侧发出,走向掌骨底,发出 1 支细的滋养动脉后,沿第 1 掌骨背桡侧的骨膜行向远端,终止于第 1 掌骨远侧端,主要分布于第 1 掌骨的骨膜。该动脉起始外径为 0.9mm,从起点到掌骨近端滋养动脉处的长度为 8.5mm。

(2)第 2 掌骨:血供来自桡动脉、掌深弓和第 2 掌背动脉。第 2 掌背动脉多数(77.5%)起于桡骨茎突下方 1.3cm 平面的桡动脉腕背支,继而经桡侧腕长伸肌腱深面和桡侧腕长、短伸肌腱止点之间,沿第 2 掌骨间隙背侧下降,末端达掌指关节平面。沿途发分支至第 2、3 掌骨近端,2、3 掌骨体相对侧,第 2、3 掌骨体远端及骨间肌和骨膜。第 2 掌背动脉穿支型为掌深弓第 1 穿支所形成,在掌骨间隙近端与腕背支有吻合或无裸眼可见的吻合,穿支型占 20%,第 2 掌背动脉缺如型占 2.5%。

(3)第 3 掌骨:其血运来自第 2 掌背动脉,还来自掌心动脉、掌深弓穿支和第 3 掌背动脉供应。第 3 掌背动脉均由掌深弓第 2 穿支形成,但有桡动脉腕背支的分支与其吻合。起始端外径平均 0.9mm,末端外径 0.7mm。绝大多数于掌骨间隙分为 2 或 3 个终支外,绝大多数至指蹼,发出 2 支指背动脉后弯向掌侧与指掌侧固有动脉吻合,个别与指掌侧总动脉吻合,沿途有至第 3、4 掌骨的分支。

2. 手术方法

(1)麻醉、体位:臂丛麻醉,仰卧位,患肢置台旁小桌上。

(2)手术步骤

1)第 1 掌骨骨瓣移位修复手月骨:取第 1 掌骨桡侧缘切口,向腕背侧延伸,切开皮肤,皮下组织,解剖分离出拇指背桡侧动脉,以其为轴型血管,以第 1 掌骨近侧端的滋养孔为中心,凿取一 1.0cm×1.0cm 骨膜瓣,向近侧翻转备用。于腕背侧拇长伸肌腱及指伸肌腱之间进入,切开腕背侧韧带,将拇长伸肌腱拉向桡侧,指伸肌腱及示指固有伸肌腱拉向尺侧,显露桡腕关节囊,切开腕关节囊,显露月骨。清除坏死病灶后,将带血管蒂第 1 掌骨骨膜瓣植入月骨内(图 7-120A),用克氏针固定,骨膜瓣的边缘与周围韧带组织缝合。修复腕背韧带,缝合切口。术后前臂石膏托固定腕关节于功能位 8 周,复查 X 线片,满意方可去除石膏托及克氏针。

2)第 2、3 掌骨瓣移位修复月骨

①切口:经第 2、3 掌骨背侧作 S 形切口,远端达示、中指掌指关节,近端达腕关节近端。

②显露血管:切开皮肤、皮下组织,向两侧掀起皮瓣。在切口近端,将拇长伸肌腱向桡侧牵开,将指总伸肌腱和示指固有伸肌腱向尺侧牵开,充分显露桡动脉腕背支,并仔细寻找出第二掌背动脉及其伴行静脉。在第 2、3 掌骨间隙,沿第二掌背动脉向远端游离,结扎沿途向掌骨、骨间肌发出的分支,保留血管束周围组织以保护血管。

③切取第 2 或第 3 掌骨骨膜瓣:在游离第 2 掌背血管束至接近示、中指掌指关节平面时,仔细辨认进入第 2 掌骨或第 3 掌骨远端的营养血管。于第 2(或第 3)掌骨颈、干交界处从掌骨中线切开骨膜,稍作剥离,用小骨刀切取掌骨周径 1/3(约 1cm×0.6cm)(图 7-120B)。保护骨膜的连续性。轻轻提起骨膜瓣,逆行向近端游离血管束,保留血管周围组织,保护血管束,放松止血带,观察骨瓣血运良好,用温湿纱布包裹备用。

对于第 2 掌背动脉掌深弓穿支型,则以桡动脉掌背支及其至第 2、3 掌骨近侧端的分支为血管蒂,凿取第 2 掌骨背尺侧或第 3 掌骨背桡侧、掌骨底长 1.5cm 的骨膜瓣(图 7-120C)。

于桡腕关节背侧暴露月骨,经背侧钻孔,并扩大成为骨隧道。将第 2 掌背血管束或桡动脉掌背支为蒂的掌骨瓣引入骨孔内,与月骨血管束为蒂的掌骨瓣引入骨孔内,与月骨背侧软组织缝合 2~3 针固定,或用克氏针固定,避免骨瓣脱出。注意切取的骨瓣大小要合适,植入骨内不宜过紧,血管束不扭转,无张力,不成锐角。

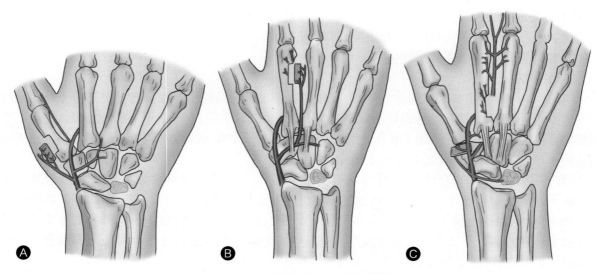

图 7-120　带血管蒂第 1~3 掌骨瓣转移术

A. 第一掌骨瓣转位术;B. 第 2 掌背动脉蒂第 2 掌骨瓣转位术;C. 桡动脉掌背支蒂第 2 掌骨瓣转位术

(3)术后处理:术后常规应用抗生素,在腕关节背屈 20° 位用掌侧石膏托固定 4 周,3 个月内患手不持重物。

(七) 骨间前血管桡、尺骨(膜)瓣

1. 应用解剖　骨间前动脉于肱骨内外上髁连线下 6.2cm 处起始于骨间总动脉,起始处外径 2.3mm,向下穿拇长屈肌和指深屈肌深面,沿骨间膜的正前方下行(图 7-121A),骨间前动脉至旋前方肌上缘附近,发腕背支穿骨间膜至前臂后面,主干进入旋前方肌深面。腕背支外径 1.0mm,向后下方斜穿骨间膜至前臂伸肌的深面,贴骨间膜下行。至桡骨茎突上方平均 2.7cm 处分为内侧终支和外侧终支,分支前干长 4.7cm。内、外侧终支分别与尺动脉腕背支构成腕背侧动脉网。腕背支向两侧发出骨皮支。尺骨骨皮支于尺骨茎突上方 2.6cm 处发于腕背支,起始处外径 0.9mm,经深肌腱深面,向内下斜穿出尺侧腕伸肌和小指伸肌间隙,分为升、降 2 支。升支经尺侧腕伸肌桡侧上行,与骨间后动脉吻合,降支沿尺侧腕伸肌腱桡侧的尺骨头表面下行,沿途分出骨膜支和皮支。桡侧骨皮支发于腕背支的桡侧,起点位置较高,一般于桡骨茎突上方 4.5~6.0cm 之间发出,外径 0.9mm,沿拇短伸肌尺侧缘,斜行走向外下,沿途分桡骨骨膜支和皮支。骨间前动脉腕背支骨皮支及其终支都有骨膜支分出,分布于桡、尺骨远段的背面(图 7-121B)。

2. 手术方法

(1)骨间前血管蒂桡、尺骨(膜)瓣逆行转位术

1)麻醉、体位、切口:臂丛麻醉,病人仰卧于台上,患肢置台旁小桌上,前臂掌侧中下部作长 S 形切口。

2)手术步骤:切开皮肤及皮下组织,于拇长屈肌和指深屈肌间隙进入,将上述二肌向两侧拉开,显露旋前方肌。在该肌桡(尺)骨附着端,保留 2~3mm 厚肌袖于桡(尺)骨表面,切开旋前方肌,凿取 1.0cm×0.5cm×0.4cm 大小的桡(尺)骨瓣,在骨瓣近端结扎切断血管束,游离一定长度的血管蒂。将带血管蒂的骨瓣向下转移至月骨的骨槽中,用克氏针固定,骨膜瓣边缘与周围软组织缝合固定(图 7-122)。

(2)骨间前血管腕背支桡、尺骨(膜)瓣转位术:腕背侧正中纵行切口,长约 10.0cm,切开皮肤及皮下组织,显露腕背韧带。纵行切开腕背韧带,拉开拇长伸肌腱及指伸肌腱,显露腕和桡骨下端,可见骨间膜后面的骨间前血管腕背支血管束及与其相连的腕背血管网,带 3mm 筋膜分离骨间前血管腕背支,为增加血管蒂长度,可带部分腕背血管网,以此为蒂切取尺骨或桡骨骨膜瓣 1.2cm×0.6cm×0.6cm 大小,结扎骨膜瓣近端的腕背支,将骨膜瓣向远端转移至月骨骨槽内,用克氏针固定,骨膜瓣边缘与腕周围软组织缝合固定(图 7-123)。

3. 术后处理　腕关节功能位石膏固定 8~12 周,根据复查 X 线片情况决定是否拔针和去除石膏托。

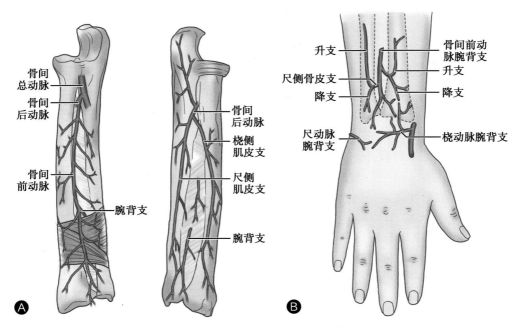

图 7-121　骨间前血管桡、尺骨（膜）瓣
A 骨间前后动脉的走行分布；B 骨间前动脉腕背支的分布

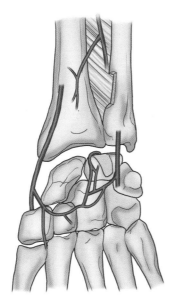

图 7-122　逆行骨间前血管
蒂尺骨远段骨（膜）瓣转位术

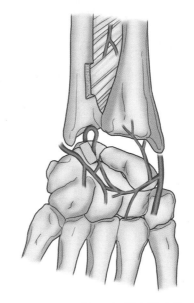

图 7-123　逆行骨间前血管腕背
支尺骨远段骨（膜）瓣转位术

（八）血管束植入治疗月骨缺血性坏死

1. 桡动脉茎突返支植入术

（1）应用解剖：桡动脉于桡骨前面绕过茎突下端，走行于拇长伸肌腱和拇短伸肌腱深面至腕背侧，走行于鼻咽窝内。于桡骨茎突下方约 1.2cm 处向尺侧发出 1 支粗大的腕背支；在桡动脉腕背支的近侧发出 1~2 支返回茎突尖部，即桡动脉茎突返支。该支平均长 1.2cm，起点外径约 0~1.2mm 之间。根据其起始类型和分支数，可分为四型，详见前。

（2）手术方法：以腕关节外侧纵形切口，与鼻咽窝长轴一致。将桡神经浅支和头静脉拉向一侧加以保护。于桡骨茎突下方 1.2cm 处，拇长、短伸肌腱之间先找到桡动脉，沿桡动脉向上分离至茎突附近，可发现腕背支及其上方的茎突返支，于月骨上穿一 0.5cm 的骨性隧道，将血管束引入骨性髓道，末端与腕背软组织缝合。

2. 拇指背动脉植入术

(1) 应用解剖：拇指背动脉多数为单独血管，在桡骨茎突下 1.5cm 处，与腕背支发出点相对的附近由桡动脉发出，起始外径 0.9mm，走向第 1 掌骨基底，在此发出一纤细的滋养动脉，然后贴第 1 掌骨背外侧骨膜走向远端，终止于第 1 掌骨的远侧端。该动脉直接发于桡动脉者占 82%，血管直径与腕背支相当。

(2) 手术方法：沿第 1 掌骨背外侧纵弧形切开，近端达鼻咽窝。将桡神经浅支和头静脉拉向一侧加以保护。于桡骨茎突下 1.5cm 解剖分离出拇指背动脉。向远端游离血管蒂，长约 2.5cm。结扎血管蒂远端，于月骨上穿一 0.5cm 的骨性隧道，将血管束引入骨性髓道，末端用腕背软组织缝合。

3. 第 2 掌背动脉植入术

(1) 应用解剖：第 2 掌背动脉根据其起始类型，分为 3 型。

1) 腕背支型：起始于桡动脉腕背支，起始点在桡骨茎突下方约 1.3cm，腕背支干长约 0.9cm，于桡侧腕长、短伸肌之间穿出，走行于第 2 掌骨间隙，末端达掌指关节平面。此型占大多数。

2) 穿支型：发于掌深弓第 1 穿支，在掌骨间隙近端与腕背支吻合，此型占 26%。

3) 缺如型：第 2 掌骨间隙无掌背动脉，此型约占 2.5%。

(2) 手术方法：于腕关节外侧纵形切开，向第 2、3 掌骨间隙延伸，近端达桡骨茎突，切开皮肤及皮下组织，向两侧掀起皮瓣，在切口近端，将拇长伸肌腱向桡侧牵开，将指总伸肌腱和示指固有伸肌腱向尺侧牵开，显露桡动脉腕背支，继而找出第 2 掌背动脉及其伴行静脉，沿第 2 掌背动脉向远端游离，结扎沿途向掌骨骨间肌发出的分支，于掌指关节平面近端切断结扎第 2 掌背动脉。显露月骨，于月骨上穿一 0.5cm 的骨性隧道，将血管束引入骨性隧道，末端与腕背软组织缝合。

(九) 掌长肌腱填塞和 STTC 融合术

1. 麻醉、体位　臂丛麻醉，上臂上 1/3 缚止血带，仰卧位，患肢置台旁小桌上。

2. 手术方法

(1) 作腕背正中 S 形切口，将拇长伸肌腱拉向桡侧，指长伸肌腱、示指固有伸肌腱拉向尺侧，显露腕关节囊。于第 3 掌骨基底部一头状骨近端找到月骨，摘除坏死的月骨。

(2) 游离并切取掌长肌腱全长（可带部分肌腹组织），卷叠成球状填塞于月骨空隙间，并将其与邻近关节囊缝合固定。

(3) 显露并检查舟、大、小多角骨及头状骨关节，切除舟 - 大、小多角骨，舟 - 头关节的软骨面，用 1.5mm 粗的克氏针固定舟头、舟 - 大、小多角骨，取桡骨远端骨松质做成细条置于融合部。

3. 术后处理　术后用石膏托固定患腕于轻度背伸位 4~6 周，X 线片示骨愈合后（10 周左右），拔除克氏针锻炼关节的主被动活动。

(十) 腕月骨摘除、带血管蒂豆状骨植入与局限性腕骨间融合术

1. 手术适应证

(1) Lichtman 分期第 Ⅲ、Ⅳ 期者。

(2) 带血管蒂豆状骨植入替代月骨术后，豆状骨有萎缩、塌陷者。

2. 麻醉与体位　臂丛阻滞麻醉。仰卧位，患肢外展 90° 置于手术桌上，驱血后上止血带。

3. 手术步骤

(1) 切口：桡腕背侧弧形切口（图 7-124A）。

(2) 腕月骨摘除，带蒂豆状骨植入术，手术方法同前。

(3) 头舟关节融合术：切开皮肤与皮下组织，辨认并保护桡神经皮支。切开腕背侧关节囊，辨认头状骨与舟骨，用小骨刀切除头舟关节软骨。在桡骨茎突背侧加作切口，切取 0.6cm × 1.2cm 大小骨块，移植于头舟间隙。分别缝合背侧关节囊，皮肤。

切开皮肤与皮下组织，保护桡神经皮支，沿第一腕掌关节近端暴露大、小多角骨间关节及舟骨与大、小

多角骨间关节。用小骨刀切除大、小多角骨间和舟骨与大、小多角骨间的关节软骨,在桡骨茎突背侧另作切口,切取桡骨茎突 0.4cm×1.8cm 大小骨块,分为两块,一块植入头舟骨间隙,另一块植入舟骨与大小多角骨间隙(图 7-124B、C),缝合关节囊及皮肤。

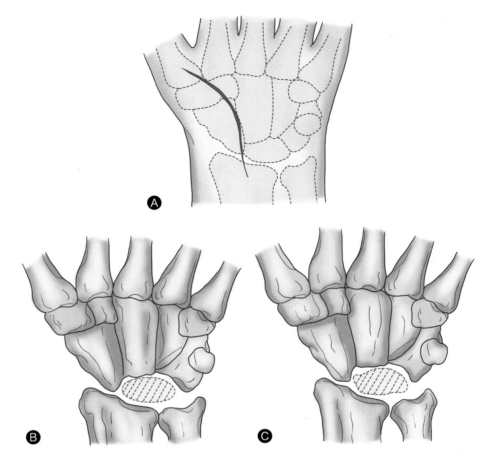

图 7-124　腕月骨摘除
A. 带血管蒂头状骨植入与局限性腕骨间融合术;B. 头舟关节融合;C. 舟骨与大小多角骨关节融合

4. 术后处理　术后常规应用抗生素预防感染。在腕背屈 20° 位石膏托固定。2 周拆线后,改为前臂短管形石膏固定。术后 6 周去除石膏,复查 X 线片,已达到腕骨骨融合后,开始腕关节功能锻炼。

(十一) 人工月骨植入术

1. 手术适应证

(1) Lichtman 分期中属第Ⅲ、Ⅳ期病人,需摘除月骨者。

(2) 外伤性月骨脱位,手术摘除月骨后。

(3) 除月骨以外的其他腕骨结构正常,桡骨下端关节面无明显增生性改变者。

2. 麻醉与体位　臂丛麻醉,患肢外展 90° 置于手术桌上。驱血后上止血带,在手术放大镜下手术。

3. 手术步骤

(1) 切口:腕背正中作 S 形切口(图 7-125A)。

(2) 摘除月骨:按切口线切开皮肤,皮下组织。切开下份伸肌支持带,暴露指总伸肌腱及拇长伸肌腱。将拇长伸肌腱牵向桡侧,指总伸肌腱和示指固有伸肌腱牵向尺侧,充分暴露桡骨下端及腕背韧带。

切开腕背韧带,仔细辨认月骨,判断无误后,沿纵轴牵引,增加桡腕间隙,并极度掌屈,充分暴露月骨,尽量争取整块摘除月骨。若整块摘除困难,可咬碎后摘除,但需仔细检查,不可遗留碎片在关节腔内,并注意保护周围各骨的关节软骨面不受损伤。保护掌侧关节囊完整,在三角骨的适当位置钻一与假体柄相适应的洞,充分止血,冲洗关节腔。

(3)选择合适大小的月骨假体放入月骨摘除后的间隙(图 7-125B),被动活动腕关节,观察假体是否合适,有无松动或脱位,若位置稳定,即可缝合腕背韧带,复位伸肌腱,修复伸肌支持带,缝合皮肤。

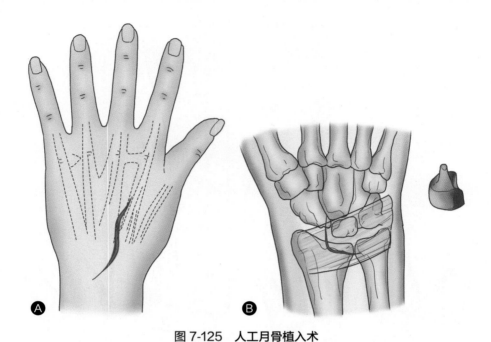

图 7-125　人工月骨植入术
A. 切口;B. 人工月骨植入

4. 术后处理　术后常规使用抗生素。用掌侧石膏托,在腕关节背屈 15° 位固定 3 周。

三、腕舟骨缺血性坏死的治疗

腕舟骨缺血性坏死与外伤关节密切。由于腕舟骨的血供特点,腰部及近端的骨折好发生骨不连及骨折近端的缺血性坏死。舟骨的脱位,坏死率亦很高。治疗方法传统的有植骨、桡骨茎突切除术、近排腕骨切除术等,目前常采用显微外科治疗方法进行,效果明显提高。这种方法大致与月骨缺血性坏死的治疗方法相同,因二骨相邻,带血管蒂骨膜瓣转位均可达到。

(一)桡骨茎突切除及植骨术

1. 应用解剖　腕舟骨为近侧腕骨中最大的骨,近端为略凸而光滑的关节面,与桡骨相关节。当腕关节向桡侧倾斜时,桡骨茎突与舟骨腰部外侧相接触,舟骨骨折后,腕关节的桡偏或尺偏活动,可以经腕中关节达到舟骨,通过骨折线,对骨折的愈合及骨折近端坏死的修复不利。

2. 手术方法

(1)切口:始于腕部掌桡侧起自拇长展肌腱止点处,斜向尺侧,至桡侧腕屈肌腱止点,然后顺沿桡侧腕屈肌腱向近心端延长,共长约 4cm(图 7-126A),切开皮肤及浅筋膜,小心勿损伤桡动脉。

(2)显露桡骨茎突和舟骨:分离桡动、静脉,将其牵向尺侧,切勿损伤。将拇长展肌和拇短伸肌腱牵向腕背侧,桡血管和桡侧腕屈肌腱牵向尺侧。切开桡骨茎突骨膜及腕关节囊。用骨刀逐渐剥离桡骨茎突骨膜,确认舟骨骨折线。

(3)切除桡骨茎突和植骨:在舟骨骨折线近端约 0.2cm 处,切除桡骨茎突。从供骨区切取游离骨块,按常规植骨法,植入舟骨骨折处(图 7-126B)。缝合切口。

3. 术后处理　前臂石膏托固定 3 个月,每月行 X 线检查,外固定至植骨愈合。

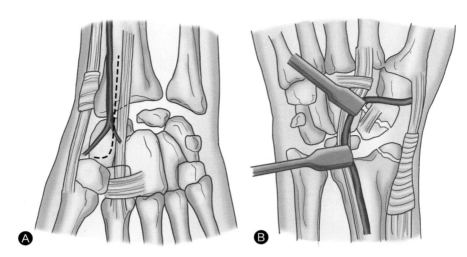

图 7-126　桡骨茎突切除及植骨术
A. 切口;B. 桡骨茎突切除及植骨

(二)腕舟骨切除术

1. 切口及显露腕舟骨　同上法。

2. 切除舟骨　切开关节囊,确认舟骨后,将拟切除舟骨周围与其相邻腕骨的韧带关节囊等组织切断,摘除舟骨。为避免误切其他腕骨,可于摘除骨块前插一定位金属针,摄 X 线片确认后,再摘除骨块,之后缝合皮肤。

3. 术后处理　前臂石膏托固定 2 周,拆线后腕关节活动锻炼。

(三)腕关节融合术

1. Abbott 法

(1)切口:以腕关节为中心,在第 2、3 掌骨间,作腕背侧长约 8cm 的直切口或以桡骨背侧的 Lister 结节为中心,作一"S"形切口(图 7-127A)。

(2)显露腕关节:切开腕背韧带及桡骨 Lister 结节上的骨膜,骨膜下剥离而显露桡骨远端。将指伸肌腱,桡侧伸肌腱牵向桡侧,指总伸肌腱牵向尺侧。在桡骨远端边缘横行切开桡腕韧带后,用圆凿将腕关节的关节软骨凿除。从桡骨远端背侧掀起一骨瓣(图 7-127B),用骨刀将舟骨、月骨及头骨背侧的骨皮质连同背侧的关节囊一并掀起(图 7-127C),显露腕关节,清除一切舟骨病变组织。

(3)融合关节:用圆凿将桡腕关节的关节软骨凿除,将舟骨、月骨和头骨之间的软骨也予切除,用骨松质骨屑填入,于髂嵴前部取一扁平骨片置于腕骨及桡骨掀起的骨瓣之间,将骨瓣压平,使之与移植骨片密贴。使腕稍背屈至所需角度,此时,植入的骨片即被夹紧,缝闭关节囊的横切口,放松气囊止血带,止血后逐层缝合切口。

2. Smith-Petersen 法　此法将尺骨远端切下,用植骨片。只适用于远端桡尺关节已有病损时。

(1)切口:作平行于尺骨远端的弧形切口,长约 6cm,远端达第五掌骨基底背侧(图 7-128A)。

(2)切除尺骨远端:切开尺骨远端骨膜,行骨膜下剥离,切下 2.5cm 长的一段尺骨远端(图 7-128B)切开皮肤及皮下组织,切开尺骨远端骨膜,行骨膜下剥离,切下尺骨远端长约 2.5cm(图 7-128C)。

(3)显露及融合桡腕关节:显露桡骨远端的尺侧、桡腕关节及腕骨,切除软骨面,在桡骨远端开一骨槽,并在相应的腕骨上开一孔道,从切下的尺骨小头上截取与骨槽形状及大小相符的骨片嵌入桡骨及腕骨的骨槽中。将剩余的尺骨远端骨质剪碎后,充填于腕关节空隙中,逐层缝合切口。

(4)术后处理同前。

3. Gill 法　此手术对合并严重桡腕关节炎的月骨及舟骨坏死病例,特别是病人为重体力劳动者时,较为适用。融合只限于桡腕关节,不包括腕掌关节,以便保存一定的掌弓及握力。

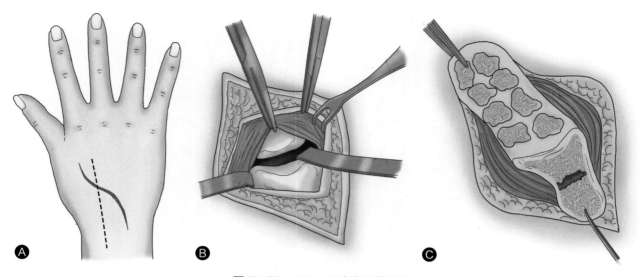

图 7-127 Abbott 法腕关节融合术
A. 切口；B. 在桡骨上掀起骨瓣；C. 在腕骨上掀起骨瓣显露腕关节

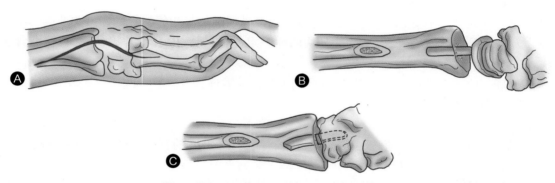

图 7-128 Smith-Peterson 腕关节固定术
A. 切口；B. 切除尺骨远端；C. 骨片已植入

（1）麻醉、体位：同前。

（2）操作步骤

1）切口：在腕背侧第 2、3 掌骨间作纵行切口长约 8cm，切口中心在桡腕关节，或以桡骨背侧 Lister 结节为中心作 S 形切口（图 7-129A）。

2）显露：切开腕背韧带及覆盖在 Lister 结节上的桡骨骨膜。骨膜下显露桡骨远端。将桡侧腕长、短伸肌腱及拇长伸肌腱向桡侧牵开，将指总伸肌腱向尺侧牵开，在桡骨远端边缘横行切断桡腕韧带后，将近排腕骨的纤维组织切除，即显露桡腕关节。

3）融合：将近排腕骨的背侧皮质凿除，在桡骨远端背侧冠状切下一骨片（图 7-129B），并将此骨片向远端滑动，使其桥架于近排腕骨与桡骨之间（图 7-129C），腕略背屈，间断缝合韧带，逐层缝合切口。

4. 术后处理　肘上石膏管型包至指尖及拇指，肘呈直角，前臂中间位，腕背屈 15°~20°，手指及拇指稍屈，3 周后换肘下石膏管型固定 10 周。

关于舟骨缺血性坏死，文献上还有其他术式的报道，术式如下，具体手术方法不再赘述。

（四）其他

1. 骨间后血管尺骨远段骨（膜）瓣转位术（同月骨）。

2. 桡动脉茎突返支血管蒂桡骨茎突骨瓣转位术（同月骨）。

3. 旋前方肌蒂桡、尺骨远端骨膜瓣转位术（同月骨）。

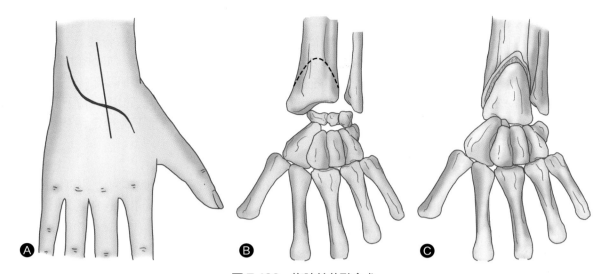

图 7-129 桡腕关节融合术
A. 纵切口或 S 形切口；B. Gill 法切骨线；C. 融合已完成

4. 带血管蒂第 1~3 掌骨瓣转位术（同月骨）。

5. 骨间前血管桡、尺骨（膜）瓣转位术（同月骨）。

6. 血管束植入术（同月骨）。

四、膝关节缺血性坏死的治疗

膝部骨坏死以股骨内髁多见，其次为股骨外侧髁、胫骨平台及髌骨。非手术治疗包括限制负重，口服止痛药物等，但只有 20% 的病人获得满意疗效，所以应尽早手术治疗。手术治疗包括髓芯减压术，关节镜下清理术，胫骨截骨术，如果出现髁塌陷，只能考虑行单髁或全膝关节置换术，尤其是 50 岁以下皮质激素引起者。

（一）关节镜下清理术

适用于 40 岁以上肥胖妇女，关节边缘骨赘比较明显，关节内有游离体，关节负重面完整者。

1. 手术方法　按常规关节镜检查的方法进行麻醉，消毒，铺单，进行关节镜检查，去掉关节内游离的骨与软骨，剥去关节面上半游离的软骨面，去除关节表面的浮渣，清除退变或碎裂的半月板软骨，将清理的软骨边缘修整，使之不再有软骨的剥脱，用大量生理盐水冲洗，对有软骨下骨暴露处可用克氏针进行钻孔减压，用平凿或电动钻头磨平骨赘，对无症状的骨折可予以保留。利用钬激光进行关节软骨成形，速度快，清除效果好，修整后软骨成斜坡状。

2. 术后处理　术后第一天即开始股四头肌等长舒缩锻炼，第三天练习屈伸活动，术后两周拆线，扶双拐下地。患肢负重时间视复查 X 线片情况而定。

（二）胫骨高位截骨术

适用于胫骨内侧平台及股骨内侧髁骨坏死，年龄 65 岁以下，无关节面塌陷。

1. 应用解剖　股骨轴线与胫骨轴线有 5°~8° 外翻角，手术截骨要过度矫正 5°，膝关节内侧间隙变窄后，有内翻成角，内翻角 + 外翻角 + 过度矫正角 = 手术矫正角度，每纠正 1° 内翻角，需于楔形骨块基底面切除 1mm，楔形截骨的上方截骨线应位于胫骨关节软骨下 2cm，与关节面平行，上下截骨线应在胫骨结节的近侧端。

2. 手术方法　手术在气囊止血带下进行，连续硬膜外麻醉，神经处于松弛位，皮肤切口从腓骨近端的外侧髁向胫骨结节做一斜切口，然后折向胫骨嵴向远端切开 5cm 长。切开皮肤，沿胫骨髁表面肌肉止点切开，于骨膜下剥离，沿胫骨外髁表面向外后侧剥离，超过腓骨头到达髁后外侧面，沿胫骨结节及髌表面剥离至胫骨内髁表面。沿胫骨内髁表面继续剥离，显露胫骨髁内侧面。在不切开膝关节内、外侧关节囊的情况下,即可显露胫骨内外侧髁。将髌韧带向前方拉开,在胫骨髁外侧面距关节面2cm左右平行关节面,于胫骨髁外、前及内侧面画出截骨线,按术前测量所得楔形骨块的宽度,刻划出下方截骨线。二线应于胫骨内髁相交。用骨刀或电锯沿截骨线切开,切除楔形骨块。内后皮质的切断比较困难,切除楔形骨块前部后,去除其间的骨松质,看到髁后侧皮质后,用骨刀切断之。边切边将小腿外翻,最后将两断端骨面相互拉紧,可选用角钢板、螺丝钉固定,亦可采用骑缝钉固定于髁前外侧。屈伸膝关节,确认固定可靠后可缝合切口。

3. 术后处理 术后长腿石膏后托固定,12天后拆线,扶双拐患肢部分负重下地行走,6周后可去除石膏托,摄X线片决定是否完全负重行走。

(三)人工全膝关节置换术

目前国际上有很多品牌的人工全膝关节假体,以Osteonics人工全膝关节假体为例,说明后纵字韧带保留型人工全膝关节置换术的手术方法。适用于65岁以上,股骨内外侧部均受累的Ⅳ期病人。

1. 术前准备 术前1~2天开始大剂量,抗生素静滴,严格地术前皮肤准备,手术室严格的无菌环境及医生的无菌操作,对预防术后感染是很重要的。

2. 手术方法

(1)皮肤切口:一个标准的前正中切口是相对较好的(图7-130A),但任何以前的切口也可被使用或合并运用以降低皮肤坏死的风险。通过靠近髌骨中线边缘内侧大约1cm的髌骨旁切口进入关节囊(图7-130B)。纵形切开股四头肌以使髌骨充分外翻并使膝关节有足够的屈曲(图7-130C)。

(2)股骨准备

1)股骨远端旋转定位:使用电钻在股骨髁间凹的中心处钻一个洞(有两种规格的洞供大的或小的膝关节使用),进入髓腔(图7-130D)。可以选用下列2种方法之一决定旋转的定位:

方法1:以内外上髁作为参考,作股骨髓腔内定位。

将股骨上髁导向器放进髁间凹洞内,并作以下任何一种方法调整:

①将滑车沟与导向器的竖杆垂直。

②将股骨髁对准水平杆两旁的狭缝。

这两种方法中的每一种都能使导向器与股骨髁的轴线相平行。一旦旋转被定位后,通过导向器的狭缝,用电刀或骨凿做股骨髁的轴线标记(图7-130E)。移去导向器。T形手柄插入股骨力线定位导向器内,将股骨力线定位导向器插入股骨髓腔内,使其狭缝与股骨远端的标记对准(图7-130F)。使用两枚骨钉钉入远侧洞内以固定股骨力线定位导向器于股骨远端上。

方法2:使用外旋3°股骨力线导向器。

将股骨力线定向器插入股骨髓腔,将外旋3°导向器装入股骨力线定位导向器的狭缝中,注意导向器的左、右侧。通过这个导向器,判断内、后外侧髁部的大小相同(图7-130G)。使用两枚无头骨钉钉入远侧的洞内以固定股骨力线定位导向器于股骨远端上。移去外旋导向器。

2)前侧初步截骨:将测深器充分装入前部截骨导向器中,将前部截骨导向器插入股骨力线定位导向器前方的2个孔内(图7-130H)。测深器的尖端指明了最后股骨截骨时锯片的最终位置。调节测深器的尖端至前外侧皮质骨的高点上,这样的保留性前侧截骨,可避免在股骨切迹处过度损伤骨皮质。在截骨前可移去测深器,之后进行截骨(图7-130I)。在截骨完成后,移去前侧初步截骨导向器,仍将股骨力线导向器固定于原位。

3)股骨远端截骨:通过螺钉将远端截骨导向器与远端截骨导向器架装配在一起。装置插入股骨力线导向器前方的孔中并降低装置,直至远端截骨导向器平整地贴伏在前侧表层截骨面上。拧紧侧方的螺钉以固定导向器。在将股骨远端截骨导向器固定在股骨上之前,可使用外部力线杆确认力线。将力线导向手柄连接在股骨远端截骨导向器上,并在手柄上插入外部力线杆,当力线杆与股骨头中心相交且从侧面观察与股骨的轴线大致平行时则表明力线正确(图7-130J)。在标记为"0"的孔内钉入两枚无头钉子。股骨远端截骨导向器有8mm或10mm的截骨构造,即可允许作股骨远端8mm或10mm截骨。在X钉孔内打钉,以将导向器固定。去除股骨远端力线导向器。去除髓内杆,拆除股骨远端截骨导向架,仅保留股骨远端截骨导向器在原位。锯去股骨远端(图7-130K),之后拆除截骨导向器。将远端截骨导向器向上抬起脱离无头钉,再经"+2"或"4"孔重新套在无头钉上,这样可截去另外的 2mm 或 4mm 股骨远端骨质。

4)股骨测量:使用尺寸测量器可以决定截除股骨的合适尺寸及股骨假体的大小。

5)股骨前方、后方和斜面截骨:将股骨截骨导向器放置在股骨远端。使用木槌,击入两枚带锯齿的钉子于股骨内。在导向器的边缘使用巾钳能获得额外的稳定性(如果骨质硬化,可先钻洞,再击入固定钉子)。完成剩余的四个股骨截骨面(图 7-130L)。截骨的次序严格,其顺序为:后髁、后斜面、前髁骨皮质、前斜面。

(3)胫骨准备:胫骨力线的定位可选择胫骨髓外力线定位,也可选择胫骨髓内力线定位。

1)胫骨髓外力线定位:屈曲膝关节,将胫骨髓外力线导向器放在胫骨干上,用弹性钳在踝关节上方夹住胫骨远端。

将装置的头部贴在胫骨突起处。当头部放置合适时,在力线导向器的近端杆部和前侧骨皮质之间应有一个手指的宽度,将近端固定钉定位于胫骨突起处,并应首先轻叩最后侧的钉,以固定头部的前后方向位置。现在可调整旋转,然后通过击入第二枚钉子以固定。拧紧垂直螺母以固定导向器近端杆(图 7-130M)。当装置的垂直杆在下、侧位观察时均与胫骨长轴相平行时,则力线定位即完成了(在放置胫骨力线导向器前,不管是髓外还是髓内的导向器,将胫骨向前致半脱位是很有用的。通过在股骨截骨骨面之下、后十字韧带之前放置一把弯 Hohmann 拉钩,可以非常容易地做到这一点。如果后十字韧带与胫骨髁间隆突的后部有异常的粘连,则会引起膝关节屈曲时像书页一样打开。使用弯曲骨刀通过骨膜下方式非常柔和地松解后十字韧带。不要在准备胫骨截骨的平面以下松解后十字韧带)。

体表标志常被使用以获得正确的轴线力线和旋转,包括:

①胫骨结节 - 力线杆通常位于胫骨结节的内侧 1/3 处。

②第 2 跖骨 - 第 2 跖骨一般同踝关节中心保持一直线。

a.胫骨高度截骨平面:通过按压胫骨测深器上的按钮,将胫骨测深器装在相配的胫骨截骨导向器上,将胫骨截骨导向器和胫骨测深器套在胫骨髓外力线导向器上,调整测深器的位置至胫骨平台上所期望的部位(图 7-130N)。胫骨测深器提供 2mm 和 8mm 的截骨平面(2mm 的装置允许切除测深器所指示的点下方 2mm 的骨质,8mm 的装置允许切除测深器所指示的点下方 8mm 的骨质)。

b.胫骨近端截骨:使用两枚骨钉将胫骨截骨器固定在胫骨近端。拧松固定胫骨截骨器与胫骨髓外力线导向器上的螺母。拧松力线导向器杆的垂直调节螺母。使用拔钉器,拔除固定在胫骨近端的两枚在力线导向器顶部的带头固定钉。将力线导向器的近端杆向上从截骨导向器的顶部抽出来。向后方推移胫骨截骨导向器直至其碰到胫骨前部。通过 X 钉孔钻一枚骨钉,进一步固定截骨器于胫骨上。使用 1.25mm 厚的锯片截骨(图 7-130O)。

2)胫骨髓内力线定位

①钻孔及髓内杆的位置:如果骨棘很高,可先做初步截骨以削平胫骨平台并显露一些骨松质区域。使用钻头钻孔,用以进入髓腔。一般认为胫骨髓腔入口的取点为胫骨平台左右方向的中线与胫骨平台前后方向的前、中 1/3 交界线的交叉点(图 7-130P)。还可以使用导向击打器做开口,将髓内杆与 T 形手柄连接在一起,插入髓内杆,并锁定。将髓内杆插入孔口内并将其推进至髓腔内。一旦髓内杆的位置确定了,就可拆去 T 形手柄(图 7-130Q)。

②胫骨截骨平面:将适合胫骨截骨器和胫骨髓内力线导向器装配在一起,将测深器插在胫骨截骨器顶部内侧或外侧的孔内,放松按钮,锁定测深器的位置(图 7-130R)。将装置套管在胫骨髓内杆上,使胫骨测深器指向胫骨平台上所期望的位置。拧紧螺母使胫骨髓内力线导向器固定在胫骨髓内杆上。向后方推动胫骨截骨器直至其碰到胫骨前部。

③胫骨近端截骨:一旦截骨平面确定,使用钻头,通过 0 孔钻入,将胫骨截骨器固定在胫骨前部。通过 X 钉孔钉入,将进一步固定胫骨截骨器于胫骨上。按压按钮将胫骨测深器拔除。拧松截骨器上的螺母,将胫骨髓内力线导向器从胫骨截骨器上取下。重新在髓内杆上装上 T 形手柄,将髓内杆和胫骨髓内力线导向器一起拔出,仅留胫骨截骨器钉在胫骨上。通过胫骨截骨器上的狭缝作胫骨平台截骨。之后将胫骨截骨器拆掉。

(4) 三角形龙骨准备

1) 胫骨假体尺寸测量：将胫骨试模与力线手柄装配在一起，并将其放在胫骨平台截骨面上。选择能最好地覆盖胫骨平台的尺寸，尺寸略大些要比尺寸小好些。

2) 胫骨假体力线定位：将股骨假体试模重新装在股骨上，把胫骨内衬垫装在胫骨试模上。将装配好的内衬垫试模和胫骨试模放在胫骨平台上并做复位试验。从总体上评定假体的匹配程度、韧带稳定性和关节活动范围。这时可以进行整个下肢力线的评定。重新将力线手柄连结在胫骨试模上，并在手柄上插入 2 根力线杆。力线杆应在正、侧位方向上都与下肢的机械轴平行。一旦确定了满意的力线和胫骨假体方位，则在胫骨前部的骨皮质上以试模前部边缘的参考标记做标记。移去假体试模并将内衬垫试模从胫骨试模上拆下来。使胫骨试模上的前部参考标记与胫骨前部皮质上的参考标记相对应，重新放好胫骨试模。安放时，应与胫骨前部骨皮质齐平。通过试模上位于内侧和外侧的孔钉入两枚小头的固定钉以固定试模于胫骨平台上。

3) 胫骨龙骨冲压："骨水泥型龙骨" 在龙骨周围形成一层骨水泥外套；"压配型龙骨" 在龙骨周围形成一种压配的界面。对较密的骨质，在进行最后的冲压前可能需要进行数次中间冲压步骤。如果碰上特别坚硬的骨质，那么在进行胫骨冲压前可在试模上装配一个冲压导向器，并钻一个引导性的孔。可将胫骨冲压塔装在试模上，即将冲压塔套在试模顶部的两枚固定钉上，在随后的胫骨冲压过程中，冲压塔将保证冲压的正确位置。将适合的胫骨冲压器装进胫骨冲压塔内（图 7-130S）。可在塔上装配好手柄以帮助在冲压时保持冲压塔试模的位置和稳定性。可使用木槌进行击打冲压。如使用全聚乙烯胫骨假体，应首先使用全聚乙烯胫骨冲压器。

(5) 胫骨假体植入：先植入金属胫骨平台，再植入超高分子聚乙烯内衬垫。将胫骨假体植入／取出器与植入物装配在一起。将胫骨平台插入准备好的胫骨截骨面上，直至其完全进入。保持植入物的位置，清除所有多余的骨水泥。在装配内衬垫时，牵开膝关节，向后倾斜内衬垫放进胫骨平台中，内衬垫后唇必须置于胫骨平台后壁内的唇下方。然后向前撬入内衬垫（图 7-130T）。

(6) 股骨假体植入：同安装股骨试模一样，将合适尺寸和外形的股骨假体装配在股骨植入／取出器上，将假体安放在准备好的股骨上直至其完全匹配（图 7-130U）。

(7) 缝合：在骨水泥凝固后，彻底地冲洗关节，用吸引器吸干净，放松止血带后止血，放置引流管，逐层缝合关闭切口。

3. 术后处理　术后第 1 天开始 CPM 功能锻炼，初次活动范围 0°~45°，每天连续活动 12 个小时，每天增加活动范围 10°，出院前至少达到 95°。

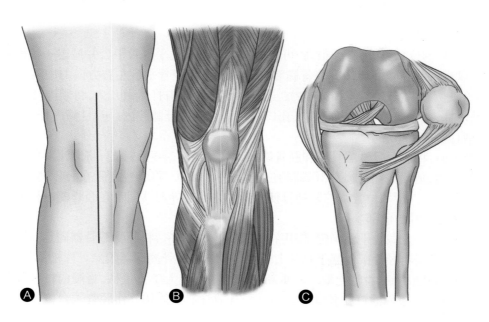

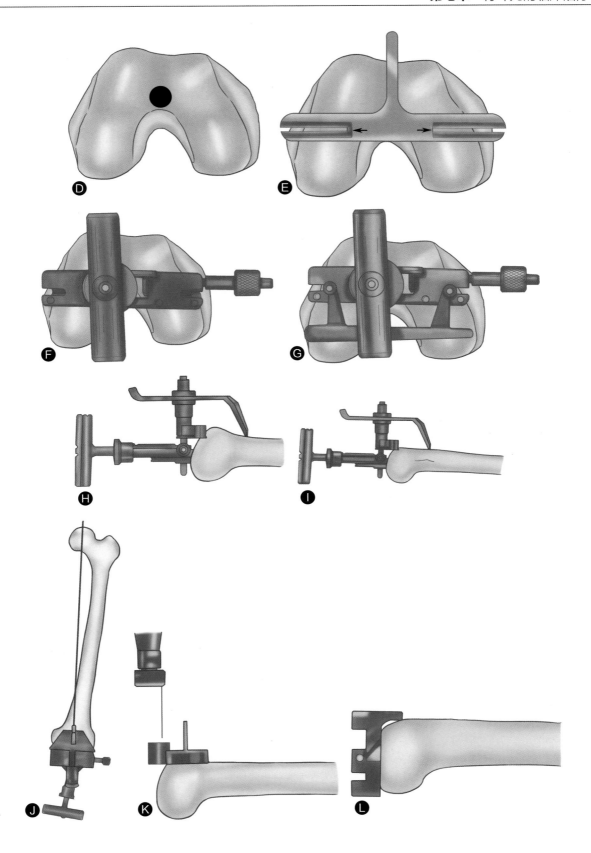

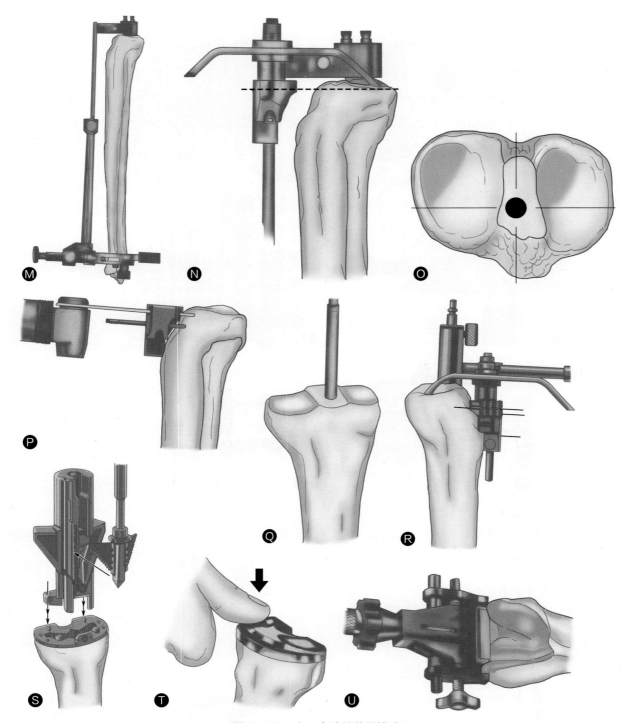

图 7-130　人工全膝关节置换术

A. 切口；B. 于髌旁切开进入膝关节囊；C. 髌骨外翻显露膝关节腔；D. 股骨髁间凹中心钻洞；E. 于狭缝标记股骨髁轴线；F. 股骨力线导向器狭缝与股远端标记对准；G. 安装外旋 3 力股骨力线导向器；H. 安装股骨前部截骨导向器和测深器；I. 进行股骨远端前侧截骨；J. 使用外部力线杆确认股骨力线；K. 进行股骨远端截骨；L. 安装股骨截骨导向器；M. 安装胫骨髓外力线导向器；N. 安装胫骨截骨导向器和测深器；O. 进行胫骨近端截骨；P. 胫骨髓内力线定位钻孔；Q. 安装髓内杆；R. 安装胫骨截骨导向器和测深器；S. 进行胫骨龙骨冲压；T. 安装胫骨平台托及胫骨平台内衬垫；U. 安装股骨假体

（四）单髁假体置换术

适用于年龄 65 岁以上，病灶大于股骨内髁直径 50% 的Ⅲ期病人。该手术只切除病变的关节面，因此切除的骨质较全关节置换少，植入人体的异物少，手术时间手术创伤和并发症少。即使手术失败，也可再次手术行全膝关节置换。

手术方法：以 Omnifit 单髁假体为例，Omnifit 单髁假体包括钴铬合金制成的股骨假体，高分子聚己烯平台和钴铬合金平台托，可用或不用骨水泥固定。手术入路同全膝关节置换的手术入路。首先切除半月板前角，伸直膝关节，在手术侧股骨髁上用美蓝做一标记（该点为伸膝时股骨与胫骨接触面的前缘，称为前标记）（图 7-131A）。用摆锯自前标记切除少许软骨和软骨下骨，再切除前标记至后髁的软骨，以供安装股骨切割导向器。用股骨测量板确定股骨髁的大小，股骨测量板的弓应与股骨髁的弧度相仿，测量板前缘卡在前标记上，其手柄与股骨干相平行（图 7-131B）。用美蓝标记出股骨髁前后面的中点，再沿股骨测量板画两点的连线（图 7-131C），确定出股骨髁的中轴线。

将已选定的股骨钻切导向器放在股骨髁上，导向器的前缘对着前标记，并且通过导向器上的小孔应能见到美蓝画的股骨髁中轴线（图 7-131D），如果导向器的大小合适，可从股骨后髁切除 3~5mm 的骨质（图 7-131E），扶稳股骨钻切导向器，由助手经导向器先钻两个 3.2mm 孔（图 7-131F），再钻两个 6.4mm 孔（图 7-131G），然后切除股骨后髁（图 7-131H）。卸下导向器，自后髁断面沿前述美蓝线，用薄的摆锯切出一骨槽，至靠后侧的 3.2mm 孔（图 7-131I），骨槽宽度应达 3.2mm，以供股骨假体后翼嵌入。

选一大小合适的股骨修整导向器，将其固定在前述的 6.4mm 孔上（图 7-131J），有一特制的修整钻，自后向前修整股骨髁（图 7-131K），切除 2~3mm。卸下导向器，再用骨锉将骨面锉平整（图 7-131L）。屈膝100°，安上股骨试模（图 7-131M），此时股骨试模的安放应很容易，与已修整出的股骨髁骨面正好吻合（图 7-131N），试模的前缘嵌入股骨髁。经股骨试模中央钻一骨洞（图 7-131O），屈膝 90°，安上胫骨对线导向器，此导向器测量杆的大小应与股骨假体相配套，借一固定针穿过股骨试模中央孔，使之与导向器测量杆相连（图 7-131P），此时胫骨对线导向器应与胫骨长轴平行，并与第 2 趾相对，导向器测量杆应与其上的切割导向器切面成 90°（如果位置得当，经切割导向器测量杆切除 3mm 的骨质）（图 7-131Q），经切割导向器在胫骨上钻两个 3.2mm 小孔，插入固定针，予以固定。卸去胫骨对线导向器。屈膝 90°，取一胫骨假体试模，使之与股骨假体试模对合后中央孔相对，经两者的中央孔打入一固定针（图 7-131R），使胫骨假体试模与胫骨平台面垂直，经两者的接触点，即平台前缘和后缘，此线即为垂直切割边界。

在切割导向器引导下，垂直锯开平台（图 7-131S），然后贴着切割导向器的平面切除平台病变关节面（图7-131T），此时可以很方便地切除半月板后角及股骨、胫骨后侧的骨赘。选择一与平台前后径最相近的胫骨假体试模，除去胫骨切割导向器，安上胫骨假体试模（可适当修整平台断面），保证屈膝 0°~100° 时，胫骨假体试模不翘起（图 7-131U）。

除去股骨及胫骨假体试模，选择胫骨相同型号的胫骨钻孔导向器放在平台断面上，经此导向器在平台上钻两个 6.4mm 孔（图 7-131V），适当扩大孔口的前缘（便于插入胫骨假体上的短柄）。

屈膝 90°，植入胫骨假体（图 7-131W），嵌紧，检查其前后缘是否与骨面紧密贴合，然后打入股骨假体。最后检查假体位置，对线关系及关节活动。

五、距骨缺血性坏死的治疗

距骨缺血性坏死早期可采用保守治疗，如口服止痛药物，支具，石膏固定，限制负重等，如治疗三个月效果不满意，则可采用手术治疗，对于塌陷前期可采用髓芯减压术，手术创伤小，术后病人疼痛可明显缓解，采用显微外科治疗，如带血管蒂骨瓣转移血管束植入等效果更为满意。对于塌陷期病人，因此期病人伴有踝关节骨性关节炎，只能考虑采用胫距融合或距骨切除胫跟融合术，手术技术要求高，手术时间长，术后需平均七个月的外固定。

（一）带血管蒂内侧楔骨瓣转位术

1. 应用解剖　内侧楔骨的血供主要由内踝前动脉、跗内侧血管的分支供应，内踝前动脉起自胫前动脉占 56.7%（图 7-132A），起自足背动脉占 43.3%，主干斜向前内，紧邻胫骨前肌腱内侧行向前内，达内侧楔骨内缘占 70%。主干在足舟骨粗隆后方与跗内侧动脉的后行支形成岛状吻合的占 30%（图 7-132B），内踝前动脉行至内侧楔骨背侧面时，发出 2~6 支外径为 0.2~0.8mm 的骨膜支，分布于内侧楔骨的腱后内侧面。跗内侧动脉发自足背动脉内侧，起始后主干紧邻胫骨前肌腱外侧，达内侧楔骨内侧骨缘占 70%，主干向后与内踝前动脉形成岛状吻合弓占 30%。动脉经内侧楔骨内侧时发 2~9 支外径为 0.2~0.9mm 的骨膜支,分布于内侧楔骨前部分。跗内侧动脉走行时,与足底内侧动脉浅支、内踝前动脉的终支于骨面形成动脉网,相吻合。

2. 手术方法　取踝前内侧切口,起自内踝上方,沿胫前肌腱延伸至跗跖关节以远,以便充分显露内侧楔骨。切开皮肤、皮下组织,将胫前肌腱和拇长伸肌腱向两侧拉开,在胫前肌腱内侧缘找到踝前动脉主干,如以跗内侧动脉为蒂,则应先显露足背动脉,在胫前肌腱外侧相当于距舟关节处寻找跗内侧动脉。分清内侧楔骨边界,凿取带血管蒂楔骨瓣 1.5cm×1.5cm,将带血管蒂骨瓣掀起后,由远而近分离血管束至其根部。显露踝关节囊并切开,于距骨负重区关节面内下方开窗,清除死骨。将胫前肌腱向内侧牵开,将带血管蒂骨瓣从腱下向内后移到距骨开窗处,嵌入,无需外固定。楔骨创面涂骨蜡止血,术后局部加压包扎。

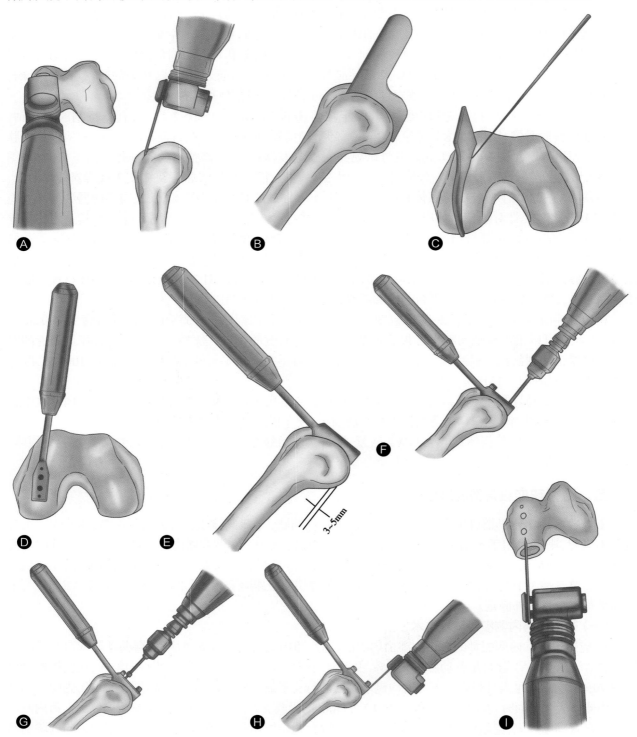

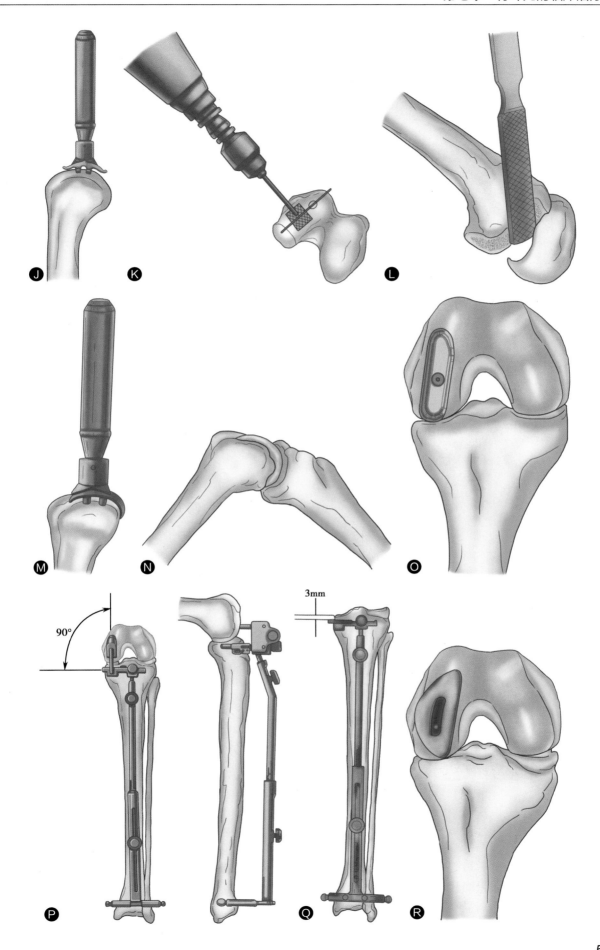

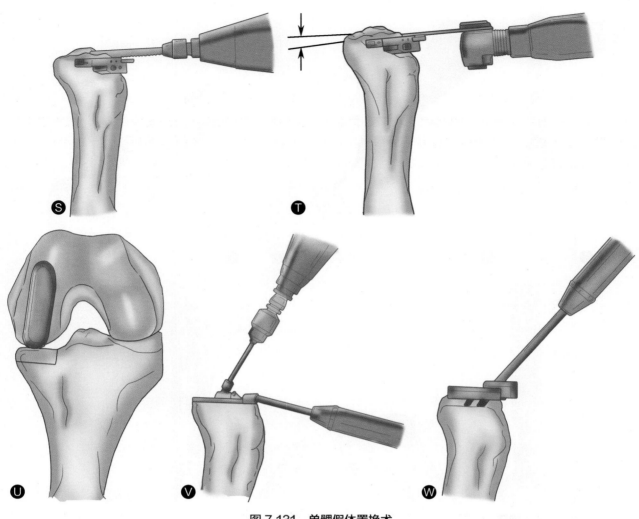

图 7-131 单髁假体置换术

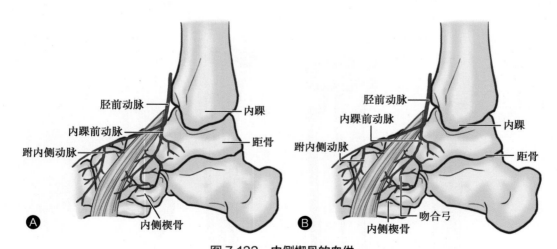

图 7-132 内侧楔骨的血供

A. 内踝前动脉主干型;B. 吻合支型

3. 术后处理 术后短腿石膏后托固定 6~8 周,术后三个月患肢不负重,每月复查 X 线片。

（二）带血管蒂骰骨瓣转位术

1. 应用解剖 骰骨背侧的血供来自跗外侧动脉,该动脉由足背动脉外侧发出,发出点位于距舟关节面上方 1.5cm 左右占多数,少数于关节面下方发出。动脉斜经足舟骨外侧,继而穿踇短伸肌和趾短伸肌的深面,紧贴骰骨的背侧面至第 5 跖骨附近。动脉多横跨骰骨背侧中份,从动脉两侧分出 5~12 支外径在 0.2~1.0mm 之间的骰骨支分布于骰骨背侧,进入骨质内(图 7-133A)。

2. 手术方法　取踝前外侧入路,切口起自踝关节上外侧方,斜向下行,越过距骨体前外侧面至骰骨区,沿第 4 跖骨向前延伸。切开皮肤,皮下组织,将踇长伸肌和趾长伸肌拉向外侧,沿足背动脉的外侧,于距舟关节找到跗外侧动脉的起始点。于跟骨前方,切断趾短伸肌,将其向远端翻开,显露骰骨表面的跗外侧血管分支,分清骰骨四周边界后,以跗外侧血管在骰骨背侧的走行为轴,平行于跟骰关节线,切取骨瓣 2.0cm × 1.0cm × 0.5cm。将带血管蒂的骨瓣掀起,由远而近分离血管束至起始处。切开踝关节囊,显露距骨颈体部,于其外侧开窗,清除距骨内的死骨,将骨瓣嵌入开窗处。骰骨创面可用趾短伸肌填塞(图 7-133B)。

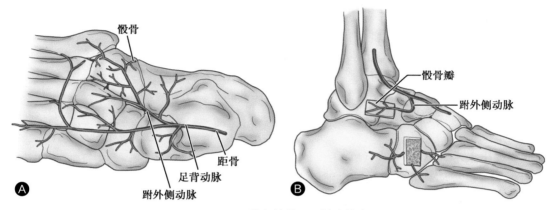

图 7-133　带血管蒂骰骨瓣移位术
A. 骰骨的血管分布;B. 带血管蒂骰骨瓣转移

3. 术后处理同前。

(三)带血管蒂跟骨瓣转位术

1. 应用解剖　跟骨外侧动脉是腓动脉的终支之一,经跟腱与外踝之间穿出深筋膜,于跟骨表面走行至第 5 跖骨粗隆,沿途发出跟骨外侧的骨膜支 5~10 支,外径 0.2~1.0mm。跗外侧动脉发自足背动脉外侧,经骰骨背侧时,向跟骨外侧端发 2~3 支外径为 0.7~1.0mm 的骨膜支。

腓动脉穿支的降支自外踝尖上方 5.8cm 处于小腿间膜穿出,改名穿支,其降支位于筋膜下,沿外踝前外侧下行,于踝沟处与外踝前动脉吻合。吻合后的动脉经趾短伸肌表面,沿腓骨肌腱前缘走向足的前外侧,与跗外侧动脉相吻合,沿途发出 1~3 支骨膜支分布于跟骨体前外侧。

外踝前动脉发自足背动脉外侧,于内、外踝间边线上或下方发出,走行于趾长伸肌腱、第 3 腓骨肌深面,向前外走行,与腓动脉穿支的降支吻合,发出骨膜支分布于跟骨前外侧(图 7-134)。

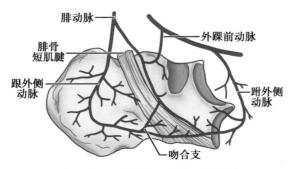

图 7-134　跟骨的血管分布示意图

2. 手术方法

(1)带血管蒂跟骨外侧骨瓣转位术:取踝前外侧切口,切口向远端延伸至第4跖骨底。切开皮肤、皮下组织,于足背动脉外侧找到跗外侧动脉,以其跟骨骨膜支为蒂,切取1.5cm×1.0cm×1.0cm骨瓣,掀起骨瓣,向近端分离其血管蒂至根部,向上转位嵌入距骨开窗处。

(2)带血管蒂跟骨后外侧骨瓣转位术:取踝后外侧切口,向远端延伸至第5跖骨底,于皮下找到跟外侧动脉以其为轴,结扎血管蒂远端,骨后外侧骨瓣,大小2.0cm×1.5cm×1.0cm。掀起骨瓣,向近端分离血管蒂,长度足够后,将骨瓣转位嵌入距骨开窗处。

3. 术后处理同前。

(四)带血管蒂足舟骨瓣转位术

1. 应用解剖　内踝前动脉、跗内侧动脉的应用解剖同前(图7-135)。

2. 手术方法　取内踝前切口起自内踝上方3.0cm,沿𧿹长伸肌腱及胫骨前肌腱之间向远端延伸,长8.0cm。切开皮肤、皮下组织,将胫骨前肌腱拉向外侧,显露足背动脉及其分支内踝前动脉,分清足舟骨边界,以内踝前动脉为蒂,在足舟骨背侧切取1.0cm×1.0cm×0.5cm骨瓣,将骨瓣掀起,顺其血管蒂向近端分离至根部。将骨瓣转位嵌入距骨开窗处。

3. 术后处理同前。

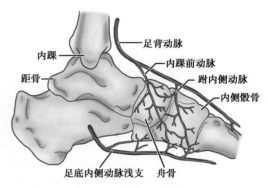

图7-135　足舟骨血管分布示意图

(五)血管束植入术

1. 应用解剖　足背动脉为胫前动脉至伸肌上支持带下缘易名而成,向下行经𧿹短伸肌内侧及其深面,于第1跖骨间隙的近端发出第1跖背动脉,分支至𧿹趾背面两侧缘与第2趾背面内侧缘。

2. 手术方法　取踝前弧形切口长7.0cm,切开皮肤、皮下组织及伸肌支持带,将足背血管及腓深神经拉向内侧,显露踝关节囊前方,切开。于距骨体外侧向距骨中心钻孔,直径3mm,循切口内缘足背动脉找到第1跖背动脉,游离之,使血管蒂长约4~6cm,切断结扎血管蒂远端,将其末端添入骨洞内,血管蒂根部筋膜与距骨周边关节囊缝合。

3. 术后处理同前。

(六)胫跟融合术

1. Calandruccio Ⅱ型外固定架的胫跟关节融合术

(1)手术方法:病人取仰卧位,患侧臀部垫高。从腓骨前方1~2cm踝尖近端10~12cm处开始,作一前外侧切口,与腓骨平行地向下在胫距关节远侧2cm处绕过跗骨窦区弯向前,再延长6~8cm,切开皮肤、皮下组织,注意保护腓浅神经。

从切口近端切开深筋膜达胫腓前联合韧带,切断之,继而切断𧿹短伸肌和趾短伸肌表面的筋膜,切开距腓前韧带和残留的关节囊,以显露距骨体外侧部分。掀起跗骨窦处的全厚皮瓣,其中包括伸肌支持带的所有成分,距骨颈部韧带和所有趾短伸肌和𧿹短伸肌,显露距骨颈、后关节面和跗骨窦。用拉弓向前拉开,切开关节囊到达距舟关节。

定位外踝的截骨线,用电锯或骨凿在踝关节近端约3cm处切断腓骨,截骨方向从近端外侧向远端内侧,内侧截骨点应比踝顶高约1cm,注意保护腓骨长短肌,将切下的腓骨远端和外踝切成小块移植骨。

确定距骨颈和距骨体交界处,在交界处远端用3.2mm钻头横行钻几个孔,从距骨颈部将距骨体截断。

截骨后,从内踝尖近侧5cm,胫骨内缘前侧开始作一个内侧切口,越过胫骨顶与内踝交界处弯向远侧,横过胫骨前后肌腱之间到距舟关节处,如大隐静脉影响操作,可将其切断结扎。将切口后侧皮瓣向后拉开,截断内踝。注意保护胫后肌腱,显露距骨体内侧部分、距骨颈和距舟关节内侧部分,将切口前侧皮瓣向前拉开,跖屈踝关节,显露距骨体,从内侧将已截断的距骨体摘除。

距骨体摘除后,去除胫骨顶及跟骨后关节面的软骨和软组织,也包括载距突,去除跗骨窦区的骨皮质,为融合提供创面。从跟骨中线前侧穿入一根粗斯氏针,经跗骨窦进入胫骨顶中央,从胫骨顶前侧皮质表面去掉一薄片皮质,以供与距骨颈创面融合。安装 Calandruccio II 型加压固定架,将内、外踝截除的骨质制成颗粒状植于所有的关节面,跟骨的跗骨窦区。将足固定于外旋 10°~15°、外翻 8°~10° 和跖屈背屈中立位上。内外侧口放置引流管,用短腿石膏或夹板固定。

(2)术后处理:患肢用枕头垫高 24 小时,然后拔除引流管,患肢垫高 2~3 周,3 周后去除石膏托。如果在前后或外翻位上需要调整,可重新拧紧相关的螺母,使用非行走石膏固定,患肢不负重 3 周。第 6~8 周间去除外固定加压器,使用短腿管型石膏固定 6~8 周。

2. 用髓内钉的胫跟关节融合术

手术方法:病人体位、内外侧皮肤切口、软组织分离、距骨体的去除及距骨头颈固定到胫骨前部的过程与 Calandruccio II 型加压固定器手术基本相同,只是固定采用髓内固定(图 7-136),2~3 周更换石膏,6 周内不负重,术后 6~8 周带短腿行走石膏负重。

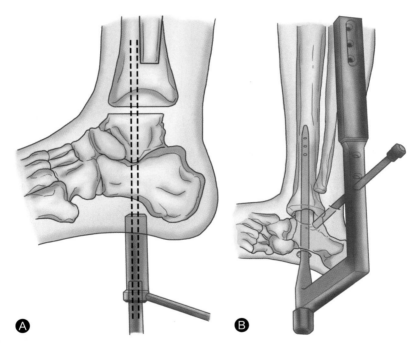

图 7-136 胫跟关节髓内钉融合术
A. 跟骨胫骨扩髓;B. 插入髓内钉行胫跟关节融合

3. Blair 融合术

(1)手术方法:从踝关节近侧 8cm 到内侧楔骨作一前侧纵行切口(图 7-137A),在姆长伸肌腱和趾长伸肌腱之间分离,将姆长伸肌腱及胫前血管前及腓深神经向内侧牵开。沿切口方向切开关节囊,切除距骨体(图 7-137B),不要损伤距骨头,颈部。从胫骨远端前方用电锯截取一条 5cm×2.5cm 的长方形骨皮质条,在距骨颈上方作一深 2cm 的横槽,将骨条滑动插入槽中(图 7-137C),将足保持在背屈 - 跖屈中立位、外翻 5°、外旋 10° 位置上。用螺丝钉将植骨片近端固定到胫骨上(图 7-137D)。通过跟骨纵行向上穿入一根斯氏针,达胫骨远端 3~10cm 以上,以增加稳定性。于融合部位周围填入骨松质颗粒。用长腿管型石膏固定,膝关节屈曲 30°。

(2)术后处理:术后 6 周拆除长腿石膏,拔除斯氏针,更换短腿石膏直至融合。

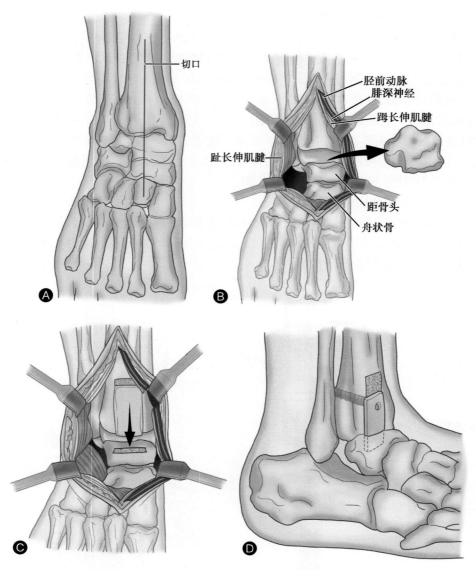

图 7-137　Blair 融合术
A. 踝关节前方入路;B. 切除距骨体;C. 滑动植骨;D. 植骨块固定

(赵德伟)

六、儿童骨坏死的治疗

(一) 股骨头骨骺坏死

　　儿童股骨头·骨骺坏死又称 Legg-Clave-Perthes 病,或 Perthes 病,好发于 4~8 岁儿童,约占 82%。早期滑膜炎期患儿可采用卧床休息和皮牵引治疗,如效果不佳,则进一步证明 Perthes 病的可能性。早期患儿也可采用矫形支具或石膏固定,将髋关节固定于外展 30°~50°、内旋 5°~10° 位,有效率不到 70%,固定时间长,约 1.5~2 年,给患儿及家庭造成很大的痛苦。所以目前治疗趋向于早期手术治疗,手术治疗的目的是解除骨内高压,改善骨内静脉回流,增加股骨头包容,使头臼处于同心圆中,避免股骨头负重,防止压缩变形,改善骨骺骨化中心血供,促进修复。

　　1. 旋股外血管升支的髂棘支、髂前下棘支双骨膜瓣转位术

　　(1)应用解剖:旋股外侧动脉由股深动脉发出占 95%,仅 5% 直接发自股动脉。根据旋股外侧动脉起源和分支情况可分出四种类型:

Ⅰ型(80%):旋股外侧动脉发自股深动脉,分出升支、横支和降支;

Ⅱ型(5%):股动脉发出旋股外侧动脉,分出升支、横支和降支;

Ⅲ型(5%):股动脉发出升支,股深动脉发出旋股外侧动脉分出横支和降支;

Ⅳ型(10%):股动脉发出旋股外侧动脉,分出升支和横支,降支从股深动脉发出。旋股外侧动脉主干长度为(11.9±2.7)mm。起始处外径(4.9±1.3)mm。

1)旋股外血管升支:升支自主干发出后,在股直肌深面向外上走行,至阔筋膜张肌肌门处,分出髂嵴支、臀中肌支及阔筋膜张肌支。升支髂嵴支向上走行,止于髂嵴前部外侧缘。升支起点外径长度(3.5±3.0)mm,升支长度(8.5±3.0)cm。

2)髂嵴支:升支的髂嵴支起点外径(1.23±0.61)mm,进入阔筋膜张肌后,走行于该肌内侧,距髂前上棘2~3cm处分出2~3支,进入髂嵴前部外侧缘骨质。髂嵴支长度(67.26±12.32)mm,灌注墨汁的新鲜标本可见髂嵴前部外侧8cm×4cm的骨膜墨染。

3)髂前下棘支:该支起点外径(1.26±0.30)mm,于升支发出后,向外上方走行于股直肌深面与髋关节囊之间的结缔组织中,直达髂前下棘。该支起点距离升支起点(28.81±11.36)mm,该支长度(53.44±10.14)mm。灌注墨汁的新鲜标本可见髂前下棘2.0cm×2.0cm的骨外膜墨染(图7-138A)。

(2)手术方法

1)麻醉、体位、切口:硬膜外麻醉或全麻,仰卧位,患侧髋部垫高30°。切口采取Smith-Peterson切口,长约12cm。切口起自髂嵴前部,沿髂嵴向前达髂前上棘,然后沿大腿前外侧向远侧延伸。

2)切取升支的髂嵴支髂骨膜瓣:切开皮肤、皮下组织和深筋膜,保护股外侧皮神经,于髂前上棘处切断缝匠肌。分开阔筋膜张肌和股直肌间隙,于股直肌深面筋膜内分离出旋股外侧血管升支主干。分离至阔筋膜张肌肌门。分离出升支髂嵴支,带0.5cm阔筋膜张肌肌袖分离髂嵴支至髂嵴前部外侧,中途结扎臀中肌支及阔筋膜张肌支(如髂嵴支较细,可连同臀中肌支一同带上)。为保证骨膜瓣能够完整切取及其血管网不受损伤,带一薄层骨质切取髂骨骨膜瓣3.0cm×3.0cm,将骨膜的生发层向外,用可吸收线翻转缝合2针,生理盐水纱布包裹备用。同时切取适量骨松质备用。

3)切取髂前下棘支髂骨骨膜瓣:将股直肌拉向内侧,切开其深面筋膜,沿升支主干找到髂前下棘支,该血管不被肌肉包绕,可以单独分离该血管蒂至髂前下棘。为显露方便,可将股直肌止点部分切断,于髂前下棘切取髂骨膜瓣1.0cm×1.0cm,切取及翻转缝合方法与升支髂嵴支骨膜瓣相同,生理盐水纱布包裹备用。

4)头骺、颈部开窗及骨膜瓣植入:十字切开关节囊,于C型臂X线机下用一枚克氏针定位骺板。于股骨头颈部开窗1.5cm×1.5cm大,清除干骺端死骨及肉芽组织,将髂骨膜瓣植入,再植入骨松质,骨膜瓣根部与周围软组织缝合固定。于头骺部前部偏下用骨刀凿开软骨面,向近侧翻开成合页状,清除头骺部死骨及肉芽组织。将髂前下棘支骨膜瓣植入头内软骨下,将骨松质填入,翻开之软骨面复位,用可吸收线缝合,注意勿压迫血管蒂部(图7-138B)。

2. 旋股内侧血管深支大转子骨膜瓣转移术

(1)应用解剖:旋股内侧动脉深支经短收肌与闭孔外肌之间达髋关节后方,继经股方肌与闭孔外肌之间循股骨颈基部的后面行向外上,末端潜入孖下肌和闭孔内肌腱深侧,沿途分支供应邻近肌肉、股骨颈后面和大转子后部。旋股内侧动脉深支根部外径平均为1.7mm。发大转子支前外径平均为1.2mm。根部至大转子支发出点之间干长平均4.0cm,走向基本与转子间嵴方向一致。旋股内侧动脉深支的两条伴行静脉,外径分别平均为2.3mm和2.4mm。

大转子支单纯发自旋股内侧动脉深支者占65%,外径平均为0.7mm。发出点位于股方肌上缘下方平均6.2mm,距转子间嵴平均7.9mm处。大部分经股方肌与孖下肌之间外行浅出,越过转子间嵴,呈扇形分支分布于大转子后部。

臀下动脉吻合支经坐骨神经的前面外行,逐渐潜入股方肌与孖下肌之间的结缔组织,其中约有30%至股骨颈基部与旋股内侧动脉深支吻合成动脉袢。由动脉袢发出大转子支,后者的外径、走行位置和分布区与发自旋股内侧动脉深支的大转子支类似。另有5%的大转子支系直接由臀下动脉吻合支延续而成

（图 7-139A）。

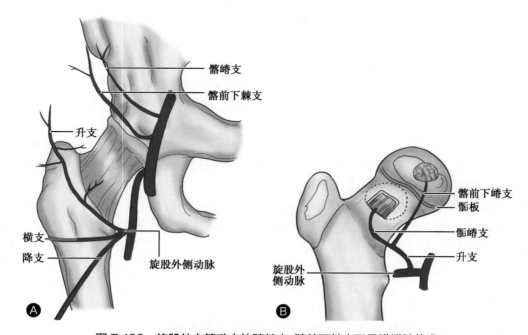

图 7-138　旋股外血管升支的髂棘支、髂前下棘支双骨膜瓣转位术
A. 旋股外侧血管升支及髂棘支髂前下棘支的走行；B. 髂棘支及髂前下棘支双骨膜瓣植入

（2）手术方法

1）麻醉、体位切口：硬膜外麻醉或全麻，侧卧位，取 Moore 切口。切口起自髂后上棘的外侧，沿臀大肌纤维方向至大转子，略向下延伸。

2）切取骨膜瓣：切开皮肤、皮下组织，钝性分离臀大肌纤维，将臀大肌于髂胫束附着处纵行向下切开，并切断部分臀大肌在股骨的抵止处，向两侧牵开臀大肌，保留一片约 8cm×4cm 带蒂臀大肌深筋膜，以备修复髋关节囊后方，分清坐骨神经并妥善保护，内旋患肢，即可见大转子支，呈鸟爪状分布于大转子后方骨膜。从大转子支起处切开部分股方肌，在其深面转子间嵴处寻觅旋股内侧动脉深支以防损伤。之后，于大转子后外部，以大转子主干血管为轴，从大转子间隙向外切取一宽约 1.5cm，长约 3.5cm 的骨膜瓣，为保证切取骨膜瓣的完整，切离骨膜时需带一薄片软骨组织。从骨膜瓣根部贴转子间嵴骨面向股骨颈基底部分离，切断部分外旋肌止部达关节囊，将骨膜的生发层朝外，以可吸收线缝制成一长条棒状物备用。

3）头骺开窗与骨膜瓣植入：作倒 T 形切开髋关节囊，内旋下肢，在股骨头后方正中软骨缘上方约 7mm 处，将 1mm 克氏针插入该处，行 X 线骺板定位。继之，在颈部凿一槽沟向头内深入约 6mm 达骺板下方。颈部槽沟及头内骨洞大小以能容纳棒状骨膜瓣为度。在凿取骨槽时将所挖出骨松质留置备用。此后，在骺板上方开窗，用小薄骨刀三面凿开软骨，横向长约 7mm，两侧纵向长 5mm，蒂部连在股骨头近侧呈合页状。撬起软骨骨瓣，清理头部死骨及肉芽组织后植入骨松质碎块，压平软骨骨瓣，或用可吸收缝线缝合一针。之后以 0.8~1mm 克氏针从槽洞向头骺方向钻骺板 2~3 个小孔，以增加从干骺向头骺的侧支循环渠道，最后，将骨膜棒纳入槽沟深放头内骨洞，骨膜瓣根部与周围组织缝合数针定（7-139B）。

4）术后处理：术后患肢取伸髋、外展 35°、内旋 10° 位，管型石膏固定，范围达对侧大腿中段角度以上。术后 2 个月改为双下肢外展、内旋长腿石膏，每 2~3 个月更换 1 次，整个疗程为 6~9 个月。在此卧床期间，嘱其亲属托患儿背部协助其端坐和仰卧以完成伸、屈髋活动，并握两下肢长腿石膏间的支撑杆作轻柔的被动旋转髋关节。下地后，1 年内不应作长途行走和蹦跳等激烈动作，以免股骨头受到过多外力。

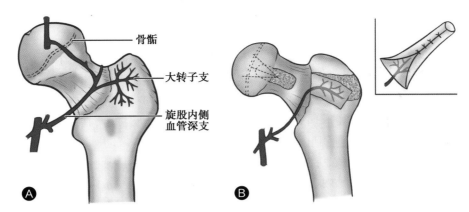

图 7-139　A.股骨大转子后部的血供;B.骨膜瓣切取头骺部开窗及钻孔示意图

3. 滑膜切除同时颈部钻孔术

(1)手术方法:在腰麻或全麻下作髋关节前弧形切口,保护股外侧皮神经,将股四骨头肌肌腱拉向内侧,显露出关节囊。将关节囊纵行切开,不切断圆韧带及脱出股骨头,在股骨头内、外旋情况下,尽量剪除滑膜组织。滑膜切除后,再围绕股骨头下方颈部斜向股骨头骺方向,用 1mm 克氏针每距 0.5cm 钻孔一个,深度穿过骺板即可。关节腔冲洗后,用羊肠线缝合关节囊。

(2)术后处理:术后用胶布行小腿皮牵引 3 周,出院后继续皮肤牵引或石膏固定 2 个月,半年内避免剧烈运动。

4. 旋股外侧动静脉血管束移植充填植骨术

(1)手术方法:在硬膜外或复合基础麻醉下,于髋关节前外侧取 Smith-Peterson 切口。切开皮肤,皮下组织,注意保护股外侧皮神经,于股直肌下脂肪层仔细暴露并游离旋股外侧血管升支,游离至入阔筋膜张肌肌门处,继续向肌肉内分离,长度合适后,切断结扎血管束,以盐水纱布包裹备用,十字切开髋关节囊,切除肥厚增生的滑膜组织,探查股骨头,然后自头颈交界处上方凿一小孔,用小刮匙伸入,搔刮硬化坏死病变组织送检病理。注意刮匙不要穿破软骨膜及破坏骺板,然后在同一切口内,视需要自髂嵴软骨膜下凿取适量髂骨自开孔处植入充填股骨头坏死区,稍加压力,使已塌陷变扁的股骨头重新隆起。于开孔处将已游离的旋股外侧升支血管束,通过关节囊移植于开孔处内面,并以细丝线固定 1~2 针以防脱落。注意血管束顺向防止扭曲,若血管痉挛可用 2% 利多卡因液滴浸。

(2)术后处理:术后患肢外展内旋位皮牵引 4~6 周,3~6 个月后下地活动。

5. Canale 髂骨截骨术

(1)手术方法:取髋前 Smith-Pertson 切口进入,游离缝匠肌、阔筋膜张肌和股直肌,显露髂前上棘。自其止点松解髂腰肌腱,骨膜下剥离髂骨内外板至坐骨切迹。用直角钳将线锯穿过坐骨切迹,尽可能靠近髋臼关节囊的附着点小心地水平向前锯断髂骨。最大程度地屈膝并屈曲外展髋关节以张开截骨处。以巾钳将截骨远端向外侧牵拉,按张开的截骨处大小,取全厚髂骨块 2cm × 3cm(图 7-140),嵌入截骨部位,以 2~3 枚螺纹针固定并将尾端留于皮下,以便日后取出。

(2)术后处理:用髋人字石膏固定 8 周,然后用单人字石膏固定保护性负重 6 周。

6. 其他髂骨截骨术　还有 Salter 截骨、Chiari 截骨。Salter 截骨术适用于 6 岁以下儿童,因耻骨联合移动度较大,截骨后髂骨可自前向下向外旋转。6 岁以上儿童因耻骨联合活动性小,采用 Chiari 截骨术,尤其对于大龄儿童中股骨头大而扁平出现半脱位和疼痛时,可明显缓解疼痛。Salter 截骨术优点是增加股骨头的前外侧覆盖,延长下肢,避免二次手术取钢板,缺点是股骨头有时包容不充分,增加髋臼或股骨头的局部应力,

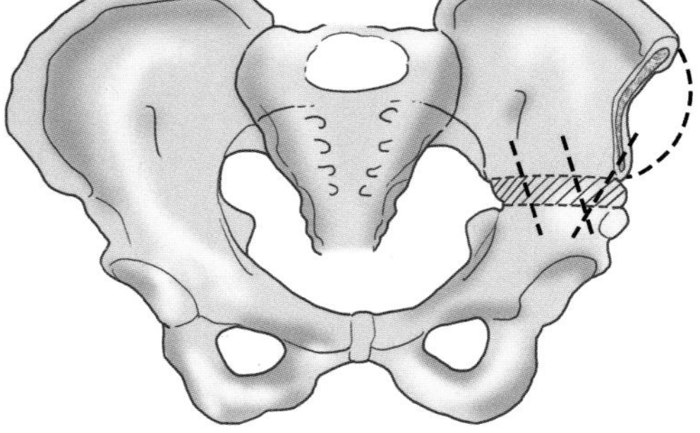

图 7-140　Canale 髂骨截骨术

加剧股骨头缺血性坏死的病理变化。在此重点介绍重庆医科大学刘正全发明的滑膜切除加改良 Chiari 骨盆内移截骨术。

（1）适应证：① Perthes 病伴明显半脱位病人；② Catterall Ⅲ、Ⅳ期病例；③年龄在 6 岁以上有 2 个以上危象病人；④ Ⅱ期患儿非手术治疗期，半年内头骺继续变扁，小于 50%，干骺端出现广泛病损者。

（2）手术方法：在硬膜外麻醉下，按 Smith-Peterson 切口，注意保护股外侧皮神经。沿缝匠肌和阔筋膜张肌间隙暴露关节囊后，将关节囊弧形切开，不脱出股骨头亦不切断圆韧带，在股骨内、外旋情况下，尽量切除前、外侧滑膜组织，但不切除或搔刮内后滑膜组织，因该处有支持带动脉穿入支，避免损害股骨头骨骺的血液供应。同时以自制环钻钻取头骺组织少许，与被切除的滑膜组织同送病理检查。随即缝合关节囊。然后纵行切开髂骨骨突，于髂骨内、外板骨膜下剥离，显露坐骨切迹后，由该部至髂前下棘关节囊外，内高外低约 10°~20°，用线锯横断髂骨。下肢外展同时向股骨头轻加压内推，使切骨远端髋臼在直视下内移 1cm，然后切取髂骨翼骨板 2.5cm×1cm，嵌于髋臼顶外侧裂隙内，并用克氏针做内固定。

（3）术后处理：术毕髋人字石膏外展内旋位固定 2 个月。

7. 转子间旋后截骨术

（1）手术方法：采用髋关节外侧入路，行骨膜下剥离，大转子于基底部切断向近端牵开。分清股骨的纵轴，将骨凿插入股骨近端，然后将 130° 角状钢板沿骨凿孔插入股骨颈，使钢板远端部分与股骨轴成 90° 角，朝向股骨后侧。用电锯行转子间不全截骨，保持后面骨壁股骨的完整性，切骨方向与股骨颈长轴平行，保护好旋股内侧动脉、关节囊，上下孖肌、梨状肌。于髂腰肌转子止点进行分离，截骨近段绕股骨颈长轴向后旋转 90°，使其与远端股骨的角状截骨面紧密接触。用钢板及螺丝钉固定远端股骨，大转子用螺丝钉或钢丝固定（图 7-141），冲洗创面，放 1~2 枚引流管。

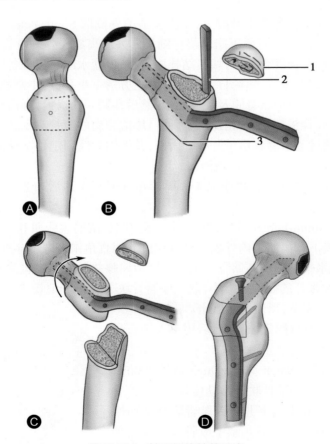

图 7-141　转子间旋转截骨术
A. 切骨线；B. 第一步：1. 切除大转子，插入角钢板；2. 不完全的股骨转子间截骨；3. 转子后壁截骨；C. 第二步：股骨近端游离，包括股骨头、颈、转子区；D. 第三步：股骨近端向后旋转 90°，并用角钢板螺丝钉固定

(2)术后处理:下肢轻度内旋位石膏靴固定。术后4~48小时拔除引流管,术后患肢4~4.5个月不能负重,术后5~6个月如果X线片满意可以负重行走。术中如发现髋臼发育不良,CE角小于20°,可行骨盆截骨术,包括三相截骨、Salter截骨、Chiari截骨及髋臼成形术。

8. 内翻去旋转截骨并Cmpbell螺丝固定术 适应于8~10岁下肢等长,关节造影证实无覆盖且CE角减小,股骨前倾角增大。本术式的缺点是:过度的内翻成角可能无法随生长而矫正,使原有的下肢短缩进一步加大,可能由于臀中肌长度小引起臀肌失效。截骨处不愈合及二次手术取内固定。

(1)手术方法:患儿仰卧位,由大转子向远端做长约8~12cm的外侧切口,牵开股外侧肌暴露股骨外侧面。分清臀大肌在股骨的止点,以骨刀在股骨皮质做一横线,标记出位于小转子或略远的截骨线(图7-142A),然后在股骨皮质做纵行标记以确定矫正旋转的角度,使标记线通过钢板的孔或钢板附近以利观察。安放钢板时,应使截骨线位于钢板六角开口和第一孔之间,确定导针插入点,将导针插入股骨颈中线,注意不要穿过骨骺板(图7-142B),经透视或拍片确保导针位于小转子水平或略向近端。测量导针的深度,以确定所需螺丝钉的长度,在导针上用皮质骨钻钻透外侧皮质,并以攻丝锥攻出一定长度(图7-142C)。拧入股骨颈内的六角螺丝钉(图7-142D),不要全拧紧。然后截断股骨,旋转股骨以纠正其前倾角(通常30°~45°)。之后由内侧皮质截除楔形骨块,使颈干角在120°~135°之间(图7-142E),然后将钢板安放上,其六角孔与六角螺丝钉对接,以T形把持器暂时固定钢板(图7-142F)。将固定螺栓经钢板上的六角孔拧入拉力螺丝钉的六角头,完全拧紧使近远端牢固结合,透视或拍片满意后用4.5mm螺钉和六角形改锥固定钢板于股骨干(图7-142G),冲洗切口,逐层关闭切口,必要时安放负压吸引。

(2)术后处理:使用一条半腿髋人字石膏固定8~12周至截骨部愈合。术后2~24个月取出内固定。

9. 外侧张开楔形截骨术

(1)手术方法:自大转子中点起做外侧直切口,向远端延长约10~13cm。骨膜下剥离股骨近端至股外侧肌起点。使用自动持骨器尽可能向远端与股骨干垂直,将患肢完全固定于内旋位,选用两个大小相等的Sherman钢板,使其长度的一半等于大转子基底部至截骨处的长度,其中一个钢板按设计截骨角在中间预弯,另一钢板紧贴股骨外侧并使其近端抵在大转子基底部,在股骨干拟截骨处做横行标记。经钢板近端两孔拧入直径2.8mm的长钻头钻透双侧骨皮质,将钻头原位保留。去掉这一钢板。测量转子下截骨处的股骨干宽度,按表7-1查出拟张开的楔底长度。然后根据具体情况选用张开楔形或翻转楔形截骨方法。

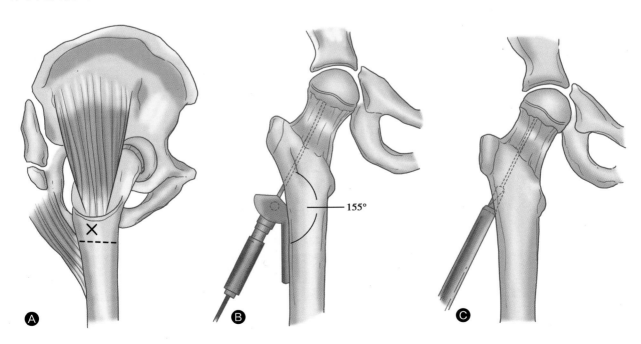

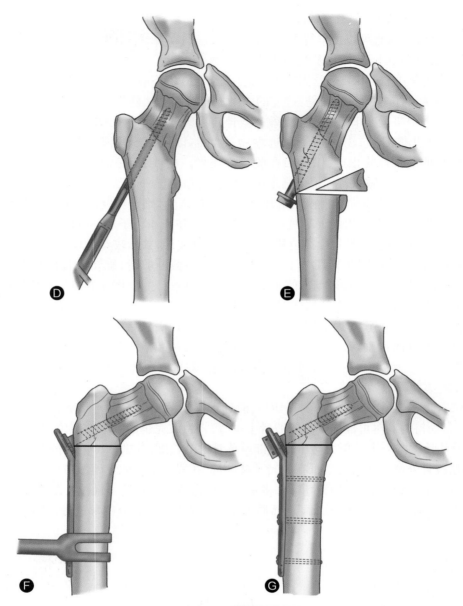

图 7-142　内翻式旋转截骨术

A. 截骨线；B. 插入导针；C. 在导针引导下插入细丝；D. 自股骨颈拧入螺丝；
E. 切除楔形骨块；F. 安放侧方钢板；G. 固定侧方钢板

　　1）张开楔形方法：患肢维持于内旋位，以摆锯按先前的标记横行截断股骨，借助突出的长钻头使股骨近段略小于完全内旋并外展。将股骨远段外旋至髌骨朝前，将远近段内侧皮质拉在一起。以两把自动持骨器将预弯钢板放入钻头固定于股骨远近两段。试着内旋下肢，应有几度内旋。拧入股骨近远端螺丝钉。

表 7-1　内翻截骨楔形骨块底部高度的计算方法

拟矫正度数（°）	截骨处股骨干宽度（mm）												
	10	12.5	15	17.5	20	22.5	25	27.5	30	32.5	35	37.5	40
10	1.5	2.0	2.5	3.0	3.5	4.0	4.5	5.0	5.5	6.0	6.5	7.0	7.5
15	2.0	3.0	4.0	4.5	5.0	6.0	6.5	7.5	8.0	9.0	10.0	10.5	11.5
20	3.0	4.0	5.0	6.0	7.0	8.0	9.0	10.0	11.0	12.0	13.0	14.0	15.0

续表

拟矫正度数(°)	截骨处股骨干宽度(mm)												
	10	12.5	15	17.5	20	22.5	25	27.5	30	32.5	35	37.5	40
25	4.5	5.0	6.5	7.5	9.0	10.0	11.5	12.5	14.0	15.0	16.0	17.5	18.5
30	5.5	6.5	8.0	10.0	11.5	12.5	14.0	15.5	17.0	18.5	20.0	22.0	23.0
35	6.5	8.0	10.0	12.0	13.5	14.0	17.0	18.3	21.0	22.0	24.0	26.0	27.5
40	8.0	10.0	12.5	14.5	16.5	18.5	20.0	23.0	25.0	27.0	29.0	31.5	33.5

由 Orkan 和 Roth 制表,数字由 Axer A 1978 年个人提供。楔底高度(mm)在水平轴(拟矫正成角度)与垂直轴(截骨处股骨干宽度)的交点读取

2)翻转楔形方法:按表 7-1 计算出该切除的楔底高度,在髋部内旋患肢,在股骨前面划出基底向内侧的 1/2 高度的楔形骨块。以摆锯锯下骨块,患肢外旋至所需的角度。将楔形骨块翻转 180° 后,基底向外或翻转插入截骨处。由于基底位于外侧,这时所得内翻角与完全去掉一个整个高度底向内的楔形骨块是一样的。将预弯钢板固定截骨部,使骨皮质完全接触。翻转的楔形骨块可用克氏针固定。

(2)术后处理:髋人字石膏固定 6~8 周至 X 线片证实骨愈合。患儿髋关节僵硬,可鼓励其在水中行走,术后第 1 年每 3 个月随访 1 次。

10. 外翻伸展截骨术　Perthes 病的一个后遗症是股骨头畸形,靠近股骨头前外侧未被髋臼覆盖的区域出现一条沟,成双角征,髋关节外展受阻挡,内旋时亦有疼痛。采用关节镜下清理,使股骨头软骨面尽量平整光滑,同时配合 Catteral 外翻伸展截骨,即外翻截骨同时,辅以伸展截骨(使截骨近段略后倾)采用 Campbell 儿童螺钉和侧方钢板固定(图 7-143)。

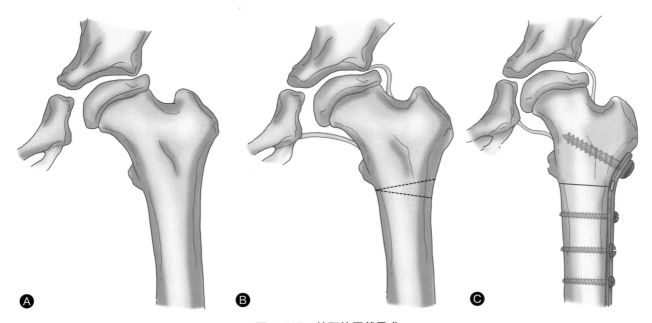

图 7-143　外翻伸展截骨术

11. 外侧造盖术

手术方法:于髂前下棘下弧形切开,切开皮肤、皮下组织,注意保护髂前上棘下 1.5cm 处的股骨外侧皮神经。自髂骨外板骨膜下剥离臀肌至关节囊附着处,切断股直肌返折头。紧靠关节囊附着处上方做一骨槽(图 7-144A),从髂骨外侧皮质向上掀起一个 3cm 宽、3.5cm 长的骨瓣,取骨瓣上方的髂骨骨松质条,并将其插入骨槽内,于髋臼上方形成一个顶盖(图 7-144B)。在骨瓣和骨条之间的间隙内植入骨松质(图 7-144C),于新造的白盖上修复股直肌返折点。术后髋人字石膏固定 2 个月。

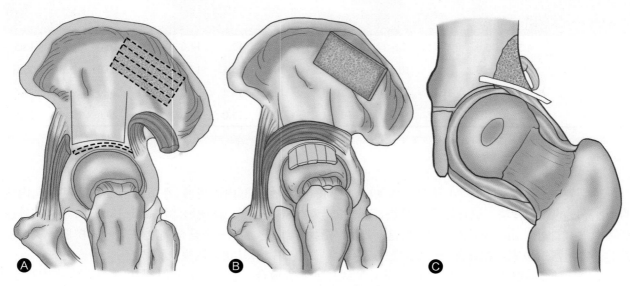

图 7-144 外侧造盖术

12. 股骨头缘隆起截除术　Perthes 病晚期股骨头畸形,呈蘑菇形或股骨头在髋臼外缘向外侧隆起。患儿有外展受限或外展时弹响,对这样的病人可采用股骨头缘隆起切除术。

(1)手术方法:病人仰卧位,患髋垫高 40°,取髋外侧切口,起于大转子近端约 5cm 处开始向远端延伸 7.5~10cm。于臀中肌与阔筋膜张肌间隙进入,显露臀上神经下支,小心牵开这一支配阔筋膜张肌的神经,分离显露髋关节囊并沿股骨颈前上面纵向切开。由于股骨头的隆起常位于外侧,可以从术野看到隆起,如果隆起更靠后,则可将部分臀中肌腱自大转子上剥离。用骨刀将隆起完全切除,注意保护股骨头骺的外侧。

(2)术后处理:患肢皮牵引,然后进行 2~3 周 CPM 功能锻炼。

13. 转子下移术　Perthes 病可引起股骨头骨骺早闭,股骨颈停止纵向生长,但是大转子继续生长,从而导致大转子上移,即功能性髋内翻。这会减少肌肉的力臂和机械优势,影响肌肉稳定髋关节的作用,增加髋关节的反应力,外展时大转子亦会撞击髋臼顶,影响髋关节的外展。大转子上移术可恢复转子部的正常肌张力,使转子部肌肉的肌力更均匀地分布于髋关节,增长股骨颈的长度,增加外展范围并减少髋臼的撞击。

(1)手术方法(Wager):病人仰卧位,取髋关节外侧切口。纵行切开皮肤、皮下组织及阔筋膜,将股外侧肌于大转子止点掀起。将臀中肌向后拉开。与股骨颈和大转子骨骺平行,于大转子上部向转子窝插入一枚克氏针(图 7-145A),透视下确认导针的位置后,用摆锯与克氏针平行截骨(图 7-145B),以骨刀截断大转子内侧缘(图 7-145C、D)。剪断大转子边缘的关节囊、粘连及其内面的软组织,使大转子游离(图 7-145E),将其向远侧和外侧移位。在股骨上端外侧用骨刀做出新鲜创面,将大转子移至其上面,透视下检查大转子的位置,大转子尖应与股骨头中心齐平。位置满意后,以两枚螺丝钉固定大转子(图 7-145F)。

(2)术后处理:术后 7 天开始扶拐行走,3 天内不能进行髋关节外展、外旋动作,避免直坐和屈髋,以防外旋肌牵拉引起内定物松动。

(3)Macnicol 法是将大转子沿股骨颈上缘截断后,自后外侧皮质上切下一楔形骨块(图 7-146A),使大转子不致过度向外隆起,以两枚加压螺丝钉固定大转子(图 7-146B)。术后 1 周可扶拐行走,逐步进行活动练习,但应避免直坐及髋外展、屈曲及内旋。

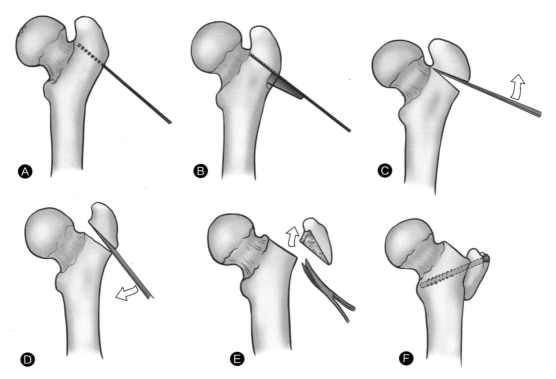

图 7-145 Wager 法大转子下移术

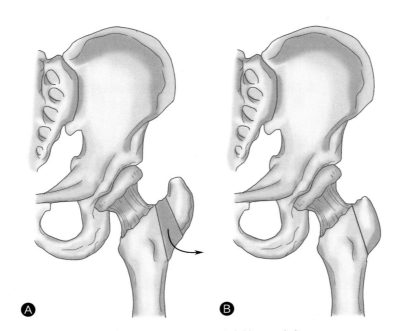

图 7-146 Macnicol 法大转子下移术

14. 带旋股外侧血管升支髂骨膜瓣转移术

（1）应用解剖：该分支在起始处外径为（3.15±0.9）mm。升支主干经股直肌深面向外上走行，至阔筋膜张肌内侧面，分出髂嵴支、臀中肌支和阔筋膜张肌支。髂嵴支沿内侧面向上走行，在髂前上棘分出 2~3 支。升支长度为（8.15±3.06）cm（图 7-147A）。

（2）手术方法

1）麻醉、体位、切口：全麻或硬膜外麻醉，仰卧位，患侧髋部垫高 30°。切口采取 Smith-Peterson 切口，长约 12.0cm，切口起自髂嵴前部，沿髂嵴向前达髂前上棘，然后沿大腿前外侧向远侧延伸。

2）切取升支的髂嵴支髂骨膜瓣：切开皮肤、皮下组织和深筋膜，保护股外侧皮神经，于髂前上棘处切断缝匠肌。分开阔筋膜张肌和股直肌间隙，于股直肌深面筋膜内分离出旋股外侧血管升支主干，分离至阔筋膜张肌肌门，分离出髂嵴支，带 0.5cm 阔筋膜张肌肌袖分离髂嵴支至髂嵴前部外侧，中途结扎臀中肌支及阔筋膜张肌支（如髂嵴支较细，可连同臀中肌支一同带上），为保证骨膜瓣能够完整切取及其血管网不受损伤，带一薄层骨质切取髂骨骨膜瓣 3.0cm×3.0cm，将骨膜的生发层向外，用可吸收线翻转缝合 2 针，生理盐水纱布包裹备用，同时切取适量骨松质备用。

3）头颈开窗及骨膜瓣植入：十字切开关节囊，于 C 型臂 X 线机下用 1 枚克氏针定位颈板。于头颈部前部偏下用骨刀凿开软骨面，向近侧翻开成合页状，清除头颈部死骨及肉芽组织。将髂棘支骨膜瓣植入头内软骨下，将骨松质填入，翻开之软骨面复位，用可吸收线缝合，注意勿压迫血管蒂部（图 7-147B）。

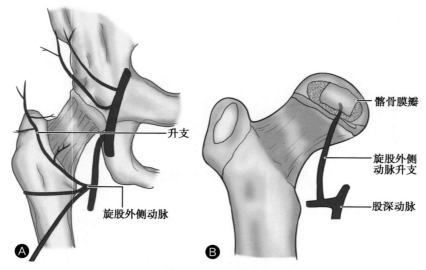

图 7-147 旋股外侧血管升支髂骨膜瓣转移术

A. 升支行走；B. 升支髂骨膜瓣转移

4）术后处理：术后患肢外展内旋位皮牵引 2 个月左右，每月复查 X 线片，满意后方可下地活动，1 年内不能做剧烈运动。

15. 带旋髂深血管蒂髂骨膜瓣转移术

（1）应用解剖：同旋髂深血管应用解剖（图 7-148A）。

（2）手术方法

1）麻醉、体位、切口：硬膜外麻醉或全麻，仰卧位，患侧髋部垫高 40°，切口由髂嵴中部起，沿髂嵴弧度至股动脉搏动处，然后沿股动脉向大腿前外侧延伸，切口长约 15cm。

2）切取髂骨膜瓣在股三角靠近股动静脉处，分离出旋髂深血管，可将旋髂浅动脉、静脉结扎。注意保护髂前上棘远处 2.5cm 发出的股外侧皮神经，向上分离必要时可切断腹股沟韧带（术后原位缝合）。切开腹外斜肌及腹内斜肌，解剖拉开精索或子宫圆韧带，将位于腹内斜肌与腹横肌之间的髂腹下与髂腹股沟神经由肌肉中分离出来予以保护。切开腹横筋膜，向上分离旋髂深血管，保留髂骨内侧面的肌肉 0.5~1cm，以免损伤血管。切断结扎旋髂深血管腹肌支，以血管走行为中心，切取 2cm×2cm 骨膜瓣，为保持骨膜瓣的完整性，应带一薄层软骨，外翻骨膜，缝合 3 针，生理盐水纱布包裹备用。

3）头颈部开窗及骨膜瓣植入：于股直肌、缝匠肌及阔筋膜张肌间隙进入，将阔筋膜张肌从髂骨外板剥离，显露髋关节囊。十字切开髋关节囊，于 C 型臂 X 线机下用一枚克氏针定位颈板，于股骨头颈部前部偏下用骨刀凿开软骨面，向近侧翻开成合页状，清除头颈部死骨及肉芽组织，将带旋髂深血管蒂的髂骨膜瓣植入头内软骨下，将骨松质填入，翻开至软骨面复位，用可吸收线缝合，注意勿压迫血管蒂（图 7-148B）。

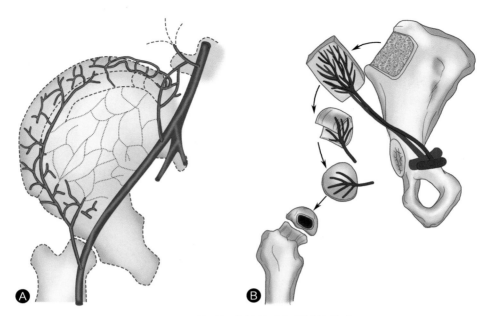

图 7-148　旋髂深血管蒂髂骨膜瓣转移术
A. 切口；B. 将骨膜瓣植入股骨头骺处

4）术后处理同前。

16. 带旋股外血管横支大转子骨瓣转移再造股骨头　适应于 Catteral Ⅳ 期，股骨头碎裂、变扁、成蘑菇样无法修复者。

（1）应用解剖：同旋股外侧血管横支解剖（图 7-149A）。

（2）手术方法

1）麻醉、体位、切口：连续硬膜外麻醉或全麻，仰卧位，患髋垫高 40°。切口选择在髂前上棘和髌骨外缘的连线上，沿髂骨至髂前上棘下 3cm 处，然后转向大转子外侧，再转回到连线上形成一双 S 形切口。

2）切取带血管蒂大转子骨骺：切开皮肤、皮下组织，保护股外侧皮神经，于髂前上棘切断缝匠肌。分离开股直肌及阔筋膜张肌间隙，于股直肌深面筋膜内分离出旋股外侧动脉，于阔筋膜张肌内面肌门向外分离，于股外侧肌起点下 1~2cm 处切开肌肉显露横支血管，游离出血管蒂。为了保护大转子分支可带部分肌肉，切取大转子骨骺 3.0cm×3.0cm，大小与股骨头骺相仿，勿伤及骺板，盐水纱布包裹备用。

3）头骺病灶清除及大转子骨骺转移：将阔筋膜张肌自髂骨外板剥离，显露髋关节囊。"十"字切开髋关节囊，于 C 型臂 X 线机下用一枚克氏针定位骺板。切除碎裂塌陷的股骨头骺，勿伤及骺板，将带血管蒂大转子骨骺转移其上，恢复股骨头的球形外观。用克氏针于骺板及大转子骨骺钻孔，羊肠线固定。冲洗切口，缝合关节囊，逐层缝合关闭切口，放置胶管引流（图 7-149B）。

（3）术后处理：术后患肢外展内旋位皮牵引（可足部穿矫正鞋维持下肢内旋）2 个月左右，每月复查 X 线片，满意后方可下地活动，1 年内不做剧烈活动。

（二）髋臼骨软骨缺血性坏死

本病好发于 6~14 岁儿童，合并髋臼发育不良。轻症病人可随访观察。对于严重的髋关节半脱位，应尽早进行手术复位，恢复髋臼对股骨头的包容，避免骨性关节炎的发生。可采用 Chiari 骨盆截骨术。

（三）胫骨结节骨骺坏死

本病属自愈性，病程 2~3 年，轻症病人可限制跑跳活动 3~6 个月，中重度病人可用长腿管型石膏固定 3~5 个月。保守治疗失败者可采用手术治疗包括胫骨粗隆骨钉插入术，胫骨结节切除术。

1. 骨钉植入术

（1）手术方法：髌腱远端 1/3 开始，向下做长 7.0cm 的正中纵行切口。切开皮肤、皮下组织，纵行切开胫骨结节远端的骨膜。于胫骨上用电锯切取 4cm 火柴杆样骨钉，底部大于尖部。然后于胫骨结节处钻两个孔，一个靠近胫骨近端骨骺,向外侧向近端倾斜,另一个在骺远端,向近端向内侧倾斜。将骨钉插入孔中,切除多余的部分(图 7-150)。

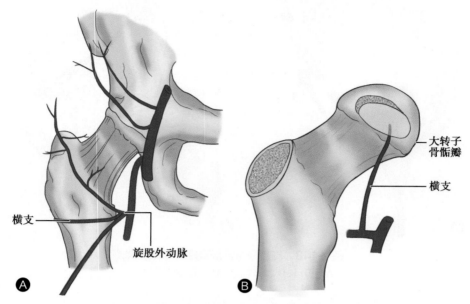

图 7-149　带旋股外侧血管横支大转子骨瓣转移再造股骨头

A. 横支走行;B. 大转子骨瓣转移

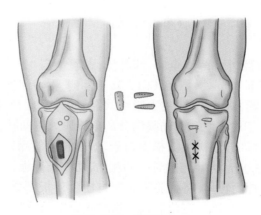

图 7-150　骨钉植入术

(2)术后处理:下肢长腿管型石膏固定 2 周,然后改用管型行走石膏固定至少 4 周。

2. 胫骨结节切除术

(1)手术方法:于胫骨结节中央纵行切开,切开皮肤及皮下组织,显露髌韧带并纵向切开,向两侧牵开,显露胫骨结节(图 7-151A),切除所有骨碎片及部分骨皮质及骨松质,完全切除骨性突起(图 7-151B),不要损伤髌韧带止点。冲洗切口,关闭切口。

(2)术后处理:管型行走石膏固定 2~3 周,然后开始功能练习。

(四)胫骨内髁骨骺坏死

可用支架矫正,同时口服维生素 AD 丸,促进骨骺坏死区修复,对于保守治疗无效、畸形严重者,应行手术治疗。可行胫骨上端截骨术。

1. 麻醉、体位　全麻或硬膜外麻醉,仰卧位。

2. 手术方法　取小腿外侧上 1/3 纵行切口,显露腓总神经后,向前拉开,剥离腓骨上 1/3 骨膜,斜形截骨,以利胫骨截骨后可以充分矫正畸形。然后自胫骨结节外侧向远侧弧形切口至胫骨嵴为止,行骨膜下剥离,保护好胫前血管神经束。于髌韧带下的远端,远离骨骺板,即畸形最明显处,由内侧向外侧用电锯截骨,保留外侧皮质。用骨刀撬开截骨处间隙,拍X线片示畸形矫正后,根据间隙大小,植入相应大小髂骨块,用克氏针固定。逐层缝合关闭切口(图7-152)。

3. 术后处理 下肢长腿管型石膏固定6~8周,之后去除石膏托行走。

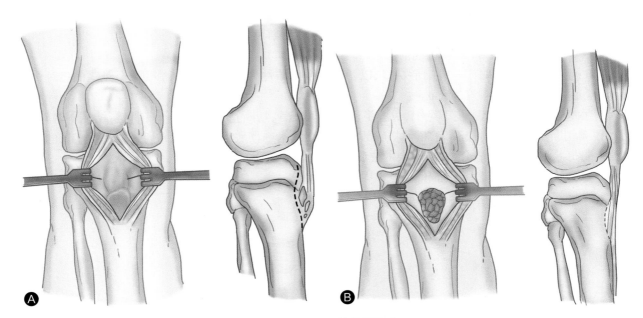

图 7-151 胫骨结节切除术
A. 显露胫骨结节;B. 切除骨性突起

(五)髌骨骨骺坏死

本病属自愈性疾病,一般在4~6个月内可以自行愈合。短期内应禁止参加体育运动,膝部应得到休息制动。多数病人症状较轻,无需特殊治疗即可自行缓解。重症病人,局部伴明显肿胀,患肢可采用石膏固定至症状缓解。

(六)跟骨骨骺坏死

本病保守治疗可以治愈。轻症病人可减少走路及站立,避免剧烈运动。鞋后跟适当垫高,减少跟腱的张力,并使负重点前移。鞋底要宽软,跟骨结节区下方可垫一空心橡皮垫。上述治疗后症状可逐渐缓解。重症病人可用管型石膏固定于足下垂直位4~6周。

(七)跖骨头骨骺坏死

Freiberg首先报道本病,多好发于10~18岁青少年,好发于第二跖骨头,第三跖骨头亦有受累者,偶发于第四跖骨头。一般在成年出现症状而就医。急性期应避免负重,或石膏鞋固定,以后穿带有前足弓垫的鞋子,使负重点移至跖骨头后方,一般需数年,直至症状消失。成年病人出现跖骨头膨大,关节面不平整,骨赘增生压迫趾

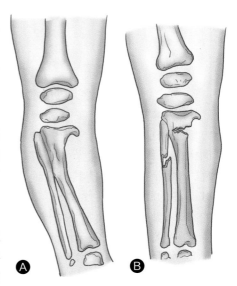

图 7-152 胫骨上端截骨术
A. 术前;B. 术后

神经引起疼痛者,可将骨赘及游离体切除,亦可行跖骨头切除,邻近趾骨受累,可行跖趾关节切除术,其他手术方法还有跖骨头凹陷性裂片的抬高及缺损进行骨移植(Smillie方法);切除近节趾骨基底部并行第二与第三趾并趾方法(Trott方法);跖骨头背侧近似楔状的截骨(Gauthier与Elbay方法);关节清创并跖骨头重塑形(Freiberg与Mann方法)。

1. 跖骨头切除术

（1）麻醉、体位、切口：仰卧位，腰麻或硬膜外麻醉，足背部以受累跖骨头为中心作约 4cm 长的切口。

（2）手术方法：切开皮肤，皮下组织，切开腱膜，将趾长肌腱向一旁拉开，显露其下的跖趾关节。切开关节囊，显露跖趾关节。骨膜下剥离显露跖骨颈部。于跖骨颈部引入线锯，锯断跖骨头。如果对应趾骨基底部亦有病变，则将其近 1/2 切除。冲洗切口，逐层缝合关闭切口。

（3）术后处理：膝下石膏托固定 2 周，之后拆线去除石膏托，逐渐行走锻炼。

2. 病变跖趾切除术　适应于经跖骨头切除后，症状无缓解者。

（1）麻醉、体位、切口：麻醉、体位同前。

切口：于受累的跖骨底作一椭圆形切口，以切口两旁的跖骨为界，切口远端稍变窄至趾蹼的患趾边缘，之后转至足背，向近端延伸约 2.5cm。

（2）手术方法：切开皮肤，皮下组织，骨膜下剥离受累跖骨，切断止于该趾的所有肌腱，结扎所遇到的跖血管，锐刀切断支配该趾的神经，于跖骨基底部将其横断。术中彻底止血，缝合因切除跖骨后遗留的腔隙，将两边的跖趾关节囊拉拢缝合，切除多余的皮肤后，缝合切口（图 7-153）。

（3）术后处理：术后局部绷带加压包扎，3 周后逐渐负重。

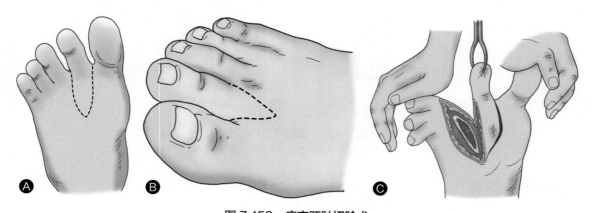

图 7-153　病变跖趾切除术
A. 切口底面观；B. 切口背面观；C. 切除病变跖趾

3. 关节清创并跖骨头成形术

（1）手术方法：跖趾关节外侧缘弧形切开，显露伸肌的扩张部，结扎足背侧的网状静脉，显露跖趾关节上方整个伸肌扩张部。于趾短伸肌与趾长伸肌结合部切断趾短伸肌。切除趾长伸肌外侧的腱帽，将肌腱牵向内侧。纵向切开关节囊，显露跖趾关节。将关节囊向两侧拉开，锐性分离，显露跖骨头。切除骨软骨碎片，然后牵拉足趾，使其极度地屈曲，显露整个跖骨头。必要时切开双侧副韧带，以达到彻底显露，清除所有游离的碎片，炎性滑膜亦可切除。如果跖骨头已塌陷，通过切除关节软骨修整其轮廓，跖侧的骨赘也要清除，跖骨头表面通常在背侧与中央塌陷，可环形切除 3~4mm 的骨组织，达到修圆跖骨头的目的。冲洗关节，屈伸关节，保证关节面光滑后，彻底止血，用可吸收线缝合关节囊。

（2）术后处理：患肢抬高 48 小时，之后穿木底鞋行走，2 周时拆除皮肤缝线，4 周后可穿宽鞋尖的鞋子，同时可主动活动该跖趾关节。

4. 带血管蒂跖骨瓣逆行转位术治疗第 2 跖骨头坏死

（1）应用解剖

1）第 1 跖背动脉：第 1 跖背动脉在第 1 跖骨间隙向两侧发出数支骨膜支，分布于第 1 跖骨的外侧面和第 2 跖骨的内侧面。距第 1 趾蹼缘 1.6cm 处，第 1 跖背动脉分出 2 条趾背动脉，并向跖底发出穿支与第 1 跖底动脉吻合，第 1 跖背动脉根据在第 1 跖骨间隙位置深浅不同，可分为三型：

Ⅰ型（浅型）：位于第 1 骨间背侧肌表面；

Ⅱ型（共干型）：第 1 跖骨背动脉位置较深，起于足底深支下部，穿骨间肌前行；

Ⅲ型(细弱型或缺如型):动脉极细或缺如,细小的第 1 跖背动脉常起于足底深支。

2)第 2 跖背动脉:第 2 跖背动脉在第 2 跖骨间隙前行,向两侧发出骨膜支,分布于第 2、3 跖骨的内外侧骨面,第 2 跖背动脉距第 2 跖蹼 1.6cm 分出两条跖背动脉,并向足底发穿支与第 2 趾底动脉吻合。

(2)手术方法

1)麻醉、体位、切口:连续硬膜外麻醉,仰卧位。以第 2 跖骨为轴,作 S 形切口,近端起于第 2 跗楔关节,远端至第 2 跖趾关节远侧。

2)切取带血管蒂跖骨瓣:切开皮肤及皮下组织,在第 1 跖骨间隙骨间肌表面找到第 1 跖背动脉,该血管如属于Ⅰ型可以采用,Ⅱ型,可选用第 2 跖背血管,切开第 1 或第 2 跖骨近段背侧的软组织直达骨膜,用骨刀或摆锯切取 1.0cm×0.6cm×0.5cm 骨瓣。切断结扎第 1 或第 2 趾蹼。

3)病灶清除及骨瓣植入:显露第 2 跖骨头,清除关节腔中的碎骨块及增生骨赘,切除增生的滑膜,修整跖骨头,使之光滑,于第 2 跖骨头颈交界处,凿一骨洞,向头内深入约 0.6cm,挖除头内死骨及肉芽组织,从跖骨近端取少量骨松质充填空腔,将骨瓣嵌入洞内,骨膜与周围软组织缝合。

4)术后石膏托固定 2 个月(图 7-154)。

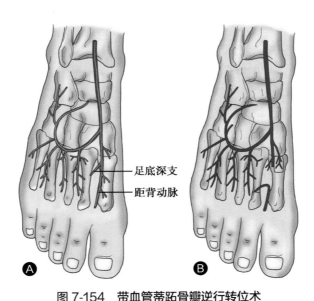

图 7-154 带血管蒂跖骨瓣逆行转位术

A. 第 1、2 跖背动脉及其骨膜示意图;B. 第 1 跖背动脉跖骨瓣移位示意图

(八)肱骨小头骨骺坏死

本病保守治疗多可痊愈,急性期可上臂吊带或长臂石膏固定 3~4 周,至急性滑膜炎消退为止,之后可允许患儿自由活动肘部,但不能举重物。如 X 线征显示有关节内游离体,手术单纯摘除游离体效果较好,无需进行钻孔、搔刮、病灶修整。晚期关节退化明显的可行桡骨小头切除术。

(九)肱骨内上髁骨骺坏死

本病保守治疗可痊愈。短期内应避免投掷运动。上肢三角巾悬吊,症状可迅速缓解。症状重的病例,可长臂石膏固定,直至疼痛消失,亦可采用封闭治疗,效果也很满意。

(十)掌指骨骨骺坏死

本病也名 Thiemann 病。偶见于中指或示指的掌骨头。早期治疗是患手制动,不能用力,晚期可对症治疗。对于症状特别严重的可行掌指关节切除术或 Swanson 硅橡胶假体置换术。

(十一)锁骨胸骨端骨骺坏死

本病以保守治疗为主,可以上肢三角巾悬吊,以减少肩关节活动,局部可以理疗,热敷,疼痛较重者可以封闭治疗。

（十二）耻骨骨骺坏死

本病属自愈性疾病。症状轻者，可以卧床休息，髋人字石膏固定。疼痛较重者，可以局部封闭，配合理疗，热敷等，症状可逐渐缓解。

（十三）坐耻骨结合处骨骺病

本病保守治疗效果满意，可进行局部理疗，同时避免剧烈体育运动，适当休息后症状可逐渐消失。对于疼痛严重者，可局部进行封闭，一个月 1 次，1~2 次后可治愈。

（十四）坐骨结节骨骺缺血性坏死

本病由腘绳肌牵拉坐骨结节骨骺所致，所以治疗应避免屈髋活动。轻症病人可卧床休息，疼痛较重者可髋人字石膏短期固定，至疼痛消失为止，经保守治疗大部分病人可以治愈。

（十五）扁平椎（Clave 病）

本病经保守治疗可以治愈。早期病人可以卧硬板床 3~6 个月，并辅以腰背肌功能锻炼，之后戴腰背支架下床活动。单骨性嗜酸性肉芽肿引起者不需放疗，多骨性者可以小剂量放疗。对有脊神经压迫症状者，应及时手术探查，减压同时病灶刮除植骨，并取病灶组织做病理检查。

（十六）少年期椎体骺板骨软骨病

本病治疗的目的在于减轻疼痛，避免驼背畸形。对于后凸 50° 以下，有腰背痛者，可采取卧硬板床治疗，并辅以腰背肌功能锻炼，依靠腰背肌的力量使脊椎伸直。一般约需数月之久，之后带 Milwakee 三点矫正支架或石膏背心保持伸直位，8~10 个月效果最为理想，畸形大部纠正后，可给性激素治疗，以促进骨骺闭合。对于成人期后凸畸形者，角度超过 70° 以上，并有剧烈疼痛者，经保守治疗无效，可先行颅骨骨盆牵引，驼背大体纠正后，行 Harrington 器械矫正，可同时行脊柱前路融合术。

（十七）第 5 跖骨基底牵拉性骨骺炎

该病又称 Iselin 病，为腓骨短肌腱牵拉第 5 跖骨基底所致，第 5 跖骨近端有压痛。足抗阻力外翻，极度跖屈和背屈均可引起疼痛，X 线片显示骺扩大，常有碎裂。对于急性症状，可限制患足活动，局部可冰敷，口服非甾体类抗炎药物。疼痛症状较重的，需管型石膏固定，无需手术治疗。

七、烧伤性骨坏死的治疗

烧伤病人，尤其是伴有骨烧伤的病人，都有危急生命的症状，如休克、水电解质紊乱、心血管、脑、肺、肾感染的症状，故首先以抢救生命为主要目的。但是为了配合抢救生命的措施，早期清创是必须的，不但可以减少感染的发生，亦可对休克复苏创造更理想的条件。

目前对骨烧伤的治疗方法如下：

1. 在抗休克，纠正电解质紊乱、酸碱失衡和保护器官重要功能后，应尽早施行手术，在局部感染尚未形成时或感染不明显时手术，有效避免了感染的发生，成功率高。

2. 彻底清创　骨烧伤常伴有深部组织烧损，对于这些烧损的深部组织，应根据烧伤情况，感染程度及功能完好性和有无恢复可能等具体情况全面考虑，尽可能彻底清创，对所有坏死皮肤、深Ⅱ度烧伤的皮肤及坏死变性的肌肉组织要彻底去除，以减少毒性物质的吸收。对已感染、液化、完全坏死或已断裂没有恢复可能的肌腱和关节韧带组织应切除，对仅有部分坏死的肌腱，韧带可部分剔除，对单纯暴露或虽已烧损，但肉眼观察仍保持完整的，应尽可能保持其解剖连续性，以利自行修复、再生。对暴露的仅有表层烧伤或变性的大动、静脉应尽可能予以保留。对暴露的或变性的周围神经组织，应尽可能保护其解剖连续性，以肌瓣或肌皮瓣覆盖，大多可以完全或部分恢复功能。对大关节邻近部位的骨烧伤，尤其是管状骨应尽量切除其坏死部分至出血，对扁骨则视情况予以保留或钻孔、凿槽，加以肌皮瓣或皮瓣覆盖，对关节囊暴露，开放或部分坏死者，应切除坏死部分，尽可能缝合关节囊，对无法缝合者，可用 vsd，肌瓣或皮瓣直接覆盖于关节囊缺损部分。对于坏死骨块应尽早清除。

3. 皮瓣或肌皮瓣的选择　首先创面要定量覆盖，其次应选用血运好，大小适中操作简便之皮瓣。

4. 重视辅助治疗

（1）预防感染。

(2)营养、支持、补液等治疗。

(3)皮瓣下引流及解痉、抗凝等皮瓣移植后常规治疗。

(4)植皮:烧伤后骨质暴露而骨膜无损害者,清创后,可立即于骨膜上植皮,皮片可以存活,不宜让骨膜暴露,以免因干燥而坏死。关节部位移植大皮片时,要注意皮片连接线应与关节纵轴垂直,以减轻瘢痕挛缩引起的功能障碍。植皮后肢体应置功能位,固定上下关节,防止皮片移动。

(5)软组织烧伤范围较广,骨膜原发性或继发性坏死者,可用骨钻在死骨上间隔钻洞,待肉芽生长后,再行皮瓣或肌瓣修复创面。

(6)促表皮生长因子,干细胞等新技术的应用。

(7)创面愈合无感染后,应早期进行功能锻炼,防止关节僵直、瘢痕挛缩畸形。避免关节强直及功能严重障碍。

近年来随着组织工程学的发展,提供了治疗骨烧伤的美好前景,相信随着组织工程学的发展,会有新的更好的治疗骨烧伤的方法。

八、冻伤性骨坏死的治疗

四度冻伤将致肢体骨坏死而需截肢。四度冻伤的分界大约在复温后 12 天出现,随着界线的出现,远端开始坏死,最后远端水肿消退后,发生皱缩,干化,形成干痂,干化的肢端可以自动剥离脱落,坏死的骨组织脱落需要数周,因此,早期判断冻伤程度,至关重要。有人将冻伤骨坏死的 X 线分型分为三型:

Ⅰ型:骨质疏松,大部分是活骨,为轻型骨冻伤。

Ⅱ型:皮质下骨吸收,关节面呈条形相对密度增高伴周围骨的骨质疏松。

Ⅲ型:为死骨吸收期,X 线平片可判别出早期骨的破坏及坏死程度,对于预后和手术的选择有着重要的意义。

预测到冻伤的组织是否发生坏死及发生坏死的可能范围,从而给予及时合理的治疗。冻伤组织的坏死是一个渐进的过程,一般来说在冻结融化后,没有量变到质变的过程,因此为寻找及时防止组织坏死的治疗措施提供了可能。冻伤的早期治疗包括:复温、扩血管抗凝、扩容等治疗,能有效防止骨组织的坏死,达到满意疗效。对于骨坏死晚期则采取截肢治疗。

（赵德伟）

第五节 有菌性骨坏死的治疗

一、有菌性骨坏死的治疗原则

(一) 积极治疗原发性疾病

骨与关节感染一经诊断,即刻针对病因,应用有效抗生素。要足量,充分,建议作分泌物细菌培养,用敏感,广谱抗生素,结核病要三联抗结核,为预防混合感染的存在定期复查,调整抗生素的类型和剂量。

在选择抗生素的时候,主要应根据感染病原微生物的种类,及其对药物的敏感性和耐药性、抗生素对组织的渗透性及在组织中的有效浓度,维持时间和毒副作用等综合考虑。

1. 致病菌明确前的抗生素治疗 任何一种感染,不可能初诊时就明确致病菌的种类,更谈不上针对致病菌采用敏感的抗生素,往往要根据病人的症状、体征,做出初步估计,针对可能性最大的致病菌给予抗生素治疗,这种治疗是临床医师的经验总结,所以叫做经验性抗生素治疗。这种治疗可以说是带有抢救性的,在骨与关节感染性疾病的诊疗过程中,为争取抢救时间,抢救肢体功能起了积极作用。盲目地等待病因学诊断,会失去治疗的最佳时间,给最后的治疗带来困难。

应根据下列情况选择抗生素:

(1)根据感染可能性最大的致病菌种。急性血源性骨髓炎中最常见的致病菌为金黄色葡萄球菌约占76%~91%,链球菌约占4%~14%,表皮葡萄球菌约占10%,其他占2%~7%。在化脓性关节炎中,金黄色葡萄球菌约占58%~74%,链球菌约占10%~13%,流感嗜血杆菌约占7%~23%,其他占4%~5%。可见在急性骨科感染性疾病中,革兰氏阳性球菌金黄色葡萄球最常见,在初步诊断为骨与关节感染性疾病的抗生素治疗时,首先应选择对金黄色葡萄球菌敏感的抗生素,一般认为,青霉素和头孢菌素类应作为首选,但由于金黄色葡萄球菌的耐药菌株高达90%,故多数学者主张应用抗青霉素酶的半合成青霉素,如新青霉素Ⅱ,氯唑西林钠,头孢菌素类和氨基糖苷类抗生素。

近几年,开放性损伤引起的骨与关节感染和医源性感染有明显上升趋势,病人中金黄色葡萄球菌的感染约占50%左右,革兰氏阴性细菌约占30%。因此,要选择广谱青霉素,头孢菌素类和氨基糖苷类抗生素联合应用。

(2)骨与关节感染性疾病的病人,要求全身应用抗生素后药物能渗透到骨、软骨、关节液、肌肉和脓液中,以达到有效的抗菌浓度,药物的疗效与感染部位局部药物浓度有直接关系,青霉素和头孢菌素类渗透到滑液中的能力是很强的,尤其是第三代头孢菌素类对革兰氏阴性细菌非常敏感。

2. 致病菌明确后的抗生素治疗　一般来讲,致病菌的种类一经确定,抗生素的应用就有了依据,应该会得到一个满意的疗效。但应该注意以下几个问题。

(1)选择敏感抗生素:在同时存在几种敏感抗生素时,选择杀菌性抗生素,如青霉素类、头孢菌素类和氨基糖苷类抗生素,杀菌力强,能在较短的时间里控制感染病情,较抑菌性抗生素如红霉素、林可霉素、四环素、氯霉素等为优,同时还应考虑到在骨与关节内渗透力较强的抗生素。

(2)足量:由于这类致病菌大多数为金黄色葡萄球菌,该菌可以产生多种毒素和酶,对组织的破坏力较强,能很快造成组织坏死,影响局部血液循环,并形成脓肿迅速蔓延。足够的有效杀菌浓度是杀灭细菌的保证,尤其对于抗生素难以渗透进去的骨组织、关节、关节液等更是如此。为了保证血液中抗生素有足够的杀菌浓度,发病最初1~2周内给药途径应采用静脉滴注。Zack警告说,单纯使用口服药物,可能产生血药浓度不足,治疗不完全而且有很大的危险性。

急性化脓性关节炎和急性血源性骨髓炎的抗生素治疗时间一般为3周。经典的全量抗生素治疗4~8周的做法已被许多学者否定。而对于慢性骨与关节感染,疗程可以延长至2~3个月不等,骨与关节结核抗结核治疗最少也要在6个月以上。

(3)联合应用:从理论上讲,应该针对一种敏感的细菌使用一种抗生素,这样效果好,毒性低,产生耐药性的可能性也小。但对金黄色葡萄球菌或其他菌株引起的骨与关节感染,抗生素联合应用常可获得更好的疗效。任何一种单一的抗葡萄球菌药物都不如氨基糖苷类加β内酰胺类(青霉素和头孢菌素类)效果好,氨基糖苷类不仅起到增效β内酰胺类抗生素的作用,而且还可防止耐药性的发生。

快效杀菌剂与慢效杀菌剂联合应用起协同作用,这是由于青霉素类和头孢菌素类具有干扰、破坏细菌细胞壁合成的作用,当致病菌细胞壁的完整性受到破坏之后,慢效杀菌剂类药物则容易进入细胞内发挥其杀菌作用。

但注意快效杀菌剂和快效抑菌剂联合应用起拮抗作用。因为快效杀菌剂的杀菌作用机制是β内酰胺抗生素能与细菌质膜上青霉素结合蛋白结合,从而破坏了细胞壁的合成,而快效抑菌剂可以迅速阻止细菌蛋白的合成,使细菌处于静止状态,导致了快效杀菌抗生素不能发挥其与细菌质膜蛋白结合的作用而无效。

(4)局部应用:对于病灶已经局限的骨与关节感染,抗生素局部应用与全身治疗相比,前者明显优于后者。其原因是病灶内抗生素的浓度前者高于后者数倍,甚至数十倍。骨与关节发生感染后,由于骨质的破坏和增生,使局部血液循环发生障碍,通过全身给予的抗生素很难或很少渗透到病灶内,病灶部位的抗生素含量达不到有效的杀菌浓度,因此,治疗效果很不满意,采取病灶内用药的办法,治疗效果可明显提高。其具体方法是将已局限的骨与关节病灶作穿刺吸引术,脓液抽吸干净后注入敏感的抗生素,反复多次进行;慢性骨髓炎病灶清除术后放入敏感的抗生素、庆大霉素珠链或闭合滴入抗生素。

3. 预防性抗生素的应用 骨科的预防性抗生素应用是指在手术野无感染证据时给病人使用抗生素,目的是防止手术部位发生感染。最近,大量的资料证明选择性骨科手术用预防性抗生素治疗是肯定有效的。

潜伏性或医源性污染后组织的早期反应是局部组织炎症改变,如此时不给予治疗,则炎症继续发展,污染细菌大量繁殖,形成感染。如果能在局部炎症反应时,即污染尚未发展成感染之前给予抗生素治疗,污染的组织就不易形成感染。Burke 的动物实验表明,如果将金黄色葡萄球菌注射到动物体内,3 小时之内给予抗生素治疗,可见病变缩小,如果 3 小时以后才用药,病变无变化。大量的临床研究也证明,预防性应用抗生素比不用者感染率低。

(二) 清除坏死骨

无论是何种原因引起的骨坏死,由于死骨本身是一种无结构的,正常代谢完全停止的组织,浸泡在脓液中,受到细菌毒素的长期侵蚀作用,已经成为钙盐沉积为主的无活性的钙化灶,大小不一。而且死骨完全游离、没有血运,抗生素在局部的浓度低,灭菌作用很弱。周围炎性肉芽组织难以到达。比较小的死骨可经窦道或骨瘘管排除,也有一部分被周围有活性的组织依靠爬行替代作用所取代,但经历时间较长,是骨关节感染病人长期不愈合的主要原因之一。

一旦发现有死骨的存在,即应采取积极的态度,因部位而异,因原发病而异,通过各种手段,清除死骨,可以采用穿刺灌洗、切开病灶清除等办法,总的目的是尽快消灭病灶,缩短病程。

清除坏死骨要注意与骨质破坏区别对待,后者在临床上更多见,表现形式也较多,是由于炎症、代谢性疾病、结核、肿瘤等原因,造成其他的组织取代了骨组织,仍是有血运结构,不一定急于处理。

(三) 预防并发症和防止复发

由于有菌性骨坏死大多是继发骨与关节感染,临床上表现还是以骨与关节感染的局部或全身有菌性炎症反应为主,骨坏死只是各种感染性疾病在发生发展过程中的一个阶段或局部表现之一,直接起源于骨坏死的并发症有病理性骨折,骨缺损和骨不连,假关节的形成等。

对于病理性骨折的治疗,在治疗原发病的基础上,仍遵循骨折治疗的原则,即复位、固定、功能锻炼。

骨缺损的治疗,多采用分期处理病灶和植骨治疗。对于有感染的骨缺损,赵德田报道,对骨髓炎的病人,先切除病理骨端和周围有病变的软组织,不在感染灶存在的部位植骨融合,使之成为健康的组织,减少感染复发,功能也好。Burkhlter 报道,采用暴露的骨骼并不急于皮肤覆盖,植骨块的死活取决于局部的血供。强调术前要控制感染,术后要有通畅的引流和可靠的固定。

骨不连是由于骨质断端的骨缺损距离较远,或骨外膜丧失较重,影响骨外膜及骨髓腔中有关细胞的成骨功能,即骨外膜的成骨细胞转变为骨母细胞和软骨细胞数量不足;同时骨内膜的成骨细胞及骨髓中间叶细胞的成骨作用也受阻;或因各种细胞(纤维母细胞、骨母细胞及软骨母细胞)出现规律的失常,杂乱无章的出现在各种不同的骨痂中,尤其是纤维母细胞不能化生为骨细胞和骨组织,而是变为纤维细胞,在骨折断端处形成瘢痕,同时,纤维母细胞产生胶原及骨母细胞产生骨基质的功能也受阻,导致影响成骨作用。加之,破骨细胞在骨折愈合的全过程中始终处于活跃状态,吞噬功能旺盛,往往将新形成的少量骨组织即使未达到多余程度就被其吞噬、破坏,致骨性骨痂无法形成,而是由最易生长的纤维瘢痕将骨折断端衔接起来,十分脆弱,因而无法适应力学和机体功能的需要。

断端硬化之后可形成假关节,假关节分接触型与缺损型两种。接触型假关节有可能在控制感染后发生延迟愈合,但是,大多数病例需要再次手术治疗。缺损型假关节则必须再次进行手术治疗。正确地选择手术时机甚为重要,是保证手术成功的重要组成部分之一。原则上要求在控制感染后 3~6 个月进行手术较为稳妥。

手术目的主要是消除假关节达到骨性连接,减少再骨折。为此提出了很多的手术方式,然而仍未完全解决再骨折,感染和稳定骨折断端等全部问题。一般成功的病例中,有大部分都是经过两次以上的手术。手术后均需有坚强的外固定 3~6 个月左右,现将几种有代表性的手术方式简述如下。

(1) 双重骨片植骨术:该方法由 Boyd 首倡,切除错构组织,剪除两端硬化的骨端,打通闭塞的髓腔,再以两片较大的骨块用螺丝钉固定于骨断端两侧(图7-155),其优点是避免纤维组织再度充填假关节处,以压迫骨质影响骨质修复。

该方法是比较好的方法之一,但最大的问题是需要两块较大的骨块为其缺点。

(2)倒转植骨术:最早由 Sofild 等提出。将假关节骨端切除,在病骨上端截断,使中段骨干游离。然后上下端翻转,使游离骨的上端与病骨下端接触,这样病骨上段形成缺损,再以被移植的大块骨质置于缺损处,最后以髓针贯穿固定之,应强调骨膜的重要性所以尽量缝合骨膜(图7-156)。

(3)短路植骨术:用于治疗胫骨假关节,尽量用大植骨块移植于胫骨成角的凹面,距假关节较远的位置嵌插入骨皮质内(图7-157)。因植骨块距假关节处较远,可避免吸收而获得愈合。经远期观察发现,原来畸形会自行矫正至接近正常。此法主要是由于排除了成角剪力而使假关节获得愈合。但有时因成角畸形严重,负重线仍通过踝关节前面,所以在移植骨块下端插入胫骨的地方仍会出现另一假关节。

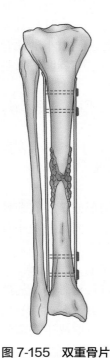

图 7-155　双重骨片
植骨术

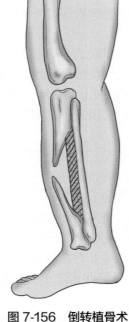

图 7-156　倒转植骨术

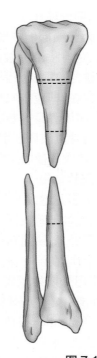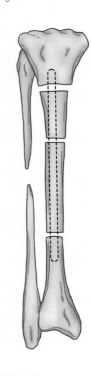

图 7-157　短路植骨术

(4)髓内外植骨术:切除骨端硬化部分,打通髓腔。以腓骨块髓内嵌插植入,以髓内针固定,周围以骨松质小骨块充填。这是比较常用的一种植骨方法。

(5)带血管腓骨移植术:由于显微手术技术迅速发展而广泛应用于外科各领域,在骨缺损和骨不连,假关节的治疗中带血管腓骨植骨已被采用,提高了成功率,是目前较好的治疗方法之一。但再骨折形成假关节常有发生,尤其在骨远端融合处。

(6)髓内外骨松质植骨钢板内固定:作者多采用骨松质植骨四孔钢板固定术,愈合率较高,避免切取大块骨片所造成的后果。如发现假关节处已发生骨性连接应及早手术取出钢板和螺钉。一方面可再补充植骨,加强其坚固性;另一方面可避免或减少再骨折。这种术后带钢板负重,常常因轻度外伤造成下面螺丝钉处骨折。若及早拆除钢板则可减少或避免再骨折的发生。

(四)晚期治疗

矫正畸形,采用截骨术、关节成形术、甚至人工关节置换术,具体方法参考有关章节。

(五)康复锻炼

参考有关章节。

二、有菌性骨坏死的中医辨证治疗

（一）慢性化脓性骨髓炎与骨坏死

慢性化脓性骨髓炎是整个骨组织的慢性化脓性疾病,多数是由急性感染消退后遗留的慢性病灶或窦道而引发的,也有一开始就呈慢性病变过程。本病的病理特点是感染的骨组织增生、硬化、坏死、无效腔、窦道、脓肿并存,反复化脓,缠绵难愈。病程可达数月、数年以至数十年,易造成病残。祖国医学概括称为"附骨疽"病之内。《景岳全书·附骨疽论》记载:"附骨疽一症,凡疽毒最深而结聚于骨际者,皆可谓之附骨疽,然尤附两股间肉厚处乃多此症……"本病多发于儿童,男孩多于女孩,男女之比约4∶1。好发于四肢长骨的干骺端,下肢多见,尤以股骨下端和胫骨上端最多。肱骨、桡骨、尺骨、距骨、指（趾）骨次之,脊柱也偶有发生。

1. 非手术治疗　慢性化脓性骨髓炎由于病变经久不愈,导致全身正气虚衰。其总的病机是虚中挟实,治疗应从整体观念出发,兼顾局部,扶正祛邪,内外同治。配以高蛋白、高营养饮食,并选用有效抗生素和维生素。

（1）内治法

1）急性发作期

治则:清热解毒,托里排脓。

方药:透脓散合五味消毒散等。

2）非急性发作期

治则:扶正托毒,益气化瘀。

方药:神功内托散加减,可配服小金片、十菊花汤等。

正气虚弱、气血两亏者,宜用十全大补汤、人参养荣汤加减。

（2）外治法

1）急性发作期:可外敷金黄散、玉露膏、拔毒生肌散等。成脓后可行排脓引流,药捻换药。溃破的伤口,可用三黄液冲洗,外用玉露膏。

2）非急性期:有窦道者,用七三丹药捻插入疮口,外用生肌玉红膏。死骨、死腔窦道并存,且腐脓甚多时,用冰黄液灌注引流,亦可用中药制剂持续冲洗疮口。

2. 手术治疗

（1）碟形凿骨术。

（2）单纯死骨摘除术。

（3）封闭式持续冲洗法。

（4）庆大霉素珠链置入法。

（二）化脓性关节炎与骨坏死

化脓性关节炎是指关节的化脓性感染,临床上多表现为急性过程。可发生于任何年龄,多见于小儿和青少年,男多于女。以膝、髋关节多发,其次是肘、肩、距小腿和骶髂关节。一般是单个关节受累,但在儿童亦可见数个关节同时发病。

1. 非手术治疗

（1）初期

1）内治法

治则:清热解毒,利湿化瘀。

方药:黄连解毒汤、五神汤。因感受暑湿邪毒者,加佩兰、薏苡仁、六一散等;因热毒余邪发病者加生地黄、丹皮。

2）外治法:采用局部敷药、关节穿刺、患肢制动等。

（2）酿脓期

1）内治法

治则:清热解毒,凉血利湿。

方药:五味消毒饮合黄连解毒汤。湿热重者,加薏苡仁、茯苓、泽泻、车前子;若炽热伤阴,气阴亏损者,加生脉饮。

2)外治法:采用局部敷药、关节穿刺、患肢制动等。

(3)溃脓期

内治法

①将溃未溃,或初溃泄脓不畅。

治则:托里透脓。

方药:托里消毒饮或透脓散。

②溃后正虚。

治则:补益气血。

方药:八珍汤或十全大补汤。如正气虽虚但热毒未尽,或初溃不久,选用补药不宜过温,以防助热为患。

(4)恢复期:经过治疗,炎症消退,病灶愈合,全身情况恢复良好,即应开始进行关节功能锻炼。同时,用五加皮汤或海桐皮汤熏洗,还可用手法、理疗促进血液循环和粘连松解,以早日恢复功能。若关节强直在功能位,关节稳定、不痛,对工作、生活影响不大者,一般不需特殊处理。

2. 手术治疗

(1)关节切开引流术者。适用于关节液已成为稠厚的脓液,单纯穿刺、冲洗不能控制病情。

(2)矫形术:对于关节功能强直在非功能位者,常需手术矫形,但手术必须在感染控制1年以后才能进行,否则易致感染复发。

3. 股骨头坏死等后遗症的治疗 对于化脓性髋关节炎后期遗有股骨头坏死,髋关节屈曲、内收位强直的病人可行杵臼截骨术;对非从事体力劳动的病人要求活动者可采用改良 Batchelor 手术或股骨头颈切除术;对股骨头及髋臼已破坏较重,有严重疼痛者可行髋关节融合术。其他手术方法可参考其他篇章有关股骨头手术治疗方法。

(三)髋关节结核与股骨头坏死

髋关节结核性股骨头坏死是由于结核杆菌进入血液,形成细菌栓子经血液循环播散到髋关节,在股骨头、颈、髋臼或髋关节滑膜,形成新的结核病灶,破坏髋关节,造成股骨头坏死。祖国医学将骨与关节结核称为"骨痨"。本病好发于儿童和青少年,其中10岁以下儿童最多。发病部位多数在负重大、活动多、易于劳损的骨与关节,发病率依其顺序为脊柱、髋、膝、距小腿、肘、腕、手足的短骨干和四肢的长骨干等。

骨与关节结核的治疗原则在于提高全身抵抗力,合理使用抗结核药物,必要时配合手术治疗,以控制感染病灶的发展,防止单纯骨结核或单纯滑膜结核转变为全关节结核和混合感染。同时,应尽量保护关节功能,防止畸形发生。若病变严重,关节功能不能保持时,应固定于功能位。

1. 非手术治疗

(1)一般治疗:包括休息、营养、支持疗法等。

(2)西药

1)使用原则:早期应用,联合应用,按时、规则长期应用。

2)常用药物:目前首选抗结核药有利福平、链霉素、异烟肼、对氨基水杨酸等,次选药物有卡那霉素、乙胺丁醇等。

(3)中医治疗

1)内治法

①初起虚寒痰浊凝聚

治则:散寒化痰,补养肝肾,温经通络。

方药:阳和汤加减。

②寒性脓肿形成未溃

治则:扶正托毒。

方药:托里排脓汤加减。

③阴虚火旺

治则:滋阴补肾清热。

方药:六味地黄丸、大补阴丸。

④气血亏虚

治则:补气益血。

方药:人参养荣汤加减。

⑤脾胃虚弱

治则:健脾益气。

方药:四君子汤加陈皮、谷芽、麦芽等。

2)外治法

①初期:用回阳玉龙膏、阳和解凝膏掺桂麝散等局部外敷。

②寒性脓肿形成:脓腐液化,且积脓甚多时,可行穿刺抽脓或手术切开行清除病灶术。

③脓肿外溃或窦道形成:可选用七三丹、八二丹药捻插入引流。如脓水将尽,改掺生肌散,促其收口。如窦道久不愈合,或形成瘘管,或腐脓难脱落者,可用三品一条枪或白降丹药捻,插入疮口内以化腐蚀管。仍无效者,可改行手术切除窦道或瘘管。

2. 手术治疗

(1)手术指征:病情发展至晚期,髋关节破坏严重,或虽属初、中期病变,但经非手术治疗无效者,应及时作手术治疗。

(2)手术原则:清除病灶,恢复、保持髋关节功能。

(3)手术方法:行病灶清除术(或滑膜切除术),摘除死骨,同时将血供丰富的肌骨瓣填塞病灶腔内。有髋关节畸形或强直者,可根据情况行髋关节融合术或髋关节成形术。

三、常见细菌性骨坏死

(一)急性血源性骨髓炎

急性血源性骨髓炎的治疗一经诊断,及早治疗。

1. 抗生素治疗　应用有效、足量、广谱的抗生素,至少3周,中断骨髓炎由急性期转向慢性期,早期诊断和治疗是关键。治疗原则上,开始先选用两种以上的抗生素,并给足够大的剂量,这样便可以大大提高杀灭致病菌的疗效。不能等待血培养和药敏结果,以免延误治疗时间。而后根据培养结果再调整抗生素的种类。如果没有条件做血培养及药敏试验,则给药观察3日,若体温不降、症状不减,应调整抗生素。

2. 全身治疗　高热时给予降温,补充能量,补液,纠正酸中毒,静脉滴注大量维生素C,改善营养,给予高蛋白饮食。严重感染时常伴有贫血,可少量、多次输血,以增加病人抵抗力。

3. 手术治疗目的　引流脓液,减少毒血症状,防止慢性骨髓炎的发生。手术治疗宜早进行。适应证:经穿刺引流证实有脓液存在,X线显示骨膜有局限性增厚,或两侧不对称,经应用抗生素48~72小时仍未见好转时,局部压痛及肿胀明显或加重时,在全身条件允许的情况下手术。延迟的手术只能达到引流的目的,不能阻止急性骨髓炎向慢性阶段发展。

手术方式有:钻孔引流或开窗减压两种。切口应选在便于引流的部位,在干骺端肿胀及压痛最明显的部位,做一与肢体纵轴一致的切口,沿切口方向,切开浅筋膜,分离肌肉达骨膜,此时若有脓肿,即行细菌涂片及培养后,吸尽脓液(图7-158)。

钻孔及开窗减压:切开骨膜未见脓液时,如发现骨皮质表面轻度粗糙,色泽异常,应用骨钻在病变区连续钻孔。注意勿伤及骨骺及进入关节。若钻孔后无明确的脓液,或脓液较少,应将钻孔扩大,以利减压引流。然后冲洗伤口,全层缝合(图7-159)。倘若该处骨质疏松,钻孔流出脓液较多时,将骨膜向两侧稍加剥离后,行骨皮质开窗术。吸出脓腔内脓液和坏死组织,但不可用刮匙深入脓腔内刮除(图7-160)。

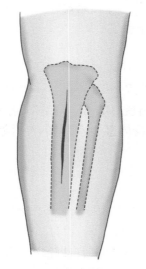

图 7-158　急性骨髓切开
引流术切口

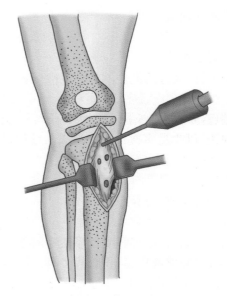

图 7-159　骨钻孔减压术

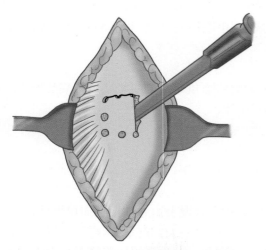

图 7-160　骨开窗引流术

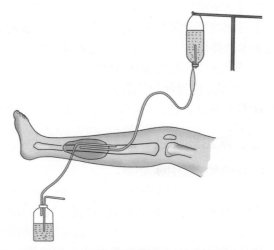

图 7-161　闭合性持续冲洗——吸引疗法

引流:若脓液较少,病理改变较轻,冲洗伤口压迫止血后,可于骨腔内放置冲洗及吸引管,紧密闭合伤口,行持续闭式冲洗 - 负压吸引疗法(图 7-161)。如病变广泛,病理改变较重,局部组织有坏死脱落的可能,用凡士林纱布松松填充骨腔进行引流。

4. 死骨的处理　急性血源性骨髓炎手术治疗大都在早期进行,一旦发现死骨较小时,在开窗减压的同时,即行死骨摘除术,当死骨较大时,为保证病骨连续性的完整,防止发生大块骨缺损,需待周围新生的骨壳形成后,二期摘除。

5. 手术创口的处理　做单纯闭式引流或闭式灌洗引流,引流管留置 3 周,以 1 500~2 000ml 抗生素溶液 24 小时连续滴注,做到充分引流。体温下降,引流液连续 3 次培养均为阴性,才可拔除引流管。手术伤口可以不缝,用碘仿纱条填充,5~10 天后,延迟缝合。

6. 局部辅助治疗　肢体可做皮肤牵引或石膏托固定,有利于患肢休息,缓解肌肉痉挛,防止关节挛缩畸形,避免病理性骨折,还有止痛作用。也可以用管型石膏固定 2~3 个月,同时开窗换药。

(二)慢性化脓性骨髓炎

慢性化脓性骨髓炎的现代治疗必须解决两个问题,病灶的彻底清除和伤口的闭合。治疗的原则为尽可能地彻底清除病灶,摘除死骨,清除增生的瘢痕和肉芽组织,消灭无效腔,改善局部的血液循环,为愈合创造条件。为此必须采用药物和手术综合疗法,缩短疗程,减少复发率,及尽可能地保存肢体功能。

1. 改善全身状况,提高机体抵抗力　慢性化脓性骨髓炎由于长期反复发作,病人常常出现慢性消耗性损伤,合并有贫血和低蛋白血症,降低了机体和局部的抵抗力造成恶性循环。

治疗中要加强营养,给予高蛋白饮食,必要时静脉给予人体白蛋白或氨基酸制剂,补充 B 族、C 族维生素,贫血要给予纠正,可少量多次输血。最大限度地提高病人的身体素质,增强病人的免疫功能和对手术的耐受能力。这是治疗慢性化脓性骨髓炎的基础。

2. 抗生素的应用　在治疗慢性化脓性骨髓炎的过程中,抗生素的应用是很重要的环节。但同时要考虑到反复应用抗生素,有耐药的可能。

(1)全身用药:应用于慢性化脓性骨髓炎的急性发作期、术前准备和术后。目的是预防和治疗炎症的扩散及血行感染,入院后应做伤口深部脓液细菌培养和药物敏感试验,选择最敏感的杀菌抗生素,足量使用。另外,慢性化脓性骨髓炎大多合并有混合感染,抗生素要联合使用,如青霉素类和头孢菌素类及氨基糖苷类联合应用,起到协同作用。

(2)局部用药:慢性化脓性骨髓炎由于局部血液循环障碍,全身用药很难或很少渗透到病灶内,致使病灶局部抗生素的浓度达不到有效的杀菌浓度,局部用药,则可提高局部浓度。

1)病灶清除后抗生素溶液冲洗和一次性局部药物撒布,这一方式可在短时间内提高药物局部浓度。

2)病灶内留置药物链,近年来将庆大霉素或头孢菌素类放入骨水泥(聚甲基丙烯酸甲酯)中,制成直径 6~8mm 的小球,用细不锈钢丝串连起来,每串 30 珠,即成为庆大霉素或头孢菌素链。将其置入病灶内,可在 2~3 周内连续释放有效浓度的庆大霉素或头孢菌素。3 周后,取出或将链之一端置于切口外,每日拉出一颗,待肉芽组织逐渐填充无效腔。

有实验证明,庆大霉素或头孢菌素掺入到聚甲基丙烯酸甲酯中,其抗菌活性不被破坏,并能持续较长时间自聚甲基丙烯酸甲酯中缓慢释放,2 周释放浓度为最高,以后逐渐下降到较低浓度维持释放。而且聚甲基丙烯酸甲酯对组织无明显毒性作用,与组织相溶性好,是液体扩散的良好介质。

3)进行间歇性动脉加压灌注或静脉加压灌注抗生素,提高病灶抗生素局部浓度,将全身应用的抗生素溶于 50~100ml 盐水中,用注射泵在 30~60 分钟内,加压注入,病灶远近端用止血带加压包扎。

4)闭合性持续冲洗:冲洗液中溶入高浓度的抗生素,可有效地作用于感染灶。

3. 手术治疗　慢性化脓性骨髓炎的治疗以手术为主,主要是病灶清除术。

(1)手术指征:死骨形成,有无效腔及窦道流脓者,均应手术治疗。

(2)手术禁忌证

1)慢性骨髓炎急性发作时,不宜做病灶清除术,应以抗生素治疗为主,积脓时宜切开引流。

2)大块死骨形成而包壳尚未充分形成者,为防止造成大段骨缺损,不宜手术去除死骨,须待包壳生成后再手术。最近也有在感染环境中植骨成功的报道,因此可视为相对禁忌证。

(3)手术方法

1)清除病灶切口应根据病变部位,在防止损伤神经血管的情况下,做一直接进入病灶的切口,最好选择在既有利于清除病灶,且软组织条件较好,又有利于伤口闭合的部位(图 7-162)。

2)切除窦道和清除病灶:手术应在止血带下进行,如有窦道,先行切除,而后做切口暴露骨的病变(图 7-163)。沿切口方向切除深在的瘢痕,直达病灶,对有肌肉覆盖的病灶,应沿肌纤维方向分开,牵向两侧。然后切开骨膜,向两侧剥离,显露病灶,有脓液时尽量吸出,而后用刮匙刮出周围肉芽组织,用电锯在骨皮质上开窗,将整个病灶区的骨腔敞开,注意防止松脆的骨干发生劈裂或骨折(图 7-164)。充分暴露病灶后,摘除死骨,刮除病灶内的坏死组织及其周围的纤维包膜,并适当扩大骨腔(图 7-165)。生理盐水反复冲洗清理,切除骨腔周边的硬化骨,见到骨面有新鲜血渗出,放松止血带,压迫止血。

3)消灭无效腔有多种填塞的办法。碟形手术即在清除病灶后,将病灶边缘用骨刀削去一部分,使之成为平坦的碟形,便于周围软组织贴近,而消灭无效腔(图 7-166)(图 7-167)(图 7-168)。此法只用于无效腔不大,削去骨量不多的病例。肌瓣填塞则适用于无效腔较大者,防止骨骼丧失太多而发生病理性骨折,将骨腔边缘的骨质略加修饰后,将附近肌肉做带蒂肌瓣填塞以消灭无效腔。病灶清除后,还可以用大网膜、自体骨松质、抗生素血凝块等填塞,以消灭无效腔,在有效抗生素配合应用下,如病灶清除彻底,可以一期闭合伤口,但有复发的可能(图 7-169)。

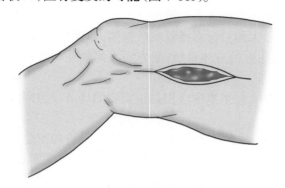

图 7-162 慢性化脓性骨髓炎皮肤切口

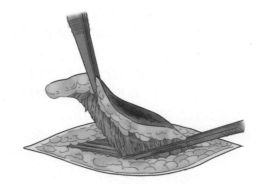

图 7-163 切除窦道及瘢痕组织

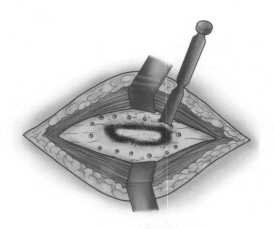

图 7-164 在病变开窗处钻孔

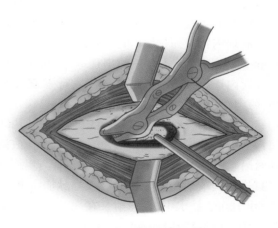

图 7-165 彻底清除病灶

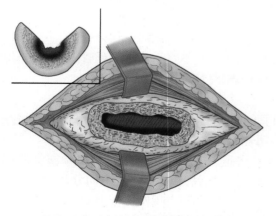

图 7-166 病灶清除后的碟形示意图

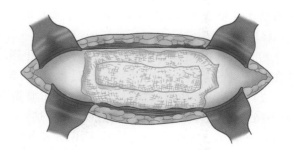

图 7-167 填入凡士林纱布引流

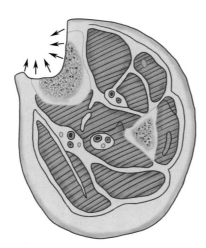

图 7-168　碟形手术横切面示意图

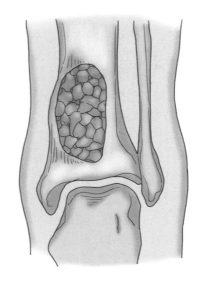

图 7-169　慢性胫骨骨髓炎骨松质移植治疗

4）放置冲洗引流：根据病灶及髓腔大小，选用内径为 3~4mm 的硅胶管 2~4 根伤口内放置与病灶等长的管子，管子周围剪有侧孔，平顺地放置在骨髓腔底，牢固固定，随后闭合伤口。术后连续用抗生素溶液冲洗 2~4 周。拔除引流管的指征为：体温正常，局部伤口无炎症表现，吸引出的液体清晰透明，引流液细菌培养为阴性（图 7-170）。

术后给予适当的牢固外固定，管型石膏开窗或石膏托均可，防止病理性骨折的发生。

对于不重要部位的慢性骨髓炎，如腓骨、肋骨、髂骨翼等处，可将病骨整段切除，一期缝合伤口。部分病例病程长，已有窦道口皮肤癌变或足部广泛骨髓炎骨质损毁严重，不可能彻底清除病灶者，可实行截肢术。

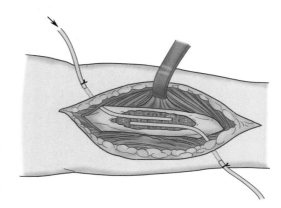

图 7-170　骨腔内闭合持续冲洗——吸引疗法硅胶管的放置示意图

4. 治疗上的其他进展

（1）高压氧可单独进行也可配合手术治疗，于术前或术后应用，一般为 2.8 个绝对大气压，每天 1 次，每次 1 小时，连续 30 天为一个疗程，休息一周后可再进行一个疗程。动物实验证明，高压氧吸入可明显改善病灶局部的低氧分压状况，促进机体对感染的抵抗力。

（2）应用显微外科技术治疗慢性化脓性骨髓炎，通过带血管蒂的或吻合血管的组织移植，可以改善病灶周围局部的血液供应，有效地提高抗生素的杀菌作用。不仅可以解决慢性化脓性骨髓炎，合并软组织缺损的覆盖问题，还可行骨移植治疗骨不连和骨缺损。进行复合组织移植能解决骨骼和皮肤同时缺损的问题。大网膜移植治疗慢性化脓性骨髓炎，也是一种较好的疗法。

（3）硝酸银离子电透入，据报道有治愈窦道的良好效果，主要应用于无死骨者，以 1~10mA 的直流电导入银离子有杀菌作用。

（三）化脓性关节炎

化脓性关节炎原则是早期诊断，及时正确处理，尽量保全关节功能。

1. 全身治疗　全身治疗与药物治疗同化脓性骨髓炎。

2. 局部治疗

（1）急性期的治疗

1）患肢制动：应用石膏、夹板或皮肤牵引等方法，将患肢固定于功能位，以减轻患肢肌肉痉挛而引起疼痛,防止感染扩散,防止畸形及病理性脱位,减轻对关节软骨面的压力及软骨破坏。一旦急性炎症消退或伤口愈合,即开始关节的自动或轻度被动活动,以恢复关节的活动度。后期 X 线片显示,关节软骨面已有破坏及骨质增生,关节强直已不可避免时,应保持关节于功能位,使其强直于功能位。

2)关节穿刺冲洗:关节穿刺除用于诊断外也是重要的治疗措施,其目的是吸出渗出的关节液,及时冲洗出纤维蛋白和白细胞释出的溶酶体等有害物质,避免对关节软骨造成不可逆的损伤,同时局部注入抗生素。

每天做一次关节穿刺,抽出关节液后,注入选定的抗生素,如果抽出液逐渐变清,局部症状和体征缓解,说明治疗有效,可继续使用,直至关节积液消失体温正常。此法对浆液性或浆液纤维蛋白性关节液者有效。如果治疗及时得当,关节活动度可完全恢复。

对于浅表的大关节如膝关节,可用套管针做关节穿刺,经穿刺套管插入两根塑料管或硅胶管,留置在关节腔内。退出套管,用缝线固定两根管子,以防脱落,一根为灌注管,每天注入抗生素溶液或生理盐水 2 000~3 000ml,另一根为引流管,连接持续负压装置。连续冲洗 - 吸引还可使关节腔保持一定的液体充盈,避免关节粘连(图 7-171、图 7-172)。

如果抽出液性质逐渐恶化变得更为浑浊甚至成为脓性,说明治疗无效,应及时切开引流。

3)关节镜灌洗术:对于穿刺关节抽出有脓液者,或明确诊断后全身及局部治疗 2~3 天无效者,可行关节镜灌洗术。穿刺成功后,向关节内注入生理盐水,顺套管插入关节镜,常规检查关节内部滑膜及内部结构,必要时可以钳取组织作病理检查。镜检后,用灌洗液反复灌洗,直至排除液清洁为止。灌洗完毕后,排尽关节内液体,注入抗生素溶液 2~3ml,拔除关节镜,缝合加压包扎(图 7-173、图 7-174)。

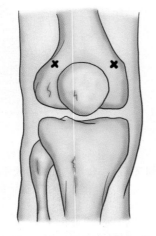

图 7-171　膝关节持续闭合冲洗和吸引管的放置位置

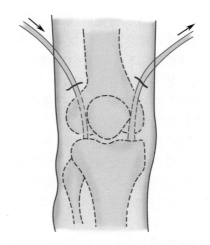

图 7-172　膝关节持续闭合冲洗和吸引术的穿刺点

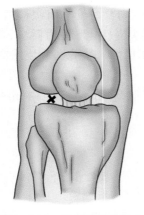

图 7-173　膝关节镜灌洗术

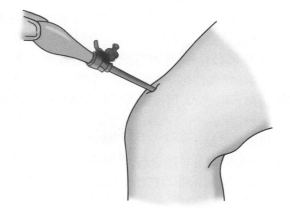

图 7-174　膝关节镜穿刺后,屈膝 45°,内髁间窝方向刺入

4)关节切开引流术:急性化脓性关节炎,在发病5~7天后,病理改变进入脓性渗出期,关节腔穿刺已吸出脓液,或经上述治疗抽出液性质恶化成为浑浊甚至脓性,已找到敏感的抗生素时,应及时切开排脓,彻底清除关节腔内的坏死组织、脓苔、纤维组织粘连块,尤其附着在关节软骨表面的纤维蛋白沉着物等,应用生理盐水反复冲洗干净后,置入敏感的抗生素,做一期切口缝合。也可采用持续冲洗引流方法,关节腔内留置两根硅胶管。术中术后抗生素持续冲洗吸引,一般维持两周后拔管。

对急性化脓性关节炎行切开排脓病灶清除后采用抗生素置入一期缝合或闭合式持续冲洗-吸引疗法,能起到下列作用:控制感染和防止关节软骨面破坏;减轻脓液或渗出液刺激滑膜组织引起的疼痛,有良好的止痛作用;清除关节软骨表面的纤维蛋白凝结块,为关节功能的恢复创造良好的条件;减轻因感染和脓液刺激引起的关节周围软组织的疼痛和肌肉痉挛,减轻关节软骨面的压力,从而避免和防止关节软骨的进一步破坏,及因肌肉和关节周围软组织挛缩所引起的畸形。

(2)恢复期的治疗

1)有控制的关节活动及功能锻炼,局部炎症消退后,及早开始肌肉收缩锻炼,如无不良反应,即可开始主动活动,以防止关节粘连,有助于关节功能恢复。但应注意关节局部炎症情况,活动不能过于频繁,以免炎症扩散或复发。

2)牵引关节已有畸形时,应用牵引逐步矫正。不宜采用暴力手法,以免引起炎症扩散或复发。

3)后遗症的治疗:严重的化脓性关节炎,在治疗过程中未采用有效的预防畸形措施,治愈后常后遗有畸形。严重畸形有功能障碍者,须行手术治疗:

①对关节强直于功能位,无明显疼痛者,一般无须特殊治疗。

②关节强直于非功能位,或陈旧性病理性脱位未能复位,对功能有严重影响者须行矫正术,但手术必须在炎症控制一年以上方可进行。否则将导致炎症的复发。即使手术在炎症控制一年以上进行仍有诱发局部感染的可能,不过是感染的可能较小而已。

对髋关节畸形或脱位可做股骨转子间或转子下截骨术矫正畸形,术后石膏固定,不用内固定。对膝关节畸形可做胫骨高位截骨术,或关节切除加压融合术。

对肩关节畸形可做肱骨上端截骨或关节融合术,使肩关节处于功能位。对肘关节畸形可做肘关节切除术或关节成形术。

③两侧关节畸形,若两侧均强直于功能位,对工作和生活造成不便,可选一侧做成形术,使之能活动;另一侧不做任何手术,保留其稳定性,便于负重。

④关节纤维性强直伴有疼痛者,应根据病人的年龄、性别、职业、强直部位、畸形程度等,选用关节成形术或关节融合术。

附一:关节穿刺吸引术

关节穿刺对关节炎和关节损伤的诊断和鉴别诊断有着重要意义,根据抽出关节液的量、颜色、透明度、黏稠度、糖含量、蛋白含量、镜下检查或细菌培养,能较可靠地诊断并鉴别出关节炎的性质。抽得脓液或分泌物作涂片检查和细菌培养,若为阳性,不仅可以确定诊断,同时可明确致病菌种类及对药物的敏感性,以作为治疗的依据。穿刺时应尽量吸净关节内积脓或积液,以减低关节内张力,使疼痛减轻,并可防止关节血管栓塞,关节软骨破坏。关节穿刺吸引后,可向关节注入有效广谱抗生素,以达到早期治疗的目的。

1. 器械及物品准备　应准备一个穿刺吸引盘,包括:①碘酒、酒精和无菌生理盐水;②无菌棉球、棉签和纱布块;③0.5%或1%普鲁卡因溶液;④22-24号注射针头及14-16号穿刺针各1~2个;⑤5ml及10ml注射器各一个;⑥量杯;⑦玻璃片和培养管(瓶);⑧无菌巾和手套;⑨胶布和绷带;⑩准备注入的抗生素溶液。

2. 穿刺吸引部位

(1)肩关节:肩关节脓液积于前方,常用的穿刺部位以喙突外侧及三角肌内缘之间进入为宜(图7-175)。

(2)肘关节:常用穿刺部位为肘后外侧,在尺骨鹰嘴与肱桡关节之间进入(图7-176)。

(3)腕关节:常用的穿刺部位为腕背鼻烟窝的内侧进入。

(4)髋关节:常用的穿刺部位为髋关节前侧,即腹股沟韧带与股动脉交角的外下1.5cm进入(图7-177)。

（5）膝关节：常用的穿刺部位为膝前髌骨外上方，向内下刺入（图 7-178）。

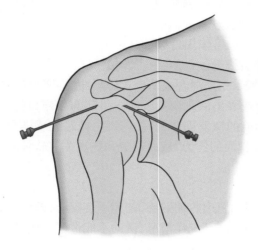

图 7-175　肩关节穿刺示意图

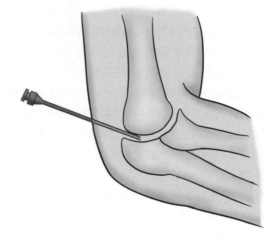

图 7-176　肘关节后侧穿刺示意图

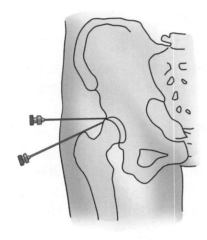

图 7-177　髋关节穿刺示意图

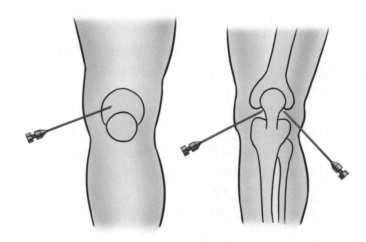

图 7-178　膝关节穿刺示意图

（6）踝关节：常用的穿刺部位为踝关节前侧，在胫前肌与内踝之间进入（图 7-179）。

3. 操作步骤

（1）选好穿刺点，并在皮肤上作一标记。

（2）一切操作均在严格无菌条件下进行，与无菌手术一样进行皮肤灭菌及铺无菌巾。

（3）用 24 号注射针头在穿刺点以 0.5%~1% 普鲁卡因 3~5ml 先注入皮内作一皮丘，而后再缓缓注入浅筋膜下和关节囊。

（4）用 20 号穿刺针头连接 20ml 的注射器自穿刺点刺入关节腔，针头进入关节腔时，可感觉到阻力消失。轻轻回吸，若证实有脓液（关节液），则固定住针头和稳住注射器进行吸引。若脓液稠，或坏死组织块阻塞针头不易吸出时，可自该针头向关节内注入少许生理盐水，而后再吸引。另外可自关节周围向穿刺点挤压，辅助将关节内脓液、分泌物或积液尽可能吸净。

（5）结合临床和脓液特点选用适合的抗生素溶液 1~2ml 注入关节腔，

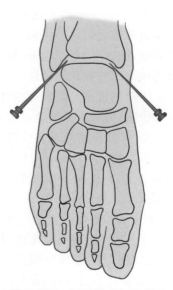

图 7-179　踝关节穿刺示意图

而后将针头拔出。

(6)用无菌棉球压盖穿刺点,并用胶布固定。若病变为下肢关节,穿刺的关节周围用棉垫包裹,并用弹力绷带包扎,术后用牵引或石膏托制动。若为上肢关节,以三角巾悬吊,或外展架制动。

(7)穿刺抽出液应作涂片检查及细菌培养。

附二:化脓性髋关节炎

化脓性髋关节炎的治疗越早越好,但因化脓性髋关节炎的早期诊断仍存在有一定的困难,且与周围软组织感染不易分辨,所以当怀疑有化脓性髋关节炎者,应早期按化脓性髋关节炎治疗,同时积极进行检查,以免延误治疗时机。

1. 大剂量抗生素的应用 全身治疗除给高蛋白、高维生素饮食,输血补液外,抗生素应用是一项重要措施,应根据感染细菌的种类及药物敏感情况,使用大剂量高效抗生素治疗。因此,在使用抗生素之前应先做血液及关节液的培养及药物敏感试验。在培养未明确之前,不能等待,应先选用1~2种广谱抗生素治疗,且使用大剂量。当细菌培养及药物敏感试验已明确后,则根据细菌敏感的药物,选用大剂量高效抗生素治疗。

2. 髋关节穿刺抽液抗生素注入 在化脓性髋关节炎的早期,浆液渗出期和浆液纤维蛋白渗出期,可以进行髋关节穿刺抽液并注入抗生素治疗。但因髋部肌肉肥厚,关节位置深在,这种治疗方法往往不适宜多次反复进行,故应谨慎进行,若效果不佳,应改用其他方法治疗。

髋关节穿刺术:

(1)前侧途径:在腹股沟韧带中点以下2cm,再向外2.5cm左右处,与皮肤垂直进针刺入关节。通常股动脉位于腹股沟韧带的中点,可作为寻找穿刺点向导,但须注意勿将其损伤。

(2)外侧途径:在股骨大转子下缘的前面与下肢纵轴成45°角进针,紧贴股骨颈前面向内上方推进,约刺入5~10cm左右,可达关节腔。注意不要穿破关节软骨面,以免引起股骨头或骨盆的感染。

(3)后侧途径:在股骨大转子中心与髂后下棘连线的中、外1/3交界处进针。

3. 切开排脓,病灶清除,抗生素置入一期缝合术,组织脓肿位于后侧时可选用后侧切口,位于前、外或内侧时,可以采用前外侧入路。

(1)手术适应证:急性化脓性髋关节炎病后5~7天,虽广谱抗生素治疗,但全身症状仍未改善,关节腔内穿刺吸出液体为脓性,且细菌培养后已确定致病菌及敏感的抗生素者。

(2)麻醉:选用硬膜外麻醉或全身麻醉。

(3)体位:取髋关节前外侧切口时,病人仰卧,患侧髋部垫高;后侧入路时,病人取侧卧位。

(4)手术操作步骤:采用前外侧手术途径,即Smith-Petersen切口。切口起自髂嵴中份,沿髂骨外唇向髂前上棘前进,此段为切口的髂骨部分。再由髂前上棘对准髌骨中点向下延长,到大腿中部向外呈弧形,称股骨部分。

于切口的股骨部分沿切口方向切开阔筋膜在脂肪层中找出股外侧皮神经,游离后牵向内侧。于阔筋膜张肌和缝匠肌间隙深层显露出肌直股上部。

髂骨部分的操作是沿髂嵴外唇将阔筋膜张肌和臀中肌的起点切断,再以骨膜剥离器骨膜下剥离髂骨外板,用干纱布填塞止血。然后,切断止于髂嵴的三层腹肌和起于髂嵴内唇的髂肌,以骨膜剥离器骨膜下剥离髂骨内板,亦以纱布填塞止血。对儿童病人,为了减少出血和避免髂骨嵴骨骺受损伤可不剥离髂骨内板。

于髂前上棘处剥下缝匠肌和阔筋膜张肌的起点,将髂骨部分和股骨部分切口连接在一起,分别将缝匠肌和阔筋膜张肌向内、外牵开,游离股直肌上部,将股直肌肌腱在髂前下棘以远1cm处斜形切断,游离该肌的深层,切勿损伤进入肌肉的血管、神经。向下翻转股直肌并适当固定。

分离股直肌深层的筋膜和脂肪组织,可以看到旋股外动、静脉的分支。可不处理这些血管而显露出髋关节囊的前部。用骨膜剥离器推剥关节囊外脂肪和髋关节囊肌肉,向内推开髂腰肌和耻骨肌,则露出耻骨上支及关节囊的内缘、下缘。将阔筋膜张肌和臀中、小肌向外牵开,以显露关节囊的外缘。显露关节囊后用空针作试验性关节穿刺,抽出脓液后将关节囊T形切开,可见脓液流出。由髋臼和股骨头间以弯剪剪断圆韧带。

将髋关节稍屈曲、内收并尽量外旋患髋使股骨头脱出。然后将关节腔内的坏死组织、纤维蛋白凝块、脓苔作彻底清除。仔细检查股骨头和髋臼软骨面是否完整,有否软骨下病灶。若发现可一并清除。对不健康的滑膜组织应予以切除,待清除干净后,用生理盐水反复冲洗关节腔。彻底止血后,将大剂量敏感的抗生素放入关节腔内,逐层关闭切口。

(5)术后处理:术后除继续全身大剂量应用敏感的抗生素及支持疗法外,患肢应行皮肤牵引。

4. 切开排脓,病灶清除加闭合性持续冲洗 - 吸引疗法

(1)手术适应证:急性化脓性髋关节炎病后 7~12 天,或病人就诊更晚者。关节腔内穿刺吸出黏稠的脓液,或关节软骨已有破坏;或化脓性骨髓炎合并髋关节化脓性关节炎者;估计进行切开排脓病灶清除,抗生素置入一期缝合不易成功者。

(2)麻醉:选用硬膜外麻醉或全身麻醉。

(3)体位:多采用髋关节后侧入路,病人取侧卧位。

(4)手术操作步骤:切口起始于髂后上棘的下外方约 5cm,与臀大肌肌纤维走向平行向外向下,直至股骨大转子的后上角,然后沿股骨大转子后缘向下延伸 5cm。切开皮肤及臀筋膜后,顺切口上部分开臀大肌纤维,直分至髂胫束的后部。将分开的臀大肌向上、下牵开,显露出坐骨神经及髋关节的外旋肌。内旋髋关节,将梨状肌、上孖肌、闭孔内肌及下孖肌的肌腱在紧靠其附着于股骨大转子窝之处切断。向内翻开上述各肌,保护好坐骨神经。此时髋关节囊已被显露。用空针管作关节腔穿刺,抽吸脓液,送细菌培养。T 形切开关节囊,彻底清除病灶,用生理盐水反复冲洗关节腔。选用内径 0.8~1.0cm 的硅胶管 2 根,在每根管的一端剪 3~4 个侧方小孔,一根作冲洗管,放在关节腔前方;另一根作吸引管,放置于关节腔后方。两根管分别引出皮肤之外,并在皮肤作缝针固定。然后逐层缝合切口(图 7-180)。

(5)术后处理

1)术后继续应用大剂量敏感抗生素。

2)术后患肢皮肤牵引 3~4 周。

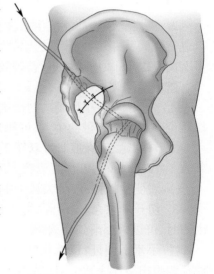

图 7-180 化脓性髋关节炎切开排脓后闭合性持续冲洗 - 吸引疗法

3)自术中放置冲洗管开始,即应进行冲洗吸引,以免血块堵塞管道。术后起至 2 日内仅用生理盐水冲洗,滴注速度应快些,每日 5 000~10 000ml。术后第 3 日开始用抗生素溶液冲洗。冲洗和吸引一般持续 2 周,冲洗吸引的时间长短应根据吸引出的液体细菌培养结果而定,一般认为细菌培养 2~3 次阴性,即可拔管。拔管前 2 日停止注入冲洗液,但继续负压吸引,次日若病人无明显炎症复发现象可拔出吸引及冲洗管。

5. 牵引在化脓性髋关节炎治疗过程中的重要作用 化脓性髋关节炎常并发髋关节脱位或半脱位、股骨头或髋臼的破坏,股骨颈病理性骨折及髋关节畸形等,都与患肢未进行牵引或牵引不正确有着密切关系。因此,对化脓性髋关节炎的治疗必须进行正确的牵引,以解除关节间隙的压力,防止此并发症的发生。

由于髋关节周围的肌肉强大,形成股骨头与髋臼间的压力及髋关节囊较厚的关系,当发生化脓性髋关节炎时,由于滑膜组织充血、水肿发生血运障碍及脓液内溶解蛋白酶的侵蚀作用,很易发生髋臼及股骨头软骨的破坏;当圆韧带及关节囊破坏时,可产生病理性脱位;股骨颈破坏时,可以发生病理性骨折或骨骺分离。因此,对化脓性髋关节炎进行正确的牵引治疗是重要的措施之一。

6. 原发病灶的治疗 在化脓性髋关节炎的发病过程中,相当一部分病人的原发病灶是由化脓性骨髓炎所引起的,在治疗这一类化脓性髋关节炎的同时,也同样要重视对化脓性骨髓炎的治疗,特别对髋关节附近的化脓性骨髓炎更要重视,它不但能引起化脓性髋关节炎,还直接影响化脓性髋关节炎的治疗。因此,在做髋关节切开引流的同时,要考虑做化脓性骨髓炎的开窗引流,病灶清除,否则必然影响化脓性髋关节炎的治疗。

7. 后遗症的治疗　对髋关节屈曲、内收位强直的病人可行 whitmann 手术或髋臼截骨术。对非从事体力劳动的病人要求活动关节者也可采用改良 Batchelor 手术。对肢体短缩者可行肢体延长术。对股骨头及髋臼已破坏较重，严重疼痛者可行髋关节融合术。

（四）外伤性化脓性骨髓炎

外伤性化脓性骨髓炎是战争时期常见的疾病。值得注意的是由于现代工业、交通日益发达，因事故造成的严重开放骨折明显增多，开放性骨关节损伤所引起的感染亦成为常见的骨科疾病。这类损伤的感染率可高达 5%~25%。如果治疗不及时，方法不得当，措施不得力，可引起严重后果。

近些年来，国外一些调查资料表明，外伤性化脓性骨髓炎的发病率已超过血源性化脓性骨髓炎而居首位。外伤性化脓性骨髓炎的治疗比血源性化脓性骨髓炎更复杂和困难。应该充分认识该病在临床上的重要性。

1. 治疗原则　外伤性化脓性骨髓炎要解决两个问题，治疗骨的感染和处理骨折不愈合及假关节。其中控制感染最重要，处理骨折不愈合及假关节只有在感染控制的基础上才能成功。

（1）急性期

1）敞开伤口引流，以免脓液进入骨髓腔。

2）一旦确诊或可疑激发感染时，即应大量应用广谱抗生素，致病菌多见于铜绿假单胞菌及其他革兰氏阴性杆菌，如大肠埃希菌等，因此在细菌培养及药物敏感试验结果报告之前，应选择对革兰氏阴性杆菌最有效的广谱抗生素，如氨苄西林，羧苄西林或三代头孢菌素类与氨基糖苷类，如庆大霉素，阿米卡星、妥布霉素联合应用。待找到敏感抗生素后，再予以调整。

3）局部制动伤后所使用的局部制动，如牵引、石膏固定、夹板固定，只要有效仍可继续使用，若已失去制动作用，则应更换新的有效外固定。内固定如果稳定有效，可保留，如已松动无效，则应拆除。

4）分次清创，敞开创口，排出脓液，清除异物，坏死组织及碎骨片，反复冲洗后，留置冲洗引流管。

（2）慢性期：急性外伤性化脓性骨髓炎治疗不及时，方法欠妥当，可转变为慢性外伤性化脓性骨髓炎。感染病灶的长期存留及反复发作，炎症刺激使骨折端硬化，骨折愈合很困难。所以，慢性外伤性化脓性骨髓炎的治疗目的，就是根除慢性病灶和治疗骨折不愈合或骨缺损。

1）感染的治疗：慢性外伤性化脓性骨髓炎的治疗方法与慢性血源性化脓性骨髓炎基本相同。前者在考虑抗生素的选择上，注意铜绿假单胞菌及其他革兰氏阴性杆菌是常见的致病菌。

闭合性持续冲洗 - 吸引疗法是各种方法中较好的一种方法。先进行病灶清除，消灭无效腔和潜隐的病灶，有内固定物时大多已松动，失去固定作用，应予取出，以利病灶彻底清除。注意不要过多地切除骨质，防止形成骨缺损性假关节，治疗将更加困难。然后采用闭合性持续冲洗 - 吸引疗法。该方法比较容易控制感染，而且日后进行骨接合手术时，如果感染复发，还可以再次进行冲洗。

2）骨折不愈合的治疗：由于骨折断端骨硬化及骨缺损范围不同，形成骨折不愈合和假关节的形成。手术方法的选择根据骨折部位，断端骨硬化及骨缺损范围，及有无皮肤缺损等。

①骨松质移植：慢性外伤性化脓性骨髓炎病变范围比较局限，骨折断端骨硬化范围较小，在病灶彻底清除，骨硬化部分咬除之后，骨缺损在 3cm 左右者，可采用骨松质移植术。手术中将髓腔打通后，取髂骨块并作修整，使两端能插入骨折断端髓腔内，周围用骨松质碎骨片填塞，然后用骨圆针或螺丝钉内固定。术后，应以坚强可靠的外固定作保障。

②带血管骨移植：带血管骨移植包括了吻合血管的骨移植和带血管蒂的骨转位移植。常选用的带血管骨移植有腓骨及髂骨。原则是能采用带血管蒂转位移植者，不选择吻合血管的骨移植，原因是前者手术操作简单，成功的把握性大。慢性外伤性化脓性骨髓炎病变严重，骨折断端骨破坏及骨硬化范围广，在彻底清除病灶，咬除硬化骨质之后，骨缺损范围在 4cm 以上者，可采用带血管骨移植。因为带血管骨移植血液供应良好，抗感染能力强，所移植的骨块和受骨之间是一个正常的骨折愈合过程，而不存在"爬行替代"过程。因此，骨愈合时间短，有利于关节功能的恢复，发生骨不愈合和延迟愈合者较少。

局部无可供带血管蒂转位骨移植时，可选用吻合血管的髂骨或腓骨移植。腓骨虽然较细，用于修复胫骨缺损时，负重后可变得和胫骨粗细近似。

③骨皮瓣移植：骨皮瓣移植也包括吻合血管的骨皮瓣移植和带血管蒂的骨皮瓣转位移植。显而易见，采用这种治疗方法是用于治疗骨缺损的同时合并有皮肤缺损的病例。腓骨皮瓣、髂骨皮瓣是最常选用的两个骨皮瓣。发生在小腿部的外伤性化脓性骨髓炎最为常见，胫骨合并皮肤缺损的发生率占首位，因此，带血管的腓骨皮瓣是首选。

3）皮肤缺损的治疗：外伤性化脓性骨髓炎同时合并软组织缺损时，可采用局部皮瓣转移修复创面，也可采用带有知名动脉的局部皮瓣或肌皮瓣转位移植修复创面。软组织缺损较大，邻近又无可供选择的带血管蒂皮瓣或肌皮瓣转位修复创面者，可行吻合血管的皮瓣或肌皮瓣移植修复创面。

2. 外伤性化脓性骨髓炎的预防

（1）早期正确的急救处理：现场急救的目的是止血、减少创口污染，防止加重损伤和迅速转运。

（2）早期彻底清创：外伤创口力争在6~8小时以内进行，清创越早，感染机会越少疗效越好。超过12小时以后，即使比较清洁的伤口，也可能发生感染。

（3）正确处理深部损伤：应根据伤口的具体情况对骨、肌腱、神经、血管、软组织等的损伤进行处理，首先恢复损伤后组织的血运，保证血管的通畅，对骨折可以采用内固定，外固定或二期处理；至于肌腱、神经的损伤尽量一期修复。

（4）早期闭合伤口：早期闭合伤口是防止外伤性化脓性感染的重要措施，如果单纯缝合困难，可采用"Z"字成形的原则；张力较大的创口，宜采用自体游离皮瓣移植，最后才考虑用带蒂皮瓣移植，原则是由简单到复杂，选择最适合的皮瓣。并且根据软组织损伤情况，伤口深部留置引流管防止积血，观察伤口内的变化。

（5）正确的术后处理：术中及术后尽早应用广谱抗生素，肌内注射破伤风抗毒素。术后患肢应给予固定于功能位，抬高患肢，防止肿胀。如有伤口感染的迹象，及时敞开伤口，彻底引流。

（五）截肢残端化脓性骨髓炎

对已经形成死骨和窦道的残端化脓性骨髓炎，治疗方法主要是彻底手术清除病灶，进行闭合性冲洗和负压吸引治疗。对局部的大块瘢痕组织可行皮瓣移植加以修复。有时也可行再截肢，即在更高的平面截除病变，一期缝合，此时应考虑到安装假肢的要求。

（六）火器伤后化脓性骨髓炎

四肢火器性骨折约占全部战伤骨折的80%，其继发化脓性骨髓炎的约占29.1%。其中股骨最多，为总数的31.1%~56.7%，其他依次为肱骨34.2%~39.2%、小腿骨15.4%~30%、前臂骨12.4%~25.2%。实际上，小腿骨火器性骨折的发生率远远高于其他部位，可能因小腿火器性骨折后截肢率高，化脓性骨髓炎发生率反而较低。

1. 伤后早期应用抗生素　全身应用抗生素的主要目的是预防感染的扩散及败血症，而早期局部用药在防止伤口感染上有肯定的作用。实验研究表明在挫灭污染的创口内，伤后5分钟以内应用了土霉素的，比4小时以至4小时以后才应用的预防感染的效果明显得多。因此，火器伤清创术前，应尽可能早地局部应用抗生素。有人提倡用卡那霉素、庆大霉素、妥布霉素等氨基糖苷类抗生素等。

2. 清创术　应争取早期彻底清创，如果早期应用了抗生素，24~48小时无明显感染征象亦应进行清创。已感染的伤口，则只宜引流，用简单的方法清除明显的异物及坏死组织等。手术时应考虑到火器伤的特点，不能只看到原发伤道，应扩大切口，充分切除原发伤道及其周围的组织挫灭区。在可能的情况下尽量取出异物，骨折应尽可能复位。大的骨片不宜取出，骨折不宜作一期内固定。彻底止血，修复大的血管损伤，肌腱神经损伤可行二期修复，因为在野战条件下很难做到彻底清创。伤口一般不作一期缝合，可酌情进行延期一期缝合或二期缝合。延期一期缝合是在伤后4~7天，伤口无感染表现，局部未见肉芽组织增生前进行缝合。愈合无瘢痕，具有一期缝合的优点，也比较安全。

3. 火器性开放骨折感染的治疗　开放骨折一旦发生创口感染，如未能及时正确处理，很易形成化脓性骨髓炎。

（1）充分引流：火器性开放骨折伤口感染的治疗措施主要是充分引流。如伤口较小，引流不畅，发生感染后，脓液和坏死组织不易排出，应扩大切口，彻底清除坏死组织及异物，创口敞开，同时用生理盐水反复冲洗,然后用抗生素纱布填塞伤口或放置引流,扩创的同时应采集脓液作细菌学检查及药物敏感试验。

(2)抗生素的应用:在彻底引流的同时应全身大剂量应用敏感的广谱抗生素。局部可以用抗生素生理盐水溶液冲洗或抗生素盐水纱布创面湿敷。

(3)骨折局部制动:多采用管形石膏固定,创口部位开洞以利更换敷料。如不适合石膏固定者可行牵引制动。

4. 火器伤后慢性化脓性骨髓炎的治疗

(1)彻底的病灶清创术:包括消除无效腔,摘除死骨,咬除硬化骨质,是治疗火器伤后化脓性骨髓炎的主要组成部分。

(2)闭合性持续冲洗-吸引疗法:对控制慢性骨感染是有效的治疗方法,在治疗火器伤后化脓性骨髓炎中更应提倡。

(3)骨折不愈合的治疗:在控制感染后3~6个月进行。可行骨松质移植,如骨缺损范围较大可行带血管蒂的吻合血管的骨移植。

(4)火器伤后引起的慢性化脓性骨髓炎:周围组织破坏多,感染重,而形成不健康的肉芽组织,血供差,局部抵抗力低下,合并皮肤缺损者较多见,治疗更为困难。可采用带血管蒂的皮瓣或肌皮瓣转位移植或吻合血管的皮瓣,肌皮瓣移植修复皮肤缺损。

(5)皮肤缺损的同时合并大块骨缺损者,可采用带血管蒂的骨皮瓣转位移植或吻合血管的骨皮瓣移植修复缺损。

(七) 特殊部位的化脓性骨髓炎

1. 髂骨化脓性骨髓炎

(1)髂骨急性化脓性骨髓炎的治疗:早期治疗应根据致病菌种类及药物敏感试验结果,全身应用大剂量敏感的抗生素。同时,给予制动及全身支持疗法,如输血、输液及高蛋白、高维生素营养。如脓肿已经形成,若脓肿较小可穿刺抽出脓液,生理盐水反复冲洗,注入敏感的抗生素;脓肿较大者,单纯穿刺抽脓引流不彻底,应及时作切开引流术。

髂骨急性化脓性骨髓炎切开引流术的操作步骤:

1)切口起自髂嵴最高点沿髂嵴方向切至髂前上棘。将阔筋膜张肌及臀中肌自其止点处切断,再自髂骨外板做骨膜下剥离。若病变部位已有穿孔,骨膜下脓肿已形成,此时则有大量脓液流出,应彻底吸引,并彻底清除蜂窝状骨腔的脓液及坏死组织。若病灶仍局限在髂骨内外板之间的骨松质内,可用骨钻钻孔,找出病灶所在,而后开窗清除病灶,用生理盐水冲洗干净,并作引流。

2)对病变已经侵犯髂嵴后部和盆腔者,可将切口向髂后上棘方向延长,并将腹壁肌肉在髂嵴上的起点切断,进行骨膜下剥离,吸出盆腔脓液,并彻底清除坏死组织。生理盐水反复冲洗后,进行引流。

3)病灶彻底清除,生理盐水冲洗干净后可放入敏感的抗生素。其引流方法有二:①在髂骨内外板各放置一个橡皮管或烟卷引流物,切口中部予以缝合;②在髂骨内、外板前后各放置一根橡皮管,前方管作为冲洗管,可用生理盐水冲洗,注入敏感之抗生素,后方管接负压吸引瓶。将伤口缝合,作闭合性持续冲洗-吸引疗法。

4)术后继续应用敏感的抗生素全身治疗,定期更换敷料,保持引流通畅。

(2)髂骨慢性化脓性骨髓炎的治疗:髂骨慢性化脓性骨髓炎已有窦道形成长期不愈者,常常需要手术治疗。如果病灶局限且在非负重的髂骨翼,可将破坏部分作彻底切除,尽可能一次消灭无效腔。如果病变范围较大或在重要部位,如髋臼附近,可行病灶清除术。如合并化脓性髋关节、骶髂关节炎者应同时予以清除病灶。

髂骨慢性化脓性骨髓炎病灶清除术的操作步骤:

1)切口自髂后上棘沿髂嵴方向切到髂前上棘,切断臀肌和阔筋膜张肌在髂嵴上的起点进行骨膜下剥离到髋臼缘上部。必要时也可将缝匠肌和股直肌分别自髂前上棘和髂前下棘起点处切断。然后以同样方法将附着在髂骨内板上的肌肉剥离。

2)将髂骨内外板两侧肌肉牵开,充分显露髂骨翼,沿正常骨与病骨交界线,用骨刀将病骨凿开,并彻底清除脓液,坏死组织及肉芽组织,摘除死骨,周围软组织的瘢痕及窦道一并切除。如有多个病灶可予以打通。清除彻底后可见新鲜的,渗血良好的正常髂骨。用生理盐水反复冲洗创口,并彻底止血。根据病变范围、程度,可采用以下措施:①病变范围相对局限,感染基本控制可放入敏感抗生素一期缝合切口;②单一孤立病灶,周围已硬化,可行部分髂骨切除;③病变范围广,术后复发可能性较大者可放置引流管行闭合性持续冲洗 - 吸引疗法。

2. 指(趾)骨化脓性骨髓炎　指(趾)骨化脓性骨髓炎的治疗,首先应根据细菌培养及药物敏感试验结果,全身及局部应用敏感的抗生素。急性期应及时切开引流,作指骨钻孔减压,抗生素溶液局部冲洗。指(趾)骨慢性化脓性骨髓炎根据病变的具体情况,可作病灶清除术。同时也可辅以理疗,如红外线、超短波、激光等。中药外用也能起到积极的治疗作用。对于严重感染,尤其末节感染,关节、肌腱、皮肤等组织严重破坏,手指功能完全丧失者,为解除疼痛和保留其他手指功能,在征得病人同意时可考虑作病指截除,但应慎重决定,特别是拇指感染时更要特别慎重,否则一旦失去,对全手功能影响较大。

3. 颅骨化脓性骨髓炎　急性期先用抗生素控制感染,待病变局限或局部蜂窝织炎消退后再采用外科手术治疗。如有头皮下积脓,应及时切开排脓。病变转入慢性期,应及时进行彻底的手术治疗。如延误手术,则有使感染向颅内扩散,造成硬脑膜外、硬脑膜下或脑内脓肿之可能。手术方法是彻底切除病变颅骨,将感染的颅骨和有感染性血栓形成的板障静脉全部切除,不要遗漏与原发灶不相连的继发灶,如无硬脑膜下脓肿则严禁切开硬脑膜。手术切口不一定要引流,视感染的严重程度而定。术后根据细菌的药物敏感度选用抗生素,在急性感染征象消退后,至少还应用 4~6 周,以减少骨髓炎不愈或复发的可能。小的颅骨缺损可不必处理,大的颅骨缺损(直径大于 3cm),应在颅骨化脓性骨髓炎治愈 1 年以后手术。

4. 下颌骨化脓性骨髓炎

(1)急性期:早期控制炎症,局部引流减压,全身支持疗法,增强机体抵抗能力,其方法是:

1)早期足量有效抗生素,控制感染。

2)增强机体抵抗力,如加强营养,少量输血。

3)软组织脓肿切开引流,并保持其通畅,以防再次急性发作。

4)早期拔除病原牙,急性炎症消退后即应及早拔除病原牙,是缩短病程的重要措施。

(2)慢性期:保持引流通畅,每次换药应将引流条放置达骨面。见有游离死骨者,应予以去除。若炎症已局限,或死骨形成,应行病灶清除术和死骨摘除术。若死骨较大,在摘除死骨之前应先固定下颌骨,以防病理骨折。或已发生病理性骨折,亦应早做固定,以防畸形发生。亦可采用持续性闭合冲洗 - 吸引疗法。

5. 跟骨化脓性骨髓炎　实施切开引流术时,可分别选用跟骨内侧或外侧切口。但如对跟骨慢性骨髓炎行病灶清除术时,可用 Gaenslen's(根斯林氏)入路。步骤如下:在足跟跖面做一纵切口,与跟骨纵轴同长,向深处显露跟骨。在切口远端,把趾短屈肌和其深面的足底外侧动脉和神经向内侧牵开,保护好。由跟骨跖面纵向劈开跟骨,直达其背侧关节软骨面。此时,即可充分进行病灶清除术。手术完成后,合拢跟骨,紧密缝合软组织。由于缝合的两侧皮缘会向里卷曲,所形成的切口瘢痕位于深面,这样,在负重时就不会直接受压而引起疼痛。

6. 髌骨骨髓炎　早期选用有效的抗生素,控制感染的扩散;必要时作髌骨钻孔引流,有死骨时应摘除。术后用皮肤牵引或石膏固定,早期操练股四头肌活动,预后良好。

7. 股骨头骨骺骨髓炎　治疗可选用第五代头孢菌素,控制感染;同时下肢外展位石膏固定或外展位皮肤牵引,防止病理性脱位。髋关节穿刺有脓样液体抽出时可用生理盐水冲洗,然后注入有效的抗生素;间断输血、血浆、白蛋白等支持疗法增强抵抗力,多数患儿可恢复。亚急性或慢性期服中药,可使破坏的病灶吸收,股骨头骺恢复正常。也有股骨头过度生长变大的情况。

8. 化脓性脊柱炎　化脓性脊柱炎临床上少见,有两种类型,一种为椎体化脓性骨髓炎,另一种为椎间隙感染。

(1)椎体化脓性骨髓炎

1)全身支持治疗:急性期应绝对卧床休息,加强营养,及时补充液体,纠正水电解质紊乱,必要时少量多次输血。

2) 对症处理:降温、止痛、镇静。

3) 全身使用大剂量抗生素:根据细菌培养结果及时调整用药。

4) 局部制动:使用石膏或石膏围腰固定,外固定时间一般不少于 3 个月,或至血沉恢复正常为止。

5) 手术治疗:仅限于以下病例:①神经症状进行性加重者;②骨质破坏明显,腰脊不稳及畸形;③有较大椎旁脓肿形成;④感染复发;⑤保守治疗无效;⑥慢性窦道者,做窦道刮除术。

手术一般采用前方入路,彻底清除脓液和坏死组织,必要时行持续闭式冲洗。

(2) 椎间隙感染

1) 以非手术治疗为主,选用足量抗生素与全身支持治疗。

2) 局部应严格卧床制动,症状消失后再在石膏或支具保护下负重活动。

3) 手术治疗,仅适用于已出现截瘫的病人。手术方法有:椎体切除减压术和病灶清除术。

四、特殊细菌感染导致化脓性骨髓炎

(一) 铜绿假单胞菌性骨髓炎

1. 全身支持疗法　同其他慢性骨髓炎。

2. 应用抗生素　多黏菌素 B 是首批用于治疗的抗生素,但体内疗效不如体外。广谱青霉素族中的磺苄西林、氨基糖苷类和头孢菌素对铜绿假单胞菌有一定的抗菌活性。但铜绿假单胞菌对临床常用的一些抗生素均有内在的耐药性。可选用多黏菌素 B、羧苄西林、磺苄西林、卡那霉素、阿米卡星及第二、三代头孢菌素。

妥布霉素对铜绿假单胞菌感染具有高效作用,其抗铜绿假单胞菌效力比庆大霉素大 2~8 倍,也大于多黏菌素 B,应作为首选抗生素。

3. 免疫疗法　抗铜绿假单胞菌感染的免疫疗法分为主动免疫和被动免疫。前者是将制备的各类疫苗给病人分次接种,后者是将疫苗先给动物或正常人群接种,待抗体形成后,制成免疫血浆或免疫球蛋白,再输给病人,起到被动保护作用。主动免疫的抗体维持时间较持久,但短时间内不能起作用,且如果机体形成抗体功能受损害,则效果较差;被动免疫起作用快,但维持时间较短。

4. 手术　手术治疗铜绿假单胞菌感染时,首先应行病灶清除术,彻底清除脓液、坏死组织以及死骨。对已做开放整复内固定术后发生化脓性骨髓炎者,一般不必急于取除内固定物,但应使患部保持引流通畅。对已外露和污染的骨组织,不宜过早或轻易切除,可在外露的部分多处钻孔,或刮除表浅部分的病变组织,造成新鲜创面,以利健康肉芽组织覆盖生长。对髂骨翼、肩胛骨、肋骨或腓骨的慢性化脓性骨髓炎可作局部切除。

术毕可置入抗生素于病灶中。主张用抗生素溶液作局部闭合持续冲洗 - 吸引疗法。

有人建议在彻底清除病灶后,用自体骨松质片植骨填塞无效腔;或将病灶附近的健康骨质连同附着的肌肉、骨膜等软组织凿成带蒂的骨片植入骨腔内,这种带肌蒂植骨有易于成活和抗感染力强等优点。

(二) 厌氧菌性骨髓炎

1. 全身支持疗法　加强营养、补液。体质差者可多次输新鲜血。

2. 抗生素治疗　厌氧菌感染约 2/3 为混合感染,尤其在有需氧菌混合感染,两者常起协同作用,需氧菌为厌氧菌创造滋养生长的条件,使组织氧化 - 还原电位差(Eh)下降,厌氧菌则保护需氧菌免遭吞噬。有人认为混合感染时,仅用抗厌氧菌药物即可收效,也有人主张感染严重时联合用药。

厌氧菌培养较慢,需时 1 周左右,临床疑有厌氧菌感染时,为免耽误时机,不必等待培养结果,即应开始治疗,以后根据培养及药敏结果加以调整。还应注意到许多厌氧菌,尤其是脆弱类杆菌,能产生 β- 内酰胺酶,对青霉素、头孢菌素等有明显破坏作用,致使一些常用抗生素不能奏效。

具体选择有:①克林霉素和甲硝唑为常用的厌氧菌抗生素。②磺苄西林:为一种有良好特性的广谱青霉素制剂,对 85% 厌氧菌和 91% 脆弱类杆菌有效。③头孢菌素类:如头孢孟多(cefamandole)或头孢甲氧霉素(cefoxitin),是能抵抗 β- 内酰胺酶的广谱半合成新型头孢菌素,能抗脆弱类杆菌。另外,头孢菌素酸为目前作用最强、抗菌谱最广的新型头孢菌素。④对脆弱类杆菌属以外的厌氧菌感染,青霉素 G 依然是治疗厌氧菌感染的有效药物,严重感染者应给予大剂量。⑤此外,还可应用甲砜霉素、梭链孢酸钠、万古霉素等。

抗生素治疗须积极而持久,不应过早停药;否则易致复发。

3. 氧疗　可采用鼻导管给氧,过氧化氢灌洗感染灶,皮肤软组织溃疡面涂敷氧化锌软膏等方法。对于高压氧舱的应用,各家观点不一。

4. 手术　切开引流,彻底清除病灶,切除坏死组织,解除梗阻,去除异物包括内固定异物,摘除死骨片,从而提高组织的氧化 - 还原电位差(Eh),造成不利于厌氧菌生长繁殖的环境。并可将适宜的抗生素置入病灶内。做到充分引流,可将伤口敞开,二期缝合。

截肢术仅用于长期难以控制的严重感染。

(三) 伤寒菌性骨髓炎

用氯霉素治疗伤寒菌性骨髓炎有良好疗效。土霉素、四环素、金霉素或大剂量氨苄西林等也有一定疗效。脊椎发生病变时,可睡硬板床制动,结合应用抗生素。

病人的一般情况较差,需经常注意水电解质平衡。必要时多次输鲜血,静脉补给高营养液以加强机体抵抗力。

对有脓肿或窦道者,应作切开引流,病灶清除,彻底清除坏死组织、脓液,刮除窦道瘢痕组织,然后缝合伤口,用连续吸引和抗生素灌洗疗法治疗。

(四) 沙门菌性骨髓炎

1. 原发病的治疗　沙门氏菌感染尚未痊愈者,应进行治疗。

2. 骨关节感染的治疗　①局部有脓肿形成者,应进行切开引流或病灶清除术;②对有慢性窦道和混合感染者,采用彻底的病灶清除术;③若有局部炎症但未破溃者或基本静止的脓腔(X 线所示骨囊状破坏区),采取密切观察保守治疗的办法,如病变渐趋活动或破溃时可作病灶清除术;④关节已融合者,必要时可行矫形手术。

(五) 布鲁氏菌性脊柱炎

急性布鲁氏菌病的治疗以抗生素为主,常用的有链霉素、多西环素、氯霉素或磺胺类药物。一般疗程需 3~4 周,其间停歇 3~5 天。关节有积液者,应抽吸液体后注入链霉素 0.5~1.0g。急性期应尽量彻底治疗,即使急性症状消退后,仍应继续服药,坚持治完疗程,以免转为慢性期。若转至慢性期,治疗较困难。

慢性期为迟发性变态反应性疾病,可用菌苗作特异性脱敏。腰痛剧烈者,卧硬板床休息,可缓解症状。脓肿压迫脊髓或神经根而产生截瘫或感觉与运动障碍时,须作椎板切除术减压。椎体有明显破坏时,可考虑作脊椎融合术。

本疗法的禁忌证为活动性肺结核、风湿热、肝肾功能不全、心血管疾病、孕妇等。

(六) 骨关节梅毒

骨与关节梅毒的治疗主要为全身治疗,青霉素是治疗梅毒的主要药物,可以青霉素 G 钠盐 800 万 U,1 次 /d 或 2 次 /d,静脉滴注。也可使用普鲁卡因青霉素 G 油剂肌注,总量 600 万 U,第一次给 30 万 U,以后每次 60 万 U,2 次 /d。对于青霉素过敏的病人可用砷铋剂联合疗法或红霉素疗法。在药物治疗的同时,患肢局部应制动,采用夹板或石膏外固定,有创面者应清洁换药。

(七) 骨放线菌病

本病以预防为主,注意口腔卫生,拔牙后如发生感染及早用药。本病早期治疗预后良好,应增加病人信心,坚持治疗到底。治疗原则是手术彻底切除病变组织,手术前后应长期大量应用抗生素。首选药物是青霉素,每日 800 万 U,静脉滴注,持续数月。其他如四环素、链霉素、氯霉素等也有效。如效果不理想,还可同时应用磺胺嘧啶和碘化物。对于面部放线菌病可考虑放射治疗。

(八) 骨雅司病

该病主要是以全身药物治疗为主,油剂青霉素 G 对本病效果好。总量 600 万 U,第 1 次 30 万 U,以后每次 60 万 U,1 次 /d,肌内注射。

（九）骨棘球蚴病

本病应重视预防,根据其流行特点,采取综合性防疫措施,切断流行过程中的各个环节,消灭传染源。在牧区应控制养狗,加强牲畜管理,禁止将染有棘球蚴病的生牛、羊、马肉喂狗,牧区的居民应注意个人卫生,餐前要洗手,不喝生奶、生水等。

骨棘球蚴病的主要治疗方法是手术切除,可以病骨切除,同时植骨修复。全病变骨彻底切除有时很困难,可采用病灶刮除术,彻底清除病灶后,腔内先行灭活后,再植以骨松质颗粒,由于囊液外漏有引起过敏性休克的可能,且囊肿有向邻近组织扩散的危险,所以局部刮除后,应病灶内滴注高渗盐水,可以杀灭头节。晚期病人为了抢救生命,可采用截肢术或关节离断术。脊柱棘球蚴病应争取早期手术治疗,以防截瘫及脊神经损害的发生。合并截瘫者应彻底清除病灶,做椎板减压,可同时考虑植骨及脊柱内固定。

（十）松毛虫性骨关节病

本病以预防为主,避免皮肤直接接触松毛虫及其污染物。如若接触松毛虫,应立即用肥皂清洗。对于急性期病人,治疗上主要是抗过敏、止痛、抗炎和患肢制动。对于慢性期病人,可行病灶切除术。

五、结核性骨坏死

（一）骨关节结核

骨关节结核是全身性结核感染的局部表现,因此,在治疗局部病变的同时不应忽略整体治疗。在抗结核药物控制下,及时、彻底地清除病灶,挽救关节功能,而且还要预防畸形,减少残废,降低复发率。

1. 骨关节结核的治疗原则

(1) 单纯滑膜结核的治疗原则:在早期,受累滑膜处于充血水肿和炎性浸润阶段,一般采用全身或局部应用抗结核药物为主的非手术疗法,辅以休息,加强营养和局部间断固定。成人大关节每次注射异烟肼200mg,链霉素1g。较小的关节如肘、腕、踝关节每次注射量减半,儿童用药酌减,一般三个月为一个疗程。注射后应减少受累关节的活动,经 1~2 个疗程后约 70%~80% 的滑膜关节结核可逐渐治愈。

若局部注射治疗无效,或病变继续发展,又无手术禁忌证,可行滑膜切除术。如病人就诊较晚,滑膜已有明显的增殖和肥厚,应及时行滑膜切除术。

(2) 单纯骨结核的治疗原则:如无明显的死骨,病灶离关节较远,近期内无侵入关节的危险,可用以上的治疗,如有明显的脓肿,可定期穿刺吸脓,每周一次,并在脓腔内注射抗结核药物。

如局部有明显死骨或瘘管经久不愈者,或骨病灶离关节较近,或保守治疗无效,可行病灶清除术。

(3) 早期全关节结核的治疗原则:病变发展到早期全关节结核是尚能保留关节功能的最后一个病理阶段,为了使病变尽快停止发展,维护关节功能,如无手术禁忌证,应尽快实行滑膜切除术或病灶清除术。手术成功的关键是病灶清除必须彻底,不可遗留病灶或脓肿;尽可能不要破坏关节的稳定性,以便术后早期开始功能锻炼。

(4) 晚期全关节结核的治疗原则:因关节已破坏可采取保守治疗。保守治疗者,如无手术禁忌证,可实行病灶清除术。同时选用关节融合术,关节切除术,截骨术或关节成形术。

2. 全身治疗 包括休息、营养、一般支持治疗和抗结核药物的治疗。休息要适当,除一般情况欠佳,体温较高,截瘫或椎体不稳定的病人外,大都不必严格卧床。营养则注意补充热量、蛋白质和维生素,对贫血的病人,应间断输血。有混合感染者,应根据药物敏感试验应用有效抗生素。

疗效较好的抗结核药物有异烟肼、利福平、链霉素、对氨柳酸、乙胺丁醇、卡那霉素等。为了避免产生耐药菌株,可同时应用 2~3 种抗结核药物。由于骨关节结核病灶的进展较慢,血液供应较差,影响药物进入病灶。因此用药要足量,长效,较大的关节至少在两年以上,而肘、腕、踝、手足等小关节用药可在一年左右。一般先给予异烟肼、链霉素两种,配合使用链霉素或乙胺丁醇。用药期间要注意药物的毒性反应,定期进行肝、肾功能检查。

3. 局部治疗 包括局部制动,脓肿穿刺,局部注射抗结核药物。

(1) 局部制动:适用于关节结核发展阶段疼痛和肌痉挛比较严重的病例。可根据患病部位和病情轻重,分别采用石膏绷带、夹板、牵引等制动方法。局部制动可使受累关节活动减少,减免负重,既能防止病变扩散,又能减少疼痛和肿胀,有利于组织修复。但制动过久可引起骨质疏松,肌萎缩和关节强直,故肿胀和疼痛减轻后即应解除。

(2)脓肿穿刺:有明显压迫症状的大的脓肿,可先行穿刺吸脓减压。应严格无菌操作,应从脓肿周围正常的皮肤进针,防止穿刺后流脓或形成窦道。

(3)局部注射抗结核药物:可以提高局部药物浓度和减少全身反应,适用于脓肿穿刺以后,早期单纯滑膜结核抽取关节腔内渗液后以及手、足短骨结核。常用药物有异烟肼,也可与链霉素合用,每周 1~2 次,3 个月为一个疗程。

4. **手术疗法**　对骨与关节结核的手术疗法,主要是病灶清除术,即在抗结核药物及其他支持治疗的配合下,进入病灶清除坏死骨,脓肿及干酪样物,凿除硬化的骨空洞,切除纤维化的瘘管。此手术可以治愈单纯非手术疗法不能治愈的病变,保留全部或部分关节功能,使疗程大为缩短,减少并发症,提高治愈率。此外,在病灶清除的同时,还可进行关节畸形矫正,关节内融合或椎体间植骨,对脊髓压迫进行减压,达到综合治疗的目的。

(1)手术目的

1)清除所有结核病变组织,除去隐藏在其中的结核菌。

2)改善病灶区域的血液供应。

3)增强局部组织修复力。

4)提高病灶内抗结核药物的浓度,增强抗结核效果。

5)防止病灶内的毒素吸收。

(2)手术适应证

1)任何部位的骨关节结核,有明显坏死骨及较大脓肿不易自行吸收者。

2)有窦道经久不愈者。

3)单纯滑膜结核、单纯骨型结核或早期全关节结核经药物治疗未能控制,为保护关节功能应及时手术。

4)脊柱结核合并有截瘫者。

(3)手术禁忌证

1)病人年龄过大或过小,不能耐受较大手术者。

2)病人有其他脏器活动性结核病变或严重疾病,不能耐受手术者。

3)病人全身中毒症状严重,抗结核药物效果不佳或产生耐药性者。

但上述禁忌证②③只是相对禁忌。

(4)术前准备:进行病灶清除术时,应做好以下术前准备:

1)抗结核药物至少要在术前应用 2 周,要观察一般情况和血沉是否好转,如果 2 周仍未好转,可能是药物不敏感,还要推迟手术,以防止术后病变扩散。

2)积极增强体质,鼓励截瘫或脊柱不稳定的病人抬头、扩胸、深呼吸和上肢运动。增加心肺的适应能力和上肢肌力,贫血病人还应将血红蛋白提高到 10g/dl 以上,营养不良者应积极补充,纠正低蛋白血症。

3)对凝血功能较差的病人,应在术前给予维生素 K 和卡巴克络等药物。

4)做好详细的影像学检查,明确坏死骨的数目、大小、界限,术者做到心中有数。

5)因混合感染而体温升高的病人,不宜较大范围的病灶清除手术,应先引流脓液,控制混合感染,等急性炎症消退,病人体力恢复后,再做病灶清除手术,术前做药物敏感试验,术前 7 天开始给予敏感抗生素。

6)对患肢肌肉痉挛,关节屈曲挛缩严重者,需先行皮肤牵引。

(5)手术操作的注意事项

1)病灶清除术,必须有充分地暴露,切口长度要适当,位置要准确,切口深入时,减少分层游离,骨膜剥离不宜太多,以免破坏血运,影响愈合。

2)仔细确定病变部位,彻底清除坏死骨、脓肿、干酪样物,尤其死骨形态、数目均要与影像检查核对无误。

3）病灶清除过程中手法要轻柔,避免盲目搔刮,损伤深处的血管及神经。

4）病灶清除时要消灭无效腔,注意止血,防止血肿形成。

5）手术结束时,局部应用抗生素,以防止切口感染,除非无效腔较大,一般伤口不必引流。

（6）术后处理

1）病灶清除后,继续采取全身治疗,抗结核治疗 1 年以上。

2）定期复查病灶恢复情况,以及血沉,肝功能等指标。

3）预防结核复发及手术并发症。

（二）髋关节结核

髋关节结核应采用综合治疗的原则。依照病人的年龄、病理分型及疾病发展的不同阶段,选择不同的治疗措施。

1. **单纯滑膜结核的治疗** 单纯滑膜型结核若及时救治,有可能保存髋关节较理想的功能。所以,对此型髋关节结核要采取积极态度,一般选用非手术疗法或与手术疗法相结合的方式,治疗过程中严密观察,要根据疗效反应决定下一步治疗措施。

（1）非手术疗法:对于初步明确诊断的可采用休息、制动、加强营养以及有计划地使用抗结核药物。首选抗结核药物是异烟肼、链霉素和利福平三种。对于能积极配合的年长儿童及成人,可同时进行关节穿刺注药,每周 1~2 次。儿童每次注入链霉素 0.5g,异烟肼 0.1g;成人每次注入链霉素 1.0g,异烟肼 0.2g。在应用抗结核药物的同时,应注意观察病人对治疗的反应情况,注意全身情况和局部情况有无改善。同时,还要应用维生素 B、维生素 C 及鱼肝油,含高蛋白的食品。经上述治疗观察 1~3 个月,如果病情不见好转或反而有加重,则应立即手术治疗,以免延误时机使单纯滑膜结核发展为全髋关节结核。病人在住院后就应给予皮肤牵引,重量不宜太大,一般掌握在小儿 0.5~1.0kg,成人 2~2.5kg。

（2）手术疗法:本疗法主要是滑膜切除术,适用于经非手术治疗效果不佳的单纯性滑膜结核病例。多采用髋前方入路,即 Smith-Peterson 氏手术入路。

麻醉下取仰卧位,术侧臀部垫软枕。按照常规前外侧入路进入髋关节。十字或 T 字形切开关节囊,可见稀薄的脓汁或浑浊的关节液外溢。切除前侧关节囊纤维层和滑膜组织,剪断圆韧带,应注意勿损伤髋臼及股骨头的软骨面。在避免用暴力的情况下将患肢屈曲、内收并尽量外旋,使股骨头脱出。如股骨头脱出有困难,可以扩大关节囊切口或以骨膜剥离器帮助向外撬拔股骨头协助脱位。

股骨头脱位后,仔细检查股骨头和髋臼软骨面是否完整,有无软骨下骨病灶。如局部软骨面光泽消失、变薄变软而且压缩,其下方就可能有隐藏的骨病灶,可一并清除。单纯滑膜结核时,软骨面和软骨下骨板应无改变。

外旋患肢,露出关节后部滑膜并切除之。对股骨颈周围的滑膜组织要用刮匙搔刮,以免损伤股骨头、颈的血运。

生理盐水反复冲洗关节腔,成人局部放入链霉素 1.0g,异烟肼 0.2g,儿童减半。将股骨头复位,缝合切断的股直肌,缝合髂棘两侧的肌肉,缝合创口。

术后病人仰卧位,患肢置外展稍内旋位,同时给予皮肤牵引,重量 2~3kg,需维持 3~4 周。去除牵引后在床上练习患髋关节活动,6 周后下地扶拐行走。术后 3 个月照片复查,视病变稳定程度和股骨头血供情况,决定是否可下地负重行走。术后继续使用链霉素 3~6 个月,异烟肼和利福平 6 个月至 1 年。

2. **单纯骨结核的治疗** 部位不同的骨结核,对髋关节的影响也不一致。髋臼和股骨头处的病灶易侵入关节,而股骨颈基底部病灶很少有机会侵入关节,因而前者宜早期手术,后者则视病变范围大小而定。范围小而又无死骨形成的,可保守治疗。如疗效不显著,可行手术刮除。

手术一般采用前方入路。位于颈中、股骨头和髋臼的病灶,均需切开关节囊才能充分显露,而位于股骨颈基底部位的病灶尚未侵入关节的,可不切开关节囊,而于囊外凿一骨洞清除病灶。需打开关节囊者,应根据需要决定股骨头脱位与否。但要使病灶清除彻底。骨病灶清除后,可用生理盐水反复冲洗手术野,一般不需要植骨,放入链霉素及异烟肼后逐层缝合切口。对于骨洞大,估计术后修复困难或可能发生病理性骨折的,如无混合感染,可采用同侧髂骨植骨,亦可切取带血管蒂的髂骨块移位植骨,效果更好。

术后处理同单纯滑膜结核的滑膜切除术后治疗,但需待骨质愈合后方可负重行走。

髋臼后部病变,脓肿可向臀肌下流注,手术需采用髋关节后方入路进入病灶。髋关节后方入路的操作方法如下:

硬膜外麻醉或全麻下,病人取患侧在上的侧卧位。采取常规后侧入路暴露病灶。切开寒性脓肿,排出脓汁,需彻底刮除脓肿壁上的肉芽组织,用干纱布垫压迫止血。可在脓腔内找到通往骨病灶的窦道,沿此道以适当的刮匙探到骨病灶。扩大洞口,用刮匙或骨刀将骨洞内容清除干净并用大量生理盐水冲洗。对于骨洞大而又无混合感染的,可于骨洞内植骨松质。可疑有关节腔受累的,可切开关节囊进入关节做相应的处理。在病灶内放入抗结核药物后,缝合切断的肌肉,逐层关闭切口。

术后患肢皮肤牵引,固定 3~4 周后去除牵引,床上练习髋关节活动。如髋臼破坏不多,病变已静止的,可于术后 4~6 周下地活动。若髋臼破坏严重,或病变仍属活动期的,术后可适当延长卧床时间,至植骨愈合病变稳定后方能下床活动。

3. 早期全髋关节结核的治疗 此期的髋关节因炎症而使关节功能有一定的障碍,同时伴发热、盗汗、消瘦等全身中毒症状,所以在治疗上首先给抗结核药如链霉素、异烟肼等。从大多数病例发展的结果看,保守治疗对缓解症状有一定作用。然而,要使结核病灶完全静止则是不容易的,使关节功能受到严重损害。因此,手术在这一时期的治疗中,应放在重要的位置上,它不仅是一种治疗方法,而且也是预防性手段,可以防止病变进一步发展。所以,大多数主张对病变属活动的早期全髋关节结核,如无手术禁忌,可在抗结核治疗的配合下,及早手术清除病灶及切除滑膜,以减低关节腔内的压力并能提高抗结核药物的作用以抢救关节功能。

对于无脓肿或关节前方有脓肿的,均采用前方入路的手术方法。对这种病例,在打开关节腔后,一定要使股骨头脱位,切除全部有病变的滑膜组织,刮除病灶,切除被侵犯的软骨面直到正常组织为止。如果脓肿位于关节后方,可采用后侧入路进关节,切除后部关节囊及滑膜组织。屈曲、内旋患肢使股骨头脱出后,切除病变的软骨,刮除骨病灶,切除前方的滑膜组织(图 7-181)。

脓肿及病灶清除之后,给大量生理盐水冲洗,放入抗结核药物,按层缝合创口。

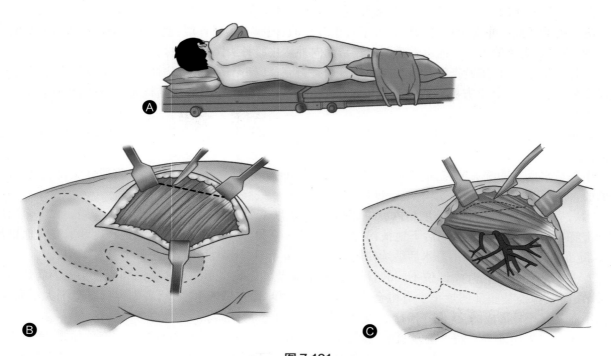

图 7-181
A. 体位和皮肤切口;B. 游离臀大肌外上缘和外下缘,将该肌止点沿虚线方向切断;
C. 将臀大肌外侧掀开后,沿虚线切断外展肌群

手术后治疗要视股骨头复位后的稳定性来决定。如复位后比较稳定,患肢只需行皮肤牵引和穿防旋鞋即可。不合作的儿童需单侧髋人字石膏固定 4~6 周。固定解除后先在床上练习功能,6~8 周后可扶拐患肢不承重活动。术后 3 个月照 X 线片观察:

(1)病变是否治愈。

(2)股骨头血运情况。如系病变治愈,股骨头密度、形态正常,可弃拐行走。如系股骨头血运不佳,仍应扶拐,患肢免承重 2~3 年,待股骨头血运完全恢复,方可弃拐行走。

4. 晚期全髋关节结核的治疗　晚期髋关节结核可因关节功能障碍和仍有活动性病变存在,或患髋疼痛,畸形及关节强直,需要进一步治疗,在抗结核药物治疗准备后,主要依靠外科手术清除病灶,矫正畸形,稳定髋关节使之恢复负重功能或经过关节成形术最大限度地恢复其活动度,以方便生活,有利于工作。

以往所施行的手术种类和方式繁多,这里着重介绍以下几种手术。

(1)髋关节结核病灶清除和关节融合术:该手术适合于病人年龄在 15 岁以上的晚期全髋关节结核病例或儿童病例有股骨头、颈缺损,髋关节脱位者;成年人髋关节结核静止期;已行髋关节结核病灶清除术后遗留关节功能障碍或疼痛明显的病例。

依其病理情况,可选用前方入路、后方入路及外侧入路的方式进行手术。但是,以前方入路应用最多。

手术主要是为了彻底清除病灶,所以术中必须设法将股骨头脱出。但由于病期长,关节内有纤维粘连,甚至形成纤维性或骨性强直,往往不易脱出,加之长时间废用,造成患侧股骨疏松,如脱位时用力不当,可酿成骨折。遇此情况,需用骨凿将大小粗隆凿掉,以解除髂腰肌和臀中、小肌挛缩的影响。再用大圆凿在头、臼间凿一骨槽,从髂骨取一长方形骨块,紧密镶嵌于骨槽中,用三翼钉将股骨头与髋臼固定,其间隙用骨松质填充(图 7-182)。

创口内放入抗结核药物后缝合切口。术后上双髋人字石膏固定 4~6 个月,但应在术后 2 个月解脱患侧膝关节以利俯卧位时锻炼膝关节功能。术后 4~6 个月拆石膏,复查 X 线片,如已骨性愈合,可下床活动。

(2)髋关节切除术:本手术适合于儿童或成人的晚期全髋关节结核,合并继发感染的全髋关节结核。采用前方入路进入关节。手术的关键是用匙状髋臼凿帮助将股骨头脱位,并彻底切除股骨头、颈和髋臼及关节囊,滑膜等一切病变组织,包括窦道在内,达正常组织。

伤口用生理盐水冲洗,充分止血,并放置硅橡胶引流管 2 根以备持续闭式冲洗 - 吸引疗法。创口内可放入链霉素 1g,异烟肼 0.2g,分层缝合切口(图 7-183)。

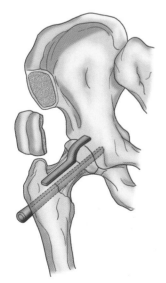

图 7-182　关节融合术
三翼钉固定植骨

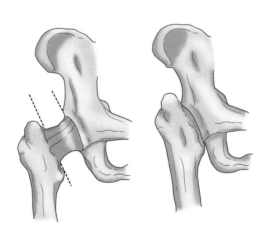

图 7-183　髋关节切除术

术后儿童宜用双髋人字石膏固定 6~8 周,以后可佩戴由坐骨结节承重的支具行走。成人可行胫骨结节牵引 6~8 周后扶拐行走。以后可根据情况,二期进行截骨术或关节融合术。

(3)髋关节外侧入路病灶清除融合术:本术式适用于 15 岁以上晚期全髋关节结核,因关节成纤维融合后仍有疼痛者,手术将大转子水平截断。修整股骨上端,将髋臼上缘凿出粗糙面,使之与股骨上端融合,并将截断的大转子缝合在股骨上端外侧的骨膜上(图 7-184)。

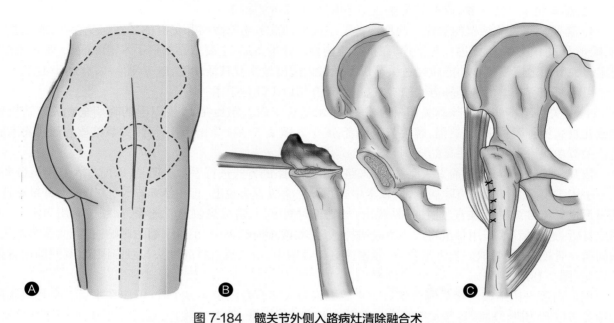

图 7-184 髋关节外侧入路病灶清除融合术
A. 体位和皮肤切口;B. 在髋臼上缘凿断大转子;C. 将大转子缝在股骨上端外侧骨膜上

(4)髋关节病灶清除及功能重建术:在伴有严重解剖关系破坏和发生移位及畸形的陈旧性、静止期髋关节结核,需在清除病灶的基础上,进行关节功能重建。该手术的任务之一是清除骨内的残留病灶和软组织内的全部病变;二是恢复被破坏的解剖关系,即利用已被清除过的关节端通过骨关节成形,使原来的关节部位恢复稳定性和支柱功能。这种手术适用于下列情况:①无需长久站立或走路的患者;②青壮年无合并混合感染的患者;③局部皮肤条件好且髋部肌力尚好的患者;④无严重屈曲、内收及短缩畸形的患者。

可根据病人具体情况选择以下手术方式:

1)金属杯成形术(图 7-185):是 1938 年 Smith-Peterson 用钴铬合金做成一个杯子套在股骨头与髋臼之间,获得活动的髋关节。这种成形术关节比较稳定,肢体长度减少不多,活动度满意,也无疼痛,是一种比较理想的成形术。

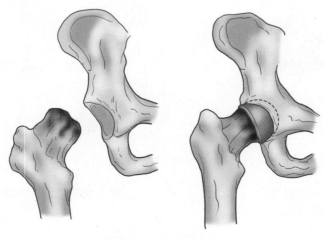

图 7-185 金属杯成形术

2）改良的 Batchelor 截骨术：本手术是切除患病的股骨头和颈，在转子间行斜行截骨术。本术式术后无疼痛，关节稳定，活动度好，肢体长度改变不多（图 7-186）。

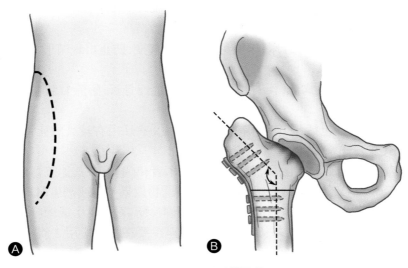

图 7-186　贝氏截骨术

（5）髋关节骨性强直合并内收屈曲畸形的治疗：髋关节结核治愈后强直在非功能位，如屈曲畸形、内收畸形。对这些畸形可选择截骨矫正治疗。

1）转子下楔形截骨术：本手术既能矫正屈曲畸形，也能矫正内收畸形。手术的优点是截骨后接触面积大，容易骨愈合，比较稳定（图 7-187）。

2）转子下斜面插入截骨术：在小转子水平进行截骨，截骨平面正位上自外上斜向内下，在侧位上自后上斜向前下，截骨近远端修整后，将远端插入近端，本方法操作简单，容易愈合，但如截骨面太低，可引起骨端移位或骨不连（图 7-188）。

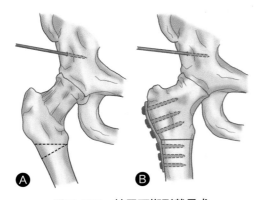

图 7-187　转子下楔形截骨术

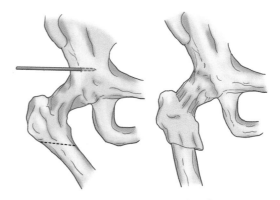

图 7-188　斜面插入截骨术

3）杵臼形截骨术：在转子间作椭圆形截骨，同时可矫正屈曲、内收畸形。

（三）脊柱结核

1. 非手术治疗　包括抗结核药物治疗，局部制动是本病治疗的基础。

（1）一般治疗：中毒症状明显时应卧床休息，加强营养，保证充足的睡眠，贫血病人应积极纠正，补充足够的维生素 B、维生素 C 和补血药，可适当输血或血浆，中毒症状较严重者可在应用抗结核药物基础上给予皮质类固醇药物。对于原发病灶所致的一些症状可以对症处理，病变轻者，可在保护下适当从事一些户外活动。

（2）抗结核药物治疗：不少病人仅靠药物治疗即可治愈，即使需手术治疗也应在药物治疗的基础上进行。

由于结核杆菌常具有耐药性,故应强调联合用药的重要性。有效的抗结核药物可分为杀菌剂和抑菌剂,其中疗效显著的首选杀菌剂是异烟肼、利福平、链霉素和吡嗪酰胺,为一线药物,而在二线药物中除乙胺丁醇亦有细胞外杀菌作用外,均只有抑菌功能且副作用较多,目前应用较多的治疗方案为以链霉素+异烟肼+利福平三药合用为短程治疗,用药时间6~9个月,一般不超过1年,用药期间应密切观察药物毒性反应,定期检查肝肾功能并及时调整。

(3)局部制动:病变较重者应绝对卧床,以避免刺激局部病变,防止出现畸形,病情较稳定者可在腰围、支架或石膏保护下适当下地活动。

2. 手术治疗 目的在于清除病灶,预防和减轻脊椎病理性骨折,解除脊髓马尾受压,纠正畸形,恢复和重建脊柱的生理功能。

病灶清除术的手术适应证包括:①较明确的寒性脓肿;②病灶内有较大的死骨和空洞;③窦道经久不愈者;④出现脊髓、马尾受压迫症状者。

禁忌证有:①病人年龄过大或过小,不能耐受较大手术者;②病人有其他脏器活动性结核病变或严重疾病,不能耐受手术者;③病人全身中毒症状严重,抗结核药物效果不佳或产生耐药性者,但上述禁忌证只是相对禁忌。而对某些诊断不明确的病例,可通过手术明确诊断,对于发生截瘫应尽快施行手术治疗。

进行病灶清除术时,应做好术前准备:①抗结核药物至少要在术前应用2周,要观察一般情况和血沉是否好转,如果2周仍未好转,可能是药物不敏感,还要推迟手术,以防止术后病变扩散。②积极增强体质,鼓励截瘫或脊柱不稳定的病人抬头、扩胸、深呼吸和上肢运动。增加心肺的适应能力和上肢肌力,贫血病人还应将Hb提高到10g/dl以上,营养不良者应积极补充,纠正低蛋白血症。③对凝血功能较差的病人,应在术前给予维生素K和卡巴克络等药物。④因混合感染而体温升高的病人,不宜较大范围地行病灶清除手术,应先引流脓液,控制混合感染,等急性炎症消退,病人体力恢复后,再做病灶清除手术,术前做药物敏感试验,术前7天开始给予敏感抗生素。

颈椎因血供丰富,病变易吸收,故常通过保守治疗而治愈,如无效或发生截瘫则需要手术治疗,术前应做颅骨牵引,一般采用前方入路,上颈椎病灶经口腔清除,下颈椎病灶选用胸锁乳突肌前缘斜切口或颈前横切口,颈外侧区的寒性脓肿可作锁骨上横切口,矫正后凸畸形消除椎体病灶并从前方减压,病灶清除彻底,直到周围出血的健康骨质为止,做髂骨块前路植骨,一次性完成矫形、清除病灶、脊髓减压和脊柱融合四个治疗目的。

胸椎结核一般采用肋骨横突切除术为代表的前、后外侧入路,$T_{4\sim10}$之间可行经胸腔或胸膜外入路,病灶清除干净后进行前路植骨,$T_{10}\sim L_2$一般采用肾切口,$L_{3\sim5}$采用双侧倒"八"字切口,腰骶椎结核有时腹膜后粘连十分严重,经腹膜外入路比较困难和危险,此时可选用下腹正中和旁正中,经腹腔途径施术。

术后一般需卧床1个月左右,而后在支架保护下下地活动,外固定时间视骨块大小而定。术后根据病变情况应用抗结核药物6个月以上。

3. 常用的脊柱病灶手术方式

(1)$C_{3\sim7}T_1$结核病灶清除术:清除这段颈胸椎结核病灶,常用的手术途径是经胸锁乳突肌前缘斜切口,或颈部一侧的横切口。后者符合颈部皮纹走行,术后不致引起瘢痕挛缩而影响美观。颈部细长和垂肩的病人,较易达到T1,但对健康、颈部粗短者,清除T1病灶,特别行椎前植骨,颈横切口就不满意。

1)麻醉:病人合作者可采用局麻,小儿和不合作病人采用全麻。

2)体位:仰卧位,双肩垫以软枕,头颈自然向后伸,于颈部放一稍硬的枕头,以维持颈部位置,头两侧各放置一个小沙袋固定。上半身抬高约15°,以减轻头颈部静脉充血。

①操作步骤

斜切口:于颞骨乳突沿右侧胸锁乳突肌前缘下行达胸骨柄切迹线上,以病灶为中心,成人约长10cm。为了便于术者操作,又不易误伤喉返神经,多选择右侧切口。病灶和脓肿偏左者,则选择左侧(图7-189)。

横切口:起自手术侧胸锁乳突肌中点,越过颈中线对侧2cm,全长5~7cm,切口水平高度也根据病灶部位而定。

②手术:切开皮肤、皮下组织和颈阔肌,浅静脉分支以及颈外静脉有碍操作者也可切断结扎。锐性和钝性

松解颈浅筋膜,特别是采取横切口时,纵行松解的范围要大于横向,否则影响椎体向前方的显露(图7-190)。

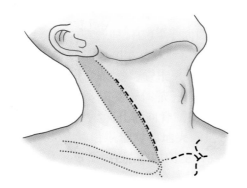

图 7-189　$C_{3\sim7}T_1$ 结核病灶清除术
手术切口

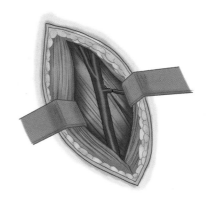

图 7-190　切开皮肤和颈阔肌,牵
开后显露颈外静脉分支并结扎

显露并切断颈前筋膜,将胸锁乳突肌向外侧牵拉,分离肩胛舌骨肌,在其肌腹腱部切断。分离胸锁乳突肌与颈动脉鞘,要显露 $C_{3\sim4}$ 病灶时,将颈动脉鞘、甲状腺、咽缩肌和喉头等向中线牵拉,将胸锁乳突肌牵向外侧,注意勿损伤穿入该肌上部的副神经,随即可显露前斜角肌、颈长肌和隆起的咽后壁脓肿。如无脓肿,特别是患儿,勿将横突前结节误认为椎体。必要时应行 X 线摄片确定病灶的位置。

显露 $C_{5\sim7}$ 或 T_1 时,将颈动脉鞘与胸锁乳突肌牵向外侧,而内脏鞘(甲状腺、气管和食管)向内侧牵拉,即可显露椎前筋膜。为了便于手术操作,可将颈横动、静脉结扎切断。在相当于胸锁关节、前斜角肌内缘处,锁骨下静脉与颈内静脉汇合成无名静脉。此汇合角称为静脉角,左侧有胸导管,右侧有淋巴管由该处注入静脉内,手术时务必防止损伤。若椎前有脓肿者,局部隆起,筋膜表面多见有水肿和出血点,试行穿刺抽脓,确定病灶的位置。如椎体破坏不严重,在中轴线上 C_6 平面及其下方,于吞咽时(局麻)可见上下移动的食管,应加以注意。于椎体正中以血管钳对称地夹住筋膜提起,在两血管钳间纵行切开,缝合结扎并作为牵引线,即达到椎前间隙,有脓溢出。吸尽脓液,在骨膜下游离至椎体两侧的颈长肌直达前纵韧带。再纵行扩大筋膜的切口显露椎体。应避免损伤交感神经链、椎动脉和颈长肌血管。显露 C7T1 时,可将附着于胸骨上的胸锁乳突肌的胸骨头切断,更便于处理病椎,注意勿损伤胸膜顶(图7-191)。

在显露椎体过程中,小出血点应予以结扎或电烙止血。甲状腺上动脉、喉上神经、舌下动脉、颈外动脉及其分支、甲状腺中静脉、甲状腺下动脉以及喉返神经等,如不妨碍手术操作,不必特别去显露或处理。

清除病灶时,吸尽脓液后刮除脓肿壁上结核性肉芽组织、干酪样物和死骨。进一步明确病灶的位置及其解剖关系,将骨病灶入口处用咬骨钳加以扩大,以便彻底清除病灶,摘除残余椎间盘。搔刮病灶后侧时,注意勿损伤脊髓。病灶清除后用生理盐水彻底冲洗(图7-192)。

在骨质缺损大的病人,于病灶(椎体)的前侧或前外侧用环锯或咬骨钳以及锐利的刮匙作一长方形或方形的骨槽,不可用骨刀凿槽,以免振动或失手损伤脊髓。自髂骨处取一块大小形状合适的骨块。适当牵引颈部,但不可过牵,以免损伤脊髓,将骨块植入。植入骨块的前方不超出椎体,后方不压迫脊髓,此时令病人头部左右摇动,以证实植骨块稳定不脱出(图7-193)。

(2) $T_{2\sim12}$ 结核经胸腔病灶清除术:经胸腔施行胸椎结核病灶清除较传统的胸膜外途径其优点有术野宽敞,能彻底清除病灶,施行椎前植骨以保持脊柱的稳定性;可同期处理肺或胸腔的病变。如病人肺通气功能差,最大通气量的实测值占其预测值40%以下者,有心血管疾患以及婴幼儿和年长者,则应谨慎。此途径经长期实践证明一般无胸腔感染之虞。

1)麻醉:气管插管全麻。病变位于 $T_{2\sim4}$ 或 $T_{11\sim12}$ 者,采用支气管插管使术侧肺萎陷,更有利于显露病灶。

2)体位:侧卧位,手术侧在上方,两上肢向前伸直90°,并置于双层托架上,对侧下肢伸直,术侧下肢屈髋45°,屈膝90°,两下肢间垫以软枕,膝带固定,骨盆以约束带固定。

或纵向切口,沿切口方向切开浅筋膜(图7-198)。

②显露病灶:剥离内侧皮瓣,沿脊柱缘纵行切开斜方肌、菱形肌附着处,并将其牵向外侧。在距棘突5cm骶棘肌较薄处纵行切开,将该肌分别向内、外牵开,显露出肋骨(图7-199)要切除肋骨的方向,切开肋骨膜7~8cm,并剥离之。于距肋骨 $C_{6~7}cm$ 处剪断肋骨,用柯赫钳夹住肋骨的近侧端向外牵拉,这时切断肋椎关节,用娥眉凿撬开肋骨头、颈,注意勿损伤胸膜,将整个肋骨头和颈取出,随后咬去该横突。这时即可见椎旁脓液溢出。吸尽脓液后,找出肋间动静脉予以结扎,尽可能保留肋间神经。同法切除病灶中心上下肋骨各一段,也包括各肋骨头、颈和其相应的横突,以扩大病灶清除的手术野。但是为了保持脊柱稳定性,在不影响显露病灶的原则下,尽可能保留横突。

③清除:用骨膜剥离器或手指将椎旁软组织和纵隔胸膜,沿脊柱外侧逐渐向椎体前侧钝性剥离以显露病灶。吸尽脓液,在直视下刮除干酪样坏死物、死骨和肉芽组织等。详细检查病灶的上、下和椎前病灶脓腔的范围,用髓核钳取出两病椎间的坏死间盘,随之在其上下病椎经常可带出大小死骨。在椎体间骨缺损处,通向对侧椎旁,吸取刮除一切结核病变物;或于病椎的侧前方纵行切开前纵韧带和骨膜,行骨膜下剥离,尽可能达到椎体的对侧。在这过程辅以纱布块填塞扩大椎旁的脓腔,同时清除病灶。在病椎的后侧,近椎管的前方骨质缺损处,刮除时应小心勿损伤脊髓,勿将椎间孔误认为病灶加以搔刮。在病灶清除过程中,灯光照明应良好,用骨蜡或吸收性明胶海绵止住活动性出血点,保持手术野清楚,以免误伤脊髓(图7-200)。

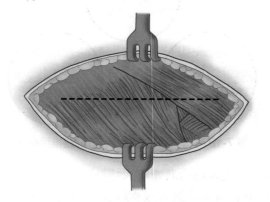

图7-199 逐层切开斜方肌、菱形肌

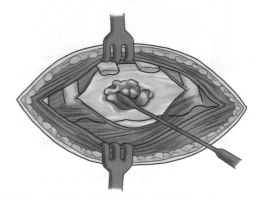

图7-200 剪断肋骨头和颈,咬去横突后,显露并刮除病灶

病灶彻底清除后,冲洗局部。当椎旁脓腔大或术中渗血较多者,术毕脓腔内可置硅胶管引流。

④缝合:用7-0号丝线逐层缝合。

4)术后处理:病人仰卧硬板床上,按时协助翻身,预防压疮。若是椎体对侧清除不彻底,则在第一次术后4~6周施行第二次病灶清除。手术清除较彻底者,可用肋骨或另取髂骨行椎间植骨,以防脊柱后突畸形,促进椎间骨性愈合。

(4)胸$_{11}$-腰$_2$结核病灶清除术

1)麻醉:气管插管全麻。

2)体位:病人侧卧位,胸腹部平面与手术台成60°角,躯干两侧用沙袋维持。术侧上肢肘关节屈曲悬吊在头部横架上。对侧下肢伸直,术侧下肢和膝关节半屈曲,两下肢间垫软枕,健侧腰部垫软枕,便于术中显露季肋部和髂骨之间的病灶。

3)操作步骤

①切口:从 T_{10} 棘突旁开 3~4cm 处起向下,延伸至第 12 肋横突,然后弯向外侧,沿第 12 肋骨,至其游离端,止于髂前上棘内上方 3~4cm 处(图7-201)。

②病灶:切开皮肤、皮下组织和筋膜向两侧游离皮瓣,沿脊

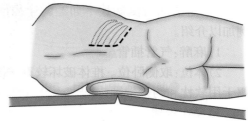

图7-201 胸腰段结核病灶清除术手术切口

柱方向纵行切开斜方肌下部和背阔肌上部,而后沿第 12 肋骨下缘切开背阔肌和后下锯肌,将上述肌肉向两侧牵开,显露骶棘肌外侧部,并将之分离,切断后下锯肌,显露第 12 肋骨,骨膜下剥离肋骨,先在横突水平切断第 12 肋骨,然后再全部切除,必要时可以切除一段第 11 肋骨。注意勿损伤第 12 肋神经、髂腹下神经及髂腹股沟神经(图 7-202)。沿第 12 肋远端下缘和髂前上棘之间,切开腹外、腹内斜肌和腹横肌后,将肌瓣分别向前后牵开,即见腹膜后脂肪和腹膜。用纱布球在后腹膜和脓肿壁前侧之间进行分离,并将腹膜、腹腔内容物、肾脏和输尿管一并推向中线,直达腰$_{1~2}$椎体。随后沿第 12 肋骨床作骨膜下部分切开,将肋骨床、胸壁和膈肌与胸膜分开。注意防止胸膜撕破,如发生破裂,即行缝合。结扎裂口之前令麻醉师加压,使肺膨胀。如无法修补,术毕应放置胸腔闭式引流(图 7-203)。用前述方法取出第 11 和第 12 肋骨头、颈,经胸膜外清除胸椎结核病灶,方法同前述。也可于切口上段切除第 10 肋骨后,进入胸腔,显露 T10-12 施行病灶清除。

③清除病灶:病灶清除方法同前所述。值得提出的是,第 1~4 对腰动脉都以总干起于腹主动脉的背侧,越过椎体前方,而第 1、2 对腰动脉较粗,位于膈脚的深处,行椎体侧方切开显露病灶时应避免损伤,事先寻出并切断结扎(图 7-204)。

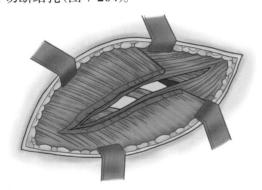

图 7-202 切开肌层,显露肋骨

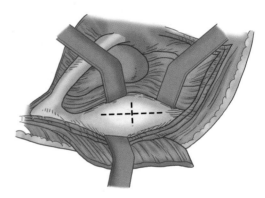

图 7-203 切开腹外,腹内斜肌和腹横肌,推开腹膜,输尿管,显露腰大肌脓肿

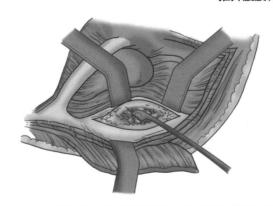

图 7-204 经胸膜外推开胸膜反折,切开脓肿,清除病灶

对侧椎体骨质破坏严重、腰大肌脓肿大者,在病人一般情况恢复后即术后 4~6 周,施行对侧病灶清除术。如对侧只有脓肿而骨病灶破坏较轻,病人情况尚好,可同期将病人改变为卧位施行补充性脓肿清除术。

④缝合:冲洗病灶,放入抗结核药物,按层缝合。

4)术后处理:同前所述。

(5)L$_{3~5}$结核病灶清除术

1)麻醉:气管插管全麻或连续硬膜外麻醉。

2)体位:病人仰卧位,两腿用约束带制动,腰椎病灶中心对准肾桥,清除病灶时升高肾桥便于显露。选择左侧或右侧手术途径,以骨病灶破坏严重和髂腰肌脓肿较大的一侧为重点。如对侧仅有较小脓肿,可在同期或二期作简单脓肿清除。

3)操作步骤

①切口:从第11肋骨的游离端向下画一止于耻骨结节上5~7cm处的斜线或弧线,切开皮肤、皮下组织,适当向左右分离(图7-205)。L$_{3~4}$合并双侧髂腰肌脓肿者,也可采取腹部脐下沿皮纹横切口,愈合后瘢痕小。皮瓣充分向上下剥离的范围要等于横向长度,否则影响椎体病灶的显露。腹外、腹内斜肌和腹横肌仍按肌纤维方向切开,其切开的长度与一般斜切口相仿。分开腹横筋膜,再行腹膜后剥离推向中线,达到髂腰肌脓肿和椎体病灶。如髂腰脓肿壁薄者其表面色苍白或有点状出血(图7-206)。

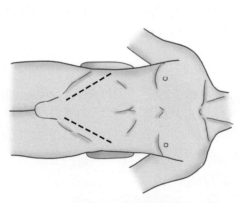

图 7-205　L$_{3~5}$ 结核病灶清除术手术切口

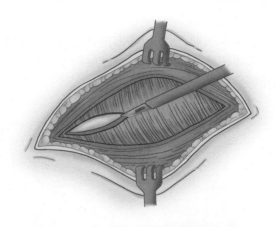

图 7-206　切开肌层后将腹膜向中线推开,显露腰大肌内侧缘,及椎体前外侧缘

②显露病灶。在这个过程中,认清自上而下蠕动的输尿管及其伴行的精索(或卵巢)静脉、腹主动脉(左)、下腔静脉(右)、髂总动静脉或髂外动、静脉的位置,以免误伤。

髂腰脓肿应经穿刺抽脓加以证实。为便于显露病灶,脓肿切开处应尽量接近椎体病灶,脓肿壁顺其肌纤维方向锐性和钝性分开,向远侧分开时勿损伤髂总、静脉,特别是壁薄而无搏动的静脉。在清除脓肿内容物时,在其后壁从脊椎斜向外下方走行,从上向下排列有髂腹下神经,髂腹股沟神经,股外侧皮神经,股神经和闭孔神经等,即遇到坚实索条状物时疑为神经干者应加以保护。

通常先在脓腔内寻找通向病椎的窦道,并加以扩大,进行病灶清除。勿将椎间孔认为是椎体骨病灶。椎间孔处除有腰动、静脉外,还有腰升静脉及腰动脉的背支经椎间孔进入椎管内,如将该处误认为病灶,切开扩大,有可能导致不易控制的出血,且有损伤神经根的可能。如在腰大肌脓肿内无窦道通向椎体病灶,应先确定病椎的水平,在腹主动脉和椎间孔之间,椎体的侧前方进入病灶(图7-207)。

为了达到椎体病灶,应分层逐步切开椎旁软组织,包括髂腰肌起点和椎体的前纵韧带。同时寻找腰动、静脉,切忌一刀直达椎体的骨膜,以免被切断的血管回缩至软组织的深面,而不易找到出血点。

在椎体骨病灶处行骨膜下剥离,用骨凿扩大椎体骨病灶外口,以便于彻底清除病灶。腰$_{3~5}$病灶破坏严重,脊椎后突畸形者,因两季肋部与髂骨间距离小,病灶显露困难,血管或神经根受损伤的可能性大,应加小心。在腰椎病灶清除全过程中,切勿挤压下腔静脉,否则影响椎静脉系统的回流,病灶处渗血更多。病灶植骨和脓腔放置引流管与否不再重赘。用丝线逐层间断缝合腹横肌、腹内斜肌、

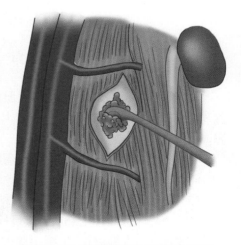

图 7-207　刮除腰椎病灶内坏死组织

腹外斜肌、皮下组织和皮肤。

4）术后处理：同有关章节。

（6）L₅S₁结核经腹膜外病灶清除术

1）麻醉：全麻或连续硬脊膜外麻醉。

2）体位：仰卧位，略采取头低脚高位，膀胱留置导尿管。

3）手术步骤

①切口：病人仰卧位，由脐上约3~4cm处开始至耻骨上方，中线旁开约2~3cm作纵向切口。

②显露病灶：腹直肌前鞘作直线切开，找出腹直肌内缘，向外侧拉开显露腹直肌后鞘，距中线4~6cm处小心纵行切开腹直肌后鞘，勿损伤位于深层的腹膜。提起腹直肌后鞘边缘，将腹直肌后鞘与腹膜向外侧钝性分开。用裹纱布的手指行腹膜外分离到腹膜反折处，将腹膜及其内容物向中线牵开。推开腹膜后脂肪，将腹膜自腰大肌筋膜上分开。在切口下段可显露髂总动、静脉，并可见到跨过髂总动、静脉的输尿管，将其随同腹膜拉向中线。上述结构均应小心保护。继续向中线分离，即可显露腰椎的前外侧方。在中线附近可显露腹主动脉及下腔静脉，应用纱垫保护，切勿损伤。在腰椎椎体的中部，可见贴于椎体表面的腰动、静脉。将腰动、静脉钳夹切断，双重结扎。结扎腰动、静脉后，将腰大肌向外侧拉开，必要时可由附着点切断部分纤维。腹主动脉及下腔静脉向中线轻轻拉开，切开骨膜即可显露L₃₋₄椎体及椎间盘和病灶。如需显露腰骶关节或骶骨上段，则将腹膜继续向对侧推开，越过中线，即显露两侧髂总动脉分叉处。切开骶前软组织前，可用18号针头穿刺，证明无大血管后再切一小口逐步扩大，即可见到骶中动、静脉，有时有数条纵行血管。将骶中动、静脉钳夹后切断，结扎止血。切开骶骨前纵韧带及骨膜，即可显露L5及骶椎。

③清除病灶：步骤与方法同前。

④缝合：同前。

（刘 强　崔 旭）

参考文献

［1］ 毕复海，衣英豪，关家文．依据解剖特点设计手舟骨穿刺内固定法．临床解剖学杂志，1987，5（1）：28.

［2］ 陈振光．旋股外侧血管升支髂骨瓣的临床应用．中华显微外科杂志，1989，12：152.

［3］ 陈振光．旋股外侧升支血管蒂髂骨的解剖变异及其处理．中国临床解剖学杂志，1987，7：113.

［4］ 陈振光．带血管蒂大转子骨瓣移位术临床应用．中国临床解剖学杂志，1990，8：233.

［5］ 陈振光，窦忠新，彭建强，等．带血管蒂大转子骨瓣移位术的临床应用．中华显微外科杂志，1992，15：207.

［6］ 陈振光，余国荣，陈廖斌，等．臀下血管吻合支大转子骨瓣移位重建股骨头的应用解剖．中华实验外科杂志，1993，10：84.

［7］ 陈振光，张发惠，余国荣，等．以跗外侧血管为蒂的骰骨瓣转位术．中国修复重建外科杂志，1992，6（2）：88.

［8］ 陈振光，张发惠，余国荣，等．以内踝前血管为蒂的第1楔骨瓣转位术．中国修复重建外科杂志，1994，8（3）：139.

［9］ 陈振光，余国荣，陈廖斌．旋股内侧血管深支大转子骨瓣转位修复股骨头坏死．中华医学杂志，1994，74：560-561.

［10］ 陈振光．带血管骨瓣移位术在髋关节疾患中的应用．中华实验外科杂志，1992，9：93-96.

［11］ 陈中伟，张光健，仇红宝．带旋髂深血管蒂髂骨移植治疗成人股骨头无菌性坏死初步报告．中华显微外科杂志，1986，9：74.

［12］ 曹来宾．实用骨关节影像诊断学．济南：山东科学技术出版社，1998：247-268.

［13］ 程永安，叶迟德，袁恭贵．股方肌蒂骨瓣移植治疗股骨颈骨折的临床分析．中国骨伤，1999，12：33.

［14］ 丁自海．手外科解剖与临床．济南：山东科学技术出版社，1993：109-110.

［15］ 窦忠新，陈振光，陈秀清，等．带血管蒂大转子骨瓣修复股骨头、颈的应用解剖．中国临床解剖学杂志，1988，6：208.

［16］ 董天华，唐天驷．髋关节外科．南京：江苏科学技术出版社，1992：341-343.

［17］ 邸建德．介绍一种治疗儿童股骨头缺血性坏死的新方法．中华外科杂志，1981，1：14

［18］ 窦忠新．带血管蒂大转子骨瓣修复股骨头、颈的应用解剖．中国临床解剖学杂志，1988，6：208.

［19］ 范启申．带旋股外侧血管升支髂骨瓣转移或移植治疗骨不连．中国临床解剖学杂志，1990，8：106.

［20］ 范启申．髂骨与骨膜联合转移治疗股骨颈不愈合．中华显微外科杂志，1991，14：84.

［21］冯传汉,郭世绂,黄公怡.肩关节外科学.天津:天津科学技术出版社,1996:201-215,171-173.

［22］郭巨灵.临床骨科学.北京:人民卫生出版社,1989,238-234,294-304.

［23］何庆龄,王颖,王成荣.带缝匠肌蒂骨瓣移植治疗股骨头缺血性坏死手术配合体会.工企医刊,1998,11:43-44.

［24］江让.小儿股骨头缺血性坏死手术治疗.中华骨科杂志,1998,8:90-92.

［25］吉士俊.小儿骨科学.济南:山东科学技术出版社,1998:301-325.

［26］刘仁寿.利用旋股外侧血管升支髂骨瓣修复股骨头缺血性坏死.中华显微外科杂志,1991,14:82.

［27］路来金,王首夫,尹维田.带血管筋膜蒂桡骨瓣移植治疗腕骨不连、骨坏死和骨缺损.手外科杂志,1991,7(3):121.

［28］李光业.股骨头骨骺缺血性坏死的治疗.中华小儿外科杂志,1982,3:152.

［29］刘子君.骨关节病理学.北京:人民卫生出版社,1992:86-104.

［30］卢世璧,主译.坎贝尔骨科手术学.9版.济南:山东科学技术出版社,2001:143-164,173-179,823-831,849-871.

［31］路来金,王江宁,张志新.腕月骨无菌性坏死的诊断、分类和治疗.中华手外科杂志,1998,14:35-37.

［32］李世民,党耕町.临床骨科学.天津:天津科学技术出版社,1998:514-523.

［33］路来金,王首夫,尹维田,等.晚期月骨无菌性坏死一种新的治疗方法.白求恩医科大学学报,1988,14:447-448.

［34］陆裕朴,胥少汀,葛宝丰,等.实用骨科学.北京:人民卫生出版社,1991:723-724.

［35］刘经南陈振光张发惠,等臀下血管臀大肌肌支的应用解剖及其临床意义.中华实验外科杂志,1996,13(增):65-66.

［36］刘正全,梁猷惠,覃均昌,等.儿童股骨头缺血性坏死疗效比较.中华小儿外科杂志,1986,6:345-347.

［37］李光业,刘植珊,李瑞和,等.股骨头骨骺缺血性坏死的治疗.中华小儿外科杂志,1982,3:152-153.

［38］毛宾尧.足外科.北京:人民卫生出版社,1992:270-271,266-272.

［39］牟善霄,马荣生,成德元,等.带蒂大网膜血管转移治疗股骨头缺血性坏死12例.骨与关节损伤杂志,2000,25:393.

［40］马承宣.Legg-Perthes病股骨上端静脉造影所见.中华小儿外科杂志,1983,4:43.

［41］裴福兴,杨志明,黄富国,等.带蒂豌豆骨移位替代月骨治疗月骨缺血性坏死.中华骨科杂志,1996,16(1):28-30.

［42］裴福兴,杨志明,黄富国,等.腕骨间融合联合带蒂豌豆骨移位治疗月骨缺血性坏死.中华手外科杂志,1995,11(3):131-134.

［43］任国宝.旋股外侧动静脉血管束移植充填植骨术治疗儿童股骨头缺血坏死.中华小儿外科杂志,1984,4:203.

［44］宋国胜,刘宏石.带肌蒂骨瓣植骨治疗中青年股骨颈骨折28例报告.工企医刊,1999,12:16-17.

［45］邵新中,凌彤,张经歧,等.软骨膜包裹骨水泥假体替代月骨治疗Kienboks病.中华骨科杂志,1994,14(6)405-406.

［46］孙百强,愈寿民.大网膜的临床应用近况.国外医学外科分册,1984,11:321.

［47］谭金海,陈振光,张发惠,等.旋肱后血管为蒂肱骨骨膜瓣移位的应用解剖.中国临床解剖学杂志,2000,18:124-125.

［48］汤宁,鞠洪双.血管束植入防止距骨坏死九例临床观察.骨与关节损伤杂志,2000,15:393.

［49］吴仁秀.股方肌骨瓣移植的外科解剖学.中华显微外科杂志,1986,9:2.

［50］王岩,朱生修,赵德伟.带旋髂深血管蒂髂骨膜移植治疗股骨头缺血性坏死及疗效评价.中华骨科杂志,1985,15:567.

［51］王坤正,毛履真,陈君长,等.手术治疗Legg-Perthes病疗效观察.中华小儿外科杂志,1992,13(2):159-160.

［52］王亦璁.膝关节外科的基础和临床.北京:人民卫生出版社,1999:489-492.

［53］王成琪.旋股外血管升支带蒂髂骨块移植治疗股骨颈和粗隆部巨细胞瘤5例报告.解放军医学杂志,1987,12:378.

［54］徐达传.手功能修复重建外科解剖学.北京:人民卫生出版社,1996..

［55］徐达传.实用临床骨缺损修复应用解剖学.北京:中国医药科技出版社,2000:275-315,344-394,357-359,399-413.

［56］王成琪.旋股外血管升支带蒂髂骨块移植治疗股骨颈和粗隆部巨细胞瘤5例报告.解放军医学杂志,1987,12:378.

［57］谢文龙,邵宣,张军,等.掌长肌腱填塞治疗月骨缺血性坏死.中华手外科杂志,1994,10(3):190-191.

［58］袁浩,陈基长.多条血管束植入治疗成人股骨头缺血性坏死.中华骨科杂志,1992,12:357-360.

［59］衣英膏,冯承泉,王汝武,等.带血管蒂桡骨移植治疗髌骨、月骨坏死、骨不连16例.武警医学,2000:276-277.

［60］周君林,邵新中,张克亮,等.自体骨膜、软骨包绕肌腱团块为月骨替代物的实验研究.中华手外科杂志,1999,15:135-137.

［61］张开放,王坤正,牒军,等.牛骨形态发生蛋白加自体髂骨植入治疗儿童股骨头缺血性坏死.临床骨科杂志,2000,3(2):87-88.

［62］张玉柱,刘元侠,姜永涛.带蒂骨瓣移位术治疗距骨缺血性坏死.中国修复重建外科杂志,1998,12:285-286.

［63］赵德伟,郭哲.髋关节镜手术治疗股骨头缺血性坏死.骨与关节损伤杂志,2000,15:161-162.

［64］赵德伟.股骨头缺血性坏死的修复与再造,北京:人民卫生出版社,1998:247-268.

［65］赵德伟,隋广志,杜国君.带血管蒂大转子骨瓣转移对股骨头不同病变的治疗.中华骨科杂志,1995,15:519-521.

［66］赵德伟,王德仁,卢建民,等.带血管大转子骨瓣及联合髂骨(膜)瓣治疗股骨头缺血性坏死.中华显微外科杂志,1998,21:244.

［67］ 赵德伟,卢建民,孙强,等.带血管蒂大转子骨瓣转移重建股骨头的实验研究.中华显微外科杂志,1997,20(增):49-50.

［68］ 赵德伟,崔振江,王永林,等.带旋髂深血管蒂髂骨移植治疗成人股骨头无菌性坏死初步报告.中华显微外科杂志,1986,9:74.

［69］ 赵德伟,杜国君,郭林,等.带血管蒂大转子转移重建无菌性坏死的股骨头.中华显微外科杂志,1995,181(增):17.

［70］ 朱盛修.现代显微外科学.长沙:湖南科学技术出版社,1884:419-420.

［71］ 朱盛修.股骨头缺血性坏死的诊疗学.长沙:湖南科学技术出版社,1999:188-211,288-306.

［72］ 朱盛修.现代骨科手术学.北京:科学出版社,1997:1059-1069,558-570,582-584.

［73］ 张开放,王坤正,刘安庆,等.bBMP 植入治疗儿童股骨头缺血性坏死.中国矫形外科杂志,1999,6(1):74-75.

［74］ 郑文济.第四届国际大网膜研讨会简介.中华外科杂志,1992,30:440.

［75］ 朱建民,金宗达.正常 Stahl 指数测量.中华骨科杂志,1995,15(6):356-358.

［76］ 朱护飞,戴尅戎.腕关节损伤.国外医学,创伤与外科基本问题分册,1983,4(1):15-17.

［77］ 赵炬才,张铁良.髋关节外科学.北京:中国医药科技出版社,1995:467-471.

［78］ 赵少平,任龙喜,马铁鹏,等.掌长肌腱填塞和 STTC 融合治疗月骨菌性坏死的疗效.中华手外科杂志,1999,15:144-145.

［79］ A.M Sokoloosky,O.A.Sokolooky.Posterior rotational intertrochanteric osteotomy of the femur in children and adolescents,J Bone Joint Surg(Br),2001,83-13:721-725,.

［80］ Amstutz Hc,Sew Hoy AL,Clarke IC.UCLA anatomic total shoulder arthroplasty,Clin orthop 1981,155:7.

［81］ A mstutz Hc,Thomas BJ,Kabo JM,et al.The Dana total shoulder arthroplasty,J Boint surg 1988,70-A:1174,.

［82］ Axer A,et al,Indications for femoral osteotomy in Legg-Perthes disease,Clin Orthop,1980,150:76.

［83］ Bolar HH.On the development and course of LCPD.Clin Orthop,1980,150:30.

［84］ Barrett WP,Franklin JH,Jackins SE,et al.Total shoulder arthroplasty,J Bone Joint Surg,1987,69(A):865.

［85］ Barrett WP,Thomhill TS,Thoms WH,et al.Nonconstrained total shoulder arthroplasty in patients with polyarticular rheumatoid arthritis,J arthroplasty,1989,4:91.

［86］ Boyd AD,Thomas WH,Scott RD,et al.Total shoulder arthroplasty verus hemiarthroplasty,J Arthroplasty,1990,5:329.

［87］ Brems JJ.Rehabilitation following total shoulder arthroplasty,Clin Orthop,1994,307:70.

［88］ Bernner BC,Ferlic DC,Clayton ML,et al.Suroloorship of unconstrained total shoulder arthroplasty,J Bone Joint Surg,1977,112:1088.

［89］ Benum P.Autogeuous transplantation of apophysis cartilage to osteochaudral defect of joints:An experimental study in soggs.Acta Orthop Scand(suppl),1974,155:438-411.

［90］ Canale ST.Innoninate osteotomy in Legg-Calve-Perthes disease.J Bone Joint Surg(Am),1972,54:25.

［91］ Cofield RH.Arthrodesis and resedion arthroplasty of the shoulder in evarts MC,editor:Surgery of the musculoskeletal system,New York,Churchill livin gstone,1983.

［92］ Cofield RH.Total shoulder arthroplasty with the nee & prosthesis,J Bone Joint Surg,1984,66(A):899.

［93］ Cofield RH.uncemented total shoulder arthroplasty,Clin Orthop,1994,307:86.

［94］ Cofield RH.Total shoulder replacement:Managing bone deficencies.In Craig EQ,editor:Master techniques in orthopaedic surgery:The shoulder,New York.JB Lipppimcott,1995.

［95］ Coughlin MJ,Morris JM,West WT.The semi constrained total shoulder arthroplasty,J Bone Joint Surg,1979,61(A):574.

［96］ Craig EU.Continuous passive motion in the rehabilitation of the surgically reconstructed shoulder,orthop Trans,1986,10:322.

［97］ Craig EU.Total shoulder replacement:Orthopaedic,1988,11:125.

［98］ Davidson JK.Aseptic Necrosis of Bone,1~320,Excerpta Medica,Amsterdam Oxford,American Elsevier Publishing. Co.New York,1976.

［99］ Dougals DP.Peimer CA,Koniuch MP.Motion of the Wrist after simulated limited intercarpal arthdesis:an experimental study.J Bone Joint Surg,1987,69(9):1413-1418.

［100］ Figgie HE III,InglisAE,Goldberg VM,et al.An analysis of factors affecting the long-term results of total shoulder arthroplasty in inflammatory arthritis,J Arthroplasty,1988,3:123.

［101］ Franklin JL,Barrett OP,Jackins SE,et al.Glenoid laning in total shoulder arthroplasty:association with rotator cuff deficiency,J Arthroplasty,1988,3:39.

［102］ Frich LH,Moller BN.Retroversion of the humeral prosthesis in shoulder arthroplasty:measurements of angle,from standard radiographs,J Arthroplasty,1989,4:277.

［103］ Friedman RJ,Thornhill TS,Thomas WH,et al.Non-constrained total shoulder replacement in patients who have rheumatoid arthritis and class-IV function,J Bone Joint Surg,71(A):4941989.

［104］ Fukuda K,Chen CM,Cofield RH,et al.Biomechanical analysis of stability and fixation strength of total shoulder prosthesis,orthopedics,1988,11：141.

［105］ Hawkins RJ,Bell RH,Jallay B.Total shoulder arthroplasty,Clin Orthop,1989,242：188.

［106］ Kay Sp,Amstutz HC.Shoulder hemiarthroplasty at UCLA,Clin Orthop,1988,288：42.

［107］ Kelyy IG,Foster RS,Fisher WD.Neer total shoulder replacement in rheumatoid arthritis,J Bone joint surg,1987,69-13：723.

［108］ Kjaersgard-Andersen,P,Frich LH,Sojbjerg,JO,Sneppen O.Heterotopic bone formation following total shoulder arthroplasty,J Arthroplasty,1989,4：99.

［109］ Lieberman JR,Berry DJ,Mont MA,et al.Osteonecrosis of the hip：management in the 21 St century.Instr Course Lect,2003,52：337-355.

［110］ Babis GC,Soucacos PN.Effectiveness of total hip arthroplasty in the management of hip osteonecrosis.Orthop Clin North Am,2004,35（3）：359-364.

［111］ Steinberg ME,Larcom PG,Strafford B,et al.Core decompress ion with bone grafting for osteonecrosis of the femoral head.Clin Orthop Relat Res,2001（386）：71-78.

［112］ Aldridge JM 3rd,Berend KR,Gunneson EE,et al.Free vascularized fibular grafting for the treatment of post collapse osteonecrosis of the femoral head.Surgical technique.J Bone Joint Surg Am,2004,86（1）：87-101.

［113］ Mont MA,Ragland PS,Etienne G.Core decompression of the femoral head for osteonecrosis using percutaneous multiple small-diameter drilling.Clin Orthop Relat Res,2004,429（1）：131-138

［114］ Mont MA,Jones LC,Hungerford DS.Non-traumatic osteonecrosis of the femoral head：ten years later.J Bone Joint Surg Am,2006,88（7）：1117-1132.

［115］ Chen WP,Tai CL,Tan CF,et al. The degrees to which transtrochanteric rotational osteotomy moves the region of osteonecrotic femoral head out of the weight-bearing area as evaluated by computer simulation.Clin Biomech（Bristol,Avon）,2005,20（1）：63-69.

［116］ Yoshida H,Faust A,Wilckens J,et al.Three-dimensional dynamic hip contact area and pressure distribution during activities of daily living.J Biomech,2006,39（11）：1996-2004.

［117］ Kim YM,Oh HC,Kim HJ.The pattern of bone marrow edema on MRI in osteonecrosis of the femoral head.J Bone Joint Surg Br,2000,82（6）：837-841.

［118］ Miyanishi K,Kaminomachi S,Hara T,et al.A subchondral fracture in transient osteoporosis of the hip.Skeletal Radiol,2007,36（7）：677-680.

［119］ Iida S,Harada Y,Shimizu K,et al.Correlation between bone marrow edema and collapse of the femoral head in steroid-induced osteonecrosis.AJR Am J Roentgenol,2000,174（3）：735-743.

［120］ 何伟,曾勤,张庆文,等.非创伤性股骨头坏死骨髓水肿与疼痛分级及坏死分期相关性的研究.中国修复重建外科杂志,2008,22（3）：299-302.

［121］ 何伟,李勇,张庆文,等.股骨头坏死修复反应区的骨髓水肿及其病理改变.中华关节外科杂志（电子版）,2008,2（1）：37-40.

［122］ 何伟,陈镇秋,张庆文,等.蛙式侧位分型在植骨支撑术治疗酒精性股骨头坏死中的意义.中华关节外科杂志（电子版）,2011,5（1）：27-33.

［123］ 陈镇秋,何伟,张庆文,等.打压支撑植骨术治疗早期酒精性股骨头坏死的临床研究.中华骨科杂志,2010,30（1）：42-47.

［124］ 庞智晖,何伟,张庆文,等.改良减压植骨内稳定术治疗围塌陷期激素性股骨头坏死.广东医学,2009,30（7）：1071-1073.

［125］ 何伟,袁浩,李雄,等.多条血管束植入治疗成人股骨头坏死的远期疗效观察（附190例203髋分析）.骨与关节损伤杂志,2000,15（4）：261-263.

［126］ Delloye C,Bannister G.Impaction bone grafting in revision arthroplasty.New York：Marcel Dekker,2004：84-92.

［127］ 何伟,李勇,张庆文,等.MRI对坏死股骨头关节软骨的评估.临床骨科杂志,2007,10（1）：25-27.

［128］ Lee KB,Howe TS,Chang HC.Cancellous screw fixation for femoral neck fractures：one hundred and sixteen patients.Ann Acad Med Singapore,2004,33（2）：248-251.

［129］ 张鹤山,李子荣.股骨头坏死诊断与治疗的专家建议.中华骨科杂志,2007,27（2）：146-148.

［130］ 崔永锋,袁浩,何伟,等.双螺钉支撑内固定加植骨治疗不同病因股骨头坏死的疗效比较.中国中医骨伤科杂志,2009,17（4）：39-40.

［131］ 王海彬,何伟,樊粤光,等.植骨支撑术加中药治疗45例围塌陷期股骨头坏死的回顾研究.中国中医骨伤科杂志,2009,17（6）：20-22.

［132］ 何伟,李勇,张庆文,等.自体或同种异体腓骨联合打压植骨治疗股骨头坏死的初步研究.中国修复重建外科杂志, 2009,23(5):530-533.

［133］ Hernigou P,Beaujean F.Treatment of osteonecrosis with autologous bone marrow grafting.Clin Orthop Relat Res,2002 (405):14-23.

［134］ Gangji V,Toungouz M,Hauzeur JP.Stem cell therapy for osteonecrosis of the femoral head.Expert Opin Biol Ther,2005, 5(4):437-442.

［135］ Gangji V,Hauzeur JP,Matos C,et al.Treatment of osteonecrosis of the femoral head with implantation of autologous bone marrow cells:A pilot study.J Bone Joint SurgAm,2004,862A(6):1153-1160.

［136］ 章建华,厉驹,童培建,等.髓芯减压加自体多能干细胞、脱钙骨基质植入治疗早期股骨头坏死.中国骨伤,2007,20 (1):15-16.

8

第八章

骨坏死的护理学

第一节　无菌股骨头缺血性坏死的护理

无菌性股骨头坏死又称非创伤性股骨头缺血性坏死,是一种由于骨内循环障碍,骨细胞死亡,进而出现骨结构和力学功能的改变,引起股骨头塌陷、髋关节疼痛和功能障碍的疾病。股骨头坏死病程进展快,多数病人发病后两年左右便发生股骨头塌陷,因此股骨头坏死致残率高,严重降低了人们的生活质量。

一、非手术治疗的护理

(一) 心理护理

由于股骨头缺血性坏死是一个复杂的病理过程,如得不到有效的治疗与护理,致残率非常高,病人往往产生焦虑、紧张、恐惧等不良的心理反应,影响睡眠、饮食及内分泌系统的功能,降低机体免疫力。因此,护士对病人主诉要采取共情性倾听,关心安慰病人,耐心解释病情及治疗方案,稳定病人的情绪,并介绍同种疾病治愈的病例,取得病人信任,使病人以最佳的心理状态接受治疗、配合治疗,并协同病人家属予以病人社会及心理支持。

(二) 皮牵引护理 (图 8-1)

1. 目的　骨关节疾病治疗前准备,使髋关节周围组织松弛,解除肌痉挛,改善静脉回流,消除肢体肿胀。

2. 禁忌证　局部皮肤受损和对胶布或泡沫塑料过敏者禁用皮牵引。

3. 护理要点

(1)评估患肢,选用适宜的牵引带。

(2)告知病人及家属牵引的意义、目的、步骤及注意事项,以便配合。

(3)牵引期间每日检查病人体位及牵引装置,保持有效牵引:

1)检查牵引带松紧度,以能伸入一指为宜。

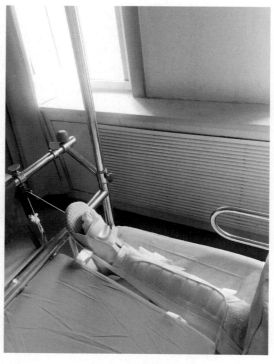

图 8-1　皮肤牵引术

2)告知病人和家属牵引期间始终保持正确体位,牵引方向与肢体长轴呈直线。

3)保持牵引锤悬空,牵引重量根据体重和病情而定,不可随意改变,一般不超过 5kg。

4)保持反牵引力,下肢牵引可垫高床尾,若身体移位抵住了床头或床尾,应及时调整,以免失去反牵引作用。

5)凡新上牵引的病人,应严格交接班,观察患肢血运及活动情况。若局部出现青紫、肿胀、麻木、发冷、疼痛、运动障碍以及脉搏细弱时,应详细检查、分析原因并及时报告医生。

(4)预防并发症

1)腓总神经损伤:腓总神经自坐骨神经分出,沿股二头肌内侧缘行向外下,绕腓骨颈穿腓骨长肌近端达膝关节外侧腓骨小头下方,位置较浅,容易受压,严重可导致足背伸无力,引起足下垂。护士应定时巡视,避免腓总神经受压,可在膝外侧垫棉垫,并将踝关节置于功能位,观察下肢肢端血运及运动功能情况。

2)压力性损伤:牵引病人长期卧床,骶尾部和内外踝等骨突部局部受压,血液循环受阻,容易发生压力性损伤,因此对皮牵引病人,护士每班应床头交接班,密切观察病人皮肤情况。

(三)体位护理

非手术治疗的目的是使缺血坏死的股骨头能够自行修复,防止股骨头塌陷,因此,病人应减少离床活动时间,限制患肢负重,卧床时采取平卧位,并行患肢皮牵引以缓解症状,腘窝处垫以软垫,增加病人舒适度,以适应较长时间卧床的需要。

(四)用药观察与护理

西药用药种类包括改善微循环药物、促进骨折愈合药物、止痛抗炎类药物、抗凝药物。中药用药可采用中药进行浴足,又称中药熏洗,熏洗时间在 20~40 分钟,早晚两次,饭后 1~2 小时使用,具有梳理关节筋络、疏导腠理、流通气血、活血止痛的作用。

1. 常用的改善微循环药物　曲克芦丁脑蛋白水解物注射液、前列地尔注射液。此类药物作用是通过扩张血管,增加骨组织的血液供应,改善骨缺血状态。

(1)曲克芦丁脑蛋白水解物注射液

1)不良反应:①消化系统:恶心、呕吐、腹痛等。②呼吸系统:胸闷、憋气、呼吸困难、呼吸急促。③全身性反应:寒战、发热、水肿、过敏反应、过敏性休克等。④皮肤:皮疹、瘙痒、荨麻疹、红斑疹、斑丘疹、多形性红斑等。⑤神经系统:头晕、头痛、震颤、意识模糊等。⑥心血管系统:心悸、发绀、心律失常等。

2)注意事项:①用药前仔细询问病人有无家族过敏史和既往药物过敏史,过敏体质病人应谨慎用药,如确需用药,应在用药过程中加强监护。②加强对首次用药病人和老年病人以及肝肾功能障碍病人的监护。③用药后一旦出现潮红、皮疹、心悸、胸闷、憋气、血压下降等可能与严重不良反应有关的症状时,应立即停药并及时抢救。④本品不能与平衡氨基酸注射液在同一瓶中输液,当同时应用氨基酸输液时,应注意可能出现氨基酸不平衡。

(2)前列地尔注射液

1)不良反应:①休克:偶见休克,要注意观察,发现异常现象时,立刻停药采取适当的措施。②注射部位:有时出现血管痛、血管炎,偶见发硬、瘙痒等。③循环系统:有时出现加重心衰、肺水肿、胸部发紧感、血压下降等症状,一旦出现立即停药。另外,偶见颜面潮红、心悸。④消化系统:有时出现腹泻、腹胀,偶见腹痛、食欲不振、呕吐、便秘、转氨酶升高等。⑤精神和神经系统:有时头晕、头痛、发热、疲劳感,偶见发麻。⑥血液系统:偶见嗜酸细胞增多、白细胞减少。⑦其他:偶见视力下降、口腔肿胀感、脱发、四肢疼痛、水肿、荨麻疹。

2)注意事项:①出现副作用时,应采取变更给药速度、停止给药等适当措施。②本制剂与输液混合后在 2 小时内使用,残液不能再使用。③不能使用冻结的药品。④打开安瓿时,先用酒精棉擦净后,把安瓿上的标记点朝上,向下掰。⑤本品要通过医生的处方和遵医嘱使用。

2. 常用促进骨折愈合药物　注射用骨肽。此药物作用是促进骨的愈合和修复。

(1)不良反应:①过敏反应:偶有发热、寒战、皮疹、血压降低等过敏反应,重者可出现过敏性休克。

②呼吸系统:偶见呼吸困难、胸闷、喉水肿等。③消化系统:偶见肝功能异常。④血液系统:偶见粒细胞减少。

(2)注意事项:①过敏体质者慎用。②如应用本品长期伴有发热、皮疹等症状,应当及时停药并咨询医生。③不可与氨基酸类药物、碱性药物同时使用。④使用时发现药品破损或瓶盖松动勿用。溶解稀释后发现有浑浊勿用。

3. 常用的止痛药物　注射用帕瑞昔布钠、地佐辛注射液、塞来昔布。此类药物作用是缓解病人疼痛。

(1)注射用帕瑞昔布钠

1)不良反应:急性肾衰竭、慢性肾衰竭、心肌梗死、充血性心力衰竭、腹痛、恶心、呕吐、呼吸困难、心动过速和皮肤黏膜眼综合征等。

2)注意事项:①由于应用帕瑞昔布钠超过三天的临床经验有限,建议临床连续使用不超过三天。②帕瑞昔布钠用于肾功能损伤的病人开始使用帕瑞昔布治疗时,应予以密切注意。

(2)地佐辛注射液

1)不良反应:①恶心、呕吐、镇静及注射部位反应发生率为 3%~9%。②头晕发生率在 1%~3%。③出汗、寒战、脸红、血红蛋白低、水肿、高血压、低血压、心律不齐、胸痛、苍白、血栓性静脉炎、嘴干、便秘、腹泻、腹痛、紧张、焦虑、神志不清、叫喊、错觉、睡眠不好、头痛、谵语、抑郁、呼吸抑制、呼吸系统症状、肺不张、复视、语言含糊、视物模糊、尿频、尿等待、尿潴留、瘙痒、红斑等发生率 <1%。

2)注意事项:①本品含有焦亚硫酸钠,硫酸盐对于某些易感者可能引起致命性过敏反应和严重哮喘。②本品具有阿片拮抗剂的性质,对麻醉药有身体依赖性的病人不推荐使用。③本品为强效阿片类镇痛药,应在医院内使用,以便及时发现呼吸抑制和进行适当治疗。④对于脑损伤、颅内损伤或颅内压高的病人,使用本品产生呼吸抑制可能会升高脑脊液压力。对此类病人仅在必要时使用,要尤为注意。⑤本品可引起呼吸抑制,患有呼吸抑制、支气管哮喘、呼吸梗阻的病人使用本品要减量。⑥本品经过肝脏代谢和肾脏排泄,肝、肾功能不全者应用本品应低剂量。⑦胆囊手术者慎用本品。⑧使用本品的病人在药物作用存在时,不应开车或操作危险的机器。

(3)西乐葆

1)不良反应:胃肠道反应、恶心、全身背痛、周围水肿、意外损伤、头晕、头痛、失眠、咽炎等。

2)注意事项:有胃肠道溃疡、出血和穿孔的危险性。

4. 常用抗凝药　利伐沙班。

(1)不良反应:出血风险、脊柱 / 硬膜外血肿。

(2)注意事项:提前停用利伐沙班将使血栓栓塞事件风险升高。

二、手术治疗的护理

(一)手术前护理

股骨头缺血坏死手术治疗创伤大、出血量多、手术难度高,充分的术前准备,包括病人身心两方面以及良好的家庭支持,对手术治疗起至关重要作用。

1. 心理护理　外科手术作为心理性和躯体性应激源,可引起一系列心理生理反应。护士要同情体贴病人,给其安慰和温暖,以解除其顾虑,增强信心。针对股骨头缺血性坏死病人来自不同地区生活习惯、语言、文化、病残程度不同,从而构成不同的复杂的心理这一特点,妥善及时解除其不必要的心理负担,主动关心照顾病人,从而收到良好的配合医疗护理的效果。护士还须有针对性地对病人进行疾病知识教育,并介绍同种病例的治愈病人,让他们以现身说法消除病人的疑虑,使其身心处于最佳状态下接受手术。

2. 营养评估与指导　高龄老人卧床时间长,进食差,易出现低蛋白血症,低蛋白血症不是一个独立的疾病,而是各种原因所致氮负平衡的结果,它可延长病人住院时间,增加病人的痛苦,其主要表现为营养不良。临床上常以血清总蛋白含量低于 60g/L 作为诊断标准。对病人进行营养评估可早期识别潜在性营养不良风险,纠正术前营养失衡,尤其是老年人。临床常用 NRS 2002 表(表 8-1)进行营养风险筛查,根据评估结果对病人进行系统化的、全方位、动态的护理干预。

表 8-1　住院病人营养风险筛查 NRS-2002 评估表

一、病人资料

姓名		住院号	
性别		病区	
年龄		床号	
身高（m）		体重（kg）	
体重指数（BMI）		总蛋白（g/L）	
临床诊断			

二、疾病状态

疾病状态	分数	若"是"请打钩
● 骨盆骨折或者慢性病病人合并有以下疾病：肝硬化、慢性阻塞性肺疾病、长期血液透析、糖尿病、肿瘤	1	
● 腹部重大手术、中风、重症肺炎、血液系统肿瘤	2	
● 颅脑损伤、骨髓抑制、加护病患（APACHE>10 分）	3	
合计		

三、营养状态

营养状况指标（单选）	分数	若"是"请打钩
● 正常营养状态	0	
● 3 个月内体重减轻 >5% 或最近 1 个星期进食量（与需要量相比）减少 20%~50%	1	
● 2 个月内体重减轻 >5% 或 BMI18.5~20.5 或最近 1 个星期进食量（与需要量相比）减少 50%~75%	2	
● 1 个月内体重减轻 >5%（或 3 个月内减轻 >15%）或 BMI<18.5（或血清白蛋白 <35g/L）或最近 1 个星期进食量（与需要量相比）减少 70%~100%	3	
合计		

四、年龄

年龄 ≥ 70 岁加算 1 分	1	

五、营养风险筛查评估结果

营养风险筛查总分	
处理	
□总分 ≥ 3.0：病人有营养不良的风险,需营养支持治疗	
□总分 <3.0：若病人将接受重大手术,则每周重新评估其营养状况	
执行者：	时间：

3. 术前皮牵引护理　同非手术治疗护理中的皮牵引护理。

4. 一般常规准备

（1）术前评估：病人心肺功能、肝肾功能、血压、血糖、凝血功能,备齐常规理化检查单、化验单、于手术日随病人一同带往手术室备用。

(2) 皮肤准备:股骨头缺血坏死手术部位深达髋关节,所以对术区皮肤准备要求更高,应在术日晨行皮肤准备,必要时指导病人洗澡。备皮范围:患侧上至肋缘,向下包括整个下肢,两侧均超过前后正中线,包括会阴部及植骨供区皮肤。根据病人的麻醉方式做好麻醉部位的皮肤准备,备皮时要注意不要损伤皮肤并用温皂水彻底清洗手术局部,术日晨更换清洁衣裤送入手术室。

(3) 根据医嘱,做好药物过敏试验。

(4) 遵医嘱给予交叉配血,常规备血 2 单位,血浆 200~400ml。

(5) 饮食及胃肠道准备,指导病人术前日夜食清淡易消化的食物,避免辛辣刺激性食物,术前 8~12 小时禁食,4 小时禁水,以防麻醉或术中呕吐引起窒息或吸入性肺炎。

(6) 术前一日夜常规给予灌肠,常用磷酸钠盐 118ml 或温皂水 500ml,协助病人排便。

(7) 为保证病人睡眠,耐受手术,可遵医嘱给予口服镇静药。

(二) 手术后护理

1. **严密观察生命体征**　带血管蒂的骨(膜)瓣修复与再造坏死的股骨头,手术难度大,手术时间相对较长,术中出血较多,术后易合并低血容量性休克,应严密观察生命体征的变化,每 15~30 分钟测量一次,并认真观察病人颜面、口唇及意识状况,尤其要注意血压的变化,当血压低于 90/60mmHg(120/8.0kPa)时,应立即通知医生,给予吸氧,建立两条静脉通路,及时给予补血补液,以纠正血容量的不足,防止发生低血容量性休克。小儿病人因反应能力低下,休克前期症状表现得不典型,在观察上要引起重视,对表现淡漠、心率加快,要行血氧饱合度及心率监测,严密观察病情变化,及时处置。人工全髋关节置换术后病人亦应严密观察病人体温、脉搏、呼吸、血压的变化。

2. **严密观察切口引流**　术后要密切观察切口敷料渗出情况,24 小时内切口间歇冰敷,术后早期冰敷能有效减轻病人疼痛、肢体肿胀、皮下淤血及关节腔积液等。因冰敷可使局部皮肤温度下降,抑制细胞活动,使神经末梢敏感性降低,减慢神经传导而减轻疼痛。同时通过刺激皮肤冷感受器引起血管收缩,抑制炎性递质的释放、抑制微血管的通透性,从而减轻肿胀和皮下及关节内渗出。利用自动重力冷疗冰敷桶,每 30 分钟利用电动泵使冰桶与冰袋内的水循环一次,水温不达标及时放入冰块,达到冷敷治疗的作用和效果,解决病人术后不适等症状的发生,提高病人的舒适度和就医感受。对渗出较多者,局部应以无菌棉垫敷盖并及时通知医生处理,对于切口放置引流者,要保持引流的密闭状态,引流管通畅,使用负压引流球者保持引流球负压状态,使用引流袋者流袋位置要固定可靠,防止逆行感染,观察引流液的颜色、性质、量,做好记录。带血管蒂骨(膜)瓣修复与再造股骨头的手术,术后 24 小时引流液若超过 400ml,且为新鲜血时,要给予沙袋压迫止血并立即通知医生采取相应措施,切不可盲目使用止血剂,以免影响移植骨(膜)瓣的血液供应。髋关节置换术病人,当切口引流 24 小时量少于 50ml 时,可拔除引流管。

3. **预防切口感染**　切口感染一般在术后 3~7 天出现,切口疼痛呈搏动性,局部红、肿并伴有体温升高,实验室检查:白细胞计数增高,护士应观察切口敷料有无脱落,外观有无渗出,如有异常及时通知医生给予换药处理,同时遵医嘱准确应用抗生素并做好高热的护理。

4. **体位护理**　该手术术后病人的体位要求严格,必须仰卧位,患肢呈外展 30° 中立位(或稍内旋位),防脱位垫固定可有效地避免交叉腿,保持患肢外展、抬高、固定,矫正鞋,视病情给予重量 1~2kg 的持续皮牵引固定,不可随意搬动病人改变体位,更不能放松牵引,确实需要做某些检查搬动病人时,必须将病人髋关节和患肢整个托起,避免做出可以引起髋关节脱位的不正确体位,如髋关节屈曲,患肢的内收、外旋等。带血管蒂的骨(膜)瓣修复与再造坏死的股骨头术后病人的体位要求更加严格,在全髋关节术后体位要求的基础上术后必须平卧位 3 个月,遵医嘱穿矫正鞋给予中立位或者内旋位。

5. **疼痛护理**　术后病人均有不同程度的疼痛,以术后 24 小时内最明显,因疼痛是病人的主观感受,没有客观的评估依据,需要护理人员对病人疼痛的部位、程度、性质等要素通过病人主诉综合评估。根据疼痛评估分数给予病人疼痛管理,使病人在无痛状态下康复。

(1) 疼痛对机体影响

1) 对心血管系统影响:血浆儿茶酚胺增高往往会导致高血压和心动过速,导致心肌缺血,脉性心动过速,对于冠心病病人不利。

2)对呼吸系统影响:术后病人常发生不同程度的呼吸功能障碍,一般认为伤口剧痛是引起呼吸功能障碍的主要原因,同时也可延缓术后病人呼吸功能的恢复。

3)对内分泌功能影响:疼痛可引起体内多种激素的释放,产生相应的病理生理改变,可导致高血糖和负氮平衡,不利于机体的恢复。此外,醛固酮使机体潴钠排钾,影响体液和电解质的重吸收。

4)对胃肠道和泌尿系统影响:疼痛引起的交感神经兴奋可反射性地抑制胃肠道功能,使平滑肌张力降低,而括约肌张力增高,导致术后胃肠绞痛、腹胀、恶心、呕吐等不良反应,膀胱平滑肌张力下降导致术后病人尿潴留,增加相应的并发症。

5)对凝血机制影响:疼痛等应激反应使Ⅵ因子、凝血酶原和纤维蛋白原增高,血小板黏附功能增强,机体处于高凝状态。可导致血栓形成、心脑血管意外等致命的并发症。

(2)疼痛评估:医护人员应鼓励病人充分表述疼痛的感受和疼痛相关的病史。而对于儿童和一些无法自我表达疼痛的病人,应该鼓励家属和照顾者及时汇报,通过病人的表情、行为表现来评估疼痛。

1)疼痛评估时机:病人术后回到病房进行首次疼痛评估,之后根据病人疼痛情况实施动态疼痛评估,如病人主诉出现新的疼痛、进行操作时引发的疼痛、搬运时引发的疼痛、在疼痛治疗措施达到峰值效果后等。

2)评估的内容:疼痛程度、性质和部位;过去24小时最严重的疼痛程度;疼痛缓解的程度;治疗方案实施中存在的障碍;疼痛对日常生活、睡眠和情绪的影响;疼痛治疗的不良反应等。

3)疼痛评估方法:疼痛评估通常采用疼痛评估量表,如:数字疼痛量表、描述性疼痛量表、视觉模拟量表、长海痛尺、Wong-Banker 面部表情量表。

①数字疼痛量表(numeric rating scale,NRS):是国际通用评定疼痛量表之一,NRS 具有较高信度与效度。此方法从 0~10 共 11 个点,表示从无痛到最痛,0 为无痛,1~3 为轻度疼痛(疼痛不影响睡眠),4~6 为中度疼痛,7~9 为重度疼痛(不能入睡或者睡眠中痛醒),10 为剧痛。由病人根据自己的疼痛程度打分。此表便于医务人员掌握,容易被病人理解,便于记录。目前是临床上应用较为广泛的量表。但此量表使用时个体随意性较大,尤其是在疼痛管理专业背景不强的环境中应用,有时会出现困难(图 8-2)。

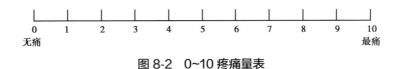

图 8-2　0~10 疼痛量表

②描述性疼痛量表(verbal rating scale,VRS):此量表对于每个疼痛分级都有描述,用轻度疼痛、中度疼痛、重度疼痛、剧烈疼痛及无法忍受的疼痛来帮助病人描述自己的疼痛。此量表容易被病人理解,但精确度不够,有时病人很难找出与自己的疼痛程度相对应的评分。

0 级:无疼痛(no pain)。

1 级:轻度疼痛(mild pain):可忍受,能正常生活睡眠。

2 级:中度疼痛(moderate pain):轻微干扰睡眠,需用镇痛剂。

3 级:重度疼痛(severe pain):干扰睡眠,需用镇痛剂。

4 级:剧烈疼痛(very severe pain):干扰睡眠较重,伴有其他症状。

5 级:无法忍受(worst possible pain):严重干扰睡眠,伴有其他症状或被动体位。

③视觉模拟量表(visual analogue scale,VAS):VAS 是由 Scott 和 Huskisson 等人首先提出的,具有较高的信效度。在纸上画一条粗直线,通常为 10cm,在线的两端分别附注词汇,一端为"无痛",另一端为"最剧烈的疼痛",病人可根据自己所感受的疼痛程度,在直线上某一点作一记号,以表示疼痛的强度。从起点至记号处的距离长度就是疼痛的量。刻度较为抽象,较不适合于文化程度较低或认知损害者(图 8-3)。

图 8-3　视觉模拟评分量表

　　④"长海痛尺"评定由陆小英等于 2003 年公开发表。该评定方式由病人自评,护士宣教容易,病人一目了然,使用比较便捷,结果相对比较准确。能够及时地了解病人疼痛的程度作出有效的处理。其既有比较精确的 0~10 的刻度来评分,文字的描述也便于病人理解(图 8-4)。

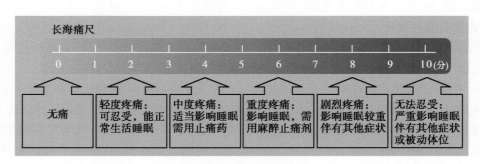

图 8-4　长海痛尺

　　⑤ Wong-Banker 面部表情量表:该方法 1990 年开始用于临床评估,是用 6 种面部表情从微笑、悲伤至痛苦得哭泣的图画来表达疼痛程度的,疼痛评估时要求病人选择一张最能表达其疼痛的脸谱。评估采用 10 分制,赋分标准见图 8-5,0 分为无痛,10 分为疼痛剧烈,这种评估方法简单、直观、形象易于掌握,不需要任何附加设备,特别适用于急性疼痛者、老人、小儿、文化程度较低者、表达能力丧失者及认知功能障碍者。

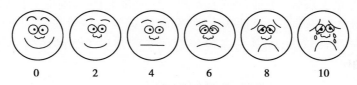

图 8-5　不同程度疼痛的面部表情

　　(3)疼痛护理措施:手术切口疼痛在麻醉消失后即可出现,术日晚疼痛较剧,一般持续 3 日后逐渐缓解,通过手术前对病人及家属进行疼痛知识教育,使病人明确疼痛是可以通过一系列措施得到控制,进而能够主动采用某种有效的疼痛管理的方法。对于有疼痛的病人,护士应及时根据疼痛评估情况,给予相应干预措施并记录在疼痛评估单和护理记录单中。

　　1)静脉自控镇痛泵:根据病人及家属的需求,大部分病人在术中由麻醉师给予静脉自控镇痛泵,术后回病房后护士会与麻醉师进行交接,并将镇痛泵固定于床头,镇痛泵会按照设置在规定时间内给药,若病人疼痛剧烈时可追加给药。

　　2)注射用药:临床常用注射药物有注射用帕瑞昔布钠 40mg 入上液壶滴或地佐辛 5~10mg 肌内注射,注意观察药物疗效及有无不良反应,要掌握应用止痛剂的时机,一般在疼痛剧烈前给药,镇痛效果较好。

　　3)口服给药:常用西乐葆 200mg 口服或安康信 30mg 口服,注意观察药物疗效及有无不良反应。

　　正确及时应用止痛剂还可以防止因疼痛致血管痉挛而影响移植骨的成活率,疼痛评估 3 分以下或轻度疼痛还可采用放松疗法,转移病人的注意力,进行心理疏导,指导病人做缓慢的深呼吸放松动作,以使紧张的肌肉松弛,减少产生疼痛的刺激因素。护理人员做各项操作,动作要轻稳,以免加重疼痛。同时要为病人创造一个安静、舒适、温暖的治疗环境,增加舒适感,保证病人充分休息。

　　6. 心理护理　带血管蒂骨瓣移植术后病人年纪较轻,因以往的关节长期疼痛与功能障碍,其性格会受到影响,因术后卧床时间较长会产生恐惧、焦虑等不良心理,也会影响其睡眠、饮食及内分泌系统,从而降低机体免疫功能。

全髋关节置换术后虽疼痛护理较为完善,但疼痛仍不可避免,早期功能锻炼又可引起伤口的疼痛及不适感,导致病人产生运动等于疼痛的错误认知;另一方面此术式费用较高,病人害怕因活动不当而影响功能的恢复,对术后的早期功能锻炼存在恐惧心理。1990 年 Kori 等将因疼痛而畏惧运动的行为现象命名为恐动症,并将其定义为"因受到疼痛性伤害或损伤致疼痛敏感性增强,而对身体活动或运动产生的一种过度的、非理性的恐惧"。有研究证实行髋关节置换术的病人存在着恐动症,并与病人术后的髋关节功能评价存在着负相关性,会导致肢体疼痛增强及功能障碍。

临床上早期评估病人有无恐动症发生,并进行相应的护理是促进髋关节功能恢复的重要措施。应用胡文等进行汉化的《恐动症量表》(表 8-2)可以进行筛选,在病人术后 48 小时内,待病人意识清醒、生命体征稳定后,该量表 Cronbach's α=0.778,重测信度 ICC=0.860。此量表共包含 17 个条目,每个问题均采用 Likert4 级评分法,即从 1(强烈不同意)~ 4(非常同意),总得分为 17~68 分不等,>37 分则为恐动症。

恐动症病人护理:①建立良好的护患关系,方便了解病人心理动向:通过访谈了解引起运动恐惧的心理、社会等因素;②帮助病人设定锻炼目标:目标设定遵循由少到多、由简单到复杂的原则,目标的实现有助于增强病人的自信心;③纠正错误的认知:让其认识到恐动症是完全可以战胜的;④降低病人紧张、焦虑情绪,使其身心放松:采用渐进性肌肉放松训练;⑤引导病人及家属掌握积极应对方式,并坚持进行训练,鼓励病人积极参加术后随访,消除其心理疑虑等。

结合常规心理护理方法,如:①向病人及家属耐心介绍疾病相关知识,提高其认知并配合治疗和护理;②帮助其面对和接受疾病带来的变化,尽快适应病人的角色,增加信心和勇气;③帮助病人采取积极正确的态度进行康复锻炼;④选择成功康复的病人与其进行沟通,分享康复过程与体会等。

表 8-2　恐动症量表

以下问题是关于您的髋关节痛与您平时活动的关系,请根据您的实际情况选择,您认为最合适答案,在数字上画○。				
	严重反对	反对	同意	完全同意
1. 如果我运动的话会害怕伤到自己	1	2	3	4
2. 如果我尝试克服,疼痛会加剧	1	2	3	4
3. 我的身体告诉自己我犯了非常危险的错误	1	2	3	4
4. 如果我运动的话疼痛很可能会缓解	1	2	3	4
5. 人们对我的健康状况不够关注	1	2	3	4
6. 发生的意外使我的身体将来一直承受风险	1	2	3	4
7. 疼痛总是意味着身体受到了伤害	1	2	3	4
8. 仅仅使疼痛加剧的事情不意味着它们很危险	1	2	3	4
9. 我害怕会意外地伤到自己	1	2	3	4
10. 不做多余的动作,简单保持小心是我能做到的防止疼痛恶化的最安全的事	1	2	3	4
11. 如果没有一些潜在的危险事情在我身体内发生的话我不会感到如此疼痛	1	2	3	4
12. 我感到很痛,但如果我活动活跃的话情况会好转	1	2	3	4
13. 疼痛使我知道何时停止运动以防止受伤	1	2	3	4
14. 像我这样活动活跃真的不安全	1	2	3	4
15. 我太容易受伤了,无法做常人可以做的事	1	2	3	4
16. 尽管有些事给我带来了许多疼痛,但我不认为它们很危险	1	2	3	4
17. 没有人在疼痛时必须要去运动	1	2	3	4

7. 营养评估与指导　人工全髋关节置换术后低蛋白血症发生率高。而体内白蛋白的降低可以引起肢体水肿,影响伤口愈合,增加并发症发生率和病人死亡率。早期合理正确的营养评估可减轻蛋白质消耗,改善创口愈合和免疫反应。根据营养评估结果给予护理干预,指导病人进食营养高蛋白饮食,必要时可遵医嘱静脉滴注 20% 人血白蛋白,注意观察药物疗效及有无不良反应。

8. 术后腹胀、便秘护理

(1) 原因:股骨头缺血性坏死手术后腹胀、便秘常见原因,一方面来自于麻醉后胃肠道功能受到抑制,另

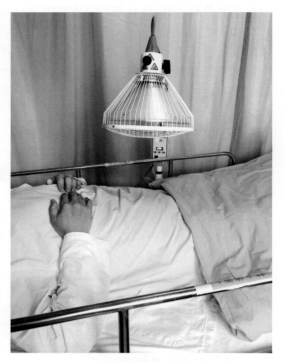

一方面见于带血管蒂髂骨(膜)瓣移植的术式,在取髂骨的过程中刺激腹膜而起的神经反射性反应,另外,胃肠道功能抑制也是机体对于大手术后损伤的一种全身性反应,尤其卧床病人更易发生,术前禁食水及术中体液丢失,造成的水和电解质失衡也是术后腹胀、便秘的原因。腹胀、便秘可造成膈肌上升和运动受限,使病人感到呼吸困难,下肢静脉血液回流受阻,易引起下肢腔静脉血栓等并发症。

(2) 护理措施

1) 术前一日要进易消化的食物,不可进食过多,一般麻醉前 8 小时内禁食,6 小时内禁水即可达到空腹程度。

2) 术前一日协助病人排便,遵医嘱给予灌肠。

3) 指导病人或家属为其顺时针按揉腹部,以增加胃肠蠕动。

4) 术后第二日进行中脘穴红外线烤灯照射(图 8-6),每日一次,每次 30 分钟,连续照射三天,红外线烤灯距照射处 30~50cm,利用红外线透射到中脘穴,一方面增强胃肠蠕动,促进消化液分泌,促进胃肠消化吸收功能,另一方面可加速胃肠血液循环,促进胃黏膜炎症、水肿的消散,加速代谢,有利于损伤的修复,从而调节身体的生理病理状况,达到治疗腹胀的效果。

图 8-6　红外线烤灯照射中脘穴

5) 指导病人多食粗纤维的食物,如芹菜、红薯等。

6) 排便困难时可遵医嘱口服麻仁等缓泻剂以促进排便,必要时遵医嘱予以开塞露肛注或温皂水 500ml 灌肠,注意观察灌肠有无不良反应。

9. 术后功能锻炼指导

(1) 早期功能锻炼——卧床功能锻炼:肌肉力量锻炼和关节活动度锻炼。

1) 肌肉力量锻炼:术后 3~5 天开始进行下肢肌群力量锻炼(有内收肌切断者需术后一周开始),持续到病人不用借助外力可独立行走为止。

①股四头肌群锻炼:适合人工全髋关节置换术后及带血管蒂骨瓣移植术后病人,术后 3~5 天开始,取平卧,双下肢伸直,收紧大腿前侧的股四头肌群,膝关节后侧尽量靠向床面,每次持续 2~10 秒,10 次为一组,每天做 3~5 组(图 8-7)。

②臀肌群锻炼:适合人工全髋关节置换术后及带血管蒂骨瓣移植术后病人,术后 3~5 天开始,取平卧,双下肢伸直,收紧两侧臀部,每次持续 2~10 秒,10 次为一组,一天做 3~5 组(图 8-8)。

2) 关节活动度锻炼:指导病人术后 6~8 小时可进行踝

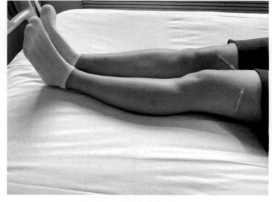

图 8-7　股四头肌群锻炼

关节活动度锻炼,持续到病人不用借助外力可独立行走为止,拔除引流管后,次日进行髋关节活动度锻炼,持续一周。

①踝关节活动度锻炼:适合人工全髋关节置换术后及带血管蒂骨瓣移植术后病人,术后 6~8 小时开始指导病人进行足背伸持续 2~10 秒,再趾屈持续 2~10 秒,一伸一屈为一次,10 次为一组,每天 12 组(图 8-9)。

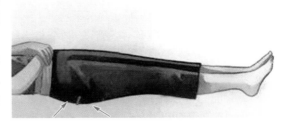

图 8-8 臀肌群锻炼

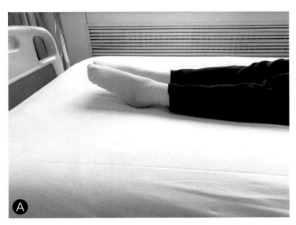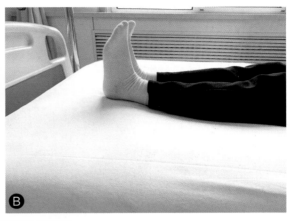

图 8-9 踝关节活动度锻炼

②髋关节活动度锻炼

a. 方法一:自主功能锻炼带锻炼法,适合人工全髋关节置换术后病人,术后两周开始。根据病情取平卧位,通过手板自行调节抬腿高度,活动髋关节,逐渐增大髋关节屈曲活动度,每次 10 分钟,每天做 3 次,抬腿时,要保持膝部伸直(图 8-10)。

b. 方法二:功能锻炼板锻炼法,适合人工全髋关节置换术后病人,于术后 3~5 天开始,平卧位,调节功能锻炼板角度,患肢腘窝处搭于板上最高点,勾住脚,小腿伸直,坚持 2~10 秒,然后慢慢放下,重复进行,每天一次,每次 30 分钟(图 8-11)。

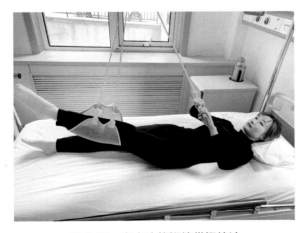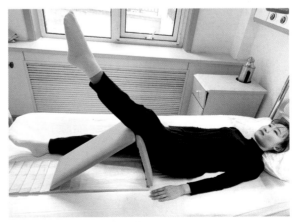

图 8-10 自主功能锻炼带锻炼法　　　　图 8-11 功能锻炼板锻炼法

c. 方法三:CPM 机锻炼法,适合人工全髋关节置换术后病人,于术后一周开始,每日 2 次,每次 30 分钟（图8-12）。

（2）中、后期功能锻炼

1）下床、上床锻炼：适合人工全髋关节置换术后病人，于术后一周开始。下床，身体向床边平移，患侧下肢伸直，通过前臂和手部撑起上身，平移腿部使足跟离开床边，臀部前移直到两脚触及地面（图8-13）。上床，坐在床边，两脚触地，双手撑床，臀部后移，前臂支撑，身体后倒，双腿向床上平移，患侧下肢保持伸直，上床后脚尖向上（图8-13）。

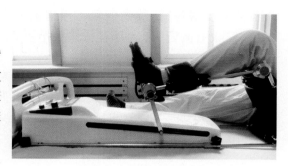

图8-12　CPM机锻炼法

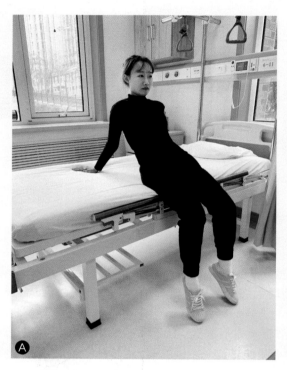

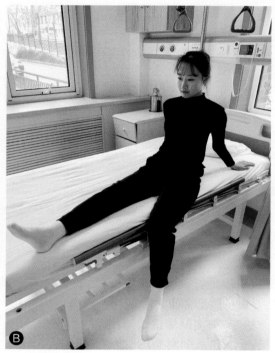

图8-13　下床锻炼

2）行走锻炼：适合人工全髋关节置换术后病人，于术后一周开始，正确使用双拐双手握住拐杖手柄来支撑病人的体重，不是将腋窝顶在拐杖上。因腋窝有重要的血管神经丛通过，不能受压、损伤、用力过度。行走过程中不要依靠在双拐顶上，拐杖下必须安装橡皮头，以免拐杖压在地面滑动面致不稳。

①两步走法：右拐左腿—左拐右腿。

②三步走法：双拐—患肢—健肢。

③四步走法：右拐—左腿—左拐—右腿。

④上下楼

a.扶拐上楼：一只手扶楼梯扶手，一只手扶拐，身体重心放在手臂和健侧下肢上，先上术侧下肢，接着上拐。

b.扶拐下楼：一只手扶楼梯扶手，一只手扶拐，先下拐，再下术侧下肢，最后下健侧腿（图8-14）。

3）奥塔戈运动：病人行全髋关节置换术后离床活动存在跌倒风险，同时，肌力的减弱和平衡能力的下降增加了病人跌倒的风险，病人发生跌倒不利于术后康复，更严重影响着病人的生活质量和自理能力，给家庭带来负担。奥塔戈运动（Otago Exercise Program，OEP）是新西兰奥塔戈（Otago）医学院Campbell等制订的以预防老年人跌倒为目的，居家进行的个体化、循序渐进的肌力和平衡力锻炼的运动项目，由两部分组成,第一部分包括热身运动、肌力训练和平衡训练,第二部分包括步行,可根据老年人的能力和健康需要进行针对性的训练。根据研究显示 OEP 对提高全髋关节置换术病人平衡能力、增强肌力、增强不跌倒的信心有显著作用。此运动适用于病人出院回家后进行居家锻炼。

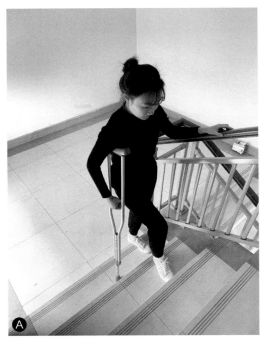
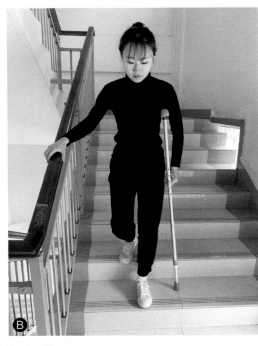

图 8-14　扶拐上下楼

①热身运动

a.头部:站立位,两眼平视,两手相握并自然放于腹前,缓慢将头以尽量大的幅度向左、右转,回归原位,如此分别各转 5 次(图 8-15)。

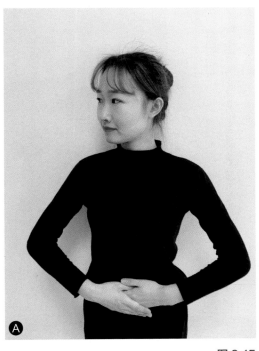
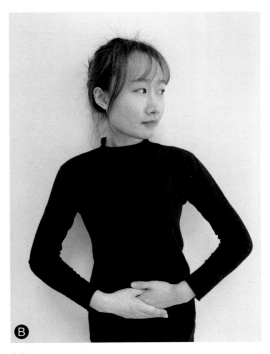

图 8-15　头部

b. 颈部：站立位，两眼平视，颈部放松，两手自然放于体侧，将一手放于下颌，尽量推，使颈部仰伸，回归原位，记作 1 次，如此重复 5 次(图 8-16)。

c. 身体仰伸：站立位，两脚分开与肩同宽，用双手扶持腰部，缓慢柔和地尽量向后仰伸，回归原位，记作 1 次，如此重复 5 次(图 8-17)。

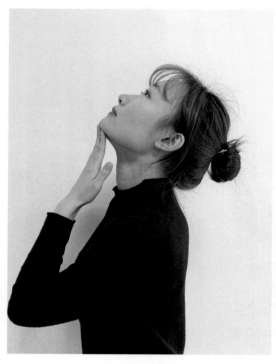

图 8-16　颈部

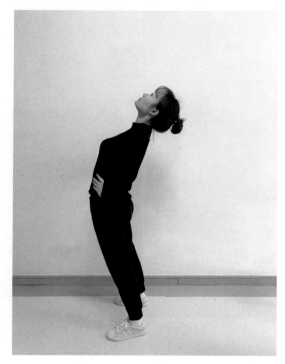

图 8-17　身体仰伸

d. 躯干：站立位，两脚稍分开，双手分别放于左、右髂骨上，缓慢尽力将躯干向左、右分别各转 5 次(图 8-18)。

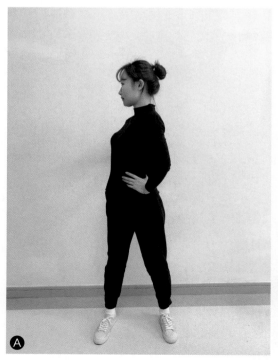

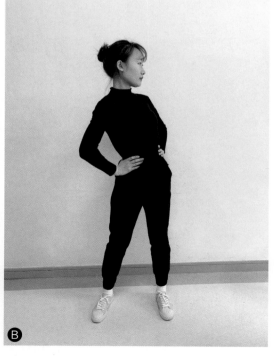

图 8-18　躯干

e.踝关节:站立或者坐位,将一腿伸直,以踝关节为支点,背伸、趾屈,记作 1 次,两只脚分别各重复 5 次(图 8-19)。

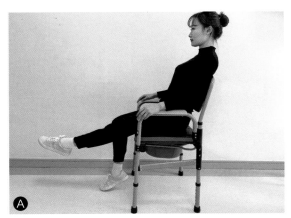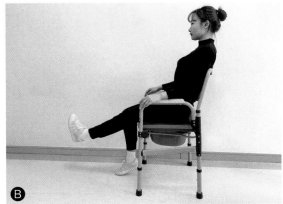

图 8-19 踝关节

②肌力训练

a.膝关节伸展:将沙袋捆绑在一条腿的踝关节上方,坐位,后背靠稳椅背,双前臂搭于椅子两侧扶手上,两脚微分开,大腿与地面平行,小腿与地面垂直,将绑有沙袋的腿伸直,使膝关节前伸,该腿与地面平行,回归原位,记作 1 次,记录左、右膝关节活动次数及负重量(图 8-20)。

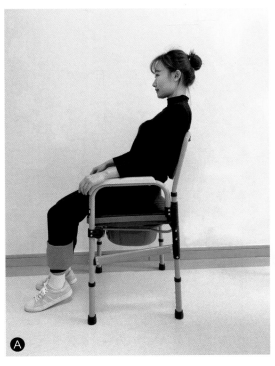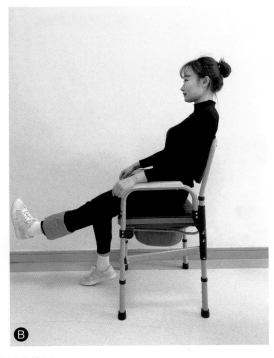

图 8-20 膝关节伸展

b.膝关节屈曲:将沙袋捆绑在一条腿的踝关节上方,双手扶住辅助工具(如扶手栏杆、桌子、稳固的椅背等),面向辅助工具站立。将该腿的膝关节尽力屈曲,回归原位,记作 1 次,记录左、右膝关节活动次数及负重量 (图 8-21)。

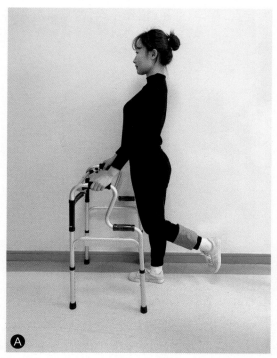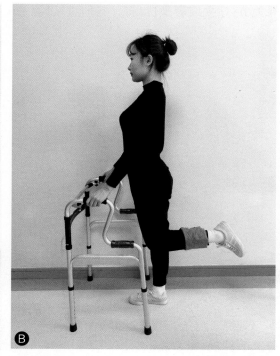

图 8-21　膝关节屈曲

c. 髋关节外展:以右侧为例,将沙袋捆绑在右腿的踝关节上方,左手扶着辅助工具(如扶手栏杆、桌子、稳固的椅背等),右手放于腰部,侧位站于辅助工具旁,将右腿向右伸直,使右髋关节向右侧外展,回归原位,记作 1 次,同理左侧髋关节,记录左、右髋关节活动次数及负重量(图 8-22)。

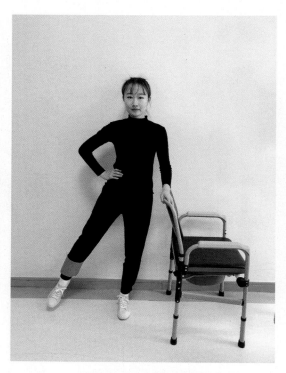

图 8-22　髋关节外展

d. 踮脚尖(腓肠肌肌力训练):无辅助工具,站立位,两眼平视前方,两脚分开与肩同宽,尽力抬起脚后跟,使两脚尖点地,回归原位,记作 1 次,如此重复。有辅助工具(如扶手栏杆、桌子、稳固的椅背等),应面向辅助工具,一手扶着辅助工具,其他内容要求同上(图 8-23)。

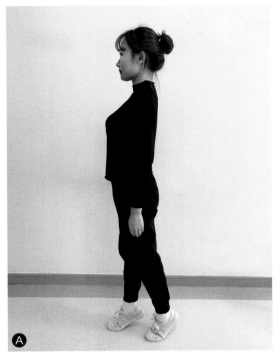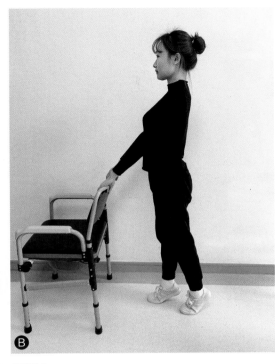

图 8-23　踮脚尖

　　e. 踮脚跟:无辅助工具时,站立位,两眼平视前方,两脚分开与肩同宽,尽力抬起脚尖,使两脚跟点地,回归原位,记作 1 次,如此重复。有辅助工具(如扶手栏杆、桌子、稳固的椅背等),面向辅助工具站立,一手扶着辅助工具,其他内容要求同上(图 8-24)。

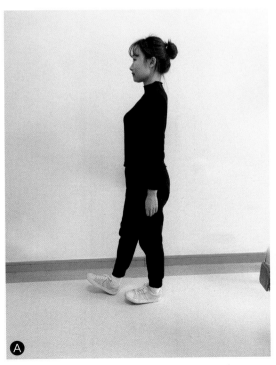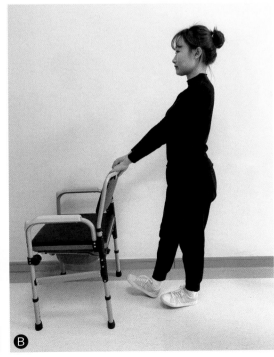

图 8-24　踮脚跟

③平衡训练

a. 屈膝：无辅助工具时，两脚分开与肩同宽，身体尽力下蹲使膝关节屈曲，使两膝所在水平线超过两脚尖所在水平线，当两脚跟要抬起时，回归原位 1 次，记录重复次数，有辅助工具时，双手扶住辅助工具，其他要求同上（图 8-25）。

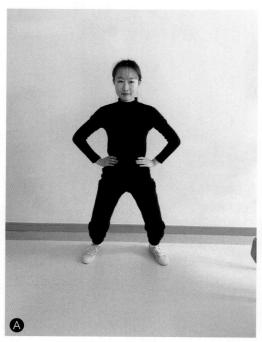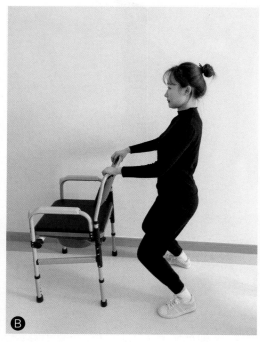

图 8-25　屈膝

b. 倒着走：无辅助工具时，站立位，两眼平视前方，倒退走 10 步，转身，再倒退走 10 步回归原位，如此反复。有辅助工具（扶手栏杆、桌子等）时，一手扶着辅助工具，其他内容要求同上（图 8-26）。

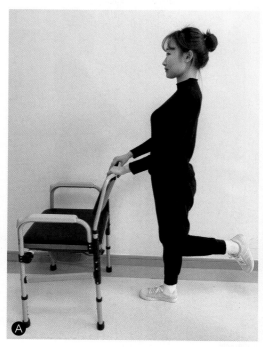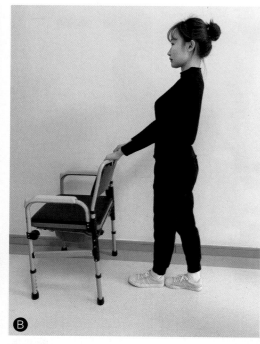

图 8-26　倒着走

c. "8"字形走:以个人步速,自某处出发,顺时针步行回到该处,后逆时针步行,再次回到出发点,使步行轨迹成"8"字形,如此重复(图 8-27)。

d. 侧着走:站立位,两手自然放于腰部,向右方侧走 10 步,后向左方侧走 10 步,如此反复(图 8-28)。

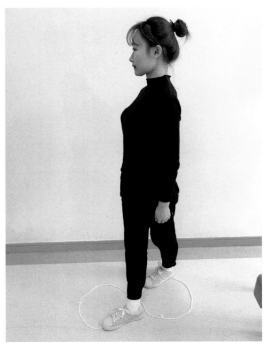

图 8-27　"8"字形走　　　　　　　　　　图 8-28　侧着走

e. "脚尖—脚跟"站立:无扶手辅助时,站立位,两眼平视前方,将一只脚的脚跟放在另一只脚的脚尖前方,使脚跟与脚尖相对并在一条直线上,保持姿势 10 秒,更换两脚位置,再保持姿势 10 秒.有扶手辅助时,一手扶着辅助工具,其他内容要求同上(图 8-29)。

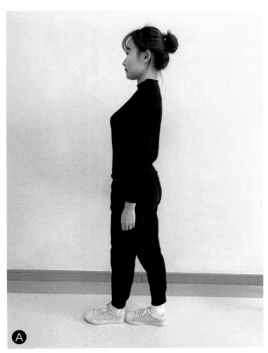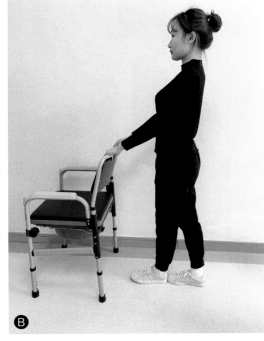

图 8-29　"脚尖—脚跟"站立

　　f. "脚尖—脚跟"走:无扶手辅助时,站立位,两眼平视前方,将一只脚的脚跟放在另一只脚的脚尖前方,使脚跟与脚尖相对并在一条直线上,将后面的脚向前走,保持脚跟与脚尖相对并在一条直线上,如此走10步,转身,重复。有扶手辅助时,一手扶着辅助工具,其他内容要求同上(图 8-30)。

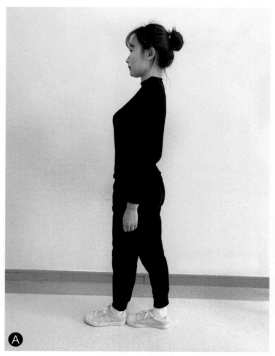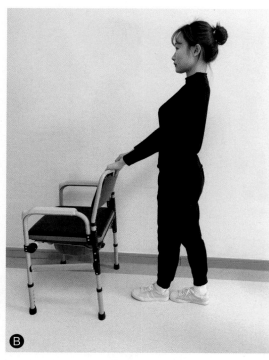

图 8-30　"脚尖—脚跟"走

　　g. 单腿站:无扶手辅助时,单腿站立保持姿势 10 秒(男士)或 30 秒(女士),换另一条腿,单腿站立,保持姿势 10 秒(男士)或 30 秒(女士)。有扶手辅助时,一手扶住扶手,两眼平视前方,其他内容要求同上(图 8-31)。

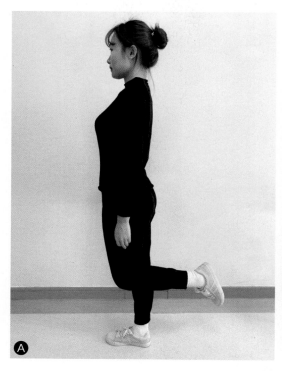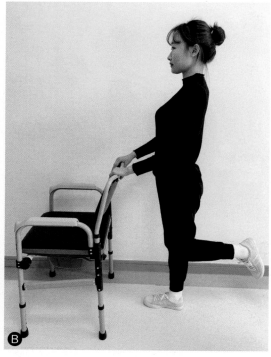

图 8-31　单腿站

h. 脚跟走：无扶手辅助时，站立位，两眼平视前方，抬起脚尖，用脚跟走 10 步，放平两脚并转身，再抬起脚尖，用脚跟走 10 步回到出发地，如此反复。有扶手辅助时，一手扶着扶手，其他内容要求同上（图 8-32）。

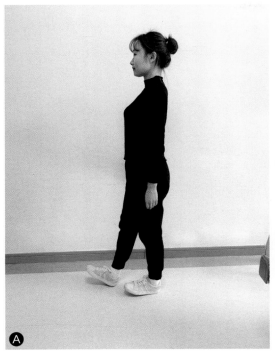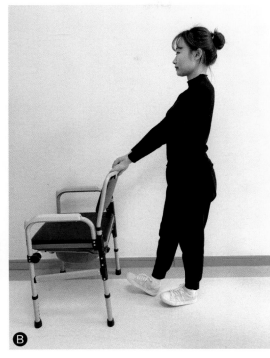

图 8-32　脚跟走

i. 脚尖走：无扶手辅助时，站立位，两眼平视前方，抬起脚跟，用脚尖向前走 10 步，放平双脚并转身，再抬起脚跟，用脚尖走 10 步回到出发地，如此反复。有扶手辅助时，一手扶着扶手，其他内容要求同上（图 8-33）。

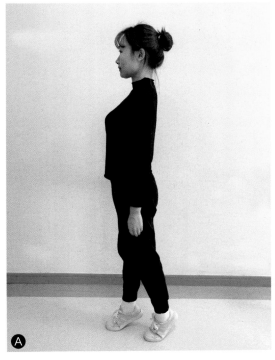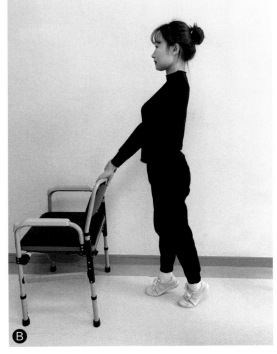

图 8-33　脚尖走

j."脚尖—脚跟"倒着走:站立位,两眼平视前方,将一只脚放在另一只脚的后方,使脚尖跟脚跟相对并在同一直线上,倒退走至少 10 步,转身,如此重复(图 8-34)。

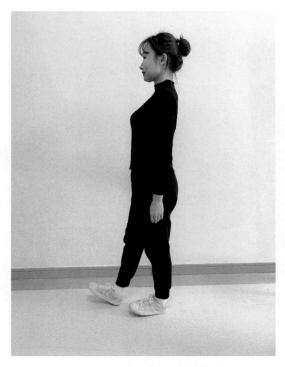

图 8-34　"脚尖—脚跟"倒着走

k.坐立:坐在高度适中的椅子上,大腿与地面平行,小腿与地面垂直,两脚微分开并微后收,上身前倾,双手扶住扶手起立,如此反复。单手扶扶手和不扶扶手时的内容要求同上(图 8-35)。

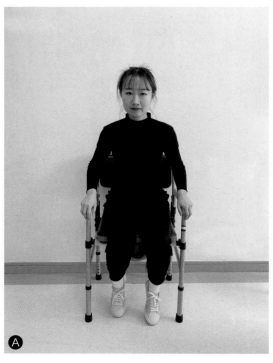
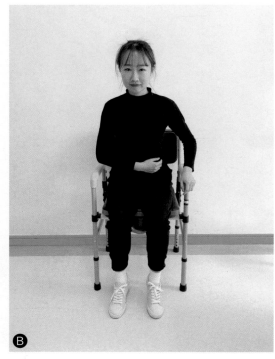

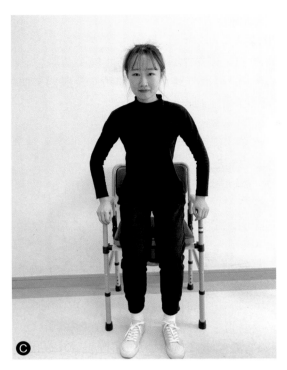

图 8-35　坐立

1. 爬楼梯:手扶住楼梯扶手,上下楼梯,记录上下台阶数(图 8-36)。

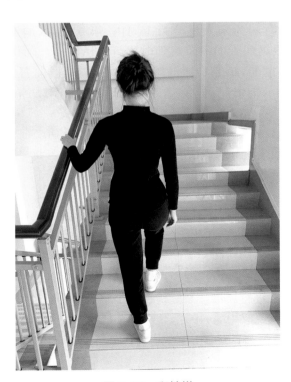

图 8-36　爬楼梯

10. 出院指导　病人出院当日为病人发放出院指导卡,出院指导卡上留有科室电话、院长及主任出诊时间、康复锻炼及注意事项等,护士会根据出院指导卡的内容对病人及家属进行健康宣教,告知并指导病人及家属中、后期功能锻炼的目的、方法及注意事项。

（1）人工全髋关节置换术后出院指导

1）出院后 1、3、6 个月门诊随诊。

2）卧床时双腿间予以防脱位垫固定用至术后半年，防止髋关节脱位。

3）弹力袜穿至术后三个月，卧床时继续行踝关节背伸跖屈及股四头肌等长收缩的功能锻炼，预防肌肉萎缩及促进下肢血液循环，预防下肢深静脉血栓的发生。

4）扶拐行走，避免患肢过早负重。

5）不可坐矮凳，不可交叉腿、盘腿，不可使用蹲便，可加高坐便防止髋关节脱位。

6）遵医嘱口服防血栓药至术后 35 天。

（2）带血管蒂的骨（膜）瓣修复与再造坏死的股骨头术后出院指导

1）出院后 1、3、6 个月门诊随诊。

2）出院后保持平卧位至少三个月，患肢呈外展 30° 中立位（或稍内旋位），防脱位垫固定用至术后半年，防止髋关节脱位。

3）弹力袜穿至术后三个月，继续行踝关节背伸跖屈及股四头肌等长收缩的功能锻炼，预防肌肉萎缩及促进下肢血液循环，预防下肢深静脉血栓的发生。

4）卧床期间做好皮肤护理，由于卧床时间长，底尾部长期受压，护理不当会出现压疮，应继续三点式抬臀，以缓解局部组织长期受压，必要时可使用气垫床。

5）预防肺内感染，继续深呼吸有效咳嗽咳痰的训练，可配合使用呼吸训练器，预防坠积性肺炎。

6）遵医嘱口服防血栓药至术后 35 天。

11. 延续护理　行人工全髋关节置换术的大部分病人在术后 15~20 天即可出院，但是，康复期通常为 3~6 个月，在此期间易出现并发症。延续护理服务是向有医疗护理需求的出院病人提供医疗护理、康复促进、健康指导等服务，是住院护理服务的延伸，因此为病人出院定制为期六个月的延续护理方案。

（1）电话随访、视频随访：时间为病人出院第 1 周内、第 6、9、18 周进行电话随访，电话通话时间在 10~15 分钟内完成。期间根据病人的需求可随时进行电话随访。随访内容主要包括病人近期的康复锻炼状况，用药及生活起居情况，指导功能锻炼、加强心理护理，监督遵医行为等。电话随访期间，护理人员言语要亲切，得到病人充分信任，若病人患肢有异常或对病情有疑虑可通过微信进行视频随访。

（2）家庭访视：由出院后第 1、3、6 个月完成，而在每次的家庭随访之前将电话询问一次病人所需以及目前情况，为家庭访视时能够更好地对病人情况进行了解做出计划。每一名病人的家庭访视都保证病人评估的准确性和对病人负责的态度 6 个月期间将采用固定的人员进行。

访视内容包括：

1）检查病人康复锻炼情况，指导进行正确的康复运动方式，完成每天的康复训练。

2）全面评估病人情况，为病人提供个体化康复护理指导。

3）积极主动回答对于病人提出的疾病相关的知识。

4）心理护理：以增强锻炼信心为主，可根据病人喜好进行畅谈，缓解病人情绪，并疏导病人家属。

5）对术后各项功能康复情况进行评价。家庭访视时小组成员要有足够的耐心对于病人提出的疾病的相关问题积极主动地进行回答以及应用统一的指导用语。延续护理方案实施具体情况见表 8-3。

（3）门诊随诊：出院后 1、3、6 个月门诊随诊，在此期间专科护士在门诊要评估病人一般情况，针对病情给予康复指导。

（4）信息化手段

1）微信：病人出院当日指导病人加负责医生及责任护士微信，出院后病人可通过微信进行病情咨询，医生及护士会及时解答病人疑问。

2）科室公众号：科室相关负责人员会定期更新有关疾病相关知识，病人出院当日指导病人关注医院及科室公众号随时了解最新资讯。

表 8-3　延续护理方案具体实施情况

形式（时间）	健康问题	健康指导	效果评价
电话随访 1（出院后一周内）	肢体肿胀、功能锻炼不能按照制定完成；扶双拐行走不适应；用药不及时；出现压疮	讲解病人锻炼其必要性；踝泵训练每天 300 个左右，以不疲劳为宜；鼓励下床扶双拐行走，家属做好防范措施；可用手机定时每天吃药的固定时间；2 个小时为周期按摩受压部位，以骶尾部及脚踝为主；做好饮食指导，加强心理护理	病人及病人家属愿按照指定计划积极进行康复锻炼，对护理人员出院后的工作表示满意
家庭随访 1（出院后第 4 周）	功能锻炼方式不规范单拐行走心理处于焦虑状态；出现术后禁忌动作，如两腿交叉弯腰等；家具位置摆放不佳；体重增加	亲身指导示范正确的锻炼方式，可在有棱角的墙壁进行康复锻炼减小摔倒概率；为病人制定下一步的功能锻炼计划；强调髋关节术后六不要，并示范禁忌动作；改善家居环境，避免摔倒；劝导病人及家属抒发焦虑的心情，增加病人康复训练信心，同时条件允许下带领恢复的病人讲解亲身体验；指导病人饮食、运动相结合，控制体重减少上身负重；提醒病人回院进行复诊	病人以单拐进行行走，进行外展与平抬腿锻炼运动，注意避免禁忌动作，提升了康复锻炼的信心；有通畅的行走环境。肢体功能康复评价
电话随访 2（出院第 6 周）	负重过量；上下楼梯练习方式不准确	上台阶时先迈健侧腿，下台阶时先迈患肢；强调髋关节的作用知识	了解负重过量的弊端，能够按照计划进行康复锻炼
电话随访 3（出院第 9 周）	单独活动，家属不能监督	做好家属的指导；练习平衡训练，为脱拐做好训练准备	病人患侧能够进行小量负重
家庭随访 2（出院第 12 周）	活动量过大时引起伤口疼痛；康复锻炼随意安排；未能及时进行 3 个月的复诊	根据病人自身情况指导病人所能做运动和家务的方式；所做任何运动必须有家属进行陪同，避免摔倒；加强以往的功能锻炼，按照计划进行康复锻炼；提醒病人进行复诊	病人能够上下楼梯行走。做简单家务，肢体功能康复评价
电话随访 4（出院第 18 周）	急切恢复正常活动，锻炼方式欠妥当对于恢复正常生活有信心	安抚病人过于急躁的心理状态；运动频率逐渐增加，适当增加负重量	能够做家务，户外活动增多
家庭随访 3（出院后第 24 周）	偶尔负重量过大，稍感不适；运动项目不合理	强调康复锻炼继续进行；切记禁忌动作；合理安排适合自己的运动项目；提醒病人术后一年仍需复查	病人基本恢复正常生活，肢体功能康复评价

三、各种术式的护理特点

（一）单纯股骨头修复术

1. 术式　头颈开窗各种带血管蒂的骨（膜）瓣移植修复术。

2. 适应证　适用于 Ficat 分期 Ⅱ 期的股骨头未塌陷的病人。

3. 护理要点

（1）术后皮牵引 4 周。

（2）术后 2~3 天嘱病人床上做股四头肌静力等长舒缩训练，踝关节的背伸跖屈活动。

（3）术后 4 周撤掉皮牵引，开始做 CPM 功能锻炼，每日两次，每次 30 分钟。

（4）术后 3 个月患肢不负重。

（二）股骨头部分和股骨头全头再造术

1. 术式　带旋股外侧血管横支大转子骨瓣联合髂骨（膜）瓣转移行股骨头部分或全头再造术。

2. 适应证　股骨头缺血性坏死晚期,股骨头部分或全头塌陷,Ficat 分期Ⅲ、Ⅳ期。

3. 护理要点

(1)术后皮牵引 6~8 周。

(2)术后穿矫正鞋,严禁屈髋、内收、患肢呈外展中立位或稍内旋位牵引,防止髋关节脱位。

(3)患肢固定在早期 3~4 周尤为重要,因此时骨或软骨活动容易损伤供应松质骨移植的小血管,不利于再造的股骨头成活。

(4)术后 6~8 周撤掉皮牵引,行 CPM 功能锻炼。

(三)髋关节成形术

1. 术式　带旋股外侧动脉横支大转子骨与筋膜瓣转移髋关节成形术。

2. 适应证　髋关节融合术后。

3. 护理要点

(1)术后牵引 45 天,屈髋 40°。

(2)为保证髋关节功能最大限度恢复,早期功能锻炼十分重要,术中切断部分股直肌,待 3 周肌肉愈合后,做股直肌训练。

(3)术后 45 天开始做 CPM 功能锻炼,开始时关节磨合可造成疼痛,甚至不敢再锻炼,要讲清道理,鼓励病人坚持锻炼,在角度、速度调试上要缓慢,以病人能耐受的最大限度为宜,真正起到关节磨合作用。

(四)人工关节置换术

1. 术式　非骨水泥人工全髋关节置换术。

2. 适应证

(1)股骨头缺血性坏死Ⅲ~Ⅳ期。

(2)股骨头缺血性坏死修复或再造术后恢复效果不理想者。

3. 护理要点

(1)非骨水泥型人工全髋关节置换术,术后持续有效皮牵引 3 周,3 周后可下床扶拐负重练习,骨水泥型人工全髋关节置换术,术后可 3~7 天下床扶拐负重练习。

(2)手术后要保证有效的负压引流,切口敷料包扎完好,外观清洁无渗出,保持引流管通畅,仔细观察引流的颜色、性质、量,每日引流量低于 50ml,可拔除引流管,拔管后注意观察辅料渗出情况,若有渗出及时更换敷料。

四、并发症预防及护理

股骨头坏死病人在治疗上需要较长一段时间的平卧、牵引和制动,合并并发症的机会较大,因此要做好病情观察及护理,最大限度地预防并发症的发生。

(一)压力性损伤预防及护理

1. 压力性损伤定义　压力性损伤是位于骨隆突处、医疗或其他器械下的皮肤和/或软组织的局部损伤。可表现为完整皮肤或开放性溃疡,可能会伴疼痛感。损伤是由于强烈和/或长期存在的压力或压力联合剪切力导致。软组织对压力和剪切力的耐受性可能会受到微环境、营养、灌注、合并症以及软组织情况的影响。

2. 压力性损伤分期

(1)Ⅰ期:指压不变白红斑,皮肤完整。局部皮肤完好,出现压之不变白的红斑,深色皮肤表现可能不同;指压变白红斑或者感觉、皮温、硬度的改变可能比观察到皮肤改变更先出现。此期的颜色改变不包括紫色或栗色变化,因为这些颜色变化提示可能存在深部组织损伤。

(2)Ⅱ期:部分皮层缺失伴真皮层暴露。部分皮层缺失伴随真皮层暴露,伤口床有活性、呈粉色或红色、湿润,也有表现为完整的或破损的浆液性水疱。脂肪及深部组织未暴露。无肉芽组织、腐肉、焦痂。该期损伤往往是由于骨盆皮肤微环境破坏和受到剪切力,以及足跟受到的剪切力导致。该分期不能用于描述潮湿相关性皮肤损伤,比如失禁性皮炎,皱褶处皮炎,以及医疗黏胶相关性皮肤损伤或者创伤伤口(皮肤撕脱伤、烧伤、擦伤)。

(3)Ⅲ期:全层皮肤缺失。全层皮肤缺失,常常可见脂肪、肉芽组织和边缘内卷。可见腐肉和/或焦痂,不同解剖位置的组织损伤的深度存在差异;脂肪丰富的区域会发展成深部伤口。可能会出现潜行或窦道。无筋膜、肌肉、肌腱、韧带、软骨和/或骨暴露。如果腐肉或焦痂掩盖组织缺损的深度,则为不可分期压力性损伤。

(4)Ⅳ期:全层皮肤和组织缺失。全层皮肤和组织缺失,可见或可直接触及到筋膜、肌肉、肌腱、韧带、软骨或骨头。可见腐肉和/或焦痂。常常会出现边缘内卷,窦道和/或潜行。不同解剖位置的组织损伤的深度存在差异。如果腐肉或焦痂掩盖组织缺损的深度,则为不可分期压力性损伤。

(5)Ⅴ期:全层皮肤和组织缺失,损伤程度被掩盖。全层皮肤和组织缺失,由于被腐肉和/或焦痂掩盖,不能确认组织缺失的程度。只有去除足够的腐肉和/或焦痂,才能判断损伤是3期还是4期。缺血肢端或足跟的稳定型焦痂(表现为:干燥、紧密黏附、完整无红斑和波动感)不应去除。

(6)Ⅵ期:持续的指压不变白,颜色为深红色,栗色或紫色。完整或破损的局部皮肤出现持续的指压不变白深红色,栗色或紫色,或表皮分离呈现黑色的伤口床或充血水疱。疼痛和温度变化通常先于颜色改变出现。深色皮肤的颜色表现可能不同。这种损伤是由于强烈和/或长期的压力和剪切力作用于骨骼和肌肉交界面导致。该期伤口可迅速发展暴露组织缺失的实际程度,也可能溶解而不出现组织缺失。如果可见坏死组织、皮下组织、肉芽组织、筋膜、肌肉或其他深层结构,说明这是全皮层的压力性损伤(不可分期、3期或4期)。该分期不可用于描述血管、创伤、神经性伤口或皮肤病。

3.压力性损伤预防及护理措施

(1)指导病人每1~2小时利用双肘及健侧下肢三点支撑抬臀运动,或利用牵引架进行抬臀,缓解局部组织受压情况。

(2)床铺要保持平整干燥无渣屑,污染被服及时更换,对于尿、便刺激及时清洗干净,保持皮肤清洁干燥,免受潮湿刺激。

(3)可使用气垫床或痊愈妥等压力性损伤护理产品。

(4)严格床头交接班,重视病人主诉,尤其是牵引的病人,每1~2小时检查牵引带周围及足跟部皮肤,防止压力性损伤。

(5)观察病人受压部位,评估病人心肺、肝肾功能以及营养状态。

(6)对于年老体弱的病人应增进营养的摄入,病情允许情况下给予高蛋白、高维生素、高钙食物,以增强皮肤抵抗力和组织修复能力。

(二)静脉血栓栓塞症预防及护理

1.静脉血栓栓塞症(VTE)定义　血液在静脉内不正常地凝结,使血管完全或不完全阻塞,属静脉回流障碍性疾病,包括两种类型:深静脉血栓形成(DVT)和肺栓塞(PE)。DVT可发生于全身各部位静脉,以下肢静脉最常见。下肢近端(腘静脉或其近侧部位)DVT是PE栓子的主要来源。PE是指来自静脉系统或右心的血栓栓子,阻塞肺动脉或其分支,导致肺循环和呼吸功能障碍的疾病,是病人围术期死亡的主要原因之一。

2.VTE评估　责任护士要对新入院病人及术后病人进行VTE的评估,根据VTE评估表(表8-4)进行VTE危险因素评估,以便有的放矢地采取预防措施。

(1)手术:与手术种类、创伤程度、手术时间、术中使用止血带时间及术后卧床时间密切相关。其中下肢骨关节手术属高危因素。

(2)年龄:随着年龄的增加,发病率明显升高。

(3)制动:长时间卧床、固定姿势状态下发病率增加。

(4)既往史:既往有静脉血栓史者的发病率为无既往史者的5倍。

(5)恶性肿瘤。

(6)其他:肥胖、血管内插管、使用避孕药等。必要时要每日测量大小腿的周径:两肢体取同一水平测量,一般在髌骨上10~15cm处测量大腿周径,在小腿最粗处测量小腿周径。

表 8-4　静脉血栓栓塞症的风险评估及预防建议

姓名：　　　　　出生日期：＿＿＿年＿＿＿月＿＿＿日　　　年龄：　　　性别：
科别：　　　　　床号：　　　　住院号：　　　　ID 号：
入院诊断：

VTE 高危评分（基于 Caprini 模型		评估结果			序号	预防措施内容		
评分项目	评分							
年龄 41~60（岁）	1				①	使用相应的警示标牌		
肥胖（BMI ≥ 25）	1				②	预防肺栓塞指导		
异常妊娠	1				③	按医嘱留家属陪护		
妊娠期或产后（1 个月）	1				④	告知有关注意事项		
服避孕药或激素替代治疗	1				⑤	早期下床活动		
卧床的内科病人	1				⑥	早期功能锻炼		
炎症性肠病史	1				⑦	穿着棉度弹力袜		
下肢水肿	1				⑧	下肢抗血栓气压泵		
静脉曲张	1				⑨	抗凝药物（根据医嘱）		
严重肺部疾病,含肺炎（1 个月内）	1				落实措施：		签名	时间
肺功能异常,COPD	1							
急性心肌梗死	1							
充血性心力衰竭（1 个月内）	1							
败血症（1 个月内）	1							
大手术（1 个月内）	1							
计划小手术	1				评分结果：			
年龄 61~74（岁）	2				0~2 分:低危。尽早活动,宣传教育、物理预防;不悬挂警示标识			
石膏固定（1 个月内）	2							
病人需要卧床大于 72 小时	2				3~4 分:中危。通知医生,宣传教育、物理预防;悬挂黄色警示标识,报告护士长;必要时医生与家属沟通,实施药物干预预防措施等			
恶性肿瘤（既往或现患）	2							
中心静脉置管	2							
大手术（>45 分钟）	2				5~8 分:高危。通知医生,宣传教育、物理预防;悬挂红色警示标识,报告护士长;主管医生评估出血风险后与家属沟通,实施药物干预预防措施等			
年龄 ≥ 75（岁）	3							
深静脉血栓或肺栓塞历史	3							
血栓家族史	3							
肝素引起的血小板减少 HIT	3							
未列出的先天或后天血栓形成	3				9 分及以上:极高危。措施同上			
抗心磷脂抗体阳性	3				注意:病情变化(包括手术)时请及时重新评估 VTE 风险并更改预访措施。对有争议、疑难、特殊病例或未尽事宜请会诊			
凝血酶原 20210A 阳性	3							
因子 Vleiden 阳性	3							
狼疮抗凝物阳性	3							
血清同型半胱氨酸酶升高	3							
脑卒中（1 个月内）	5				特别说明：			
急性脊髓损伤（瘫痪）（1 个月内）	5				根据国际国内文献,上述预防措施能有效降低静脉血栓风险,但不能完全避免静脉血栓的发生,特向病人及家属告知,病人及家属理解并已签名。			
评估时间								
总分								
责任护士								
护士长签名								
病人 / 家属签名								

3. 深静脉血栓预防及护理

(1)深静脉血栓临床表现:主要临床表现是一侧肢体的突然肿胀,患下肢静脉血栓形成,病人局部感疼痛,轻者局部仅感沉重站立时症状,加重体检有以下几个特征:

1)患肢肿胀:肿胀的发展程度须依据每天用卷带尺精确的测量并与健侧下肢对照粗细才可,靠单纯依靠肉眼观察是不可靠的,这一体征对确诊深静脉血栓具有较高的价值,小腿肿胀严重时常致组织张力增高。

2)压痛:静脉血栓部位常有压痛,因此下肢应检查小腿肌肉腘窝内收肌管及腹股沟下方股静脉。

(2)常用预防措施

1)基础预防措施:指导病人床上进行踝关节背伸跖屈及股四头肌等长收缩功能锻炼。

2)物理预防措施

①穿戴弹力袜:应选择合适压力、长度和型号的弹力袜,长度应为大腿到足尖,在袜的近端不能有弹力圈,以避免近端压力太大,影响静脉回流。护士应指导并教会病人如何正确穿戴弹力袜,穿弹力袜应在早晨起床之前或手术后当天。准备穿弹力袜时,注意使病人腿部保持干燥,必要时可涂少量滑石粉。将弹力袜从袜口卷到足趾处,手掌撑开弹力袜,抓住趾洞,尽量使足趾深入袜卷,然后以拇指为引导向上拉起弹力袜,穿着时必须无皱褶,可轻轻牵拉弹力袜的脚尖部分,以保持脚趾良好的活动性,夜间休息时从顶部开始,慢而稳地把弹力袜脱下,绝对不可穿着睡觉。勤剪指甲,预防脚后跟皮肤皲裂,避免刮伤弹力袜,弹力袜应穿戴术后 2~3 个月,利用其渐进式压力,由脚踝处

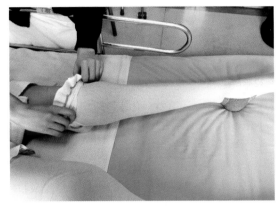

图 8-37 穿戴弹力袜

逐渐向上递减,收缩小腿肌肉,以预防静脉充血,使血液回流心脏,达到预防深静脉血栓形成的目的(图8-37)。

② 压力抗栓泵的应用:每日一次,每次两小时,根据病人的腿围,选择大小合适的套筒,将套筒分别对应在大小腿穿戴于双下肢,打开抗栓泵,利用腿部梯度加压模式,确保下肢血液流速稳定在较高的水平,从而促进下肢的血液循环,预防深静脉血栓的形成。在抗栓泵应用期间应定期检查相应皮肤有无红肿及任何可能导致组织坏死的早期迹象,观察双下肢肢端血运及皮肤温度情况,检查机器运行及充气情况(图8-38)。

3)药物预防措施:①预防深静脉血栓形成的开始时间:骨科大手术深静脉血栓形成的高发期是术后 24 小时内,所以预防应尽早进行。但术后越早进行药物预防,发生出血的风险也越高。因此,确定深静脉血栓形成的药物预防开始时间应当慎重权衡风险与收益。②预防深静脉血栓形成的时限:骨科大手术后凝血过程持续激活可达 4 周,术后深静脉血栓形成的危险性可持续 3 个月。与人工全膝关节置换术相比,人工全髋关节置换术后所需的抗凝预防时限更长。对施行全髋关节置换、髋部周围骨折手术病人,推荐药物预防时间最短 10 天,可延长至 11~35 天。预防 DVT 常用的抗凝药物包括维生素 K 拮抗剂、华法林、阿司匹林、低分子肝素、Xa 因子抑制剂(利伐沙班)。

4. 下肢静脉血栓形成应早处理 症状严重的髂股静脉

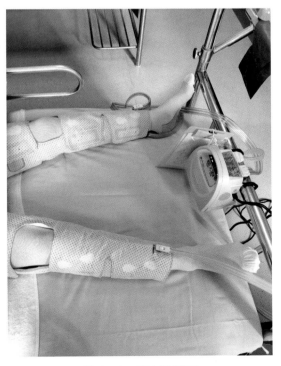

图 8-38 压力抗栓泵

血栓、下肢深静脉血栓,症状出现在一周内,一般状况良好,可行手术取栓手术。如有抗凝禁忌或严格抗凝基础上仍发生血栓或肺栓塞,髂静脉下腔静脉血栓,近端大块漂浮血栓等可考虑置入下腔静脉滤器。

出现血栓下肢应适当抬高,静脉滴注低分子右旋糖酐,口服阿司匹林等。根据 2009 年《中国骨科大手术静脉血栓栓塞症预防指南》,"骨科大手术"特指人工全髋关节置换术(wlreplacement,THR),人工全膝关节置换术(total knee replaceme.TKR)和髋部周围骨折手术(hip fractures surgery,HFS)。

5.肺栓塞预防及护理

(1)肺栓塞临床表现:一般于术后 2~3 周突然发病,起病突然,病人突然发生不明原因的虚脱、面色苍白、出冷汗、呼吸困难、胸痛、咳嗽等症,甚至晕厥、咯血。脑缺氧症状:病人极度焦虑不安、恐惧、恶心、抽搐和昏迷。急性疼痛:胸痛、肩痛、颈部痛、心前区及上腹痛。总之,根据栓子的大小及阻塞的部位表现不尽相同,但晕厥可能是急性肺栓塞唯一或首发症状。

(2)肺栓塞应急预案

1)病人立即平卧,保持安静。尽量减轻病人的疼痛、焦虑和恐惧。

2)快速给氧,流量 4~6L/min,并注意保持气道通畅。

3)迅速止痛:吗啡 5~10mg 或哌替啶 50~100mg 控制胸部剧痛,必要时重复。

4)解除肺血栓(PE)及冠状动脉反射性递增痉挛:阿托品 0.5~1mg,必要时重复。

5)迅速建立静脉通道并及时抽送检验样本。

6)溶栓抗凝治疗:①肝素:首剂 50~70mg+ 生理盐水 20ml 静脉注射,以后 4 小时重复一次。②口服抗凝药物:华法林 10~15mg/d,连续 3~5 天,后改为 2~15mg/d,共 12 周。③溶栓:有溶栓指征的可用尿激酶、链激酶或 r-tPa。尿激酶 20 000IU/(kg·2h),外周静脉注射,溶栓时间窗在 14 天以内。

7)积极抗休克治疗,采取以下措施:①补充血容量。②维持血压:多巴胺或多巴酚丁胺静滴。③及时纠正水、电解质失衡。

8)防止心力衰竭:必要时应用强心剂和利尿剂:①毛花苷 C 0.4~0.8mg+5%GS500ml 缓慢静滴。②毒毛花苷 K 0.25mg 稀释后静脉注射。

(三)切口感染预防及护理

术后保证床单元干燥清洁,切口感染往往发生于术后 3~7 日内,病人自觉切口疼痛加剧,查体局部出现红、肿、压痛、并伴有体温升高,理化检查白细胞数量增多。

1.术前应协助医生做好病人全面检查,除理化检查外,还应排除糖尿病及其他重要脏器疾患,以防术后诱发感染,告知病人术后保证病人蛋白质的输入,防止低蛋白引起的切口不愈合。

2.术后密切观察切口敷料渗血情况,如敷料外渗应以无菌棉垫敷盖并及时通知医生换药,以保持敷料清洁干燥。

3.对于切口放置引流者,要保持引流的密闭状态,引流袋或负压引流球位置设置可靠,防止逆行感染,并观察引流液性质、量、并做好记录。

(四)肺部感染预防及护理

病人长期卧床,可使呼吸幅度减弱,气体交换量减少,尤其是老年病人,气道分泌物阻塞不能或无力排出,均可引起肺部炎症,应加以注意。

1.术前帮助病人练习深呼吸运动,禁止吸烟。

2.注意保暖,防止着凉,鼓励病人多做深呼吸,定时咳嗽、咳痰,协助排出支气管内分泌液。

3.对麻醉药物过敏者,恶心,呕吐时,头应偏向一侧,防止呕吐物误吸。

4.对于痰液黏稠,不易咳出者,可给予雾化吸入,以利痰液咳出。

5.鼓励病人床上运动,如扩胸运动。或利用牵引架上拉手抬起上身,以加强呼吸,促进血液循环。

6.利用呼吸训练器,每日间断练习累计时间 1 小时,期间如若有头晕或者腹胀等情况发生应暂停呼吸训练器使用,待症状缓解后可恢复使用。

(五)泌尿系感染预防及护理

牵引病人由于长期需要仰卧位,易引起排尿不完全、尿渣沉淀,及术后尿潴留出现,常可出现尿路感染症状。

1. 指导病人建立良好的床上排尿习惯。

2. 应鼓励病人利用牵引架上的拉手抬起上身,以促进血液循环,有利于排净膀胱中尿液。

3. 鼓励病人多饮水,以促进代谢,减少残余尿,每日饮水量应在 2 000~3 000ml。

4. 术后尿潴留是继发尿路感染的主要原因,凡术后 6~8 小时未排尿,膀胱区膨隆应考虑尿潴留存在,要积极鼓励安慰病人,增加自行排尿的信心,当诱导排尿无效时,应在严格的无菌技术操作下行导尿术。

(六) 髋关节脱位预防及护理

术后使用防脱位垫,将其放置大腿内侧,结合力学、人体工学设计,可将绑带系于双腿以防止防脱位垫移位。使用防脱位垫可起到固定的作用,同时穿矫正鞋,保持双下肢外展中立位,可有效防止双腿交叉、内收、外旋,预防髋关节脱位。病人出院后在恢复期可双腿夹防脱位垫翻身,以避免翻身时双腿内收而导致脱位(图 8-39)。

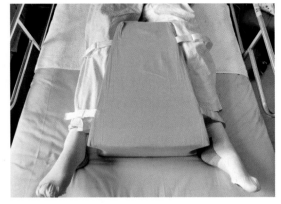

图 8-39　防脱位垫

(纪代红　崔　丽　张　岩　傅　姣)

第二节　其他骨坏死的护理

所谓骨坏死,是指人体骨骼活组织成分坏死。祖国医学把骨坏死称之为骨蚀症。人体很多部位,都会引起骨坏死,骨坏死的原因很多,而对于骨坏死,人体在任何部位都有可能发生,仅就缺血性坏死已经发现 40 余处。

一、非手术治疗的护理

其他骨坏死在临床常见有肱骨头缺血性坏死、腕骨缺血性坏死、膝关节缺血性坏死、踝关节缺血性坏死、距骨坏死及儿童骨坏死。这些疾病与创伤和长期反复发生同一动作有关,因此是个慢性积累的过程。同时也决定本组疾患具有两个特点:一是可以预防,二是具有复发的可能。所以在非手术治疗的护理中,健康教育显得尤为重要。要向病人介绍发病原因及预防措施,提高病人自我保护能力,对那些在日常生活、工作学习中确需长期反复做某种动作的人群,要教会他们学会自我调节,保护骨及关节,避免长期处于紧张、压迫或摩擦状态,以去除致伤因素。此外还要注意纠正不良姿势和某些不良习惯以减少复发的机会。通过健康教育,让病人掌握本组疾病的特点,虽不至于有生命危险,但不及时治疗,会给生活、工作、学习带来影响,严重者甚至会引起关节畸形,更大程度地影响肢体功能,降低病人的生存质量。只有病人理解了坚持治疗的重要意义,才能主动配合在严格指导下的治疗和康复。

(一) 固定制动

以避免骨或关节的进一步破坏,根据不同部位的骨坏死,采取相应的固定制定方法:

1. 肱骨头缺血性坏死采用患肢屈曲 90° 三角巾将患肢悬吊于胸前,避免患肢主动外展上举。

2. 腕部骨坏死用管型支具固定腕关节于背屈 25° 功能位 3 个月,要观察患手末端血液循环,防止支具过紧压迫引起血液循环障碍。固定期间指导病人做手指主动和被动伸屈练习,防止手指及指间关节僵硬。

3. 膝关节缺血性坏死,应限制膝关节活动,减少行走和负重,可采用长腿支具固定 4~6 周,做好支具固定后的护理,首先要做好病人的生活护理,满足病人卧床时基本生活需求,将患肢略抬高,以利静脉血液回流,观察支具固定后患肢有无苍白、发绀、疼痛、感觉减退及麻木等,如发现异常及时通知医生并妥善处理。

4. 踝部骨坏死则要重视休息,少站立,少行走,避免剧烈运动或负重劳动,穿符合足力学结构的特制鞋垫,使足底以点负重改变为全足底负重。

5. 儿童骨坏死早期治疗主要目的是防止股骨头塌陷和变形,采用的方法常用皮牵引,外展支具固定及外展支架的应用等。针对儿童病人和成人有许多不同之处的特点,他们年龄小不懂事,语言表达能力差,对治疗不合作,这就使得护理工作有着很强的专业特殊性。比如治疗中采用皮牵引,限制了患儿的自由活动,常使他们情绪受到影响,表现为哭闹,不配合。护理中要想方设法取得家长的共同配合,细心观察患儿的情绪变化,以亲切的语言与和蔼的态度取得病儿信任,同时不可迁就其不合理要求与做法。在卧床皮牵引期间,要通过玩具、绘画、讲故事等活动使患儿逐渐适应。

(二)用药观察与护理

主要采用口服中药,以活血化瘀。静脉输入扩血管药物,常用低分子右旋糖酐,曲克芦丁等,以改善局部的血液循环,促进骨内静脉回流。局部疼痛症状较明显者,可给予口服非甾体类消炎镇痛药物,缓解疼痛,减轻病人痛苦,同时适当活动患病关节,以防关节出现僵直。在药物治疗中,要注意向病人讲清药物的药理作用,服用方法,使病人增强战胜病痛的信心,坚持用药,并要注意观察用药后的反应。特别是静脉滴入扩血管药物后,可引起全身血管扩张,脑部血管扩张可引起头痛等不适,及时给病人做好解释,解除恐惧不安心理,主动将信息反馈给医生,及时调整用药浓度,剂量等。

(三)应用物理治疗缓解疼痛

常用局部中草药熏蒸,红外线和冲击波等,可以改善血运循环,促进损伤的修复,缓解疼痛。

1. 疼痛评估(同第八章第一节"手术后护理")

2. 疼痛护理措施　冲击波是由冲击波治疗仪发出的低能量或高能量的震波,非侵入性地治疗骨关节疾患。震波可以穿过体液和组织到达患处,当它进入人体后由于其所接触的介质不同,如脂肪、肌腱、韧带等软组织及骨骼组织等,在不同性质组织的界面处会产生不同的机械应力,表现为对细胞产生不同的拉应力及压应力。拉应力可以诱发组织间松解,促进微循环;压应力可促使细胞弹性变形,增加细胞摄氧,从而达到治疗目的。由于体外冲击波对人体组织的作用力较强,局部高强度的冲击波能对神经末梢组织产生超强刺激,特别是对痛觉神经感受器的高度刺激,使神经敏感性降低,神经传导功能受阻,从而缓解疼痛;体外冲击波作用还可改变伤害感受器对疼痛的接受频率,改变伤害感受器周围化学介质的组成,抑制疼痛信息的传递,从而缓解疼痛。而且冲击波治疗更为省时经济。

治疗后观察病人局部皮肤的完整性,看局部是否有充血,变色以及破溃,极少数病人出现皮下出血、瘀紫、点状出血,及时通知医生,遵医嘱对症治疗。

二、手术治疗的护理

(一)手术前护理

本组疾病的手术治疗涉及人体主要关节,采用的是带血管蒂的骨瓣移植的显微外科手术方法或人工关节置换术,要求程度高,是否能达到手术预期效果,手术前的准备和护理也是十分重要的。

1. 对病人进行全面评估,身体和心理两个方面,对身体耐受力较差者,指导手术前进高热量、高蛋白和高维生素饮食,必要时在医嘱下通过注射等途径提供。以提高组织修复和抗感染能力。根据病人不同的年龄、性别、文化和经历的心理差异,采用最佳的心理护理措施影响病人的心理活动,以适当方式将术前准备的目的,以及手术的必要性和安全性告诉病人,说明手术麻醉的大概过程和配合手术的注意事项,从而解决病人的恐惧心理,在精神放松的状态下接受手术,将会增加机体抵抗力,增强对手术耐受性,减少术后并发症的发生。

2. 协助医生及帮助病人完成各种术前检查,准确采集留取血、尿标本送检,及时收集病人的各种检查诊断资料,如 DR 片,CT 片及彩超等报告单,为实施手术提供准确依据。

3. 进行手术后的适应性锻炼,对术后需卧床的病人,要让其了解咳嗽、咳痰的重要性,教会咳嗽、咳痰的方法,术前要充分练习和掌握在床上卧位大小便,吸烟的病人要在术前戒烟,特别是准备实施显微外科手术的病人这一点尤为重要。

4. 做好皮肤的准备,降低手术后切口的感染率,术日晨将手术皮肤准备范围内及麻醉区的汗毛或毛发剃净,要注意避免皮肤损伤。

5. 术前日晚根据医嘱应用镇静剂,如口服阿普唑仑 0.4mg。减轻病人的焦虑紧张情绪,保证睡眠与休息,耐受手术。

6. 病人在术前 8~12 小时禁食,术前 4 小时开始禁饮,防止病人在麻醉手术过程中发生呕吐、误吸而引起吸入性肺炎,窒息等意外。

7. 送病人去手术室前嘱病人排空小便,将病历、输液器、X 线照片等随病人一起送往手术室。

(二)手术后护理

1. 病室环境　要安静舒适、空气流通、温湿度适中,更换干净的床单,被服,显微外科手术最好置单人房间,备好红外线烤灯,输液架等物品。

2. 搬运护理　病人回病房时,因麻醉作用尚未消失,肢体处于无自主状态,同时患肢常用石膏固定,要动作轻柔平稳地将病人搬动至病房,妥善安排好体位,保持各关节的功能位,石膏未干固前要用手掌平托石膏固定的肢体,不可用手指抓捏,防止石膏变形及时向护送病人回病房的手术室人员了解手术及麻醉方式,并依此选择合适的卧位。肩关节,腕关节的手术常采用臂丛神经阻滞麻醉,膝关节,踝关节手术通常采取连续硬膜外麻醉的方式,卧位是一般的平卧位即可。不必去枕,要观察病人的血压、脉搏、呼吸等生命体征,用支架、皮枕、沙袋等抬高患肢,以利于静脉血液回流,减轻肢体的肿胀,抬高的原则是将患肢抬至心脏水平以上,要远侧端高于此,近侧端略低。对石膏外固定的肢体的摆放,应有利于静脉血液回流,不引起石膏断裂或压迫局部软组织为原则。小儿股骨头坏死手术采取全麻方式,要特别按照全麻术后护理,在患儿全麻未清醒前应去枕平卧头偏向一侧,防止因呕吐引起误吸。特别是小儿病人年龄小不懂事,语言表达能力差,对疼痛耐受力差,不合作,全麻清醒可出现哭闹、烦燥、乱动等,要做好保护性护理,防止石膏牵引等外固定脱落,体位变换而致手术失败。

3. 疼痛护理　同第八章第一节相关内容。

4. 严密观察生命体征　术后当日及近期内定时监测血压、脉搏、体温、呼吸等。由于手术创伤的反应,术后病人的体温可略升高,变化幅度在 0.5~1.0℃,一般不超过 38℃,临床上称为外科手术热,属正常范围,于术后 1~2 天逐渐恢复正常,不需特殊处理。如术后体温持续升高不退或术后 3 天又出现发热,应引起重视,寻找发热原因,尤其应警惕手术切口,双肺及尿路有无感染或其他并发症。脉搏、呼吸虽然随体温的变化而变化,但出现脉数,呼吸急促,要观察血压的变化,特别是人工全膝关节置换术中,术后出血量较大,为 600~800ml,尤其是对术前已有贫血或年老体弱的病人影响将是严重的。要密切观察引流液的性质和量,术后 1~2 小时内出血量超过 400ml,要引起重视,及时通知医生,配合医生采取有效措施止血,监测生命体征变化,准确及时补血补液。

5. 严密观察切口引流　手术后应观察切口有无出血、渗血、渗液、敷料脱落及感染的征象,本书记载虽是无菌手术,但应注意,若切口有渗血、渗液应通知医生及时更换敷料,切口感染多在术后 3~7 天表现明显,如切口疼痛或呈与脉搏跳动一致搏动性疼痛,局部红肿、压痛,病人全身可表现发热,白细胞计数增高,需及时换药处置。骨科手术后一般在 10~14 天拆线,拆线过早可能会因为伤口愈合不牢固而发生伤口裂开,感染。术后还应注意保持引流通物,防止引流管堵塞,扭曲,折叠和脱落等并严密观察和记录引流物的性状,发现有异常情况应立即与医生取得联系,以便及时处理,人工肱骨头或人工全肩关节置换术后要放置负压引流管,要保持引流处于负压状态,于术后 24~48 小时拔除。

6. 严密观察患肢血液循环　这是骨科护理工作最基本、最重要的内容之一。术后患肢血液循环障碍多是由于以下几种原因造成:①绷带石膏包扎过紧;②患肢严重肿胀;③术中造成血管损伤(如血管吻合不佳、血栓形成、血管误伤等),患肢血液循环障碍,轻者造成局部压疮,重者可引起骨筋膜室综合征,导致肢体坏死,这是骨科最常见最严重的并发症之一。要熟练掌握肢体缺血的症状和体征的观察,预防患肢出现血液循环障碍,带血管蒂的骨(膜)瓣治疗月骨、腕舟骨缺血性坏死术后常采用腕关节功能位支具固定

8~12周,膝关节镜治疗膝关节缺血性坏死术后采用长腿支具固定6周,带血管蒂骨瓣转移血管束植入治疗中距骨缺血性坏死术后短腿石膏后托固定6~8周,术后要抬高患肢,绷带石膏包扎不可过紧,严格交接班加强观察,及早恢复患肢的功能锻炼,加强肌肉主动收缩运动,促进静脉回流,有利消肿。

肱骨头、腕骨、膝部及踝部缺血性坏死的手术治疗,近些年来采用显微外科治疗为主,为了保证移植骨的成活,要绝对禁止主动和被动吸烟,让病人知道烟中尼古丁等物质既容易损害血管内皮细胞,又是血小板吸附剂,易造成吻合口血管栓塞与痉挛。术后及时遵医嘱准确应用扩血管药,如罂粟碱30mg一日三次肌注,禁止应用止血药物,防止因凝血作用而形成血栓,影响移植骨的血液供应。

7. 正确指导功能锻炼 应将此项内容视为同手术一样重要,其目的是恢复局部肢体功能和全身康复,防止并发症,使手术达到预期效果。

一般术后锻炼可分为三个阶段:

第一阶段:在术后1~2周,这时期病人均有不同程的虚弱,术后疼痛对石膏等外固定的不习惯,常不愿或不敢做全身或患肢活动,护士要及时做好解释工作,使病人真正了解锻炼的目的意义,教授具体方法。尽早恢复活动,这一时期的锻炼主要以患肢肌肉舒缩活动为主,配以医护人员指导下的被动活动。

第二阶段:病人一般情况好转,手术部位疼痛已经缓解或消失,在初期锻炼的基础上及时增加运动量及运动时间,强度。并配合简单的器械或支架辅助锻炼。

第三阶段:病人全身和局部情况都恢复正常,在此期间要继续对症加强锻炼,并配合其他理疗方法使肢体功能尽快得到恢复。

根据上述功能锻炼的三个阶段,将其他骨坏死术后的功能锻炼分述一下:

(1)肱骨头缺血性坏死术后:治疗本病采用显微外科方法在国内尚少见,重点介绍一下人工肩关节置换术后的功能锻炼。第一期:在术后4~5天,开始锻炼,运动时采用健侧辅助主动运动的方法,注意避免引起疼痛和牵拉关节,例如:仰卧位练习上举运动,用健侧手协助,逐渐使患手超过头部,早期锻炼取仰卧位,病人有安全感,且仰卧位时肩关节肌肉松弛,有利于进行运动。在功能锻炼的第二阶段也就是术后14~16天,行站立位锻炼,双手持棍,在健手的帮助下做后伸锻炼,包括内旋动作,水平外旋练习,随着锻炼的不断加强,开始进行等长功能锻炼,并逐渐做三角肌和冈下肌的主动练习,在肌力增加后,再着重于牵拉练习和肌力增强练习,持续一年左右。

(2)腕骨骨坏死:腕骨骨坏死以月骨多见,手术治疗效果较好,主要采用显微外科治疗,术后石膏托固定腕关节于功能位6~8周,早期即在麻醉作用消失后开始练习手指伸屈活动,握拳等,同时作肩部运动,防止发生肩手综合征。去除外固定后,进入康复阶段,指导病人做腕肘关节的各方向活动及手部的捏握等动作,以恢复肌力及肌肉间的协调动作。

(3)膝关节缺血性坏死:主要讲述人工全膝关节置换术后的康复锻炼,第一期——早期活动期:时间约在术后六周以前,术后24小时即可用CPM给关节的活动度,运动的角度在伸10°~15°至屈70°~90°之间,起始的角度以病人能耐受为准每日进行12小时,在维持和增强肌力方面,可进行各种的等长训练。第二期——在中度保护下训练,术后6周,继续维持关节活动度的训练每日进行一定时间的CPM锻炼,配以物理方法,用温热的方法使关节滑液的黏度降低,缓解肌肉的痉挛,同时还可减轻关节的僵硬感,并可促进下肢的血液循环,在术后8周以前,还要进行以屈髋为主的直腿抬高式的训练,并在足部加上2kg左右的重量。第三期——积极的康复和活动期,在术后12周,病人可弃拐独立行走,主要依靠下肢的多活动,维持关节的活动度。

(4)踝关节缺血性坏死术后:用短腿石膏托固定6~8周,期间被动活动跖趾关节和趾间关节,做膝关节的主动和被动伸屈练习,促进下肢血液循环,待去除外固定后,练习踝关节背伸和跖屈,再逐步练习扶拐行走,注意避免患肢负重。

(5)距骨坏死:指导病人进行正确的功能锻炼,用短腿石膏托固定6~8周,期间被动活动跖趾关节和趾间关节,做膝关节的主动和被动深屈练习,促进下肢血液循环,待去除外固定后,练习踝关节背伸和跖屈,再逐步练习扶拐行走,注意避免患肢负重。

(6)儿童股骨头骨骺坏死术后:因该手术通常采用的术式是带血管蒂的骨(膜)瓣移植术,为了保证移植骨成活,术后常规行皮牵引固定患肢,穿矫正鞋,保持外展中立或内旋位,早期指导患儿做踝关节背伸跖屈活动,家长要给予协助,同时要练习做股四头肌静力等长收缩锻炼,这一期应以肌肉锻炼为主,待术后4~6周后,根据股骨头坏死程度及手术方式的差异,时间可不同进行髋膝关节主动和被动锻炼,CPM功能锻炼,直腿抬高练习,下蹲练习等,以促进关节功能的早期恢复。

(纪代红　崔　丽　张　岩　傅　姣)

第三节　有菌性股骨头缺血性坏死的护理

造成骨科感染的细菌多是金黄色葡萄球菌、链球菌、大肠杆菌、绿脓杆菌、结核杆菌。当骨质发生感染时,可形成化脓性骨髓炎,脓液进入骨的哈弗斯管(Haversian canal)和穿通管压迫营养骨的细小动脉引起股骨头血供障碍。

一、非手术治疗的护理

(一)发热护理

急性骨髓炎、慢性骨髓炎、化脓性关节炎等都可引起高热、畏寒,体温可高达 39~40℃,甚至更高,而髋关节结核、脊柱结核等也有午后低热,所以要密切注意体温变化,每4小时测体温1次,必要时可随时测量,记录,有高热时要及时降温,严密观察意识状态,同时应密切观察脉搏,呼吸,面色变化,防止发生中枢神经系统功能紊乱,有异常及时报告医生处理,高热39℃以上应及时予以物理降温,包括冰袋冷敷,温水或酒精擦浴,必要时可遵医嘱应用降温药物,降温过程中应协助病人多饮水或果汁,防止体温骤降大量出汗引起虚脱,降温过程出汗较多,应勤擦洗,勤更换衣裤及被单使病人清洁、舒适,同时应注意保暖,防止着凉,并向病人解释发热的原因,减轻病人的紧张情绪,必要时可通过静脉补充能量、液体,纠正酸中毒并补充大量维生素 C。

(二)疼痛护理

同无菌性股骨头坏死疼痛护理。

(三)饮食护理

慢性骨髓炎、骨与关节结核由于长期反复发作,病人常出现慢性消耗性损伤,合并贫血和低蛋白血症,降低了抵抗力,因此,在饮食上要加强营养,多食高蛋白,高维生素,高热量易消化的食物,同时应根据病人情况给予流食、半流食或普食,在食物的制作上要改变食物的色、香、味,以利于刺激病人的食欲,增加病人的饮食量,还可少量多餐,尽量多地使病人摄入营养食物,提高机体抵抗力和免疫力,对于高热的病人,宜给予清淡的流食,对于肝功能和消化不良的病人,可减少脂肪摄入量,以减轻胃肠及肝脏的负担。

(四)心理护理

慢性骨髓炎、骨与关节结核的病人由于病程长且反复发作,给病人的心理上、经济上、身体上造成了很大的负担,病人生活自理能力下降或丧失,生活质量下降,病人往往情绪低落,自卑感加重,甚至悲观厌世,因此应主动同病人交谈,在生活上关心体贴病人,及时解决病人的痛苦,尽量满足其合理需要,掌握其心理动态,有目的地实行心理护理,使病人保持健康稳定的心理状态,增强战胜疾病的信心,积极配合治疗和护理。

(五)体位护理

将患肢通过皮牵引或上石膏来进行有效的制动并将关节固定于功能位,可防止肌肉痉挛而引起患肢疼痛,也可防止感染扩散。应注意保持皮牵引有效,牵引重量不能随意加减,特别注意髋关节结核的病人牵引重量不宜太大,小儿一般0.5~1.0kg,成人2~2.5kg,注意保护牵引带边缘及石膏边缘皮肤,防止压疮发生,但制动时间太久,又可引起肌肉萎缩、关节僵硬,因此,要指导病人进行正确的肌肉锻炼及关节康复活动,同时应被动活动,按摩下肢各关节以防止关节粘连强直。

(六) 隔离护理

特殊细菌感染如绿脓杆菌、伤寒、梅毒等引起的骨坏死,除做好常规一般护理外,重点应做好消毒隔离的护理,病人应住单人隔离房间,换药及护理所用物品都应专人专用并且做到"五定",医护人员出入应穿隔离衣,戴手套,有伤者禁止入内,病人所用敷料应进行焚烧,所用弯盘及镊子应先进行特殊消毒后再回收处理。

(七) 特殊护理

椎体结核病变者,应卧硬板床制动,保持头、颈胸在一条直线上,更换卧位时应轴式翻身,以免使脊柱扭曲,加重损伤,有截瘫者做好基础护理,防止压疮、泌尿系感染,肺部感染等并发症。

(八) 用药观察与护理

急性骨髓炎、慢性骨髓炎及化脓性关节炎都需要全身大剂量应用抗生素,以有效地控制感染,在应用抗生素前应先做细菌培养及药物敏感试验,为选择有效抗生素提供依据。

根据医嘱及时准确合理地应用抗生素,抗生素应现用现配,两种以上抗生素联合应用时应注意配伍禁忌,合理搭配。用药过程中应观察有无过敏反应及毒性反应,并观察有无双重感染发生,如果用药后病人体温下降,疼痛减轻,食欲增加,体重上升,说明用药有效,反之,则应及时与医生联系,及时更换敏感药物。

骨与关节结核的病人需要长期联合应用抗结核药物。异烟肼、链霉素为首选药物,利福平、乙胺丁醇为目前抗结核最有效药物,这些药物治疗骨与关节结核一般需要1年以上,而髋、脊柱等大关节有时要在2年以上,应在用药期间密切观察用药后的毒性反应,协助医生定期检查肝功能,以防止发生肝功能损害,观察有无耳堵塞感、耳鸣、听力减退等听神经损害症状,有无多发性神经炎的症状,如有上述症状出现,应立即通知医生,采取有效措施。

(九) 预防病理性骨折

由于骨坏死累及骨质本身已受到破坏,轻微的外力即可引起骨折,因此,患肢可采取皮牵引或石膏托局部制动,尽量减少肢体的搬动,在进行护理操作时,动作应尽量轻柔,如果必须搬动患肢,应尽力给予协助,将患肢做好支撑与支托,动作平稳,协调一致,尽量减少刺激,避免患处产生应力。

二、手术治疗的护理

(一) 手术前护理

1. 有感染的术前应应用抗生素,控制感染,以免引起术中炎症扩散,术前护士应根据医嘱及时、准确、足量地应用抗生素,并严格无菌操作,防止静脉炎的发生。

2. 骨与关节结核的病人,术前应用抗结核药物2~4周,并通过临床检验,确定结核处于非活动期方可手术,避免术后病变复发或扩散。

3. 凡有贫血者,应将血红蛋白提高到10g以上,营养不良者,应积极补充营养,给予高蛋白、高热量饮食,必要时静脉给予白蛋白或氨基酸制剂或少量多次输血,以增强病人的免疫力和对手术的耐受力。

4. 椎体结核病人术前应了解是否有截瘫,截瘫平面所在,四肢感觉及运动功能,二便情况,以便术后比较。

5. 对于术后需较长时卧床的病人,术前应训练病人床上大小便,平卧位进食,深呼吸方法等,以免术后病人因不习惯而影响排便及进食。

6. 术前皮肤准备,以减少术后感染的因素。术日晨剃除术区的毛发,并清洗干净,备皮过程应仔细认真,严禁划伤皮肤,特别是手术区域皮肤,备皮范围应以术区为中心,上下各超过一个关节。手术部位有伤口,溃疡窦道时,应用汽油将脓痂或胶布痕迹擦干净,备皮且再更换敷料,较大手术如髋关节手术、椎体手术常规备血400~600ml。

7. 术前禁食 8~12 小时,禁水 4 小时,以防因麻醉或手术过程中所致的呕吐而引起窒息或吸入性肺炎,术前日晚病人因紧张、恐惧可影响睡眠,可适当口服镇静剂以保证病人得到良好休息。

8. 术日晨应测量体温、脉搏、血压、呼吸,若血压升高,体温升高,女性月经来潮均应及时与医生联系,以决定是否延期手术。排空大小便,去掉所有饰物及义齿并妥善保管。遵医嘱应用术前镇静药,减轻病人紧张和恐惧心理增强麻醉效果,提高麻醉安全性,带齐术中所需 X 线片及 CT 片等。

9. 手术对一个人来说毕竟是件非同小可的事,心中必定充满了恐惧和疑虑,护士应做好心理指导,讲解手术的必要性和手术的大致过程,并介绍同类手术后的病人与之交谈,使其解除顾虑,稳定情绪,以良好的心态配合手术。

(二)手术后护理

1. 骨髓炎与化脓性关节炎术后护理

(1)继续观察生命体征变化。术后 2~3 天内会出现低热,温度一般不超过 38℃,无特殊不适感,是手术后的吸收热所致,一般无需特殊处理,若体温较高,波动较大,应警惕感染灶的存在或肺部感染,泌尿系感染等,应报告医生做全面认真的检查。

(2)继续全身应用大剂量抗生素,应保证及时准确应用并注意静脉输液速度及保证药物浓度观察用药后的反应。

(3)卧床休息,患肢确切有效地制动,维持肢体于功能位,防止关节畸形和病理骨折,有利于病灶修复,为防止肌肉萎缩,关节僵硬畸形应重视功能锻炼,固定的肢体应做肌肉的等长收缩锻炼,每日数次,以感觉肌肉略有酸痛为度。未固定的肢体应做主动活动。患肢继续行皮牵引保持有效,特别是对化脓性髋关节炎进行正确牵引是治疗的一个重要手段。

(4)化脓性关节炎为防止关节内粘连,尽可能保留关节功能,在对病变局部进行治疗后即可将肢体置于功能锻炼器上,作 24 小时持续关节被动活动,急性炎症消退后,可鼓励病人作主动活动。

(5)术后行药物灌洗,冲洗,负压引流者,应密切观察引流物的性质、量及颜色,并及时记录,严格交接班,保持出入量的平衡,保证引流管通畅,防止逆行感染,及时更换冲洗液,及时倾倒引流液,严格无菌操作,每日更换引流袋并保持负压状态,引流袋位置应低于患肢 50cm,合理调节灌注的滴数,随着冲洗引流液的变淡逐渐减量。直至引流液变得澄清,引流液经 3 次细菌培养无细菌生长后可停止冲洗。而负压吸引继续 2 日,无异常即可拔管。

2. 骨与关节结核术后护理

(1)了解麻醉方式及式式,术中生命体征、出血及输血输液情况。

(2)由 3~4 人分别托起头颈、躯干、下肢,单独一人托起患肢,保持病人身体轴线平直不扭曲,特别是对于脊柱手术病人尤为重要,将病人平行移至床上,去枕平卧 6 小时,有恶心者将头偏向一侧,以防止呕吐物引起窒息。

(3)观测生命体征,定时测量体温、脉搏、呼吸、血压,若血压偏低,脉搏细数,应适当加快输液速度,必要时可输血,胸椎结核病人术后应特别注意呼吸情况,若发现呼吸困难、胸闷应立即通知医生,必要时协助医生做胸腔闭式引流。

(4)脊柱手术的病人,要观察是否有截瘫或原有的截瘫平瘫平面是否有改变,术后四肢的感觉运动及二便功能情况并与术前相比较,术后卧硬板床,平卧 6 小时以压迫止血,6 小时后轴式翻身,严防脊柱扭曲造成新的损伤。

(5)有切口引流的病人,术后应妥善固定好引流管,观察记录引流量、颜色、性质,若引流液颜色异常或 24 小时引流量超过 500ml,应立即报告医生处理,若引流量少于正常应检查引流管是否通畅。

(6)术后继续给予抗结核药物,并给予广谱抗生素预防感染,注意观察抗结核药物的毒性反应及警惕二重感染。

(7)指导病人进行正确的功能锻炼,术后非固定的肢体,应进行主动练习,合并截瘫的病人应被动活动,按摩肌肉及各关节,以防止肌肉萎缩,关节粘连,僵硬,但术后 1~2 天内或有发热时,病人体力较弱,不宜锻炼,以免加重病人心脏负担,发生意外,活动量应因人而宜,使病人不感到疲劳为宜,应循序渐进,持之以恒不可操之过急,正确的功能锻炼,有助于各关节功能的恢复,提高病人的生活质量。

(8)合并截瘫的病人,应做好基础护理和生活护理,预防压疮、勤翻身、勤按摩、勤换洗、深呼吸,叩胸拍背,咳嗽,多做上肢运动,以增强心肺的适应力,预防肺内感染,多饮水预防泌尿系感染和泌尿系结石。

(9)其他护理同非手术治疗护理。

3.健康教育

(1)向病人讲解各类有菌性骨坏死的病因、病理,应积极治疗原发病。

(2)向病人及家属讲解结核性骨坏死、骨放线病、骨包虫病、松毛虫性骨关节病等重在预防。

(3)讲解长期输入抗生素对于骨髓炎和化脓性关节炎病人的必要性。长期口服抗结核药物对于结核性骨与关节疾病的重要性,并讲解抗生素及抗结核药物的用药剂量、用法、副作用及保管方法,特别是抗结核药物的用法及毒性反应更应讲清,否则易引起病人恐慌。例如:利福平必须是早餐前30分钟空腹口服,因为食物可影响本药的吸收,而服药后尿、唾液、汗液等排泄物可显桔红色,对肝肾功能也有影响,应定期复查肝、肾功,用药中出现耳鸣、听力异常应立即停药。

(4)特殊细菌如绿脓杆菌、伤寒、梅毒等引起的骨坏死重点在于做好消毒隔离。

(5)讲解功能锻炼的重要性并教授功能锻炼的正确方法。

(6)指导病人加强饮食营养,积极锻炼身体。提高自身抵抗力,防止疾病复发,如出现不适症状,应及时就诊。

(7)在功能锻炼的同时要保护好患肢,防止病理性骨折,定期门诊复查。

(纪代红　张　岩　崔　丽　傅　姣)

参考文献

[1]丁淑贞,丁全峰.骨科临床护理.北京:中国协和医科大学出版社,2016.

[2]李乐之,路潜.外科护理学.北京:人民卫生出版社,2017.

[3]李小寒.尚少梅.基础护理学.北京:人民卫生出版社,2017.

[4]任蔚虹,王惠琴.临床骨科护理学.北京:中国医药科技出版社,2016.

[5]纪代红,赵巧玉.股骨头缺血坏死手术及康复护理.北京:科学出版社,2017.

[6]胥少汀.实用骨科学.第4版.北京:人民军医出版社,2019.

[7]阿肖克.拉杰枸巴.膝关节外科学.沈阳:辽宁科学技术出版社,2017.

[8]李平华,孟祥俊.保守方法治疗股骨头缺血坏死症.北京:中医古籍出版社,2017.

[9]赵德伟,傅维民.带旋股外侧血管蒂大转子骨瓣转移重建股骨头的临床随访研究.中华显微外科杂志[J],2015,38(3):218-221.

[10]赵德伟,程亮亮.国内股骨头坏死保留髋关节手术治疗的十年回顾.中华骨科杂志,2017,37(3):183-192.

[11]程亮亮,赵德伟.3D打印多孔钽金属髋臼加强块在成人DDH髋关节重建术中的应用.中华骨科杂志,2018,38(11):650-657.

[12]况丽,叶明.协同护理对人工全髋关节置换术患者自我护理及情绪的影响研究.现代中西医结合杂志,2018,27(6):672-684.

[13]沈晓玲.康复护理对股骨颈骨折患者全髋关节置换后功能恢复的影响.实用临床医药杂志,2018,22(2):82-85.

[14]黄锡琴,杨映霞.综合护理干预用于老年全髋关节置换术患者的效果分析.现代中西医结合杂志,2018,27(4):439-442.

[15]马娜,包倪荣.全髋、膝关节置换患者早期活动现状及实施障碍的研究进展.中国实用护理杂志,2018,34(32):2557-2561.

[16]钟文,黄慧芬,孙巧玉.穴位按摩护理改善胸腰椎骨折术后腹胀、便秘的疗效观察.中国医药导报,2017,14(17):174-177.

[17]余亚萍,黄文红.中脘穴艾盐包热熨预防静脉镇痛泵所致胃肠道不良反应的疗效观察.护理与康复,2018,17(3):80-81.

［18］ 邱雪,吴荷玉.3D 打印技术用于创伤骨科手术的护理配合.护理学杂志,2015,30(20):52-53.

［19］ 王娟,范磊.康复训练对骨科术后深静脉血栓的预防作用.检验医学与临床,2016,13(17):2432-2436.

［20］ 李春会,李惠玲.中老年髋膝关节置换术后患者下肢深静脉血栓的综合干预策略研究［J］.中国护理管理,2017,17(11):1458-1463.

［21］ 冯银珍,黄素珍.全髋关节置换术的手术室护理策略及效果.广东医学,2017,38(增刊):186-188.

［22］ 鲁素玲.护理干预在人工髋关节置换术后预防置换关节脱位中的应用.中国临床研究,2015,7(26):129-130.

［23］ 郑瑞真,黄珊娜.冰敷在大龄发育性髋关节脱位患儿术后切口肿胀及疼痛中的应用［J］.全科护理,2016,14(34):3606-3607.

［24］ 范明枝,孙颖.红外线烤灯照射对头部供皮区烧伤患者创面愈合的疗效观察.解放军护理杂志,2018,35(11):64-66.

［25］ 汪晖,方汉萍.梯度压力弹力袜预防下肢深静脉血栓的研究进展.中国护理管理,2017,11(11):1458-1462.

［26］ 李亮,王春霞.基于护理结局髋关节置换患者评价体系的构建.中华现代护理杂志,2018,24(13):1512-1516.

［27］ 王颖,吴倩.Autar 量表应用对于骨科大手术患者深静脉血栓形成的预防效果.中国实用护理杂志,2017,33(6):433-435.

［28］ 张丽天,孙秋霞.下肢关节康复器在创伤性浮膝术后功能锻炼中的疗效分析.创伤外科杂志,2015,11(7):75.

［29］ Nam-Kuk.Son Young.Uk.Ryu Hye-Won.Jeong Young-Hwan.Comparison of 2 Different Exercise Approaches:Tai Chi Versus Otago,in Community-Dwelling Older Women.Journal of Geriatric Physical Therapy,2016,39(2):51-57.

［30］ 刘恒,纪代红.奥塔戈运动锻炼项目在预防老年人跌倒中的应用现状.中华现代护理杂志,2018,24(27):3341-3345.

［31］ 胡迪,王璇.老年全髋关节置换术后下肢功能锻炼的康复效果.中国中医骨伤科杂志,2018,26(6):74-76.

［32］ Shubert TE,Smith ML,Ory MG.Busby-Whitehead,J.Translation of the otago exercise program for adoption and implementation in the United States.Front Public Health,2014,2:152.

［33］ Liu J,Li YM,Cao JG,et al.Effects of knee position on blood loss following total kneearthroplasty:a randomized,controlled study.J Orthop Surg Res,2015,17(10):69.

［34］ 刘丹,陈嘉.医用弹力袜联合充气压力泵预防老年重症下肢深静脉血栓效果的 Meta 分析.中国老年学杂志,2016,36(16):4035-4037.

［35］ 陈琴心,陈惠瑶.间歇压力抗栓泵预防 ICU 患者下肢深静脉血栓的效果.医疗装备,2017,30(6):78.

［36］ 王纪云,王应琼.平衡功能训练在单侧髋关节置换术后下肢运动功能重建中的应用.护理实践与研究,2017,14(4):40-43.

9 第九章

骨坏死的康复学

第一节 概 论

康复医学是整个医学领域里的一个重要组成部分,从发展历史上看它是一门新生的学科。现代康复医学直到第二次世界大战之后才逐步发展起来。被誉为现代康复医学之父的 Hoarda.Rusk 首先在美国纽约大学建立康复医学中心,从此康复医学步入正轨,在医学领域内迅速发展,与预防医学、临床医学和保健医学一起,被认为是现代医学体系的四大支柱。

康复医学在骨科学中的地位随着骨科学的发展而日益受到重视。骨科康复学(orthopaedic rehabilitation)就是综合地应用各种医学措施,包括物理治疗、运动治疗及医学工程的手段,以减少骨科病人的肢体功能障碍,使其尽快更好地恢复躯体运动功能,重返社会,是一门研究在骨科病人身上进行综合性康复治疗的科学。骨科康复学既是康复医学的一个分科,也是骨科学的一个分支。在最新的文献中认为骨科康复学是研究及治疗骨科领域的外伤、疾病导致的功能障碍的康复医学分支。骨科康复临床工作的主要内容包括:①骨科疾病非手术治疗病人的康复治疗;②骨科疾病手术治疗病人的围术期康复治疗。现代骨科康复学由功能训练、假肢和矫形器辅助、手术治疗三个部分组成,这三个部分围绕着康复目标进行,三者紧密相关,密不可分。广义的骨科康复非手术治疗除了功能训练、假肢和矫形器辅助外,还包括物理因子治疗、心理治疗、康复咨询(与职业康复有关)、药物治疗、康复护理等。随着《"健康中国 2030" 规划纲要》的发布,在此战略提出之际,康复医学迎来高速发展时机,骨科康复也必将在我国蓬勃发展。

骨坏死康复是骨科康复的一部分,自骨坏死有文献报道以来,骨坏死的治疗由普通的骨外科治疗发展到显微外科治疗,治疗的目的是通过改善骨坏死区域的血液循环,促进骨修复,恢复坏死骨原有的解剖和组织结构。骨坏死的康复治疗应遵循预防为主,功能锻炼,整体康复,重返社会的原则,强调早期诊断,功能评定,制定合理的康复方案,防止或阻止坏死骨残障,重点放在疾病的功能障碍改善上,训练病人利用潜在、残余的能力用各种辅助装置以达到最有利的状态,通过康复医学的介入实现使病人的生活质量在原有基础上得到进一步提高的目的。康复医学的早期介入,可增加治疗效果,缩短治疗时间,减少后遗症的发生,节约治疗费用,改善病人的功能障碍,使病人重返社会。

第二节　股骨头缺血性坏死的康复

股骨头缺血性坏死是指由于多种原因引起的股骨头血运障碍,造成股骨头缺血,骨的营养供应中断,骨细胞死亡而引起系列病理生理改变。

股骨头缺血性坏死一般都是缓慢起病,常表现为发病缓慢的髋关节疼痛,活动时加剧,休息或夜间减轻,关节活动逐渐受限,行走困难。目前 CT、MRI 可在早期获得正确诊断。股骨头缺血性坏死病因较多,明确诊断后要及时消除病因,积极给予干预治疗,促进局部血液循环,减缓坏死速度,尽量地恢复功能。

一、康复评定

(一) 术前评定

1. 观察步态,确定步态类型,是否有跛行,是否需要助行器。

2. 观察姿势是否异常。

3. 检查脊柱活动性记录腰椎曲度的变化。

4. 检查双髋活动范围,记录影响活动的因素,如疼痛或僵硬,其他关节情况。

5. 测定肌力,注意患肌萎缩情况。

6. 鉴别疼痛,是在休息时发生,还是在负重时出现,疼痛评分。

7. 注意是否有下肢不等长,在仰卧位,骨盆保持水平,两足稍分开时测量。

(二) 术后评定

1. 术后 1~7 天

(1)测定肌力:粗略测定患肢肌力,观察等长收缩肌力。

(2)神经检查:检查患肢感觉。

(3)检查术区有无肿胀。

(4)检查心肺功能。

(5)评价疼痛。

(6)检查双下肢血运情况。

2. 术后 2~4 周

(1)评定使用助行器时的步态。

(2)评定转移等活动功能。

(3)再评定下肢肌力。

(4)评定患髋在允许的方向的活动范围(仅限髓芯减压及人工关节置换等术式)。

3. 术后 5~12 周

(1)评定肌力。

(2)评定患髋主动、被动活动范围。

(3)评定使用助行器时的步态。

(4)下肢长度测量。

(5)评价 ADL。

二、康复治疗

（一）非手术治疗康复

1. 推拿

（1）坐位自行推拿：病人坐在床沿上或高凳上，两足离地，两腿前后摆动，活动膝关节，带动髋关节，同时两手叉腰下、拇指向前、其余四指在后，四指用力按揉环跳穴。

（2）站立位推拿：能自行站立的病人，取站立姿势，两腿八字形分开，两手叉腰，用四指按揉环跳穴的同时，病人做躯体侧弯运动和前俯后仰运动（图9-1、图9-2）活动髋关节，促进髋关节局部的血液循环，减轻疼痛等症状。

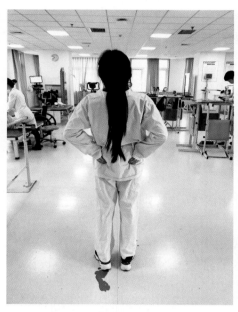 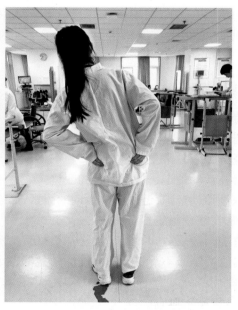

图9-1　四指按揉环跳穴　　　　　　图9-2　四指按揉环跳穴、躯体侧弯

（3）推拿治疗：病人在床上取俯卧位，操作者站立于床的一侧，先用手掌根部按揉腰部及臀部，大腿上部肌肉群（图9-3），放松局部肌肉，再用推揉法，自腰至腿由上而下推揉，手法用力要均匀，着重治疗臀部，再用拇指按压环跳穴（图9-4），用力要适中，不能用力过猛，以免引起疼痛，最后病人仰卧，两手握住床头，用双手握住病人足踝，适当用力向后牵拉（图9-5），用力由小到大，拉伸下肢，活动髋关节，每次综合治疗20分钟，每日一次，20天为一疗程。

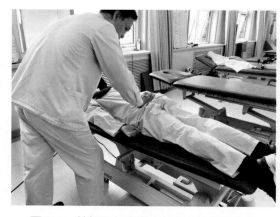 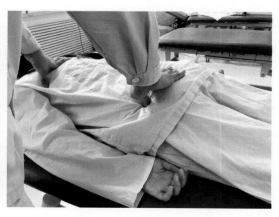

图9-3　按揉臀部肌肉（左侧为例，以下同）　　　　图9-4　拇指顶压环跳穴

2. 针灸 中医学认为,针灸作用于人体的经络系统,使之运行至血而营润周身,调和阴阳,扶正祛邪,疏通经络。临床及实验研究资料表明,针灸除具有功能调理作用,促进免疫作用及镇痛作用外,当针灸与致病因子同时作用于机体时,针灸还具有一定的预防作用。针灸的作用是同时发生,互相关联,针灸的临床疗效是这些作用的综合结果。

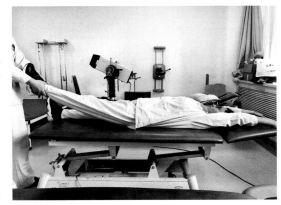

图9-5 牵拉活动髋关节

(1)取穴:承扶,会阳,殷门,环跳,足三里,腰俞命门,委中等穴。

(2)操作:将所刺的穴位完全暴露,常规皮肤消毒后用毫针直刺承扶,会阳,殷门,足三里,各2~3寸,直刺委中,命门1.5寸,直刺环跳4寸,每5分钟行针1次,留针20分钟常规方法取针,压迫止血,每日1次,10次为一个疗程。

可用艾灸治疗,病人俯卧,暴露臀部,用生姜片作为艾灸介质,将艾柱放在姜片上点燃施灸,姜片上可钻通小孔,可用1~3片分别放在腰俞、命门及环跳穴上,同时施灸,也可单独施灸,每次施灸2~3柱,时间大约30分钟,每日1次,10次为一个疗程。

3. 物理因子

(1)超短波疗法:早期的骨坏死做超短波治疗,不仅有助于镇痛,消肿,缓解肌痉挛,而且能促进坏死的修复和再生过程。一般采用伤部对置法或节段反射区的对置法或并置法。早期给予无热量,愈合过程中用微热量,每次15分钟,每日1次,10次为1个疗程。有石膏固定时仍可应用。

(2)短波电疗法:在短波的作用下,中枢神经系统的抑制过程加强,神经系统的营养功能得到调整,同时持久的再生修复能力加强,运用于兴奋过程占优势的病人,通常用伤肢局部电缆法,温热量每次20分钟,每日1次,10次为一疗程。

(3)蜡疗法:用于患肢局部,蜡饼法,40~42℃,每次30分钟,每日1次,10天为1个疗程。在热作用下,引起充血反应,使新生血管增多,从而改善组织营养,提高代谢过程,消除病理性分解产物,加速骨痂生长,以利于骨质的修复和愈合。

(4)磁疗法:近年来许多研究证明,磁场对骨组织的修补性再生有良好影响,低频率的磁场可促进骨再生区代谢过程加强,表现在纤维细胞和成骨细胞出现早,在早期就发生骨形成,故适合骨坏死早期。

1)旋磁法:骨坏死局部,磁头直径12mm的磁柱2~4块,N极和S极交替排列。静态表现磁场强度为300mT,转速每分钟2000~3000转,每次15分钟,每日1次,10次为1个疗程。

2)交变电磁场法:40~60mT,每次20分钟,每日1次,10次为1个疗程。

3)贴敷法:病灶局部表面贴敷,根据部位选用直径约1cm的磁片2~4块,用异名极对置或并置,表面磁场强度为100~200mT,每隔3~5天检查后继续敷贴。

4. 运动疗法 本病早期一般站立行走疼痛,晚期可出现站立行走困难,甚至不能行走,故一般不能做跑步、弹跳等下肢负荷过重的运动。平时可在坐位下适当地活动下肢带动髋关节活动,促进股骨头及周围组织的血液循环,减缓病情的进展,减轻局部症状。针对髋关节活动度受限,髋周围肌肉力量减退及步行功能受限,可进行关节松动术、关节活动度、肌力训练以及步态训练等;运动疗法要适度,要根据病人的具体身体情况选择适当的活动项目,不能盲目地进行,不能勉强坚持。

股骨头缺血性坏死尚无特效药物选择,各种非药物治疗方法,能在一定程度上缓解病情,有效减缓坏死速度,减轻临床症状,但疗程较长,疗效较慢,在治疗过程中,若治疗效果欠佳,并见有多种并发症产生时,可及早地考虑手术治疗,以保持关节功能。

(二)手术治疗

1. 股骨头置换术康复

(1)术前训练:加强双下肢各关节活动及肌力锻炼,患侧应在无负重的情况下训练,重点加强髋关节各方向的主动活动,患髋各肌群及股四头肌的肌力锻炼,练习踝关节,足趾的主动活动,训练用拐杖或助行器,进行患侧不负重触地式步行,为术后康复作准备,肥胖者应减肥。

(2)术前心理康复:外科手术作为重大的心理和躯体应激源,引起一系列心理生理反应,病人常有恐惧、焦虑等不良心理影响其睡眠、饮食及内分泌系统的功能,从而降低机体免疫功能和对手术的耐受性,应详细介绍手术的意义、作用,消除病人的恐惧、担心等心理负担,为术后顺利进行康复计划奠定基础。

(3)术后康复

1)术后第3天:此期疼痛较重,渗血、出血在这一时期较多,应抬高患肢。做卧床保健操,踝关节和趾关节主动运动及股四头肌静力性收缩,每日1~2次。膝关节被动屈伸活动。

2)术后第2周:此期锻炼为运动开始期,目的在于改善血液循环,尤其是促进静脉回流,带走局部代谢产物,促进侧支循环建立,减少粘连,增进肌肉力量,该期以主动练习为主,该期增加髋关节和膝关节主动屈伸运动,股四头肌阻抗练习,上肢支撑能力练习。

3)术后第3周:逐步增大髋关节和膝关节主动屈伸的运动幅度,开始做髋关节主动内收、外展运动,髋关节和膝关节屈伸肌群的抗阻练习,起坐练习和坐姿练习等,可以坐在床沿使双小腿下垂。

4)术后第4周:增加髋内收、外展肌群的抗阻练习,斜板站立练习。要避免患侧髋关节伸直或过伸(髋关节各组肌群的主动与抗阻练习:斜板站立练习和坐位与站位转换练习;增加髋关节屈伸的关节活动范围牵伸:扶杆双足站立做踝主动的屈伸、内翻、外翻运动及下蹲起立;增加扶杆站立作双下肢交替踏步运动,平行杆内步行和用双腋杖作四点步行)。

5)术后第5周:开始做双下肢同时负重的扶杆站立练习,扶双腋杖站立练习,增加髋膝关节活动度的牵引。

6)术后第6周:练习双腋杖步行,进行健腿支撑3点式步行,患肢不负重,之后逐步改为单腋杖步行,手杖步行练习。逐步提高下肢负重能力,耐力和行动能力及日常生活能力训练,包括变速走,跨越障碍,上、下楼梯,上厕所,洗浴等训练。

在术后功能锻炼的同时,为促进局部肿胀的吸收,预防感染,防止肌肉萎缩,加快肢体功能恢复,根据具体情况有选择地应用不同理疗方法。

2. 股骨头缺血坏死的显微外科手术的康复　近十几年来,显微外科的飞速发展,采用显微外科技术对股骨头缺血性坏死的修复与再造,取得了非凡的成就。手术方式不同,其康复程序也有不同的变化,但其宗旨仍是最大限度地恢复功能,使其重返社会。

显微外科股骨头坏死的带血管蒂骨(膜)瓣移植修复不同于前述术式,康复程序亦有不同,虽然康复评定同股骨头缺血性坏死治疗的康复总的评定原则相同,但移植骨瓣成活需要一定时间,故康复时间亦有不同。

(1)术前康复(同股骨头置换术康复)

1)心理康复:详细向病人介绍手术的意义,愈后,消除病人的恐惧、担心等心理负担,为术后顺利进行康复计划奠定基础。

2)术前训练:加强双下肢各关节主动活动及肌力锻炼,患侧应在无负重的情况下训练,重点加强髋关节各方向的主动活动,患髋各肌群及股四头肌的肌力锻炼,练习踝关节、足趾的主动活动,训练使用拐杖或助行器或不负重患肢触地步行,保证术后康复效果。

3)术前皮牵引:术前患肢行皮牵引两周,有效的皮牵引可使髋关节周围组织松弛,减少术中创伤出血,并能减少重建股骨头的压力,有利于术后髋关节的功能恢复。牵引重量一般在5~8kg,牵引锤离地面20~40cm,牵引锤应与肢体长轴在一条线上,不能随意改变或取掉重量,要随时检查牵引重量,体位是否标准,牵引带松紧是否适宜。膝关节外侧腓骨小头下方有腓总神经通过,位置表浅,牵引带卡压过紧,会导致神经损伤引起垂足畸形。同时要训练病人床上平卧大小便,减少术后的不习惯带来的痛苦。

(2)术后康复:股骨头坏死的显微外科术后康复的关键是防止移植物滑脱,使其与股骨头牢固愈合。

根据术式决定皮牵引时间及术后康复介入时间。

1)髓芯减压加骨髓干细胞移植修复术

①早期(第1~7天):术后24小时平卧位,术后皮牵引制动1周,患肢外展中立位,避免髋关节内、外旋。根据病人舒适程度及患肢需要选择性垫软枕,促进静脉回流。麻醉作用消失后,根据病人耐受情况进行床上功能锻炼,指导病人做股四头肌等长收缩伴患膝下压、踝泵屈伸运动;臀大肌等长收缩(图9-6~图9-8)。最大限度屈伸患肢小关节,带动小腿肌肉运动;并同时增加上肢肌力练习,以预防压疮、改善髋关节活动度、防止出现关节僵硬和肌肉萎缩。术后第1天可将床头抬高30°,增加舒适感。

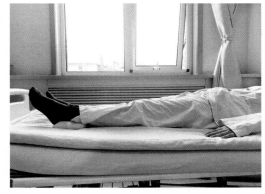

图 9-6　股四头肌等长收缩伴患膝下压（左侧为患侧,以下同）

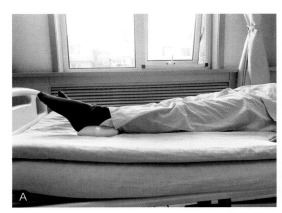

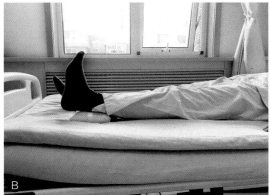

图 9-7　踝泵屈伸运动

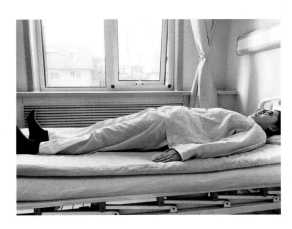

图 9-8　臀大肌等长收缩

②中期(第2~4周):第2周开始可进行髋关节CPM功能练习(图9-9),从伸膝0°,屈曲20°~30°开始,以后每天增加5°~10°,训练2~4次/d,30~60min/次。1周内达到90°以上的活动度。在早期肌肉力量训练的基础上,逐渐增加练习的时间和频率。加强床上患膝、髋关节的主、被动运动(主动为主、被动为辅),在护理人员辅助下进行仰卧位屈膝、屈髋主动运动,角度逐渐增大,以不引起异常疼痛为宜(屈髋<90°),避免髋关节内收内旋,200~300次/d。在能够完成上述动作后,自感无疼痛和疲劳感后,可将运动强度加大,进行O'donoghue介绍的直腿抬高(同样主动为主,被动为辅),抬高30°保持3秒逐渐增加到10秒(图9-10);健侧卧位直腿外展,俯卧位患肢直腿后伸,以感觉微微疲劳为度(图9-11、图9-12)。此阶段,病人可向健侧翻身,双侧治疗病人可交替双侧翻身,每次时间不超过10分钟。

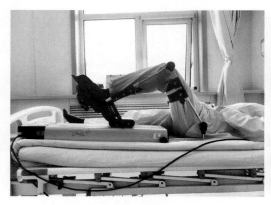

图 9-9　髋关节 CPM 训练

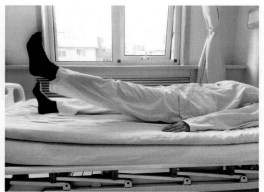

图 9-10　直腿抬高训练

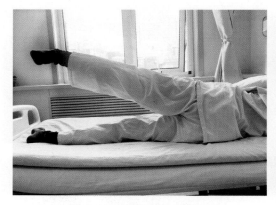

图 9-11　健侧卧位,髋外展

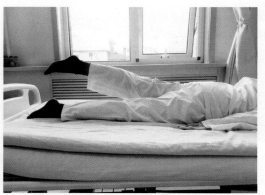

图 9-12　俯卧位,髋后伸

　　卧位到坐位运动,双手支撑坐起(<90°),屈健腿伸患腿,利用双手和健腿的支撑力将患腿自然垂于床边,每天 2~3 次。病人在床上坐起,没有头晕的症状后,再在床边坐下,双手把持床沿,先后将健侧和患侧肢体下垂,逐渐下床。无头晕、心慌等症状后再开始在床边扶双拐患肢无负重站立或助行器站立 10 秒,每天 5~10 次。站立训练无不适时,可进行下蹲训练,下床前先做膝关节伸屈活动 10~20 分钟,下床时,健肢先着地,站立时尽量以全足掌着地,患肢不承重,双手扶床栏,坐下蹲站立交替动作,每次 10~20 次,每日 2~3 次(图 9-13)。不负重下床扶腋拐行走(即三点步态),患肢不负重,病人双手撑住拐杖,健腿先迈,患腿跟进,身体稍向前倾,拐杖随后前移。其有利于功能恢复,防止肌肉萎缩、骨质疏松,避免股骨头塌陷。

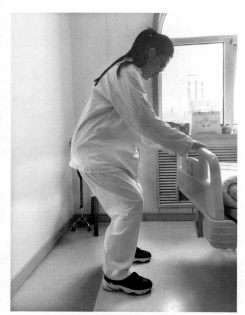

图 9-13　下蹲站立交替训练

　　③后期(术后 4 周以后):4 周后支具保护下部分负重功能锻炼。在无痛状态下,患肢负重从身体重量的 20% 开始逐渐增加至 100%,每天增加 5kg。行走准备训练,病人若能站立保持 20 分钟以上可嘱病人进行立位下髋关节伸展练习,通过调节板凳高度训练屈髋、屈膝、外展、内旋动作;术后 5 周在中期恢复的基础上开始行走训练,以保证移植后干细胞的有效分化,促进血管再生。从三点步态逐渐过渡到四点步态、两点步

态。行走时要在有人保护下训练,行走时不要太匆忙,双拐勿太靠后以免重心不稳,两下肢步幅尽可能一致,每次 20~40 分钟,每天 2~3 次,逐渐增加次数。单侧移植者可逐渐下地扶双拐活动,双侧移植病人严格卧床 3 个月,3~6 个月持单拐步行,直至 9 个月复查时须持手杖协助步行,复查后经医生同意方可弃拐负重步行。上下楼梯训练,健侧先上,患侧先下,扶好楼梯扶手。训练中在着重练习患肢功能的同时,应配合练习健肢及上肢和全身的主动运动,坚持握拳伸指,肘关节屈伸,股四头肌舒缩,膝关节的屈伸,踝关节的背伸跖屈,足趾活动,高抬腿,扩胸深呼吸等活动。锻炼逐项完成,6~10 次 /min 为宜,要控制好速度,以促进全身新陈代谢,防止失用性萎缩。

2)头颈开窗各种带血管蒂骨(膜)瓣移植修复

①早期(术后第 1~4 周):术后皮牵引 30~40 天。患肢取轻度屈曲外展位(20°~30°),为防止患肢过度外旋造成髋关节脱位,由于切口破坏了髋关节前侧关节囊和韧带结构,需穿矫正鞋 3 周,直至关节周围软组织初步愈合,严禁屈髋内收。这种体位可减轻疼痛,并且有利于血管蒂松弛。术后第 2 天开始可取半坐位,并进行患侧踝关节的主动屈伸及抗阻活动,发挥踝泵效应。第 3 天开始股四头肌、臀大肌的等长肌力训练,以上肌力训练同髓芯减压加骨髓干细胞移植修复术治疗。术后 4 天,伤口疼痛一般不明显,可行上肢肌力锻炼,拉骨科床头吊环,可将上半身拉离床面 10cm 左右,持续 1 分钟后放下,停留片刻后重复。术后 14 天开始做 CPM 功能锻炼,2 次 / 天,每次 30~60 分钟。

②中期(术后第 3~8 周):开始加强患侧下肢各关节在不负重情况的主动活动及肌力锻炼,做滑板运动,练习患肢屈髋屈膝、髋外展功能(图 9-14~ 图 9-16)。4 周后撤掉皮牵引,同时进行日常功能训练(ADL),学习使用拐杖或助行器,进行健侧支撑三点式步行,患肢不负重。

③晚期(术后 2 个月以后):病人可坐起,做内旋、外旋活动,3 个月内不得向患侧卧;术后 3 个月如果 X 线片显示植骨块与股骨头之间有新生骨形成,患肢才可以开始轻微负重行走。每 3 个月摄 X 线片 1 次,半年内患肢不完全负重走路,直至植骨块完全融合,股骨头内骨腔充填完好后才能够弃拐患肢完全负重行走,一般在术后 6 个月以上。以后每 6 个月拍摄 X 线片 1 次,3 年后每年拍摄 X 线片 1 次。

3)股骨头颈开窗各种带血管蒂的骨膜瓣转移联合多孔钽金属棒植入修复术:带血管蒂骨瓣移植联合钽棒植入术在功能锻炼和康复特点上与单纯带血管蒂骨瓣移植治疗股骨头坏死相似。然而单纯带血管蒂骨瓣移植术术后早期需要严格卧床制动,否则股骨头会有再塌陷的可能,卧床时间相对较长。金属钽棒的出现很好地解决了这一问题,植入钽棒起到了良好的生物力学效能,术后塌陷区腾起,股骨头外形恢复。而且钽金属棒与骨相匹配的弹性模量减轻了骨周围在生理状态下的潜在异常应力的可能性,因而该术式较单纯带血管蒂骨瓣转移术可保证更加安全的早期功能锻炼。

①早期(术后 3 天内):术后 24 小时平卧位,术后 6 小时开始股四头肌、臀大肌静力性收缩、踝泵活动,同髓芯减压加骨髓干细胞移植修复术后训练。术后第 3 天开始,借助 CPM 机进行髋、膝关节被动锻炼,起始角度伸膝 0°,屈曲 20°~30° 开始,或病人所能耐受的最小角度,逐日增加角度,每次锻炼 30~60 分钟,至术后 1 周左右,髋关节活动范围 0°~85°,可停用 CPM,以主动运动为主。

②中期(术后 3 天 ~3 周):根据患肢肿胀消退、疼痛减轻情况可加大运动量。在护理人员辅助下进行仰卧位屈膝、屈髋主动运动,角度逐渐增大,以不引起异常疼痛为宜(屈髋 <90°),避免髋关节内收内旋,200~300 次 /d。逐渐过渡到直腿抬高练习,使患肢直腿外展,患肢抬起后维持 5~10 秒,然后复原,重复 10~20 下,4~6 次 /d。手术 8 天后,指导病人进行坐位练习,辅助病人将患肢移下床边,放下后端坐,双手后撑,髋关节屈曲 <80°,4~8 次 /d,每次 15~30 分钟。

③晚期(术后 3 周以后):根据手术切口及周围组织愈合情况,加强患肢外展、外旋和内收功能锻炼。术后 3 周扶双拐不负重下行走即三点式(如前),术后 6 个月可部分负重行走。此期间病人详细记录髋关节疼痛程度、疼痛性质及疼痛时间,定期复查;继续进行康复锻炼。若 X 线检查显示股骨头骨密度均匀、骨小梁恢复后即可弃拐行走。

4)带旋股外侧血管横支大转子骨瓣联合髂骨(膜)瓣转移股骨头部分、全头再造:术后皮牵引 2 个月,患肢固定在早期 3~4 周尤为重要,这时期骨或软骨的活动很容易损伤供应移植松质骨的小血管,不利于再造股骨头的成活,术后一周内继续加强健侧下肢各关节主动活动及肌力锻炼,康复强调整体性,患肢功能

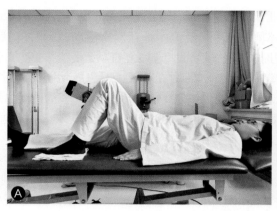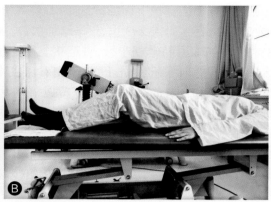

图 9-14 滑板运动

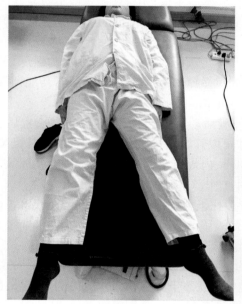

图 9-15 髋外展

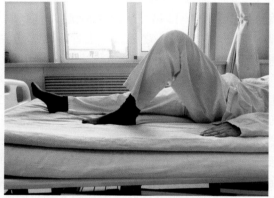

图 9-16 屈髋屈膝

锻炼同前。肌肉收缩能促进局部血液循环,肌肉收缩产生的生物电有助于钙离子沉积于骨骼,有利于新骨生成。关节的功能锻炼能牵伸关节囊及韧带,促进关节内滑液的分泌与循环,从而预防关节内粘连,术后2个月撤掉皮牵引,进行 CPM 功能锻炼。

5)带旋股外侧动脉横支大转子骨与筋膜瓣转移髋关节成形术:术后皮牵引 45 天,体位要屈髋 40°,为保证髋关节功能最大限度恢复,早期功能锻炼十分重要,因术中切断部分股直肌,待 3 周肌肉愈合后做股直肌训练。术后 45 天开始做 CPM 功能锻炼。

一般术后三个月股骨头植骨块与股骨头骨质的新骨形成,骨腔已填充完好,此时应进一步加强肌力,关节活动度训练(ROM)及日常功能训练(ADL),患肢可下地负重行走。定期随访。

3. 髋关节置换术的康复 人工髋关节置换术自 1962 年开展以来,为长期因髋关节慢性骨关节病、骨坏死等疾病而影响工作生活的病人,提供了一个积极有效的治疗方法。髋关节置换术是一种重建髋关节功能且疗效十分显著的骨科手术,但如果术后卧床时间较长,未能及早地进行康复治疗,易导致下肢静脉血栓形成,骨质脱钙,肌肉萎缩和关节挛缩等并发症。及早地进行康复治疗,能促进血液及淋巴液的循环,减少深静脉血栓形成。肌肉的等长收缩有助于钙离子沉积于骨骼防止脱钙。应用理疗有助于组织修复,减少肿胀,瘢痕及粘连,关节的主被动活动能有效地防止肌肉萎缩及关节僵硬,增加肌力及关节活动范围,这些对改善病人的步行能力及日常活动能力至关重要。

髋关节置换术后的康复训练不仅只注重于肌力,关节活动范围,还应与转移平衡,站立及行走等功能活动结合起来,才能最终达到手术的目的,对恢复和改善病人的生活质量有较大帮助。

（1）术前治疗

1）训练一:心理康复详细介绍手术的意义,作用,消除病人的恐惧、担心等心理负担,为术后顺利进行康复护理计划奠定基础。

2）训练二:为了预防术后髋脱位,告诉病人有关全髋置换术后的注意事项。首先向病人及其家属讲明训练的目的及注意事项,特别是禁忌动作。如不能同时内收、内旋患髋、患髋屈曲不能超过90°等,使病人克服恐惧心理,自觉配合训练,告之病人在出院后前几周应注意保护新髋。全髋置换术后的注意事项:①在3个月内应注意休息,特别是在出院后头几周;②在愈合过程中,应小心护理新髋,直至完全愈合;③必须避免屈髋超过90°,内收髋超过中立位,不能在髋部扭转身体。为了获得满意的愈合,可能使有些活动受到限制,病人应该:①避免向前过度屈髋,坐位时患肢膝部应低于髋部;不能前倾系鞋带,不能以交替步上、下阶梯。②坐位或卧位时,不能使两腿交叉,侧卧位时必须向患侧卧位。③当转身时,病人要用一系列小的步幅达到转身目的,而不能直接扭转双足或身体。

3）训练三:指导病人进行患肢练习活动,使病人熟悉术后要进行的练习方法。

4）训练四:指导病人使用步行架或拐杖,使病人熟悉助行器。

术前有效的皮牵引,可使髋关节组织松弛,减少术中创伤出血,术前患肢一般需行皮牵引两周,牵引重量一般在5~8kg。牵引锤离地面20~40cm。牵引绳应与肢体长轴在一条线上,不能随意改变或取掉重量。

（2）术后康复方案

1）术后第一阶段（第1~14天）:①术后良肢位摆放:平卧床上,两大腿之间放置三角枕,膝关节及足尖向上处外展中立位,手术入路会对体位有不同影响,后外侧入路手术后应避免屈曲超过90°,过度旋转和内收;前后侧入路应避免外旋,避免髋关节屈曲大于90°。②关节活动度训练:术后4天在床上被动活动髋关节,治疗师或家属辅助患肢做直腿抬高动作,离床保持5~10秒,然后放下休息10秒,再重复,每小时10次,循序渐进,屈髋不超过90°。训练过程中患侧下肢要充分放松,以不感觉明显疼痛为宜,避免髋关节内收和旋转。术后4~7天内使用CPM进行关节功能被动活动训练。③肌力训练:术后1~2天进行5个基本的仰卧位治疗开始,包括踝泵、股四头肌及臀肌等长收缩、无痛范围内足跟滑动至屈髋45°（外侧路切口的屈髋度数为45°~60°,后入路切口的小于30°）、头侧床板摇起使髋关节屈曲、髋关节内旋至中立位,以及非手术关节下肢和双上肢活动和抗阻训练,等长收缩练习应保持每次5~10秒,每组20次,每日5~10组。手术1周可进行髋关节外展肌群、屈肌群、伸肌群主动收缩和抗阻训练。治疗训练可以逐步过渡到坐位膝关节伸直及坐位髋关节屈曲,同时注意髋部禁忌动作。④转移能力的训练:一般术后3~7天即可开始训练。从卧位到坐位训练:将床头抬高30°,病人处于半卧位,鼓励病人用双手坐起。对行单侧全髋成形术的病人,指导其从手术侧离床,同时避免髋部禁忌动作。这有助于维持患侧髋关节外展位,同时避免患肢内收或内旋。对同时行双侧全髋关节成形术的病人,可从任意侧离床,但应避免双腿交叉或沿床边转动时内旋下肢。站立训练:当病人逐步适应床边坐起状态无任何不适后,可进行起立训练,坐位时健侧膝、足在后,患侧膝足在前,双手借助扶手或助行器,利用健侧下肢和双手的力量站起,保持在起立时躯体重心转移过程中,患侧屈髋不能超过90°,防止关节脱位。患肢不负重站立及行走练习:当病人适应了从坐位向站住的转移训练且无任何不适应,在床边（或平行杠内）练习健腿支撑站立平衡,保持健腿能单独支撑站立5~10分钟,此时,患腿不负重着地,可进行髋关节后伸、外展及膝关节屈曲训练。进行站立练习时病人身旁应有人陪护。此阶段可进行无负重下扶拐或助行器行走（具体操作参照前节介绍）。⑤日常生活活动能力的训练:鼓励病人自行穿裤、行走。穿裤时病人坐在床上或椅子上用带钩的长鞋拔或拐杖,先穿患腿,后穿健腿;避免病人坐矮椅或交叉腿坐;洗澡入浴盆或上下车时嘱病人患侧髋关节尽可能在伸展状态下做屈膝的屈曲动作。

注意事项：

a. 术后 6 个月内禁止患侧髋关节内收、内旋超过中线的动作，伸髋外旋。

b. 3 个月内平卧时，三角枕头置于两大腿之间，保持两腿分开。

c. 术后 3 个月内防止髋关节屈曲超过 90°。

d. 避免手术侧卧位。

e. 这一阶段应告知病人 1 次坐位时间不得超过 1 小时。

f. 骨水泥型髋关节成形术后，病人适应性良好，2 天即可在治疗师或骨科医师辅助下进行助行器训练。生物型假体需 3 个月逐渐达到完全负重训练。

g. 避免将垫枕置于膝下，防止髋关节屈曲性挛缩，避免将患肢架于健腿上。

2）术后第二阶段（第 2~8 周）：早期负重、肌力强化及柔韧性训练。此阶段，继续进行肌力训练，可令病人在大部分负重站立下，主动屈髋练习，屈髋角度要小于 90°，站立位下髋关节后伸、外展（可利用平行杠、助行器等辅助进行）、屈膝训练；提踵练习，有助于提高腓肠肌肌力，便于足趾离地（图 9-17~ 图 9-20）。当仰卧位可耐受无痛足跟滑动训练，即可开始屈髋肌的强化训练，此动作晚于坐位屈髋练习，此时不强调仰卧位直抬腿训练。此阶段一旦病人能够自行上下脚踏车，可将短柄脚踏车练习纳入到治疗方案中（图 9-21）。①负重训练：当具有一定程度的肌力和平衡能力时，负重训练可凭借平衡杠、助行器，从部分负重开始，采取阶梯负重：患肢 2 周内负重 10%；3 周达 25%，即足尖着地；4 周达 50%，即足前部踏地；5 周后可微蹲；8 周达 75%，足跟离地；12 周达 100%，全足着地。当达到单腿完全负重无不适感时，可进行双侧动态站立训练及单腿静态站立训练，也可通过闭链运动促进膝髋关节的牵引力，达到加强肌力及恢复功能的目的。先从静蹲开始，每次做到力竭，3~5 次/组，2 组/天，3~5 天/周，逐渐过渡到蹲起训练，双下肢施加承重力逐渐趋于相同，腿部练习控制在 0°~60° 以内（图 9-22）。②步行及上下楼梯训练：开始时病人应在平行杠内进行，进行前后缓慢的交替迈步训练。待患腿前后摆动符合步行周期即患侧和健侧各步行一步，然后逐渐增加步数和幅度，同时加强伸髋练习，注意纠正步行姿态。这一阶段，当步速及步长均增加时，髋关节关节面间的接触力可达体重的 7 倍。若病人可在无辅助下离床行走，便可进行前向上台阶训练，当病人能够无痛越过台阶，并保证一定对线性及控制力，台阶的高度可从 10cm、15cm 到 20cm 逐步提高，直至可上下楼梯，上楼梯时先将健肢迈上台阶，再将患侧肢体迈上台阶，下楼梯时先将患肢迈下台阶，最后将健肢迈下台阶（图 9-23）。这样可以减少患髋的弯曲和负重。③柔韧性练习：做腘绳肌、股四头肌、跖屈肌牵张练习。

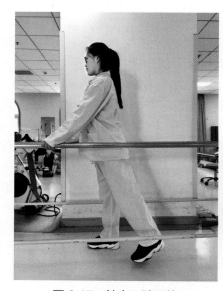
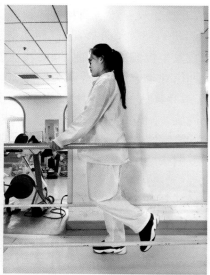

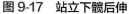

图 9-17 站立下髋后伸　　　图 9-18 站立下屈膝

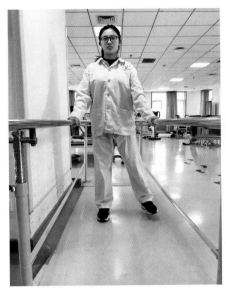

图 9-19　站立下髋外展

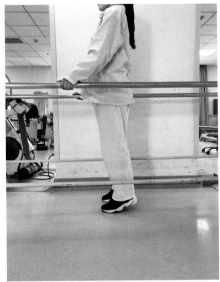

图 9-20　提踵

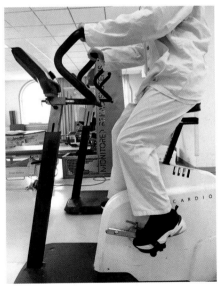

图 9-21　功率自行车（短柄下）

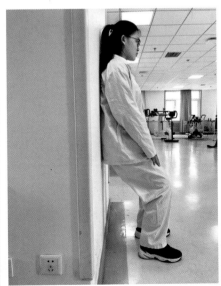

图 9-22　静蹲训练

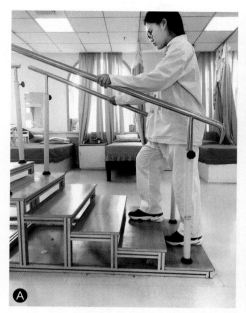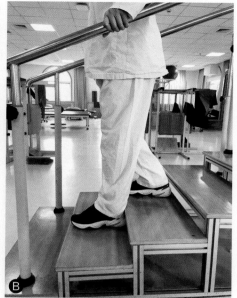

图 9-23　阶梯训练(10cm)

A.上楼梯;B.下楼梯

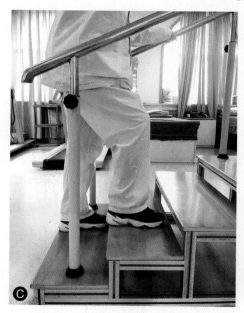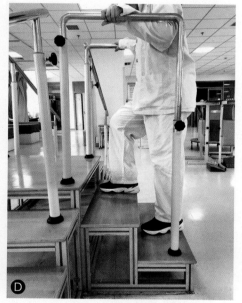

图 9-23　阶梯训练(15cm)　　　　　　　　图 9-23　阶梯训练(20cm)

注意事项:

a.若同时行截骨术,应减轻负重至 20%~30%。

b.避免髋关节屈曲大于 90°,髋关节内收内旋超过中线,伸髋外旋。

c.避免 1 次坐位时间过长,不得超过 1 小时。

d.避免疼痛下进行治疗性训练。

e.避免交替上下楼梯,直至上下台阶练习均已顺利完成。

3)术后第三阶段(第 8~14 周):后期强化训练及功能恢复。此阶段,坐位及仰卧位髋关节屈曲角度大于 90°,开始无痛范围内的直腿抬高练习。可加入弹力带进一步加强髋外展肌及外旋肌肌力。侧卧位直腿抬高练习,可针对臀中肌进行肌力训练。进行活动平板练习,静态功率自行车,可用于增加髋屈曲角度,增强下肢肌力及心肺功能。闭链性腿部练习,逐渐增加到 90°,并逐渐过渡到蹲位,若对线良好,可在手中增加哑铃负重。向前练习台阶可继续进行,并逐步增加到 20cm 高,在手握哑铃增加负重情况下,能顺利完成台阶练习,可进行交替性台阶练习及负载练习。利用弹力带进行对侧髋关节的后伸及外展运动,可进一步加强静态肌力及平衡,逐渐过渡到闭眼单腿站立练习和 / 或多向不稳定平面平衡训练。此阶段,根据病人耐受情况也可游泳(建议仰泳或自由泳)、水下跑台训练及其他有氧训练(图 9-24、图 9-25)。鼓励病人进行自行穿裤、穿袜、行走等日常功能训练。由于该动作要求充分外旋同时屈曲,往往是最后的训练目标。

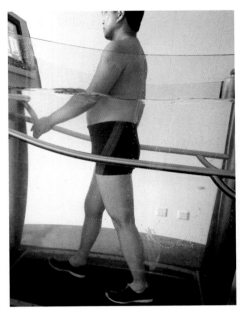
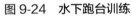
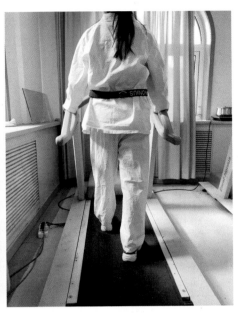

图 9-24　水下跑台训练　　　　　图 9-25　跑台训练(有氧训练)

4)术后第四阶段(14 周以后):①针对肌力测定和关节活动范围测量结果进行训练,特别注意训练臀大肌和臀中肌,增强耐力训练,使患髋关节活动范围至少增加到 80%,增强患肢肌力,使其接近健侧肌力,增加耐力。②定期复查 X 线后,确定是否让病人完全负重;逐渐过渡到用手杖步行(一般至少要维持 3 个月持手杖步行)。③逐渐加强功能性活动练习,如步行,娱乐等恢复以往功能,重返家庭社会。以上各种练习,住院病人可每日进行 2 次,门诊病人可每周 2~3 次。

病人手术后 1 个月、3 个月、6 个月来院复查,以后每隔半年复查一次,由专职医生负责复查工作,复查内容主要包括:功能评分,X 线摄片和骨密度测定。

第三节　儿童股骨头缺血性坏死的康复

儿童股骨头缺血性坏死是一种可自愈性疾病,康复治疗原则是让髋关节休息,避免股骨头负重,减少畸形发生,以待病变的恢复。

一、康复评定

(一)疼痛分析与评估

在人类至今还没有一种简单可靠的办法,不需被试者报告而客观地记录痛的性质及程度。人们认为,也许痛报告最接近痛的主观体验,因此应当作为最重要的痛指标。对临床疼痛的心理物理测量,可以采用言语评价量表,视觉类比量表,数字量表,药物定量,疼痛行为剂量分析等。

(二)残疾的分析和评估

1. 关节活动范围分析和评估　髋关节因股骨头坏死而伸展障碍,使身体重心在髋关节前方通过,所以坐位时髋关节经常需要屈曲的力量,引起髋伸肌的疲劳,脊柱前弯也增强。

2. 肌力的分析与评估　髋关节受累时,臀肌的肌力很重要,患侧单脚站立时,臀中肌肌力低下造成健侧骨盆下沉和躯干向患侧屈。臀大肌的肌力低下,站立时使髋关节保持在过伸位。

3. 日常生活活动能力评定　包括淋浴,穿衣,使用厕所,转移,大小便控制,进食,行走等。

4. 步态分析与评估　确定步态类型是否有跛行,是否需要助行器。

(术后评定见第二节股骨头缺血生坏死的康复)

二、康复治疗

(一)非手术治疗的康复

1. 心理康复　身体伤残需要康复治疗的患儿,仅仅对身体上的治疗是不够的,必须兼顾身心两方面,某些时候,精神、心理和社会问题,对患儿更加重要,伤残患儿在病后其心理变化很大,患儿心理情绪不稳,自卑感很强,恐惧,依赖性强,难以独立生活、学习。儿童正处于性格形成的最初阶段,他们的心理成长受到先天遗传,环境影响和经验的制约。患病过程中,患儿父母及医护人员等对他们起着关键作用。因此,对患儿的心理康复应从就诊之初就开始,积极了解患儿的心理状态,建立良好的医患关系,使患儿产生良好的就医心态,充分发挥患儿的主观能动性,使患儿积极配合治疗,同时医护人员应尊重患儿,对待患儿应宽容,耐心,让患儿尽可能充分表达内心感受,去除心理性防御,增强信心,积极参与到治疗中来,承担治疗中应尽的责任,提高康复效果,早日返回家庭和社会。

2. 不负重支架　用固定支架固定患肢于外展、内旋位,支架有一垂直负重铁条,站立时体重直接转向骨盆可避免患肢承重及股骨头受压。此架优点在于既可维持患肢外展,内旋,保护股骨头,又可以离床行走活动,有利于患儿的日常生活。国外早期应用的髋关节不负重支架(坐骨负重支架),患儿脚不固定,肢体有外旋倾向,股骨头可导致半脱位,故有人加以改良。此改良支架加上矫正鞋使患足处于内旋位,从而克服了上述缺点。近年来又有学者介绍双下肢外展支架,该架具有上述支架优点而且材质轻,患儿佩戴支具坐轮椅活动或扶双腕拐步行,达到康复治疗的目的。

3. 限制负重,适当休息　可减轻关节囊内压,有助于滑液对软骨滋养及病变的修复。避免跑跳、负重行走,剧烈活动。

4. 牵引疗法　借助牵引力量,可缓解肌肉痉挛,将股骨头受压力降低到最小程度,有助于股骨头的塑形。下肢牵引后,髋痛和肌肉痉挛消失,进一步促进关节活动(双下肢外展45°和轻度内旋位牵引)。

5. 患儿全面康复　在牵引、石膏或支架应用阶段,应加强康复护理,防止并发症以顺利达到康复目标,同时考虑患儿的教育、文娱等方面的问题,使患儿身心得到全面的康复。

6. 推拿、针灸、按摩、中医中药治疗同成人股骨头缺血性坏死章节,治疗量酌减。

7. 物理治疗　同成人股骨头缺血性坏死章节,但治疗量、治疗时间酌减。

Perthes 病治疗的"包容"概念最初由 Perker-Brooke 提出,后由 Harrison、Pelrie、Bitenc、Sather 及其他作者进一步阐明,当今已替代了过去的不负重的治疗方法。包容治疗的目的是使股骨头容纳在髋臼内保持一定的深度,使得股骨头上的压力平均分布,并使它接受髋臼的模造活动。股骨头的生物性塑形在良好的髋臼包容下进行,则股骨头可获得最佳的恢复,这就是包容下负重治疗。

Perthes 病属自限性疾病(self-limited disease),在骨修复过程中,最初形成的新骨是交织骨,具可塑性。此外,作用在股骨头上的剪应力加上骨吸收,可导致软骨下区的原始交织骨发生软骨下骨折,软骨下骨折逐渐发生骨吸收,由血管性纤维组织代替,再被原始交织骨沉着,这被 Salter 称为"生物性塑形"。所以它不是柔软而是股骨头逐步塑成正常骨或根据承受的应力而改变形状。如果股骨头的生物性塑形在良好的髋臼包容下进行,则股骨头将可获最佳的恢复,这就是"包容"下负重治疗的依据。治疗的关键是股骨头在髋臼内的包容。

　　临床常用的包容标准是:①股骨头对准髋臼;②髋臼覆盖整个骨骺,骺板外侧处于髋臼缘或髋臼缘之内。根据作者的经验,当髋关节外展40°~45°,内旋10°~15°时股骨头得到了最佳覆盖。这能尽量使关节接触面均匀,压力平衡,避免承重力集中于某一处而分散在整个关节面上,有利于股骨头的"生物性塑形"。只要股骨头包容在髋臼内,有足够时间和塑形能力,可使髋臼和变形的股骨头相谐或称为非球形调谐。

　　(1)爬行锻炼法:小儿爬行时利用肢体支撑身体的重量,同时手臂和双腿协调活动,爬行时,股骨头骨骺在髋臼内均匀地转动,可促使股骨头和髋臼的发育。在良好的包容下,可使股骨头骨骺获得最佳的恢复。股骨头在臼内均匀地转动,范围由点到面,可促进股骨头的发育

　　(2)戴外展支具:将股骨头置于髋臼内,维持头的球形,髋关节可自由活动。有助于股骨头的"生物性塑形"。

　　(3)双下肢外展(40°~45°)内旋石膏固定,患儿借助拐杖行走,以获得"包容"。一般需持续1~1.5年。

(二) 手术治疗康复

　　对非手术治疗无效或Caterall分期Ⅲ~Ⅳ期的Perthes病儿,可采用转子间旋转截骨术或带血管蒂的骨(膜)瓣转移术。

　　术前、术后康复评定见成人股骨头缺血性坏死章节。

　　1. 转子间旋转截骨术的康复

　　(1)术后第3天开始做卧位保健操,踝关节和趾关节主动运动及股四头肌静力性收缩。

　　(2)术后第2周增加髋关节和膝关节主动屈伸运动,股四头肌抗阻练习,上肢支撑能力练习。

　　(3)术后第3周逐步增大髋关节和膝关节主动屈伸的运动幅度,开始做髋关节主动内收、外展运动,髋关节和膝关节屈伸肌群的抗阻练习,起坐练习和坐姿练习等。

　　(4)第4周增加髋内收,外展肌群的抗阻练习,斜板站立练习。

　　(5)第5周开始做双下肢同时负重的扶杆站立练习,扶双腋杖练习,增加髋膝关节活动度的牵引。

　　(6)第6周练习双腋杖步行,之后逐步改为单腋杖步行,手杖步行练习。

　　2. 显微外科方法Perthes病股骨头修复术的术后康复

　　(1)陈振光采用带旋股内侧血管深支为蒂的股骨大转子后部骨膜瓣植入的方法修复Perthes病的股骨头后,行穗形石膏外固定,患肢下肢取伸髋外展35°,内旋10°位,范围达对侧大腿中段,认为该体位将使骨骺得到充分的包容,避免植入的骨膜瓣脱出,并使后关节囊得到完全修复。每2~3个月要换一次石膏,疗程为6~9个月。

　　(2)赵德伟采用带旋股外侧血管升支髂嵴支及髂前下嵴支双骨膜瓣,股骨头骺板上下病灶清除植入,修复Perthes病的股骨头,术后患髋外展30°,内旋10°皮牵引,仅30~45天,术后3天病人疼痛减轻即可作患肢的等长收缩练习,每次持续3~10秒,一般持续5次,中间休息2~3分钟,并进行患侧踝关节的主动屈伸活动,术后第2周在医生指导下轻抬患膝进行膝关节、髋关节被动小范围活动,术后第3周同成人头颈开窗,术后2~3个月可在助行器辅助下练习下肢负重行走,并逐步过渡到完全自主行走。

第四节　膝部骨坏死的康复

　　膝部骨坏死包括胫骨平台骨坏死、股骨内侧髁骨坏死、股骨外侧髁骨坏死、髌骨骨坏死、胫骨骨坏死等。虽然人类骨坏死(osteonecrosis,ON)的发生与多种系统性疾病和多种药物有关,但是膝部骨坏死却通常为特发性,而且绝大多数发生于股骨内侧髁,较少发生于股骨外侧髁,胫骨平台和髌骨,尽管膝部骨坏死的部位不同,但其康复治疗是相近似的。

一、康复评定

1. 步态分析　是康复评定的重要组成部分,对膝部骨坏死可能影响到行走能力的病人,步态分析尤显重要。其目的在于:判定有无异常步态,确定步态异常的性质和程度。为进行行走功能评定和矫治异常步态提供必要的依据。同时,有助于观察康复医疗措施实施的效果以便及时调整治疗和训练的方案。

2. 肌力评定(徒手肌力测定)

3. 关节活动范围(range of motion,ROM)测定

4. 鉴别疼痛

5. 日常生活活动能力评定(activities of daily living,ADL)　是指人们为独立生活而每天必须反复进行的,最基本的具共同性的身体动作群,即进行衣、食、住、行、个人卫生等的基本动作和技巧,一般来说,残损的程度愈大,对 ADL 的影响愈严重。

6. 注意是否有下肢不等长,在仰卧位,骨盆保持水平,两足稍分开时测量。

二、康复治疗

膝部骨坏死非手术治疗包括限制负重,止痛药和观察,但是这些方法治疗结果有 80% 以上无效,对膝部坏死的手术报道很少。一些学者建议采用保留关节手术。如镜下清理髓芯减压,带血管骨移植和异体骨关节移植的表面成形。手术治疗对髁塌陷前的早期病变效果好,如果晚期病变已继发关节炎不管病人年龄大小,唯一的选择是单髁置换或全膝置换。

一般原则是治疗有症状的病人,患膝有静息痛和／或负重时疼痛,先给予 3 个月的非手术治疗,如止痛和限制负重。

(一)非手术治疗康复

1. 止痛　治疗的目的在于减轻疼痛缓解症状,维护关节功能,治疗原则是根据骨坏死受累的关节和疾病的时间与程度,选择相应的治疗方法和综合治疗。

2. 运动与休息的平衡

(1)一般卧床休息,当负重关节受累时,活动量受到一定限制即可,一旦出现肿胀则应卧床休息,减少活动,必要时病变关节局部作短期固定。应用弹力护膝套以加固关节的稳定性。

(2)运动疗法,医疗体操视病情而定,剧痛时,除休息外,应进行主动运动,首次运动均应达到病人所能忍受的关节最大活动度,病情好转,由主动运动向辅助运动过度,最后进行抗阻运动。

(3)防止股肉萎缩,如有局部固定时,采用肌肉的等长收缩,固定去除后,进行等张收缩直到抗阻练习。

(4)骨坏死伴肥胖者做减肥体操更有必要。

3. 药物治疗　常规止痛药物。

4. 物理治疗

(1)热疗法:如热袋法,石蜡法,矿泥热包裹,中药熏蒸法等。

(2)水疗法:如热水浴,电水浴,热矿泉,药浴等。

(3)电疗法:低频电、中频电、高频电等。

(4)光疗法:如红外线,氦氖激光或二氧化碳激光,TDP 等。

(5)超声疗法。

(6)磁疗法等。

5. 心理治疗　一些病人担心出现严重的畸形,从而导致生活不能自理。只要引导他们进行分析,给予鼓励和支持,就能得到心理的康复。

6. 辅助支具方法　为减少持续关节负重,防止关节进一步磨损坏死,还可根据需要选择手杖,腕杖,步行器,轮椅及矫正鞋支具等。

7. 日常生活能力的训练　对日常生活自理能力较差的病人,要鼓励其尽量独立完成日常生活活动训练,因为这不但可以减少生活上的不便,还可从身体上和精神上恢复自信和尊严。

8.传统医疗疗法 可选用适合在家庭使用的简便经济的针灸,按摩,太极拳,拔罐等疗法。

(二)手术治疗康复

非手术治疗膝关节骨坏死失败后,人工全膝关节置换术(total knee arthroplasty,TKA)是一种疗效十分确切的手术治疗方法,术后优良率>90%。但只把手术成功寄托在手术技术上,而不进行术后康复训练,则不能达到手术应有的治疗疗效。康复目的在于通过早期康复训练,恢复病人肢体功能及生活自理能力。

1.术前指导 术前有效的宣教能使得病人更好地了解手术及术后康复,解除紧张的情绪,提高配合度,提高病人术后结果满意度等。因为术前的 ROM 是对术后 ROM 的重要预测指标,所以术前要进行ROM 评估,并且要重点进行 ROM 屈伸练习。其次应加强患肢股四头肌的静力性收缩练习,以及踝关节的主动运动,要求股四头肌每次收缩保持 10 秒,每 10 次为 1 组,每天完成 5~10 组。病人坐于床上,进行患肢的直腿抬高运动及踝关节抗阻屈伸运动,次数可根据病人自身情况而定,每天重复 2~3 次。此外,还应教会病人如何使用拐杖行走,为术后执杖行走作准备。

2.术后康复训练

(1)第一阶段(术后第 1 周):此期的目的为了减轻病人的症状,尽量减轻水肿、促进伤口愈合,防止肌肉萎缩,改善关节活动范围,提高肌力。

1)手术当天,维持关节功能位,用石膏托板固定膝关节,并保持足高髋低位,以利于消肿。

2)术后第 2~7 天,患肢做股四头肌静力性收缩,每次保持 10 秒,每 20 次为 1 组,每天 5~10 组。

3)病人平卧于床上,患肢勾脚尖,伸直膝关节,绷紧大腿前方肌肉,做直腿抬高运动,不要求抬起高度,但要有 10 秒左右的滞空时间。

4)做双足踝泵训练,病人平卧位,双下肢踝关节屈伸活动,每次用力勾、绷脚尖动作维持 5 秒,每个动作 20 次,每天 5~10 组。

5)应用持续被动运动(continuoces passive motion,CPM)机,给予患肢在无痛状态下的被动运动,起始角度为 0° 终止角度为 20°,在 2 分钟内完成 1 个来回,每天 4~6 小时,在 1 周内尽量达到或接近 90°。

6)膝关节完全伸直练习,膝关节早期伸直十分重要。①病人自行压腿并用力伸膝。②患肢脚踝或小腿下方垫物太高,使膝关节悬空,表面予以 2~4kg 盐袋压直。③末段伸直训练。

7)在适当的工具如助行器等辅助下,在能够忍受疼痛的范围内负重及步行训练。

(2)第二阶段(术后第 2 周):重点加强患肢体不负重状态下的主动运动,改善关节主动活动范围。

1)主动辅助屈膝活动(AAROM)。

2)病人坐于床上,以臀部为定点,患侧脚下放置滑板,并以其为动点,自行抱腿屈膝,屈伸膝关节。①坐于床边双腿自然下垂,主动屈伸膝关节练习("打水"动作)。②坐于床边双腿自然下垂,健侧腿压患侧腿达到主动屈曲膝关节练习。

3)进一步加强患肢直腿抬高运动。

4)使用 Maitland 手法(关节松解术)第Ⅰ级,使患膝在无痛范围内,由关节活动的起始端,小范围有节律地来回松动关节。

5)CPM 机使用角度增大至 90°~100°。

6)进一步加强卧位—坐位—床边坐位转移能力,以及辅助下站立、步行训练。

(3)第三阶段(术后第 3 周~3 个月):持续进行前 2 周的练习,继续巩固以往训练效果,增加患肢活动范围及负重能力。恢复患肢负重能力,加强行走步态训练,恢复正常步态。训练病人平衡能力,进一步改善关节活动范围。

1)可在轻度倾斜坡面上,独立行走。

2)练习独立完成穿鞋袜、裤等日常生活之动作。

3)除了弯膝功能训练之外,还得注意伸膝的功能训练,如坐位压腿等。

4)病人利用拐杖练习行走,当其在心理及生理上能承受时,脱离拐杖在平行杠内行走。上下楼梯活动,早期主要依靠拐杖上下,健腿支撑,患肢以下负重到部分负重,要求健腿先上,患腿先下,待病人适应后脱离拐杖。

5）为了解决病人平衡能力,可让病人站立,治疗师前后推搡病人,注意病人是否能维持自身平衡。同时通过平衡训练仪进行稳定性及本体感觉训练。

6）Maitland 手法第Ⅳ级。

7）在跑步器上进行行走训练,病人目视前方,抬头挺胸,臀部不能翘起。

8）在固定自行车上进行蹬车动作,坐垫由最高开始。

（4）出院后康复:病人回家后,也要按上述要求坚持训练,并与康复医生及手术医生联系,定期检查,评定患膝功能,病人要按要求,循序渐进,有规律地训练,就可以尽快康复,重返工作岗位。

（5）注意事项

1）初次量限制在最小限度。

2）根据运动后及次日的反应予以增减运动量。

3）均匀分布运动量,给病人短时间间隔休息。

4）每日短时间的运动更有效。

5）根据不同康复时期的需求及功能恢复的情况,调节运动强度,时间及方式。

6）锻炼前后最好配合理疗、推拿、按摩或加小量镇痛药。

7）康复锻炼的场所要安静,锻炼应在监督下进行,尤其是对康复意愿不强烈者。

8）注意不同锻炼形式的配合。

9）TKA 术后必须长时间,甚至终身维持康复锻炼,否则已获得的功能可能减退。

10）锻炼前要向病人及家属说明锻炼的目的和方法。

11）注意相关关节功能的锻炼。

12）伤口的保护。

13）防止假性代偿运动。

14）用骨水泥的 TKA 病人术后可早期下地,不用骨水泥的病人应推迟 5~6 周。

附:关节松动技术(joint mobilization,JM)

关节松动技术是治疗人员利用生理运动和附属运动操作的缓慢的被动运动,可以随时被病人所阻止,主要是通过摆动,滚动,滑动等手法,减轻疼痛或增加关节活动度,它已成为西方现代康复治疗技术中的基本技能之一,实验证明,关节松动技术可以促进关节液的流动,增加关节软骨和软骨盘无血管区的营养,可缓解疼痛,防止因活动减少引起的关节退变,可保持或增加关节周围组织的伸展性,改善关节活动度,增加机体反馈效应。

1. 基本手法

（1）摆动:关节的摆动包括屈曲、伸展、内收、外展及旋转,即通常所说的生理运动。摆动时要固定关节近端,关节远端作往返运动。摆动须在关节活动范围达到正常的 60% 时才可应用,如未达这一范围,应先用附属运动手法。

（2）滚动:当一块骨在另一块骨表面发生滚动时,两块骨的表面形态必然不一致,接触点同时变化,所发生的运动为成角运动,不论关节表面程度如何,滚动的方向总是朝向成角运动的方向,关节功能正常时,滚动并不单独发生,一般都伴随着关节的滑动和旋转。

（3）滑动:构成关节的两骨表面形状一致,为平面或曲面,此时若两骨发生侧方移动,即出现滑动。

（4）旋转:移动骨围绕旋转轴在静止骨表面转动即为旋转。旋转时,移动骨表面的同一点做圆周运动。旋转常引起滚动、滑动同时发生。

（5）分离和牵引:分离是指外力作用使构成关节两骨表面呈垂直分开,牵引是指外力作用使构成关节两骨表面呈水平移位。

（6）压缩:是指外力作用使构成关节两骨的关节面之间间隙减少,如负重时下肢所发生的运动压缩可帮助关节液活动,维持软骨的营养,但异常的高强度的压缩可导致关节软骨退变。

2. 手法分级及应用选择

（1）手法分级:根据关节活动范围和操作时治疗师应用手法的幅度大小,将其分为 4 级。

Ⅰ级:治疗师在病人关节活动的起始端,小范围,节律性地来回振动关节,即起始部分小幅度活动。

Ⅱ级:治疗师在关节活动允许范围内,大范围有节律性地来回松动关节,但不接触关节活动的起始端,即中间部分大幅度活动。

Ⅲ级:治疗师在病人允许关节活动范围内,大范围、节律性地来回松动关节,且每次均接触关节活动的终末端,即终末部分大幅度活动。

Ⅳ级:治疗师在病人关节活动的终末端小范围,节律性地松动关节,即终末部分小幅度活动。

(2)应用选择:Ⅰ、Ⅱ级手法主要用于治疗因疼痛引起的关节活动受限;Ⅲ级用于治疗关节疼痛伴僵硬;Ⅳ级用于治疗因关节周围软组织粘连、挛缩所致的关节功能障碍。

第五节　距骨坏死的康复

距骨缺血性坏死的术后康复是一个系统工程,不仅要全面照顾,长期坚持,而且还要因人而异,因此康复中的每个阶段都应当有一明确的康复目标。

(一)康复目标

1. 住院期间康复目标　住院期间的康复主要分为两个阶段,术前阶段主要是对病人进行康复指导,熟悉手术及康复的过程,消除术前的恐惧及焦虑情绪,并进行初步的康复训练和评估,为术后的康复训练奠定基础。术后阶段主要是用各种手段消除疼痛、肿胀,恢复关节的活动度,维持神经对肌肉的控制。注意住院期间术后康复训练中不能影响切口的愈合。

2. 出院后康复目标　出院后要继续维持和加强关节活动度训练,并增加肌肉力量及协调性训练,以逐渐适应日常工作和生活的需要。

(二)康复过程的原则与方法

1. 康复原则　包括全面康复训练和治疗、循序渐进、因人而异。

2. 康复方法和技术　术后康复方法和技术主要包括关节活动度训练、肌肉力量训练、步态训练,以及冷热疗、电疗、光疗等物理因子治疗等。

(三)术后早期住院康复

术后病人早期康复的重点是关节活动度的训练。

1. 术后4天以内　术后病人一般首先到苏醒室,待病人完全清醒,各项生命指标及患肢感觉和运动功能许可后转回病房。此时病人会发现自己的踝关节有白色敷料包裹切口,还有一根引流管连接到一个密闭的负压吸引装置中。病人应注意不要将敷料打湿,如果血液浸透敷料,要及时告诉医生等待处理。引流管一般会在2天左右拔掉,此阶段病人在床上的时间较长,要注意每2小时改变体位1次,缓解术后的不适感觉,并预防皮肤压迫、破溃。

(1)疼痛控制:疼痛的控制是术后早期康复的重要内容。此阶段的疼痛主要来源于手术,切口疼痛尤其明显。医生常用镇痛泵、止痛针、口服止痛药物等方法缓解病人的疼痛。冷疗有明显的止痛效果,还兼有消肿作用。

(2)关节活动度训练:踝关节置换的病人术后4天主要是训练足部及髋、膝关节,避免长时间制动所导致的关节僵硬。坐和站起:病人术后6小时后可以坐起。健肢先下地,双手扶患侧小腿,帮助患肢下地站起时双手扶椅,健肢屈膝着地,由健肢完成由坐位转换为站立位。

(3)肌肉力量训练:术后早期下肢肌群力量的训练以静力性收缩为主。重点训练股四头肌,恢复股四头肌的神经支配,帮助下地站立。

1)主动压膝动作:病人面向上平躺,自己用力绷紧臀部和大腿前方的肌肉,尽可能地使腘窝贴近床面,可以训练伸展髋关节的臀大肌和屈髋伸膝的股四头肌。每次用力坚持 1~6 秒,训练 10~20 次,每天坚持训练 3 组。

2)直腿抬高训练:可以用膝关节支具保持膝关节伸直,抬高至足跟离开床面 10~15cm 以上,或每次保持 1~6 秒,每天锻炼 3 组,每组 20~30 次。

(4)全身功能训练:为预防便秘、肺部感染等并发症,深呼吸和咳嗽练习很重要,经鼻深吸气,然后由嘴深呼气重复 3 次并咳嗽 2 次,可以辅助应用呼吸刺激器。呼吸训练要尽早开始,不但可以预防坠积性肺炎等并发症,而且可以增强病人的体质,使病人迅速恢复体力。一旦病人体力许可,应当教会病人正确上下床,并逐渐开始进行下地训练,以恢复正确的站姿为主。站立训练过程中,要循序渐进,避免出现体位性低血压,预防跌倒。

2. 术后 4 天至 1 周 此期病人的伤口疼痛还较重,另外,由于停用镇痛药物,病人可能会感觉疼痛更明显。这时可以通过训练缓解疼痛的症状。冷敷可以有效缓解这个阶段的疼痛。引流管拔掉后,在维持踝关节稳定的基础上进行步行训练。何时能够下地要咨询医生。一般装置为骨水泥型假体者此时可以足部负重步行,而骨长入型假体者则需要将下地时间推迟到 6 周后。下地时要应用助行器或拐杖,减轻患侧下肢的负重,预防跌倒。病人情况许可的情况下逐渐开始上下楼梯的训练。骨水泥型假体的踝关节的活动度训练可以逐渐由被动到主动,逐渐开始。

3. 术后 1~2 周 此期许多病人已经可以出院,训练的重点在巩固床上肌肉力量、关节活动度训练和步行训练的基础上,重点进行日常生活和工作能力的训练。上下楼梯:遵循"好腿上天堂、坏腿下地狱"的原则。例如上楼时,健肢先上,然后患肢跟进。下楼时,患肢先下,健肢支撑,然后跟下。

(四)术后居家康复

出院后继续术后 1~2 周的训练内容,重点进行关节活动度的维持训练,并进行增加肌肉力量的练习。针对手术后组织粘连或肌肉痉挛而导致的关节功能障碍,逐渐增加步行的距离与时间。出院后要保持与医生的联系,在医生的指导下改造居家环境,并重新适应居家环境,进行居家的上下床、坐、站、下蹲、上下楼梯等动作的训练。康复训练过程中要避免过量,如果训练后或第二天早晨醒来后有明显的肌肉酸痛,身体疲乏,一般是训练量较大所致,应当适当减量。

植入骨长入型假体 6 周后开始关节活动度的训练,由被动开始逐渐过渡到主动训练。这时候虽然切口已经拆线,病人许多活动已能自如完成,且逐渐开始参加工作,但康复过程远远没有结束,必须按照要求进行随访,生活中还要对关节活动范围进行适当限制。

出院后如果出现以下情况需及时就医:手术刀口发红、肿胀或渗出液体增加;发热高于 38℃;刀口裂开;腿部疼痛、瘙痒、麻木或发冷;腿部发白或发青。

(五)康复过程中的注意事项

1. 肿胀 有效的方法是将腿抬至比心脏高的地方,保持 45~60 分钟,每天 2 次。

2. 坐 每次坐下休息不要超过 30 分钟,站起来走一走,改变身体姿势。长途乘车旅行时,每 30 分钟停车 1 次,下车走动,这样可以防止血液淤积,消除肿胀,有助于降低关节的僵硬度。

3. 走 走动时使用助行器或拐杖,以防跌倒,直到医生允许不使用为止。经常在平地上走,如果天气允许,可以到户外走动。下雨时,可到购物中心去。

4. 下楼梯 手术后在家休养的最初几周,每天可在家人帮助下上下楼梯 1 次。上楼梯时,让朋友或家人站在身后保护,下楼梯时则站在身前保护。上下楼梯时要抓紧楼梯扶手。

5. 驾车 一般要在手术后 6 周医生允许后才能驾车,如果还有疼痛现象则不能驾车。

6. 水中行走 水中行走是骨科康复中常用的方法,在游泳池中做水中行走运动,不仅可以放松身体,而且可以增强腿部的肌肉力量。但在医生允许并且手术刀口愈合之前,不得做水中行走运动,一般要在手术后 6 周方可进行。池水高度应在胸部,扶住池壁行走 15~20 分钟,每周 3~5 次即可。

7. 关节痊愈后的活动 应避免导致关节承压过大或伤害关节的活动,如身体接触类体育运动。保持身体运动,使肌肉和韧带保持支撑关节的力量。控制体重,关节痊愈后,可恢复跳舞、游泳和其他运动,一开始从事任何新运动之前,最好征求医生的意见。

第六节 肱骨头骨坏死的康复

肱骨头骨坏死最早 Cruess 于 1976 年对此做过描述,对临床医生来说是一个具有挑战的问题,肩关节是身体内活动度最大的关节,也是影响上肢功能的关键部位,虽然此关节不参与负重,骨坏死也不如髋部常见,但骨坏死对肩关节的危害性很大。肱骨头坏死的发病率仅次于股骨头,早期康复的介入,能缓解疾病进展,也为术后做好准备。

在肘关节部位多发于肱骨小头骨骺部,多与体质、外伤、血管因素有关。临床表现为间歇性运动障碍、关节疼痛、肿胀、积液、僵直,肌力下降。当关节内有游离骨片体时,会发生关节绞索,如果游离的骨片粘在关节囊上时,就不会发生此现象。

一、康复评定

(一) ROM 测定

用测角器测量关节 ROM,肱骨头骨坏死病人患肩关节外展、上举、前屈、后伸及内旋等运动范围均小于正常范围,应与健侧进行对照性测量。正常肩关节活动范围:前屈 0°~180°,后伸 0°~60°,外展 0°~180°,内旋 0°~80°,外旋 0°~90°。

正常肘关节活动范围:屈曲 0°~150°,伸直 0°,旋前 0°~90°,旋后 0°~90°

(二) 手法肌力测定

通常采用 Loventt 的 6 级分级法(略)。

(三) ADL 评定

病人有穿脱上衣困难,应了解其受限的程度。询问如厕、清洁个人卫生及洗漱时(如梳头、刷牙、洗澡等)受限的程度。同时也了解从事家务劳动如洗衣、切菜、做饭等受限情况。

(四) 疼痛测定

疼痛测定采用视觉模拟评分法(visual analogue scale, VAS)。在纸或尺上划 10cm 长的直线,按 1cm 间隔划格,直线左端表示无痛,右端表示极痛。目测后在直线上用手指,根据受检者手指指定的刻度,确定疼痛的程度。若用 VAS 测痛卡则移动评分尺上的游标,在尺上直线定点,表示其疼痛程度(图 9-26)。

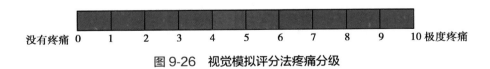

没有疼痛 0　1　2　3　4　5　6　7　8　9　10 极度疼痛

图 9-26　视觉模拟评分法疼痛分级

(五) 关节围度测量

受检者坐位或站立位,上肢自然垂于体侧。上臂围度测量部位在肱二头肌肌腹或上臂最隆起处,一般在用力屈肘和上肢下垂放松时各测量 1 次。前臂围度测量部位在前臂最粗处。

二、康复治疗

(一) 非手术治疗

1. 物理疗法
(1) 痛部热敷或红外线照射局部,温热量每日一次,一次 20 分钟。

(2)中药熏蒸(含川乌、草乌、防风、杜仲、川牛膝、千年健、艾叶、红花等名贵药材)具有舒筋活络,强筋壮骨,消炎止痛,活血化瘀,温热量每日 1 次,每次 30 分钟,10 次为 1 个疗程。

(3)超短波、微波疗法:均用温热剂量,每次 15~20 分钟,每日 1 次,10 次为 1 个疗程,可止痛、解痉。

(4)直流电药物导入疗法:10% 碘化钾,电流强度 10~20mA,每日 1 次,每次 20 分钟,10 次为 1 个疗程,用于慢性期病例。

(5)电脑中频疗法:用立体动态干扰电,每日 1 次,每次 20 分钟,10 次为 1 个疗程。

2. 运动疗法　此疗法用于慢性病患,急性期暂缓,目的在于改善血液循环,松解粘连,增加肩关节活动范围,改善肌肉萎缩及骨坏死程度,常用主动运动,带轻器械做操,也可徒手做操,每天要保持足够的时间和足够的次数,才能取得显著疗效。一般每日 3 次,每次 30 分钟,常用方法如下:

(1)梳头:用手持梳自前向后,由对侧到同侧做梳头运动以锻炼肩部外展、外旋。

(2)揽腰:将两手在腰后相握,用健手拉患肢,使肩内收、内旋,逐渐提高。

(3)爬墙:面对墙壁,双手扶墙上举,每日记录摸到的高度锻炼肩胛活动。

(4)划圈:双手由前向后或由后向前做划圈运动,亦可由左到右或由右到左做划圈运动。

(5)利用器械进行肩、肘关节主动运动,以增强稳定性。

(6)利用上肢机器人进行肩、肘关节的主动和助力运动,以加强力量和缓解肿胀。

3. 推拿　广泛用于临床,疗效满意,早期宜采用轻手法,旨在缓解疼痛,促进坏死组织吸收,改善血液循环和保持肩关节的活动度,粘连期手法加重,结合被动运动,旨在松解粘连与改善关节活动度。治疗过程中切忌用力太猛,以免新的损伤出现,一般每日治疗 1 次,10 次为 1 个疗程。

4. 针灸　常取肩髃,肩外俞、巨骨、曲池等穴,亦可取阿是穴,用泻法结合艾灸,每日 1 次,10 次为 1 个疗程。

5. 作业疗法　改善关节活动度的动作,选择以肩关节内外旋为中心的作业,如挂线练习。

(1)肩关节 90° 外展位施行的木框挂线训练。木框置于体侧进行肩 90° 的内外旋挂线练习,置上将到屈曲位的外展,另外做经线或纬线操作。

(2)肩关节 0° 作业,木框置前下方,在较低位的线框放在旋转 90° 的位置。

(3)改善肩关节内、外旋和增强上肢伸展肌肌力的各种作业。

(4)不同位置或动作改善关节伸展的作业。如砂纸磨光,推拉锯,推重物或推车等。

6. 肌力练习　患肢及患病关节周围肌群的肌力练习,可给关节以一定的压力刺激,预防和治疗肌肉无力和肌肉萎缩。通过肌力的加强可增加关节稳定性,具有保护关节的作用。方法:采用关节不负重或少负重的等长练习方法为主。在等速肌力训练仪上做多角度长肌力练习,采用渐进性肌力练习方法。

7. 康复医学工程　利用关节支持用具,各种夹板等,可减轻关节的应力负荷,减慢畸形的第一阶段发展,可根据病人的具体情况加以应用。

(二)手术治疗后康复

一般术后 3 天,损伤反应消退,疼痛减轻,即可开始康复治疗。

1. 康复治疗作用

(1)促进局部血肿,水肿的吸收可减轻粘连。

(2)通过肌肉收缩改善局部血液和淋巴循环,促进钙离子沉积于骨骼。

(3)防止失用性肌肉萎缩。

(4)关节活动牵伸关节囊和韧带等软组织,可以防止其挛缩,并促进了关节内滑液的分泌和循环,从而预防关节内发生粘连。

(5)预防骨质疏松。

(6)改善病人的情绪,促进新陈代谢,从而改善全身功能状况,防止并发症出现。

2. 康复治疗方法

(1)术后第 2 天:可做抬腕屈伸的练习,以后进行肘屈肌群和肘旋转的主动和抗阻练习。

（2）术后第 3 周:有选择的肩带肌静力性收缩练习。

1)伤肢近端和远端未被固定的关节,需行各个轴上的全范围主动运动,每日数次,以保持其活动度。防止挛缩发生,注意外展及外旋,掌指关节屈曲及拇外展。

2)患肢被固定部分肌肉等长收缩。肌肉收缩练习以不影响伤区的稳定性为前题。

3)用外固定的病人,在固定 2 周后,应每日取下固定物,做受累关节不负重的主动运动。运动后再给予固定。开始时动作的重复次数要少,活动幅度小,以后逐步增加。以不引起痛为度。由医务人员协助进行,关节不负重的主动运动使关节软骨受到温和的挤压与摩擦,是良好的应力刺激,可促进关节软骨的化生与修复。

4)持续被动训练法(CPM):采用 CPM 治疗对改善关节活动范围,减少术后并发症有良好效果。采用 CPM 治疗时应注意,活动关节的幅度宜先小后大,逐渐加大,活动次数先少后多,逐渐增加。

5)物理治疗:先用超短波和低频率磁场,可促使骨再生区代谢活动增强,有利于骨坏死愈合;为防止肌肉萎缩,可选中频电流刺激;为改善局部血液循环,促进渗出物吸收,可选用红外线短波等;为减少瘢痕与粘连可用高频或超声波治疗。

（3）术后第 4 周:开始做肩关节屈伸练习,逐步加大肩屈伸活动幅度和肩关节肌群肌力练习。

（4）术后第 5 周:增加主动外展或内收练习,同时扩大肩前屈后伸活动范围的练习。

（5）术后第 6 周:增加肩外展的助力练习和抗阻练习。肩内外旋和内收的主动、助力和抗阻练习,增加关节各轴位、各活动方向的练习。此阶段康复治疗的目的在于最大限度地恢复受累肢体的运动功能,从而恢复病人的日常生活能力和工作能力。

1)恢复关节活动度:运动疗法是恢复关节活动度的最基本治疗措施,方法以牵伸受累关节内外挛缩与粘连的纤维组织为主,关节各轴位依次进行活动。①主动运动:适于早期进行,动作应平衡缓慢,尽可能收到最大幅度至终末端,稍微持续数秒。用力以引起紧张感或轻微疼痛感为佳。每一动作重复数遍,每日练习数次。摆动练习,常用于肩部疾患等;利用肢体重力作用和肌力的协同作用进行练习,如仰卧位练习肩上举。②被动运动:由治疗师进行或由病人用健肢来协助。较主动运动有力,活动至最大幅度时易作短暂维持,但操作动作务必要平衡,轻柔,以免引起新的损伤和骨化性肌炎。③助力运动:可以由病人自己在健肢帮助下进行。如以左手帮助右手,也可由治疗师协助进行。可用器械做自助运动,常用的是上肢通过体操棒互相帮助或利用挂在滑轮上的吊环进行上肢互助。④主动牵伸:在固定器械上利用自身体重作被动的关节牵伸,方法有将肘及前臂搁在肋木上,做下蹲或向前弯腰以扩大患侧肩关节外展及外旋活动;或手握肋木,身体前俯或后仰以帮助肘关节屈或伸。

2)肌肉力量的康复治疗:肌肉力量练习是恢复和增强肌肉功能的唯一途径。进行肌肉力量的康复治疗时,首先应确定主要和次要受损的肌群,以及该肌群现有的功能水平,可进行肌肉功能检查和测试,再根据功能检查状况制定切实可行的肌力练习方案。①肌力为 1~2 级时,可做水疗及水中运动。被动运动,助力运动。肌电生物反馈治疗或肌电生物反馈电刺激治疗。②肌力为 2~3 级,以主动运动为主,还可做助力运动,水中运动,摆动运动,做助力运动时助力要小,避免用被动运动替代主动运动,同时可继续进行肌电生物反馈治疗或肌电生物反馈电刺激治疗。例如针对肘关节旋转的治疗性运动:肘关节屈曲 90° 位,放置于体侧,尽可能旋转前臂,使掌面向上,放松,然后尽可能旋转前臂,使掌面向下。③肌力 3~4 级时,肌力练习应以抗阻练习为主,可利用等速训练仪,拉力器,弹力带,沙袋,弹簧以及肌力训练器械等进行,常用的肌力抗阻练习有等长,等张和等速练习。也可利用桌子进行屈肘的等长练习:坐在桌边,前臂放在桌面下,屈肘,掌心向上,用力向上抬桌面;或者利用锤子进行前臂抗阻旋前旋后练习:肘关节放在体侧,手握锤子柄,前臂旋前,掌心向下;前臂旋后,掌心向上。

3)恢复日常生活能力及工作能力的练习,可通过进行各种日常生活能力的训练,如进食、更衣、如厕、个人卫生及家务活动等训练,以及作业治疗如木工、钳工、编织、缝纫、装配等训练,改善动作技巧,提高日常生活能力和工作能力。

第七节　手腕(舟骨、月骨)缺血性坏死的康复

手腕(舟骨、月骨)缺血性坏死发病率并不高,但所致的功能障碍会给病人生活和工作带来极大的不便,康复工作将协调各治疗师联合作业,达到病残最大限度的恢复,重返社会。

一、康复评定

对手部的全面评定,是了解其功能状况制定治疗计划所必不可少的先决条件,同时也可了解康复成效和协助对原有计划进行修定。

1. 一般情况　通过望诊和触诊,对病人手进行大致的评估,了解其手是否完整、有无水肿、畸形、瘢痕,有无肌萎缩,腕关节有无疼痛、大致的活动情况如何等;对于疼痛采用 VAS 量表来评定。

2. 在有手部水肿时,可有二种方式进行测量　一是以特制的皮尺测量手指的周径;二是以体积测量计来测量手的水肿容积。

3. 关节活动范围测量　使用专用的量角器测量手部各关节的主动和被动关节活动范围。包括指关节的屈伸,拇指的屈伸,对掌和对指,腕关节的屈、伸和前臂的旋前、旋后活动范围,此外,还应在必要时了解肩关节和肘关节的活动情况。除测量角度外,有时还可使用皮尺来测量手指关节活动范围。例如:测量屈指时指腹尖端与掌横纹间的距离。

4. 肌力测定　可使用测力计或徒手进行检查,检查的项目包括指尖捏力,指侧捏力和握力,分并指力等。

5. 感觉功能评定　包括浅感觉(痛、温、触觉)、深感觉(运动觉、位置觉和震动觉)和复合感觉(二点辨别觉和实体感觉)的检查。检查使用的器具有不同粗细的细丝、双脚规、针、音叉、震动器、试管和大小,形状与重量等各不相同的物体。

6. 功能性活动能力的评定　目前通用的是采用 MAYO 腕关节评分量表来评定腕关节的总体功能,但设计一些功能性活动并要求病人具体实施,可了解其上肢与手的综合能力,包括活动的灵巧性,速度等。

7. 职业和工作能力评定　由作业治疗师和职业康复师使用工作模拟器等进行。Schutt 和 Opitz 认为,在治疗的初期阶段,对病人关节活动度和肌力的评定应至少每周进行一次,以便及时了解治疗的进展情况,另外,所有的评定方法均应严格进行界定和标准化,以确保测量结果的可重复性和可比性。(关节成形术后,ROM 的评定最为重要,应进行多次系列评定。肌力评定应在 3 个月后进行,以利于其愈合。)

二、康复治疗

(一)非手术康复治疗

康复的基本原则:

1. 积极消肿、止痛　水肿是骨坏死常见的现象,其预防与治疗为使手功能尽早恢复的重要因素之一,因此重中之重是控制肿胀,这是康复治疗的首要目标。

2. 尽可能小范围地使用外固定,且固定时使手部各关节处于功能位。

3. 保持手指运动,维持关节活动范围,无痛下获得功能性的关节活动度是治疗的关键,此外需防止关节、肌肉挛缩。

4. 活血化瘀,中药治疗　选用活血通络,消肿止痛的中药当归 30g,苏木 30g,伸筋草 30g,威灵仙 30g,装入纱布袋捞出,加樟脑 3g,将水温调至 38~40℃之间,将手放入水中烫洗,同时用手按揉,每次洗烫 30 分钟

左右,每日 1 次,每剂中药可用 3~4 天,一般 3 剂为一疗程。

(二)术后康复

1. 早期康复(1~4 周):重点是配合临床正确制动、控制炎症,减轻水肿及时处理疼痛。

(1)抬高患肢,至少 3~5 天,手部高至肘平面以上。术后第一天即开始进行肘、前臂肩的 ROM 练习,开始 FPL,EDC,FDS,FDP 肌腱的分别滑动练习,进行手内在肌(骨间肌)练习,进行 1~5 指主动活动,每次 10 分钟,每天 6~8 次。

(2)物理疗法

1)超短波疗法:有显著改善血液循环,促进肉芽组织生长和消肿、消炎作用,急性期适于无热量,慢性期运用微热量。

2)红外线疗法:其温热效应可使局部组织温度升高,血管扩张,血流速度增加,有消炎,消肿,促进渗出物吸收和组织修复的作用。照射灯距 30~50cm,适热量,每日一次,每次 20 分钟。

3)高频电疗法:伤口愈合后使用该法防止肌腱粘连。

4)直流电疗法:该方法的正负极可引起组织细胞结构和通透性变化,电流对神经末梢的刺激可使小血管扩张改善局部血液循环,有促进新骨生成的作用。

(3)弹力绷带包扎:可用弹力绷带由手指远端向近端环绕重叠包扎,其轻柔而均匀的压力可减轻水肿,每日可重复数次,每次 5~10 分钟。也可进行冷敷、逆行按摩和使用弹力手套,如果水肿顽固,则应采用温水浴或冷热交替浴。

(4)疼痛的处理:在手部创伤的康复中疼痛是较常见的症状,可发生在骨坏死及术后。其解决的方法可采用物理疗法,如水疗,各种热疗,经皮神经电刺激等,可使病人放松,缓解疼痛。

(5)运动疗法:术后切口无血约 48~72 小时后,可指导病人进行轻柔缓慢地被动屈指和主动伸指活动 5~10 遍,每日 2~4 次,一周后根据具体情况,逐渐增加活动的次数和幅度,注意动作要轻柔幅度不宜过大,3 周后进行患手主动伸腕,掌指及指间关节被动屈指位伸腕练习,指腕关节不能同时伸展,在腕中立位及掌指关节最大屈曲位练习伸指,每日 3 次,每次 15~20 分钟。

2. 中期康复(5~12 周)　此期以运动作业疗法为主,辅以物理疗法。在治疗师协助指导下,由病人健手抬伤手做被动屈伸运动,活动时注意动作轻柔,每日 2~3 次,每次 5~10 分钟,每分钟 2~6 次,与此同时开始肘关节和前臂关节活动度的练习。或在手板上压指,伸直和屈曲等,可牵伸挛缩的纤维组织,松解纤维粘连,促使纤维组织形成纵向排列,利于肌腱滑动和手指关节活动度的恢复,8 周后以关节主动训练为主,开始腕关节轻度、无痛的主动活动;术后 9 周应开始手部力量训练,以及腕关节和前臂的抗阻力量练习;为了达到更好的抓握功能,应早期开始单独的伸腕锻炼,以避免指长伸肌在伸腕时起辅助作用。开展手功能作业疗法进行精细动作协调性练习以促进手指屈伸拇指对掌,对指,同时开展指内收和外展功能,如操控小物体,写字,打字等日常生活训练,除此之外还有对指训练、分指训练及九孔钉训练。值得注意的是,此期在开始腕部活动范围或轻度关节活动之前必须通过临床骨性愈合或手术融合的标准。

(1)对指功能训练:将受累手指及其他四指相对触,对指要用力,到位。

(2)分指动作训练:训练采用分指器进行,动作要对位,使其能恢复对小物品的精细操作。

(3)九孔钉训练:在特制 9 个深 1~3cm 的孔,直径 0.7cm 的木板,将直径 0.6cm 长 3.2cm 的木柱 9 个,分别嘱病人拿起一个木柱插入其相应的孔内,然后再拔起,反复数次。

(4)恢复正常的运动方式和 ADL:如吃饭、穿衣、个人卫生、开关水龙头,提物等。

(5)矫形器:手康复治疗中矫形器的应用非常重要,可用于单关节,也可用各区域,如肘 - 腕 - 手,根据病人具体情况,决定佩戴的时间。

3. 后期康复(13 周以后)　此期治疗目标是恢复肌力重返功能活动和工作。以加大强度主、被动训练为主,但应注意渐进性肌力练习应逐步进行以免发生疼痛和代偿性活动。肌力训练应以等长和动力抓捏为主,包括腕和前臂的肌力训练,器械多采用哑铃、弹力带、手辅助器,抓捏训练可做捏粉末等运动,也可采用上肢机器人加强手部的精细控制及握力训练,同时应开展针对职业恢复的工作适应性训练。虽然在中期康复的基础上,手部已获得不同程度的主动运动,但关节僵硬和肌腱粘连仍然未能完全松解,有研究表明 9 周后即可开始腕关节的被动牵伸活动,加大作业疗法训练,适当从事手部家务活动,如擦玻璃、缝纫、手持碗筷、拧毛巾,同时进行手指精巧动作训练。经半年康复治疗手部功能基本或部分恢复后出院,可重返工作岗位,继续上述功能训练。

第八节 有菌性骨坏死的康复

骨与关节感染,特别是慢性化脓性骨髓炎、化脓性关节炎、创伤后骨关节感染、骨关节结核等,由于治疗不及时,方法不得当或病情严重,有部分病人留下不同程度的运动功能障碍。这就更需要用康复治疗手段,最大限度地恢复肢体功能,减轻废残。

一、康复评定

参照不同部分骨坏死进行康复评定(略)。

二、康复治疗

(一)康复治疗目的
1. 增强病人体质和改善健康状况,防止关节局部畸形和强直的出现。
2. 减轻或消除疼痛。
3. 晚期可增加关节活动范围和恢复关节功能,纠正不良姿势。
4. 改善心理。

(二)康复治疗原则
1. 预防为主 骨与关节感染后,在诊断治疗中,应把康复措施贯穿在整个诊断、医疗及护理过程中,只有时时注意功能问题,及时采取有效措施,才能避免或减轻因骨关节感染造成的肌肉萎缩、关节功能障碍、肢体短缩等后遗症。

2. 循序渐进 骨与关节感染后,特别是留有后遗症的病人,应根据病人的情况,制订和采取一些行之有效的康复措施,实施这些措施,应该循序渐进、持之以恒。

3. 医患合作 康复医疗不但要调动发挥医务人员的积极性,提高诊治、护理水平,而且要千方百计调动病人的积极性,医患密切合作。

4. 综合治疗 面对不同而复杂的病情、千变万化的客观情况,必须采取与之相应的各种医疗措施。若千篇一律则很难奏效。因此,应在主要治疗方法的同时,配合以养、护、治等方法,才能充分发挥康复医学对机体的调节作用。只有综合调理,才有利于康复,在此理论指导下,将不同医疗方法,根据实际情况,组合成一个统一的整体,得以全面、充分、合理的发挥其康复医疗作用。在康复治疗中,充分发挥医生的综合治疗作用,护理人员的综合调护作用,康复服务对象的自身综合调养作用,社会各界的综合协调作用,使四者紧密地联结成一体,才能收到预期的康复目的。

(三)康复治疗方法
1. 心理治疗 现代医学研究证明,心理学因素贯穿于疾病的发生、发展、治疗、康复的全过程。在施以药物治疗的同时,必需辅以心理治疗,才能收到预期的疗效。

心理治疗是指用心理学的方法,通过语言或非语言因素,对病人进行训练,说服教育和治疗,以达到减轻或消除身体症状,改善心理和精神状态,从而获得预期的效果。

现代的心理治疗有两个特点:一是把病人看作社会的一员,其躯体症状或心理和行为障碍,除了自身的内在因素外,还由于其与周围人的不协调因素有关。所以,心理治疗不能只限于病人本身,还要注意调整病人与周围人的关系。教育病人与有关人员建立和保持一种和谐的环境,要正确认识社会,消除不良刺激。第二是把病人看作是战胜疾病的主体。精神因素的力量很大,要尽量调动病人与疾病作斗争的主观能动性,而不应过分强调医生对病人的权威作用和病人对医生的依赖,对药物的依靠。心理治疗应该帮助病人树立信心,调动病人的积极性,改变自己的病理状态。医务人员应是病人的知心朋友,为病人战胜疾病、早日康复、出谋献策。

2. 物理因子疗法　物理疗法又称理学疗法,包括应用自然界和人工的物理因子,如电、磁、声、光、水、热等,以及传统医学中的一些方法如针灸等。物理因子的应用,有很多方法,利用这些因子作用于病体,引起机体内一系列生物学效应,从而达到消除致病原因,恢复受破坏的生理平衡,动员、增强机体抗病的自然防卫功能,机体的代偿功能与组织的再生功能,使疾病达到康复。骨、关节感染后引起的疼痛、肿胀、肌肉萎缩、关节僵硬、关节挛缩及伤口不愈合等应用物理疗法,均有良好的作用。

(1)光疗法:光疗法是利用日光或人工光线进行人体疾病的预防和治疗。利用光的温热及杀菌等作用,进行临床治疗,促进机体康复。光疗法的种类很多,临床上常用的有红外线、紫外线等。

(2)超声疗法:具有缓解肌痉挛、软化瘢痕及结缔组织的作用,加强组织代谢、提高细胞的再生能力,有消炎、镇痛作用。在骨、关节感染的急性期、慢性阶段和康复过程中,均可选用超声波进行康复治疗。

(3)温热疗法:温热疗法可以引起血管扩张使血液循环加强;组织代谢加强;降低感觉神经的兴奋性;降低骨骼肌、平滑肌和纤维结缔组织的张力;增强免疫功能。临床上常用的温热疗法有石蜡疗法、泥疗法等。

(4)电疗:调节肌肉和神经的兴奋性、改善血液循环和物质代谢。具有镇痛、消炎、消肿、缓解肌肉痉挛、促进恢复正常的神经传导和调节功能等治疗作用。电疗法包括:直流电疗法、直流电离子导入疗法、低频电疗法、中频电疗法、高频电疗法等。

(5)磁疗法:磁场具有镇痛、消炎和消肿作用。磁疗对慢性炎症疗效较好,对急性炎症也有一定作用。磁场对炎症的作用可能与改善局部血液循环有关。磁疗对外伤引起的局部软组织水肿、淤血有良好的治疗效果,能使水肿消散,淤血吸收。

(6)激光疗法:具有抗炎作用,并可使肿胀组织收敛、消散,促进肉芽组织生长,加速伤口愈合;同时还可加强机体细胞和体液的免疫功能。激光照射可用于治疗急性与慢性感染,特别对浅表的局部感染治疗效果更好。

3. 康复训练　康复医疗的主要目的在于对骨、关节感染疾病所遗留的功能障碍进行康复训练和治疗,使病人肢体功能有所改善。如果已经完全丧失或不完全丧失的机体功能,虽然有部分可以恢复,但有的则需要他人帮助,甚至需要装配假肢或矫形工具,或由身体其他部分肢体代偿。然而,无论安装假肢还是靠其他部位肢体代偿,对病人都是新的课题,都必须通过一定的训练才能够逐步适应。这有一个认识的过程,也有一个训练适应过程。因此,康复训练是康复医疗的基础。

从康复医学的角度来看,训练本身就意味着治疗。而且治疗效果,只有通过训练,才可以真正获得。康复治疗,主要应用运动疗法、作业疗法等方法,在医务人员指导下,侧重发挥病人的主观能动性,增强体质,使机体残存功能获得改善或恢复。骨、关节感染病人,重点在训练病人关节功能,特别是手外伤感染后功能的训练。防止肌肉萎缩,关节僵硬、关节内粘连、关节挛缩,感染后的截指(肢)功能重建,训练和恢复手部及其他关节功能,使病人能够独立生活、学习和工作。

骨与关节感染病人的训练,特别是手部感染,在情况允许下,应尽早开始。在急性期,病情稳定后就可以开始,在未出现后遗症前就应采取康复措施,这样可避免发生严重的后遗症。

康复训练的基本内容有:①运动功能训练。②生活自理能力训练。③作业疗法训练。④医疗体育的训练。⑤职业与家务劳动的训练。⑥其他训练。

康复训练的注意事项:①康复训练要按制订的训练程序进行。②训练时动作要柔和,切忌粗暴,训练中不应给病人带来疼痛。③根据训练关节功能改善、肌力恢复情况,要逐步加大训练量,要循序渐进,不要操之过急。④要严格掌握适应证和禁忌证,在训练中应密切注意病人症状和体征的改变,以便随时掌握继续进行。

康复训练程序的设计:①要很好了解掌握所患疾病目前的病情;②详细掌握初诊时病人肢体功能、特别是关节功能的评价结果;③提出康复训练目的和要求;④给病人及其亲友讲明训练的必要性、可行性和大致训练结果,取得病人合作;⑤安排训练项目,决定运动量。

（王　威　叶冬梅）

第九节　骨坏死的疗效评价

一、股骨头缺血性坏死的疗效评价

髋关节的功能评分标准众多,其中,国内的评价标准有北京方案,北戴河标准、丹东成人股骨头缺血性坏死疗效评价、成人股骨头缺血性坏死修复与再造疗效评价标准等。国外的评价标准有 Harris 评分、HSS 评分、Larson 评分、Goodwin 评分、Adersson 评定法、Charnley 评分标准、Mayo 评分标准、JOA 髋评分等评价标准。这些评分的主要内容包括疼痛、行走和关节活动等。现将 Harris 髋关节功能评价标准、北戴河髋关节功能评价标准、丹东成人股骨头缺血性坏死疗效评价和成人股骨头缺血性坏死修复与再造疗效评价标准介绍如下。

（一）Harris 髋关节功能评价标准

髋关节功能的评价标准,我国曾较多使用 Harris 标准(表 9-1),该标准由疼痛程度得分、生活能力得分、行走能力得分和关节畸形与活动度得分而组成。对髋的功能较详细地进行分析,比较全面,能体现疼痛的缓解与髋关节功能关系。这个标准适应各种髋关节疾病的疗效评价,但是评价较复杂,在临床应用中不方便,存在一些问题(表 9-2~ 表 9-5)。

表 9-1　Harris（髋关节）评价表

髋关节疗效评分标准（满分 100 分）			
疼痛			
程度	表现		得分
无			44
弱	偶痛或稍痛,不影响功能		40
轻度	一般活动后不受影响,过量活动后偶有中度疼痛		30
中度	可忍受,日常活动稍受限,但能正常工作,偶服比阿司匹林强的止痛剂		20
剧烈	有时剧痛,但不必卧床;活动严重受限;经常使用比阿司匹林强的止痛剂		10
病废	因疼痛被迫卧床;卧床也有剧痛;因疼痛跛行;病废		0
功能			
	表现		得分
日常活动	楼梯	一步一阶,不用扶手	4
		一步一阶,用扶手	2
		用某种方法能上楼	1
		不能上楼	0
	交通	有能力进入公共交通工具内	1

续表

髋关节疗效评分标准（满分100分）			
日常活动	坐	在任何椅子上坐1小时无不适	5
		在高椅子上坐1个半小时无不适	3
		坐任何椅子均不舒适	0
	鞋袜	穿袜、系鞋带方便	4
		穿袜、系鞋带困难	2
		不能穿袜、系鞋带	0
步态		无跛行	11
		稍有跛行	8
		中等跛行	5
		严重跛行	0
行走辅助器		不需	11
		单手杖长距离	7
		多数时间用单手杖	5
		单拐	3
		双手杖	2
		双拐	0
		完全不能走（必须说明原因）	0
距离		不受限	11
		6个街区	8
		2~3个街区	5
		室内活动	2
		卧床或坐椅（轮椅）	0
畸形		无下列畸形得4分	4
		固定的屈曲挛缩畸形小于30°	
		固定的内收畸形小于10°	
		固定的伸展内收畸形小于10°	
		肢体短缩小于3.2cm	
活动范围（指数值由活动度数与相应的指数相乘而得得分）			
前屈		0°~45° ×1.0	5
		45°~90° ×0.6	
		90°~110° ×0.3	
外展		0°~15° ×0.8	
		15°~20° ×0.3	
		大于20° ×0	
伸展外旋		0°~15° ×0.4	
		大于15° ×0	
伸展内旋		任何活动 ×0	
内收		0°~15° ×0.2	
		活动范围的总分为指数值的和乘0.05	

表 9-2　疼痛程度

程度	表现	得分
无痛	无痛	44
稍许	偶痛或稍痛,不影响功能	40
轻度	一般活动不受影响,过量活动后偶有中度疼痛	30
中度	可忍受,日常活动稍受限,但能正常工作,偶服比阿司匹林强的止痛剂	20
剧烈	有时剧痛,但不必卧床;活动严重受限,经常使用比阿司匹林强的止痛剂	10
病废	因疼痛被迫卧床;卧床也有剧痛;因疼痛跛行;病废	0

表 9-3　生活能力项目得分

项目	日常活动	得分
上楼梯	一步一阶,不用扶手	4
	一步一阶,用扶手	2
	用某种方法能上楼	1
	不能上楼	0
交通工具	有能力进入公共交通工具内	1
坐	在任何椅子上坐 1 小时无不适	5
	在高椅子上坐 1 个半小时无不适	3
	坐任何椅子均不舒适	0
鞋袜	穿袜,系鞋带无困难	4
	穿袜,系鞋带困难	2
	不能穿袜,不能系鞋带	0

表 9-4　行走能力得分

项目	程度	得分
跛行	无跛行	11
	稍有跛行	8
	中等跛行	5
	严重跛行	0
行走距离	不受限	11
	6 个街区	8
	2~3 个街区	5
	室内活动	2
	卧床或坐椅(轮椅)	0
使用辅助器	不需	11
	单手杖长距离	5
	多数时间使用单手杖	3
	单拐	2
	使用双拐	0
	完全不能走(必须说明原因)	0

表 9-5　关节畸形与活动度得分

项目	程度和范围	得分
畸形	无下列畸形 A. 固定的屈曲挛缩畸形小于 30° B. 固定的内收畸形小于 10° C. 固定的伸展内旋畸形小于 10° D. 肢体短缩小于 3.2cm	4
前屈 外展 伸展外旋 伸展内旋 内收	0°~45°×1.0　45°~90°×0.6　90°~110°×0.3 0°~15°×0.8　15°~20°×0.3　>20°×0 0°~15°×0.4　>15°×0 任何活动×0 0°~15°×0.2	5

(二) 北戴河髋关节功能评价标准

1993 年 9 月在北戴河中华外科杂志主持的股骨头缺血性坏死的专题研讨会上专为股骨头缺血性坏死制定了 X 线分级评定得分标准 (表 9-6)，和根据临床检查四项结果制定的髋关节功能评价标准 (简称 93' 北戴河髋关节功能标准) (表 9-7、表 9-8)。该标准 100 分制，每项 6 级。主要是由四项总分 (疼痛，生活能力，关节活动，行走距离) + X 线标准得分，来全面分析髋关节的功能。疗效得分：优 80 分；良 >60 分；可 ≥ 40 分；差 <40 分。该标准能完整地分析髋关节功能情况，有利于治疗前后的对比。其项目全，较精确，疼痛分数占主要地位。但是把临床表现、体征和 X 线分开，记分零散，比较复杂。

表 9-6　X 线分级评定得分标准

级别	评定标准	得分
6	无坏死及囊性变,股骨头无塌陷,髋臼与关节间隙正常	100
5	坏死区及囊性变尚未完全修复,股骨头无塌陷,髋关节正常	80
4	坏死囊性变存在,股骨头塌陷 <2mm,髋关节正常	60
3	股骨头塌陷 <2mm,关节间隙正常,髋臼无硬化	40
2	股骨头塌陷 >2mm,关节间隙轻度变窄,髋臼轻度硬化	20
1	股骨头明显变扁,存在严重的骨性关节炎征象	0

表 9-7　不同级别与项目的具体标准

级别	疼痛	生活能力	关节活动度	行走距离
6	无痛	工作生活正常	>210°	不受限制
5	活动后偶有轻痛不用服止痛剂	基本维持原工作,但难以从事重体力劳动	161°~210°	徒步行走 >100m
4	活动后疼痛较重偶服缓和止痛剂	不能坚持全天轻工作	101°~160°	徒步行走 >500m
3	限制活动后疼痛剧烈,常服缓和止痛剂	日常生活,工作需支具	61°~100°	扶单拐行走 >500m
2	稍活动即感疼痛剧烈,偶服强烈止痛剂	下蹲困难,不能穿鞋系鞋带	30°~60°	扶双拐行 >200m
1	卧床不敢活动,常服强烈止痛剂	丧失工作能力,生活完全不能自理	<30°	不能行走

表 9-8　四项六级计分标准

级别	疼痛	生活能力	关节活动	行走距离	合计
6	40	25	20	15	100
5	32	20	16	12	80
4	24	15	12	9	60
3	16	10	8	6	40
2	8	5	4	3	20
1	0	0	0	0	0

（三）丹东成人股骨头缺血性坏死疗效评价

1995 年 8 月在辽宁省丹东市中华医学会骨科学分会骨坏死学组召开了首届全国骨坏死学术交流会。在会议的充分讨论后,制定了成人股骨头缺血性坏死疗效评价法(百分法)(简称 95' 丹东成人股骨头缺血性坏死疗效评价标准)(表 9-9 ①②)。疗效得分,优:>90 分;良:75~89 分;可:60~74 分;差 <60 分。该方法临床评价 60 分,X 线评价 40 分,临床评价中,疼痛 25 分,功能 18 分,关节活动度 17 分,每小项评价细腻,有实用价值。但四个大项的差距太大,X 线评价占主要地位。

表 9-9-①　成人股骨头缺血性坏死疗效评价法(百分法)(临床评价)

临床评价	60 分
临床评价(60 分)	
疼痛(25 分)	
A. 无痛	25 分
B. 轻微	20 分
C. 轻度	15 分
D. 中度	10 分
E. 重度	0 分
功能(18 分)	
A. 跛行	
a. 无	7 分
b. 轻度	5 分
c. 中度	3 分
d. 重度	0 分
B. 行走距离	
a. 无限制	7 分
b. 500~1 000m	5 分
c. 100~500m	3 分
d. 屋内	1 分
e. 卧床	0 分

续表

临床评价	60 分
C. 支具	
a. 不需	4 分
b. 手杖	2 分
c. 单拐	1 分
d. 双拐	0 分

关节活动度 (17 分)

A. 屈曲		B. 外展		C. 内旋		D. 外旋	
>90°	9 分	>30°	4 分	>15°	2 分	>15°	2 分
>60°	5 分	>15°	2 分	>5°	1 分	>5°	1 分
>30°	2 分	>5°	1 分	<5°	0 分	<5°	0 分
<30°	0 分	<5°	0 分				

表 9-9-② X 线评价

X 线评价 （Ficat/Arlet 分期）	40 分
A. 术前评价 (40 分)	
0~Ⅰ期	35~40 分
Ⅱ期	30 分
Ⅲ期	20 分
Ⅳ期	10 分
B. 术后评价 (40 分)	
0~Ⅰ期：Ⅱ~Ⅰ	40 分
Ⅱ期：	
A. 囊性变或硬化灶部分被新生骨替代	35 分
B. 无变化；Ⅲ~Ⅱ 或 Ⅰ~Ⅱ	30 分
Ⅲ期：	
囊性变、硬化灶、塌陷或死骨部分	25 分
Ⅳ期：	
A. 关节间隙增宽	15 分
B. 无变化；Ⅲ~Ⅳ	10 分

注：优：>90 分；良：75~89 分；可：60~74 分；差：<60 分。

（四）成人股骨头缺血性坏死修复与再造疗效评价标准

1996 年赵德伟等根据临床实践，专门制定成人股骨头缺血性坏死修复与再造的疗效评价法，经过近 10 年的应用后，又一次进行了改进，使其更准确、简便反映髋关节的功能（表 9-10）。该评价标准总分 100 分，75 分以上为优；55 分以上为良；40 分以上为可；40 分以下为差。该标准四项五级，简捷易应用，将疼痛和 X 线检查二项放在同等重要地位。赵德伟等对 RHS 与 HSS 评价标准进行比较，在病人术前及术后不同随访时间点髋相关功能评估上有较好的一致性；RHS 评分有较高的内部一致性信度和组内相关信度；但针对保髋病人的评估，RHS 与 HHS 评分比较，术后早期得分变化不显著。与 HSS 相比较，RHS 引入了影像学的变化，影像学变化客观量化指标的设定和准确性，对 RHS 临床应用影响较大。疼痛及功能的评价更多反映病人经治疗后的改善状况;影像学客观量化更好反映病变的进展情况。两者结合并采取合适的得分权重分配更能准确地评估治疗的有效性。

表 9-10　股骨头修复与再造疗效评价标准(RHS)

疼痛(30分)		行走能力(20分)		关节活动度*(20分)		X-ray 检查(30分)	
30	无痛或者可以忽略的疼痛	20	无限制	20	屈伸 110°~0°,余活动度之和大于 110°	30	正常(稳定)
20	活动后疼痛轻,不影响活动	15	不停顿行走1 000m 内	15	屈伸 90°~0°,余活动度之和大于 90°	20	股骨头轮廓清晰有囊性变及硬化骨
10	活动后疼痛重,活动受到一些限制,可能需要服用止痛药物	10	不停顿行走500m 内	10	屈伸 70°~0°,余活动度之和大于 70°	10	股骨头发生再塌陷小于2mm
5	不活动疼痛,活动严重受限,需要服用止痛药物	5	限于屋内行走	5	屈伸 50°~0°,余活动度之和大于 50°	5	股骨头发生再塌陷大于2mm
0	卧床时疼痛较重,无法下床	0	卧床	0	屈伸 30°~0°,余活动度之和小于 30°	0	股骨头严重畸形,半脱位,骨关节炎表现

*余活动度由收展及内外旋活动度相加。百分制:优 >75 分,良 >55 分,可 >40 分,差≤ 40 分。

二、膝关节功能评价标准

针对膝关节慢性疾病和人工膝关节置换的功能评价系统,基本上由疼痛、功能、关节活动度、力线和畸形等几个部分组成,不同评分系统权重不同。

(一)卓大宏主编的《中国康复医学》中的膝关节功能评价标准

该评价标准是根据膝关节疼痛程度及日常动作能力进行评分,共 40 分,其中疼痛程度共 30 分,活动能力 10 分,分数越高,膝关节功能越好,反之,越差。具体评价标准见表 9-11 和表 9-12。

表 9-11　膝关节疼痛程度及日常动作能力评分标准

程度	关节疼痛的标准	评分
无痛	时有疲劳或沉重感,但日常活动无疼痛	30
轻度	各种活动的开始和长距离步行时轻度疼痛	25
中度	步行时常有疼痛,稍事休息后消退	15
重度	负重和活动时有强烈疼痛,安静时减轻,时有发痛	5
剧痛	安静和晨活动时有持续性强烈疼痛	0

表 9-12　日常活动评分

日常活动	评分		
	容易	困难	不能
从椅子上坐起(坐位至站位)用手支撑为困难	2	1	0
上楼梯(扶栏杆为困难)	2	1	0
下楼梯(扶栏杆为困难)	2	1	0
单腿站立(要依靠为困难)	2	1	0
跑步(只能快走为困难)	2	1	0

（二）美国膝关节学会评分标准（American Knee Society Score,AKSS）

1989 年由美国膝关节协会提出的膝关节综合评分标准,分为膝评分和功能评分两大部分。膝评分又分为疼痛、活动度和稳定性;功能评分包括行走能力和上下楼能力的评价。该系统是美国使用最广泛的评分系统,见表 9-13。

表 9-13　美国膝关节学会评分标准

项目	评分指标		分值	得分
疼痛（50）	平地行走	无痛	35	
		轻度或偶尔疼痛	30	
		中度疼痛	15	
		重度疼痛	0	
	爬楼梯	无痛	15	
		轻度或偶尔疼痛	10	
		中度疼痛	5	
		重度疼痛	0	
活动度（25）	每 5 度得 1 分			25
稳定性（胫骨对股骨在任何方向上的位移）（25）	前后方向	<5mm	10	
		5~10mm	5	
		>10mm	0	
	内外方向	<5mm	15	
		6~9mm	10	
		10~14mm	5	
		≥15mm	0	
得分合计				
减分项目	屈曲畸形	<5°	0	
		5°~10°	−2	
		11°~15°	−5	
		16°~20°	−10	
		>20°	−15	
	过伸	无	0	
		<10°	−5	
		10°~20°	−10	
		>20°	−15	
	力线	内／外翻		
		5°~10°	0	
		每增加 5°（−3 分）		
	休息疼痛	轻度疼痛	−5	
		中度疼痛	−10	
		重度疼痛	−15	
减分合计				

（三）HSS（hospital for special surgery）评分

1976 年美国特种外科医院提出的一个总分为 100 分的评分系统,应用于全膝关节置换手术前后关节功能的恢复评估,见表 9-14。

表 9-14 HSS 膝关节评分标准

	评分		评分
疼痛(30 分)		活动范围(18 分)	
任何时候均无疼痛	30	每活动 8° 得 1 分	
行走时无疼痛	15	最多 18 分	18
行走时轻微疼痛	10	肌力(10 分)	
行走时中度疼痛	5	优:完全对抗阻力	10
行走时重度疼痛	0	良:部分对抗阻力	8
休息时无疼痛	15	可:能带动关节活动	4
休息时轻微疼痛	10	差:不能带动关节活动	0
休息时中度疼痛	5	固定畸形(10 分)	
休息时重度疼痛	0	无畸形	10
功能(22 分)		<5°	8
行走和站立无限制	12	5°~10°	5
行走距离 5~10 个街区和间断站立 <30min	10	>10°	0
行走距离 1~5 个街区和站立超过 30min	8	不稳定(10 分)	
		无	10
行走距离少于 1 个街区	4	轻度:0°~5°	8
不能行走	0	中度:5°~15°	5
能上楼梯	5	重度:>15°	0
能上楼梯但需要支撑	2	减分	
能自由移动	5	单手拐	1
能移动但需要支撑	2	单拐	2
		双拐	3
		伸直滞缺 5°	2
		伸直滞缺 10°	3
		伸直滞缺 15°	5
		每内翻 5°	1
		每外翻 5°	1

三、踝关节功能评价标准

(一)Mazur 踝关节评估分级系统(表 9-15)

表 9-15 Mazur 踝关节评估分级系统

1. 疼痛		2. 功能	
(1)无痛,或病人可忽视	50 分	(1)无跛行	6
(2)上下楼梯或长距离行走时轻度疼痛,但不影响日常活动	45 分	(2)轻度跛行	4
		(3)中度跛行	2
(3)上下楼梯或长距离行走时中度疼痛,步态正常,偶尔需要服用非甾体抗炎药	40 分	(4)明显跛行	0
		3. 行走距离	
(4)上下楼梯疼痛加重,静息时无疼痛,每天需要服药	25 分	(1)行走距离不受限	6
		(2)可行走 4~6 个街区	4
(5)静息时疼痛或夜间痛,需服用麻醉药物止痛	10 分	(3)可行走 1~3 个街区	2
		(4)仅能在室内活动	1
(6)无论有无活动,持续性疼痛,或因为疼痛而残疾	0 分	(5)需扶床、椅或不能行走	0
		4. 拐杖或支具	

续表

(1)不需要	6分	(4)不能下楼	0分
(2)仅长距离行走时需要手仗	5分	9. 提踵	
(3)所有距离行走均需要手仗	3分	(1)能重复10次	5分
(4)需要双手仗或持拐行走	1分	(2)能重复3次	3分
(5)需要助步器或不能行走	0分	(3)能提踵1次	1分
5. 登山		(4)不能提踵	0分
(1)正常登山	3分	10. 跑步	
(2)足外旋登山	2分	(1)不受限	5分
(3)用足趾登山或侧步登山	1分	(2)能跑,但受限	3分
(4)不能登山	0分	(3)不能跑	0分
6. 下山		11. 中立位背屈活动范围	
(1)正常下山	3分	(1)40°	5分
(2)足外旋下山	2分	(2)30°	4分
(3)用足趾下山或侧步下山	1分	(3)20°	3分
(4)不能下山	0分	(4)10°	2分
7. 上楼		(5)5°	1分
(1)正常上楼	3分	(6)0°	0分
(2)需扶栏杆上楼	2分	12. 跖屈活动范围	
(3)仅能用正常侧足逐级上楼	1分	(1)40°	5分
(4)不能上楼	0分	(2)30°	4分
8. 下楼		(3)20°	3分
(1)正常下楼	3分	(4)10°	2分
(2)需扶栏杆下楼	2分	(5)5°	1分
(3)仅能用正常侧足逐级下楼	1分	(6)0°	0分

最高评分数值:100分(注:评价时病人着鞋)

参考评价标准　1.优:>92分,踝关节无肿痛,步态正常,活动自如;2.良:87~92分,踝关节轻微肿痛,正常步态,活动度可达正常的3/4;3.可:65~86分,活动时疼痛,活动度仅为正常的1/2,正常步态,需服用非甾体类抗炎药;4.差:<65分,行走或静息痛,活动度仅为正常的1/2,跛行,踝关节肿胀

(二) AOFAS(美国足与踝关节协会)踝与后足功能评分(表9-16)

本标准适用于踝关节、距下关节、距舟关节、跟骰关节的功能评价,可以用于踝关节置换、关节融合以及踝关节不稳定的手术效果评价。

表9-16　AOFAS踝与后足功能评分

疼痛(40分)	
无	40
轻度,偶尔	30
中度,每天都有	20
严重,几乎持续性	0

续表

功能(50分)

　　活动受限,需要辅助支撑

　　无受限,不需要辅助支撑　　　　　　　　　　　　　　　　　　　10

　　日常活动不受限,娱乐活动受限,不需要辅助支撑　　　　　　　　7

　　日常活动和娱乐活动受限,需要手杖支撑　　　　　　　　　　　　4

　　日常活动和娱乐活动严重受限,需要助行器、拐杖、轮椅或支具　　0

最大步行距离(街区)

　　>6个　　　　　　　　　　　　　　　　　　　　　　　　　　　5

　　4~6个　　　　　　　　　　　　　　　　　　　　　　　　　　4

　　1~3个　　　　　　　　　　　　　　　　　　　　　　　　　　2

　　<1个　　　　　　　　　　　　　　　　　　　　　　　　　　　0

行走地面

　　任何地面无困难　　　　　　　　　　　　　　　　　　　　　　　5

　　崎岖不平的地面上行走、上台阶(包括爬梯子)有些困难　　　　　3

　　崎岖不平的地面上行走、上台阶(包括爬梯子)非常困难　　　　　0

步态异常

　　无,轻度　　　　　　　　　　　　　　　　　　　　　　　　　　8

　　明显　　　　　　　　　　　　　　　　　　　　　　　　　　　　4

　　非常显著　　　　　　　　　　　　　　　　　　　　　　　　　　0

　　矢状面运动(屈曲加背伸)

　　正常或轻度受限(>30°以上)　　　　　　　　　　　　　　　　　8

　　中度受限(15°~29°)　　　　　　　　　　　　　　　　　　　　4

　　严重受限(<15°)　　　　　　　　　　　　　　　　　　　　　　0

　　后足运动(内翻加外翻)

　　正常或轻度受限(正常的75%~100%)　　　　　　　　　　　　　6

　　中度受限(正常的25%~74%)　　　　　　　　　　　　　　　　3

　　严重受限(<25%)　　　　　　　　　　　　　　　　　　　　　　0

踝与后足的稳定性(前后、内外翻)

　　稳定　　　　　　　　　　　　　　　　　　　　　　　　　　　　8

　　不稳定　　　　　　　　　　　　　　　　　　　　　　　　　　　0

对线(10分)

　　良好,跖屈足,中足对线良好　　　　　　　　　　　　　　　　　10

　　可,跖屈足,中足对线有一定程度的对线不良,无症状　　　　　　5

　　差,非跖屈足,中足对线严重不良,有症状　　　　　　　　　　　0

（三）AOFAS（美国足与踝关节协会）中部足功能评分（表 9-17）

本标准适用于评价楔骨、骰骨、舟楔关节、跖趾关节的功能评价。

表 9-17　AOFAS 中部足功能评分

疼痛（40 分）	
无	40
轻度,偶尔	30
中度,每天都有	20
严重,几乎持续性	0
功能（45 分）	
活动受限,需要辅助支撑	
无受限,不需要辅助支撑	10
日常活动不受限,娱乐活动受限,不需要辅助支撑	7
日常活动和娱乐活动受限,需要手杖支撑	4
日常活动和娱乐活动严重受限,需要助行器、拐杖、轮椅或支具	0
对鞋的要求	
可穿着流行式样的,普通鞋不需要附加衬垫的鞋	5
需要舒适和附加衬垫的鞋	3
需要定制的鞋或穿戴支具	0
最大步行距离（街区）	
>6 个	10
4~6 个	7
1~3 个	4
<1 个	0
行走地面	
任何地面无困难	10
崎岖不平的地面上行走、上台阶(包括爬梯子)有些困难	5
崎岖不平的地面上行走、上台阶(包括爬梯子)非常困难	0
步态异常	
无,轻度	10
明显	5
非常显著	0
对线（15 分）	
良好,跖屈足,中足对线良好	15
可,跖屈足,中足对线有一定程度的对线不良,无症状	8
差,非跖屈足,中足对线严重不良,有症状	0

（四）改良美国足踝关节学会分级标准（表 9-18）

表 9-18　改良美国足踝关节学会分级标准

疼痛（40 分）	
无	40
轻微，偶尔	30
中度，每天	20
严重，几乎每时每刻	0
功能（45 分）	
活动受限	
无限制	10
日常生活不受限制，娱乐活动受限制	7
日常生活和娱乐活动严重受限制	0
对鞋的要求	
可穿着流行式样的，普通鞋不需要附加衬垫的鞋	10
需要舒适和附加衬垫的鞋	5
需要定制的鞋或穿戴支具	0
跖趾关节运动（背伸加跖屈）	
正常或轻度受限（活动度 ≥ 75°）	10
中度受限（活动度 30°~74°）	5
严重受限（活动度 < 30°）	0
趾间关节运动（跖屈）	
无受限	5
受限严重（活动度 < 10°）	0
跖趾关节稳定性（各方向）	
稳定	5
明确的不稳定或脱位	0
小跖趾关节或趾间关节胼胝	
无胼胝或伴有症状的胼胝	5
有症状的胼胝	0
力线（15 分）	
好，小趾力线良好	15
可，小趾有某种程度的力线不良，无症状	8
差，严重力线不良，有症状	0

四、肩关节功能评价标准

针对肩关节功能评定，目前存在很多评分系统，根据使用目的的不同，肩关节的功能评定可以分为全肩关节评价系统和特殊疾病评价系统。其中，全肩关节功能评价系统着重于肩关节功能障碍，不局限于某种疾病，可以用于各类疾病造成的肩关节功能障碍。特殊疾病评价系统着重于某种或某类疾病的功能评价。

1. neer 评分是应用最为广泛的评分系统（表 9-19），其特点是包括了对解剖结构重建的考虑。neer 百分制评定标准：疼痛 35 分，功能 30 分，运动范围 25 分，解剖复位 10 分。术后总评定分数在 90 分以上为优，80~89 分为良，70~79 分为可，70 分以下为差。

表 9-19 neer 评分

评价内容	评分(分)
1. 疼痛(35 分)	
a. 无疼痛,或疼痛可被忽略	35
b. 轻微疼痛,偶尔出现,不影响活动	30
c. 轻微疼痛,不影响日常活动	25
d. 中度疼痛,能忍受,活动能力有减退,需服镇痛药	15
e. 疼痛严重影响活动	5
f. 疼痛导致完全不能活动	0
2. 功能(30 分)	
a. 力量	
正常	10
良	8
中	6
差	4
仅有肌肉收缩	2
0 级肌力	0
b. 手能触及的范围	
头顶	2
嘴	2
腰部	2
对侧腋窝	2
胸罩扣搭	2
c. 稳定性	
搬运	2
敲击	2
投掷	2
推	2
举东西过头顶	2
3. 运动范围(25 分)	
前屈(矢状面)	
180°	6
170°	5
130°	4
100°	2
80°	1
<80°	0
后伸(矢状面)	
45°	3
30°	2
15°	1
0°	0
外展(冠状面)	
180°	6
170°	5
140°	4
100°	2
80°	1
<80°	0

右上角：续表

评价内容	评分（分）
外旋（从标准解剖学姿势开始，肘关节屈曲）	
60°	5
30°	3
10°	1
<10°	0
内旋（从标准解剖学姿势开始，肘关节屈曲）	
90°（触及 T6）	
70°（触及 T12）	
50°（触及 L5）	
30°（触及背部）	
<30°	
4. 解剖（10分）（包括旋转、成角、关节吻合不佳、大结节上移、内固定断裂、肌炎、骨不连、缺血性坏死）	
无	10
轻度	8
中度	4
重度	0~2
总分（100分）	
>90 分为优	
80~89 分为良	
71~79 分为中	
≤ 70 分为差	

2. constant-murley 评分是在欧洲应用最为广泛的评分系统（表 9-20），其特点是对主观评估结果和客观评估结果存在不同的权重。

表 9-20　constant-murley 评分

疼痛	日常活动水平
无疼痛 15 分	全日工作 4 分
轻度痛 10 分	正常的娱乐和体育活动 4 分
中度痛 5 分	睡眠不影响 2 分
严重痛 0 分	
向前和侧方抬肩	位置
0°~30°　0 分	上抬到腰部 2 分
31°~60°　2 分	上抬到剑突 4 分
61°~90°　4 分	上抬到颈部 6 分
91°~120°　6 分	上抬到头顶部 8 分
121°~150°　8 分	举过头顶部 10 分
151°~180°　10 分	
外旋评分	内旋评分
手放在头后肘部保持向前 2 分	手背可达大腿外侧 0 分
手放在头后肘部保持向后 2 分	手背可达臀部 2 分
手放在头顶肘部保持向前 2 分	手背可达腰骶部 4 分
手放在头顶肘部保持向后 2 分	手背可达腰部（L3 水平）6 分
手放在头顶再充分向上伸直上肢 2 分	手背可达 T12 椎体水平 8 分
	手背可达肩胛下角水平（T7 水平）10 分

3. 美国肩肘外科医师评分（ASES）的肩关节功能评价标准（表 9-21） 1993 年美国肩肘外科医师协会通过的肩关节功能评价标准。该系统是一个需要换算的百分制系统，分为病人评估部分和医生评估部分。病人评估部分的疼痛（占 50%）和累计日常活动（50%）构成计分部分。医生评估部分有活动度、体征、力量测试和稳定性。

表 9-21 ASES 肩关节功能评价标准

疼痛（占总分的 36%）	
无	5
轻度	4
一般活动后	3
中度	2
重度	1
完全残疾	0
稳定（占总分的 36%）	
正常	5
恐惧感	4
很多半脱位	3
复发性半脱位	2
复发性脱位	1
完全脱位状态	0
功能（占总分的 28%）	
正常	4
轻微受限	3
行动不便	2
需要他人帮助	1
丧失功能	0

五、肘关节功能评定标准

目前使用比较广泛且具有代表性的肘关节评价标准有 Morrey 等制定的 Mayo Elbow-Perfomance Score 的评价标准和 HSS（The Hospital for Special Surgery Scoring System）肘关节评分系统及其改良标准。

（一）Mayo 肘关节功能评分标准（表 9-22）

Mayo 肘关节功能评分，也称为 Morrey 和 Bryan 评分，广泛应用于肘关节功能的评价。

表 9-22 Mayo 肘关节功能评分

功能及评分		功能及评分	
疼痛（45 分）		稳定性 *（10 分）	
无	45	稳定	10 分
轻微	30	中度稳定	5 分
中度	15	不稳定	0 分
重度	0	日常生活功能（25 分）	
运动（20 分）		梳头	5 分

功能及评分		功能及评分	
>100°	20分	自己吃饭	5分
50°~100°	15分	清洁会阴	5分
<50°	5分	自己穿衣	5分
		自己穿鞋	5分
总分100分			

* 稳定 = 临床上没有明显的内、外翻松弛；中度稳定 = 小于10°的内、外翻松弛；不稳定 =10°或10°以上的内、外翻松弛
注：优90分或90分以上；良：75~89分；可：60~74分；差：60分以下。

（二）HSS（The Hospital for Special Surgery Scoring System）和HSS2肘关节评分系统（表9-23、表9-24）

　　HSS标准注重临床客观检查，HSS2注重病人的主观感受，二者可结合使用。

表9-23　HSS肘关节评分系统

疼痛（30分）		能把2磅（0.9kg）物体举到90°	8
任何时候无疼痛	30	不负重做对抗重力的屈肘运动	5
屈肘时关节无疼痛	15	无力做屈肘运动	0
屈肘时关节轻微疼痛	10	屈曲挛缩（6分）	
屈肘时关节中度疼痛	5	<15°	6
屈肘时关节严重疼痛	0	15°~45°	4
休息时无疼痛	15	45°~90°	2
休息时轻微疼痛	10	>90°	0
休息时中度疼痛	5	伸直挛缩（6分）	
休息时严重疼痛	0	135°的15°以内	6
功能（20分）		小于125°	4
能做屈曲肘关节活动30分钟	8	小于100°	2
能做屈曲肘关节活动15分钟	6	小于80°	0
能做屈曲肘关节活动5分钟	4	旋前（4分）	
不能活动肘关节	0	>60°	4
肘关节活动不受限	12	30°~60°	3
娱乐活动时受限	10	15°~30°	2
能做家务劳动或职业活动	8	<0°	0
生活能自理	6	旋后（4分）	
病残	0	>60°	4
矢状面活动范围（20分）		45°~60°	3
7°折合成1分		15°~45°	2
肌肉力量（10分）		<0°	0
能把5磅（2.3kg）物体举到90°	10		

　　注：优90~100分；良80~89分；可70~79分；差60~69分。

表 9-24　HSS2 肘关节评分

1. 疼痛	
无或可以忽略不计	50
轻微,偶尔需要止痛药	45
中度,每天需要止痛药	35
中度,有休息痛和夜间痛	15
严重,不能活动	0
2. 功能	
无限制	30
轻微,日常生活无限制	25
举重物不能超过 10 磅	20
日常活动中度受限	10
不能梳头或够到头部	5
不能自己进餐	0
3. 活动	
屈曲活动	
30 分钟	8
15 分钟	6
5 分钟	4
不能屈肘	0
不受限制	12
娱乐活动受限制	10
家务劳动和工作受限制	8
能自理	6
不能自理	0

优:90~100 分;良:80~89 分;可:70~79 分;差:60 分以下。该系统不需要临床检查,属于病人自我报告式的评分,侧重于病人自我感受。

六、腕关节功能评定标准

腕关节功能评定可以采用 Mayo 腕关节评分(表 9-25)和 Coney 评定标准(表 9-26)。

(一)Mayo 腕关节评分

表 9-25　Mayo 腕关节评分

疼痛		能够坚持工作但未被聘用	15
无	25	由于疼痛而无法工作	0
轻度,偶尔	20	握力(与正常一侧比较)	
中度,可以忍受	15	100%	25
严重,不能忍受	0	75%~99%	15
功能状况		50%~74%	10
恢复到平时工作情况	25	25%~49%	5
工作上受限	20	0~24%	0

（二）Cooney 评定标准（改良 Green 和 O'Brien 腕关节评分）

包括主观和客观评分内容，是一个非常严格的评分系统，适用于各种腕关节疾病的评价标准。

表 9-26　Cooney 评定标准

疼痛（25分）		25%~49%	5
无	25	0~24%	0
轻度，偶尔	20	背伸/掌屈活动度	
中度，可以忍受	15	120° 以上	20
严重，不能忍受	0	91°~119°	15
功能状况（25分）		61°~90°	10
恢复到平时工作情况	25	31°~60°	5
工作上受限制	20	30° 以下	0
能够坚持工作但未被聘用	15	握力（25分）	
由于疼痛而无法工作	0	100%	25
活动度（25分）		75%~99%	15
100%	25	50%~74%	10
75%~99%	15	25%~49%	5
50%~74%	10	0~24%	0

优：90~100分；良：80~89分；可：65~79分；差：65分以下。

七、颈椎和腰椎功能评价标准

JOA 是指日本骨科协会评估治疗分数，主要用于评价人体功能性障碍。现将此评定标准介绍如下（表 9-27）。

表 9-27　颈椎 JOA 评分

指标	评分
运动功能（左右独立评价）	
肩、肘功能（三角肌、肱二头肌肌力测定）	
MMT ≤ 2（排除肘部疾病所致）	0
MMT=3	2
MMT=4	3
MMT=5（耐久力不足，有脱力感）	4
MMT=5	5
手指功能：	
吃饭时不能用匙、叉，不能系扣子	0
吃饭时能用匙、叉，能系大扣子	2
吃饭时能用匙、叉，不能用刀，勉强可用筷子，能系扣子，但不能解	4
吃饭时可勉强用刀，能用筷子，能系大扣子，但系 T 恤衫的扣子困难	6

续表

指标	评分
吃饭时能自由运用刀叉,能用筷子,但不灵活,能解或系大扣子,能解或系 T 恤衫的扣子,但稍有些不灵活	8

下肢功能(下肢功能没有明显的左右差别,左右同分):

能站立,不能行走	0
能扶着东西站立,能用步行器行走	2
可用拐杖(单拐)步行,可上楼梯,不能单腿跳	4
平地可不用拐杖行走,可上、下楼梯(下楼时需有扶手),单腿可站立	6
平地可快速行走,对跑没有信心,下楼梯不灵活,可单腿跳	8
正常,可单腿跳,步行、上下楼梯很自由	10

感觉功能(左右独立评价)

上肢、躯干、下肢 %	左	右
感觉消失	0	0 :(0 ~ 10%)
难以忍受的麻木		
知道自己接触了东西,但不能识别其形状、质地	3	3 :(20%~ 40%)
麻木得难以入睡		
能识别所接触物品的形状、质地,但只能感觉出一半	5	5 :(50%~ 70%)
有时需用药物才能止住的疼痛,有麻木感		
触觉基本正常,有轻微的疼痛,钝性麻木	8	8 :(80%~ 90%)
正常,无麻木、疼痛	10	10 :(100%)

(% 为依据病人自己的评价与正常对此所残存感觉的程度)

膀胱功能:

不能自行排尿或尿失禁	0
可勉强自行排尿,有时有尿不尽感,或需用尿布	3
尿频,排尿时无尿线,有时有尿失禁,弄脏下装	5
膨胀感正常,但排尿时需等一段时间,尿频	8
膨胀感、排尿均正常	10

注:改善率 = $\frac{术后分数 - 术前分数}{100 - 术前分数} \times 100\%$

(一)腰椎 JOA 评分(表 9-28)

表 9-28　腰椎 JOA 评分

自觉症状最高分 9 分	评分	临床检查最高分为 6 分	评分
(1)腰痛		(1)直腿抬高试验	
无	3	正常	2
偶有轻度腰痛	2	30°~70°	1
常有轻度腰痛或偶有严重腰痛	1	<30°	0
常有剧烈腰痛	0	(2)感觉	
(2)下肢痛和 / 或麻木		正常	2
无	3	轻度感觉障碍	1

续表

偶有轻度下肢痛和／或麻木	2	明显感觉障碍	0
常有轻度下肢痛和／或麻木	1	（3）肌力	
常有剧烈下肢痛和／或麻木	0	正常（5级）	2
（3）步行能力		轻度肌力减弱（4级）	1
正常	3	重度肌力减弱（0~3级）	0
步行500m以上发生疼痛、麻木和／或肌无力	2		
步行500m以内发生疼痛、麻木和／或肌无力	1		
步行100m以内发生疼痛、麻木和／或肌无力	0		

日常生活动作最高分14分

（1）睡觉翻身	评分	（5）长时间（1小时）坐立	
容易	2	容易	2
困难	1	困难	1
非常困难	0	非常困难	0
（2）站立		（6）持重物或上举	
容易	2	容易	2
困难	1	困难	1
非常困难	0	非常困难	0
（3）洗脸		（7）行走	
容易	2	容易	2
困难	1	困难	1
非常困难	0	非常困难	0
（4）弯腰			
容易	2		
困难	1		
非常困难	0		

膀胱功能最高分0分（应除外尿路疾患）	评分	自我满意程度（参考）
正常	0	很好（治愈）
轻度排尿困难（尿频、排尿延迟）	-3	好（改善）
重度排尿困难（残尿感、尿失禁）	-6	无变化
尿闭	-9	恶化

精神状态（参考）

主诉（疼痛）性质部位程度不确定

疼痛伴有人功能上难以解释的肌力减弱疼痛过敏和自主神经改变

多医院多科室就诊

对手术期望值过高

以往手术部位异常疼痛

病休时间超过1年

职业及家庭生活不满意

工伤及交通事故

精神科治疗史

医疗纠纷史

最高评分为 29 分。根据治疗前后评分可分别计算出改善指数和改善率。

$$改善指数 = \frac{治疗评分 - 治疗前评分}{治疗后评分}$$

$$改善率 = \frac{治疗评分 - 治疗前评分}{正常评分 - 治疗前评分}$$

通过改善指数可反映病人治疗前后腰椎功能的改善情况,通过改善率可了解临床治疗效果。改善率通常还可采用化疗效判定标准:改善率为 100% 时为治愈,改善率大于 10% 为显效,25%~60% 为有效,小于 25% 为无效。

(二) 脊髓损伤 ASIA 评定表(表 9-29)

表 9-29 脊髓损伤 ASIA 评定表

感觉评分		左	右	左	右	运动评分		左/右	左/右
感觉关键点		痛/触	痛/触	痛/触	痛/触	C5	屈肘		
C2	枕骨粗隆两侧					C6	伸腕		
C3	锁骨上窝					C7	伸肘		
C4	肩锁关节顶部					C8	屈中指远节		
C5	肘窝前外侧(桡侧)					T1	小指外展		
C6	拇指近节背面中点					L2	屈髋		
C7	中指近节背面中点					L3	伸膝		
C8	小指近节背面中点					L4	踝背伸		
T1	肘窝前内侧(尺侧)					L5	足 背伸		
T2	腋窝顶部					S1	踝趾屈		
T3	第 3 肋间隙锁骨中线处						肩外展		
T4	第 4 肋间隙锁骨中线处						髋伸展		
T5	第 5 肋间隙锁骨中线处						膝屈曲		
T6	平剑突锁骨中线处								
T7	T6 和 T8 连线中点					感觉总分			
T8	T6 和 T10 连线中点					运动总分			
T9	T8 和 T10 连线中点					ASIA 总分			
T10	平脐锁骨中线处								
T11	T10 和 T12 连线中点					球—海绵体反射			
T12	腹股沟韧带中点					肛内黏膜感觉			
L1	T12 和 L2 连线中点					肛门括约肌收缩			
L2	大腿前面中点					肛周痛觉			
L3	股骨内踝					肛周触觉			
L4	内踝								

感觉评分		左	右	左	右	运动评分	左/右	左/右
L5	足背第三跖趾关节处					感觉平面		
S1	足跟外侧					运动平面		
S2	腘窝中点					损伤水平		
S3	坐骨结节					ASIA 分类		
S4/5	肛周区	/	/	/	/	评定者		

八、步态分析

步态分析是利用力学的概念和人体解剖、生理学知识对人体行走功能状态进行对比分析的一种生物力学研究方法。描述研究对象的步态模式和步态参数，并与正常步态进行比较找出其差异；分析出现差异的原因，研究产生异常步态的机制；确定改善步态的治疗方案，包括步态训练的方法、假肢或矫形器的装配、助行器的选择。近年来，随着生物力学采集技术的不断改进以及反向动力学模型的不断完善，三维步态技术已大量地运用于疾病的诊断、评估及治疗（图 9-27）。

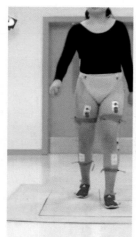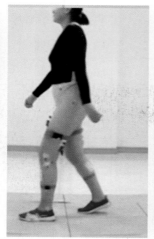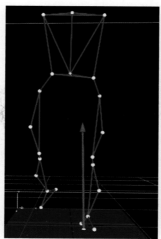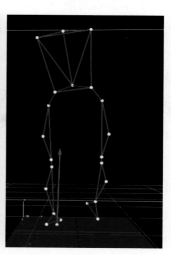

图 9-27　三维步态采集设备及操作

（一）步态参数

观测病人行走中的步长、跨步长、步宽、步角、步速、步频、步态周期时间、站立相时间、迈步相时间、关节运动角度的变化（图 9-28）。

1. 步长　从一侧足跟着地处至另一足足跟着地处之间的线性距离，以 cm 为单位，正常人约为 50~80cm。

2. 跨步长　同一腿足跟着地处至再次足跟着地处之间的线性距离，以 cm 为单位，正常人跨步长是步长的两倍，约为 100~160cm。

3. 步宽　两足与行进线之间的宽度。

4. 步角　足跟中点至第二趾之间连线与行进线之间的夹角，一般小于 15°。

5. 步频　在单位时间内行走的步数，一般用平均每一

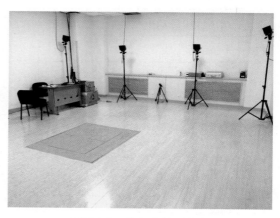

图 9-28　步态参数示意图

分钟行走的步数表示,以步/min计,正常人平均自然步频约为95~125步/min。

6. 步速　即步行速度,在单位时间内行走的距离,用m/s或m/min计,正常人平均自然步速约为1.2m/s。在临床上,一般是让测试对象以平常的速度步行10m的距离,测量所需的时间,来计算其步行速度。

步态参数受诸多因素的影响,即使是正常人,由于年龄、性别、身体肥瘦、高矮、行走习惯等不同,个体差异较大,因此正常值比较难以确定,表9-30中的数据可供参考。

表9-30　正常人步态参数参考值

参数	参考值	
	男	女
步长	66.54cm ± 5.15cm	60.10cm ± 4.82cm
跨步长	140.83cm ± 2.16 cm	125.37cm ± 3.26 cm
步宽	8cm ± 3.5cm	8cm ± 3.5cm
步角	6.75°	6.75°
步频	(113 ± 9)步/min	(117 ± 9)步/min
步速	(91 ± 12)m/min	(74 ± 9)m/min

(二)步态周期中的关节角度变化
见表9-31。

表9-31　正常步态周期中骨盆和下肢各关节的角度变化

步态周期	关节运动范围			
	骨盆	髋关节	膝关节	踝关节
开始着地	5° 旋前	30° 屈曲	0°	0°
预承重期	5° 旋前	30° 屈曲	0°~15° 屈曲	0°~15° 跖屈
站立中期	中立位	30° 屈曲 ~0°	15°~5° 屈曲	15° 跖屈 ~10° 背屈
站立末期	5° 旋后	0°~10° 过伸	5° 屈曲	10° 背屈 ~0°
摆动前期	5° 旋后	10° 过伸 ~0°	5°~35° 屈曲	0°~20° 跖屈
摆动初期	5° 旋后	0°~20° 屈曲	35°~60° 屈曲	20°~10° 跖屈
摆动中期	中立位	20°~30° 屈曲	60°~30° 屈曲	10° 跖屈 ~0°
摆动末期	5° 旋前	30° 屈曲	30° 屈曲 ~0°	0°

(三)临床步态分析
见表9-32~表9-34。

表9-32　步态分期中踝足矢状面分析

步态分期	正常动作	力矩	正常肌肉动作	无力结果	可能代偿
足跟着地至足底着地 HS-FF	0°~15° 跖屈	跖屈	胫前肌群离心性收缩对抗跖屈力矩,因此通过控制跖屈防止足拖拽	缺乏对抗跖屈能力,行走足拖拽	为了避免足拖拽或消除跖屈力矩,足底着地或先足趾着地,避免足跟着地
足底着地至支撑中点 FF-MST	跖屈 15 °~背伸 10°	趾屈~背伸	腓肠肌和比目鱼肌离心性收缩对抗背伸并控制胫骨前移	过度背伸,胫骨前移运动失控	为了避免过度背伸,踝关节保持在跖屈位

续表

步态分期	正常动作	力矩	正常肌肉动作	无力结果	可能代偿
支撑中点至足跟离地 MST-HO	背屈 10°~15°	背伸	腓肠肌和比目鱼肌离心性收缩对抗背伸,控制胫骨前移	过度背伸,胫骨前移失控	踝保持在跖屈位,如果足不能平放,背伸动作消失,产生台阶步
足跟离地至足尖离地 HO-TO				无滚动动作	整个足提起离开地面
加速期到摆动中期 ACC-MSW	背伸至中立位	无	背伸肌收缩使踝处于中立位,防止足趾在地上拖	足下垂和/或足趾拖拽	为了防止足趾拖拽增加髋膝屈曲,摆动腿呈勾状或划圈状
摆动中期至减速期 MSW-DEC	中立位	无	背伸	足下垂或足尖拖步	为了防止拖拽,增加髋、膝屈曲,摆动腿可能划圈

表9-33　步态分期中膝关节矢状面分析

步态分期	正常动作	力矩	正常肌肉动作	无力结果	可能代偿
HS-EF	屈0°~15°	屈曲	开始股四头肌收缩保持膝伸展,然后离心性收缩对抗屈曲并控制屈曲程度	由于股四头肌不能对抗屈曲,膝过度屈曲	踝跖屈,以便全足着地代替足跟着地,跖屈抵消了膝屈,身体前倾抵消屈膝,因此可用于代偿股四头肌无力
EF-MST	伸15°~5°	屈~伸	开始股四头肌收缩,然后无活动	开始过度屈曲	支撑中期开始同上,稍后部分不需要代偿
MST-HO	屈5°~0°	屈~伸	无活动	无	不需要
HO-TO	屈0°~40°	伸~屈	需要股四头肌控制膝屈曲程度	无	无
ACC-MSW	屈40°~60°	无	股四头肌几乎不活动,股薄肌、缝匠肌离心性收缩	膝屈不充分	髋屈增加,划圈,勾状
MSW-DEC	伸60°~30° 伸30°~0°	无 无	股四头肌离心性收缩稳定伸膝,准备足跟着地	膝伸不充分	无

表9-34　步态分期中髋关节矢状面分析

步态分期	正常动作	力矩	正常肌肉活动	无力原因	可能代偿
HS-FF	屈30°	屈曲	背肌、臀大肌、腘绳肌	髋过度屈曲,由于不能对抗屈曲,髋前倾	身体后倾防止过度髋屈,抵消髋屈
FF-MST	屈30°~中立5°	屈~伸	开始臀大肌收缩对抗屈曲,当由屈到伸时此运动停止	开始阶段,髋过度屈曲,由于无法对抗屈曲,骨盆前倾	开始阶段,躯干后倾防止髋过度过度伸,一旦屈变成伸时,不再需要后倾
MST-HO	无	伸	无活动	无	不需要

续表

步态分期	正常动作	力矩	正常肌肉活动	无力原因	可能代偿
HO-TO	过伸 10°~中立	伸	髂腰肌、大收肌、长收肌	不定	不定
ACC-MSW	屈 20°~30°	无	髋屈肌活动起动摆动,髂腰肌、股直肌、股薄肌、缝匠肌、阔筋膜张肌	消除髋屈,不能起动,下肢踝向前运动及提足离开地面	划圈或呈勾状使腿向前将足抬起足够高度离开地面
MSW-DEC	屈 30°~中立位	无	腘绳肌	缺乏摆动腿的控制,不能将足放在足跟着地位置	无

(四)特征性步态

1. 减痛步态　一侧下肢出现疼痛时,常呈现出减痛步态,其特点为患侧站立相时间缩短,以尽量减少患肢负重,步幅变短。此外,病人常一手按住疼痛部位,另一上肢伸展。疼痛部位不同,表现可有些差异。髋关节疼痛者,患肢负重时同侧肩下降,躯干稍倾斜,患侧下肢外旋、屈曲位,尽量避免足跟击地。膝关节疼痛病人膝稍屈,以趾着地行走。

2. 短腿步态　患肢缩短达 2.5cm 以上者,该侧着地时同侧骨盆下降导致同侧肩下降,对侧迈步腿髋膝关节过度屈曲、踝关节过度背屈。如果缩短超过 4cm,则缩短侧下肢以足尖着地行走,其步态统称短腿步态。这是由于双下肢不等长所致,轻者以骨盆倾斜代偿;重者出现骨盆下降性跛行或正常一侧屈膝而病侧以马蹄步态来代偿。

3. 臀中肌步态　臀中肌的作用包括外展髋关节,前部内旋,后部肌束外旋大腿。稳定骨盆,后伸并外旋大腿;下肢固定时,可伸直躯干,防止躯干前倾,以维持立姿。在日常活动中的弯腰、直立、行走、下蹲中都会涉及臀中肌。臀中肌损伤会造成站立时下肢外旋位,不能完全靠拢。行走常有外八、摇摆步态,快步呈跳跃状态。坐下时双腿不能并拢,双髋分开蛙式位,一侧大腿难以搁在另一侧大腿上(交腿试验)。下蹲活动时轻者蹲时双膝先分开,然后下蹲后再并拢(划圈征)。重者只能在外展、外旋位下蹲,蹲下时双髋关节呈外展、外旋姿势,双膝不能靠拢,足跟不着地,呈蛙式样。我们在测试发现病人在支撑相早期和中期骨盆向患侧下移超过 5°,髋关节向患侧凸,病人肩和腰出现代偿性侧弯,以增加骨盆稳定度。而且臀中肌损伤,患侧不能固定骨盆,也无力提起、外展和旋转大腿,髋关节侧方稳定受到影响,表现为行走中患腿站立相时,躯干向患侧侧弯,以避免健侧骨盆下降过多,从而维持平衡。故患肢负重支撑时上体向患侧侧弯,使重力线经过髋关节外侧,以便依靠内收肌的力量来维持髋部稳定

4. 屈髋肌无力步态　屈髋肌是摆动相主要的加速肌,其肌力降低造成摆动相肢体行进缺乏动力,只有通过躯干在支撑相末期向后,摆动相早期突然向前摆动来进行代偿,患侧步长明显缩短。

总之,步态分析是提取与人体行走有关生命活动信息、仿制人体行走功能不可缺少的一种整体分析评价手段,它有广阔的前景。随着光、电测量技术及信息处理技术的不断发展,这一方法定会沿着多指标、集成化及专家分析、诊断、评价综合系统的方向发展。运用三维步态分析对股骨头坏死的病人进行功能量化评价,可以更为准确地了解髋关节的生物力学变化,进而探索最佳的治疗手段和手术后的康复方法。

(王　威　赵德伟)

参考文献

[1] 赵德伟.股骨头缺血性坏死的修复与再造.第 3 版.北京:人民卫生出版社,2013.
[2] 邵壮.髓心减压及自体骨髓移植并术后早期功能训练治疗早期股骨头坏死 12 例报告.中国临床康复,2005,9(10):

196,197.

［3］李丽娟,董晓莺,陈清丽,等.踝泵运动对预防髋部骨折术后下肢血栓形成的效果.实用骨科杂志,2011,17(5):478-480.

［4］杨明,王海龙,覃鼎文,等.老年全髋置换者臀大肌及臀中肌的肌力训练.中国组织工程研究与临床康复,2011,15(17):3202-3205.

［5］曾忠华,喻爱喜,余国荣,等.股骨头坏死患者的术后康复治疗.中华物理医学与康复杂志,2005,27(9):558.

［6］张玉富,夏仁云,许涛,等.成人股骨头缺血性坏死环锯法肌骨瓣植入术治疗及康复.中国康复,2002,17(2):85-87.

［7］曾忠华,喻爱喜余国荣,等.康复治疗对股骨头坏死术后患者功能恢复的影响.中国康复,2005,20(6):349,350.

［8］陈允周,洪劲松,李保林.CPM配合中药熏洗对髋膝关节置换术后功能康复的临床观察.现代医院,2007(10):67-68.

［9］王晓庆,罗存珍,毕麦艳.CPM对髋、膝关节功能锻炼的护理指导.护士进修杂志,2000,15(07):486.

［10］舒雯.CPM下肢关节器在股骨头坏死保髋术后功能锻炼中的应用.国际医药卫生导报,2004,Z2:48.

［11］苏继承.骨伤科康复技术.北京:人民卫生出版社,2008,7(1):276-279,406-414.

［12］游涛.带血管蒂髂骨瓣移植治疗股骨头缺血性坏死的护理.全科护理,2011,09(05):384.

［13］张青云,张丽,赵玉颜,等.带血管蒂大转子骨瓣转移治疗晚期股骨头坏死的护理.中国骨伤,2001,14(01):55-56.

［14］邱耀英.应用带血管蒂大转子骨瓣转位重建股骨头及髋关节CPM功能的手术护理.医学文选,1999,18(01):129.

［15］于肖峰.带血管蒂的骨(膜)瓣移植治疗股骨头缺血性坏死围手术期的护理.中国误诊学杂志,2005,5(08):1539-1540.

［16］周谋望.股骨头缺血坏死的显微手术及康复治疗.中国康复医学杂志,2001,16(2):95-97.

［17］刘贵芝李萍.人工全髋关节置换术的康复训练指导及护理.护士进修杂志,2011,9(18):1681-1683.

［18］JeMe Cioppa-Mosca,Janet B.Cahill.骨科术后康复指南.天津:天津科技翻译出版公司,2009,10(1):3-16.

［19］曾锁林,丁焕文,徐国洲,等.股骨头坏死全髋置换术后的系统康复训练.实用骨科杂志,2009(05):63-64.

［20］张忆,黄叶柳,陈赛华.CPM对髋关节置换术后病人关节功能恢复的干预.现代医药卫生,2011,27(24):3793-3794.

［21］王彤,王蔚文等.肌力训练对人工全髋置换术病人髋关节的生物力学影响.中国康复医学杂志,2001,16(5):288-291

［22］许敏.早期功能锻炼对股骨头坏死行股骨头置换术后康复效果的评价.现代中西医结合杂志,2006,15(19):2624.

［23］Leduc S,Clare MP,Laflamme GY,et al.Posttraumatic avascular necrosis of the talus.Foot Ankle Clin,2008,13(4):753-765.

［24］Miller AN,Prasarn ML,Dyke JP,et al.Quantitative assessment of the vascularity of the talus with gadolinium-enhanced magnetic resonance imaging.J Bone Joint Surg Am,2011,93(12):1116-1121.

［25］McKeever FM.Fracture of the neck of the astragalus.Archives of Surgery,1943,46(5):720-735.

［26］Ahmad J,Raikin SM.Ankle arthrodesis:the simple and the complex.Foot and ankle clinics,2008,13(3):381-400.

［27］Trouillier H,Hänsel L,Schaff P,Rosemeyer B,Refior HJ.Long-term results after ankle arthrodesis:clinical,radiological,gait analytical aspects.Foot & ankle international,2002,23(12):1081-1090.

［28］Suckel A,Burger A,Wülker N,et al.Ankle arthrodesis-clinical,radiological and biomechanical aspects with special regard to the adjacent joints.Zeitschrift Für Orthopädie Und Unfallchirurgie,2012,150(6):588-593.

［29］Coester L M,Saltzman C L,Leupold J,et al.Long-Term Results Following Ankle Arthrodesis for Post-Traumatic Arthritis.Journal of Bone & Joint Surgery American Volume,2001,83-A(2):219.

［30］Gougoulias N,Maffulli N.History of total ankle replacement.Clin Podiatr Med Surg,2013,30(1):1-20.

［31］李曾慧平.手功能康复手册.北京:人民卫生出版社,2016.

［32］JeMe Cioppa-Mosca.骨科术后康复指南.天津:天津科技翻译出版公司,2009.

［33］Jeffrey Gross等.肌骨骼检查法.沈阳:辽宁科学技术出版社,2015.

［34］李川.两种治疗Ⅲb期月骨坏死术式的生物力学比较及临床应用研究.昆明医科大学,2014.

［35］胡永善.康复医学.北京:人民卫生出版社,2001.

［36］南登昆,郭正成.康复医学临床指南.北京:科学出版社,1999.

［37］李维礼,曾立源.创伤理疗学.北京:人民军医出版社,1985.

［38］冉春风,董秀兰,王中彬.现代康复医学.北京:科学技术文献出版社,2000.

［39］石秉霞,吴海生.临床康复学.青岛:青岛出版社,1998.

［40］马奎云,王玉龙.康复医学.郑州:河南医科大学出版社,2000.

［41］南登昆,缪鸿石.康复医学.北京:人民卫生出版社,1997.

［42］卓大宏.中国康复医学.北京:北京华原出版社,1990.

［43］戴尅戎.肩部外科学.北京:人民卫生出版社,1992.

［44］陶泉,董薇红,孙欣,等.被动牵伸和等速练习对踝关节功能障碍的疗效.中国康复,1999(02):90-91.

［45］刘志雄.常用骨科分类法和功能评定.北京:北京科学技术出版社,2010.

［46］刘云鹏,刘沂.骨与关节损伤和疾病的诊断分类及功能评定标准.北京:清华大学出版社,2002.

索引